DICTIONNAIRE

GÉNÉRAL

DES EAUX MINÉRALES

ET

D'HYDROLOGIE MÉDICALE

———

TOME SECOND.

Traité de chimie hydrologique, comprenant des notions générales d'hydrologie, l'analyse chimique qualitative et quantitative des eaux douces et des eaux minérales, un appendice concernant la préparation, la purification et l'essai des réactifs, et précédé d'un essai historique et de considérations sur l'analyse des eaux. Paris, 1859, 1 vol. grand in-8 avec fig. dans le texte.   8 fr.

Analyse de l'eau de l'Enclos des Célestins à Vichy (*Journal de pharmacie et de chimie*, t. XVI, 1849).

Analyse de l'eau minérale de Jenzat (Allier) (*Journal de pharmacie et de chimie*, t. XXI, 1852).

Recherches sur la composition de l'air des piscines (*Comptes rendus des travaux de la Société d'hydrologie médicale de Paris*, t. I, 1854).

Études physiques et chimiques des eaux minérales de Châteauneuf (Puy-de-Dôme) (*Comptes rendus des travaux de la Société d'hydrologie médicale de Paris*, t. I, 1854).

Études chimiques sur les eaux minérales et thermales de Royat et de Chamalières (Puy-de-Dôme) (*Annales de la Société d'hydrologie médicale de Paris*, t. III, 1856-1857).

Rapport sur la composition chimique de l'eau minérale de Neyrac (Ardèche), au nom d'une commission spéciale (*Annales de la Société d'hydrologie médicale de Paris*, t. III, 1856-1857).

Nouvelle analyse de l'eau minérale de Neyrac (Ardèche) (*Journal de pharmacie et de chimie*, t. XXXII, 1857).

Études chimiques sur les eaux minérales et thermales de Néris (au nom de la commission d'analyse des eaux minérales de la Société d'hydrologie (*Annales de la Société d'hydrologie médicale de Paris*, t. IV, 1857-1858).

Analyse chimique de l'eau minérale de Saint-Alban (Loire), présentée à l'Académie impériale de médecine de Paris, le 25 janvier 1859.

Mémoire sur les propriétés physiques et la composition chimique des eaux minérales de Saint-Nectaire (Puy-de-Dôme). Paris, 1859, in-8 de 30 pages.

Analyse chimique des eaux minérales de Rouzat, Gimeaux et Saint-Myon (Puy-de-Dôme). Paris, 1859, in-8.

Chimie des couleurs pour la peinture à l'eau et à l'huile, comprenant l'historique, les propriétés physiques et chimiques, la préparation, la falsification, l'action toxique et l'emploi des couleurs anciennes et nouvelles. Paris, 1855, 1 vol. grand in-18.   4 fr.

Travaux de M. Jules François.

Recherches sur le gisement et sur le traitement direct des minerais de fer dans les Pyrénées et particulièrement dans l'Ariége, suivies de considérations historiques et économiques sur le travail du fer et de l'acier dans les Pyrénées. 2 vol. in-4, dont un de planches.   25 fr.

Note sur l'emploi du bois d'acacia pour le boisage des galeries souterraines (*Annales des mines*, 3e série, 1835, page 561 et suiv.).

Essai sur l'élaboration du minerai de fer dans le traitement à la catalane (*Annales des mines*, 3e série, 1838, t. XIII, p. 535 et suiv.).

Résultats comparatifs de l'analyse des minerais de fer de Rancie et de leur traitement à la forge catalane (*Annales des mines*, 3e série, 1838, t. XIV, p. 95).

Note sur l'origine des fers limoneux et sables aurifères de l'Ariége et de la Haute-Garonne (*Annales des mines*, 3e série, 1840, t. XVIII, p. 417 et suiv.).

Mémoire sur les travaux de recherche et d'aménagement des eaux de Luchon exécutés de 1838 à 1841 (*Annales des mines*, 4e série, tome Ier).

Paris. — Imprimerie de L. MARTINET, rue Mignon, 2.

DICTIONNAIRE

GÉNÉRAL

DES EAUX-MINÉRALES

ET

D'HYDROLOGIE MÉDICALE

COMPRENANT

LA GÉOGRAPHIE ET LES STATIONS THERMALES,
LA PATHOLOGIE THÉRAPEUTIQUE, LA CHIMIE ANALYTIQUE,
L'HISTOIRE NATURELLE, L'AMÉNAGEMENT DES SOURCES,
L'ADMINISTRATION THERMALE, ETC.

PAR MM.

M. DURAND-FARDEL

Inspecteur des sources d'Hauterive à Vichy,
Secrétaire général de la Société d'hydrologie médicale
de Paris,
Chevalier de la Légion d'honneur.

Eugène LE BRET

Inspecteur des Eaux minérales de Baréges,
Secrétaire des séances de la Société d'hydrologie
médicale de Paris.
Vice-président de la Société de Biologie.

J. LEFORT

Pharmacien, membre de la Société d'hydrologie médicale de Paris,

Avec la collaboration de

M. JULES FRANÇOIS
Ingénieur en chef des mines,

POUR LES APPLICATIONS DE LA SCIENCE DE L'INGÉNIEUR A L'HYDROLOGIE MÉDICALE.

TOME SECOND.

G–Z

PARIS

J.-B. BAILLIÈRE ET FILS,

LIBRAIRES DE L'ACADÉMIE IMPÉRIALE DE MÉDECINE.
Rue Hautefeuille, 19.

Londres.
Hipp. BAILLIÈRE, 219, Regent street.

New-York,
BAILLIÈRE brothers, 440, Broadway.

MADRID, C. BAILLY-BAILLIÈRE, CALLE DEL PRINCIPE, 11.

1860

DICTIONNAIRE
GÉNÉRAL
DES EAUX MINÉRALES
ET
D'HYDROLOGIE MÉDICALE.

G

GABIAN (France, Hérault, arrond. de Béziers.) A 24 kilomètres de cette ville.

Il existe dans cette localité trois sources, désignées sous les noms de *Source de l'huile de pétrole* et de *Fontaines de santé* ou *d'Oulliot.* La première, située à 2 kilomètres de Gabian, entraîne par son mouvement ascensionnel du bitume liquide qui porte le nom d'*huile de Gabian.* Cette matière est recueillie et livrée à l'industrie.

Les *Fontaines de santé* sont divisées en *source forte* et en *source faible*, et paraissent posséder une composition différente de la précédente.

Aucune analyse complète n'a encore été exécutée sur l'eau de Gabian. M. de Saint-Pierre a seulement signalé dans la *Source de l'huile de pétrole* de l'acide carbonique en excès, des carbonates de chaux, de soude, de fer et du bitume. Les *Fontaines de santé* sont également chargées d'acide carbonique libre. Dans tous les cas, elles ne sont fréquentées que par les habitants de la localité. L'*Annuaire des eaux de la France* les comprend parmi les eaux bicarbonatées.

GADARA (Turquie d'Asie, Syrie). Près du lac de Tabarieh et de la ville du même nom, l'un et l'autre connus dans l'ancienne Judée sous le nom de Tibériade. Sources *sulfureuses thermales* que les Arabes fréquentent en assez grand nombre depuis le printemps jusqu'au mois d'août. On les dit assez chaudes pour ne pas permettre une immersion prolongée de la main. Un vieux bâtiment s'élève sur leur principal réservoir, et sert tour à tour aux malades des deux sexes. Les Arabes désignent ces sources sous le titre de *Hamman.* Ils utilisent principalement la boue qu'elles déposent et l'emploient pour la cure des maladies de la peau, des rhumatismes et de l'éléphantiasis. Cette dernière affection est encore un objet de répulsion en Orient; aussi à Gadara existe-t-il une petite enceinte réservée aux lépreux. Ceux-ci s'y creusent un bassin naturel, y conduisent l'eau minérale et prennent leur bain à part.

GADINIÈRE (La) (France, Ain). A une petite distance de Saint-Rambert en Bugey.

Sulfatée calcique. Froide.

Eau : un litre.

	Gram.
Acide carbonique 21 centilitres, ou	0,4300
Carbonate de chaux	0,2685
— de magnésie.....................	0,0282
Oxyde de fer.........................	0,0140
Sulfate de chaux	0,8545
— de magnésie.....................	0,7353
Chlorure de sodium	0,0300
— de magnésium	0,0150
Alumine	0,0560
	2,4325

(SAUVANAU.)

Le débit de cette source est peu abondant, et l'eau en est à peu près sans emploi.

GAIS (Suisse, canton d'Appenzell).

Sources *carbonatées calciques* et *ferrugineuses bicarbonatées* froides, dont quelques-unes sont employées en bains. — Cette localité est surtout fréquentée pour la cure du petit-lait.

GALERA (Espagne, prov. de Grenade).

Sur le territoire de ce nom, plusieurs sources *sulfureuses*. Tempér., 15° centigr. Cinq ou six sont appliquées aux usages médicaux.

GALICIE (États autrichiens). Cette contrée, qui s'appuie vers le sud et l'ouest à la chaîne principale des Carpathes, possède de nombreuses sources minérales importantes; mais, pour la plupart, elles ne sont pas utilisées. Les principales se trouvent à Sklo, Rozdol, Niemirow, Szwoszowice, Nowosiolce; elles sont toutes sulfureuses. A Truskawice, on cite une eau sulfurée imprégnée d'asphalte liquide. Celles de Krynica sont ferrugineuses bicarbonatées. A Lubieni, il y a des sources sulfureuses froides, dans lesquelles les carbonates de lithine et de strontiane ont été reconnus. On signale encore les sources bromo-iodurées d'Iwonicz et les bains salés de Wieliczka. Ces diverses sources correspondent à la grande quantité de mines de métaux et de sel gemme dont le pays abonde.

GALLERAJE (Toscane, vallée de Cecina). Trois sources situées sur les rives de la Cecina : l'une *sulfureuse*, dite *Acqua del bagno*, marquant 47°; l'autre ferrugineuse bicarbonatée, dite *Acqua forte*, marquant

18°, et une troisième, nommée *Acqua rossa*, également *ferrugineuse bicarbonatée*, accusant 18° centigr.

Eau : un litre.

	Acqua DEL BAGNO.	Acqua FORTE.	Acqua ROSSA.
	Cent. cub.	Cent. cub.	Cent. cub.
Acide carbonique libre........	26,9	430,1	213,2
Acide sulfhydrique..........	52,3	»	»
	Gram.	Gram.	Gram.
Sulfate de chaux	0,309	0,366	0,419
— de magnésie ....:.....	0,309	0,105	0,472
Chlorure de sodium...........	0,278	0,105	0,472
— de magnésium........	0,035	0,026	0,050
— de calcium	0,017	0,026	0,050
Carbonate de magnésie........	0,105	0,278	0,309
— de chaux..........	0,472	0,524	0,628
— de fer.............	0,050	0,050	0,261
	1,575	1,480	2,661

(GIULY.)

La thermalité de la première de ces sources permet de l'employer en bains, non-seulement dans les maladies de la peau, mais encore dans les affections rhumatismales et les paralysies de même nature. Les eaux voisines sont usitées comme toniques et reconstituantes.

GAMARDE (France, Landes, arrond. de Dax). A 16 kilomètres de cette ville.

Sulfurée calcique. Trois sources. Tempér., 14° à 15° centigr.

Eau : un litre.

	Lit.
Acide sulfhydrique........................	0,168
— carbonique	0,100
	Gram.
Carbonate de chaux.......................	0,228
— de magnésie....................	0,025
Sulfate de chaux........................	0,126
Chlorure de sodium	0,700
— de magnésium	0,088
Acide silicique..........................	0,012
Matière végétale	0,011
— grasse résineuse.................	0,010
	1,200

(SALAIGNAC.)

Les sources qui portent dans la localité le nom de sources des *Deux-Louts* jaillissent à un kilomètre environ du bourg de Gamarde, et l'eau dépose sur le sol une matière organique glaireuse.

Il y a un établissement thermal composé de six baignoires, où l'eau minérale est échauffée artificiellement (1850).

Outre cette source, il en existe une autre, la *Reille*, qui n'est pas utilisée.

La station de Gamarde reçoit un petit nombre de malades, que l'on traite pour les affections chroniques des voies digestives et pulmonaires, ainsi que pour les maladies de la peau.

GANDESA (Espagne, prov. de Tarragone).

Sulfureuse thermale. Tempér.?

Source abondante et connue depuis longtemps.—Les bains se prennent dans des maisons particulières.

GANGLIONNAIRES (Tumeurs). Les engorgements glandulaires désignés sous ce nom, et appelés encore *écrouelles, tumeurs scrofuleuses, adénite scrofuleuse,* etc., se développent partout où il y a des glandes lymphatiques. C'est à la région cervicale et parotidienne qu'ils se rencontrent le plus souvent. Les tumeurs du cou sont aussi celles qu'on adresse très habituellement au traitement, soit thermal, soit marin. D'après M. Lebert, elles peuvent être inflammatoires, hypertrophiques ou de nature tuberculeuse. Ce dernier cas serait même, selon lui, le plus fréquent. Nous n'entendons parler ici que de l'adénite à l'état chronique, et de celle qui se relie à la diathèse scrofuleuse, abstraction faite des engorgements cervicaux survenant chez les enfants, par exemple sous l'influence d'éruptions du cuir chevelu, de refroidissements, etc. Les opinions sont partagées sur la curabilité des tumeurs ganglionnaires : pour les uns, c'est une des formes de la scrofule sur lesquelles les eaux minérales ont le plus de prise. M. Gerdy, au nom d'une grande expérience, s'est prononcé sur ce que cette proposition avait de trop absolu (*Annal. de la Soc. d'hydrolog.,* t. V). Il faut considérer, en effet, combien le caractère des engorgements ganglionnaires peut varier par leur date, leur durée, leur volume, le nombre de ganglions envahis, par l'état de la constitution du sujet, le cachet héréditaire, ou celui emprunté à une mauvaise hygiène, etc. Dans ces conditions, en supposant des cas sérieux, il n'est pas exact de dire que toutes les eaux présentent la même efficacité pour le traitement : ainsi les eaux sulfurées qui peuvent, en vertu de propriétés excitantes très marquées, modifier heureusement l'ensemble de l'organisme, n'auront pas une action aussi directe sur cette affection strumeuse que celle exercée par les eaux chlorurées sodiques. Nous en dirons autant des eaux ferrugineuses, puissants agents de reconstitution dans certaines circonstances, mais dont la valeur thérapeutique n'est plus suffisante ici. *Bourbonne, Bourbon-l'Archambault, la Bourboule, la Motte,* en France ; *Nauheim, Soden,* en Allemagne, comptent de véritables succès, à titre de médication à la fois résolutive et antidiathésique. A *Uriage,* où l'élément sulfureux s'associe à la composition saline, M. Gerdy a vu les adénopathies cervicales disparaître assez rapidement dans les cas d'engorgements légers ; mais il recommande un traitement thermal prolongé de trente à soixante jours, et répété deux, trois et même quatre ans de suite, dans les formes graves. Beaucoup de ces tumeurs sont très rebelles, et l'on en rencontre d'entièrement réfractaires. Le premier effet obtenu, en général, consiste dans la résolution du tissu cellulaire qui environne les ganglions engorgés. La diminution de volume dans ces derniers peut même promettre de bons résultats ultérieurs; mais on a toujours à craindre des récidives plus ou moins promptes, et c'est un motif de plus pour apporter dans le traitement beaucoup de persévérance. Les eaux de *Challes*, en Savoie, sulfureuses et chlorurées, et de plus notablement iodo-bromurées, offrent une application effective dans les mêmes cas, particulièrement comme usage interne. De même celles de *Wildegg* et de *Saxon*. Les *eaux mères* de *Nauheim*, *Kreuznach*, *Kissingen*, *Hombourg*, *Lavey*, *Salins*, sont administrées dans le même sens en bains, en douches, en applications topiques. Les résultats obtenus aux *bains de mer* concordent, par plusieurs points, avec ces différentes médications, et l'on ne doit pas s'étonner si la méthode hydrothérapique elle-même a revendiqué son intervention, comme capable de suractiver les fonctions générales, et de modifier aussi victorieusement les manifestations locales que l'état constitutionnel lui-même. A cet égard, ainsi qu'à bien d'autres, il y a à tenir compte des conditions individuelles d'âge, d'antécédents, etc., sur lesquelles le choix du médecin se basera.

Si, comme les observations de M. Hérard l'ont démontré, il existe un dépôt de matière tuberculeuse au milieu des ganglions, et cela dans les dix-neuf vingtièmes des cas d'engorgements scrofuleux, il est heureux d'apprendre de la même autorité (*Annal. de la Soc. d'hydrol.*, t. V), que la matière tuberculeuse est susceptible de résolution. Les propriétés des eaux chlorurées sodiques et sulfureuses seront utilisées pour arriver à ce but.

Dans le cas où la maladie se présente avec un commencement de travail inflammatoire ou suppuratif, on peut espérer, en apportant au traitement les ménagements convenables, de voir ces phénomènes activés, et, par suite, se prononcer une action détersive et cicatrisante qui est quelquefois très prompte. De semblables effets sont communs à la plupart des eaux chlorurées, fortes ou faibles, sulfurées, eau de mer. Mais il ne faudrait pas se contenter de ce seul résultat, et l'on ne perdra jamais de vue la cure de la diathèse elle-même. Reste à savoir si le traitement thermal, en particulier, doit être dirigé de manière à produire la suppuration dans les engorgements ganglionnaires, lorsqu'elle n'existe pas. Quelques praticiens en ont fait une règle, et conseillent les douches très chaudes portées sur la tumeur, les applications topiques, etc. Les faits de résorption de matière tuberculeuse annoncés par M. Hérard, et déjà signalés, ôtent de son importance à cette médication.

En définitive, c'est surtout à l'état diathésique qu'il est urgent de s'adresser, et quant aux moyens locaux, ils devront être mesurés sur le degré d'excitabilité des parties malades. Nous n'insistons pas sur l'intervention, dans ce traitement, du changement d'air, d'habitudes, de conditions hygiéniques [voy. SCROFULES]. Ce qui vient d'être dit des écrouelles cervicales s'entend aussi de toute adénopathie se montrant en un autre point du système lymphatique, les aisselles, l'aine et diverses parties du bras, etc.

GARRIS (France, Basses-Pyrénées, arrond. de Mauléon.) A 2 kilom. de Saint-Palais.

· *Sulfurée calcique*. Tempér., 12° à 13°.

Eau : un litre.

	Lit.
Azote....................................	0,0140
Acide sulfhydrique libre..................	0,0018
— carbonique libre	0,0110
	Gram.
Carbonate de chaux.......................	0,0497
— de magnésie...................	0,0050
Sulfure de calcium.......................	0,0298
Sulfate de chaux.........................	0,0650
Chlorure de calcium......................	0,0250
— de sodium..	0,1500
Silice	0,0100
Oxyde de fer............................	0,0010
Alumine	0,0010
Matière organique (glairine).............	0,0550
	0,3915

(SALAIGNAC.)

Il existe à Garris un établissement thermal assez fréquenté.

Le débit de la source, qui sourd à la base d'une petite montagne composée de roche schisteuse micacée, n'est pas moins de 10 080 litres par vingt-quatre heures.

Les applications de l'eau de Garris rentrent sans doute parmi les applications générales des eaux sulfurées calciques froides.

GASTEIN ou **WILDBAD-GASTEIN** (États autrichiens, duché de Salzbourg). Village à 120 kilomètres de Salzbourg, situé à 1075 mètres au-dessus du niveau de la mer, dans une vallée des Alpes Noriques, au bord de l'Ache.

Sulfatée sodique. Tempér., de 31° à 71°,5 centigr.

Huit sources qui sont : le *Trinkquelle* (source de la Buvette), 42°,5 ; le *Fürstenquelle* (source du Prince), 71°,5 ; le *Doctorsquelle* (source du Docteur), 43°,5 ; le *Chirurgenquelle* (source du Chirurgien ou du Ventouseur), 45°; le *Spitalquelle* (source inférieure ou principale), 49°; le *Ferdinandsquelle* (source de Ferdinand), 41°; le *Wasserfallquelle* (source de la Chute d'eau), 35°, et le *Grabenbäckerquelle* (source du Boulanger du quai), 31°.

Toutes les sources de Gastein ont entre elles la plus grande analogie de constitution, et, chose digne de remarque, elles ne sont pas plus minéralisées que les eaux douces de bonne qualité. Voici, comme spécimen, la composition de l'une de ces sources :

Eau : un litre.

	Gram.
Sulfate de soude........................	0,2016
— de potasse......................	0,0017
Chlorure de sodium......................	0,0526
Carbonate de soude.....................	0,0061
— de chaux.....................	0,0547
— d'alumine....................	0,0038
— de fer.......................	0,0070
— de manganèse.................	0,0028
Phosphate basique d'alumine..............	0,0055
Silice...................................	0,0335
Fluorure de calcium, strontiane et matières organiques	traces
	0,3693

(WOLF, 1846.)

. M. Liebig y a en outre découvert des traces légères d'iode.

Les sources de Gastein sortent du gneiss, au pied du mont Graukogel. Elles ne diffèrent entre elles que par leur degré de chaleur, et on les emploie également toutes. Dans les endroits où elles stagnent, M. Rotureau a signalé la présence de conferves verdâtres. On en a trouvé quelquefois, dit-il, des couches tellement épaisses qu'une seule pesait plus d'un kilogramme. D'après le même observateur, la végétation serait notablement belle au bord de ces sources.

C'est surtout en bains que ces eaux se prescrivent. La boisson n'est que très secondaire à Gastein. Les malades trouvent à leur disposition, dans divers établissements privés, soit des baignoires à part, soit des piscines convenablement installées pour un plus ou moins grand nombre de personnes. Tous les genres de douches complètent ces dispositions, et l'eau thermale est refroidie par voie de serpentinage. On vante l'organisation confortable des aménagements dont la localité se pourvoit chaque année.

Il y a aussi une piscine destinée aux usages vétérinaires, principalement pour les chevaux.

On fait remonter au xvᵉ siècle la réputation des bains de Gastein. Depuis lors, cette station avait subi des vicissitudes et semblait délaissée, lorsque, à peu près de nos jours, la vogue s'y est attachée de nouveau.

Nous ne jurerions pas que l'amour du merveilleux n'entre pour beaucoup dans les appréciations louangeuses auxquelles Gastein sert d'objet.

La spécialisation de ces eaux, à s'en rapporter à la plupart des renseignements, comprend quelques troubles du système nerveux, à caractère essentiel, mais par-dessus tout elle s'adresse aux paralysies et aux rhumatismes; on insiste toutefois, pour la cure des hémiplégies et des paraplégies, sur la nécessité d'une date déjà reculée de l'affection, ainsi que sur l'absence de toute altération ou dégénérescence organique. Quel traitement purement thermal n'en revendiquerait autant dans les mêmes circonstances? [Voy. APOPLEXIE. PARALYSIE.]

La température du bain à Gastein, d'après le docteur Granville, est de 37° à 38° centigr. Nous ne pouvons donc accepter que sous la plus stricte réserve l'influence physiologique de ce bain, telle que les expérimentateurs ont cherché à l'expliquer en dehors des conditions de thermalité où ils se plaçaient. La première immersion est désagréable; on sent la peau devenir rude et raboteuse se resserrer en quelque sorte, et pendant quelques minutes la respiration s'embarrasse, le pouls est plein; enfin on sort du bain avec une grande envie de dormir. Nous ne voyons rien là que les effets, soit topiques, soit généraux, provoqués par un bain très chaud, et il y a certainement urgence à ne pas subir pendant trop longtemps cette sorte de caléfaction. M. James affirme qu'il en est de même dans les bains de Gastein, donnés à la température de 32° et 33°. M. Rotureau n'indique, en aucun passage de l'article qu'il a consacré aux eaux de Gastein, si les variations de thermalité déterminent des impressions ou des conséquences différentes. Il insiste seulement, en plus que ses devanciers, sur la production de contractions involontaires et fibrillaires dans les membres paralysés, sous l'influence des bains et des douches dont on use à Gastein. Il n'est pas de médication à la fois hydrothérapique et thermale qui ne détermine le réveil instantané des propriétés du tissu musculaire, et nous nous garderons bien d'assimiler à cette occasion, avec le docteur Streinz, l'action salutaire des eaux de Gastein à celle des huiles volatiles et des excitants diffusibles. L'analogie avec les effets du galvanisme s'entendrait davantage.

De ce que ni Berzelius, ni le docteur Wolff, ni le professeur Liebig, n'ont découvert de minéralisation particulière dans ces sources fameuses, et faute de pouvoir les distinguer des plus vulgaires eaux potables, on a invoqué une décomposition particulière de leurs éléments par la pile; on a même avancé qu'elles déviaient l'aiguille du multiplicateur électrique, tout autrement que ne le fait l'eau distillée simple, et l'on assure que l'eau ordinaire, chauffée à 34° et 37°, prise en bains, n'aurait pas la même action que celle de Gastein.

Déjà une autre hypothèse, mal accueillie, à ce qu'on assure, par ses compatriotes, avait été émise par le docteur Hoflicher; elle nous ramène à des vues moins exceptionnelles : elle se rapporte à l'altitude topographique de cette station. Sur un malade qui jusque-là a vécu, par exemple, à 345 pieds seulement au-dessus du niveau de la mer, l'air, à un point aussi élevé, ne doit-il pas peser trois mille soixante fois moins qu'auparavant? L'auteur en conclut que non-seulement la hauteur du lieu modifiera les conditions de l'organisme qui y est soumis pendant un certain temps, mais encore que les effets du traitement balnéaire devront être, dans cette atmosphère raréfiée, tout autres qu'ils ne se produisent ailleurs.

Le professeur Seegen (*Compend. der allgemeinem und speciell. Heil-quellenlehre*, 1858) partage entièrement cette opinion, et attribue au site alpestre la plus grande part de la renommée de Gastein. Il relève avec soin les observations météorologiques recueillies sur cette station, et, après avoir attiré l'attention sur elles, il déclare que jusqu'à ce jour rien ne légitime ni la supériorité attribuée à ces thermes sur ceux désignés en Allemagne comme indifférents [voy. INDIFFÉRENTES (EAUX)], ni les craintes chimériques que certaines personnes conçoivent de leur emploi. A ce dernier égard, il cite des exemples démontrant comment le bain à 35° agit à Gastein comme dans tous les établissements thermaux proprement dits.

Une pareille autorité nous semble devoir préciser le véritable état de la question, sans rien ôter des attraits romantiques de cette localité, souvent trop restreinte pour la concurrence de visiteurs qui s'y rendent. [Voy. HOF-GASTEIN.]

GASTRALGIE. On applique communément la dénomination de *gastralgie*, comme autrefois celle de *gastrite*, d'une manière banale, à la plupart des dérangements de l'estomac que l'on ne peut attribuer à une lésion matérielle déterminée. Une partie des faits réunis ainsi uniformément doivent être rattachés à la DYSPEPSIE [voy. ce mot]. Nous réservons le nom de *gastralgie* aux *névroses douloureuses de l'estomac*.

Celles-ci doivent être distinguées elles-mêmes, au point de vue du traitement thermal, suivant qu'elles existent à l'état d'affection primitive, essentielle, et dominant l'indication thérapeutique, ou bien qu'elles accompagnent telle ou telle autre condition pathologique locale ou générale.

La gastralgie se présente sous des formes très diverses, et dont l'appréciation est singulièrement importante pour la direction du traitement. Ces formes, dont nous empruntons à l'un de nous les déterminations, sont les suivantes : 1° accès périodiques, quelquefois très éloignés;

crampes d'estomac; 2° douleurs cardiaques habituelles, mais non continues; 3° douleur cardiaque continue, souvent limitée à un point très
circonscrit, non exaspérée par les aliments; 4° douleur continue, exaspérée par l'introduction des aliments, et quelquefois de la moindre substance solide ou liquide, sans autre symptôme de dyspepsie. Dans ces
différents cas, intolérance complète pour les acides; les deux dernières
formes, communes surtout chez les chlorotiques. (Durand-Fardel,
Traité thérap. des eaux minér., 1857.)

Le premier fait que nous trouvions à signaler est que les eaux minérales, et particulièrement leur usage interne, doivent surtout être administrées dans les intervalles de la douleur gastralgique, et sont d'autant
moins applicables que celle-ci est plus prononcée.

Aussi la forme de gastralgie que l'on guérit le plus facilement par les
eaux minérales est-elle la gastralgie par accès, *crampes d'estomac.* Les
eaux de *Vichy* réussissent parfaitement alors, pourvu qu'elles soient
appliquées en dehors et à une époque aussi éloignée que possible des
accès douloureux. Il est rare que la maladie ne soit pas enrayée, et souvent entièrement par leur usage. Il est probable que la plupart des eaux
bicarbonatées sodiques, et mixtes aussi, réussiraient également dans les
cas de ce genre. Mais le mot de *gastralgie* se trouvant sans cesse reproduit, dans les traités et les monographies, suivant son acception la plus
banale et sans aucune explication, nous ne pouvons que faire des conjectures à ce sujet. Cependant le docteur Puig a publié, par une rare exception, quelques observations très explicites, qui nous montrent cette
forme de gastralgie très favorablement modifiée par les eaux d'*Olette;*
mais on emploie alors une des sources de cette station, entièrement dégénérée, et non plus sulfureuse, mais alcaline.

Dans les gastralgies avec douleur habituelle, mais non constante, le
traitement sera le même. Cependant des eaux moins excitantes que Vichy
seront plus souvent profitables. Nous signalerons, parmi celles qui
conviendront le mieux à ce genre de traitement, *Saint-Alban, Pougues,
Bagnoles* (Orne), *Sermaize, Foncaude, Évian.*

Lorsqu'il s'agit de gastralgies fixes, augmentées ou non par l'introduction des aliments, l'usage interne des eaux un peu actives sera impossible, sous peine d'exaspérer la douleur cardiaque; c'est tout au plus si
l'on pourra toujours tenter impunément l'usage des eaux minérales que
nous venons de mentionner. Un traitement purement externe sera souvent seul applicable; on recourra alors aux eaux de *Plombières, Bagnères-de-Bigorre, Néris, Bains,* etc. L'usage de ces bains, empruntés
tous à des stations d'une haute thermalité, pourra rendre d'autant plus
de services, que ces gastralgies fixes, ou cardialgies, sont souvent sous la

dépendance d'un principe rhumatismal plus ou moins manifeste. Chez les individus lymphatiques, les sources sulfureuses dégénérées et très chaudes des Pyrénées-Orientales, telles que *Amélie*, *Olette*, *Molitg*, etc., conviendront presque toutes. Ces mêmes sources seront excellentes pour les jeunes sujets chlorotiques, qui ne supportent pas alors le fer ni les bains de mer. On tirera également avantage de l'usage des chlorurées sodiques faibles, telles que *Bourbon-Lancy*.

Lorsque la gastralgie sera compliquée de dyspepsie, c'est-à-dire lorsqu'il y aura à la fois douleur gastralgique et dérangement des digestions, le traitement suivra les indications réclamées par la dyspepsie ou par la gastralgie, suivant que l'une ou l'autre prévaudra.

La gastralgie accompagne quelquefois un état morbide quelconque qui réclame par lui-même un traitement thermal déterminé. Il est difficile alors de ne pas tenir compte de la première, parce qu'il résulte souvent de sa présence une intolérance complète pour les eaux en apparence les mieux indiquées : par exemple, chez des sujets débiles qui semblent réclamer des eaux notablement minéralisées. Il est rare que des eaux minérales un peu actives soient supportées par des individus gastralgiques, non-seulement comme usage interne, mais même simplement en bains. Nous appelons l'attention sur ce sujet, parce que les indications importantes qui résultent de cette circonstance se trouvent chaque jour méconnues, au détriment des malades, et aussi de la médication thermale, compromise ainsi par des insuccès dont la cause n'est pas toujours aperçue.

GAVA (Espagne, prov. de Barcelone).

Ferrugineuse bicarbonatée. Tempér., 18° centigr.

	Eau : une livre.		Eau : un litre.
	Grains.		Gram.
Carbonate de fer...........	1,04	=	0,1019
Chlorure de calcium.........	1,01	=	0,0989
— de magnésium......	0,58	=	0,0568
Sulfate de magnésie.........	0,88	=	0,0862
— de soude...........	0,49	=	0,0480
— de chaux...........	0,44	=	0,0431
	4,44	=	0,4349
	Pouc. cub.		Cent. cub.
Gaz acide carbonique.......	5,9	=	295

(SAMPONTS.)

Cette source jaillit au pied d'une montagne qui renferme des minerais de fer. On ne l'emploie qu'en boisson, et elle passe pour diurétique et légèrement purgative.

GAVIRIA (Espagne, prov. de Guipuzcoa).

Sulfureuse. Tempér., 18° centigr.

Bains médiocrement installés, peu fréquentés.

GAZ. La plupart des sources minérales émettent à leurs griffons des gaz que les eaux charrient avec elles, et qui se disséminent dans l'espace, dès qu'ils ne sont plus soumis à aucune pression. Ce sont là les gaz *spontanés*.

Mais, en raison même des circonstances qui ont présidé à leur minéralisation, les eaux contiennent en dissolution une partie de ces gaz, dont le volume est d'autant plus considérable que les eaux minérales sont plus froides. Ce sont les gaz *dissous*.

Les uns comme les autres sont le plus ordinairement les acides carbonique et sulfhydrique, l'azote et l'oxygène. C'est seulement dans des cas exceptionnels que l'on a rencontré en outre du proto ou du bicarbure d'hydrogène [COEZE. AIX-LA-CHAPELLE]. Quant à l'oxyde de carbone, quelques chimistes ont cru aussi le reconnaître dans plusieurs sources étrangères.

Lorsque les gaz spontanés sont très abondants, ils communiquent aux sources des bouillonnements tumultueux et incessants. L'eau minérale semble comme en ébullition, et s'élève parfois à une certaine hauteur au-dessus de la surface de la source. Dans le cas contraire, le dégagement n'a lieu que par intermittences, et les gaz apparaissent sous la forme de perles brillantes, du volume le plus variable.

Quelle que soit la classe à laquelle les eaux appartiennent, les gaz spontanés n'ont pas toujours la même composition. Ainsi dans les unes, les bicarbonatées, les sulfatées et les chlorurées, le mélange gazeux est constitué par de l'acide carbonique, de l'oxygène et de l'azote, et quelquefois par de l'acide sulfhydrique, mais en petite proportion, par rapport aux précédents. Dans les eaux sulfurées calciques, les gaz sont un mélange d'acide sulfhydrique, d'acide carbonique et d'azote ; enfin dans les eaux sulfurées sodiques, le gaz spontané est de l'azote à peu près pur. Nous indiquerons tout à l'heure le moyen de recueillir et de doser les gaz spontanés.

La nature des gaz dissous dans les eaux minérales participe de celle des gaz spontanés. Toute source qui laisse dégager de l'acide carbonique, de l'acide sulfhydrique, de l'azote ou de l'oxygène, déverse de l'eau chargée plus ou moins de ces derniers. La composition des gaz dissous n'est pas en rapport avec celle des gaz spontanés dégagés de la même source, car ils ne sont pas tous solubles dans l'eau au même degré. En premier lieu viennent les acides sulfhydrique et carbonique, puis l'oxygène et enfin l'azote. Ainsi lorsque de l'air pénètre dans les sources, le gaz dissous est toujours plus riche en oxygène qu'en azote, comparativement à l'air ambiant.

Nous n'aurons pas à parler ici de l'origine des gaz des eaux minérales : ce sujet recevra un développement complet en parlant de la MINÉRALISATION (voy. ce mot).

Pour recueillir le gaz spontané que l'on veut soumettre à l'analyse, voici comment nous conseillons d'opérer :

On choisit deux ou trois flacons bouchés à l'émeri, d'une contenance de 250 à 500 centimètres cubes, que l'on remplit avec de l'eau où les dégagements ont lieu. On assujettit sur l'ouverture de chacun d'eux, à l'aide d'une ficelle disposée en croix, un entonnoir de verre, qui se trouve ainsi faire corps avec le vase; on plonge celui-ci dans l'eau, et, lorsqu'il est entièrement rempli, on le renverse en le tenant par la main, puis on arrête au passage les bulles de gaz. Dès que tout le liquide du flacon a été remplacé par le gaz, on coupe la ficelle sous l'eau, on enlève l'entonnoir, on bouche aussitôt le flacon, et, après l'avoir retiré de la source et essuyé avec soin, on en goudronne le goulot. On remplit de la même manière un second et même un troisième flacon, en notant la température ambiante et la pression atmosphérique; après quoi on procède dans le laboratoire à l'analyse quantitative de leur contenu.

Les gaz dissous dans les eaux minérales se recueillent auprès des sources de la manière suivante :

On se munit d'un fourneau, d'un ballon de 1 à 2 litres environ, d'une éprouvette graduée et de plusieurs flacons de la contenance de 300 à 400 centimètres cubes, d'une certaine quantité de mercure, et d'une grande capsule de porcelaine. On remplit entièrement d'eau minérale le ballon

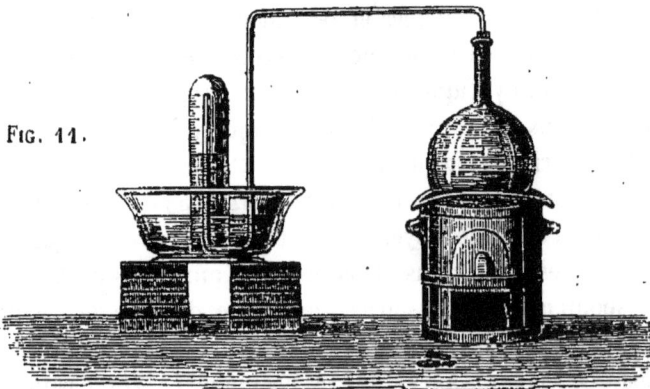

Fig. 11.

et le tube recourbé, et l'on fait rendre l'extrémité inférieure de ce dernier dans l'éprouvette graduée pleine de mercure. Le ballon posé sur le fourneau, comme nous le représentons ici, est chauffé progressivement jusqu'à l'ébullition du liquide, et lorsque la colonne de mercure ne subit plus de diminution, on enlève l'éprouvette contenant le mélange gazeux. Dès que celui-ci est ramené à la température ambiante, on y introduit quelques fragments de potasse caustique qui absorbe l'acide carbonique provenant et de l'eau minérale et des bicarbonates. On note

le volume du résidu gazeux, ainsi que la température et la pression barométrique, et l'on sépare l'oxygène de l'azote par le moyen que nous
indiquons en traitant du dernier de ces gaz [voy. AZOTE].

La position des sources ne permettant pas toujours de faire sur les
lieux le dosage des gaz comme nous venons de le dire, on agit alors d'une
autre manière. Comme le transport d'une grande quantité de mercure est
parfois assez difficile, on recueille les gaz dégagés par l'ébullition dans un
flacon plein de la même eau minérale soumise à l'expérience. Après avoir
absorbé tout l'acide carbonique par la potasse, on bouche le flacon, on
le goudronne et on le transporte au laboratoire, où l'on procède à la séparation de l'azote et de l'oxygène. Quoique ce procédé soit un peu moins
exact que le précédent, en ce qu'on a à craindre la dissolution partielle
du gaz par l'eau minérale contenue dans le flacon, le résultat n'en est pas
moins assez satisfaisant.

Jusque-là nous avons supposé que le gaz ne renfermait pas d'acide
sulfhydrique : s'il en était ainsi, on ferait passer dans l'éprouvette ou
dans le flacon une petite quantité d'acétate neutre de plomb, qui absor-
berait tout l'acide sulfhydrique. Voilà pour les gaz tenus en dissolution
dans l'eau.

Les gaz spontanés, que l'on analyse le plus souvent au laboratoire, sont
l'objet des recherches suivantes. On débouche sous le mercure l'un des
flacons contenant le mélange gazeux, et l'on en mesure 30, 40 ou 50 centimètres cubes dans une éprouvette graduée en demi-centimètres. On y
introduit ensuite une solution concentrée de potasse caustique qui, après
plusieurs agitations, s'empare de tout l'acide carbonique et au besoin de
tout l'acide sulfhydrique, si la source dégage de celui-ci. On note de
nouveau la colonne mercurielle, et la différence observée avant et après
l'opération représente l'acide carbonique et l'acide sulfhydrique. On procède à une nouvelle expérience confirmative de la première. Si le
mélange gazeux contient de l'acide sulfhydrique, on fait une analyse spéciale qui consiste à faire passer dans un volume connu du gaz une solution d'acétate de plomb. Ce sel s'empare de tout l'acide sulfhydrique
dont on évalue ainsi la proportion. Pour apprécier à la fin la quantité
d'azote et d'oxygène mélangés avec l'acide carbonique et l'acide sulfhydrique, on a recours au moyen décrit en traitant de l'AZOTE [voy. ce
mot].

Enfin, si dans les gaz spontanés on soupçonnait l'existence du proto ou
du bicarbure d'hydrogène, on se conformerait au procédé que nous indiquons en parlant de ces gaz [voy. HYDROGÈNES CARBONÉS].

L'acide carbonique comme l'azote et l'oxygène sont inscrits dans les
analyses en centimètres cubes et en les ramenant à la température de 0°,

ainsi qu'à la pression barométrique de 760 millimètres, suivant les indications tracées dans les ouvrages spéciaux.

GAZÉIFIÉES (Eaux minérales.) La conservation des eaux minérales en bouteilles est, dans beaucoup de cas, en raison de la proportion de gaz qu'elles contiennent. C'est ce qu'on constate pour les eaux bicarbonatées, ferrugineuses ou non, dans lesquelles le gaz carbonique libre doit toujours exister, afin de maintenir à l'état soluble certains sels peu solubles et stables de leur nature.

Comme pendant l'embouteillage des eaux de cette classe, il se perd toujours de l'acide carbonique, on s'est demandé s'il serait possible de leur restituer la quantité éliminée. Nous croyons savoir que dans une station française, l'eau minérale très chargée de bicarbonate de chaux est l'objet d'une opération de ce genre. Pour cela le gaz carbonique des sources se rend, à l'aide de tubes métalliques, dans un appareil spécial plein d'eau minérale où il se dissout à la faveur d'une forte compression.

Cette pratique peut avoir son avantage et son inconvénient : son avantage, en ce que par l'excès de gaz carbonique, les bicarbonates de chaux, de magnésie et de fer acquièrent une stabilité beaucoup plus grande ; son inconvénient, en ce que le liquide ne représente pas tout à fait l'eau minérale telle que la nature la fournit. Il y a donc là, on le voit, deux considérations qui méritent de fixer l'attention des médecins.

Il y a une quinzaine d'années, un pharmacien de Fécamp, M. Pasquier, a imaginé de rendre l'eau de mer gazeuse, afin de l'employer en médecine.

Des expériences entreprises par M. Rayer à l'hôpital de la Charité ont montré que l'eau de mer gazeuse préparée depuis quatre à six mois n'avait subi aucune altération, et qu'elle constituait alors un médicament doué de propriétés spéciales. [Voy. EAU DE MER.)

Nous admettons encore que l'on puisse introduire artificiellement du gaz carbonique dans les eaux très stables de leur nature et non gazeuses, et dont l'absence de ce gaz rend la tolérance difficile : l'eau de *Salins*, très chlorurée sodique et froide, est dans ce cas. Mais à part quelques cas exceptionnels, l'introduction artificielle d'acide carbonique dans une eau minérale naturelle est une mauvaise pratique.

GAZEUSES (Eaux). L'expression d'eaux minérales *gazeuses* ou *acidules* sert quelquefois à caractériser, mais d'une manière assez imparfaite, un grand nombre d'eaux naturelles appartenant spécialement aux *bicarbonatées sodiques*, habituellement froides, et qui contiennent une grande quantité d'acide carbonique libre. Nous disons que cette expression, très préférable néanmoins à celle d'*acidule*, ne rend pas un compte parfait de la constitution de ces eaux, parce qu'elle peut s'appliquer aussi bien à beaucoup d'eaux minérales classées parmi les sulfatées et les chlorurées, qui sont parfois aussi riches en gaz carbonique que les eaux bicarbonatées les mieux définies. Elle ne convient réellement qu'aux eaux douces chargées artificiellement de gaz acide carbonique, et qui portent très improprement le nom d'eaux de *Seltz artificielles.*

Envisagées sous un point de vue général, les eaux minérales dites *gazeuses* accusent leur présence à la source par des dégagements tumultueux et abondants d'acide carbonique libre, tandis qu'une autre portion de celui-ci reste en dissolution, et cela en quantité d'autant plus grande qu'elles sont plus froides. Elles moussent et petillent par l'agitation, impriment au palais une saveur sensiblement acidule, et rougissent le papier bleu de tournesol.

Les eaux minérales gazeuses, tout en étant douées de propriétés thérapeutiques spéciales, sont assez souvent considérées comme boisson d'agrément. C'est ce qui leur a valu le nom d'*eaux de table.*

Pour jouir de ce privilége, les eaux minérales de table doivent être froides à la source, très saturées de gaz carbonique, plus riches en bicarbonates alcalins qu'en bicarbonates terreux, et, en outre, être peu ferrugineuses et absolument privées d'acide sulfhydrique ou de sulfures. Parmi celles-ci, on range surtout les eaux de *Saint-Alban, Saint-Galmier, Soultzmatt, Chateldon, Condillac,* en France; et les eaux de *Seltz,* de *Wildungen* et de *Schwalheim,* à l'étranger.

Le prix comparativement peu élevé auquel les propriétaires de certaines sources livrent à la consommation les eaux minérales gazeuses naturelles fait que l'usage de celles-ci tend de plus en plus à se répandre, et l'on peut prévoir le moment où elles remplaceront tout à fait les eaux gazeuses artificielles, dont l'ingestion n'est pas sans quelques inconvénients. On connaît même en France des localités où les habitants n'emploient que des eaux minérales gazeuses et faiblement minéralisées pour les usages ordinaires de la vie.

L'effet des eaux minérales de table, dit M. Treuille, est de faciliter les digestions difficiles et de flatter agréablement le palais; elles sont gazeuses dans des proportions presque égales, d'une manière très sensible, avec un picotement qui satisfait simplement la sensualité du buveur, mais sans tumulte, sans cette surabondance d'acide carbonique comprimé et insapide qui gonfle et affadit. En effet, dans les eaux naturelles, le gaz se trouve en dissolution; dans les eaux artificielles, il n'y existe qu'à l'état de compression. Dans les premières, l'acide carbonique fait corps avec elles et s'y conserve, du moins pour la plus grande partie, lorsqu'on débouche les vases qui les contiennent; dans les dernières, au contraire, le gaz s'en dégage presque instantanément.

GAZOST (Hautes-Pyrénées, arrond. d'Argelès). A 14 kilomètres de Lourdes.

Sulfurée sodique. Tempér., 12°,5 à 13° centigr.

Quatre sources : *Burgade*, du *Pré*, du *Torrent*, *Nabéas*. Outre celles-ci, il en existe une cinquième, *ferrugineuse*, située dans une autre vallée, dite vallée de Fontède, mais appartenant au territoire de Gazost.

Les quatre sources sulfureuses de cette station ont sans doute la même composition et la même température, du moins il n'en a été donné qu'une seule analyse.

Eau : un litre.

Azote..	non apprécié
	Gram.
Sulfure de sodium............................	0,0320
— de calcium	0,0036
— de magnésium	tr. fort. sens.
Chlorure de sodium.........................	0,4000
Iodure.... } alcalins................... Bromure.. }	0,0101
Carbonates { de soude .... } et { de potasse.................... } silicates { de chaux...................... } { de magnésie.................. }	0,0180 0,0480
Sulfate de soude	0,0100
Alumine avec silice .... } Phosphate terreux....................... } Sel ammoniacal, indices.................. } Oxyde de fer........................... } Matière organique azotée et sulfurée (glairine } rudimentaire) .... }	0,0540
	0,5757

(O. Henry.)

M. O. Henry a comparé le degré de sulfuration des sources de Gazost ; voici les résultats qu'il a obtenus :

	Source Nabéas (terme moyen)...	13°,2
Non captées. {	*Source du Pré* (id.)........	11°
	Source du Torrent (id.)........	11°,9 à 12°
Source Burgade	(id.)........	8° à 7°

On remarque dans l'analyse de l'eau de Gazost une proportion très notable d'iodure et de bromure alcalins ; aussi son auteur désigne-t-il les sources de cette station sous le nom de *sulfurée sodique iodo-bro-murée.*

L'eau de la source *Burgade* est exportée au dehors, et elle se conserve très bien en bouteilles. On l'utilise aussi en bains, et elle alimente quelques baignoires, après avoir été échauffée artificiellement.

Nous devons faire remarquer qu'il n'existe qu'un très petit nombre de sources *sulfurées sodiques* présentant une température aussi peu élevée. Les eaux de Gazost jouissent dans la localité d'une certaine réputation comme résolutives et détersives. Les pâtres de la contrée, qui les connaissent parfaitement, ne manquent pas d'y avoir recours, aussi bien pour leurs maladies que pour celles de leurs troupeaux (Verdo). M. O. Henry les considère comme pouvant rendre de grands services à l'art de guérir.

GEBANGAN (Inde hollandaise).

Chlorurée sodique. Tempér. ?

Eau : un litre.

	Gram.
Chlorure de calcium	0,723
— de magnésium	0,251
Iodure de magnésium	0,143
Chlorure de potassium	0,220
— de sodium	16,919
Silice	0,035
	18,291

(MULDER.)

Cette eau minérale est remarquable par la grande quantité d'iodure de magnésium qu'elle renferme.

GEILNAU (Allemagne, duché de Nassau). Village dans la vallée de la Lahn, sur la rive droite de cette rivière, à l'opposé de Fachingen et dans la seigneurie de Schaumbourg.

Ferrugineuse bicarbonatée. Tempér., 11° centigr.

Eau : un litre.

	Gram.
Acide carbonique	3,008
Carbonate de soude	0,811
— de chaux	0,340
— de magnésie	0,245
— de fer	0,065
Silice	0,021
Chlorure de sodium	0,031
Sulfate de potasse	0,001
	4,522

(LIEBIG, 1842.)

Cette source participe des propriétés de l'eau de Seltz ou Selters. De même que celle-ci, on ne l'emploie pas sur les lieux mêmes; mais l'expédition au dehors, comme boisson de table, en est fort considérable.

GÉINE et **GÉIQUE (Acide).** Voy. HUMUS.

GÉOLOGIE. Voy. GISEMENT DES EAUX MINÉRALES. ROCHES CONGÉNÈRES.

GERMS (France, Hautes-Pyrénées). A 4 kilomètres de Labassère, entre Lourdes et Bagnères-de-Bigorre.

Plusieurs sources *sulfurées sodiques froides* sans importance jusqu'à ce jour.

GEROLDSGRUN (Bavière, haute Franconie). Village, près de Steben.

Ferrugineuse bicarbonatée. Froide.

	Eau : une pinte. Grains.		Eau : un litre. Gram.
Sulfate de chaux............	1,481	=	0,149
Chlorure de sodium..........	0,296	=	0,037
Carbonate de soude..........	0,296	=	0,037
— de magnésie........	7,481	=	0,933
— de chaux..........	1,407	=	0,122
— de fer.............	0,592	=	0,068
	11,553	=	1,346

(Fucus.)

GEYSERS ou **GEYSIRS**. On appelle ainsi des sources chaudes inter-mittentes, d'origine vraisemblablement volcanique, dont les jets s'élèvent parfois à une hauteur prodigieuse. Celles de l'ISLANDE [voy. ce mot] sont célèbres. Elles jaillissent en grand nombre à travers un épais courant de lave provenant sans doute du mont Hécla, et avec une température supé-rieure à celle de l'eau bouillante.

Récemment on a découvert en Californie des sources ayant la plus grande analogie avec les Geysers d'Islande ; elles sont situées sur le ver-sant oriental de la chaîne de Sierra-Nevada, non loin du lac de Washo. L'eau s'élève en jets d'une hauteur de 7 mètres, et avec une tempéra-ture de 93° et 98° centigr. ; quelquefois même elle atteint 100°.

GIENGEN. Voy. WILDBAD.

GIESSHUBEL (États autrichiens, Bohême). Village à 8 kilomètres de Karlsbad.

Bicarbonatée sodique. Tempér., 9° centigr.

	Eau : une livre.		Eau : un litre. Gram.
Carbonate de soude..........	7,096	=	1,031
— de chaux..........	1,459	=	0,215
— de magnésie.......	0,740	=	0,105
— de fer............	0,004	=	0,001
— de potasse.........	0,656	=	0,100
Sulfate de potasse...........	0,226	=	0,031
Chlorure de potassium........	0,376	=	0,052
Acide silicique	0,656	=	0,100
Alumine...................	0,017	=	0,005
	10,972	=	1,640
	Pouc. cub.		Cent. cub.
Gaz acide carbonique..........	38,208	=	1910,4

(Gottls.)

Cette source, qui porte différents noms, jaillit d'une fente granitique, la composition de ce terrain étant très analogue à celle du granit de Karlsbad. Le professeur Löschner a fait remarquer, avec raison, que sa minéralisation est franchement alcaline, ou, pour mieux dire, entièrement empruntée au bicarbonate de soude. Les applications thérapeutiques découlent de cette particularité même.

On expédie beaucoup d'eau de Giesshübel; mais une installation convenable permet d'en user sur place, et elle est recommandée comme un auxiliaire de la cure de Karlsbad.

GIGONDAS. Voy. MONTMIRAIL.

GIGONZA (Espagne, prov. de Cadix). Bains à 3 kilom. de Paterna.

Sulfurée sodique. Tempér., 18° centigr.

	Eau : un litre.
	Gram.
Sulfure de sodium......................	0,123
Chlorure de sodium.....................	0,232
— de calcium......................	0,118
Sulfate de soude	0,736
— de chaux.......................	1,312
Acide silicique et matière organique...........	0,053
Acide sulfhydrique	0,156
	2,710
	(MEJIA.)

Il y a un établissement. On prend surtout ces eaux en bains.

GILSLAND (Angleterre, comté de Cumberland). Village sur le chemin de fer de Carlisle à Newcastle.

Sulfureuse. Tempér. ?

D'après une analyse du docteur Clanny, cette eau contiendrait par litre 0gr,30 de principes fixes, parmi lesquels le chlorure de sodium et une petite proportion de bicarbonate de soude figurent principalement. Le même chimiste y signale :

	Cent. cub.
Gaz hydrogène sulfuré	225
Gaz acide carbonique....................	872

M. Glover y a constaté, de plus, la présence de sulfures, et rapporte à l'élément sulfureux toutes les propriétés de la source dont il s'agit.

On prend surtout des bains dans cette localité; mais l'installation laisse beaucoup à désirer, et la réputation de Gilsland semble fondée plutôt sur des souvenirs historiques et artistiques que sur son importance médicale.

GIMEAUX (France, Puy-de-Dôme, arrond. de Riom). A 6 kilomètres nord de cette ville.

Ferrugineuse bicarbonatée. Tempér., de 24° à 25° centigr.

Cinq sources, dont une seule est utilisée pour la médecine, et les autres pour la préparation des incrustations.

Voici la composition de la première :

Eau : un litre.

	Cent. cub.
Oxygène et azote........................	4

	Gram.
Acide carbonique libre....................	0,839
Bicarbonate de soude....................	traces
— de chaux....................	1,090
— de magnésie....................	0,741
— de protoxyde de fer............	0,036
Sulfate de soude........................	0,304
— de strontiane	0,024
Chlorure de sodium	0,894
— de potassium....................	0,138
— de magnésium....................	0,029
Iodure de sodium........................	traces
Phosphate de soude	0,017
Arséniate de soude....................	traces
Silice....................................	0,095
Alumine....................................	traces
Matière organique....................	traces
	4,207

(Lefort, 1859.)

Cette source est située sur un monticule, à droite de la route de Gimeaux à Prompsat. Son débit est de 288 000 litres par vingt-quatre heures. Elle est fréquentée par un très petit nombre de malades, appartenant aux communes avoisinantes.

Il n'y a pas d'établissement thermal.

Les sources de Gimeaux ne sont, du reste, intéressantes que par le parti que l'industrie en tire pour la fabrication des incrustations. Le produit brut des médailles ne s'élève pas à moins de 20 000 francs par an.

GINOLES (France, Aude, arrond. de Limoux). A 36 kilomètres de cette ville et à une petite distance des sources de Campagne, appartenant au même département.

Deux sources, l'une employée en bains, l'autre en boisson.

Sulfatée magnésique. Tempér., 30° centigr.

Eau : un litre.

	Source DES BAINS.	Source DE LA BUVETTE.
	Gram.	Gram.
Acide carbonique libre...........	0,075	0,045
Carbonate de chaux	0,260	0,150
Sulfate de soude................	0,030	0,020
— de chaux..............	0,145	0,025
— de magnésie...........	0,180	0,303
Chlorures	traces	traces
	0,690	0,543

(Rivot.)

Les sources de Ginoles, fréquentées surtout par les habitants du département de l'Aude, passent pour laxatives et diurétiques.

GISEMENT DES EAUX MINÉRALES. Le mot *gisement*, que l'on emploie souvent dans l'exposé des questions d'hydrologie souterraine, ne saurait être exactement et toujours entendu dans le sens de son application aux matières minérales. Ces dernières, en effet, sont fixes, invariables de position, tandis que les eaux minérales essentiellement mobiles se renouvellent continuellement. Aussi, dans l'hydrologie minérale, le mot *gisement* exprime moins la chose en elle-même que ses rapports et ses conditions d'existence avec les terrains ambiants desquels émergent les eaux. Ce n'est donc qu'en suite de certains rapprochements, de certaines analogies, que l'on a pu étendre la signification de ce mot et l'appliquer au mode de provenance souterraine des eaux minérales.

C'est qu'en effet certaines eaux gisent, dans le sens propre du mot, par nappes concordant avec la stratification des terrains sous-jacents, et rappellent, avec assez de vérité, les couches de substances minérales. D'autres fois, et, comme on le verra, le cas est fréquent, des eaux minérales, les unes froides et coulant de haut en bas, les autres thermales et douées d'un mouvement ascensionnel, sortent de véritables filons métalliques ou minéraux.

Cela posé, si l'on considère que le mode de gisement des eaux minérales doit procéder à la fois de la provenance souterraine et de la constitution des terrains, on est conduit à diviser la question entre les eaux dites thermo-minérales, à température propre, avec émission ascensionnelle, et les eaux seulement minérales, sans température propre, provenant de l'action immédiate des infiltrations superficielles sur les terrains traversés.

Les eaux thermo-minérales, qui composent la division de beaucoup la plus importante, ont dû, par suite de leur émission ascensionnelle, tendre à se créer des voies par les points de moindre résistance, tels que les filons, les fentes de retrait des roches éruptives, les failles, les lignes de fractures, les limites séparatives des terrains appartenant à des formations différentes, enfin les thalwegs des vallées.

Sauf des cas, assez rares pour faire exception, les eaux thermo-minérales gisent dans les pays de montagnes. Généralement elles y sont d'autant plus fréquentes que les formations cristallines et éruptives diverses s'y sont fait jour et se montrent à la surface. Cette fréquence paraît d'ailleurs être en rapport avec l'abondance et la diversité des roches d'origine ignée. Enfin, toutes circonstances égales d'ailleurs, elle y est d'autant plus développée, que les montagnes où ces eaux se rencontrent sont d'origine plus rapprochée, ou bien qu'elles ont été le théâtre de phénomènes plutoniques ou volcaniques plus récents.

Si l'on considère dans son ensemble une chaîne de montagnes, riche en eaux thermo-minérales, on observe que les points d'émergence de ces eaux tendent à se grouper suivant des droites sensiblement parallèles à l'axe, ou aux axes de soulèvement. Ce fait est surtout déterminé quand ces axes se rapprochent des lignes d'éruption de roches plutoniques. En outre de cette tendance, les eaux thermo-minérales d'une chaîne gisent fréquemment aux limites des massifs de la roche cristalline à laquelle se rapporte la formation de la chaîne. Elles se rattachent également aux lieux d'apparition des roches éruptives, ainsi qu'aux axes de fractures, aux thalwegs et aux failles. Enfin la composition des sources paraît avoir des rapports et varier avec l'âge relatif et la nature des roches éruptives .. auxquelles elles se relient de position.

Nous citerons, à l'appui de ce qui précède, les groupes thermaux de la chaîne des Pyrénées, de celles du Canigou, des Cévennes, des Alpes et des montagnes du Centre (Puy-de-Dôme et Mont-Dore). Dans ces dernières, on ne peut nier des rapports d'origine et de position des eaux thermo-minérales avec le granit d'une part, avec les porphyres et les roches volcaniques d'autre part. De Chatelguyon à Châteauneuf, par Rouzat, Saint-Myon, le voisinage et souvent la juxtaposition du porphyre et des eaux thermales sont manifestes. On peut en dire autant de certaines eaux et des serpentines des Alpes, notamment dans les montagnes du duché de Gênes, des provinces d'Aoste et d'Acqui.

Dans les Cévennes occidentales, les eaux acidules s'observent le plus souvent vers la limite des massifs granitiques (La Malou, Rieumajou, etc.), tandis que les salines mixtes sont liées de voisinage aux porphyres qui s'y sont fait jour dans les formations secondaires (Avesnes, Lacaune, etc.).

Dans le Canigou, les sulfurées sodiques, depuis La Preste jusqu'à Fontpédrouse, forment une ligne non interrompue, courant du sud au nord-ouest, autour du massif granitique, en suivant les limites de ce massif, et se faisant jour aux thalwegs sur des lignes de fractures (La Preste, Vernet, etc.), soit sur des affleurements de roches porphyriques (Amélie-les-Bains), soit enfin dans des filons de pétrosilex et de quartz (Olette, Canaveilles, Thuez).

Dans les Pyrénées, les sulfurées sodiques des deux versants suivent les axes et surtout les limites des massifs granitiques, tandis que les salines mixtes (le plus souvent chloro-sulfatées) courent selon les lignes et les lieux d'apparition des ophites.

Les sulfureuses de cette chaîne ne sont pas indifféremment réparties sur les limites des massifs granitiques, ou au voisinage de ces limites; on les observe notamment près ou dans les roches éruptives plus récentes, telles que les pegmatites, les amphibolites, pétrosilex, eurites, etc., qui ont percé près de ces limites.

A Molitg, à Carcanières, à Cauterets (groupe du sud), etc., le gisement des sulfureuses se rattache à des lignes de fractures dans le granit.
A Ax, à Mérens, à Luchon, dans les vallées d'Arrau et d'Aran, on constate le voisinage et la juxtaposition de pegmatites diverses, d'eurites, de
granits à mica palmé. Le pétrosilex plus ou moins chlorité, passant à
l'eurite, s'observe à Baréges, à Saint-Sauveur et à Cauterets (groupe de
l'est). Enfin, quoique liées aux limites de massifs primordiaux, les sulfureuses de Bonnes, celles de Gazost et de Labassère paraissent en rapport
de position avec des lignes d'ophites. Il est remarquable que ces dernières eaux se distinguent par une chloruration plus marquée et par une
teneur plus sensible en iodure alcalin.

Quant aux salines mixtes des Pyrénées, leurs relations avec les ophites
ne laissent pas le plus léger doute. Plusieurs de ces sources, telles que
celles de Salies, de Roc-de-Lannes à Bagnères, de Salies (Ariége), de
Saint-Christau (Basses-Pyrénées), émergent du sein même de l'ophite.
Partout on observe les rapports de position et de voisinage les plus développés.

Il résulte de ce qui précède que, dans une chaîne de montagnes où les
roches cristallines, plutoniques ou volcaniques, ont marqué à la surface,
si l'on rencontre des eaux thermo-minérales, ce sera sur les points qui
présentent la moindre résistance à l'émission ascensionnelle : ainsi, vers
les thalwegs, sur les lignes de fractures, sur les filons, fentes et fissures,
enfin vers les limites des massifs primordiaux. En outre, le lieu le plus
général de gisement de ces eaux sera au voisinage, ou même à l'intérieur
des roches éruptives, plutoniques ou volcaniques, qui se sont fait jour au
travers des massifs cristallins ou des formations sédimentaires qui les
recouvrent. L'agrégat minéral des eaux varie le plus souvent avec l'âge
et la nature des roches éruptives auxquelles elles se rapportent de position. Parmi les roches éruptives d'une chaîne, les plus récentes paraissent, toutes circonstances égales d'ailleurs, se présenter le plus souvent
en rapport de position ou de gisement avec les eaux thermo-minérales.
On conçoit en effet que, pour des eaux de provenance souterraine douées
d'un mouvement ascensionnel, il n'existe aucune cause plus favorable à
la formation de canaux émissaires, de cheminées ascensionnelles, que les
vides provoqués par l'éruption d'une roche, soit que l'on considère les
actions diverses exercées par cette éruption sur les terrains encaissant,
soit que l'on s'arrête simplement aux effets du retrait dus au refroidissement après l'éruption.

Si maintenant nous admettons une chaîne de montagnes dont les versants soient entièrement formés par les terrains sédimentaires, sans apparition, à la surface, des roches dont le soulèvement a provoqué la formation

de la chaîne, les points de moindre résistance, servant d'émissaires ou de cheminées ascensionnelles aux eaux thermo-minérales, ne peuvent se rencontrer que sur les lignes de fractures, sur celles qui séparent des formations différentes, ainsi que dans les failles, et principalement dans celles parallèles aux axes de soulèvement dont les causes de formation sont généralement plus puissantes et plus profondes que celles des lignes transversales. Aussi dans les chaînes ainsi constituées, les eaux thermo-minérales sont moins abondantes, moins répandues et moins diverses.

La portion du versant occidental des Alpes formé par les départements des Basses-Alpes, de Vaucluse, des Hautes-Alpes et par la partie sud-est de l'Isère, en offre un exemple remarquable que l'on retrouve d'ailleurs dans les Alpes savoisiennes de Montmélian au lac d'Annecy et au delà. C'est en effet à de grandes lignes de fractures, à des failles courant N.-S. et N.-N.-E., vers les limites séparatives de formations secondaires (crétacées, jurassiques et liasiques), que se rapporteraient les thermo-minérales de Gréoulx, d'Allevard, de Challes, de Marlioz et d'Aix-les-Bains.

On pourrait également citer comme exemple partiel du cas qui nous occupe le groupe des eaux de Luxeuil, de Bourbonne et de Bains, qui ont pour émissaires des failles ouvertes dans le trias (muschelkalk et grès bigarré) par l'épanouissement vers l'ouest du massif des roches cristallines de la pointe sud-est des Vosges.

Le groupe des eaux de Rennes, de Campagne et d'Alet (Aude), dans la partie occidentale des Corbières, présente un autre exemple du même cas. Ici les canaux émissaires sont ouverts sur des lignes de fractures et sur des failles du terrain crétacé.

L'émission ascensionnelle des eaux thermo-minérales se fait donc par voie de cheminées plus ou moins régulièrement ouvertes au travers des terrains, soit par des fentes de retrait, par des fractures, des filons et des failles, soit par les limites séparatives de terrains ou de formations de nature ou d'âge différents.

Il arrive quelquefois que la cheminée aquifère se trouve recoupée par une ou plusieurs nappes. Ce cas se présente lorsque la cheminée, pour arriver au jour, doit traverser des terrains stratifiés dont les couches sont ou sensiblement horizontales ou en fond de bateau. On le rencontre fréquemment dans les bassins de l'Allier ou du Sichon, aux environs de Vichy. Les roches éruptives en rapport de position avec les eaux thermo-minérales y sont recouvertes par une série de couches tertiaires, dont quelques-unes, perméables, donnent naissance à des nappes d'eau minérales. Le cas de nappes sous-jacentes d'eau thermo-minérale est fort rare d'ailleurs. On cite l'existence de nappes partielles, de peu d'étendue, à Bagnères-de-Bigorre et à Dax.

L'émergence par les filons se présente plus fréquemment. Le groupe des sources de La Malou sort en grande partie de filons de quartz faisant gangue à des sulfures métalliques, ouverts dans des micaschistes au pied du massif granitique du mont Carrouche (Cévennes occidentales). On cite également les filons aquifères de Canaveilles et d'Olette (Pyrénées-Orientales), ceux du Mahoura (Canterets) et du groupe du Pré (Luchon), et enfin ceux de Plombières, récemment mis à nu par les travaux de M. Jutier (galerie des Savonneuses).

Quelques eaux thermo-minérales gisent dans des pays de plaines : ainsi la partie du bassin de Vichy comprise dans la vallée de l'Allier; ainsi quelques sources de la Limagne d'Auvergne; ainsi les eaux de Pougues, près Nevers, et celles de Préchac, de Dax (Landes), de Barbotan et du Castéra (Gers). Si l'on rapproche la nature de ces eaux, la constitution des terrains ambiants de celles que présente l'ensemble des groupes thermaux les plus voisins, on ne tarde pas à reconnaître qu'elles se rapportent à l'épanouissement, au delà du pied des chaînes, des roches cristallines ou éruptives diverses, et que l'on se retrouve, à l'égard de ces eaux, dans le cas signalé ci-dessus des chaînes ou massifs dont les versants sont recouverts par les formations sédimentaires.

C'est ainsi que pour Dax, pour Préchac et pour Barbotan, on constate le voisinage des ophites. Dans le bassin de Vichy, la berge droite de l'Allier est formée par le massif de granit et des porphyres rouges quartzifères du Forez. En outre, des affleurements basaltiques viennent s'épanouir jusqu'aux environs de Cusset. Enfin, des sources de Vichy, et notamment la source de Lucas, ont amené spontanément au jour des fragments de basalte et de poudingue du porphyre rouge.

A l'égard du gisement, nous avons admis une division spéciale pour les eaux minérales dites froides, ou sans température propre, autre que celle des terrains traversés, et provenant de l'action immédiate des infiltrations pluviales sur ces terrains.

Par opposition aux eaux thermo-minérales qui gisent généralement en montagnes, on les a appelées eaux minérales de plaines. Cette dénomination n'est pas très exacte, car certaines d'entre elles se rencontrent en pays de montagnes. Elles coulent de haut en bas comme les eaux ordinaires, avec lesquelles elles se confondent pour la provenance.

On sait que les eaux pluviales renferment de l'oxygène, de l'azote et de l'acide carbonique. En pénétrant dans les terrains, elles y exercent une action dissolvante d'autant plus déterminée qu'elle a lieu sous une pression plus grande. Aussi les eaux des sources, celles des puits, sont-elles toujours plus ou moins chargées d'agrégat minéral dans lequel se retrouvent la plupart des parties intégrantes des terrains traversés, quel qu'en soit le degré de solubilité. De là les eaux calcaires, séléniteuses, suivant que les terrains traversés renferment le carbonate ou le sulfate de chaux.

Les eaux minérales résultant immédiatement de l'action dissolvante de infiltrations sur les terrains sont :

Les carbonatées calcaires (Arcueil, Vernet, etc.), que l'on rencontre surtout dans les formations tertiaires; les sulfatées calcaires (eaux du bassin de Paris), qui proviennent surtout des formations tertiaires et de celles du trias.

Les salées, ou chlorurées sodiques froides avec iodure et bromure, provenant du lessivage, soit des terrains du trias, notamment des marnes irisées (salines de l'Est), soit aussi de terrains métamorphiques des ophites [Salies en Béarn, Salies et Camarade (Ariége)]. Les magnésiennes froides, provenant du lessivage de certaines couches du trias, et notamment du muschelkalk [Contrexéville, Vittel, Martigny (Vosges), Montmirail-Vacqueyras (Vaucluse)]. Des ferrugineuses et manganésiennes venant de l'action directe sur certains calcaires ou grès ferrugineux et sur des minerais (Sermaise, Luxeuil, Forges, etc., etc.)

Il est d'autres variétés d'eaux minérales froides dans la formation desquelles interviennent, en dehors de l'action dissolvante, les réactions réciproques des terrains et des eaux. Ainsi sont :

1° Les sulfureuses froides, telles que celles d'Enghien, de Pierrefonds, de Belleville (bassin de Paris), celles de Montmirail-Vacqueyras et de Camoïns, que l'on rencontre à l'aval de terrains gypsifères, et qui résultent de l'action réductive des matières organiques sur les sulfatées calcaires.

2° Les ferrugineuses sulfatées résultant du lessivage, soit des terrains ou roches chargés de pyrites, soit des dépôts et des anciens travaux de mine. On cite les eaux de mine de Cransac (Aveyron) et de Cauvalat (Gard); on cite aussi les ferrugineuses de Vaitchis (Ariége), de Gouaux-de-Luchon (Haute-Garonne), etc., qui proviennent de la lixiviation, la première de débris du terrain houiller d'Aubin, les autres de schistes pyriteux de transition.

3° Les ferrugineuses, dites de prairies, dans lesquelles l'oxyde de fer est combiné avec un acide organique, et dont les éléments proviennent de la décomposition des racines de certaines plantes, telles que les prêles, les joncs, etc. Telles sont les ferrugineuses de Pierrefonds, de Cambo, etc.

Entre les deux grandes divisions des eaux thermo-minérales à émission ascensionnelle, liées de position et, on peut le dire, d'origine aux roches cristallines et éruptives diverses, d'une part, et d'autre part des eaux minérales froides, sans thermalité propre, provenant de l'action directe des infiltrations superficielles, il y a, quant au gisement, une troisième division, ou mieux une classe intermédiaire, tenant à la fois des deux autres et comprenant les eaux obtenues par voie de sondage sur des nappes artésiennes.

On sait que ces nappes, alimentées par des eaux supérieures, gisent par agglomération dans les couches perméables de terrains stratifiés. Elles doivent leur émission ascensionnelle à un retour de niveau, mais non point, comme pour les nappes sous-jacentes, formées par expansion des cheminées d'eaux thermo-minérales, dans des couches perméables (bassins de Vichy, Cusset, Hauterive, Saint-Yorre, etc.), à une force d'expansion souterraine. Ces eaux empruntent leur température et leur agrégat minéral aux terrains qu'elles traversent et imbibent.

Les eaux minérales artésiennes ne se rencontrent guère que sur la ligne des terrains salifères du trias de l'est, à Rosières (Meurthe) à Dieuze, à Vic, à Gounans, à Salins et à Lons-le-Saulnier. On en rencontre également sur quelques points du bassin sous-pyrénéen, comme à Camarade (Ariége), à Salies et à Ozaas (Basses-Pyrénées), dans les terrains métamorphiques des ophites.

L'ancienne source de Salins est la seule qui, depuis peu de temps, soit employée comme agent thérapeutique, avec ou sans addition d'eaux mères des salines.

On cite comme eaux minérales artésiennes, celles de Mondorff, provenant du grès bigarré du duché de Luxembourg, et celles des duchés de Bade et de Nassau, du Wurtemberg, etc., émergeant des formations triasiques de la zone des contrées d'outre-Rhin. Plusieurs de ces dernières ne sont pas purement artésiennes; elles empruntent au moins une partie de leur température et de leurs principes minéralisateurs (fixes ou gazeux) à la rencontre, soit d'eaux thermo-minérales, soit de dégagements de gaz, notamment d'acide carbonique. Ce fait s'est produit surtout sur le groupe du Taunus, notamment à Nauheim, où les roches volcaniques ont soulevé et fixé les formations du trias.

Cet article sur le mot GISEMENT, que nous devons à notre collaborateur, M. Jules François, sera complété par cet ingénieur dans les mots : ORIGINE DES EAUX MINÉRALES, ROCHES CONGÉNÈRES.

GLAINE-MONTAIGUT (France, Puy-de-Dôme, arrond. de Clermont-Ferrand).

Ferrugineuse bicarbonatée. Froide.

Deux sources, dites l'une de *Font-Salade*, l'autre du *Cornet*. La première est peu connue et peu fréquentée. La seconde, située dans une petite vallée, entre le château du Cornet et celui de la Molière, est très en vogue parmi les habitants des communes voisines. Elle convient aux personnes dont les digestions sont pénibles et laborieuses (Nivet). Pas d'analyse complète. M. Nivet a vu qu'un litre d'eau de cette source contient 46 centigrammes seulement de sels solubles composés de carbonate et de sulfate de soude, de chlorure de sodium (20 centigr.), de carbonate de chaux mêlé d'un peu de silice, et de carbonates de magnésie et de fer (26 centigr.).

GLAIRES et **GLAIRINE**. Voy. ORGANIQUES (MATIÈRES).

GLANDULEUSE (Angine). Cette affection, très commune, est encore connue sous divers noms, entre autres sous ceux d'*angine* ou de *pharyngite granuleuse*, d'*angine papillaire*, de *laryngite chronique*, etc. Elle a été l'objet d'une savante étude de la part de M. le docteur Noël Gueneau de Mussy. Nous reproduisons ses caractères, d'après la monographie importante publiée par ce médecin en 1857, à savoir : « une » altération de la voix continue ou intermittente ; un besoin fréquent de » faire une expiration brusque et bruyante pour débarrasser le larynx » d'un obstacle qui s'oppose au libre exercice de ses fonctions ; et enfin » le développement morbide des glandules du pharynx, du larynx et du » voile du palais, faisant saillie à la surface de la membrane muqueuse et » formant des granulations de volume et de configuration divers. » M. de Mussy insiste, en traçant ce tableau, sur la relation très fréquente de l'angine glanduleuse avec la diathèse herpétique. La coïncidence ne s'arrête même pas là. Non-seulement il a vu chez beaucoup de sujets des manifestations dartreuses s'allier au développement de l'angine ; mais, d'un autre côté, quelques autres phlegmasies concomitantes des muqueuses, et surtout la présence de douleurs rhumatoïdes chez le plus grand nombre de malades, le portent à considérer l'angine glanduleuse comme « une » angine à part, dont la lésion pathologique n'est que l'expression secon- » daire. » En dernière analyse, quoique la connexion pathologique soit difficile à établir ici, dans l'état actuel de la science, pour M. G. de Mussy l'herpétisme constitue le plus ordinairement la cause directe de cette forme d'angine, et, comme conséquence des mêmes principes, c'est la médication sulfureuse, c'est l'emploi des eaux *sulfurées*, qui lui semblent le mieux indiqués en pareille circonstance. Plusieurs observations recueillies aux *Eaux-Bonnes*, et très dignes d'intérêt, viennent confirmer les idées énoncées dans cet ouvrage.

La médication interne occupe le premier rang dans les préceptes donnés par M. de Mussy. L'expérience lui a appris à se tenir en garde contre l'énergie d'action des *Eaux-Bonnes* en particulier ; il conseille de n'en élever que progressivement la dose : quatre verres, en général, et pris graduellement, représentent pour lui, et dans la grande majorité des cas, le maximum de la médication. Concurremment avec ce moyen, l'usage des gargarismes, des injections dans les fosses nasales, des bains généraux, des douches générales, constituent des auxiliaires indispensables au traitement. L'auteur voit dans l'emploi des bains et des douches un double effet, celui de modifier, en les stimulant, les fonctions de la peau, et, en même temps, un mode d'inhalation naturelle, capable d'agir efficacement sur la muqueuse des voies aériennes.

. Ailleurs, comme à *Enghien*, on fait usage de douches directes sur la surface pharyngienne à l'aide d'un appareil qui permet de graduer la force et la durée de la douche locale. M. de Puisaye assure en avoir obtenu de bons résultats dans le traitement de l'angine glanduleuse, indépendamment de la thérapeutique applicable aux symptômes généraux. Du reste, comme M. de Mussy, il recommande d'unir à la médication thermale les cautérisations, plus ou moins fréquentes, des glandules du pharynx.

Nous pensons que dans des stations analogues à celles que nous venons de citer, le même traitement pourrait être institué. Étant donnée une caractéristique aussi précise que celle établie dans le traité de M. Noel de Mussy, nul doute que des faits ne viendront se grouper auprès de ce modèle. Reste encore à apprendre par quelle valeur réelle l'inhalation, soit pratiquée, comme elle est à *Allevard* et à *Saint-Honoré*, par simple aspiration gazeuse, soit d'après le système de pulvérisation de *Pierrefonds*, l'emporterait sur les autres agents modificateurs dans la maladie qui nous occupe.

En Allemagne, où l'angine glanduleuse est plus volontiers rattachée par les médecins à la diathèse scrofuleuse qu'à toute autre, on conseille les inhalations d'eaux salines, soit froides, dans les bâtiments de graduation, comme à *Nauheim*, *Kreuznach*, *Œynhausen*; soit au-dessus des chaudières d'évaporation, à *Munster*, à *Kissingen*, à *Ischl*, etc. Enfin, l'application locale du gaz carbonique a été préconisée dans les mêmes cas. Ce mode d'inhalation se pratique particulièrement à l'établissement de *Meinberg* et à *Kronthal*. Mais, depuis quelques années, on l'a employé à *Ems* sur la source dite *Augenquelle*, dont le développement de gaz est encore accru artificiellement à l'aide d'un courant d'eau thermale qui arrive sous une forte pression et produit dans cette source une vive agitation. Les malades s'habituent très vite à humer le gaz ainsi dégagé. Ils y trouvent même un certain plaisir, et M. Spengler, auquel on doit des renseignements sur cette thérapeutique, en rapporte des résultats fort satisfaisants. Somme toute, ces divers procédés d'aspiration ne sauraient être qu'associés au traitement général, tel que nous l'avons envisagé, et pour lequel il faut distinguer à quelle diathèse ou à quelles causes différentes l'angine doit être rapportée [voy. ANGINE].

GLASZ-HUTTEN. Voy. SZKLENO.

GLEICHENBERG (États autrichiens. Styrie). Village du cercle de Gratz, dans une agréable vallée et avec des conditions très salubres.

Bicarbonatée sodique. Tempér., de 12 à 17° centigr.

Eau : un litre.

	CONSTANTINSQ.	JOHANNISBR.	ROMERBRUNNEN.
	Gram.	Gram.	Gram.
Carbonate de soude ...	2,813	1,956	1,903
— de chaux...	0,397	0,715	0,281
— de magnésie.	0,467	0,562	0,371
— de fer......	»	0,026	0,020
Sulfate de soude......	0,095	»	0,067
Chlorure de sodium ...	2,076	0,652	1,553
Silice.............	0,059	0,053	0,049
	5,907	3,964	4,244
	Lit.	Lit.	
Acide carbonique......	1,917	1,220	»

(SCHROTTER et HRUSCHAUER.)

On compte six sources dans cette localité, sortant du trachyte. La source de *Constantin*, très chargée en chlorure de sodium, est la plus employée, particulièrement pour l'usage interne. Les autres sont plutôt réservées pour les bains; mais il en est une, le *Klausnersquelle*, à la température de 12° centigr., remarquable comme eau *ferrugineuse*. Nous en donnons l'analyse d'après Holger.

Eau : un litre.

	Gram.
Carbonate de chaux........................	0,070
— de lithine....................	0,040
— de fer.....................	0,099
Sulfate de chaux.	0,022
Chlorure de magnésium....................	0,013
Silice et alumine.......................	0,013
	0,257
	Lit.
Gaz acide carbonique....................	1,380

Sous le rapport de l'installation, comme sous ceux des agréments du site, cette station ne laisse rien à désirer. On y joint habituellement l'usage du lait à celui de l'eau minérale.

Il est fait en Allemagne une grande expédition de la source *Constantin*. Mais, quoiqu'on l'assimile souvent à celle de SELTERS (voy. ce mot), nous pensons qu'elle occupe un rang plus élevé parmi les eaux bicarbonatées. Elle manque d'ailleurs d'oxyde de fer.

C'est surtout dans le traitement des affections catarrhales que ces eaux sont préconisées; elles ont même été indiquées comme succédanées des eaux d'Ems.

GLEISSEN (Prusse, prov. de Brandebourg). Village et établissement à peu de distance de Landeberg.

Ferrugineuse bicarbonatée froide.

Cette source passe pour très minéralisée. A son emploi sont annexés des bains de scories de charbon.

GLENN-SUR-SPRINGS (Etats-Unis, État de la Caroline). Village à 86 milles de Columbia.

. Sources *sulfureuses* chargées de magnésie. Tempér.?

Localité pittoresque, très fréquentée.

GLORIANES (France, Pyrénées-Orientales, arr. de Prades.) A 8 kilomètres sud de Vinça.

Ferrugineuse bicarbonatée. Tempér., 12°, 5 centigr.

D'après un examen qualitatif fait par Anglada, cette eau minérale ne s'éloigne pas beaucoup de ses analogues existants dans le département des Pyrénées-Orientales ; et, de plus, elle n'est pas chargée d'un grand excès de gaz carbonique. On l'utilise dans le pays sous le nom de *Fon roubillouse*, comme boisson habituelle et pour tous les usages économiques.

GMUND (États autrichiens, Carinthie). Village au-dessous de l'Ens. On y signale deux sources *sulfureuses* froides.

GODELHEIM (Prusse, Westphalie, rég. de Minden). Village du cercle de Hoxter.

. *Ferrugineuse bicarbonatée,* Tempér.?

Ces sources, dont la première est réservée pour l'usage interne et la seconde pour les bains, jaillissent non loin du Weser, dans un endroit fort agréable. Elles passent pour fréquentées depuis une restauration récente. C'est surtout dans les dyspepsies et à titre de médication tonique qu'on les emploie.

Deux sources.

	Eau : un litre.	
	Source DE LA BUVETTE.	Source DES BAINS.
	Cent. cub.	Cent. cub.
Gaz acide carbonique.............	2489	1748
	Gram.	Gram.
Carbonate de soude.............	0,234	0,159
— de protoxyde de fer.....	0,126	0,179
— de manganèse.........	0,001	0,002
.— de magnésie..........	0,318	0,131
— . de chaux.............	0,444	0,291
Chlorure de magnésium.........	0,106	0,053
— de sodium.....:.......	0,764	0,690
— de calcium.............	0,078	0,053
Sulfate de magnésie............	0,232	0,184
— de soude...............	0,291	0,266
— de chaux...............	0,849	0,212
Phosphate de potasse............	traces	traces
— de chaux.............	traces	traces
Silice.......................	0,078	0,078
Résine......................	0,053	0,053
Extractif....................	0,025	0,020
	3,599	2,371
		(WALTING.)

GODESBERG (Prusse). Village à 4 kilomètres de Bonn, sur la rive gauche du Rhin.

Bicarbonatée sodique. Froide.

	Eau : 16 onces. Grains.		Eau : un litre. Gram.
Carbonate de soude.........	7,240	=	0,880
— de chaux.........	3,100	=	0,377
— de magnésie......	0,500	=	0,060
— de fer..........	0,040	=	0,004
Chlorure de sodium	0,550	=	0,066
Sulfate de soude............	2,100	=	0,255
Acide silicique.............	0,250	=	0,030
Matière extractive..........	0,025	=	0,002
	14,020	=	1,674
	Pouc. cub.		Cent. cub.
Gaz acide carbonique........	12,00	=	600

(PICKEL.)

Cette source, connue encore sous le nom de *Draitschbrunnen*, occupe un site très vanté pour ses agréments.

GOHIER (France, Maine-et-Loire, arrond. d'Angers.) A 21 kilomètres de cette ville.

Ferrugineuse bicarbonatée. Tempér., 13° centigr.

Une source, désignée sous le nom de *Fontaine de la butte de Gohier.*

	Eau : un litre.
Acide carbonique et azote..................	indét.
	Gram.
Bicarbonate de chaux	0,107
— de magnésie...................	0,133
— de fer.....................	0,030
— de manganèse..................	traces
Sulfate de soude........................	0,067
— de chaux	0,075
— d'alumine..................	0,050
Chlorure de sodium....................	0,017
— de calcium...................	0,047
— de magnésium..................	0,025
Silice..............................	0,033
Principe arsenical....................	traces
Matière organique azotée................	0,017
	0,601

(MÉNIÈRE et GODEFROY.)

La source est peu abondante et se trouve submergée par les eaux de la Loire, à l'époque des crues.

GOLAÏA-PRISTANE (Russie d'Europe, gouv. de Tauride). Près du village de ce nom, se trouve un lac salant dont les boues passent, parmi les habitants des bords du Dnieper, pour très utiles dans le traitement des maladies cutanées et des affections scrofuleuses. L'analyse de ces boues, faite par un médecin de Kherson, y a fait reconnaître récemment, outre divers sels alcalins, la présence de l'iode et du brome.

GOLAISE (La) (Suisse). A 48 kilomètres de Genève, dans la montagne de la Golaise, frontière du Valais.

Sulfurée calcique. Froide.

Eau : un litre.

	Gram.
Acide carbonique libre	0,0861
Bicarbonate de chaux	0,1436
— de magnésie	0,0589
Sulfate de chaux	1,3700
— de magnésie	0,2900
Chlorure de sodium	0,0070
Sulfhydrate de chaux	0,0786
Sulfure noir de fer	0,0200
Phosphate de chaux ou d'alumine	0,0100
Silice avec traces d'alumine	0,0360
Matière organique azotée	-0,0180
Azote	quant. indét.
	2,1182

(O. Henry, 1838.)

Cette source minérale, connue depuis nombre d'années, est fréquentée par les habitants des contrées voisines, qui l'utilisent contre les affections de la peau, de la poitrine et des intestins.

L'analyse qui précède ayant été effectuée avec de l'eau transportée, il est probable qu'elle ne représente pas tout à fait l'eau telle qu'elle jaillit du sol. M. O. Henry a attiré l'attention des médecins sur la proportion très notable de sulfure de fer que cette source renferme ; aussi l'inscrit-il sous le nom d'*eau minérale sulfureuse et ferrugineuse de la Golaise.*

GOLDBACH (Bavière). Village de la basse Franconie.

Ferrugineuse bicarbonatée. Froide.

	Eau : 16 onces.		Eau : un litre.
	Grains.		Gram.
Carbonate de soude	0,941	=	0,100
— de magnésie	0,213	=	0,025
— de chaux	0,960	=	0,115
— de fer	0,294	=	0,034
Chlorure de sodium	0,289	=	0,031
Acide silicique	0,106	=	0,018
Matière extractive	0,106	=	0,018
	2,909	=	0,341
	Pouc. cub.		Cent. cub.
Gaz acide carbonique	3,330	=	160,5

(Trommsdorff.)

Cette eau laisse un notable dépôt ocracé.

GOLDBERG (Allemagne, duché de Mecklembourg-Schwerin).

Chlorurée sodique. Tempér.?

Cette source, qui n'a pas été examinée, à notre connaissance, d'une manière complète, emprunte sa minéralisation au voisinage de salines importantes. Elle est administrée en boisson, en bains et en douches. Il y a aussi des appareils à bain de vapeur dans l'établissement. Ses propriétés rentrent dans la médication reconstituante et tonique.

GONTEN (Suisse, canton d'Appenzell Rhodes intérieures). Près du village de ce nom, à 2600 pieds au-dessus du niveau de la mer, trois sources vraisemblablement *sulfatées* et froides, qu'on emploie en bains, concurremment avec la cure du petit-lait. On les dit également *ferrugineuses*, mais l'analyse exacte n'en a pas été publiée.

GÖPPINGEN (Wurtemberg). Ville près de laquelle, dans la vallée de la Fils, on y trouve des sources minérales froides.

Bicarbonatée magnésique. Tempér.?

	Eau : 16 onces. Grains.		Eau : un litre. Gram.
Carbonate de soude..........	3,560	=	0,441
— de magnésie........	10,590	=	1,310
— de chaux...........	7,528	=	0,932
	21,820	=	2,683
	Pouc. cub.		Cent. cub.
Gaz acide carbonique..........	19,70	=	985

(KIELMEYER.)

Analyse très incomplète. Ces eaux sont employées en boisson et en bains dans un grand nombre d'indications disparates. Leur renom remonte à une très ancienne époque.

GORTWA-KISFALU (Hongrie, canton de Gömör). Village à 6 kilomètres de Vargède.

Ferrugineuse bicarbonatée. Tempér.?

	Eau : 16 onces. Grains.		Eau : un litre. Gram.
Carbonate de chaux...........	0,888	=	0,125
— de magnésie........	1,333	=	0,191
— de fer.............	1,333	=	0,191
Chlorure de fer..............	0,222	=	0,030
Silice....................	0,222	=	0,030
	3,998	=	0,567
	Pouc. cub.		Cent. cub.
Gaz acide carbonique..........	18,66	=	933

(MARIKOVSKY.)

GOSCHWITZ (Allemagne, grand-duché de Saxe-Weimar). Village près d'Iéna.

Sulfatée calcique. Froide.

	Eau : 16 onces. Grains.		Eau : un litre. Gram.
Sulfate de magnésie..........	4,728	=	0,586
— de chaux.............	5,686	=	0,705
Carbonate de chaux..........	5,686	=	0,705
	16,100	=	1,996

Simon indique cette eau comme *eau amère* [voy. AMÈRES (Eaux)].

GOUDRONNAGE. Afin d'éviter la volatilisation du gaz carbonique libre et l'absorption de l'air extérieur, par suite des variations de température que les eaux minérales subissent par le transport et pendant leur conservation, on est quelquefois dans l'habitude de goudronner le goulot des bouteilles. Pour cela, le goulot de la bouteille, déjà bouchée avec soin, est plongé jusqu'au-dessous de la bague dans du goudron fondu et bouillant. Il est indispensable d'essuyer avec soin la partie du goulot destinée à être goudronnée, car l'humidité s'oppose à l'adhérence du goudron sur le verre. On emploie des goudrons colorés en rouge, en vert ou en jaune. Nous donnons la composition d'un goudron qui remplit parfaitement le but que l'on veut atteindre :

Colophane.................................	10 parties
Poix-résine...............................	10 —
Craie pulvérisée..........................	10 —
Essence de térébenthine..................	3 —
Rocou....................................	1,2 —

Pour le préparer, on fait fondre la colophane avec la poix-résine, puis on ajoute l'essence de térébenthine et la matière colorante rouge ou verte, réduite en poudre fine et tamisée.

GOURNAY ou **GOWRNAY EN BRAY** (France, Seine-Inférieure, arrond. de Neufchâtel en Bray). A 45 kilomètres de cette ville.

Ferrugineuse bicarbonatée. Froide?

Deux sources : la fontaine de *Jouvence* et la fontaine des *Malades*.

Une analyse incomplète, et datant de 1840, assigne à l'eau de la première de ces sources, pour un litre :

	Gram.
Carbonate de chaux.......................	0,073
— de magnésie....................	0,032
— de fer	0,093
Sulfate de chaux.........................	0,077
	0,275

(DUPRAY.)

Il serait à désirer que l'on entreprît de nouvelles expériences sur les eaux de Gournay, qui sont connues depuis très longtemps, et usitées à titre d'eaux ferrugineuses.

GOUTTE. Nous exposerons, avant d'étudier le traitement de la goutte par les eaux minérales, le point de vue général qui nous paraît devoir guider dans les indications et les applications de la médication thermale à cette maladie, point de vue déjà développé par l'un de nous dans plusieurs publications (Durand-Fardel, *Mémoire sur la goutte* dans *Gazette médicale de Paris*, 1851, *Gazette hebdomadaire*, 1855, etc.)

La goutte franche aiguë, la goutte type, se manifeste sous forme d'accidents fluxionnaires, affectant un siége d'élection, et pouvant atteindre toutes sortes de degrés pour l'intensité de la douleur et de la réaction fébrile. L'hérédité, si commune, le mode de répétition, le siége particulier et quelques circonstances de pure forme extérieure, permettent d'assigner aux manifestations de la goutte leur véritable caractère. En outre, par suite de leur intensité, de leur opiniâtreté et de certaines dispositions individuelles, elles arrivent souvent à laisser des traces indélébiles de leur passage, lesquelles permettent d'en constituer l'anatomie pathologique, et de remonter, par suite, à leur pathogénie.

Or, on a remarqué que ces altérations consécutives à la goutte renfermaient en proportion notable certains principes que l'on ne rencontre pas habituellement dans les productions pathologiques, c'est-à-dire des sels urates à base de soude et surtout de chaux.

On a conclu de là que la goutte consistait essentiellement dans la prédominance, au sein de l'organisme, des principes azotés (on n'a pas tenu compte au même degré des principes calcaires), et que les accès de goutte n'étaient que la manifestation des efforts d'élimination destinés à rejeter ces principes au dehors.

Mais d'où viennent ces principes azotés et calcaires? Ils ne peuvent assurément être créés par l'organisme. L'organisme fait de l'acide urique, mais il ne fait pas de l'azote; ils sont donc introduits du dehors. Mais d'où vient cette prédominance apparente, et cette manifestation sur des points déterminés? On l'a attribuée à l'introduction exagérée d'aliments azotés. Ceci n'explique rien. On peut abuser de l'alimentation azotée sans être goutteux : la goutte se développe quelquefois, sans hérédité, avec le régime le plus opposé. C'est ainsi que l'on a cru longtemps que le diabète résultait de l'introduction exagérée d'aliments sucrés ou féculents.

L'évolution de la goutte tient évidemment à ce que l'élaboration de ces principes azotés et calcaires s'opère dans des conditions vicieuses. On avait également remarqué, et cette remarque est fort juste, que la disposition goutteuse est spécialement favorisée par tout ce qui vient troubler l'activité organique qui préside aux phénomènes intimes de la nutrition, soit par suite de l'inactivité des fonctions musculaires et de sécrétion, soit par suite du désordre ou de la prédominance excessive de l'innervation.

Or, comme la disposition spécifique à la goutte nous échappe, ainsi qu'il arrive en général des dispositions de ce genre, il en résulte que l'indication essentielle, dans le traitement de la goutte, est de régulariser les fonctions digestives, musculaires, sécrétoires et nerveuses, c'est-à-dire de rendre le terrain le moins favorable possible au développement de la goutte.

C'est sous ce point de vue que nous envisageons l'intervention de la médication thermale dans la goutte; c'est-à-dire que nous écartons toute idée de traitement spécifique, et que, sans lui refuser aucun caractère de spécialité, nous y voyons surtout une indication physiologique.

Le traitement de la goutte comporte deux séries d'indications : 1° indications relatives à la diathèse elle-même; 2° indications relatives aux manifestations de cette diathèse. Les manifestations actives et fluxionnaires de la goutte aiguë n'existant qu'à titre d'effets passagers de la goutte en puissance, et n'étant pas d'ailleurs du ressort dé la médication thermale, nous n'aurons à nous en préoccuper ici que pour la part qu'elles prennent à l'opportunité de la médication et à la direction du traitement. Mais les manifestations de la goutte chronique, revêtant le caractère d'altérations fixes et persistantes par elles-mêmes en dehors même de la cause qui les a engendrées, réclament un traitement particulier.

En médecine thermale, la distinction des indications relatives, soit à l'état diathésique, soit à ses manifestations, correspond assez exactement à celle de la goutte aiguë et de la goutte chronique.

Deux groupes d'eaux minérales répondent également à ces deux séries d'indications : les eaux *bicarbonatées sodiques* représentant spécialement le traitement de la diathèse goutteuse ou de la goutte aiguë, et les eaux *chlorurées sodiques*, le traitement des altérations goutteuses et de la goutte chronique.

Le traitement thermal de la goutte appartient essentiellement aux deux groupes d'eaux minérales que nous venons de mentionner. Les bicarbonatées calciques, comme les sulfatées, ne peuvent offrir, non plus que les ferrugineuses, une médication effective à la goutte elle-même ni à ses altérations spéciales; et les eaux sulfureuses ne peuvent, en général, intervenir dans un semblable traitement sans de sérieux inconvénients [voy. SULFURÉES (EAUX)].

Ce que nous connaissons des applications générales des eaux *bicarbonatées sodiques* est en rapport avec le rôle que nous leur attribuons, de modifier l'état diathésique dans la goutte, c'est-à-dire avec l'idée que nous avons exprimée de la pathogénie physiologique de cette maladie. Cependant nous ne faisons point de difficulté d'admettre qu'il s'y joint quelque chose de spécial dans leur action sur la diathèse goutteuse. Mais nous rejetons complétement les théories qui ont été émises touchant le rôle de la prédominance acide dans la goutte, et de la saturation des acides en excès par les sels alcalins des eaux bicarbonatées. La prétendue acidité de l'organisme chez les goutteux n'est point un fait essentiel et primitif. C'est le résultat d'une altération dans les phénomènes de l'assimilation et d'une déviation dans les phénomènes d'excrétion; et une médication qui ne s'attacherait qu'à une pareille circonstance serait le contraire d'une médication diathésique.

Parmi les eaux bicarbonatées sodiques, nous ne voyons que celles de *Vichy* près desquelles le traitement de la goutte ait été suivi sur une échelle un peu étendue, et étudié avec quelque soin : nous devrons donc à peu près nous borner à exposer les résultats de leurs applications. Cependant nous devrons également parler des eaux de *Karlsbad*, qui, sur le terrain de la goutte comme sur bien d'autres, paraissent se rapprocher beaucoup de celles de Vichy.

On ne doit recourir au traitement thermal que dans les intervalles des accès de goutte, et à une époque aussi éloignée que possible des accès passés ou des accès futurs; ceci dans la limite des appréciations qu'il est permis d'établir dans la marche connue de la maladie chez tel ou tel individu. Lorsque la goutte existe à un degré déterminé, il importe que ses manifestations puissent subir leur évolution en toute liberté. Les moyens que l'on peut tenter pour en atténuer les effets les plus violents n'appartiennent pas à la médication thermale.

Ce premier précepte, relatif à l'époque du traitement, conduit à un second, relatif à sa direction. C'est qu'il doit toujours être administré avec beaucoup de ménagement et de circonspection, afin qu'il ne puisse jamais entraîner d'effets perturbateurs ou *métasyncritiques*, comme les appelait Prunelle.

Administré dans de telles conditions, et en dehors de certaines contre-indications qui seront signalées plus loin, nous affirmons qu'un traitement thermal approprié ne peut exercer qu'une influence favorable sur la marche de la goutte, et ne saurait dans aucun cas entraîner la moindre conséquence fâcheuse.

Le traitement de la goutte aiguë est surtout un traitement interne; cependant les bains peuvent être employés, en l'absence de toute manifestation actuelle de la goutte, et lorsqu'il n'existe point de disposition aux manifestations irrégulières de la maladie, vers la tête ou la poitrine. Nous reviendrons tout à l'heure sur les cas de ce genre. L'usage des douches doit toujours être redouté. On trouvera d'ailleurs, à l'article VICHY, des renseignements plus circonstanciés sur la direction du traitement.

Quelle est la portée curative des eaux bicarbonatées sodiques dans le traitement de la goutte? Dans la grande majorité des cas, lorsque les eaux ont été administrées en temps opportun et d'une façon méthodique, on voit les attaques de goutte s'amoindrir et s'éloigner, quelquefois perdre seulement de leur fréquence, d'autres fois de leur intensité. L'usage réitéré des eaux de Vichy a pu amener, pendant de longues périodes, un silence complet de la goutte, sauf quelquefois des apparitions avortées. Nous avons vu également un premier accès de goutte ne point se reproduire pendant une durée de temps illimitée. Mais cette circonstance rare se montre quelquefois aussi en dehors de l'influence présumée de l'action thermale. On peut voir apparaître un accès de goutte accidentel, paraissant ne se rattacher qu'à une disposition passagère à laquelle le caractère de diathèse ne saurait appartenir.

En résumé, le traitement thermal n'atteint guère, vis-à-vis de la goutte, une portée, à proprement parler, curative; mais il représente une médication palliative très importante, en ce sens qu'elle tend à contenir, dans des limites quelquefois très étroites, une diathèse dont le développement constitue une des infirmités les plus cruelles, quand ce n'est pas une des maladies les plus graves.

La goutte aiguë n'est pas toujours *régulière*, suivant l'expression classique; c'est-à-dire que ses manifestations ne se maintiennent pas toujours dans leur siége d'élection, les articulations, ou du moins, quelque pénibles qu'elles soient, elles n'entraînent par elles-mêmes aucun péril immédiat. Les manifestations de la goutte peuvent se détourner vers n'importe quel organe : tantôt l'appareil digestif, tantôt le cœur, l'encéphale, le système nerveux central; quelquefois sous forme de névrose ; d'autres fois, plus souvent que dans le rhumatisme, sous forme fluxionnaire, et par suite inflammatoire. C'est alors que la goutte revêt le caractère d'une affection grave et très difficile à traiter. Cette difficulté se fait surtout sentir dans l'application du traitement thermal.

C'est ici que nous devons mentionner certains effets des eaux minérales, d'une importance considérable. Celles-ci, et ces remarques s'appliquent particulièrement aux eaux de *Vichy*, à côté de leur action intime, anti-diathésique, spéciale en un mot, représentent, comme on sait, une médication excitante. Or, cette propriété excitante tend, lorsqu'elle est mise en jeu inopportunément, ou qu'elle rencontre certaines susceptibilités, à s'exercer dans un sens qui favorise l'apparition des manifestations goutteuses. Il n'est donc pas rare de voir un accès de goutte apparaître pendant la durée d'un traitement thermal. Ces accès sont en général courts et légers, moyennant que le traitement soit immédiatement interrompu, pratique que nous recommandons expressément. Ceci n'est qu'un inconvénient, mais n'offre aucun danger, lorsqu'il s'agit d'une goutte régulière, et que le traitement est dirigé de manière à ne pas entraîner d'effets perturbateurs. Mais lorsqu'on se trouve vis-à-vis d'une tendance aux manifestations irrégulières ou anormales de la goutte, on conçoit que l'action excitante du traitement thermal se faisant sentir dans le sens irrégulier, peut déterminer des accidents d'un caractère toujours grave et surtout difficile à maîtriser.

Lors donc que l'on a affaire à une de ces gouttes mobiles qui sont toujours prêtes à quitter les articulations pour porter vers tel ou tel organe leur appareil fluxionnaire, nous conseillons de renoncer à tout traitement thermal, à moins de réduire celui-ci à sa plus simple expression, et d'en faire à peu près exclusivement un traitement hygiénique.

D'autres fois, il ne s'agit plus d'une goutte mobile, mais d'une goutte fixée d'une manière irrégulière, c'est-à-dire que la disparition d'accès de goutte aura coïncidé avec l'apparition de phénomènes morbides continus ou habituels, vers tel ou tel point de l'économie. On suppose alors que ces derniers représentent une manifestation anormale de la goutte, et, dans tous les cas, on a sans doute raison d'admettre que le principe goutteux n'est pas étranger à leur persistance.

Ce sont là, comme on le sait, des cas très difficiles à analyser comme diagnose pathogénique et comme indication thérapeutique. Cependant celle-ci semble dominer, de rappeler la goutte vers son siége d'élection.

Le traitement thermal nous paraît peu applicable aux cas de ce genre. Cependant nous devons tenir compte de l'action attribuée aux eaux du *Mont-Dore* par Bertrand. Les eaux du Mont-Dore, surtout usitées dans le sens de leur thermalité considérable, seraient, suivant cet habile observateur, très propres à rappeler d'anciennes manifestions goutteuses, alors que se présente l'indication qui nous occupe. Mais un pareil résultat nous paraît toujours difficile à obtenir, et souvent dangereux à rechercher.

Les eaux de *Karlsbad* sont très employées en Allemagne dans le traitement de la goutte aiguë. Leur opportunité et leurs applications paraissent soumises à des règles à peu près semblables à celles que nous venons d'exposer. Cependant les médecins allemands eux-mêmes ne paraissent pas considérer ces eaux comme pouvant suppléer à celles de Vichy, dans l'ordre de faits qui nous occupent (Helfft). Du reste, ils envisagent le traitement de Karlsbad comme s'adressant moins à la diathèse goutteuse elle-même qu'à des complications abdominales, complications qu'ils résument dans la *pléthore abdominale*, quelques-uns identifiant même cette dernière avec la goutte elle-même (Porges). Nous ferons remarquer incidemment une circonstance qui devra être méditée, c'est que l'on voit quelquefois apparaître un *premier* accès de goutte pendant l'usage des eaux de *Karlsbad*, comme pendant l'usage des eaux de *Vichy* (voy. KARLSBAD).

Nous ne connaissons aucune application des eaux bicarbonatées sodiques, en France, autres que Vichy, au traitement de la goutte. Les médecins d'*Ems*, Vogler, Spengler, d'Ibell, ne paraissent pas attribuer d'importance à l'emploi de ces eaux dans la goutte. Les eaux de *Néris*

(Boirot-Desserviers), de *Contrexéville* (Mamelet, Beau), ont été fort vantées dans le traitement de la goutte aiguë. Mais nous ne saurions admettre, de la part du traitement purement externe de la première de ces stations, et du traitement purement interne de la seconde, une action formelle sur un état diathésique tel que celui qui préside à la goutte.

Nous avons dit que la part des eaux chlorurées sodiques dans le traitement de la goutte nous paraissait devoir être rattachée à la *goutte chronique*. Ce n'est cependant exact qu'autant que les *altérations goutteuses articulaires* viennent à prédominer. En effet, on entend en général par *goutte chronique*, la persistance des altérations goutteuses, tuméfaction, déformation, tophus, ankylose, etc., leur résolution ne s'opérant plus à la suite des accès aigus. Or, cet état permanent ou chronique des altérations articulaires peut accompagner encore le retour périodique d'accès aigus. Dans ce cas, nous maintenons les indications exposées plus haut, au sujet des eaux bicarbonatées sodiques, et de Vichy en particulier.

Mais il arrive le plus souvent que l'on voit les accès aigus disparaître, ou ne plus se montrer que d'une manière sourde et incomplète. Alors les symptômes douloureux et fluxionnaires de la goutte s'éteignent. La maladie croît, mais lentement, sans provoquer de réaction, et ne se manifeste plus que par les progrès insensibles qui s'opèrent dans les altérations articulaires. Il arrive presque toujours en même temps que la constitution générale s'altère. Une anémie toute particulière, avec tendance aux infiltrations, se développe à des degrés divers. Les fonctions organiques participent à la langueur dont l'appareil locomoteur a été frappé d'abord. Il n'y a plus à songer à attaquer une diathèse sur laquelle aucun traitement n'aurait plus de prise, vis-à-vis d'un organisme ainsi affaibli et dépourvu de réaction, et qui d'ailleurs a elle-même perdu toute son activité, et pour ainsi dire sa force virtuelle.

Ce qu'il faut, c'est, d'une part, remonter l'organisme atteint dans son ensemble et dans ses fonctions les plus essentielles; d'une autre part, résoudre les engorgements dont les articulations et leur voisinage sont le siége, c'est-à-dire qu'il faut recourir à une médication reconstituante et à une médication résolutive.

C'est alors que les eaux chlorurées sodiques, *Bourbonne, Balaruc, Bourbon-l'Archambault, Wiesbaden, Hombourg*, etc., nous paraissent indiquées. A nos yeux, ces eaux remplissent spécialement l'indication résolutive. Pour les médecins allemands, c'est toujours le même point de vue théorique : les eaux de *Wiesbaden* agissent en combattant la vénosité et en réparant le trouble des fonctions digestives (Braünn) ; celles de *Hombourg* s'adressent surtout à l'état hémorrhoïdaire (Gardey). On attribue, en Allemagne, des propriétés très résolutives, dans la goutte chronique, aux eaux de *Tœplitz-Schonau* (Bohême), mais administrées à une température très élevée, bains de 45° à 50° centigr. (Helfft). N'est-ce pas au même titre que les eaux du *Mont-Dore* ont pu être employées « dans les faiblesses articulaires occasionnées par la goutte, et dans les gonflements chroniques des articulations survenus à la suite de cette maladie » (Bertrand).

Les eaux chlorurées sodiques conviendront surtout lorsqu'il se présentera quelque prédominance du système lymphatique. Si l'état anémique est surtout prononcé, les eaux ferrugineuses, comme *Spa*, *Schwalbach*, *Pyrmont*, etc., seront préférées ; mais ce ne sera plus un traitement de la goutte elle-même. Les bains de *Néris*, de *Bains*; les bains tempérés de *Tœplitz*, ceux de *Wildbad*, de *Gastein*, etc., conviendront lorsque le système nerveux aura subi principalement l'empreinte de la maladie. M. d'Ibell recommande surtout les eaux d'*Ems* lorsque la goutte s'accompagne d'un état d'éréthisme, surtout du système nerveux.

GOUTTEUX (Rhumatisme). Voy. RHUMATISME GOUTTEUX.

GRABALOS (Espagne, prov. de Logrono). Près du bourg de ce nom. *Sulfurée calcique.* Tempér., 17° à 18° centigr.

	Eau : une livre.		Eau : un litre.
	Grains.		Gram.
Sulfure de calcium............	3,852	=	0,377
Sulfate de chaux..............	9,160	=	0,914
Carbonate de chaux...........	4,441	=	0,443
Chlorure de sodium...........	5,053	=	0,503
— de magnésium........	2,213	=	0,216
	24,719	=	2,453
	Pouc. cub.		Cent. cub.
Gaz hydrogène sulfuré........	2,413	=	120,6

(JOSÈ ELVIRA.)

Il y a un établissement médiocrement installé.

GRAENA (Espagne, prov. de Grenade). Bourg à 6 kilomètres de Cadix et 32 kilom. de Grenade. — Plusieurs sources. *Ferrugineuse bicarbonatée.* Tempér. de 14° à 40° cent.

	Eau : un litre.		
	Source FUENTE.	Source DE LA TEJA.	Source DE LA TEJUELA.
	Gram.	Gram.	Gram.
Chlorure de magnésium.....	0,0084	0,0084	0,0084
Sulfate de magnésie........	0,4944	0,4770	0,5301
— de chaux..........	0,6534	1,2985	0,2734
Carbonate de fer...........	0,0502	0,0358	0,0430
— de fer...........	0,5326	0,4361	1,4140
Silice..................	0,7008	0,2089	0,1939
	2,4398	2,4647	2,4628

(BALDOVI, 1845.)

Ces eaux sont administrées en bains et en boisson. — L'établissement n'offre pas une installation en rapport avec leur réputation, qui remonte jusqu'à l'époque antérieure à la conquête de Grenade.

GRAMAT (France, Lot, arrond. de Gourdon). A 31 kilomètres de cette ville.

Il existe dans cette contrée une source *ferrugineuse bicarbonatée froide*, peu connue, et dont l'analyse n'a pas encore été faite d'une manière régulière. On sait seulement qu'elle contient de l'acide carbonique libre ; des carbonates de chaux et de magnésie ; des sulfates de soude, de chaux et de magnésie. Elle est fréquentée surtout par les habitants de Gramat et des environs.

GRAN (Hongrie, comitat de même nom). Ville à 50 kilom. de Pesth. *Sulfatée magnésique*. Tempér. 12° centigr.

Eau : un litre.

	Schihulsz-kischequelle.	Kis-Levaer Bitterwasser.
	Gram.	Gram.
Sulfate de magnésie...........	52,414	104,428
— de chaux.............	0,291	0,291
Carbonate de magnésie........	3,358	3,358
	56,063	108,077

(Schmidt.)

Plusieurs sources jaillissent en cet endroit, sur la rive droite du Danube, au pied du mont Saint-Thomas, et sont plus ou moins riches en sels magnésiens. Elles possèdent une minéralisation qu'on n'est généralement pas habitué à rencontrer, même dans les sources les plus franchement sulfatées magnésiennes. On les range parmi les eaux AMÈRES (voy. ce mot). Cette boisson, à la dose de 125 à 250 grammes, procure des effets franchement purgatifs.·

D'autres sources, à la température de 25° centigr., mais dont la composition n'est pas déterminée, servent à l'usage des bains dans le voisinage.

Les eaux de Gran étaient connues à l'époque romaine, sous le nom de *Aquæ Strigonienses*.

GRANDEYROL (France, Puy-de-Dôme, arrond. d'Issoire). A 23 kilomètres de cette ville.

Ferrugineuse bicarbonatée. Tempér., 10°,5 à 13° centigr.

Trois sources : *Source de la Tour-Rognon*, 12°,5 à 13° ; *Source de Verrières*, 10°,5 ; *Source innomée*, 11°,5.

L'analyse quantitative des eaux de ces trois sources n'a pas encore été faite. D'après M. Nivet, elles auraient toutes les propriétés des sources qui existent dans le département du Puy-de-Dôme, c'est-à-dire qu'elles dégagent de l'acide carbonique à leur point d'émergence et qu'elles déposent de l'oxyde de fer sur le sol.

On les prescrit dans le pays, comme stimulantes, aux personnes dont les digestions sont lentes et laborieuses. Les sources de Grandeyrol portent aussi le nom de *Montaigut*, bourg près duquel elles sont situées.

GRANDRIF (France, Puy-de-Dôme, arrond. d'Ambert). A 10 kilomètres de cette ville.

Bicarbonatée calcique. Tempér., 10° centigr.

Eau : un litre.

	Gram.
Bicarbonate de soude	0,099
— de magnésie	0,101
— de chaux	0,332
— de fer	0,009
Sulfate de soude	0,005
Chlorure de sodium	0,004
Silice	0,045
	0,587

(BAUDIN.)

Cette analyse diffère de celle indiquée par M. Nivet et l'*Annuaire des eaux de la France*, au sujet du bicarbonate de fer. MM. Lecoq et Baudin ont obtenu d'un litre d'eau 0,005 d'oxyde ferrique; or, cette proportion équivaut à 0,009 de bicarbonate, et non à 0,004, comme on l'a écrit.

L'eau de Grandrif est employée seulement en boisson, et surtout pour combattre les fièvres intermittentes invétérées; ce qui fait supposer qu'elle contient un principe arsenical.

GRANVILLE (France, Manche). Chemin de fer de Cherbourg.
Bains de mer.

GRASVILLE-L'HEURE (France, Seine-Inférieure, arrond. du Havre). A 6 kilomètres de cette ville.

Ferrugineuse crénatée et iodurée? Tempér. ?

Eau : un litre.

	Gram.
Bicarbonate de chaux	1,690
— de magnésie	
Chlorure de calcium	0,211
— de sodium	0,700
— de magnésium	0,086
— de potassium	0,060
Bromure alcalin	traces
Hydriodate d'ammoniaque	0,012
Sulfates de soude et de chaux	0,014
Silicate de chaux et d'alumine	0,088
Peroxyde de fer combiné avec l'acide crénique	0,042
	2,903

(O. HENRY, 1842.)

L'eau de cette source a été analysée ultérieurement par MM. Leudet et Duchemin. Comme M. O. Henry, ils ont constaté l'existence d'une proportion très notable d'iode qu'ils ont inscrit à l'état d'iodure de potassium ; cette hypothèse est en effet plus probable que celle de M. O. Henry. Ce dernier chimiste la considère comme une eau *iodurée ferro-crénatée* non gazeuse, et comme telle il la croit susceptible de très bons effets dans son application médicale. Il est seulement à regretter que son débit soit aussi peu abondant, car elle coule à l'état de filet.

Nous ne savions pas que l'eau minérale de Grasville-l'Heure ait été l'objet d'une exploitation spéciale. Dans tous les cas, les auteurs modernes, et surtout *l'Annuaire des eaux de la France*, n'en font pas mention.

GRAUS (Les). Voy. OLETTE.

GRAVELLE. Si l'on veut instituer le traitement, thermal ou autre, de la gravelle, il faut commencer par déterminer d'une manière précise à quelle sorte de gravelle on a affaire.

Il se présente, en effet, deux gravelles, qui peuvent servir de type à toutes les autres, et dont la nature est tout à fait opposée. L'une est la gravelle *urique*, et l'autre la gravelle *phosphatique*. La première est aussi la gravelle *acide*, et la seconde la gravelle *alcaline*. On peut encore appeler celle-là gravelle *diathésique*, et celle-ci gravelle *catarrhale*. On rapprochera de la gravelle urique la gravelle *oxalique*, et de la gravelle phosphatique quelques autres plus rares et plus ou moins caractérisées.

Gravelle urique. — La gravelle *urique*, la plus fréquente de toutes, sans aucune comparaison, et la seule peut-être qui mérite, à proprement parler, le nom de *gravelle*, a encore été appelée *gravelle goutteuse*, pour exprimer les rapports qui existent entre sa pathogénie et celle de la goutte, rapports effectivement très intimes, bien qu'il faille cependant se garder d'identifier l'une avec l'autre. Dans les deux maladies, l'état morbide, évidemment diathésique, c'est-à-dire constitutionnel et héréditaire, se manifeste sous des formes très différentes, il est vrai, mais dont l'expression finale est l'élimination de principes azotés en excès, sous forme d'acide urique ou d'urates. Seulement, dans un cas, ces produits, qui ne sont pathologiques que par leur proportion, s'éliminent par la voie naturellement destinée à cette excrétion, et aussi sans effort, sans réaction ; car les phénomènes douloureux dont le rein peut devenir le siége doivent être considérés comme purement accidentels, et n'appartiennent nullement à l'essence de la maladie. Dans la goutte, au contraire, l'élimination de ces mêmes principes ne s'opérant pas par ses voies naturelles, cherche une issue, la trouve vers un siége d'élection déterminé,

les articulations, mais ne l'atteint pas sans un effort violent de tout l'organisme, une réaction vive ; en un mot, l'*accès de goutte*. Sans doute, il y
a dans le génie de ces deux maladies quelque chose de fort différent :
cependant nous devons reconnaître que, dans les deux cas, le fait pathogénique le plus lointain auquel nous puissions remonter est la combustion imparfaite de l'urée dans le sein de nos tissus.

Quant à la coïncidence de la goutte avec la gravelle, nous croyons
qu'on l'a singulièrement exagérée, et nous n'admettons nullement, avec
M. Rayer que, sur cent goutteux, quatre-vingt-dix-neuf soient affectés
de gravelle. Il ne faut pas s'attacher, pour juger cette question, aux caractères de l'urine pendant la durée d'un accès de goutte. C'est l'urine
du rhumatisme, de la fièvre et de toutes les réactions violentes dont l'organisme est le siége. La gravelle se rencontre à peine chez la moitié des
goutteux, et encore ne se montre-t-elle, chez le plus grand nombre
d'entre eux, que très accidentellement, et non pas habituellement, comme
chez la plupart des graveleux eux-mêmes.

Le traitement de la gravelle, et ceci est en rapport avec la conformité
apparente de leur pathogénie, se rapproche beaucoup de celui de la
goutte. Au fond, les indications sont les mêmes. Les eaux *bicarbonatées
sodiques* sont spéciales dans l'une comme dans l'autre ; et comme le
traitement de la gravelle est beaucoup plus simple et plus facile que
celui de la goutte, nous estimons que toutes les eaux bicarbonatées sodiques notablement minéralisées conviennent à peu près également à la
première.

Bien que le traitement de la gravelle soit essentiellement un traitement
interne, nous croyons que les moyens balnéo-thérapiques ne doivent pas
être négligés, alors du moins que la maladie offre quelque peu d'intensité,
et s'accompagne de phénomènes douloureux.

Cette dernière circonstance en particulier réclame instamment les
bains et quelquefois les douches. Dans l'immense majorité des cas, les
douleurs rénales de la gravelle, coliques néphrétiques ou autres, reconnaissent pour cause la présence de graviers dans la substance du rein,
ou leur accumulation dans la partie plus large de l'appareil excréteur. Ce
passage ou cet arrêt de corps étrangers, lorsqu'il se prolonge ou s'aggrave
d'une manière particulière, ne se fait pas sans entraîner quelques modifications dans la texture du rein : congestion sanguine des tissus, irritation des surfaces, enfin imminence ou commencement de néphrite, peu
intense en général, à cause de sa nature purement accidentelle et en
quelque sorte traumatique, mais qui oblige à restreindre l'usage interne
des eaux, et indique d'insister sur les moyens externes.

C'est à *Vichy* que se fait, sur une grande échelle, le traitement de la gravelle urique. La multiplicité des sources, qui permet de varier la médication suivant les cas, et le développement donné aux agents du traitement externe, expliquent la recherche de cette station thermale, quand bien même on n'aurait pas raison d'attribuer à la constitution de ses eaux une efficacité particulière. Cependant, nous sommes portés à croire que, dans la plupart des gravelles uriques, les autres eaux bicarbonatées sodiques, *Vals*, *le Boulou*, *Vic-sur-Cère*, *Vic-le-Comte*, *Ems*, etc., conviennent également. Nous n'entendons parler cependant que des eaux notablement minéralisées et franchement sodiques.

Dès que les premiers signes de la gravelle se montrent, ou seulement la disposition à cette maladie, c'est-à-dire des urines acides avec excès, il faut recourir à un traitement approprié, ne fût-ce qu'à titre préventif. Or, en dehors du régime, diététique en particulier, dont l'influence est considérable lorsqu'il est suivi avec sévérité et continuité, double condition très difficile à réaliser, nous ne connaissons d'autre traitement effectif de la gravelle que les eaux minérales. Le bicarbonate de soude, dont les effets sur les manifestations de la maladie sont souvent si immédiats et si tranchés, n'exerce en réalité qu'une action superficielle et tout à fait insuffisante sur la maladie elle-même. Les eaux minérales transportées, celles de *Vichy* surtout, plus minéralisées que les autres, seront toujours préférées au bicarbonate de soude et aux sels extraits des eaux minérales.

Mais, à défaut même d'urgence, un traitement thermal simple exerce toujours une action plus vive et plus durable sur la disposition à la maladie. Dans ces cas légers, des eaux moins caractérisées que Vichy et non formellement bicarbonatées sodiques, telles que *Contrexéville*, *Pougues*, pourront suffire. Mais, vis-à-vis d'un état réellement diathésique, lors même que les manifestations seraient encore légères, ces eaux sont certainement insuffisantes : ce n'est pas alors qu'elles sont indiquées.

Lorsque la gravelle existe depuis un certain temps et à un degré formel, il faut recourir aux eaux de *Vichy*, de préférence aux eaux analogues. On doit faire usage de l'eau minérale en bains et en boisson. Dans les cas simples, on prescrit généralement les sources de la *Grande-Grille* et des *Célestins*. Si quelque circonstance étrangère à la gravelle paraît indiquer quelque autre des sources de Vichy, on n'hésitera pas à en user, celle des *Célestins* ne possédant nullement la spécialité d'action qui lui est communément attribuée dans la gravelle, pas plus que dans la goutte.

Les effets du traitement sont très variés. Lorsque l'urine est habituellement sédimenteuse, colorant ou incrustant les parois des vases, on la voit en général perdre très rapidement ces caractères; mais si la maladie est caractérisée par l'issue, à intervalles, de graviers plus ou moins gros ou de sables purs, il arrive souvent que le traitement provoque de semblables éliminations, à des époques variables de sa durée, quelquefois après sa terminaison.

Lorsqu'il existe des douleurs rénales, le traitement est le même. Les douches locales sont ordinairement très utiles. Si les douleurs sont vives, avec exacerbations faciles, il faut tempérer le traitement, recourir aux sources les moins excitantes de Vichy, à des doses peu élevées. S'il y a eu des coliques néphrétiques, il faut toujours prendre garde de les rappeler par un traitement trop actif. Les douches seront le plus souvent écartées alors. Si elles se reproduisent faciles et fréquentes, on voit quelquefois le traitement thermal les réveiller avec une telle facilité, que l'administration en devienne fort difficile. C'est dans les cas de ce genre que les eaux plus douces d'*Ems*, de *Saint-Alban*, de *Sail*, que celles surtout de *Contrexéville* et de *Pougues*, et peut-être encore de préférence les sources dégénérées des Pyrénées-Orientales, à *la Preste*, à *Olette*, à *Molitg*, seront indiquées. Quant aux eaux à peine minéralisées de *Schlangenbad* et d'*Évian*, si elles se recommandent par la facilité de leur administration, il est permis de douter qu'elles soient applicables à la gravelle, autrement qu'à titre de médication purement symptomatique.

On voit quelquefois des coliques néphrétiques, comme dans d'autres cas, des coliques hépatiques, un accès de goutte, survenir après l'issue du traitement. Cette circonstance est souvent en rapport avec une réussite aussi complète que possible de la médication.

Durant l'usage des eaux de Vichy et des autres eaux bicarbonatées sodiques, l'urine perd toujours son excès d'acidité ; elle devient habituellement neutre, quelquefois alcaline ; quelquefois aussi elle demeure modérément acide pendant la durée du traitement, sans que ces diverses circonstances paraissent affecter en rien les résultats de ce dernier. Rien, dans la constance ou le caractère de ces changements de l'urine, n'autorise à penser que celle-ci devienne propre à dissoudre aucune espèce de graviers ni même de sédiments. Les expériences de laboratoire, relatives à l'action dissolvante des sels alcalins ou des eaux minérales sur les graviers uriques, n'ont jamais fourni que des résultats fort peu significatifs. Or il est évident que les urines auront beau s'alcaliser, et elles deviennent rarement alcalines, d'une manière très prononcée et un peu durable, les qualités dissolvantes qu'on pourrait leur prêter sont encore bien éloignées de celles qui doivent appartenir à une dissolution alcaline ou à une eau minérale pure (voy. SATURATION. URINES). Nous ajouterons une simple observation : c'est que les eaux minérales, dussent-elles imprimer aux urines des qualités véritablement dissolvantes, ceci ne rendrait aucunement compte de leur action sur la diathèse, c'est-à-dire sur la cause pathogénique de la gravelle.

Les effets thérapeutiques des eaux de Vichy, qu'il est impossible de ne pas prendre pour type de cette médication, sur la gravelle, sont des plus tranchés. Elles ne parviennent pas sans doute aisément à la détruire d'une manière absolue. Un état diathésique qui résulte, en général, ou de transmission héréditaire, ou de conditions hygiéniques persistantes, souvent de ces deux circonstances réunies, ne peut guère se déraciner entièrement par une médication quelconque. Mais voici ce que l'on obtient.

Les douleurs rénales disparaissent le plus souvent ; au moins subissent-elles une grande diminution. Les coliques néphrétiques sont enrayées à peu près constamment. Les manifestations graveleuses se réduisent, dans des proportions diverses, mais considérables, et l'on peut à peine appeler une maladie quelques apparences passagères de sable, sans douleurs, sans dérangement appréciable de santé, et presque toujours provoquées par des écarts de régime ou des circonstances fortuites. Tels sont les résultats ordinaires du traitement.

Cependant il y a des cas où la production des graviers, et ce sont en général des graviers lisses, arrondis, rosés ou rougeâtres, nombreux et habituels, résiste avec opiniâtreté au traitement thermal. Mais on voit au moins disparaître alors les douleurs rénales, si communes en semblable circonstance. Quant aux cas où l'ensemble des manifestations douloureuses ou autres persiste, on en trouve encore presque toujours l'explication dans l'existence de causes morbides opiniâtres, et que des traitements passagers sont impuissants à surmonter ; ou bien encore dans la mauvaise direction du traitement, dans sa durée ou sa répétition insuffisante. Nous avons pu attribuer, par exemple, la persistance de coliques néphrétiques à l'insistance inopportune sur les eaux de *Vichy*, alors que des eaux moins actives, comme *Contrexéville*, ou *Pougues*, ou *Saint-Alban*, ou *Sail*, en auraient sans doute fait justice.

Il ne faut pas oublier en outre que ce n'est qu'après plusieurs reprises, c'est-à-dire après plusieurs années, le traitement thermal n'étant généralement suivi à tort qu'à des époques déterminées et limitées, qu'on peut parvenir à surmonter la disposition vicieuse de l'organisme. Enfin, il importe, pendant ces longs intervalles, d'en prolonger l'action à l'aide des eaux minérales transportées.

Les phénomènes douloureux, dans la gravelle, ne siégent pas toujours dans les reins. Il existe quelquefois des phénomènes dysuriques, accompagnant ou non un état catarrhal. Quand ces accidents sont prononcés, il est rare qu'ils soient facilement compatibles avec l'usage des eaux fortement minéralisées. *Pougues, Saint-Alban, la Preste*, seront alors employées de préférence à Vichy.

Ce que nous venons de dire de la gravelle urique s'applique également à la gravelle *oxalique*, infiniment plus rare et presque toujours unie à la précédente. Cependant M. Rotureau prétend que la gravelle oxalique doit être éloignée des thermes de *Karlsbad*, fort appropriés pourtant à la diathèse urique (*Des principales eaux minérales de l'Europe*, 1858). Une telle assertion, dont nous n'avons pas trouvé de trace dans les auteurs allemands, demanderait à être confirmée. Quant aux applications de ces eaux à la gravelle, applications fort analogues à celles de Vichy, mais qui ne s'élèvent pas au même degré d'appropriation, nous renverrons à l'article KARLSBAD.

Gravelle phosphatique. — Le traitement de la gravelle phosphatique est en réalité le traitement du catarrhe des voies urinaires, car, d'accord avec M. Raoul Leroy (d'Étiolles) (*Études sur la gravelle*, 1857), nous n'admettons guère la gravelle phosphatique isolée du catarrhe. Les eaux bicarbonatées sodiques trouvent encore ici d'utiles applications : mais les eaux à bases calciques, telles que *Contrexéville* ou *Pougues*, ou les eaux sulfureuses dégénérées, telles que *la Preste* ou *Molitg*, ou les eaux très faiblement minéralisées, telles que *Schlangenbad* ou *Évian*, conviennent plus spécialement. Nous devons donc renvoyer pour cette étude aux articles REIN (MALADIES DU) et VÉSICAL (CATARRHE).

GRÈCE. Le sol de la Grèce moderne emprunte la majeure partie de ses caractères à des actions volcaniques. La présence de roches primitives dans la composition des montagnes non-seulement de la chaîne centrale, mais surtout dans celles des îles, le grand nombre des cavernes et la fréquence d'émanations sulfureuses à travers les fissures souterraines, sont autant de preuves remarquables de cette origine. De nombreuses sources minérales, offrant une grande variété de nature et d'éléments chimiques, se rencontrent aussi dans toutes les provinces, et se rapportent à des conditions géologiques correspondantes. Beaucoup d'entre elles furent célèbres aux époques antiques. On peut regretter l'abandon dans lequel la plupart sont laissées aujourd'hui.

M. le professeur Bouros, dans un travail lu au Congrès scientifique de Pise en 1839, et qu'il a bien voulu nous communiquer, considère ces eaux minérales sous quatre divisions que nous nous faisons un devoir de reproduire.

1° *Eaux sulfureuses thermales.*

La plus importante au point de vue médical se rencontre dans la partie septentrionale de la Grèce, sur la route de Patraziki à Lamia. Sa température dépasse 50° centigr. en divers points du vaste bassin naturel qui la reçoit. On ne saurait négliger sa minéralisation, dans laquelle le chlorure de sodium, parmi les principes fixes, et le gaz acide carbonique, d'autre part, entrent pour une proportion notable et la rapprochent de celle des eaux d'Aix-la-Chapelle et d'Uriage, ainsi que le démontre l'analyse suivante :

Eau : un litre.

Gram.

Chlorure de sodium......................	5,772
— de calcium	0,425
Sulfate de magnésie......................	0,246
— de chaux	0,244
Carbonate de chaux......................	0,625
— de soude......................	0,228
Silice......................	0,360
Matière extractive......................	0,240
	8,110

Cent. cub.

Gaz acide carbonique......................	750,00
Gaz hydrogène sulfuré......................	1050,00

Jusqu'à ce jour cette source n'a point reçu d'aménagement convenable.

On trouve plusieurs sources dont la composition a beaucoup de rapports avec la précédente, dans l'île de Négrepont, au bord de la mer. Leur abondance est telle que sur un espace de 20 kilomètres carrés environ, il est signalé plus de vingt griffons d'eaux thermales, lesquelles accumulent d'énormes dépôts calcaires dans leur voisinage. Il est à remarquer aussi que les tremblements de terre en ont souvent changé la situation et le parcours. Toutes s'échappent volumineuses et comme par éruption. L'une d'elles fait tourner un moulin. Leur température s'élève jusqu'à 91°,22 centigr. M. le professeur Landerer a donné l'analyse de ces eaux, connues de toute antiquité sous la désignation de thermes d'*Œdepse*.

Eau : un litre.

Gram.

Chlorure de sodium......................	8,160
— de magnésium	0,421
— de calcium......................	0,250
Carbonate de chaux......................	0,245
— de soude......................	0,504
Sulfate de magnésie......................	1,348
— de chaux	0,360
Silice......................	0,240
Oxyde de fer......................	0,120
	11,648

Cent. cub.

Gaz acide carbonique......................	400,00
Gaz hydrogène sulfuré......................	1600,00

Sur le continent, existe également une source qui avait donné son nom au lieu fameux des *Thermopyles*. Elle jaillit au pied du mont OEta, et se jette dans la mer. Sa température varie entre 65° et 67°,5 centigr. Elle ne diffère pas, eu égard à son analyse chimique, de celles qui viennent d'être indiquées, et M. le professeur Bouros appelle l'attention sur ce fait, que les trois sources minérales de *Patraziki*, des *Thermopyles* et d'*OEdepse* occupent, géographiquement parlant, une même ligne, de l'est à l'ouest.

Enfin, en diverses régions de la Grèce, particulièrement dans cette partie du Péloponèse qui s'étend vers le golfe Salonique et dans le côté oriental de la péninsule de Mettana, au milieu de vestiges volcaniques, se font jour beaucoup de sources *sulfureuses*. Leur température atteint 31°,25 centigr. Leur composition reste à déterminer, mais les habitants de ces contrées les dénomment d'après l'odeur caractéristique d'hydrogène sulfuré qu'elles dégagent.

Au bord du golfe de Patras, non loin de Lépante, et dans l'île de Milo, des eaux chaudes et sulfureuses rappellent encore des traditions mythologiques, mais restent également sans emploi.

2° *Eaux salines thermales.*

Au premier rang des sources dites salines que compte la Grèce, se place celle de *Kythnos*, dans l'île de Thermia. Les propriétés chimiques de ces eaux chlorurées sodiques, les applications médicales auxquelles prêtent leur composition et leur thermalité, et la sollicitude dont elles ont été l'objet de la part du gouvernement hellénique, leur assignaient une mention toute spéciale [voy. KYTHNOS].

Dans la même île, on trouve une source composée comme la précédente, mais moins considérable et à peu près abandonnée.

L'île de Santorin a des eaux que le sulfate de magnésie minéralise plus spécialement, d'une température de 35° centigr., désignées sous le nom de *Placa*, et qui semblent avoir été anciennement exploitées. Il en est une autre, plus thermale (47°,5 centigr.), également saline, et qui, comme plusieurs sources pareilles, dans les mêmes lieux, subit toutes les vicissitudes dues à la proximité de la mer.

L'île de Milo, dont la formation volcanique paraît se continuer jusqu'aux temps modernes, est riche en fontaines thermales. Il n'en est qu'une seule qui mérite d'être mentionnée. Les insulaires la fréquentent et la connaissent sous le nom de *Bains de la saline*, à peu de distance du port de Panagia. Une grotte naturelle abrite un réservoir d'eau que M. le professeur Bouros a constaté comme ayant 36°,25 centigr. de température. Les sulfates et carbonates calciques sont les principaux éléments de sa composition chimique. Il est à remarquer qu'à cinq cents mètres de cette source, le sol laisse échapper, en plusieurs endroits, des jets de

salses ou boues minérales et chaudes, dont l'apparition dépend vraisemblablement de phénomènes volcaniques.

Dans l'île de Serpho, on a signalé une source thermale et saline.

A 10 kilomètres de Corinthe, sur le bord du golfe qui porte ce nom,
plus loin en face du golfe d'Athènes, et dans la partie orientale du Péloponèse, plusieurs localités doivent leur désignation à des eaux chaudes
qui les distinguent et que les anciens Grecs utilisaient.

3° *Eaux salines froides.*

Elles sont très répandues en Grèce, et les habitants s'en servent volontiers comme médicaments purgatifs. On les a peu étudiées au point de vue
chimique. Quelques-unes méritent d'être signalées à cause des restes de
constructions antiques découvertes autour d'elles, et qui témoignent d'une
réputation très reculée. Ce sont celles qu'on rencontre soit au port de
Munychie, dans l'Attique, soit dans l'île d'Égine, ou au port de Nausia,
dans l'île de Paros. M. le professeur Rœser a dressé le catalogue d'un
certain nombre de ces sources de même nature, mais dont la composition n'est pas encore suffisamment connue.

4° *Eaux ferrugineuses thermales.*

L'île de Thermia possède une source ferrugineuse bicarbonatée et
chaude ; mais on en connaît une, également thermale, et plus chargée
encore en éléments ferriques, située dans l'île de Milo, à une heure de
distance de Panagia, s'écoulant abondamment sur la plage même. Elle a
de 56° à 60° centigr., et elle dépose un sédiment ocracé considérable.
On lui assigne les principes suivants :

Eau : un litre.

	Gram.
Carbonate de fer..........................	1,922
— de chaux..........................	0,486
Chlorure de calcium.......................	0,097
— de sodium..........................	9,000
Sulfate de chaux..........................	0,316
— de magnésie.......................	7,423
	19,244

M. Bouros ajoute que cette eau contient du bromure de sodium et
une proportion indéterminée de gaz acide carbonique. Il exprime le regret
qu'une source, si fortement minéralisée et très appropriée au traitement
des maladies atoniques, demeure à découvert et manque de toute installation.

A Santorin, parmi les roches ignées et sur le point précisément où
semble exister le volcan sous-marin auquel se rattache l'origine de cette
île singulière, il sort dans la mer même une immense quantité d'eau
thermale. Si l'analyse qui en a été donnée est exacte, ces eaux sembleraient
les plus ferrugineuses que l'on connaisse. Sur un litre il a été trouvé :

bicarbonate de fer, 2gr,559. Leur température a 56° centigr. à la surface, et l'on pense qu'elle atteint celle de l'eau bouillante dans les profondeurs. Cette source intra-marine est bien connue des navigateurs, grâce à cette particularité que les bâtiments laissés à l'ancre en ces parages sont rapidement nettoyés et comme remis à neuf dans toute leur doublure de cuivre. On suppose qu'un excès d'acide libre se combinant avec le carbonate d'oxyde de cuivre, il en résulte un bicarbonate facilement soluble dans l'eau.

Le professeur Rœser a noté l'existence de deux sources ferrugineuses dans le Péloponèse, mais les renseignements manquent à leur sujet.

Dans le cours de ces dernières années, M. Landerer, professeur de chimie à l'université d'Athènes, s'est attaché à remettre en lumière un certain nombre de sources minérales de la Grèce, tombées dans l'oubli le plus profond, malgré les services qu'elles pourraient rendre encore à la médecine. Les analyses qu'il a publiées prouvent qu'il n'y a aucune exagération à les comparer aux thermes les plus renommés de l'Europe, et l'on doit désirer qu'une administration intelligente favorise la restauration des principales d'entre elles.

GREIFSWALD (Prusse, Poméranie).

Bains de mer dans la Baltique, et trois sources *chlorurées sodiques* froides, avec établissement de bains. Pas d'analyse publiée.

GRÉOULX (France, Basses-Alpes, arrond. de Digne). A 67 kilomètres de cette ville.

Sulfurée calcique. Thermale.

Deux sources : *Source ancienne* ou *Gravier*, tempér. 38°,7 ; *Source nouvelle*, tempér. 20° à 23°, qui sortent du calcaire néocomien. On a observé qu'après les grandes pluies, leur température diminuait en même temps que leur débit devenait plus considérable, ce qui prouve qu'il s'y mêle alors des filets d'eau froide.

SOURCE ANCIENNE.	Eau : un litre.
	Gram.
Carbonate de chaux......................	0,155
— de magnésie....................	0,059
Sulfure de calcium	0,050
Sulfate de soude.......................	0,150
— de chaux.......................	0,156
Chlorure de sodium....................	1,541
— de magnésium	0,195
Iodure et bromure....................	0,064
Acide silicique.......................	0,120
Alumine............................	0,049
Matière organique....................	0,029
	2,629

(GRANGE.)

SOURCE NOUVELLE.

Acide carbonique.......................... ⎫	quant. indét.
— sulfhydrique....................... ⎭	
Azote.................................	traces
	Gram.
Bicarbonate de potasse....................	0,206
— de magnésie..................	0,053
Sulfure de calcium.......................	0,044
Sulfate de chaux	0,218
— de soude......................	0,148
Chlorure de sodium......................	1,290
— de magnésium..................	0,180
Silice et alumine	0,040
Oxyde et sulfure de fer...................	0,011
Matière organique......................	0,020
	2,210

(BOULLAY et O. HENRY.)

La source *Gravier* dépose une matière organique riche en barégine et en glairine, qui est utilisée en cataplasmes et en frictions.

Il existe à Gréoulx un établissement thermal assez fréquenté, alimenté par une quantité considérable d'eau minérale, puisqu'on l'estime à 4200 litres à la minute, à la température de 38°,7 d'après beaucoup d'auteurs, et de 37°,5 d'après M. Grange. L'établissement est vaste, commode. Bains, étuves, douches, piscines, hôtel, tout est réuni sous le même toit. On y trouve des baignoires de marbre blanc, pourvues d'une manière continue par la source. Une piscine assez vaste permet la natation et est munie de deux fortes douches. Les bains de vapeur sont établis dans des cabinets voûtés où les vapeurs sont concentrées. Ces cabinets sont précédés d'autres pièces chauffées et à l'abri de l'air extérieur. Le malade s'y tient assis dans un fauteuil, et les pieds dans l'eau chaude, et de là est reporté dans son lit pour achever la sudation.

Les eaux de Gréoulx sont certainement dignes d'attention. Leur température, facile à ramener à celle du bain tempéré, leur extrême abondance, qui permet d'administrer des bains à courant continu, leur sulfuration notable et leur qualité chlorurée, nous représentent les conditions d'une excellente médication. Malheureusement la littérature de Gréoulx est très peu propre à nous éclairer sur les véritables applications de ces eaux.

M. Jaubert a publié un *Guide des eaux de Gréoulx* (1858), où, pour tout renseignement médical, nous trouvons le tableau de cinquante-trois maladies différentes, sans compter vingt formes de dermatoses, dans lesquelles ces eaux auraient été employées avec succès depuis cinq ans ; encore l'auteur assure-t-il que cette nomenclature pourrait être étendue davantage. Un ancien auteur, Darluc, a publié, dans le siècle dernier, une notice plusieurs fois réimprimée, et qui n'est pas beaucoup plus explicite. Cependant il est possible de discerner que c'est surtout dans le traitement des vieilles plaies, des ulcères, des affections scrofuleuses externes, des catarrhes vaginaux et utérins, que les eaux de Gréoulx étaient alors employées. Les remarques relatives aux maladies des reins, à la phthisie, ne sont pas de nature à arrêter l'attention.

Le *rhumatisme* et les *névralgies* paraissent constituer la partie la plus importante de la pratique de Gréoulx. M. Doux a publié, en 1847, une notice sur ce double traitement à Gréoulx. Cette notice renferme des tableaux intéressants, mais dont l'auteur aurait dû présenter lui-même l'analyse et faire ressortir la signification, au lieu d'en laisser le soin au lecteur. Voici quelques-uns des résultats qu'il nous a été possible d'extraire de ces tableaux dressés sur des nombres considérables. Les résultats du traitement ont été meilleurs sur la série des malades qui n'avaient subi aucun traitement avant celui de Gréoulx que sur ceux qui avaient été précédemment traités. Ceci peut provenir de ce que ces derniers avaient généralement une forme de rhumatisme plus grave. L'auteur de ces tableaux pouvait seul nous édifier sur ce point. Les malades à forte constitution ou à tempérament sanguin ont fourni des chiffres beaucoup plus avantageux que ceux à constitution faible et à tempérament lymphatique. Enfin le rhumatisme musculaire a guéri dans une proportion beaucoup plus forte que le rhumatisme articulaire ou fibreux. Les recherches faites sur les rapports des résultats du traitement avec l'âge des malades ou avec les sexes n'ont pas fourni de résultats tranchés. Les effets curatifs ont paru généralement en rapport assez régulier avec l'ancienneté de la maladie.

Les tableaux relatifs aux névralgies sont plus concis. Nous n'en pouvons extraire que quelques chiffres :

	Guérison.	Améliora-tion.	Insuccès.	Exaspéra-tion.	Total.
Névralgie cubito-digitale...	1	3	1	0	5
— ilio-scrotale.....	1	1	1	0	3
— sciatique........	114	80	84	3	281
— faciale	4	2	5	0	11

Cette station, qui paraît avoir été connue des Romains, se recommande par des sites pittoresques, et surtout par la douceur de son climat, qui participe de celui de la Provence, et permet de prolonger l'usage des eaux bien avant dans la saison d'automne.

GRIESBACH (Allemagne, grand-duché de Bade). Village du bailliage d'Oberkirch, dans la vallée de la Rench, sur la route de Strasbourg à Stuttgard.

Bicarbonatée calcique. Tempér., de 11° à 26°.

Deux sources : l'une, destinée à la boisson, marquant 11°; l'autre, utilisée en bains, accusant 26°.

Eau : un litre.

	Source DE LA BUVETTE.	Source DES BAINS.
	Gram.	Gram.
Acide carbonique libre......	2,413478	»
Azote	0,000369	»
Oxygène	0,000033	»
Bicarbonate de chaux.......	1,592142	0,929900
— de magnésie....	0,091774	0,084490
— ferreux	0,078151	0,032659
— manganeux......	0,003911	0,002206
Sulfate de chaux..........	0,286298	0,242544
— de magnésie.......	0,193035	0,083714
— de soude..........	0,788283	0,449195
Chlorure de sodium........	0,011150	0,019234
— de potassium	0,023225	0,015851
Alumine...............	0,002945	0,001519
Silice.................	0,045560	1,576910
Acide arsénique..........	traces not.	traces not.
— crénique et apocrénique.	traces	traces
	5,530354	3,438219

(BUNSEN, 1855.)

Établissement très complet, avec appareils à gaz carbonique, bains de petit-lait, inhalations de bourgeons de sapins. Ces eaux, toniques et reconstituantes, et dont la situation est pittoresque, sont très suivies.

GRIFFON. On désigne sous le nom de *griffon*, une source ou un naissant minéral qui surgit du sol par un mouvement ascensionnel nettement accusé, avec dégagement de gaz.

GROSS-ALBERTSHOFEN (Bavière), près de Sulzbach. Source anciennement renommée.

Sulfatée magnésienne. Tempér.?

	Eau : 16 onces. Grains.		Eau : un litre. Gram.
Sulfate de magnésie.........	5,260	=	0,652
— de chaux...........	1,000	=	0,128
Chlorure de magnésium......	0,500	=	0,062
Carbonate de magnésie......	0,200	=	0,024
— de chaux.........	3,000	=	0,375
— de fer	0,040	=	0,005
	10,000	=	1,246
Hydrogène sulfuré..........	traces		

(VOGEL.)

GROSSESSE. La grossesse est-elle une contre-indication à l'usage des eaux minérales? Non, sans doute. Nous avons exposé à l'article AVORTEMENT quelques considérations auxquelles nous devons renvoyer relativement à l'action abortive que l'on peut attribuer au traitement thermal. Nous nous bornerons ici à faire remarquer que, lorsque la grossesse coïncide avec une condition pathologique indiquant les eaux minérales, non-seulement elle ne contre-indique pas ces dernières, mais elle crée par elle-même une indication nouvelle de procéder sans retard à un traitement propre à modifier un état morbide dont elle pourrait ressentir une fâcheuse influence : ainsi, par exemple, pour les coliques hépatiques, que la grossesse et l'accouchement réveillent si facilement, ainsi pour l'anémie, ainsi pour toutes sortes d'états morbides.

On devra seulement procéder avec de grands ménagements, bannir les douches, n'user des bains qu'avec circonspection, se tenir surtout en garde contre les températures élevées, et redouter en particulier les eaux sulfurées et les chlorurées sodiques fortes, les premières comme trop excitantes, et les secondes possédant la propriété spéciale de congestionner l'utérus dans le sens hémorrhagique.

Les eaux bicarbonatées, les ferrugineuses, les sulfureuses dégénérées, quelques sulfatées peut-être, sont donc à peu près les seules eaux minérales qu'il convienne d'employer pendant la grossesse. En effet, les eaux dites *faibles* de toutes les classes représentent la plupart une médication externe, qui sera rarement applicable sans inconvénient aux femmes enceintes, sauf, dans certains états névropathiques, les bains de Néris, de Luxeuil, de Saint-Sauveur.

Bien que nous ayons vu maintes fois un traitement actif supporté impunément dès les débuts d'une grossesse, nous croyons prudent de ne pas recourir aux eaux minérales avant le deuxième mois, et nous ne saurions conseiller non plus de les employer au delà du septième.

GROSS-WARDEIN (États autrichiens, Hongrie, comitat de Bohar-Sud). Village à 45 kilomètres de Debreczin.

Sulfurée calcique. Tempér., de 38° à 45° centigr.

Nous donnons ici la composition de la source principale, *Felixquelle.*

	Eau : 16 onces. Grains.		Eau : un litre. Gram.
Sulfate de soude	5,80	=	0,846
— de magnésie	5,03	=	0,734
— de chaux	3,18	=	0,464
Carbonate de soude	6,08	=	0,887
— de magnésie	0,50	=	0,073
— de chaux	4,02	=	0,586
Oxydes de fer et de manganèse.	traces	=	traces
Silice	1,02	=	0,151
Matière organique	0,62	=	0,090
	26,25	=	3,831
	Pouc. cub.		Cent. cub.
Gaz acide carbonique	3,04	=	152,00
Gaz hydrogène sulfuré	5,34	=	267,00

(HORVATH, 1835.)

Le professeur Seegen fait des réserves sur la proportion d'hydrogène sulfuré désignée plus haut, et pense qu'une nouvelle analyse serait
nécessaire.

On compte, d'après le docteur Gross, plus de vingt sources dans cette
localité, émergeant de couches calcaires. Six seulement sont usitées
et varient de thermalité entre elles.

Il y a deux établissements balnéaires pourvus de piscines, de bains
privés, de bains de boues et de douches. On a l'habitude de prendre là
des bains de longue durée. On use également des eaux en boisson.

Pour les indications, voyez SULFURÉES (EAUX).

La réputation de cette station, distante de quelques kilomètres de
Gross-Wardein même, et les agréments de son site, y attirent une grande
affluence.

GROSS-WUNITZ (États autrichiens, Bohême). Village du cercle de
Leitmeritz, à 20 kilomètres de Saidschutz et Pullna.

Sulfatée sodique et magnésique. Tempér., 12° à 13° centigr.

	Eau : 16 onces.		Eau : un litre.
	Grains.		Gram.
Sulfate de soude............	73,724	=	10,763
— de magnésie.........	46,826	=	6,836
— de chaux..:........	12,743	=	1,860
Chlorure de sodium	5,302	=	0,774
— de magnésium......	7,535	=	1,090
Sulfate de potasse...........	1,188	=	0,173
Carbonate de soude.........	5,696	=	0,831
Silicate de soude............	0,076	=	0,010
Phosphate de fer mélangé de manganèse et d'alumine....	0,046	=	0,006
Phosphate de soude........ ⎫			
Azotate de magnésie....... ⎬	traces	=	traces
Bromure d'ammonium...... ⎭			
Matières organiques........ ⎱	0,351	=	0,051
Perte .... ⎰			
	153,486	=	22,394
	Pouc. cub.		Cent. cub.
Gaz acide carbonique.......	2,220	=	111

(LERSCH.)

Cette eau a été rangée parmi les eaux dites amères, et participe à leurs
propriétés [voy. AMÈRES (EAUX)]. C'est surtout à la médication purgative
qu'elles se rattachent, eu égard à leur analogie avec les eaux de Saidschütz,
Sedlitz et Püllna.

GROTTES. Dans le voisinage des volcans brûlants ou éteints, il n'est
pas rare de voir jaillir du sol des émanations gazeuses. En plusieurs endroits, elles sont à l'état de gaz pur, et remplissent des grottes ou cavernes
plus ou moins spacieuses, qui, dans certaines localités, sont désignées
sous le nom de *mofettes*. La fameuse *grotte du Chien*, près de Naples,

fournit un exemple bien connu de ce phénomène, et, en Auvergne, il se dégage également, en certains endroits, des quantités considérables de gaz acide carbonique, qu'on reconnaît ne pas avoir diminué depuis un temps immémorial. Dans une autre grotte, découverte il y a quelques années sur le bord du lac d'Agnano, aux environs de Naples, des exhalaisons vraisemblablement ammoniacales, sur lesquelles la chimie ne s'est pas encore prononcée, se mêlent au gaz carbonique. Quelque intérêt thérapeutique que pourraient présenter ces dégagements gazeux qu'on s'efforce de produire artificiellement ailleurs, et d'utiliser pour la médecine, aucune tentative sérieuse n'a été faite jusqu'ici dans le but d'appliquer leurs propriétés.

GROUPE DE SOURCES MINÉRALES. On désigne sous le nom de *groupe de sources*, une réunion de griffons, ou *naissants*, ayant ensemble des rapports de position et d'origine, reliés entre eux par un griffon principal de plus haute température et de minéralisation maxima, dont ils paraissent procéder par voie de partage souterrain ou de perte latérale (voy. GROUPEMENT DES SOURCES MINÉRALES).

GROUPEMENT DES SOURCES MINÉRALES. Rarement une source thermo-minérale surgit seule et isolée. La multiplicité des points d'émergence paraît être au contraire la conséquence naturelle de l'émission ascensionnelle. Si l'on remarque (voy. le mot GISEMENT) que les eaux thermo-minérales s'élèvent surtout aux limites des roches cristallines, éruptives, par les lignes de rupture, par les fentes et fissures de ces roches ; que celles qui ont à traverser des formations secondaires ou tertiaires surgissent par les failles, par les filons, répandues dans les couches perméables, pour se faire jour par tous les points de moindre résistance qu'elles rencontrent sur leur trajet, il est difficile d'admettre la probabilité, on pourrait dire la possibilité, qu'une veine aquifère, douée d'un mouvement ascensionnel, puisse s'élever de plusieurs centaines de mètres sans subir des bifurcations, des partages. Les causes de formation d'émissaires latéraux peuvent exister à toutes profondeurs ; elles sont surtout développées au voisinage de la surface. Tout, en effet, y contribue, l'altération des roches, la perméabilité presque générale des terrains, le relief du sol, d'où résultent les différences de niveau.

Il y a plus : il est bien rare que dans une station où plusieurs sources existent, on n'observe pas, comme à Luchon, à Ax, à Baréges, à Saint-Sauveur, à Châtelguyon, à Saint-Nectaire, à Châteauneuf, etc., plusieurs dykes ou pointements de la roche, ou des roches éruptives liées de position aux sources de cette station. Or, il est démontré que les dykes, filons, veines ou fusées de ces roches se bifurquent elles-mêmes dans la profondeur. Puisqu'elles ont déterminé par leurs fentes de retrait, par les lignes de rupture des terrains ambiants, des voies, des lieux de moindre résistance formant les émissaires souterrains des eaux minérales, pourquoi ne pas admettre pour ces eaux elles-mêmes l'existence de lignes de partage comme conséquence naturelle des bifurcations des roches éruptives ?

Ces observations trouvent leur confirmation dans le groupement des eaux dans presque toutes les stations importantes. On y remarque l'existence de plusieurs réunions ou groupes de sources, et, sur chacun de ces groupes, un naissant principal de plus haute température, de minéralisation plus accusée et très souvent du débit le plus considérable.

Ces sources principales sont les résultantes des partages ou bifurcations de profondeur; les autres sources proviennent des partages, des pertes latérales plus ou moins voisines de la surface.

GRUBEN (Prusse, Silésie). Source dans le cercle de Falkenberg, citée par Osann.

Ferrugineuse sulfatée. Tempér.?

	Eau : une livre.		Eau : un litre.
	Grains.		Gram.
Sulfate de chaux	0,275	=	0,033
— de fer	0,250	=	0,030
Carbonate de fer...........	0,325	=	0,039
Matière extractive..........	0,175	=	0,021
	1,025	=	0,123

Établissement avec bains et appareils de douches.

GRULL (Prusse, province de Westphalie, cercle de Münster). Village à 6 kilomètres de Becklinghausen.

Chlorurée sodique. Tempér., 19° centigr.

	Eau : un litre.
	Gram.
Chlorure de sodium	15,322
— de potassium....................	0,344
— de magnésium	1,376
— de calcium	1,225
— de baryum.....................	0,081
Bromure de magnésium...................	0,011
Carbonate de chaux....................	0,062
— de fer.....................	0,016
Alumine..............................	0,003
Acide silicique........................	0,023
Strontiane...........................	traces
Phosphates...........................	traces
	18,463

	Eau : 100 parties.
Hydrogène carboné	4,52
Gaz acide carbonique	0,08
	4,60

(BISCHOF, 1857.)

Ces eaux, dont l'appropriation médicale est de date assez récente, s'appliquent particulièrement au traitement des scrofules et des maladies qui se rattachent à la même diathèse. On les administre en bains, pour lesquels il y a des appareils de chauffage, en douches et en boisson. Établissement bien organisé, situation agréable.

GUADELOUPE (Antilles françaises). Cette île importante, dont une grande partie est traversée, dans toute sa longueur, par une chaîne de montagnes volcaniques, abonde en eaux thermales.

Les voyageurs qui ont parcouru cette contrée, dans le siècle dernier, en signalent un nombre prodigieux, pour la plupart abandonnées à elles-mêmes et à peine connues des habitants indigènes. Le docteur Chervin rapporte, en se rendant au volcan appelé la *Soufrière*, en janvier 1818, avoir passé plusieurs fois dans des ruisseaux d'eau chaude, qui découlent des flancs de cette montagne. Nous devons à un travail de M. Dupuy, pharmacien en chef de la marine, publié en 1842, des renseignements sur ces sources dignes d'intérêt.

Leur température varie entre 33° et 100° c. M. Dupuy les range ainsi qu'il suit, d'après l'analyse chimique faite par lui pour chacune d'elles.

A. Sources *sulfureuses*.

1° *Eau des hauteurs de Matouba* (Basse-Terre), à 1015 mètres d'élévation. Tempér. de 53° à 54° centigr. — 2 cent. cubes, 113 en volume de gaz hydrogène sulfuré. — Principes fixes, pour un litre d'eau évaporée : $1^{gr},10$, formés presque en totalité de sulfate de chaux et de très faibles proportions de chlorures de calcium et de sodium. On remarque d'abondants dépôts de soufre hydraté dans la ravine avoisinante.

B. Salines faibles (*sulfatées* et *bicarbonatées mixtes*).

2° *Eau de Pigeon* ou *Bain du curé*. Commune de Bouillante. Tempér., 41° centigr.

3° *Source du bord de la rivière de Bouillante*. Tempér., 40° centigr.

4° *Eau de Dolé*. Tempér., 33° à 38°,5 centigr.

Il y a, en cet endroit, un hôpital thermal militaire pour les convalescents.

5° *Eau de la ravine du Lamentin*, non loin de la grande rivière Goyave. Tempér., 34° centigr.

C'est le seul endroit où l'on ait pris quelques dispositions pour attirer les baigneurs. Au milieu d'un terrain argileux, existe une piscine naturelle, vaste, couverte en partie et assez convenablement disposée pour le bain en commun. Dans la saison sèche, un grand nombre de malades de la Pointe-à-Pitre et de la Grande-Terre, atteints de douleurs rhumatismales et de fièvres intermittentes rebelles, fréquentent cette localité. Le site est boisé et salubre.

C. Salines fortes (*chlorurées sodiques*).

6° *Fontaine bouillante à la lame.* Tempér., 100° centigr.

	Eau : un litre.
	Gram.
Chlorure de sodium............................	15,100
Sulfate de chaux..............................	2,200
Chlorures de magnésium et de calcium.........	3,500
Carbonate de chaux...........................	0,900
— de soude...........................	0,300
Silice..	0,125
Perte...	0,750
	22,200

On signale cette source à l'une des extrémités de l'anse où se trouve le bourg de Bouillante. Elle sort, accompagnée de vapeurs abondantes, au bord de la mer, de telle sorte que la lame la cache souvent ou la découvre alternativement. M. Dupuy fait remarquer qu'en aucun autre point de cette plage étendue, on ne rencontre une source analogue. Elle a été attribuée depuis longtemps, avec vraisemblance, à quelque communication directe avec les cavités souterraines brûlantes de la montagne la *Soufrière*, qui seraient le foyer commun. A plusieurs mètres environnants, le sable est soulevé par l'effet combiné de l'eau thermale et des vapeurs. Le sol devient même intolérable à la plante des pieds. On n'a pas utilisé cette source.

7° *Eau du palétuvier de Bouillante.* Tempér., 70° centigr. Terrain marécageux, à 300 mètres du rivage. Source non usitée.

8° *Bains chauds Beauvallon* (Basse-Terre). Au pied de la Soufrière. Tempér. 35° centigr. Terrain argileux. Vaste bassin où l'on peut nager.

D. Salines fortes, avec dépôts ferrugineux.

9° *Bains Jaunes* (Basse-Terre). Ravine avec plusieurs bassins naturels, tapissée de dépôts d'ocre rougeâtre. Tempér., 49°,5 centigr.

Les dépôts contiennent 58 pour 100 de tritoxyde de fer associé avec 18 pour 100 de silice. Mais l'eau, qui est certainement très ferrugineuse avant son arrivée au contact de l'air, abandonne ce principe minéralisateur si rapidement, qu'elle ne conserve même pas le goût atramentaire caractéristique. On la considère comme excitante et tonique. Il n'y a pas d'établissement.

10° *Eau du morne Goyavier* (Basse-Terre), presque au sommet du morne. Tempér., 53° centigr., au griffon principal.

Il est à présumer que le tremblement de terre de 1843, qui a eu des effets si terribles dans cette colonie, aura modifié plusieurs des phénomènes naturels dont nous venons de parler. Il n'en est fait mention dans aucune publication.

GUAGNO ou **SAINT-ANTOINE DE GUAGNO** (France, Corse, arrond. d'Ajaccio). A 63 kilomètres de cette ville, dans un vallon qu'arrose le Grosso.

Sulfurée sodique. Tempér., de 37° à 50° ou 52° centigr.

Deux sources désignées sous les noms de : *Grande source*, marquant 50° à 52°, et jaillissant avec un débit évalué à 74 800 litres par vingt-quatre heures, et de *Petite source*, ayant une température de 37°, et fournissant 9300 litres d'eau par vingt-quatre heures. Elles se réunissent à leur point d'émergence pour alimenter les différentes parties de l'établissement thermal, et l'eau minérale se trouve ramenée à la température de 41° centigr. La composition de la *Grande source* est reproduite ici.

Eau : un litre.

	Litre.
Acide carbonique............................	0,033

	Gram.
Carbonate de soude..........................	0,087
— de chaux........................	0,043
— de magnésie....................	0,033
Sulfure de sodium...........................	0,106
Sulfate de soude............................	0,113
— de chaux......................	0,148
— d'alumine.....................	0,023
Azotate de potasse..........................	0,019
Chlorure de sodium..........................	0,242
Silice......................................	0,048
Glairine....................................	0,072
Perte......................................	0,027
	0,961

(POGGIALE.)

L'analyse que nous transcrivons est empruntée à l'*Annuaire des eaux de la France ;* mais tout nous porte à croire qu'en ce qui concerne la proportion du sulfure de sodium, il y a eu une transposition de chiffre, car d'autres auteurs indiquent seulement 0gr,024 au lieu de 0gr,106 : on ne connaît pas en effet d'eau sulfurée sodique qui renferme un décigramme de sulfure de sodium par litre.

L'établissement thermal est destiné à la fois aux malades civils et aux militaires. Ceux-ci logent dans un hôpital situé à une très petite distance et sur un plan plus élevé. Des piscines, des baignoires, des appareils de douche et une buvette, complètent le service des eaux, lequel est bien organisé.

C'est surtout entre le traitement des maladies de peau et celui des accidents consécutifs aux blessures par armes à feu, que se partage la spécialisation de Guagno. Les effets obtenus dans ces circonstances se rapportent, pour la plupart, à la médication tantôt substitutive, tantôt simplement excitante. On comprend que certaines formes torpides de rhumatisme et quelques cas de névralgie sciatique s'accommodent de ces mêmes propriétés. Nous devons remarquer que M. le docteur Collin contre-indique les eaux de Guagno dans les affections scrofuleuses et dans les maladies syphilitiques. Non-seulement il ne les a vues produire alors ni guérison ni souvent de soulagement, mais encore il insiste sur l'aggravation qu'elles auraient provoquée en mainte occasion semblable. Nous pensons que cette opinion tend à généraliser sans nécessité quelques particularités tenant, soit au mode d'administration du traitement, soit à l'idiosyncrasie morbide des sujets. Mais on ne saurait négliger ces remarques consignées à propos d'une eau sulfurée sodique, faiblement minéralisée par rapport à la plupart des sources analogues des Pyrénées.

Les effets du bain sont quelquefois secondés par ceux de la boisson : la dose à laquelle on boit ces eaux est de trois ou quatre verres dans la journée. Elles seraient plutôt laxatives que constipantes.

La situation de Guagno passe pour pittoresque, mais l'établissement thermal a l'inconvénient d'être éloigné de toute habitation et de tout village.

GUANABACOA. Voy. CUBA.

GUARDIA VIEJA (Espagne, prov. d'Almeria). Bains à 32 kilomètres de Murcie et à 8 kilomètres de Berja.

Sulfatée sodique.? Tempér., de 23° à 40° centigr.

Eau : un litre.

	Gram.
Chlorure de sodium	7,502
— de calcium	3,797
Sulfate de chaux	4,950
— de magnésie	8,050
— de soude	14,951
Carbonate de chaux	0,825
— de magnésie	1,700
Soufre libre	0,400
Acide silicique	0,450
Matière organique	0,656
Perte	0,268
	43,549

	Cent. cub.
Gaz acide carbonique libre	31,95
— oxygène	18,05
— azote	13,88
— hydrogène sulfuré	0,88
	64,70

(ROMERO Y ALBACETE, 1852.)

Ces eaux, assez fréquentées, sont peu employées en boisson. On les prend en bains dans une excavation naturelle qui sert de piscine à quinze ou seize personnes à la fois. Les affections rhumatismales et les maladies de la peau forment leur spécialisation.

Il reste incertain si cette eau minérale appartient aux eaux sulfatées ou aux eaux sulfurées, car l'analyse qui précède nous semble avoir été faite avec un liquide altéré.

GUERNESEY. L'une des *îles anglaises* de la Manche. A 52 kilomètres de Cherbourg, à 72 kilomètres de Saint-Malo.

Bains de mer.

GUESALAGA. Voy. CESTONA.

GUIBERTS (Les) (France, Hautes-Alpes, arrond. de Briançon). Sur le bord de la Guisanne.

Sulfurée calcique. Tempér., 14°,27.

Eau : un litre.

	Litre.
Azote	0,00730
Acide carbonique	0,08928
— sulfhydrique	0,01532

	Gram.
Carbonate de chaux	0,746
— de magnésie	0,038
Sulfate de soude	0,004
— de chaux	0,029
— de magnésie	0,210
Chlorure de sodium	0,344
— de calcium	0,021
— de magnésium	0,097
Glairine	traces
Matières organiques	traces
	1,456

(NIEPCE.)

Le débit de la source est de 500 hectolitres par vingt-quatre heures. En s'épanchant sur le sol, l'eau abandonne une proportion notable de matières organiques sous la forme de filaments blanchâtres. On n'a rien publié sur ses applications thérapeutiques.

GUILLON (France, Doubs, arrond. de Baumes-les-Dames). Dans le vallon arrosé par le Curancin. A 5 kilomètres de Baumes-les-Dames.

Sulfurée calcique. Tempér., 13° centigr.

Eau : un litre.

	Cent. cub.
Acide sulfhydrique	20,252
— carbonique	21,320
Azote	1,500

	Gram.
Chlorure de sodium	0,312
Carbonate de chaux	0,126
— de magnésie	0,055
Sulfate de soude	0,020
— de chaux	0,005
Matière organique	indét.
	0,518

(DESFOSSES, THENARD et POUILLET.)

Il existe à Guillon un grand établissement de bains à l'eau sulfureuse, avec bains russes, douches et un appareil complet d'hydrothérapie. La source est captée dans deux citernes d'où l'on élève l'eau au moyen d'une machine à vapeur, pour être ensuite échauffée par serpentinage. Les citernes et le réservoir sont entièrement clos, afin de prévenir l'altération du principe sulfuré.

On administre l'eau en boisson et en bains, et elle produit souvent la poussée. Les affections qu'on y traite le plus souvent sont les névralgies rebelles, les roideurs articulaires, les maladies de la peau, la suppression des règles et les maladies syphilitiques invétérées. Dans ces différents cas, l'eau minérale en boisson est indiquée pour seconder la médication par les bains russes et les bains sulfureux.

GUITERA (Corse, arrond. d'Ajaccio). A 53 kilomètres de cette ville. *Sulfurée sodique.* Tempér., 45° centigr.

Eau : un litre.

	Gram.
Bicarbonate de chaux	0,015
— de magnésie..................	
Carbonate de soude......................	0,017
Sulfate de soude.......................	
Sulfure de sodium........................	quant. indét.
Chlorure de sodium.......................	0,040
Silice et alumine........................	0,010
Glairine et matière organique	traces
	0,082

(O. HENRY.)

L'analyse qui précède peut être considérée seulement comme approximative, car elle a été exécutée avec de l'eau transportée à Paris. Rien ne prouve, en outre, que la source ne doive pas être comprise parmi les sulfurées calciques. Elle jaillit par sept ouvertures d'une roche de granit et avec un débit de 360 000 litres par vingt-quatre heures.

Il existe à Guitera un établissement thermal composé de deux piscines communes à tous les baigneurs. Mais la localité est complétement dépourvue des ressources que réclame la médication hydro-minérale.

GUITIRIZ (Espagne, prov. de Lugo). *Sulfurée.* Tempér., 19° centigr.

Les bains se prennent à peu près à découvert, dans la source même. On emploie surtout ces eaux à l'intérieur, dans le traitement des affections cutanées. Cette localité est de plus en plus fréquentée.

GUNTHERSBAD (Allemagne, princip. de Schwarzbourg-Sondershausen). Dans le village de Stockhausen, à 40 kilom. de Sondershausen et d'Erfurt. — Deux sources :

1° *Sulfatée calcique.* Tempér., 13° centigr. 2° *Chlorurée sodique.*

A. *Schwefelquelle.*

	Eau : 16 onces. Grains.		Eau : un litre. Gram.
Sulfate de chaux.............	1,180	=	0,141
— de magnésie.........	0,965	=	0,119
— de soude.............	0,370	=	0,043
Chlorure de sodium...........	0,050	=	0,006
— de magnésium......	0,157	=	0,019
— de calcium.........	traces	=	traces
Carbonate de chaux.........	2,104	=	0,260
— de magnésie......	0,231	=	0,028
Matière extractive...........	0,017	=	0,002
	5,184	=	0,618
	Pouc. cub.		Cent. cub.
Gaz acide carbonique........	2,200	=	110
— hydrogène sulfuré.......	indét.		
— — carboné......	1,499	=	74,5

(BUCHOLZ.)

Cette source, aménagée depuis 1814, est considérée comme *sulfureuse*, eu égard à ses caractères physiques, et en vertu sans doute de quelque décomposition produite par la nature du terrain qu'elle traverse.

B. *Kochsalzquelle.*

	Eau : 16 onces. Grains.		Eau : un litre. Gram.
Chlorure de sodium........	22,320	=	2,767
Sulfate de chaux...........	5,115	=	0,620
Chlorure de calcium........	traces	=	traces
Carbonate de magnésie......	0,368	=	0,045
— de chaux........	2,046	=	0,253
	29,850	=	3,685
	Pouc. cub.		Cent. cub.
Gaz acide carbonique........	22	=	1100

Cette source *saline* est voisine de la précédente.

GURGITELLO. Voy. ISCHIA.

GURNIGEL (Suisse, canton de Berne). Village, sur la montagne de ce nom, à 1197 mètres au-dessus du niveau de la mer, à proximité de Berne. *Sulfatée calcique.* Tempér., 8° centigr.

	Eau : 16 onces. Grains.		Eau : un litre. Gram.
Sulfate de chaux.............	8,970	=	0,950
— de magnésie.........	2,600	=	0,275
— de soude.............	0,110	=	0,011
Chlorure de sodium..........	0,040	=	0,004
— de magnésium......	0,040	=	0,004
Carbonate de magnésie.......	0,270	=	0,028
— de chaux........	2,000	=	0,212
— de fer...........	0,008	=	0,001
Matière extractive...........	0,030	=	0,003
	14,088	=	1,488
	Pouc. cub.		Cent. cub.
Gaz hydrogène sulfuré.......	0,550	=	29,7
— — carboné......	0,540	=	28,1
— acide carbonique........	0,380	=	20,5

(PAGENSTECHER.)

Il y a deux sources dans cette localité, mais différant très peu entre elles de composition, et sortant de terre à peu de distance de l'établissement. Les eaux de la source *Schwarzbrünnlein*, la principale, servent en douches, pour lesquelles il n'a point été fait de frais d'appareils, et qu'on subit en plein air, en se soumettant à une sorte de pluie de cascade froide. L'emploi en boisson et en bains s'applique aux embarras des voies digestives, et aussi à titre de médication fortifiante. Cette station a emprunté une certaine vogue au voisinage de Berne et à la pureté de l'air qu'on y respire.

GUSTAFSBERG (Suède, district de Gothembourg et Bolnies). A un mille d'Uddevalla.

Bains de mer et sources *ferrugineuses bicarbonatées*, lesquelles sont employées en boisson et en bains, concurremment avec le traitement marin. Il y a aussi des bains de boues. Cette localité est très fréquentée.

GUYANE FRANÇAISE (Amérique du Sud). Les voyageurs n'ont point signalé d'eau minérale intéressante dans cette possession ; mais Alibert (*Précis sur les eaux minér.*) cite avec éloges une source *ferrugineuse* froide, connue sous le nom de *Fontaine de Baduel*, et située au bas de la montagne du même nom, à 3 kilomètres de la ville de Cayenne. Elle jouit d'une certaine réputation pour la cure des dyspepsies.

GYMNASTIQUE. Nous entendons par *gymnastique*, soit des exercices méthodiques ayant pour but de produire certains effets physiologiques déterminés, soit l'exercice dirigé dans un sens particulier.

C'est ainsi que l'on recommande aux rhumatisants, aux goutteux, aux individus affectés d'ankylose, aux paralytiques, des mouvements spontanés ou imprimés, dans le bain ou sous la douche, afin d'aider à rendre à leurs muscles ou à leurs jointures des mouvements plus étendus et plus complets. Un des avantages de la *piscine* est précisément de se prêter à ces pratiques utiles, et auxquelles une répétition assidue assigne une portée véritablement thérapeutique, surtout si l'on y joint le MASSAGE (voy. ce mot).

La *natation* dans les piscines de grande dimension se trouve sur la limite de l'*exercice* proprement dit et de la *gymnastique* méthodique (voy. PISCINE).

Cette dernière, à peine introduite encore dans quelques stations thermales, serait, dans bien des cas, un ADJUVANT (voy. ce mot) précieux à la médication thermale. Elle s'appliquerait utilement aux individus de faible constitution, ou affaiblis par des maladies chroniques, à la dyspepsie, à l'aménorrhée, aux congestions passives de l'abdomen [voy. ABDOMINALE (PLÉTHORE)], etc.

La *gymnastique Pichery*, combinée avec le système suédois connu sous le nom de *kinésithérapie* (*Supplément au Dict. des dict. de méd.*, 1850), et trop ignoré ou trop dédaigné en France, se prêterait à toutes ces indications, sous une forme parfaitement applicable aux conditions inhérentes à l'installation et à la médication thermales. Quelques essais faits à Vichy, à Aix (Savoie), ont paru très propres à encourager dans cette voie.

H

HAITI (île de l'Amérique centrale). Cette île, l'une des plus grandes Antilles, est en général très montagneuse, et renferme, à côté de richesses minérales inexploitées, de nombreuses sources, toutes *thermales* et la plupart *sulfurées*. Alibert, qui les énumère, cite les *Sources puantes*, à quelques kilomètres de Port-au-Prince; celles du Mirebalais, sur le bord de l'Artibonite, usitées en bains, au rapport de Poupée-Desportes; les deux sources de la paroisse de Dalmarie, dont l'une a plus de 63° centigr. et l'autre 47° centigr. Mais les plus importantes se trouvent dans la partie occidentale ou dominicaine de l'île [voy. SAINT-DOMINGUE].

HAJ STUBNA (Hongrie, comitat de Thurocz). Source jaillissant sur les bords de la rivière Stubna, dans la vallée de Haj.

Sulfatée mixte. Tempér., 44° centigr.

Le professeur Kitaibel a fait l'analyse de cinq de ces sources. Nous donnons, d'après lui, la composition de celle qui paraît la plus minéralisée :

	Eau : 16 onces. Grains.		Eau : un litre. Gram.
Sulfate de soude............ ...	7,265	=	1,046
— de magnésie.........	3,379	=	0,486
— de chaux............	2,358	=	0,339
Carbonate de magnésie.......	0,402	=	0,057
— de chaux........	3,179	=	0,457
Acide silicique.............	0,150	=	0,021
	16,733	=	2,406
	Pouc. cub.		Cent. cub.
Gaz acide carbonique........	3,257	=	162,8

Kitaibel a signalé encore dans ces eaux, mais sans en indiquer les proportions, du fer, de l'alumine, une matière extractive et du gaz azote.

D'après ces données, les sources de Haj Stubna ont pu être rangées parmi les eaux amères thermales, lesquelles se rencontrent rarement en Hongrie [voy. AMÈRES (EAUX)]. Elles sont employées à l'intérieur et en bains. Leur action paraît devoir être surtout purgative, et cette propriété de dérivation permet de les appliquer à des états morbides variés. Nous manquons de renseignements sur leur étude thérapeutique.

Les bains sont installés sur l'un et l'autre bord de la rivière. Il y a quelques bâtiments servant d'hôtellerie, et des ressources dans les villages à proximité. La situation est fort agréable. Cette station, connue depuis trois siècles, est encore très fréquentée par les Hongrois.

HALL (Autriche). Bourg dans une vallée d'au-dessus de l'Ens, à 30 kilomètres de Linz. — 337 mètres au-dessus du niveau de la mer.

Chlorurée sodique (iodo-bromurée). Tempér., 11° centigr.

	Eau : 16 onces. Grains.		Eau : un litre. Gram.
Chlorure de sodium........	112,0412	=	16,358
— de potassium......	0,0499	=	0,072
— d'ammonium......	0,0330	=	0,004
— de calcium........	2,9330	=	0,468
— de magnésium.....	2,6220	=	0,382
Iodure de sodium.........	0,0607	=	0,009
— de magnésium.......	0,2849	=	0,041
Bromure de magnésium.....	0,5176	=	0,074
Phosphate de chaux........	0,0261	=	0,003
Carbonate de chaux........	0,4808	=	0,070
— de magnésie	0,2419	=	0,035
— de fer...........	0,0876	=	0,012
Acide silicique.............	0,0730	=	0,010
	119,4537	=	17,538
	Pouc. cub.		Cent. cub.
Gaz acide carbonique libre et en partie combiné...........	1,37	=	0,200

(Netwald, 1853.)

Quatre sources, sortant de couches tertiaires, déversent leur débit dans un réservoir commun, où on les puise, pour les besoins journaliers, à l'aide de pompes. Cette eau minérale est employée en boisson et en bains. Dans le dernier cas, on a l'habitude de mélanger avec elle de l'eau douce, dans la proportion de 5 parties pour 30. A l'intérieur, elle n'est conseillée qu'à la dose d'une à quatre cuillerées. Nous n'avons point de données suffisantes pour apprécier cette extrême prudence dans la prescription des eaux de Hall, et à propos de laquelle le professeur Seegen lui-même prend toutes réserves.

La spécialisation de Hall rentre dans celle des eaux CHLORURÉES SODIQUES fortes, et surtout dans celle des EAUX MÈRES [voy. ces mots]. C'est principalement comme résolutives et fondantes que ces eaux sont recommandées.

On trouve dans cette station le climat des montagnes, et un établissement convenablement aménagé, indépendamment de maisons de bains particulières.

HALL (Tyrol). Ville des États autrichiens, à 11 kilomètres d'Innsbruck, sur l'Inn, dans une vallée agréable.

Chlorurée sodique. Froide.

On estime la quantité de chlorure de sodium qui minéralise cette source à 26 3/4 pour 100 parties, indépendamment de proportions non déterminées de chlorure de calcium, de chlorure de magnésium et de sulfate de chaux. Les eaux mères sont réputées riches en chlorures.

Un établissement bien installé est à la disposition des malades, depuis 1825. C'est surtout au traitement des scrofules que ces eaux sont appropriées.

HALL (Wurtemberg). Ville sur le Kocher, à 30 kilom. de Stuttgard. *Chlorurée sodique.* Froide.

	Eau : 16 onces.		Eau : un litre.
	Grains.		Gram.
Chlorure de sodium..........	157,44	=	19,522
— de calcium..........	0,92	=	0,114
— de magnésium.......	0,67	=	0,083
Sulfate de soude............	1,44	=	0,178
— de chaux............	9,12	=	1,130
— de magnésie..........	1,44	=	0,178
Carbonate de chaux..........	1,69	=	0,209
— de fer.............	0,04	=	0,002
Matière organique...........	0,41	=	0,040
	173,17	=	21,456

Ce sont les eaux mères de cette source qu'on prescrit à la dose de 16 à 64 grammes pour un litre d'eau douce, à laquelle on la mélange dans les bains. On les associe encore à des eaux gazeuses, comme celles de Selters, de Schwalheim, etc., pour l'usage en boisson. Elles sont ainsi utilisées dans le traitement des scrofules. Établissement bien installé.

HALLE (Prusse, province de Saxe).

Il y a une dizaine d'années, on a découvert à Dölau, tout près de la Saale et de Halle, plusieurs sources minérales *chlorurées sodiques* froides (11°,6 centigr.), dont une seule a été analysée.

	Eau : un litre.
	Gram.
Chlorure de sodium.....................	8,69
— de magnésium...................	0,04
Iodure de magnésium................... }	traces
Bromure .... }	
Sulfate de potasse....................	0,05
— de soude	0,38
— de chaux...................	0,44
Carbonate de chaux...................	0,01
— ferreux...................	0,02
Silice	0,03
Acide phosphorique.................. }	traces
Alumine, lithine .... }	
Acide carbonique....................	0,17
	9,83

(MARCHAND, 1849.)

Les applications de ces eaux nous sont inconnues.

HALMYRIS. Voy. CHIO.

HAMBACH. Voy. BIRKENFELD.

HAMMA (Algérie, banlieue de Constantine).

Ferrugineuse bicarbonatée. Tempér., 35° à 37°.

Cinq sources coulant dans une oasis, à 6 kilomètres de Constantine. En voici les noms, le débit par vingt-quatre heures, la température et l'altitude :

Source supérieure....	3 844 800	37°	502 mètres.
— inférieure....	7 564 160	35°	486 —
— d'Aïn-ben-Sba.	4 094 000	»	399 —
— d'Aïn-Touta ..	3 549 600	»	426 —
— d'Aïn-Bérégli..	0 731 520	»	505 —

Eau : un litre.

Acide carbonique libre, à peu près le volume de l'eau.

	Gram.
Carbonate de soude..........................	0,115
— de chaux..........................	0,436
— de magnésie......................	0,008
Chlorure de sodium ....•.....•.	0,195
Oxyde de fer.............................	0,145
— de manganèse........................	traces
Matière organique.........................	0,033
	0,932

Les quatre premières sources du Hamma sont très remarquables par leur immense débit. La source *inférieure* alimente presque tous les moulins de l'oasis, et porte parmi les Arabes le nom de *Rivière chaude.*

On a tenté, il y a une dizaine d'années, d'établir des bains au Hamma, mais la réussite n'a pas répondu à ce qu'on en attendait ; actuellement ces sources ne sont d'aucun usage en médecine. M. Bertherand pense que ces eaux ont été antérieurement usitées à un point de vue plutôt hygiénique que médical.

HAMMAH-DE-CABÈS (El) (Afrique, régence de Tunis). A 20 kilomètres de Cabès et à 40 kilomètres du lac Laoudeah. Bains d'eaux *thermales,* connues dans l'antiquité sous le nom d'*Aquæ Tacapinæ.* Composition indiquée comme *sulfureuse.*

HAMMAM. Dénomination arabe qui s'applique au bain, et, par extension, à beaucoup de stations thermales de l'Afrique et de la Turquie.

HAMMAM-AIDA (Turquie d'Asie, Anatolie). A 6 kilomètres de Yerma. Bains d'eaux minérales, dans un site pittoresque.

HAMMAM-BERDA (Algérie, province de Constantine). Entre Bone et Constantine.

Bicarbonatée mixte. Tempér., 29°,3.

Plusieurs sources assez abondantes pour faire tourner un moulin, si elles étaient réunies.

Eau : un litre.

Gram.

Carbonate de chaux......................	0,20000
— de magnésie...................	0,03725
— de strontiane..................	traces
Chlorure de sodium.....................	0,02155
— de magnésium..................	0,01899
Sulfate de soude......................	0,05254
— de magnésie....................	0,00733
— de chaux.....................	0,02000
Oxyde de fer........................	traces
Silice.............................	0,01000
Matière organique azotée.................	0,02000

0,38766

(Tripier, 1841.)

Ces sources dégagent une grande quantité d'acide carbonique, ce qui met hors de doute que les carbonates neutres y existent à l'état de bicarbonates. Elles ne paraissent d'aucun emploi actuellement, et cependant les vestiges d'anciennes constructions qu'on y trouve montrent le prix que les Romains attachaient à leur exploitation.

Le nom d'Hammam-Berda signifie *bains froids*, par opposition à la température élevée des bains d'Hammam-Meskoutin.

HAMMAM-BOUSELLAM. Voy. HAMMAM-SÉTIF.

HAMMAM-EL-ENF (Afrique, régence de Tunis). A 37 kilomètres de Tunis. Sources *thermales* (*Aquæ calidæ*). Composition non désignée.

HAMMAM-MELOUANE (Algérie). Près de Rovigo, au pied de l'Atlas. A 32 kilomètres environ d'Alger.

Chlorurée sodique. Tempér., de 39° à 40°.

Deux sources principales et abondantes, situées près l'une de l'autre, et ayant sans doute la même composition; elles portent les noms de source du *Marabout*, et de source du *Bassin* ou *Puisard*. Voici la constitution de l'eau de la première :

Eau : un litre.

Gram.

Chlorure de sodium.....................	26,0690
— de magnésium..................	0,4350
— de potassium..................	0,2438
— de calcium	traces
— ammonique.	
Carbonate de chaux....................	0,1350
— de magnésie..................	traces
— de fer.	0,0025
Sulfate de chaux.....................	3,1260
Matière organique azotée.................	traces
Silice et arsenic......................	

30,0413

(Tripier.)

La proportion des sels n'est pas absolument invariable à toutes les époques de l'année : ainsi M. Tripier a obtenu, suivant les saisons, de 28 à 32 grammes de chlorure de sodium par litre.

La source du *Bassin* semble moins chargée de principes minéraux. M. de Marigny a trouvé qu'elle ne contenait pas plus de 24 grammes de sel marin par litre.

Ces eaux jaillissent au point de jonction du terrain néocomien et du terrain crétacé supérieur, avec un débit évalué à 216 000 litres par vingt-quatre heures, mais qui pourrait être encore plus élevé, si l'on réunissait tous les petits filets d'eau qui coulent dans le voisinage des griffons.

La source du *Marabout*, dite de *Sidi-Soliman*, et à laquelle les Arabes nomades portent une véritable vénération, est renfermée dans une construction blanchie à la chaux, recouverte d'un dôme en calotte de sphère, à pans coupés et séparés par des arêtes peu saillantes. Elle alimente une piscine où l'eau se renouvelle incessamment, mais mal installée, et dans laquelle viennent se baigner, à tour de rôle, les femmes et les hommes.

Les Arabes, qui se rendent tous les ans au marabout de Sidi-Soliman et dans le but d'accomplir un pèlerinage qu'ils croient indispensable à leur santé, ne se baignent pas au delà de quelques minutes. Enfin, pendant et après le bain, ils se livrent à des pratiques religieuses sur lesquelles M. le docteur Payn nous a fourni des renseignements curieux (Bertherand, *Eaux minérales de l'Algérie*).

La source du *Bassin* ou *Puisard* coule à ciel ouvert, et est disposée à peu près de la même manière que la précédente.

Situées dans une localité accessible seulement à l'époque où le lit du torrent de l'Arrach est complétement à sec, entre des pentes escarpées qui concentrent une chaleur excessive à certaines heures du jour, et enfin dans un pays dépourvu de toutes voies de communication, les sources d'Hammam-Melouane resteront peut-être longtemps encore dans l'oubli. Pour obvier à ces différents inconvénients, une commission spéciale a conseillé de faire circuler les eaux minérales depuis leur point d'émergence jusqu'à Rovigo, distant de 6 kilomètres ; mais ce projet n'a pas encore été mis à exécution.

Les eaux d'Hammam-Melouane ont cependant été visitées par un certain nombre de malades de la colonie, surtout dans des cas de rhumatisme articulaire chronique, d'engorgements abdominaux, d'ostéites suites de plaies par armes à feu, etc. Il faut souvent couper l'eau minérale pour la faire tolérer par l'estomac, et ne prendre des bains que de courte durée. La température élevée et la minéralisation considérable de ces eaux en font une médication extrêmement énergique, alors surtout

que l'on est dépourvu d'une installation qui fournisse les moyens d'en
tempérer l'activité; aussi leur usage doit-il être nuisible aux individus
pléthoriques, disposés aux congestions actives, affectés de palpitations, etc.

Le nom d'Hammam-Melouane signifie en arabe, *bain coloré*, sans doute
à cause de l'oxyde de fer que l'eau abandonne sur le sol et dans ses
réservoirs.

HAMMAM-MESKOUTIN (Algérie, prov. de Constantine). A 20 kilomètres ouest de Guelma.

Chlorurée sodique et *ferrugineuse sulfatée.* Tempér., 46° à 95°.

La station d'Hammam-Meskoutin peut être considérée comme la
plus importante et la plus intéressante, au point de vue du nombre et de
la température élevée de ses sources. Sur une surface de plus de 1000 mètres, on rencontre un nombre très considérable de sources ou bassins
distincts les uns des autres, mais ayant tous la même origine. MM. les
docteurs Grellois et Hamel en ont formé six groupes sous les noms de :
sources de la *Cascade,* des *Bains,* de la *Reine,* de l'*Est,* sources *Nouvelles* et sources *Ferrugineuses.*

Les groupes de la *Cascade* et des *Bains,* les seuls employés pour alimenter l'établissement, ont une température de 95°. Le débit de la première est évalué à 1 440 000 litres par vingt-quatre heures, soit
1000 litres à la minute, et le second à 576 000 litres, ou 400 litres à la
minute. La principale source *ferrugineuse* débite environ 96 000 litres
par vingt-quatre heures, et possède une température de 78°,25.

Les sources de la *Cascade* et des *Bains* sont, après les geysers d'Islande, les plus chaudes de l'Europe. Cette haute température, dit
M. Hamel, les Arabes l'utilisent pour faire cuire des œufs, des légumes,
de la volaille, etc.

SOURCE DE LA CASCADE.   *Eau : un litre.*

	Gram.
Chlorure de sodium	0,41560
— de magnésium	0,07864
— de potassium	0,01839
— de calcium	0,01085
Sulfate de chaux	0,38086
— de soude	0,17653
— de magnésie	0,00673
Carbonate de chaux	0,25722
— de magnésie	0,04235
— de strontiane	0,00150
Arsenic dosé à l'état métallique	0,00050
Silice	0,07000
Matière organique	0,06000
Fluorure, oxyde de fer	traces
	1,52007

(TRIPIER.)

La source dégage-très abondamment des gaz, qui sont constitués ainsi pour 100 parties.

Acide carbonique	97,0
— sulfhydrique	0,5
Azote	2,5
	100,0

Nous plaçons l'eau de cette source parmi les chlorurées sodiques; mais on peut aussi la considérer comme sulfatée, soit sodique, soit calcique, car l'acide sulfurique est à peu près dans la même proportion que l'acide chlorhydrique, et la soude que la chaux.

Nous rappellerons, en passant, que c'est en faisant l'analyse des eaux, ou mieux des dépôts des eaux de Hammam-Meskoutin, que M. Tripier a démontré, pour la première fois, d'une manière évidente, l'existence de l'arsenic dans les eaux minérales.

Source ferrugineuse :

Cette eau jaillit des flancs de marnes ferrugineuses, sur la rive droite de l'oued Chedakra, à environ 1000 mètres de l'établissement militaire, et marque, comme nous l'avons déjà dit, 78°,5 centigr.

Eau : un litre.

	Gram.
Carbonate de chaux	0,1746
— de magnésie	0,0237
Sulfate de chaux	0,4292
— de soude	0,0528
Chlorure de potassium	0,0406
— de magnésium	0,0718
— de sodium	0,3504
Fer (oxyde de)	0,0500
Acide silicique	0,0125
Phosphate de soude	0,0202
Iode	traces
Matière organique et perte	0,0382
	1,2640

(FÉGUEUX.)

M. Fégueux considère cette eau minérale comme *ferrugineuse sulfatée.*

A mesure qu'elles s'éloignent de leur point de départ et s'épanchent sur le sol, les eaux déposent les sels calcaires qu'elles tenaient en dissolution. Le dépôt s'effectue au lieu même d'émergence, quand la température approche du degré d'ébullition, et, en thèse générale, d'autant plus loin que la température est moins considérable. Par l'addition lente et progressive de nouveaux matériaux, une colonne s'élève autour de chaque source, et produit, à l'état de complet développement, des cônes bizarres qui donnent à cette localité une apparence tout à fait singulière.

« Les trois modes principaux qu'affectent dans leur formation les dépôts actuels se retrouvent dans les calcaires anciens. Ce sont, en effet, des couches minces, largement étalées, des masses prolongées en murailles, qu'on croirait bâties par la main des hommes, ou des proéminences coniques sur lesquelles l'attention des observateurs s'est de tout temps appesantie. Il serait très aisé de se méprendre, à première vue, sur l'origine de ces cônes, de les croire sculptés dans le roc, tant leur forme est régulière et bien dessinée. On en compte plus de cent, ayant 3, 4 mètres et plus de hauteur, et autant de circonférence à la base. Une ouverture existant suivant l'axe représente le conduit ascendant d'une source tarie... Quand, dans la brume du soir et à travers les vapeurs des sources, on voit de loin blanchir ces pyramides, on croit avoir sous les yeux, dit F. Jacquot, les pierres tumulaires d'un cimetière de géants. » (Docteur Hamel.)

Il existe à Hammam-Meskoutin un établissement construit en 1845 pour les militaires. Les sources de cette station, connues vulgairement sous les noms de *Bains maudits*, *Bains des damnés*, *Bains enchantés*, ont été utilisées par les Romains, qui y avaient établi des thermes célèbres (*Aquæ tibilitinæ*). Sur différents points du plateau où émergent les eaux, on a retrouvé des vestiges de constructions, et entre autres plusieurs piscines, dont une n'avait pas moins de 30 à 40 mètres de long.

Actuellement l'eau s'y administre en douches de différentes sortes, bains de vapeur et de piscine, et en boisson.

Le cabinet de douches est creusé dans l'anfractuosité d'un rocher où l'eau arrive à la température de 38° à 40°, à l'aide d'appareils qui rappellent tout à fait l'enfance de la balnéothérapie.

Une hutte de planches, divisée en plusieurs compartiments, sert aux bains de vapeur. Ceux-ci sont placés sur le point d'émergence d'une source ; par ce moyen, les malades profitent de la chaleur native de l'eau minérale et des gaz qui s'en dégagent, gaz dans lesquels l'acide sulfhydrique entre pour un demi-centième. Comme ces bains de vapeur sont à la température de 50° à 55°, le malade ne s'y plonge pas en entier : la tête est exposée à l'action de l'air frais pendant que le corps subit le contact des émanations gazeuses, et il n'y reste pas plus de dix minutes. M. Hamel cite le cas d'une femme mauresque, rongée de douleurs rhumatismales, qui a eu le courage d'y séjourner pendant quatre jours ; une guérison radicale a été la récompense de sa persévérance. (Bertherand, *Eaux minérales de l'Algérie*.)

Les piscines d'Hammam-Meskoutin sont d'anciennes piscines romaines restaurées, et adaptées aux besoins du nouvel établissement.

Les baignoires sont au nombre de neuf, installées récemment par le génie militaire ; elles sont assez spacieuses pour que quatre ou cinq personnes y prennent place à la fois.

S'il est une station qui représente à un haut degré l'hydrothérapie thermale, c'est bien Hamman-Meskoutin. L'abondance extraordinaire des eaux, leur température inusitée, permettent d'en tirer un parti considérable. Cependant cette température même, qui ne se prête directement ni à l'usage externe ni à l'usage interne, n'est-elle pas un embarras plutôt qu'un avantage? D'un autre côté, la faible caractérisation de ces eaux, peu minéralisées et autant sulfatées que chlorurées, ne saurait leur assigner d'applications très spéciales en thérapeutique. Tout en faisant de justes réserves sur les effets possibles d'une minéralisation dont l'analyse chimique ne nous donne peut-être qu'une idée incomplète, et ne saurait nous donner avec certitude la valeur thérapeutique, nous devons avouer que les observations recueillies près de cette station, avec un soin digne de remarque, paraissent mettre spécialement en jeu l'action purement thermale : c'est du moins ce qui paraît résulter des appréciations basées sur l'action physiologique de ces eaux.

Quant aux applications thérapeutiques, elles ont porté particulièrement, et avec des résultats généralement satisfaisants, sur les paralysies, hémiplégies et paraplégies, les cachexies palustres, des affections cutanées chroniques principalement à formes eczémateuses, squameuses et acnéides ; la syphilis constitutionnelle, les névralgies sciatiques, les plaies d'armes à feu, les ulcères atoniques, les rhumatismes et les arthrites chroniques. (Hamel, dans *Etudes sur les eaux minér. de l'Algérie*, recueillies et publiées par A. Bertherand.) On trouvera dans ce travail de M. Hamel quelques observations intéressantes sur le traitement de l'*entorse* près de cette station.

HAMMAM-MUSTAPHA. Voy. TURQUIE D'EUROPE.

HAMMAM-RIR'A (Algérie, province d'Alger). A 26 kilomètres de Miliana, à 50 de Cherchell et à 60 de Blidah.

Sulfatée calcique et ferrugineuse bicarbonatée. Tempér., 40° à 54°.

Les sources situées à Hammam-Rir'a ou dans les environs sont nombreuses, et l'une d'elles a un débit considérable, comme le montre le tableau suivant :

	Température.	Débit par 24 heures.
Première source............	41° à 46°	100 800
Deuxième source	40° à 43°	37 840
Troisième source............	40°	6 000
Quatrième source............	44°	»
Cinquième source............	50° à 51°	»

Il n'existe jusqu'à ce jour qu'une seule analyse de ces eaux, et encore ne sait-on pas à quelle source elle se rapporte.

	Eau : un litre.
	Gram.
Chlorure de sodium.................. }	
— de magnésium.................. }	0,900
Sulfate de chaux....................	1,350
— de soude.................. }	
— de magnésie.................. }	0,100
Carbonate de chaux .... }	
— de magnésie.................. }	0,240
	2,590
	(TRIPIER.)

M. O. Henry, sur de l'eau transportée, a trouvé de plus :

	Gram.
Un sel de potasse....................	non dout.
Silice, alumine....................	0,040
Matière organique (glairine)............	0,087
Nitrates..........................	probables

La présence de l'iode et du brome n'a pas été recherchée.

Ces sources ont été connues à l'époque des Romains, qui avaient construit là une ville nommée *Aquæ calidæ*, dont la fondation remonte à trente-deux ans après J.-C., sous le règne de Tibère.

Actuellement il y existe un établissement des plus modestes, appartenant au ministère de la guerre ; il contient trois belles piscines, pouvant recevoir facilement plus de vingt baigneurs, et dans lesquelles l'eau se renouvelle sans interruption. Un appareil à douches, des bains de vapeur moins bien installés, complètent l'appropriation des eaux dans cette station.

D'après M. le docteur Lelorrain, toutes les sources d'Hammam-Rir'a n'auraient pas la même composition chimique : ainsi, tandis que les unes sont sulfatées calciques, les autres sont ferrugineuses, et la plus chaude sulfureuse, par suite de la réduction partielle du sulfate de chaux en sulfure de calcium, puis en acide sulfhydrique sous l'influence des matières organiques. Cette dernière est spécialement réservée aux Arabes, qui viennent y prendre des bains dans une piscine.

Les sources *ferrugineuses* sont au nombre de deux, l'une chaude (69° à 75°), l'autre froide (17° à 18°).

SOURCE FERRUGINEUSE THERMALE.	Eau : un litre.
	Gram.
Chlorure de sodium....................	0,5326
Sulfate de chaux	0,8266
— de magnésie....................	0,2726
— de soude	0,4280
Carbonate de chaux....................	0,2866
— de magnésie....................	0,0500
Sulfate de soude	0,2746
Silice	0,0066
Oxyde de fer et traces de phosphates.........	0,0266
Matière organique	indét.
	2,7042
	(DE MARIGNY.)

La manière dont M. de Marigny a groupé les éléments minéralisateurs obtenus par l'analyse ne permet pas de connaître la classe dans laquelle l'eau de cette source doit être rangée. Il y a lieu de croire cependant que le fer y est à l'état de bicarbonate. Du reste, elle n'est pas utilisée.

La source ferrugineuse froide, distante de 2 kilomètres de l'établissement d'Hammam-Rir'a et à quelques pas au-dessous du sentier qui rejoint la route de Blidah, près du camp appelé camp du Scorpion, est ainsi composée :

Eau : un litre.

Gram.

Chlorure de sodium.....................	0,1957
— de magnésium.....................	0,1850
Sulfate de chaux.......................	0,7828
— de magnésie.....................⎱	0,5570
— de soude ....⎰	
Carbonate d'ammoniaque.................	traces
— de chaux......................	0,8070
— de magnésie...................⎱	0,0015
— de strontiane.................⎰	
Dépôt ocreux contenant du fer combiné avec les acides organiques azotés et un peu d'arsenic.	0,0300
	2,5590

Cent. cub.

Acide carbonique......................	13,6
Azote	00,9

(TRIPIER.)

Nous considérons que les carbonates alcalins et terreux, et l'oxyde de fer, sont à l'état de bicarbonates.

On fait usage de cette eau à l'intérieur, pendant le traitement thermal. Sa saveur est des plus agréables, et se rapproche assez de celle de l'eau de Seltz; mais elle ne peut être transportée au loin, car elle se décompose rapidement.

Le docteur Lelorrain nous fait connaître, dans un travail fort bien fait (*Études sur les eaux minér. de l'Algérie*, recueillies par A. Bertherand, 1858), quelques-unes des applications des eaux d'Hammam-Rir'a. C'est principalement à leur thermalité qu'il attribue leurs effets physiologiques les plus saillants, et que caractérise une première période d'*excitation*, puis une seconde de *sédation*, de *débilitation*.

C'est surtout dans des cas de rhumatismes et de suites de blessures de guerre, ou de fractures et luxations, que ces eaux ont fourni des résultats avantageux. Quelques eczémas ont été avantageusement modifiés. On a obtenu peu de chose dans les paralysies partielles ou générales.

HAMMAM-SÉTIF (Algérie, prov. de Constantine). A 22 kilomètres sud-ouest de Sétif.

Bicarbonatée calcique. Tempér., de 47° à 54°.

Huit sources, dont trois seulement ont une certaine importance, tant en raison de leur température élevée que de leur fréquentation.

Eau : un litre.

	Gram.
Bicarbonate de chaux.....................	0,144
Carbonate de soude.......................	0,019
Sulfate de soude..........................	0,306
— de chaux...........................	0,384
Chlorure de sodium	0,434
— de calcium......................	0,029
— de magnésium	0,027
Silice....................................	0,060
Matières organiques et oxyde de fer..........	0,016
Perte....................................	0,014
	1,489

(ROUCHER, 1859.)

Toutes les sources communiquent entre elles, ce qui fait supposer qu'elles ont une composition identique, ou à peu près.

M. O. Henry (*Bulletin de l'Académie de médecine*, 1852-1853, t. XVIII, p. 1090) avait déjà fait connaître la composition de l'eau de deux sources, l'une dite de *Hammam-Sétif* et l'autre de *Hammam près Sétif*.

Eau : un litre.

		Source HAMMAM-SÉTIF.	Source HAMMAM près SÉTIF.
		Gram.	Gram.
Bicarbonates.....	de chaux.........	0,270	
	de magnésie	0,045	0,242
	de strontiane......	indices	indices
Sulfates anhydres.	de chaux.........	0,560	0,168
	de soude (domine).		
	de magnésie.....	0,220	0,105
Chlorures	de sodium........	0,960	0,885
	de potassium......	0,030	0,020
	de calcium......		
	de magnésium ...	0,140	0,085
Silice, alumine................			
Fer, phosphates................			
Matière organique..............			
Principe arsenical..............		0,100	0,001
Iodure, douteux...............			
Bromure, douteux..............			
		2,325	1,596

M. Roucher est d'avis qu'il a analysé la même eau minérale que M. O. Henry; cependant, comme les résultats qu'il indique diffèrent sensiblement de ceux de M. Henry, il se demande s'il n'existe pas aux environs de Sétif une source thermale dont il n'aurait pas eu connaissance.

Les eaux d'Hammam-Sétif, désignées souvent sous le nom de *Hammam-Bousellam*, sont depuis longtemps en grande réputation parmi les Arabes, qui en font un fréquent usage ; mais leurs applications thérapeutiques n'ont pas encore été nettement spécifiées.

HAMPSTEAD (Angleterre, comté de Middlesex). Village à 7 kilomètres de Londres, dans une jolie situation.

Ferrugineuse bicarbonatée. Tempér. ?

On n'a pas d'analyse détaillée de l'eau de cette source. D'après M. Bliss, elle contient par litre $0^{gr},096$ de matières fixes, parmi lesquelles l'oxyde de fer figure pour $0^{gr},021$. On a trouvé aussi, sur la même quantité d'eau, 56 centigrammes de gaz carbonique.

L'eau de Hampstead passe pour très agréable à boire. Elle était connue dès le XVIIe siècle ; mais il est à croire que la proximité de Londres et les attraits du site, plutôt que son importance médicale, attirent une certaine affluence dans cette localité.

HAPSAL (Russie d'Europe, Esthonie). Sur un golfe de la Baltique.

Bains de mer et *boues minérales.*

Ces boues, d'après une analyse de M. Schmidt, sont en grande partie composées de sulfate de fer et de carbonate de chaux, mêlés à des sulfates, des chlorures, des silicates, et à toutes les matières organiques qui abondent sur le littoral de la mer. Elles forment des couches profondes sur une étendue assez vaste. Leur température varie entre 19° et 25° centigr. On les emploie en applications topiques, concurremment avec le traitement marin.

HARDECK (Bavière), près des frontières de la Bohême.

Sulfatée sodique. Tempér. ?

	Eau : 16 onces.		Eau : un litre.
	Grains.		Gram.
Carbonate de soude	1,20	=	0,1488
— de chaux..........	2,40	=	0,2976
— de magnésie	0,40	=	0,0516
— de fer	0,45	=	0,0558
Chlorure de sodium..........	2,50	=	0,3100
Sulfate de soude...........	5,25	=	0,6510
Chlorure de potassium.......	1,25	=	0,1550
Silice....................	0,50	=	0,0625
Matière extractive..........	0,25	=	0,0312
	14,20	=	1,7635
	Pouc. cub.		Cent. cub.
Gaz acide carbonique........	32,2	=	1610

(VOGEL.)

Ces eaux, d'après Osann, sont très actives. On les emploie comme résolutives et fortifiantes à la fois ; elles se transportent. Aucune installation ne dessert cette localité.

HARKANY (Hongrie, comitat de Baranga).

Sulfurée calcique. Tempér., 59° cent.

	Eau : 16 onces.		Eau : un litre.
	Grains.		Gram.
Chlorure de sodium	2,328	=	0,335
Carbonate de magnésie	1,332	=	0,191
— de chaux	7,778	=	1,120
Acide silicique	0,064	=	0,009
	11,502	=	1,655
	Pouc. cub.		Cent. cub.
Gaz hydrogène sulfuré	4,047	=	203,3

(PATKOVICS.)

Le professeur Tognio a signalé encore, dans ces eaux, mais en petites proportions, des bicarbonates de soude et de fer, du sulfate de soude, sans parler de l'iode, du pétrole, de l'alumine, de la potasse et des traces de phosphate, compris par le même chimiste dans son analyse. Au fond de la source, on trouve un dépôt limoneux, dont la composition dérive de celle des eaux.

On administre l'eau en boisson et en bains; il se fait des applications de boues. Aucun renseignement ne précise un emploi médical qui paraît emprunté surtout aux conditions de thermalité. Il y a un établissement. Site agréable.

HARRODSBURG (États-Unis, Kentucky). Ville renommée comme étant la station thermale la plus en vogue et la plus fréquentée entre toutes celles des États de l'Ouest. La composition et la température de la source minérale ne sont pas indiquées.

HARROWGATE (Angleterre, comté d'York). Village à 19 kilomètres de Leeds. Sources nombreuses, variées.

Chlorurée sodique sulfureuse. Tempér., 10° à 12° cent.

Sources *ferrugineuses.*

L'analyse que nous transcrivons ici (p. 86 et 87) est la plus récemment connue; elle se distingue de celles dues à Hunter (1819) et à Scudamore (1830) par la mention d'une assez grande proportion de chlorure de potassium dans la plupart des sources sulfureuses de Harrowgate. M. le docteur Glover (*On Miner. Waters*, etc., 1856) fait remarquer la prédominance de la potasse dans ces eaux, circonstance, en effet, assez rare, mais qui, au point de vue thérapeutique, n'offre pas d'importance notable. Le rôle des sels à base de soude, dans le cas particulier qui nous occupe, mérite beaucoup plus d'attention, et l'union du chlorure sodique avec l'élément sulfureux peut donner lieu à diverses applications médicales qui ont été appréciées ailleurs [voy. CHLORURÉES SODIQUES (EAUX)].

C'est dans un marais formé de débris de matières végétales, très épais, et reposant partout sur un lit de craie et de sable, que se trouvent ces sources. La plupart de celles qui sont sulfureuses arrivent dans des puits découverts sur ce sol marécageux. La plus imprégnée de gaz est celle du Vieux puits de soufre (*Old sulphur well*). C'est aussi la plus renommée et à peu près la seule qui serve en boisson, les autres sources de même nature étant à peu près toutes réservées pour l'usage des bains. Le produit de ce puits, d'après le docteur Granville, est très abondant et répond à tous les besoins. On en exporte, en outre, une grande quantité de bouteilles dans toute l'Angleterre.

Les sources ferrugineuses, parmi lesquelles le *Cheltenham saline chalybée* tient le second rang au milieu des eaux d'Harrowgate, ne sont en réalité qu'accessoires au traitement.

On comprend qu'à l'aide de cette variété de sources, il soit possible d'instituer une médication tantôt altérante, et tantôt tonique et recon-

Eau : un litre.

	Vieux puits de soufre.	Montpellier fort.	Montpellier faible.	Hôpital fort.	Hôpital faible.	Starbeck
	gr.	gr.	gr.	gr.	gr.	gr.
Sulfate de chaux........	0,0013	0,0064	0,1331	0,6182	0,0133	0,0095
Carbonate de chaux.....	0,1360	0,2659	0,2250	0,0281	0,2176	0,0592
— de magnésie...	»	»	0,0357	0,0637	0,1134	0,1342
— de potasse....	»	»	»	»	»	0,0564
— de soude.....	»	»	»	»	»	0,0564
— de manganèse.	traces	traces	traces	traces	traces	traces
— de fer	id.	id.	id.	0,0116	id.	id.
Chlorure de calcium.....	0,8987	0,6809	»	»	»	»
— de magnésium..	0,6125	0,6013	0,1885	0,1275	0,0036	»
— de potassium...	0,7117	0,0632	0,0043	0,1182	0,2744	»
— de sodium.....	9,5279	8,8340	2,5565	4,0591	2,4269	1,3397
Fluorure de calcium.....	traces	traces	traces	traces	»	faib.tr.
Bromure de sodium	id.	id.	id.	id.	traces	traces
Iodure de sodium.......	id.	»	id.	id.	id.	id.
Sulfure de sodium.......	0,1702	0,1585	0,0373	0,0787	0,0033	0,0188
Ammoniaque...........	traces	traces	traces	traces	traces	traces
Silice.................	0,0027	0,0202	0,0018	0,0058	0,0169	0,0193
Matière organique.......	»	traces	traces	0,0145	traces	0,0191
	12,0610	10,6304	3,1822	5,1254	3,0694	1,7527
	c.c.	c.c.	c.c.	c.c.	c.c.	c.c.
Acide carbonique	110,0	70,0	71,4	47,7	51,0	46,2
Hydrogène carboné......	29,0	2,6	4,5	0,7	25,2	25,7
— sulfuré.......	26,5	»	»	2,6	»	traces
Oxygène	»	2,5	»	»	9,0	»
Azote.................	14,5	24,0	38,2	99,2	29,2	21,0
	180,0	99,1	114,1	150,2	114,4	92,9

(HOFFMAN.)

stituante. Les états chloro-anémiques et les maladies de la peau se partagent ces spécialisations, concurremment avec les affections dyspeptiques et les manifestations de diathèse scrofuleuse qui en dépendent. Bien entendu, le cadre des maladies auxquelles conviennent les bains et l'eau d'Harrowgate s'étend chaque jour davantage, mais souvent sans discernement.

Ce que l'on doit le plus regretter, c'est le défaut de thermalité de ces sources intéressantes; il ne paraît pas qu'un établissement convenablement installé les desserve. C'est dans les hôtels particuliers que des pompes fournissent l'eau des différents puits. Nous n'avons pas de renseignements sur le mode de chauffage employé pour la préparation du bain, ni par conséquent sur le mode exact de son emploi.

La réputation de la station d'Harrowgate remonte à plus de deux cents ans et s'est toujours accrue. On vante d'ailleurs la situation de cette localité, au milieu d'un pays pittoresque. C'est en été et en automne

Eau : un litre.

	Montpellier ferrugineux	Cheltenham ferrugineux	Tewhit Spa.	Puits Saint-John.
	gr.	gr.	gr.	gr.
Sulfate de chaux.............	»	»	0,0076	0,0033
Carbonate de chaux...........	»	traces	0,0157	0,0246
— de magnésie.........	0,4597	»	0,0293	0,0334
— de potasse...........	»	»	0,0116	0,0109
— de soude...........	»	»	»	0,0147
— de fer.............	0,0306	0,0508	0,0149	0,0066
— de manganèse........	traces	traces	traces	?
Chlorure de calcium...........	1,7520	0,5678	»	»
— de magnésium........	0,3919	0,3742	»	»
— de potassium.........	0,1252	0,3015	0,0145	»
— de sodium...........	7,2252	1,7472	0,0030	0,0169
Fluorure de calcium...........	»	traces	»	?
Iodure de sodium.............	traces	id.	traces	?
Bromure de sodium...........	id.	id.	id.	?
Ammoniaque.................	id.	id.	id.	traces
Silice......................	0,0104	0,0159	0,0114	id.
Matière organique............	traces	0,0031	0,0072	id.
	9,9950	3,0605	1,1520	0,8040
	c.c.	c.c.	c.c.	c.c.
Acide carbonique.............	120,8	97,5	59,2	26,4
Hydrogène carboné...........	12,0	25,0	»	0,7
Oxygène....................	2,5	»	2,0	0,3
Azote......................	32,0	5,0	27,5	31,5
	167,3	127,5	88,7	58,9

(HOFFMAN.)

seulement que le climat, assez pluvieux du reste, permet à la foule des
baigneurs de s'y rendre.

· Tous les districts des environs abondent en sources minérales analogues à celles dont il vient d'être question, mais non exploitées.

HARTFEL (Grande-Bretagne, Écosse).

Sulfatée (ferrugineuse)? Tempér.?

	Eau : un gallon.		Eau : un litre.
	Grains.		Gram.
Protosulfate de fer	36,747	=	0,486
Chlorure de calcium	33,098	=	0,438
	69,845	=	0,924

(THOMSON, 1825.)

Analyse très incomplète, et qui ne permet pas même de connaître la
classe dans laquelle cette eau minérale doit être rangée.

Cette source jaillit, à quelques milles de Moffat, du pied de la montagne de Hartfell, dans un terrain schisteux, mêlé de pyrites de fer en
grande abondance. Elle avait déjà été analysée en 1797 par Garnett, qui
y signala particulièrement du sulfate d'alumine, avec prédominance des
principes ferriques. Saunders la recommande comme douée de propriétés astringentes remarquables et aussi comme propre à remédier au cas
de débilité et d'anémie; il insiste sur la modération qu'on doit apporter
dans l'usage à l'intérieur. A son époque, on l'employait également, et
avec avantage, en applications topiques pour la guérison des vieux ulcères.

HARZBURG (Allemagne, duché de Brunswick). Dans la forêt du Harz.

Chlorurée sodique. Tempér. 12° à 13° centigr.

	Eau : un litre.
	Gram.
Chlorure de sodium	6,1100
— de magnésium	0,0617
Sulfate de potasse ....·...	0,0956
— de magnésie	0,0593
— de chaux	0,1935
	6,5101

(OTTO.)

On signale encore une faible proportion d'iode dans cette eau, provenant par forage de la saline de Julinshall, à proximité de Harzburg.

Il y a un établissement de bains, bien installé, où l'on suit en même
temps la cure du petit-lait.

HASSAN-PACHA-PALANKA (Turquie d'Europe, Servie). Bourg à
36 kilomètres de Semendria, où l'on trouve des eaux analogues à celle
de Seltz, fort gazeuses, très légèrement salines et ferrugineuses.

HASTINGS (Angleterre, comté de Sussex).

Bains de mer, très fréquentés, à 86 kilomètres de Londres et à 51
de Brighton, dans une situation très agréable.

HAUTERIVE (France, Allier, arrond. de Gannat). A 6 kilomètres de Vichy, et sur la rive gauche de l'Allier.

Bicarbonatée sodique. Tempér., 15° centigr.

L'eau minérale d'Hauterive, provenant de forages artésiens, se fait jour dans deux puits distants de 3 mètres environ l'un de l'autre et connus sous les noms de *Grande source* et de *Source de la Galerie.*

SOURCE DE LA GALERIE.	*Eau : un litre.*
	Gram.
Acide carbonique libre	2,183
Bicarbonate de soude	4,687
— de potasse	0,189
— de magnésie	0,501
— de strontiane	0,003
— de chaux	0,432
— de protoxyde de fer	0,017
— de protoxyde de manganèse	traces
Sulfate de soude	0,291
Phosphate de soude	0,046
Arséniate de soude	0,002
Borate de soude	traces
Chlorure de sodium	0,534
Acide silicique	0,071
Matière organique bitumineuse	traces
	8,956

(BOUQUET, 1855.)

Le débit de la *Grande source* est de 29 660 litres, et celui de la *Source de la Galerie* de 24 336 litres par jour.

Pendant longtemps on a utilisé, à Hauterive, le gaz carbonique qui se dégage des sources pour saturer des cristaux de soude du commerce (carbonate neutre de soude) et en retirer du bicarbonate.

La source d'Hauterive fait partie du régime des sources de *Vichy* et appartient à cet établissement thermal. Ses propriétés thérapeutiques se confondent avec celles des eaux de Vichy [voy VICHY]. Elle tient le milieu entre les sources dites *ferrugineuses* de Vichy (de *Mesdames* et *Lardy*), et les sources non ferrugineuses. Ses eaux, après avoir servi pendant quelques années à alimenter un petit établissement thermal, sont aujourd'hui exclusivement usitées comme eaux transportées. Nous les considérons comme devant être préférées, pour l'usage à distance, à toutes les autres sources de Vichy, dont elles représentent et conservent le mieux, sous cette forme, les propriétés thérapeutiques. Dans quelques cas même, assez rares du reste, elles conservent, après le transport, une telle activité, qu'il faut leur préférer des eaux plus imparfaites : ainsi la *Grande-Grille.*

HAVRE (Le) (France, Seine-Inférieure). A 229 kilomètres de Paris.
Bains de mer. Établissements particuliers.

HECHINGEN (Prusse). Ville à 33 kilomètres de Sigmaringen, près de laquelle on trouve deux sources de même composition.

Sulfurée calcique. Tempér., 10° à 12° centigr.

	Eau : 16 onces.		Eau : un litre.
	Grains.		Gram.
Sulfate de soude...........	3,4821	=	0,417
— de magnésie........	1,4971	=	0,179
— de potasse...........	0,0187	=	0,002
— de chaux...........	0,2167	=	0,026
Chlorure de magnésium.....	0,5181	=	0,068
Carbonate de chaux........	3,0878	=	0,370
— de magnésie......	1,2296	=	0,147
Silice...................	0,1373	=	0,016
	10,1874	=	1,225
Gaz hydrogène sulfuré......	0,0564 en volume.		
Gaz acide carbonique.......	indéterm.		

(GMELIN.)

On y a également signalé de l'iode.

Ces eaux se supportent très bien à l'intérieur, à la dose de 2 à 6 verres. On les prend en bains dans un établissement situé au faubourg de Hechingen, et où elles sont transportées dans des tonneaux. C'est à ce même endroit que les malades vont la boire et suivre complétement leur cure.

Elles sont recommandées principalement dans le traitement des maladies de la peau.

HECKINGHAUSEN (Prusse, prov. rhénane). Village entre Schwelin et Gemarke.

Sulfureuse? Tempér.?

	Eau : 16 onces.		Eau : un litre.
	Grains.		Gram.
Sulfate de magnésie........	0,750	=	0,090
Chlorure de magnésium.....	0,150	=	0,018
Carbonate de chaux........	0,500	=	0,060
— de fer...........	0,575	=	0,069
	2,350	=	0,237
	Pouc. cub.		Cent. cub.
Gaz acide carbonique...... } ảả	7,000	=	350
Gaz hydrogène sulfuré..... }			

(STUCKE.)

Analyse très incomplète, et de plus ne permettant pas de rendre compte de la classe dans laquelle on peut ranger cette eau minérale; c'est donc conditionnellement que nous la considérons comme sulfureuse, en raison de la grande quantité de gaz sulfhydrique indiquée par M. Stucke.

HEILBRUNN. Voy. ADELHAIDSQUELLE.

HEILSTEIN (Prusse, prov. rhénane). Village à 30 kilomètres d'Aix-la-Chapelle et 2 kilomètres de Wollstein.

Bicarbonatée sodique. Tempér., 10° centigr.

	Eau : 16 onces.		Eau : un litre.
	Grains.		Gram.
Carbonate de soude.........	6,667	=	0,800
— de magnésie......	0,444	=	0,052
— de chaux.........	0,992	=	0,119
— de fer	0,009	=	0,001
Chlorure de sodium.........	0,221	=	0,026
Acide silicique	0,331	=	0,039
	8,661	=	1,037
	Pouc. cub.		Cent. cub.
Gaz acide carbonique.........	13,64	=	682,0

(MONHEIM.)

Ces eaux, connues des Romains et vraisemblablement employées par eux, sont à peu près délaissées.

HEINRICH (Suisse, canton d'Appenze, Rhodes extérieures). Bains à 6 kilomètres de Saint-Gall.

Ferrugineuse bicarbonatée. Froide.

La composition qualitative de ces eaux seule a été indiquée. On les recommande dans les états névropathiques et anémiques, en y joignant la cure du petit-lait. Station fréquentée et désignée aussi sous le nom de bains de *Moosberg.*

HELGOLAND ou **HELIGOLAND** (Possessions anglaises). Ile de la mer du Nord. Bateaux à vapeur de Hambourg.

Bains de mer. Plusieurs établissements très suivis par les Allemands.

HELLIN (Espagne, prov. d'Albacète).

Sulfurée. Tempér., 25° centigr.

Source ayant une certaine réputation dans la contrée où elle est située, mais dépourvue de tout aménagement.

HÉMATURIE. Il est certaines hématuries lentes, habituelles, point ou peu douloureuses, communément provoquées par la marche plutôt que par la voiture, d'apparence essentielle, et qui, ne semblant se prêter à aucun traitement énergique, présentent assez d'opiniâtreté.

Ces hématuries nous paraissent tenir à un état habituel ou facilement provoqué de congestion sanguine des reins, avec extravasation dans leur tissu, ou au moins exsudation dans leurs conduits. Elles cèdent ordinairement assez bien aux eaux de *Vichy*, employées *intùs et extrà*. Nous ne connaissons pas d'observations faites à leur sujet près d'autres stations thermales.

HÉMIPLÉGIE. Voy. APOPLEXIE. PARALYSIE.

HÉMOPTYSIE. Voy. EAUX-BONNES. PHTHISIE PULMONAIRE.

HÉMORRHAGIE. Nous ne pensons pas que le traitement des hémorrhagies rentre dans la médication thermale. Nous ne parlons pas, bien entendu, des hémorrhagies symptomatiques, telles que l'hémoptysie, la *métrorrhagie* [voy. UTÉRUS (MALADIES DE L')], etc., mais des hémorrhagies essentielles ou considérées en elles mêmes et indépendamment de la cause qui a pu les déterminer.

Beaucoup d'eaux ferrugineuses, il est vrai, revendiquent les *hémorrhagies passives* dans le cercle de leurs applications utiles ; mais nous ne connaissons encore sur ce sujet que de simples assertions qui, bien que répétées d'une manière banale dans la plupart des notices et des traités, ne méritent pas d'être reproduites ici.

On s'est demandé si certaines eaux minérales n'étaient point susceptibles de déterminer par elles-mêmes des hémorrhagies. Sans doute un traitement thermal inopportun ou trop actif peut, en amenant des fluxions sanguines actives, donner lieu à des hémorrhagies pulmonaire, rénale, utérine ; mais ce n'est pas l'hémorrhagie qui est ici le fait essentiel.

On s'est plutôt préoccupé des hémorrhagies passives auxquelles les eaux bicarbonatées sodiques ou chlorurées pourraient donner lieu, par suite de leurs qualités alcalines ; et cette crainte a été inspirée par les idées erronées qui sont encore répandues touchant les propriétés dissolvantes qu'on leur a attribuées. L'expérience a répondu négativement à ce sujet. A moins de rencontrer de ces dispositions toutes particulières et individuelles, qui ne sauraient permettre de généraliser un résultat, les eaux dites alcalines ne déterminent jamais d'hémorrhagies passives.

HÉMORRHAGIE CÉRÉBRALE. Voy. APOPLEXIE. PARALYSIE.

HÉMORRHOIDES. Il ne faut pas considérer seulement, dans les hémorrhoïdes, l'état hémorrhoïdaire manifeste, dit interne ou externe, et caractérisé par le développement des plexus hémorrhoïdaux, sous forme de tumeurs fluentes ou non. L'état fluxionnaire, actif ou passif, qui constitue les hémorrhoïdes, se propage bien au delà de ce que nous apercevons. Les innombrables ramifications que le système veineux étend dans la région abdominale y prennent une part capitale, et les manifestations hémorrhoïdaires ne doivent guère être envisagées que comme les témoignages de la manière dont s'opère la circulation abdominale tout entière. Les médecins allemands ont envisagé cette question sous un point de vue plus exact et plus complet qu'on ne l'a fait en France, et s'ils ont une tendance incontestable à faire jouer un rôle exagéré et un peu banal à la *vénosité abdominale* dans la production de toutes sortes d'états morbides, il faut convenir que leur préoccupation à ce sujet est souvent légitime et sur la voie des véritables indications.

Le traitement thermal n'a donc pas toujours pour objet de tempérer ou de régulariser les phénomènes hémorrhoïdaires saisissables, que l'on comprend généralement sous le nom d'*hémorrhoïdes*. Il s'adresse non moins souvent et non moins utilement à des phénomènes plus profonds et plus obscurs, mais qui n'en font pas moins partie constituante de l'état

hémorrhoïdaire. Cet ordre de faits a déjà été étudié à l'article ABDOMI-
NALE (PLÉTHORE), dont celui-ci est le complément.

Les eaux minérales sont adressées, relativement aux hémorrhoïdes, à
des indications assez différentes. En effet, on cherche quelquefois par
leur usage à développer des hémorrhoïdes externes et fluentes; d'autres
fois, au contraire, à tempérer des congestions hémorrhoïdaires excessives, et il est assez remarquable que les mêmes eaux minérales, et souvent des procédés identiques, puissent être invoqués pour remplir l'une
et l'autre de ces indications. C'est qu'en effet, lorsque le système veineux
abdominal a pris une prédominance particulière, que la circulation y est
lente, embarrassée, on peut corriger une telle disposition en favorisant le
développement de manifestations hémorrhoïdaires qui, donnant au sang
un libre cours, dégagent le système embarrassé et les tissus engorgés. D'un
autre côté, des engorgements hémorrhoïdaires douloureux et pesants se
trouvent le plus souvent entretenus par une condition semblable de la
circulation abdominale, et le meilleur moyen de les résoudre est d'imprimer à cette circulation une activité particulière. Or bien des désordres
fonctionnels des systèmes que renferme la région abdominale ne reconnaissent pas d'autre origine que les circonstances que nous venons d'exposer, et bien des lésions organiques y sont entretenues par la même cause.

On peut dire que la plupart des eaux minérales, convenablement employées, peuvent, incidemment au moins, remplir cette indication particulière, d'activer et de régulariser la circulation abdominale : les unes en
exerçant une vive stimulation, comme les eaux sulfureuses; les autres en
modifiant plus doucement l'ensemble des fonctions, comme les eaux sulfatées et les eaux faiblement minéralisées. Leur thermalité, l'animation que
leur usage interne exerce sur les surfaces digestives, l'influence que les
procédés balnéaires exercent sur les fonctions de la peau, fonctions dont
le système circulatoire viscéral est si intimement solidaire, les conditions
hygiéniques inhérentes à un traitement thermal heureusement choisi,
tout cela rend compte de cette action, véritablement physiologique, à
laquelle nous faisons allusion.

Cependant deux classes d'eaux minérales revendiquent formellement
une spécialité d'action au sujet de l'état hémorrhoïdaire, comme de la
vénosité abdominale : ce sont les *chlorurées sodiques* et les *bicarbonatées sodiques*, en y ajoutant les *sulfatées sodiques* fortes.

Les chlorurées sodiques sont beaucoup plus usitées dans ce sens en
Allemagne que chez nous. L'idée de traitement hémorrhoïdaire est insé-
parable de celle de *Hombourg*, de *Wiesbaden*, de *Kissingen*, et nous
devons ajouter de *Karlsbad* ; tandis qu'en France cette pratique est
tenue fort au second rang des applications de *Bourbonne, Bourbon-*

l'Archambault, Balaruc, Uriage, etc. Et si les eaux de *Niederbronn* font exception à ce sujet (Kuhn, *Des eaux de Niederbronn*), n'est-ce pas au voisinage de l'Allemagne qu'il faut l'attribuer? Nous avons donc, sous ce rapport, beaucoup à emprunter à la pratique de nos confrères de l'autre côté du Rhin.

Vichy est une des localités thermales où le traitement des hémorrhoïdes se fait le plus communément en France; mais bien que l'on puisse y étudier et y suivre avec fruit l'action d'une médication réellement efficace sur les phénomènes que nous venons d'étudier, nous pensons que, lorsque l'état hémorrhoïdaire est formellement prédominant, les eaux chlorurées sodiques fortes agissent généralement d'une manière plus directe dans le sens indiqué.

HENNEBON (France, Morbihan). A 16 kilomètres de Lorient, à 448 de Paris.

Bains de mer.

HÉPATIQUE (Colique). La colique hépatique est, dans le plus grand nombre des cas, toujours suivant quelques auteurs, symptomatique de *calculs biliaires.* Nous pensons cependant qu'elle n'est autre chose, dans quelques circonstances, qu'une simple névrose, et peut être rapprochée ainsi de la *gastralgie* ou de l'*entéralgie.* Son traitement, lorsqu'il ne dépend pas de celui des calculs biliaires, est le même que celui des affections que nous venons de mentionner. [Voy. BILIAIRES (CALCULS), ENTÉRALGIE, GASTRALGIE.]

HEPPINGEN (Allemagne, provinces rhénanes).

Bicarbonatée sodique. Tempér. ?

	Eau : 16 onces.		Eau : un litre.
	Grains.		Gram.
Carbonate de soude..........	6,20	=	0,768
— de magnésie.......	2,40	=	0,297
— de chaux..........	1,30	=	0,161
— de fer............	traces.	=	traces
Sulfate de soude.............	2,10	=	0,260
Chlorure de sodium..........	3,00	=	0,372
	15,00	=	1,878
	Pouc. cub.		Cent. cub.
Gaz acide carbonique........	17,06	=	853
			(FUNKE.)

Ozann indique cette eau comme transportable.

HERBITZHEIM (France, Bas-Rhin).

Il existe dans la banlieue de Herbitzheim, sur la limite de celle de Sarralbe (Moselle), plusieurs sources *chlorurées sodiques* non utilisées et non analysées.

HERCULE (Bains d'). Les bains situés près de Mehadia, en Hongrie [voy. MEHADIA], sont connus sous le nom de *Bains d'Hercule*, et cette dénomination remonte à une époque très antérieure, comme le prouvent de nombreuses inscriptions encore existantes. Les anciens dédiaient les bains chauds à Hercule, le dieu de la force. D'après Athénée, toutes les eaux chaudes qui jaillissent de la terre et qui servent aux bains sont consacrées à Hercule. Suidas, Eustathius et d'autres écrivains de l'antiquité emploient l'expression *Balnea herculea* comme synonyme de *bains chauds*. On voit encore d'anciennes monnaies siciliennes avec l'effigie d'Hercule qui se baigne. Quelques-unes le représentent debout dans une baignoire, et exposant sa poitrine à un jet d'eau qui sort de la gueule d'un lion. On en a conclu que l'invention des douches lui appartenait.

HERINGSDORF (Prusse, Poméranie).

Bains de mer, sur la Baltique, à 4 kilomètres de Swinemünde, très fréquentés.

HERLEIN (Hongrie, comitat d'Abauj-Torna). A 16 kilomètres de Kaschan. Sources se rencontrant à peu près à égale distance des villages de Herlein et de Rank.

Ferrugineuse bicarbonatée. Tempér., 13° à 19° centigr.

Kitaibel n'a donné que l'analyse qualitative de cette source, auprès de laquelle l'attrait d'un beau site et d'une installation convenable amène beaucoup de visiteurs. Il est même assez d'usage de joindre cette cure à celle de BARTFELD [voy. ce mot].

HERMANNSBAD. Voy. MUSKAU.

HERMIDA (La) (Espagne, province de Santander). Village près duquel coulent deux sources chaudes, dont l'une est plus particulièrement employée.

Chlorurée sodique. Tempér., 62° centigr.

	Eau : 26 livr. médicin.		Eau : un litre.
	Grains.		Gram.
Chlorure de sodium	83,50	=	0,353
Sulfate de chaux	12,50	=	0,052
— de magnésie	1,00	=	0,003
Carbonate de chaux	4,00	=	0,016
Acide silicique	1,00	=	0,003
Matière organique	0,50	=	0,001
	102,50	=	0,428

(MORENO et LLETGET.)

Cette analyse a été exactement confirmée par M. Monserrat en 1847.

La plupart des malades qui se rendent aux bains de la Hermida sont des rhumatisants ou des paralytiques. Il n'y a pas longtemps encore que la source était laissée à découvert, et souvent inondée par les débordements d'une rivière voisine. Depuis 1841, elle a été mieux captée, et l'on a construit un établissement qui mériterait encore des améliorations.

HERMIONE (Grèce). Ville de l'Argolide, à l'extrémité de la presqu'île.

Chlorurée sodique. Froide.

	Eau : un litre.
Acide carbonique........................	8cc
	Gram.
Carbonate de soude........................	0,20
Chlorure de sodium........................	0,50
— de calcium........................	0,15
— de magnésium........................	0,20
Sulfate de soude........................	0,40
— de chaux	0,10
Iodure de sodium........................	traces
	1,55

(LANDERER, 1850.)

Cette source jaillit au milieu des ruines d'Hermione, situées près de la ville d'Hydra. Comme elle a son point d'émergence dans la cour d'un monastère, elle est considérée comme sacrée. On l'emploie surtout contre la gravelle et la dysurie. Elle est, du reste, peu connue.

M. F. Geiger a fait, en 1859, l'analyse chimique de l'eau minérale d'Hermione; mais les résultats qu'il a obtenus sont bien différents de ceux de M. Landerer. Ajoutons aussi que M. Geiger, n'ayant opéré qu'avec un litre d'eau minérale, n'a pu se livrer avec certitude au dosage de tous les principes élémentaires : tel est, par exemple, l'acide sulfurique, qu'il ne mentionne pas. Le travail de M. Landerer nous semble donc plus complet à tous égards.

HERPÉTISME. Cette expression répond à celle de diathèse herpétique. On peut dire qu'elle a pris son origine dans les observations de la thérapeutique thermale elle-même. Nous ne contestons pas pour cela que, bien avant M. Fontan, qui le premier a qualifié ainsi le principe des affections cutanées (*Rech. sur les eaux minér.*, 1853), on ait jamais tenté de relier les lésions de la peau à leur origine. En signalant les effets des causes intérieures ou organiques, et en appelant l'attention sur la nécessité de rechercher avec soin les causes de ces maladies, Lorry rangeait déjà les virus variolique, morbilleux, etc., dans leur étiologie (*Tractat. de morbis cutan.*, 1777). M. Fontan admet un virus herpétique, et, suivant lui, l'herpétisine, qui en est la manifestation, tantôt reste à l'état de prédisposition latente, tantôt se porte à la peau sous les diverses formes des maladies cutanées, ou à l'intérieur, le plus souvent sur les muqueuses, où il produit diverses affections chroniques, fréquemment déduites d'un même principe. Nous ne suivrons pas cet auteur dans toutes les migrations qu'il attribue au virus en question, et dont quelques-unes sont hypothétiques. Le virus d'ailleurs, dans sa véritable acception, suppose une substance organique altérée, mais surtout appré-

ciable à nos moyens d'investigation et matériellement transmissible:
Mieux vaudrait donc voir dans l'herpétisme un vice constitutionnel ;
acquis ou héréditaire. C'est de la sorte que l'envisage M. Noël Gueneau
de Mussy, dans les préliminaires de son *Traité de l'angine glanduleuse*,
1857. Nous reconnaîtrons avec lui que « la majorité des affections cuta-
» nées apparaissent le plus souvent comme l'expression primitive, comme
» la manifestation idiopathique d'un principe ou d'une disposition qui
» préexistait dans l'organisme, aussi inexplicable que d'autres conditions
» pathogéniques dont nous sommes conduit à admettre l'existence, sans
» que nous puissions ni les saisir avec nos sens, ni leur assigner un siège
» dans l'économie. » Ce qui s'entend du rhumatisme, de la scrofule, et
surtout de la syphilis, est donc parfaitement applicable aux maladies de
la peau. Bien plus, comme l'a fait remarquer Anglada (*Trait. des eaux
minérales*, 1833), la cause herpétique peut prédominer dans l'économie
sans aucune manifestation à la surface cutanée, et donner lieu à des phénomènes morbides très variés, mais dont la vraie nature et le traitement
doivent être rigoureusement subordonnés à cette même cause. En vertu
de ces préceptes, basés sur l'expérience, les médecins des eaux ont pu
non-seulement donner une grande extension à leur médication, mais
encore faire sortir de leur pratique des rapprochements fort intéressants.
M. Fontan, à Luchon, comprend dans l'herpétisme, outre les éruptions
cutanées, des gastralgies, des névralgies, des catarrhes, la constipation,
les hémorrhoïdes et les varices, autant d'affections qu'il a vues liées à des
antécédents herpétiques ou à des dartres actuellement existantes.
MM. P. Bouland et de Puisaye à Enghien, Noël G. de Mussy aux
Eaux-Bonnes, ont démontré la relation qui unit l'angine glanduleuse à la
diathèse herpétique. Dans sa remarquable thèse, M. Astrié mentionne que
son père, à Ussat, traitait avantageusement les troubles nerveux, dépendant de quelque provenance héréditaire ou récente du vice dartreux,
alors que, considérés en eux-mêmes, ces accidents eussent réclamé l'action calmante d'autres eaux. Cette liaison de certaines névralgies avec
l'herpétisme avait frappé le professeur Chomel, et, dans ses leçons cliniques, il faisait remarquer qu'elles alternaient ou coïncidaient avec les
dartres, et guérissaient par les sulfureux. M. Noël G. de Mussy, qui, à
l'imitation de Pierre Frank, a beaucoup insisté sur l'existence de *dartres
internes*, c'est-à-dire d'exanthèmes affectant le tégument intérieur de la
même manière qu'elles se manifestent à la peau, n'est pas éloigné de
croire à un véritable balancement possible entre plusieurs diathèses : le
rhumatisme, par exemple, se combinerait souvent avec l'herpétisme, et
l'expression symptomatique de l'un ou l'autre de ces principes se trouverait modifiée ou influencée par cette alliance. D'autres rapports, tels

que ceux de l'herpétisme avec l'état dyspeptique, avec la goutte, etc.,
ont été entrevus et étayés même à l'aide de faits nombreux. Il reste encore beaucoup de points obscurs dans cette question ; mais il appartient
à la médecine hydrologique de les approfondir, comme l'initiative lui
revient en partie de les avoir soulevés. Si les traits de la diathèse herpétique ne peuvent encore être reproduits en caractères précis, du moins
on ne peut nier que l'ensemble de l'herpétisme ne réponde à une notion
suffisante et déterminée. La spécialisation de certaines eaux minérales, à l'égard des manifestations herpétiques, concourt encore à
l'établir. Les règles à suivre, dans l'application du traitement thermal
vis-à-vis d'elles, au point de vue de l'action modificatrice et des
contre-indications qu'elles réclament, rentrent dans un cadre tellement
adapté à un ordre concordant de circonstances morbides, qu'il est impossible de ne pas saisir ici une affinité très probable entre la curabilité
des maladies cutanées et leur nature. [Voy. PEAU (MALADIES DE LA).].

HERSE (La) (France, Orne). A quelques kilomètres de la ville de
Mortagne, et dans l'un des points de la forêt de Bellême.

Ferrugineuse bicarbonatée. Froide.

Eau : un litre.

			Cent. cub.
Acide carbonique........................			7,192
Oxygène...............................			5,020
Azote.................................			17,256

		Gram.
Carbonate de chaux.... { à l'état de bicarbo-		0,1107
— de magnésie.. { nates dans l'eau		0,0030
{ prise à la source.		
Chlorure de sodium....................... }		0,0085
— de magnésium................ }		
— de calcium.....................		0,0253
Sulfate de chaux........................		0,0049
— de soude.................... }		0,0023
— de magnésie................. }		
Silice.................................		0,0304
Sesquioxyde de fer (à l'état de bicarbonate de		
protoxyde)............................		0,0092
Iodure de potassium.....................		traces
Matière organique.......................		très sensible
Principe arsenical.......................		sensible

0,1943

(CHARRAULT, 1852.)

Cette eau minérale a joui jadis, sous le nom de *Bellême*, d'une certaine réputation. Scarron en parle dans son *Roman comique*, et Baude-
lot, Duclos et Desnos ont vanté ses propriétés thérapeutiques comme eau
ferrugineuse. Il y a deux sources, mais nous manquons de détails sur
leur emploi.

HERVIDEROS DEL EMPERADOR (Los) (Espagne, province de Ciudad-Real).

Source jaillissant avec force au bord de la rivière Guadiana, à 4 kilomètres de Ciudad-Real.

Bicarbonatée calcique. Tempér., 25° centigr.

L'analyse qualitative seule de cette eau a été publiée. On signale dans son voisinage des dépôts calcaires, très semblables au travertin.

Une piscine commode, capable de contenir une vingtaine de personnes, a été construite pour desservir la source, et la proximité du chef-lieu de la province semble assurer à cette localité un avenir prospère.

HERVIDEROS DE FONTILLESCA (Los) (Espagne, province de Ciudad-Réal).

Ferrugineuse bicarbonatée. Tempér., 18° centigr.

Plusieurs sources sont recueillies dans un réservoir qui sert de piscine aux habitants de la contrée.

HERVIDEROS DE FUEN SANTA (Los) (Espagne, province de Ciudad-Real.)

Ferrugineuse bicarbonatée. Tempér., 22° centigr.

	Eau : 1 livre de Castille.		Eau : un litre.
	Grains.		Gram.
Carbonate de fer............	1,5	=	0,147
— de magnésie.......	11,0	=	1,078
— de chaux.........	1,0	=	0,099
Chlorure de sodium.........	15,0	=	1,471
Sulfate de soude...........	1,5	=	0,147
	30,0	=	1,942
	Pouc. cub.		Cent. cub.
Gaz acide carbonique........	147	=	1440

(D. G. Banares, 1819.)

Ces eaux sont situées dans la plaine de Calatrava, si riche en sources minérales, et connue comme telle de toute antiquité. Elles surgissent avec force et en abondance, accompagnées d'un dégagement considérable de gaz acide carbonique. Le sol d'alentour exhale des vapeurs également carboniques, d'après un phénomène analogue à ceux de la grotte du Chien, près de Naples. De nombreux filets d'eau, moins volumineux, s'échappent du griffon principal ou jaillissent dans sa dépendance.

On en use en bains et en boisson. Les affections rhumatismales et les maladies cutanées passent pour constituer la spécialisation de ces sources, et les éléments complexes qui entrent dans leur composition chimique autorisent sans doute ces attributions. Malheureusement le très remarquable édifice, destiné à leur exploitation, a été détruit par un incendie en 1840. Les aménagements actuels ne suffisent pas au concours de visiteurs que la renommée de cette station attire.

HERVIDEROS DE VILLAR DEL POZO (Espagne, province de Ciudad-Real).

Ferrugineuse bicarbonatée. Tempér., 27° centigr.

	Eau : 8 livres de Castille.		Eau : un litre.
	Grains.		Gram.
Carbonate de fer............	3,25	=	0,0430
— de magnésie......	2,00	=	0,0265
— de chaux.........	1,50	=	0,0198
Chlorure de sodium.........	1,75	=	0,0201
Sulfate de chaux...........	1,25	=	0,0182
Acide silicique.............	0,75	=	0,0099
Carbonate de soude........	quant. ind.	=	quant. ind.
Matière organique..........	traces	=	traces
	10,50	=	0,1375
	Pouc. cub.		Cent. cub.
Gaz acide carbonique........	49	=	365

(J. Tornès, 1822.)

Plusieurs sources jaillissent à peu de distance entre elles ; toutes présentent un bouillonnement à leur sortie d'une roche calcaire, siliceuse et ferrugineuse. Ces eaux sont usitées en boisson et surtout en bains, dans les affections rhumatismales et les maladies de la peau. L'installation en est très insuffisante.

HEUCHELOUP (France, Vosges, arrond. de Mirecourt). A 8 kilomètres de cette ville.

Ferrugineuse bicarbonatée. Tempér., 12°.

L'eau minérale d'Heucheloup, qui coule sur les bords de la rivière de Malon, n'a pas encore été analysée d'une manière régulière. On y a signalé seulement des traces d'iode et d'un principe arsenical.

HEUSTRICHBAD (Suisse, canton de Berne). A 12 kilomètres de Thoune, à 1900 mètres au-dessus du niveau de la mer, dans l'un des beaux sites des Alpes bernoises.

Sulfurée sodique? Tempér., 8°,4 centigr.

	Eau : un litre.
	Gram.
Carbonate de chaux.....................	0,0196
— de magnésie	0,0110
Fer.................................	traces
Phosphate de chaux....................	0,0029
Silicates terreux	0,0089
Sulfate de soude	0,2087
— de potasse....................	0,0057
Chlorure de sodium....................	0,0080
Bicarbonate de soude..................	0,4310
	0,6938
	Cent. cub.
Hydrogène sulfuré	172

(C. Muller, 1855.)

M. Pagenstecher a évalué la proportion d'azote comprise dans ces eaux à 629cc,377. Il n'y existe pas d'acide carbonique libre ni de matières organiques.

Un établissement bien installé, avec cabinets de bains et appareils de douches, dessert cette source, près de laquelle on en utilise une autre légèrement ferrugineuse.

C'est surtout à l'intérieur qu'on a employé jusqu'ici l'eau de Henstrich. Des aménagements récents permettent d'en étendre les applications. Sa spécialisation comprend les affections catarrhales, certains rhumatismes, quelques dermatoses, et en général celles de ces expressions diathésiques dans lesquelles l'élément névropathique prédomine. Nous ferons remarquer que, dans cette station, on prescrit le bain d'abord chaud aux rhumatisants; mais on en abaisse la température successivement, jusqu'à atteindre celle de la source, en diminuant aussi sa durée. Dans le cas de névroses, le bain est donné froid dès le début. Ces pratiques doivent certainement prendre la plus grande part au traitement, aidé par les conditions d'air et de climat de la localité. Nous manquons de renseignements cliniques sur leurs résultats.

HILDEGARDE-BRUNNEN (Hongrie). Sources près d'Ofen.
Sulfatée sodique et magnésique. Tempér., 12°.

	Eau : une livre.		Eau : un litre.
	Grains.		Gram.
Sulfate de soude............	62,538	=	9,005
— de magnésie........	35,451	=	5,104
Chlorure de sodium..........	8,095	=	1,165
Carbonate de chaux........	1,805	=	0,267
— de magnésie......	1,451	=	0,208
Sulfate de potasse..........	0,699	=	0,100
— de chaux..........	5,437	=	0,782
Alumine................	0,361	=	0,051
Acide silicique	0,192	=	0,027
Oxyde de fer, phosphates et matières extractives......	traces	=	traces
Gaz acide carbonique.......	0,468	=	0,086
	116,497	=	16,795

(Moritz Gay.)

Cette eau est rangée parmi les EAUX AMÈRES [voy. ce mot]. Elle en a les propriétés purgatives.

HIMALAYA. Voy: ASIE.

HIMERSHEIM (Prusse, province du Bas-Rhin).

Source signalée près d'Ahrweiler et que nous avons lieu de croire analogue à celle de Heppingen, quoique la composition n'en soit pas publiée.

HING-TCHOU (Chine). Source chaude, au nord de Peking, non loin des rives de Pay-Ho, citée par Alibert comme renfermant de l'alun, ainsi qu'une petite quantité de soufre, et comme très fréquentée.

HINNEWIEDER (États autrichiens, Silésie). Sources *ferrugineuses bicarbonatées* qui proviennent d'un terrain marécageux, et contiennent, d'après Meissner; 0,5 de carbonate de fer. Un dépôt ocracé considérable couvre leurs abords, et elles sont employées dans tous les états anémiques. Il y a un établissement appelé encore *Karlsbrunn* ou *Freudenthaler Bad*, du nom d'une localité voisine. On y fait la cure du petit-lait.

HIVER (Traitement d'). Est-il opportun d'instituer, près de la généralité des établissements thermaux ou près de quelques-uns d'entre eux, des installations spéciales qui permettent d'y suivre, pendant l'hiver, le traitement auquel on a exclusivement consacré jusqu'ici six mois au plus, invariablement compris entre le mois de mai et le mois d'octobre?

Pour juger cette question, qui a déjà été soulevée à plusieurs reprises, il convient de prendre en considération : 1° l'opportunité du traitement thermal; 2° les éléments dont se compose un semblable traitement; 3° les conditions climatériques.

Au point de vue de l'opportunité du traitement thermal, on aurait tort de penser que ce dernier puisse être également requis et indifféremment appliqué à toutes les époques de l'année. Nous exposerons, dans un article spécial (OPPORTUNITÉ), que l'époque la plus favorable à l'application du traitement thermal est celle où les symptômes qu'il s'agit de combattre se montrent avec le moins d'activité, c'est-à-dire où la maladie existe au moindre degré possible. Ce n'est pas précisément dans la saison où les bronchites s'exaspèrent habituellement, où les rhumatismes et la goutte se manifestent de préférence, où la scrofule s'épanouit et se développe, qu'il conviendrait d'adresser les eaux minérales aux affections de ce genre. Et la consécration traditionnelle de la belle saison à l'application du traitement thermal a donc bien sa raison d'être, pour une série très étendue de malades.

Sans doute il n'en est pas toujours ainsi, et la plupart des affections de l'appareil digestif et de ses annexes, des organes génito-urinaires, un grand nombre de cachexies, accepteraient indifféremment le traitement thermal dans toutes les saisons. Mais il s'agit là, en général, de maladies à marche lente, de longue durée, et dont le traitement offre rarement un caractère d'urgence. D'un autre côté, le traitement thermal a nécessairement une durée limitée; il est bon de n'y recourir qu'à des intervalles déterminés. Nous sommes loin assurément d'approuver les limites étroites où on le restreint habituellement, les proportions insuffisantes qu'on lui assigne, et la recherche irréfléchie que l'on fait du moment où la température est la plus élevée [voy. SAISON]. Mais il faut convenir que la possibilité de hanter les établissements thermaux pendant six mois de l'année suffit dans l'immense majorité des cas. Le nombre de ceux où l'usage du traitement thermal se trouverait formellement indiqué pendant l'hiver est donc fort restreint, surtout si l'on fait abstraction des convenances personnelles, pour s'en tenir uniquement aux nécessités de la maladie elle-même.

Mais le traitement thermal offre-t-il réellement pendant l'hiver toutes les ressources que l'on trouve en lui dans les circonstances ordinaires? Nous n'hésitons pas à répondre par la négative. Les pratiques balnéothérapiques, qui en font une partie si essentielle, s'accommoderaient mal d'une saison rigoureuse. L'exercice, la distraction, dont nous avons expliqué ailleurs la valeur thérapeutique [voy. HYGIÉNIQUES (CONDITIONS)], ne se rencontrent guère dans les circonstances que nous supposons. L'expansion des fonctions cutanées, qui tient une si grande place dans l'action physiologique des eaux minérales, sera plutôt réprimée que sollicitée, et il est vraisemblable que de telles conditions seraient peu favorables, en particulier, au traitement des maladies de la peau.

Cependant nous admettons volontiers qu'il peut se présenter telle circonstance où il soit permis de faire usage, avec quelque profit, d'eaux minérales très médicamenteuses, et dont l'administration interne serait exclusivement ou spécialement recherchée : ainsi Contrexéville, dans des cas de gravelle et de coliques néphrétiques; Vichy, dans des cas de coliques hépatiques, d'engorgement du foie, de vomissements, etc.

On voit qu'à nos yeux l'opportunité et la convenance du traitement thermal pendant l'hiver se réduisent à un très petit nombre d'applications, soit que l'on envisage les indications thérapeutiques, ou bien les conditions favorables aux modes d'administration. Nous ne nions pas qu'il ne fût à désirer que l'abord de quelques établissements thermaux, du genre de ceux que nous avons cités, ne fût, pendant la mauvaise saison, un peu moins inhospitalier qu'il ne l'est généralement aujourd'hui, en vue de quelques cas rares et tout à fait fortuits; mais nous ne pensons pas que l'on arrive à reconnaître l'utilité de développer de véritables installations consacrées aux traitements d'hiver.

Il est une seule condition à laquelle cette institution semble se rattacher d'une manière sérieuse : c'est celle du *climat*. Nous comprendrions parfaitement que l'on allât chercher, près des sources minérales de l'Algérie, des traitements appropriés, lesquels pourraient être suivis dans des conditions aussi favorables qu'ils le sont aujourd'hui en Europe, durant la saison opportune. Mais on voit aisément que la question du climat serait ici dominante, et que, pour la plupart des cas au moins, le traitement thermal ne serait plus qu'un accessoire de l'émigration.

C'est certainement cet ordre d'idées qui a présidé à l'installation de traitements d'hiver près des deux seules stations thermales qui aient encore été consacrées à cet usage, le *Vernet* et *Amélie* (Pyrénées-Orientales). Nous emprunterons à M. Rotureau quelques renseignements sur ces stations d'hiver, qui, comme on le sait, sont particulièrement recherchées pour le traitement des affections de l'appareil respiratoire :

« Les malades qui se rendent au *Vernet*, pour y passer la saison d'hiver, doivent suivre de préférence la route de Bordeaux, plutôt que celle de Lyon et Montpellier. Ils éviteront ainsi les vents, quelquefois impétueux, du golfe du Lion, et feront tout le voyage sur une ligne dont l'exposition est au midi. C'est au pied du mont Canigou que se trouve l'établissement thermal du Vernet, dans la vallée du Tet, connue dans la chaîne des Pyrénées par la fertilité et la douceur de son climat. Cette vallée est abritée, en effet, contre tous les vents, excepté ceux du nord-est, par les montagnes élevées qui l'entourent. Elle est ouverte au nord-est, et la route venant de Prades suit ses nombreux détours. En tournant la route de Villefranche aux bains du Vernet, l'intensité du vent se modère peu à peu, pour céder complétement lorsqu'on s'engage dans la vallée.

» L'établissement thermal du Vernet est à 620 mètres d'altitude. Le thermomètre s'y abaisse rarement à — 2° 1/2, et le laurier-rose, le cactus, l'aloès, le grenadier, l'oranger, y sont cultivés en pleine terre. L'hiver de 1858 a fait descendre la colonne thermométrique à — 2° ; pendant le jour le plus chaud, elle s'est élevée à + 26°.

» *Amélie* est située à une bien moindre élévation que le Vernet : 276 mètres, dans la vallée du Vallespir, complétement abritée des vents du nord et du midi, ouverte seulement aux vents de l'est et de l'ouest. La température maxima y a été, en décembre 1855, de 13° à 14°, minima de 0° à 5° ; en janvier 1856 (dix heures du matin), maxima de 15° à 17°, minima de 4° à 6° ; en février, maxima de 18° à 20°, minima de 3° à 7°. Les oliviers, les cactus, les lauriers-roses, les citronniers, les orangers, sont cultivés en pleine terre. Malgré la beauté du climat, la température est quelquefois assez basse, principalement le matin et le soir, pour que les malades ne puissent que difficilement quitter leurs appartements.

» Dans ces deux stations, on a utilisé la température élevée des eaux pour chauffer l'établissement habité par les malades, au moyen de conduites où elles coulent incessamment. » (*Des principales eaux min. de l'Europe*, 1859.)

M. Rotureau recommande fort justement de ne pas se rendre dans ces stations d'hiver, et de ne point les quitter, à l'époque des grands froids, afin de ne pas s'exposer aux brusques changements de température. Nous ajouterons à cette observation la suivante, qui en est le corollaire : c'est qu'un semblable traitement ne doit être recherché qu'à la condition d'y consacrer la majeure partie de la mauvaise saison, et qu'il y aurait plus d'inconvénients que d'avantages à aller au Vernet ou à Amélie, pour quelques semaines seulement, ainsi que cela se pratique habituellement durant l'été.

HOCKLEY-SPA (Angleterre, comté d'Essex).

Sulfatée magnésique. Tempér. ?

Une analyse de M. Philips assigne à cette source du sulfate de magnésie, 5^{gr},481 pour 1 litre d'eau, indépendamment d'autres sels qu'elle renfermerait. Le docteur Glover met en doute ces résultats chimiques, et pense, que la bonne situation de Hockley, non loin de la mer, a pu seule influer sur la santé des malades.

HOF-GASTEIN (États autrichiens, duché de Salzbourg). Village à 6 kilom. de Gastein, ou Wildbad-Gastein. Les eaux de Gastein y sont amenées au moyen de conduites en bois, et employées pour le traitement thermal dans les maisons particulières. On assure que ces eaux ne subissent aucune altération pendant leur trajet. [Voy. GASTEIN.]

HOFGEISMAR (Allemagne, Électorat de Hesse-Cassel). Village, station du chemin de fer de Cassel à Paderborn.

Chlorurée sodique. Tempér., 16° centigr.

	Eau : 16 onces. Grains.		Eau : un litre. Gram.
Chlorure de sodium.........	8,196	=	1,016
— de magnésium......	0,132	=	0,016
— de potassium.......	0,178	=	0,022
Sulfate de soude............	2,249	=	0,278
— de magnésie.........	2,194	=	0,272
Carbonate de chaux........	4,724	=	0,587
— de fer	0,300	=	0,037
Manganèse...............	traces	=	traces
Phosphate basique d'alumine..	0,011	=	0,001
Silice...................	0,414	=	0,051
Matière extractive...........	traces	=	traces
	18,398	=	2,280
	Pouc. cub.		Cent. cub.
Gaz acide carbonique........	16,620	=	831,0
Azote.................	0,389	=	19,4
Oxygène	0,046	=	2,3
	17,055	=	852,7

(WURZER, 1825.)

Il y a deux sources, l'une employée à l'intérieur (Trinkquelle), l'autre destinée aux bains. Leur composition diffère peu. Nous donnons l'analyse de la première. L'établissement, d'après Osann, est bien situé et pourvu des moyens d'administrer l'eau minérale sous toutes les formes. L'application thérapeutique de ces eaux rentre dans la médication résolutive et reconstituante.

HOHENBERG (Bavière, haute Franconie). Village près de Wunsiedel.

Ferrugineuse bicarbonatée. Tempér.?

	Eau : 16 onces.		Eau : un litre.
	Grains.		Gram.
Carbonate de soude	0,45	=	0,0558
— de chaux	1,90	=	0,2356
— de magnésie	0,40	=	0,0049
— de fer	0,30	=	0,0037
Sulfate de soude	0,12	=	0,0014
Chlorure de potassium	0,20	=	0,0024
— de sodium	0,18	=	0,0022
Silice	0,35	=	0,0038
Matière extractive	0,10	=	0,0010
	4,00	=	0,3308
	Pouc. cub.		Cent. cub.
Gaz acide carbonique	30,6	=	1530

(VOGEL.)

Cette eau est transportable (Osann).

HOHENSTADT (Bavière). Village, dans le voisinage de Passau.

	Eau : 16 onces.		Eau : un litre.
	Grains.		Gram.
Carbonate de soude	0,60	=	0,079
Sulfate de soude	0,35	=	0,043
Chlorure de sodium	0,25	=	0,031
Bitume	0,10	=	0,012
Carbonate de chaux	1,25	=	0,155
— de magnésie	0,12	=	0,014
— de fer	traces	=	traces
Silice	0,30	=	0,037
	2,97	=	0,371
	Pouc. cub.		Cent. cub.
Gaz acide carbonique	1,2	=	60
Gaz hydrogène sulfuré	0,6	=	30

(VOGEL.)

On compte deux sources de même composition dans cette localité; mais c'est surtout à cause de boues minérales, employées avec succès dans les affections rhumatismales, que les malades s'y rendent.

HOLBECK (Angleterre, comté d'York). Près de Leeds.

Bicarbonatée sodique. Tempér.?

Cette eau, analysée par M. West, ne paraît pas avoir été utilisée autrement que pour les usages culinaires.

HOLY-WELL. Voy. MALVERN.

HOLZBAD (France, Bas-Rhin, banlieue de Westhausen).

Il existe dans cette localité une source froide qui renferme, d'après Fodéré, des chlorures, du carbonate et du sulfate de chaux, ainsi que de la matière organique. Elle ne paraît pas avoir d'emploi.

HOLZHAUSEN (Prusse, cercle de Rhaden).

Sulfatée calcique (ferrugineuse). Tempér., 11° centigr.

	Eau : une livre. Grains.		Eau : un litre. Gram.
Sulfate de chaux............	15,343	=	1,841
Carbonate de chaux........	1,393	=	0,167
Chlorure de calcium........	0,575	=	0,069
— de magnésium......	0,370	=	0,044
Sulfate d'alumine..........	0,358	=	0,042
Carbonate de fer...........	0,105	=	0,012
	18,144	=	2,175
			(RUNGE.)

Établissement de bains réputés importants par Osann, dans le traitement des affections rhumatismales et névropathiques.

HOMBOURG, ou **HOMBOURG-ÈS-MONTS**, en allemand HOMBURG-VON-DER-HOHE (Allemagne, Hesse-Hombourg, capitale du landgraviat de même nom). A 15 kilom. de Francfort, au pied du Taunus.—Quatre sources.

Chlorurée sodique. Tempér. de 10° à 12° centigr.

Eau : un litre.

	Source DE LOUIS.	Source EMPEREUR.	Source ferrugineuse.	Source ÉLISABETH
	gr.	gr.	gr.	gr.
Chlorure de sodium.........	4,7958	10,4942	7,9864	14,8042
— de potassium.........	0,1714	0,0277	0,0176	0,1920
— de magnésium........	0,3063	0,8523	0,5329	0,8382
— de calcium........	0,7280	1,7504	1,0667	1,6765
Bromure de magnésium.......	»	traces	traces	0,0153
Sulfate de chaux...........	0,0154	0,0165	0,0145	0,0262
Carbonate de chaux.........	0,5743	0,0680	0,7534	1,1119
— de fer...........	0,0417	0,0532	0,0936	0,4479
— de magnésie.......	0,0091	»	»	»
— de manganèse.......	»	»	»	0,0103
Silice...................	0,0198	0,0086	0,0314	0,0103
Alumine.................	»	traces	»	⎫
Crénates................	»	»	»	⎬ traces
Phosphate d'alumine........	»	traces	»	⎪
Chlorhydrate d'ammoniaque ...	»	traces	»	⎭
	6,6618	13,2709	10,4965	19,1328
	c. c.	c. c.	c. c.	c. c.
Acide carbonique libre........	1176,8	2802,6	1265,5	1277,2
	HOFFMANN, 1856.		LIEBIG.	HOFFMANN

De ces diverses sources, si rapprochées par leur composition, l'*Elisa-*
bethbrunnen est la plus anciennement connue, les autres ayant été découvertes, depuis une quinzaine d'années environ, à l'aide de forages
artésiens. C'est aussi celle qui, avec la *Stahlbrunnen* (source ferrugineuse), est le plus employée à l'intérieur. Les sources de l'*Empereur*
et de *Louis* servent à la fois à l'usage en boisson et en bains.

Il est à remarquer que ces eaux chlorurées sodiques empruntent des
caractères spéciaux au gaz acide carbonique et au carbonate de fer qui
entrent dans leur composition. La saveur de la source *Elisabeth* est à la
fois styptique et salée, et dénote aussi la présence d'une notable proportion de gaz carbonique. Mais la *Stahlbrunnen* est plus franchement ferrugineuse. Les deux autres sources ont une signification moins accusée
dans ce sens.

On comprend que, prise à l'intérieur, l'eau d'*Elisabeth* soit digérée
assez aisément, et que, selon la remarque de M. Rotureau, bien qu'elle
soit purgative, elle exerce une action tonique sur le tube digestif. A titre
de chlorurée sodique, elle provoque très facilement l'évolution menstruelle chez les femmes, et en général elle favorise les phénomènes congestifs. C'est d'ailleurs une propriété commune aux eaux du même ordre
[voy. CHLORURÉES SODIQUES (EAUX)]. Nous croyons devoir insister particulièrement sur les conditions favorables de cette minéralisation, qui,
pour emprunter d'anciennes dénominations, participe à la fois des qualités salines, ferrugineuses et acidules. Les effets qu'on peut obtenir de
l'emploi des sources de Hombourg rentrent, en un mot, dans ceux d'une
médication à la fois dérivative et reconstituante, sans qu'aucun d'eux
se contrarie mutuellement.

Les bains pris dans cette station ne présentent rien qui les distingue
de ceux analogues. On les additionne souvent d'eaux mères recueillies
aux salines de Nauheim, lesquelles sont très voisines.

Les affections dyspeptiques et celles qui se relient au lymphatisme
rentrent le plus fréquemment dans le ressort de Hombourg. Ces eaux
sont également très employées dans un ensemble assez complexe de phénomènes morbides qui se rattache aux hémorrhoïdes et semble présider
à l'hypochondrie. On emploie avec succès les eaux de la source de *Louis*
et surtout celles de la *Stahlbrunnen* chez les sujets chlorotiques, et en
général toutes les fois qu'il s'agit de rendre au sang ses qualités normales. L'usage de l'*Élisabethbrunnen*, au contraire, se recommande pour
remédier à l'état saburral des premières voies et pour régulariser les
fonctions intestinales.

Malheureusement cette localité, embellie par tous les raffinements du
luxe, au milieu d'une riante nature, offre plus d'attraits aux touristes et

aux joueurs que de calme nécessaire aux malades; aussi, quoiqu'on y trouve un établissement pourvu de tous les moyens balnéaires désirables, la fréquentation en est-elle restreinte au point de vue médical.

Les eaux de Hombourg s'exportent et sont prescrites, même à distance, avec avantage, comme laxatif.

HOMOROD (Hongrie, comitat d'Abanjwar). Douze sources, dont deux seulement sont employées.

Ferrugineuse bicarbonatée. Tempér., 12° centigr.

	Eau : un litre.	
	Source INFÉRIEURE.	Source SUPÉRIEURE.
	Gram.	Gram.
Sulfate de soude................	0,172	0,230
— de chaux................	0,092	0,057
Chlorure de sodium	0,184	0,145
Carbonate de soude............	0,443	0,561
— de chaux.............	0,405	0,230
— de magnésie..........	0,247	0,145
— de fer..............	0,086	0,057
Silice	0,074	0,099
	1,703	1,524
	Cent. cub.	Cent. cub.
Acide carbonique...............	1,600	1,127

(PATAKY.)

Ces eaux sont employées à la fois comme résolutives et toniques.

HONFLEUR (France, Calvados). A 4 kilom. de Pont-Lévêque, à 222 de Paris, sur la rive gauche de l'embouchure de la Seine. Trajet de Paris à Pont-Lévêque en six heures.

Bains de mer.

HONGRIE. La principale partie de la Hongrie représente une vaste plaine où le Danube semble s'arrêter au milieu de son cours, et que les monts Carpathes environnent au nord et à l'est. Deux branches des Alpes styriennes y pénètrent du côté occidental. Les roches granitiques dominent dans ces montagnes; mais le granit y est le plus souvent recouvert par d'immenses couches de roche calcaire, compacte et primitive, à laquelle s'appuient à leur tour les roches de schiste argileux. C'est encore entre ces montagnes, sillonnées de basalte, de trachytes, de porphyre, que se montrent d'immenses dépôts de sel gemme et des mines métalliques. Plus bas existent de vastes bancs houillers. Enfin, dans les plaines, on compte plus de trois à quatre cents sources minérales, jaillissant depuis Szamos jusqu'aux environs de Vienne, et depuis les Carpathes jusqu'aux bords de la Drave et du Danube. La plupart de ces eaux sont chlorurées sodiques, composition qu'on retrouve dans divers lacs des mêmes plaines. Beaucoup d'entre elles, minéralisées par les sulfates de soude et de magnésie, ont été considérées comme des EAUX AMÈRES [voy. ce mot]. Un grand nombre passent pour ferrugineuses. Leur température s'échelonne entre 5° et 64° centigr. Il en est dont la réputation date d'époques déjà anciennes. Plusieurs sont encore très fréquentées, et se recommandent par une bonne installation. Enfin on en transporte un certain nombre pour un taux assez important. Les stations les plus dignes d'intérêt sont, d'après M. Rotureau, celles de *Balaton-Füred*, *Mehadia*, *Pest-Bude*, *Pistyan*, *Szliacs*, *Szkleno*, *Teplitz-Trentschin*, *Vihnye*.

MONTALADE (La). Voy. SAINT-SAUVEUR.

HÔPITAL THERMAL. Les hôpitaux thermaux sont des institutions hospitalières qui s'adressent, non pas aux habitants des localités thermales elles-mêmes, mais aux indigents étrangers qui viennent réclamer les bienfaits des sources minérales près desquelles ils existent. Quelques-uns de ces hôpitaux sont librement ouverts aux indigents d'une certaine circonscription, comprenant une série de communes ou même de départements. La plupart reçoivent en outre des malades de toute provenance, moyennant une indemnité fixée par leurs règlements. Il faut en général, pour être admis dans un hôpital thermal, être muni d'un certificat d'indigence et d'un certificat médical, dûment légalisé. L'hôpital thermal de Vichy exige de plus un certificat du percepteur des contributions, constatant que le porteur n'est pas imposé au delà de 10 fr. On trouvera à l'article ASSISTANCE de plus amples développements sur ce sujet.

HORCAJO DE LUCENA (Espagne, province de Cordoue).

Chlorurée sodique. Tempér., 19° centigr.

	Eau : une livre.		Eau : un litre.
	Grains.		Gram.
Sulfate de chaux............	5,56	=	0,536
Chlorure de sodium.........	7,33	=	0,776
— de potassium	7,10	=	0,752
— de magnésium.......	4,00	=	0,424
Carbonate de magnésie	6,71	=	0,711
Matière extractive...........	0,20	=	0,021
	30,90	=	3,220
Gaz hydrogène carboné.......	quant. indéterm.		

(T. et M. SANCHEZ, 1819.)

Cette eau s'emploie en bains, dans les affections cutanées. Établissement mal installé. Une tradition veut que sainte Thérèse se soit baignée en cet endroit.

HORLEY GREEN (Angleterre, comté d'Oxford).

Ferrugineuse sulfatée. Tempér.?

D'après le docteur Granville, cette eau, provenant des mines voisines, est minéralisée par du sulfate de fer, souvent accompagné d'alumine. Elle passe pour très active, mais l'usage en est restreint.

HOTTENTOT-HOLLAND (cap de Bonne-Espérance).

Ferrugineuse thermale.

On cite en cet endroit une source désignée sous le nom de *Brand-Palley*, chargée, dit-on, d'une grande proportion d'acide carbonique, avec une température remarquable de 83° centigr. Ces eaux sont surtout employées contre les affections rhumatismales.

HOUB (Bains de la) (grand-duché de Bade). A 4 lieues de Bade, une lieue de Bühl ; à 545 pieds au-dessus du niveau de la mer, et à l'entrée de la vallée de Neusatz.

Chlorurée sodique. Tempér., 27° centigr.

Eau : un litre.

	Gram.
Bicarbonate de chaux	.0,30748
— de magnésie.................	0,00938
— de protoxyde de fer............	0,00321
Sulfate de chaux	0,46378
— de soude.....................	0,26361
— de magnésie.....................	0,06334
Chlorure de sodium	1,45216
— de potassium...................	0,08020
— de lithium.....................	0,00469
Silice..............................	0,02698
Acide carbonique.......................	0,09632
Azote................................	0,03709
Traces sensibles de combinaisons iodurées et de substances organiques..................	0,00000
	2,80824

En substances gazeuses la source contient sur 1000 grammes :

	Cent. cub.
Acide carbonique à moitié combiné	49,572
— — à moitié et entièr. combiné...	99,140
— — libre	48,680
Azote libre.............................	29,510

(Bunsen, 1854.)

Le débit de la source est de 100 litres d'eau par minute.

Les bains de la Houb se composent d'un établissement dont la création remonte à deux ou trois cents ans (A. Robert), et qui a été restauré il y une dizaine d'années. Il contient vingt-quatre cabinets où l'on administre les bains d'eau thermale.

Il existe aussi deux établissements hydrothérapiques, un pour chaque sexe, qui occupent chacun une aile opposée du bâtiment. « Les malades, dit M. A. Robert, y sont descendus de leurs appartements, à travers un couloir vertical, à l'aide d'un fauteuil attaché à une corde mue par une manivelle. De vastes piscines, garnies en faïence, remplies d'une eau claire et limpide, reçoivent les baigneurs. L'eau employée pour ces bains a ordinairement 10° à 12°. Il existe en outre dans l'établissement des douches de tous les calibres et de toutes les espèces, ainsi qu'un bain de lames (*Wellenbad*). »

HOURDEL (France, Somme). Village maritime, à l'entrée de la baie de Somme, entre Saint-Valery et le Crotoy. Chemin de fer du Nord.

Bains de mer.

HOVINGHAM (Angleterre, comté d'York).

Bicarbonatée sodique. Tempér.?

La plus récente analyse, celle de M. West, assigne à cette eau 0^{gr},540 de bicarbonate de soude et 0^{gr},042 de chlorure de sodium, pour 1 litre. M. Granville, au contraire, y avait signalé la présence de sulfate de magnésie. Quoiqu'on emploie cette source en boisson et en bains, elle ne paraît pas douée de propriétés authentiques.

HUBERTUSBRUNNEN (Prusse, prov. de Saxe). Dans une vallée de la chaîne du Harz.

Chlorurée sodique. Tempér.?

	Eau : 16 onces. Grains.		Eau : un litre. Gram.
Chlorure de sodium......	144,9040	=	17,3884
— de calcium.....	85,7472	=	10,2896
— de magnésium...	0,1875	=	0,0225
— de potassium....	0,5685	=	0,0680
— de lithium.....	0,1114	=	0,0131
— d'aluminium....	0,4161	=	0,0493
— d'ammonium....	0,1681	=	0,0202
— de strontium....	0,7262	=	0,0877
— de baryum.....	0,0254	=	0,0034
Carbonate de chaux......	0,5810	=	0,0691
Phosphate de chaux......	0,0100	=	0,0010
Azotate de chaux........	3,3301	=	0,3994
Carbonate de fer.........	0,0051	=	0,0001
Bromure de magnésium...	0,2687	=	0,0322
Iodure de magnésium.....	0,0022	=	0,0001
Silice.................	0,2690	=	0,0323
	207,3205	=	28,4764
	Pouc. cub.		Cent. cub.
Gaz acide carbonique......	0,439	=	21,95

(Bauer.)

HUMAGE. Le *humage* est un mode d'inhalation des eaux minérales qui consiste à aspirer les vapeurs émanées de ces dernières au moyen d'un appareil particulier. Cet appareil se compose d'une pièce renfermant l'eau minérale ou réunissant les vapeurs qui se dégagent d'une source, d'un tuyau et d'un embout plus ou moins évasé. M. Lambron décrit ainsi la pratique du humage, telle qu'elle est mise en usage à Luchon, où elle constitue le mode à peu près exclusif d'inhalation :

« La poitrine du malade, loin d'être active, loin de faire un effort d'inspiration, doit être passive ; elle doit recevoir la vapeur qui entre doucement, par le fait seul du courant produit par toute inspiration sur les objets légers qui environnent la bouche.

» A Luchon, les malades ne placent donc pas la bouche immédiatement sur l'embouchure, à peu près pareille à celle d'un porte-voix, qui termine le tuyau d'aspiration, de manière à le fermer hermétiquement. Bien au contraire, ils s'en tiennent à quelques millimètres, et, par des inspirations plus ou moins fortes et opérées lentement, ils font entrer la vapeur sulfureuse jusque dans les cellules pulmonaires les plus profondes.

» Les avantages du humage sont incontestables : on évite une atmosphère trop chaude ; le corps n'est pas mouillé par la vapeur condensée ; le malade introduit, avec la vapeur d'eau sulfureuse, une certaine quantité d'air atmosphérique non altéré ; il respire une vapeur dont la richesse en acide sulfhydrique est pour ainsi dire constante, puisqu'elle est fournie par la vaporisation naturellement produite par la température même de la source ; on peut graduer cette richesse d'une manière fixe en plaçant des appareils à humage sur des sources de plus en plus chaudes, sulfureuses et facilement décomposables.

» Nous avons retiré de bons effets du humage intermittent des eaux sulfureuses à l'état gazeux dans la phthisie, dans les bronchites chroniques et l'affection granuleuse du larynx et du pharynx. » (*Ann. de la Société d'hydr. méd. de Paris*, t. IV.)

Malgré ces observations de M. Lambron, nous pensons que l'*aspiration* simple des vapeurs, pratiquée dans de bonnes conditions, est préférable au humage. [Voy. INHALATION.]

HUMERA (Espagne, province de Madrid). A proximité de la capitale. Source également nommée *Sumas-Aguas.*

Ferrugineuse bicarbonatée. Tempér., 22° centigr.

	Eau : 200 livres. Grains.		Eau : un litre. Gram.
Chlorure de sodium..........	6,5	=	0,0007
— de magnésium......	9,0	=	0,0009
— de calcium..........	2,0	=	0,0001
Sulfate de magnésie..........	18,5	=	0,0046
— de chaux............	4,0	=	0,0002
Carbonate de magnésie......	140,0	=	0,0700
— de chaux..........	16,0	=	0,0040
— d'alumine........	8,6	=	0,0004
— de fer............	18,0	=	0,0045
Acide silicique.............	2,0	=	0,0001
	224,6	=	0,0855
	Pouces cub.		Cent. cub.
Gaz acide carbonique........	127,45	=	31,75

Ces eaux sont utilisées seulement en boisson. M. le docteur Rubio exprime le vœu que leur usage se répande à Madrid. Elles peuvent être en effet considérées comme des eaux gazeuses d'une pureté remarquable.

HUMINE. Voy. HUMUS.

HUMIQUE (Acide). Voy. HUMUS.

HUMUS. Toutes les fois que les corps solides hydro-carbonés, comme les végétaux enfouis dans l'intérieur du sol, sont exposés à l'humidité, ils subissent une putréfaction ou décomposition lente qui a pour but de modifier leur constitution primitive, et de donner naissance à d'autres produits tout à fait différents. C'est au mélange de ceux-ci que l'on a donné le nom de tourbe ou de terreau.

La tourbe, d'après des recherches attentives, contient, entre autres principes, une substance soluble dans l'eau et les alcalis, insoluble dans la plupart des acides, à laquelle on a indistinctement donné les noms de *humus, acide humique, humine, ulmine, acide ulmique, géine, acide géique, matière extractive.*

Lorsque les sources minérales sont situées dans le voisinage de dépôts de végétaux en voie de décomposition, elles apportent avec elles des traces d'humus qu'à notre avis on a très souvent confondues avec les acides crénique et apocrénique, tout en convenant cependant que ceux-ci ont pour origine l'humus des couches profondes du sol.

C'est plutôt par voie de supposition que par voie expérimentale que les analystes signalent l'humus dans les eaux minérales; car il n'existe pas de procédé qui permette de reconnaître cette substance avec certitude. Aussi nous semble-t-il plus rationnel de l'inscrire sous le nom de matière organique non azotée, toutes les fois que le résidu de plusieurs litres d'eau minérale, exposé à l'action de la chaleur, noircit d'une manière sensible, et qu'une autre partie de résidu, additionnée de chaux potassée, placée dans un tube et chauffée jusqu'au rouge, ne dégage pas de vapeurs ammoniacales. Dans le sens contraire, la substance organique soluble serait azotée.

A côté de l'humus se place le *lignite,* qui s'est formé de la même manière, mais auquel les chimistes ont reconnu des propriétés un peu différentes.

Quoique les auteurs soient muets à cet égard, il est à supposer cependant que beaucoup de sources très chargées de gaz carbonique contiennent du lignite en solution, et même qu'une partie de ce gaz a pour origine la transformation du bois en lignite. [Voy. CARBONIQUE (ACIDE.)]

HUTTERSBACH (Allemagne, grand-duché de Bade). Dans un vallon latéral de la vallée de la Kintzig, à 2 kilom. de Gengenbach.

Chlorurée sodique (ferrugineuse). Tempér.?

On ne possède pas d'analyse bien exacte sur cette source, qui paraît jaillir du granit, et a reçu récemment des aménagements convenables. — Établissement de médiocre importance. Site agréable. Cette eau s'emploie à l'intérieur et en bains, à titre de médication tonique.

HYDROGÈNES CARBONÉS. Si l'on considère que beaucoup d'eaux minérales ont pour point de départ le voisinage des volcans éteints ou encore en activité, et des houillères, dont quelques-unes subissent depuis des siècles une combustion lente et souterraine, on est en droit d'en conclure que les hydrogènes carbonés peuvent se rencontrer parmi les gaz carbonique, azote et oxygène qui se dégagent spontanément des sources. Les fontaines ardentes ou de feu, citées par Pline et par quelques auteurs contemporains, ne sont, par le fait, que des sources qui émettent des hydrogènes carbonatés, gaz très inflammables, comme on sait. Mais, soit que les chimistes n'aient pas apporté sur ce sujet tout le soin qu'il mérite, toujours est-il que l'on voit rarement ces gaz figurer dans les analyses des eaux minérales. On doit faire une exception cependant pour les eaux d'Aix-la-Chapelle et de Coeze, en Savoie, qui, d'après MM. Liebig et Pyrame Morin, renferment de l'hydrogène protocarboné, et cela en proportion notable.

Voici comment on arrive à déceler ces gaz dans les produits volatils des sources :

Après avoir recueilli au griffon, et sous l'eau, une grande quantité de gaz libre dégagé spontanément, on y ajoute une certaine quantité de potasse caustique, qui, après plusieurs agitations, s'empare de tout l'acide carbonique. On place dans le résidu gazeux un bâton de phosphore qui absorbe seulement l'oxygène; on retire le phosphore, et l'on fait passer le gaz dans une éprouvette remplie de mercure. On détermine le volume exact du gaz; après quoi on y introduit, à l'aide d'une pipette, de l'acide sulfurique fumant qui dissout tout l'hydrogène bicarboné. Comme le résidu peut être constitué par un mélange d'azote et d'hydrogène protocarboné, on le fait arriver dans une éprouvette graduée, munie d'une armature métallique; on en détermine le volume, et l'on y introduit le double d'oxygène. En faisant détoner le mélange au moyen d'une étincelle électrique, tout l'hydrogène protocarboné se convertit en eau et en acide carbonique. Après avoir absorbé celui-ci par la potasse, on enlève l'excès d'oxygène par le phosphore, et lorsque le gaz ne subit plus de diminution, on inscrit le résidu comme de l'azote. La différence entre les volumes du gaz, avant et après la combustion et la soustraction de l'oxygène, représentent le volume de l'hydrogène protocarboné.

HYDROGÈNE SULFURÉ. Voy. SULFHYDRIQUE (GAZ).

HYDROPISIE. Nous avons énoncé, aux articles ANASARQUE et

ASCITE, les circonstances dans lesquelles un épanchement ou une infiltration séreuse localisée peut se prêter avec succès à l'administration d'un traitement thermal; mais l'*hydropisie*, qui comporte toujours avec elle l'idée d'une disposition générale de l'économie aux épanchements séreux, est toujours une contre-indication à l'emploi des eaux minérales.

\Les différents états morbides dont l'hydropisie peut dépendre à titre symptomatique, affections du cœur, albuminurie, cachexies graves, sont généralement par eux-mêmes au-dessus des ressources de la médication thermale, surtout sous les formes ou au degré où l'hydropisie survient ou se généralise. Quant à cette dernière, elle s'oppose à l'usage de tout traitement externe, et la plupart des eaux minérales, les bicarbonatées et les chlorurées en particulier, ne sont propres qu'à en accélérer le progrès. Nous ne prétendons pas cependant que quelques verres d'une eau sulfurée ou d'une eau ferrugineuse ne puissent être utilement prescrits à un hydropique; mais ce n'est plus là un traitement thermal.

En résumé, nous considérons comme une faute thérapeutique l'envoi d'une hydropisie caractérisée près d'une station thermale quelconque.

HYDROSE. Voy. ORGANIQUES (MATIÈRES).

HYDROTHÉRAPIE. (De ύδωρ, eau, et θεραπεύω, je traite). L'hydrothérapie est généralement considérée comme une importation allemande. On la croit inventée par un paysan silésien, nommé Vincent Priessnitz. En effet, ce fut à l'occasion de cures merveilleuses opérées par cet homme, que, de 1837 à 1840, on entendit parler pour la première fois de ce traitement. Cependant les recherches de MM. Scoutetten et A.-L. Boyer, professeur à la Faculté de Montpellier, ont démontré qu'en réalité il n'y avait rien de nouveau, si ce n'est le nom, dans la méthode curative prétendue nouvelle. Quelques auteurs persistaient néanmoins à attribuer à Vincent Priessnitz l'invention de l'enveloppement dans le drap mouillé; mais M. Boyer a démontré que Elliotson et Floyer avaient décrit ce procédé et indiqué ses applications, et M. Gillebert-Dhercourt a cité un passage de R. Willis où il est dit que cet enveloppement était un remède populaire chez les Irlandais, qui l'opposaient à la fièvre. Mais, s'il n'a inventé aucun des procédés usités en hydrothérapie, l'empirique silésien a sans contredit le double mérite d'avoir créé, à l'aide de pratiques tombées dans l'oubli, un traitement systématisé, et d'avoir appelé l'attention générale sur celui-ci par ses nombreux succès.

A l'époque de son introduction en France, l'hydrothérapie avait été définie : *une méthode qui a pour but de conserver la santé, ou de concourir à son rétablissement en faisant un emploi raisonné de l'eau et des principaux moyens hygiéniques* (Scoutetten). Si cette définition n'est pas parfaite (et en effet elle n'implique en aucune façon l'idée de la

provocation des sueurs, qui joue cependant un grand rôle dans l'hydrothérapie), néanmoins elle présente celle-ci comme un traitement rationnel et conforme par conséquent aux notions scientifiques. Tel n'a point
été l'avis de M. Fleury, qui prétend que le traitement institué en Allemagne n'est qu'un amas de formules empiriques et antiscientifiques ;
aussi ce médecin s'est-il appliqué à tracer d'autres formules au moyen
desquelles il a eu la pensée d'*avoir jeté les bases de l'hydrothérapie rationnelle et scientifique*. Les idées de M. Fleury à cet égard ne paraissent
pas avoir été acceptées par tous ses confrères en hydrothérapie ; nous
savons, en effet, que des médecins, auxquels on ne peut refuser une
certaine autorité, ont conservé l'usage de plusieurs procédés rejetés par
M. Fleury, et que, sous d'autres rapports, ils ne suivent pas les mêmes
errements dans l'administration de l'hydrothérapie.

Les limites qui nous sont imposées par la nature de cet article ne nous
permettent pas d'entrer dans ce débat. Notre but est d'édifier le lecteur
sur le genre de traitement que comporte la méthode hydrothérapique,
et sur les diverses maladies auxquelles elle s'applique le mieux. Pour le
remplir aussi succinctement, mais aussi complétement que possible,
nous croyons devoir : 1° exposer les effets produits par l'eau à diverses
températures ; 2° décrire les divers procédés mis en usage dans le traitement hydrothérapique ; 3° exposer les indications et les contre-indications de celui-ci.

§ 1. DES EFFETS PHYSIQUES ET PHYSIOLOGIQUES DÉTERMINÉS PAR
L'APPLICATION EXTÉRIEURE DE L'EAU FROIDE OU TEMPÉRÉE. — Bien
avant que l'attention fût rappelée sur l'hydrothérapie, on avait su apprécier la valeur thérapeutique du bain froid : d'intéressantes études ont été
publiées par L. J. Bégin sur ce sujet. Mais, grâce au défaut d'études analytiques complètes, l'administration de l'eau froide est restée abandonnée
au caprice de chacun ; il en résulte naturellement qu'on n'en a pas obtenu
toujours les mêmes effets : de là la divergence des opinions sur l'action
thérapeutique du bain froid. Ainsi on rencontre des auteurs qui le regardent comme essentiellement *sédatif*, et d'autres qui le considèrent comme
stimulant. L'examen expérimental manquait donc à ce point important
de physiologie. M. Gillebert-Dhercourt s'est efforcé de combler cette
lacune en se livrant à de nombreuses recherches microscopiques et
thermométriques. C'est à son travail, publié dans la *Gazette médicale de
Lyon* (nos 21, 23 et 26, 1856), que nous emprunterons ce qui va suivre.

On doit distinguer deux ordres d'effets causés par le froid : 1° ceux qui
résultent de son action propre : ce sont les *effets physiques*, et 2° ceux
qui sont l'expression de la résistance vitale : ce sont les *effets physiologiques*.

Le froid, ou l'eau froide, agit en soustrayant du calorique animal; son action propre est donc toujours *réfrigérante*, et, à moins d'attacher à cette expression une autre signification, il est difficile d'admettre que cette action, au moins primitivement, puisse tantôt avoir ce caractère, tantôt ne l'avoir pas. La réfrigération s'exerce d'abord au point de contact, et ne s'étend que difficilement aux couches profondes. M. Velpeau, en effet, a constaté que l'anesthésie produite par le froid sur la peau diminuait au fur et.à mesure qu'on atteignait des couches sous-cutanées plus profondes. Les expériences de M. Gillebert-Dhercourt confirment cette observation de M. Velpeau, et démontrent en outre que la caloricité est, à cet égard, soumise aux mêmes lois.

A + 5° centigr. et au-dessous, le froid éteint la sensibilité et la contractilité musculaire; il arrête la circulation capillaire dans le point de contact, qui pâlit et dont la température s'abaisse très notablement. Il se produit alors une véritable coercition du mouvement vital. L'application prolongée du froid, au degré indiqué, ne fait pas varier l'action de celui-ci; elle ne peut que la rendre plus profonde et plus étendue. De plus, elle lui impose une durée proportionnelle à la sienne. Le réveil des phénomènes vitaux n'a lieu que quelque temps après que l'action du froid a cessé; il se fait spontanément, si celle-ci n'est pas trop puissante ni trop prolongée. Dans le cas contraire, ce réveil exige l'aide de moyens artificiels.

Au-dessus de + 5° centigr., la coercition du mouvement vital est moins subite et moins forte; la circulation capillaire résiste quelques secondes à l'impression du froid. Cependant; si celui-ci agit au delà d'une ou deux minutes, il détermine des effets analogues aux précédents, c'est-à-dire des effets essentiellement physiques.

Entre + 10° et + 14° centigr., la coercition du mouvement vital n'a pas lieu. Le cours du sang dans les capillaires superficiels n'est pas suspendu; il n'éprouve que de courtes oscillations. Une légère décoloration paraît cependant; mais, après une minute environ, le cours des globules reprend une nouvelle activité; il devient bientôt plus accéléré qu'avant l'application du froid. Les vaisseaux sont alors manifestement plus pleins et plus rouges. La résistance vitale paraît donc ici dans toute sa puissance; les effets auxquels elle donne lieu sont ceux que nous appelons *physiologiques*. Toutefois l'application réfrigérante se prolongeant au delà de six, de huit ou de dix minutes, le cours du sang se ralentit de nouveau; les vaisseaux se décolorent une seconde fois, et la circulation capillaire s'arrête complétement. Alors l'action prolongée du froid a comprimé la résistance vitale, et a dissipé les effets physiologiques qui en étaient la manifestation. Dans ce cas, le mouvement secondaire de réaction est toujours très lent à se produire spontanément après le retrait du corps réfrigérant; il exige presque toujours des secours artificiels.

Entre + 20° et + 24° centigr., les effets sur la caloricité et la circulation ne deviennent sensibles qu'après quarante minutes de contact; ils consistent dans un léger abaissement de température de la partie soumise à l'expérience, dans un léger ralentissement du cours du sang et une faible décoloration des vaisseaux. Ces phénomènes ne sont jamais précédés par aucun de ceux qui décèlent un mouvement de réaction vitale.

Ces résultats, fournis par l'expérimentation, s'accordent avec les phénomènes observés pendant les bains froids et les bains tempérés. En effet, au moment de l'immersion dans l'eau froide à + 10° ou + 14° centigr., on éprouve une vive sensation de froid, une forte soustraction de chaleur et un spasme général; la respiration est saccadée, anhéleuse; le pouls est petit, concentré et dur; la peau devient plus ferme, en même temps qu'elle pâlit. C'est à ces phénomènes qu'on peut donner le nom d'effets *primitifs* ou *affectifs*. Mais, après une minute environ de séjour dans l'eau froide, la respiration devient plus libre et plus ample; le pouls reprend de la régularité, de la force et de la plénitude; la peau se colore au delà du ton naturel; les mouvements musculaires acquièrent plus de liberté et plus d'énergie; une sensation de chaleur et de picotement se répand sur toute la surface du corps, et s'accompagne d'un bien-être réel. Suivant le même auteur, ce sont les effets *secondaires* ou *réactionnaires* qui se prolongent quelque temps encore après le bain, si celui-ci cesse aussitôt que la réaction s'est manifestée. Au contraire, si le bain est prolongé au delà de six à huit minutes, les signes de réaction s'effacent progressivement; ils sont alors remplacés par le retour de la sensation du froid, par un tremblement général, par la rigidité des membres, la pâleur et l'insensibilité de la peau, et par un engourdissement général. Ces nouveaux phénomènes constituent les effets *tertiaires*, *déprimants* ou *sédatifs indirects*. Ils augmentent en raison directe de la durée du bain, et, après celui-ci, le retour à l'état normal ne peut avoir lieu qu'à l'aide d'un réchauffement artificiel.

Si l'eau du bain a une température plus rapprochée de celle de l'homme, si elle varie seulement entre + 22° et + 26° centigr., les choses se passent autrement. Ici plus de saisissement, plus d'impression pénible; au contraire, le baigneur éprouve une sensation agréable; le pouls et la respiration n'éprouvent pas de modification notable. La peau garde son coloris naturel. En un mot, on ne remarque aucun des effets primitifs observés dans le bain à + 10° ou + 14° centigr.; par la même raison, les effets secondaires ou réactionnaires font également défaut. Néanmoins, après vingt minutes de séjour dans ce bain, on peut constater déjà une diminution notable de la température animale, et si le bain est suffisamment prolongé, on voit également arriver les frissons, le tremblement général et même l'engourdissement, aussi bien que dans le cas précédent; seulement ils ne se produisent qu'après un temps beaucoup plus long, deux ou trois heures par exemple. Quoique ce résultat soit le même au fond, cependant il doit être distingué avec raison du précédent, en ce qu'il s'est produit en quelque sorte primitivement. L'effet déprimant est toujours précédé des effets primitifs et secondaires; celui-ci, au contraire, se manifeste d'emblée, quoique lentement : c'est pourquoi ce médecin l'appelle *effet sédatif direct* ou *antiphlogistique*.

Il est donc démontré, par ce qui précède, qu'à température et à durée égales, l'influence du froid exerce un même mode d'action sur la sensibilité, la caloricité et la circulation. *Coercitive* des phénomènes vitaux dans sa plus grande intensité, cette action en devient *excitante* à un degré moyen, et simplement tempérante et *modératrice* à son degré le plus faible.

Mais pourquoi cette différence dans les effets du froid à diverses températures? Elle tient au degré différent de sollicitation exercé alors par celui-ci sur la résistance de l'organisme contre les influences extérieures, résistance à laquelle MM. Trousseau et Pidoux ont donné le nom de *spontanéité vitale*. C'est entre + 10° et + 14° centigr. que la *spontanéité vitale* se manifeste le plus librement; au-dessus de + 22°, elle est difficilement sollicitée et mise en jeu; au-dessous de 0°, elle est coercée dès le principe et devient impossible.

C'est donc le degré d'influence du froid sur la spontanéité vitale qui doit être pour le médecin la règle et la mesure de l'administration de l'eau froide, soit générale, soit locale.

Une température de + 10° à + 14° centigr., qui excite plus ou moins vivement la spontanéité vitale, doit donc être considérée comme un agent excitant, tonique, hypersthénisant.

Mais la durée du contact du froid exerce quelquefois sur les effets de celui-ci une influence très notable : ainsi, portée au delà d'un certain terme, elle amène l'épuisement des forces; elle éteint la réaction spontanée, et elle fait ainsi que le bain, pris à + 10° ou + 14°, perd sa vertu excitante et tonique.

Il s'ensuit que, pour être excitant, un bain froid ne doit pas avoir plus de 14° centigr. au-dessus de 0°, ni durer, dans aucun cas, plus de deux ou trois minutes, ce qui veut dire qu'il devra cesser aussitôt que la spontanéité vitale aura été convenablement sollicitée.

Une température de + 22° à + 26° centigr., n'éveillant point la spontanéité vitale et ne soustrayant le calorique que peu à peu, constitue un agent d'*hyposthénisation*, de *sédation directe*.

Les différents effets qui viennent d'être exposés se produisent aussi bien dans les bains locaux que dans les bains généraux ; l'administration des premiers doit donc reposer sur les mêmes bases, et être soumise aux mêmes règles que celle des seconds.

Jusqu'ici il n'a été question que des effets immédiats des bains froids ou tempérés. Nous devons appeler encore l'attention sur ceux que détermine l'usage fréquent et méthodique de ces bains, et que, pour cette raison, on peut appeler *effets consécutifs*. La fréquence de la stimulation causée par l'eau froide, et l'étendue de l'organe qui en est le siége, produisent l'excitation habituelle de toutes les fonctions assimilatrices et éliminatrices. Un équilibre fonctionnel plus parfait résulte bientôt de cet état de choses ; aussi, en même temps qu'on voit la production de chaleur devenir plus active, l'appétit se développer, les digestions s'opérer sans fatigue et sans trouble, et l'embonpoint revenir, on remarque que l'excès de sensibilité s'efface, et que les sueurs profuses reprennent des proportions compatibles avec la santé.

L'usage du bain tempéré produit des effets analogues, mais dans un ordre opposé : ainsi il est modérateur quand l'autre est excitant ; il ramène donc à un degré normal la suractivité morbide des diverses fonctions ; il apaise la chaleur fébrile, diminue la fréquence de la circulation, etc. Dans l'un comme dans l'autre cas, les fonctions de la peau, toujours troublées dans les maladies, sont régularisées, et l'on sait combien l'intégrité de ces fonctions importe au maintien ou au rétablissement de la santé.

§ 2. USAGE INTERNE DE L'EAU. — L'usage de l'eau à l'intérieur doit être envisagé à deux points de vue. Comme simple breuvage, l'eau fraîche est sans contredit la plus salutaire de toutes les boissons ; mieux que toute autre, elle éteint la soif, elle tempère la chaleur de l'estomac, et l'humectation qu'elle exerce sur la muqueuse gastrique est sans mélange d'aucune autre action organoleptique, comme il arrive, par exemple, pour la bière, le vin ou les spiritueux. On a remarqué d'ailleurs depuis longtemps que l'usage habituel de l'eau fraîche, en boisson, fortifie et entretient l'estomac dans une grande aptitude fonctionnelle, tout en conservant la pureté et la vivacité du goût.

Considérée comme remède et administrée froide et en petite quantité, l'eau exerce son effet tonique et excitant ; elle provoque, en effet, sur les muqueuses une réaction semblable à celle qu'elle produit à la peau : elle peut donner lieu à des contractions intestinales et exciter le mouvement péristaltique. Bue en grande quantité et à une température moins basse, elle devient antiphlogistique ; car elle augmente la fluidité du sang, et elle combat la tendance à l'augmentation de la fibrine. Dans ces conditions, elle est encore évacuante et dépurative, car elle facilite et accroît toutes les excrétions; elle délaye les mucosités gastriques, etc.

Les injections rectales et vaginales participent à la fois de l'usage interne et de l'usage externe de l'eau. Les premières sont de simples lavements, ou des douches rectales ou ascendantes, suivant l'appareil qui est mis en usage. [Voy. ASCENDANTE (DOUCHE) et DOUCHE.]

Les irrigations vaginales, suivant le volume d'eau employée et la force de projection, sont tantôt de véritables douches internes, tantôt de simples irrigations. Les appareils sont analogues aux précédents.

Dans certains établissements les unes et les autres sont administrées la malade étant couchée. C'est, bien entendu, le degré de sensibilité de l'organe qui règle et le volume et la force du jet. En général, on se sert des canules courbes usitées pour ce genre d'opérations. La durée de la douche est également déterminée par le degré de sensibilité; elle peut varier entre deux et trente minutes.

La température de ces diverses injections est toujours réglée sur l'effet qu'on tient à obtenir, c'est-à-dire que pour un effet excitant, elle devra avoir de $+ 12°$ à $+ 16°$ centigr., et pour un effet sédatif, de $+ 22°$ à $+ 26°$ centigr.

M. Gillebert-Dhercourt a recommandé et employé fréquemment contre certains engorgements hypertrophiques indolents, l'eau alternativement chaude et froide. Un tuyau de caoutchouc bifurqué amène dans le vagin tantôt l'eau chaude, tantôt l'eau froide. Il paraît que cette alternance du froid et du chaud rend la résolution de ces engorgements plus rapide.

§ 3. USAGE EXTERNE DE L'EAU. — *Du grand bain.* — Dans le principe, il se prenait dans de grandes cuves de bois; depuis longtemps déjà les établissements bien organisés ont substitué à celles-ci des bassins en marbre ou en pierre, ayant $1^m,30$ de profondeur et 3 mètres de longueur sur 2 de largeur. Une eau vive et froide, eau de source, y coule constamment, de manière à y entretenir une température constamment froide, c'est-à-dire d'environ $+ 10°$ à $12°$ centigr. C'est la température des sources en France.

Il est bon de se précipiter dans la piscine, soit la tête la première, soit autrement. Le malade qui vient de suer doit surtout s'empresser de faire ce saut, afin d'éviter le refroidissement que causerait toute hésitation. Dans ce cas, arrivé sur le bord du bassin et enveloppé de sa couverture de laine, il se débarrasse rapidement de celle-ci et se plonge aussitôt dans l'eau, en ayant soin d'immerger la tête. Une fois dans l'eau, on doit s'y remuer constamment, s'y frictionner avec force et y plonger de nouveau la tête. Le séjour dans le bain varie d'une demi-minute à une minute et demie. En sortant de l'eau, le baigneur est immédiatement enveloppé d'un drap sec avec lequel les gens de service le sèchent et le frictionnent rapidement sur tout le corps, et jusqu'à ce que la rougeur de la peau, produite par l'eau froide, soit encore accrue par les frictions.

Quelquefois le grand bain, ou le bain de piscine, est précédé d'une affusion d'eau tiède ou d'un plongeon dans un bassin contenant de l'eau à 32° centigr. C'est ce qu'en hydrothérapie on appelle bains *chauds* et *froids*, ou *alternés*.

Dans les conditions de durée et de température que nous venons d'indiquer, le bain de piscine est excitant et tonique.

On ne doit y faire arriver les malades que lorsque ceux-ci sont familiarisés avec les effets de l'eau froide. Ceux qui sont disposés aux congestions cérébrales ou thoraciques doivent s'en abstenir, de même que ceux qui éprouvent une oppression marquée en sortant de l'eau.

Après le grand bain, comme après tous les exercices hydrothérapiques, le malade doit faire de l'exercice.

Demi-bain. — On le prend dans une baignoire large et à basses parois, dans laquelle on ne verse que la quantité d'eau nécessaire pour couvrir les membres inférieurs du malade, qui se tient assis. Pendant toute la durée du bain, qui peut varier de trois à dix minutes, le malade est vivement frictionné par tout le corps par les aides, qui, pour cet effet, trempent souvent leurs mains dans l'eau du bain. De son côté, le malade se frictionne également.

La température de l'eau de ce bain est tantôt froide et tantôt dégourdie, suivant qu'on veut produire une excitation plus ou moins vive.

En employant de l'eau très froide, et en bornant les frictions humides aux membres inférieurs, on peut donner à ce bain un grand effet dérivatif.

Avec de l'eau tiède, il peut être employé comme préliminaire du grand bain froid, quand on veut donner des bains alternativement chauds et froids. Dans ce cas, après avoir été frictionné partout avec de l'eau tiède, le malade se plonge dans la piscine; il revient ensuite au demi-bain, après quoi il se plonge une seconde fois dans la piscine.

Ces diverses pratiques sont toujours suivies de frictions prolongées avec un drap sec.

Bain de siége. — Il est très employé en hydrothérapie comme révulsif ou dérivatif et comme sédatif. Sa température et sa durée varient donc en raison du but qu'on se propose. Les principes que nous avons posés nous dispensent de revenir, à propos de chaque exercice, sur les conditions qui déterminent l'effet excitant ou l'effet sédatif. Cependant, à propos du bain de siége qui est administré dans un si grand nombre de cas, nous serons forcé de ne pas ménager les détails. Disons d'abord qu'il est pris dans un appareil ordinaire, disposé pour admettre à volonté un courant continu d'eau froide, qui, maintenant l'eau du bain à une température constante, celle de $+ 10°$ ou $+ 12°$ centigr., assure un refroidissement progressif. Or, d'après ce que nous avons exposé plus haut sur les effets du froid, un bain de siége de deux ou trois minutes va déterminer dans la partie immergée un mouvement réactionnaire qui sera dérivatif d'une congestion céphalique ou thoracique. Mais ce mouvement réactionnaire ne sera bien prononcé que dans la peau et les couches sous-cutanées ; il pourrait se présenter tel cas où l'on aurait intérêt à porter cette réaction dans des couches plus profondes. Cet effet ne pourra être obtenu qu'en prolongeant le bain. Qu'arrivera-t-il si l'on donne une plus longue durée au bain de siége ? Les effets affectifs, gagnant en profondeur, refouleront à l'intérieur, après les avoir éteints à la surface, les effets réactionnaires. Il est facile d'apprécier les avantages que l'on peut retirer de pareils effets, soit dans un but de dérivation, soit comme moyen de résolution. Quant à la soustraction de chaleur, elle sera supportée assez aisément, car elle n'aura été que partielle ; d'ailleurs, les frictions prolongées et le mouvement aideront à ramener à la périphérie les phénomènes de réaction.

En conséquence, disons que les bains de siége froids sont dérivatifs, révulsifs ou résolutifs, et que leur durée doit être proportionnée à l'intensité de l'effet qu'on veut produire, en tenant compte toutefois des forces et de la constitution du malade.

Les bains de siége sont encore employés comme sédatifs ; mais alors leur température doit être plus élevée que celle dont il vient d'être question : à cet effet, elle peut varier entre $+ 20°$ et $+ 28°$ centigr. Leur durée n'est pas moindre de vingt minutes ; elle peut être portée à une heure et plus, suivant qu'on se propose de produire une sédation générale ou simplement locale. Dans ce cas, c'est la plus courte durée qui convient.

Bains de jambes et bains de pieds. — Ceux-ci sont administrés seulement comme dérivatifs. Ils se prennent dans des bassins à eau courante. Dans certains établissements on use beaucoup, comme dérivatifs, des bains de pieds alternativement chauds et froids. Deux petits bassins, l'un contenant de l'eau chaude, l'autre de l'eau froide, étant placés devant le malade, celui-ci plonge ses pieds jusqu'à la cheville dans le premier, puis dans le second ; il les replace une seconde fois dans l'eau chaude, puis dans l'eau froide : ce qui fait en tout quatre immersions alternatives, commencées par l'eau chaude et terminées par l'eau froide ; chacune d'elles doit durer deux minutes. Ce genre de bains dissipe très bien les congestions céphaliques, et son usage quotidien ramène, au bout d'une ou de deux semaines, l'activité organique et la chaleur dans les pieds chez les personnes qui les avaient auparavant habituellement froids.

Priessnitz a préconisé les bains partiels de la tête, des bras, etc.; nous pensons que ces pratiques sont aujourd'hui inusitées dans les établissements hydrothérapiques, à moins de ces cas exceptionnels qui relèvent toujours de l'initiative du médecin.

Douches. — Tout en renvoyant à l'article DOUCHES, nous devons entrer ici dans des détails particuliers. En hydrothérapie, on connaît plusieurs sortes de douches : il y a des douches à jet unique et plus ou moins gros (de 10 à 30 millimètres de diamètre), et d'autres à jets multiples, que, suivant leur direction ou leur calibre, on désigne sous les noms de douches en pluie ou en poussière. Leur force de projection est déterminée par une chute qui varie entre 6 et 8 mètres.

Au premier aperçu, il est aisé de se rendre compte de la différence d'action de ces diverses douches. A température égale, elles produiraient un effet identique à celui du bain de piscine, si ce n'était la force avec laquelle elles frappent le corps. Or c'est le degré de puissance de ce choc qui constitue la différence d'action qui existe entre elles. Tandis que les douches en pluie ou en poussière bornent leur choc à la surface cutanée, les douches en colonne unique portent leur action plus profondément; elles atteignent les couches musculaires et les parenchymes abdominaux, en leur faisant subir une sorte de massage qui active doublement en eux le mouvement circulatoire.

On peut donc les classer ici, sous le rapport de leur action propre : douches en pluie ou en poussière déterminant une puissante révulsion sur toute l'étendue de la peau, et une sédation du système nerveux; douches en colonne unique; grosse douche, etc., déterminant, outre la révulsion indiquée ci-dessus, une excitation tonique générale.

L'administration des douches est soumise à des règles communes et à des règles particulières.

En règle générale, on doit faire un exercice modéré avant de se présenter à la douche. C'était pour obliger les malades à cette condition que Priessnitz avait placé ses douches à une certaine distance de son établissement; cet exemple a été suivi ailleurs. Toutefois il ne faut pas que la peau soit en sueur, et que la respiration soit précipitée au moment où l'on va prendre une douche. Si l'exercice avait produit ce résultat, il faudrait, avant de prendre la douche, se faire frictionner avec un drap sec, et attendre que les mouvements respiratoires eussent repris leur rhythme habituel.

On doit présenter la tête la première à la douche, afin d'éviter le spasme qui se manifeste au début et chez les personnes qui ne sont pas encore familiarisées avec le froid. Toutefois, quand il s'agit de prendre la grosse douche, il faut éviter son choc et protéger la tête en plaçant au-déssus les mains jointes. M. Wertheim a conseillé, dans la même intention, de commencer par doucher la plante des pieds. D'après ses observations, cette pratique empêcherait complétement le spasme de se produire. Cependant elle ne dispenserait pas de mouiller la tête, ce qu'il faut faire de temps en temps pendant la durée de la douche. Si la tête restait trop longtemps exposée à l'action de l'eau froide, il en résulterait de la céphalalgie.

Durant la douche, le malade doit se frictionner constamment et successivement les différentes parties du corps.

La douche ne doit pas durer au delà de trois à quatre minutes au plus; chez les malades débiles, elle doit se borner à trente à quarante secondes. Dans quelques établissements, on n'observe pas rigoureusement cette règle : c'est à tort, car la douche trop prolongée perd ses effets toniques, et elle est souvent suivie de malaise.

En général, les douches s'administrent sur tout le corps; ce n'est que dans quelques cas rares et exceptionnels qu'elles sont bornées à une de ses parties. Il paraît cependant qu'à Bellevue on procède différemment et à l'opposé des autres établissements sur ce point.

Il arrive quelquefois qu'on donne en même temps une douche à jet multiple et une douche à jet unique. Cette dernière est alors administrée sur un seul point, tandis que l'autre agit sur tout le corps : c'est ainsi que chez les personnes qui font difficilement la réaction aux pieds, on frappe ceux-ci avec une douche à gros jet, pendant que le malade reçoit une douche en pluie ou en poussière. C'est ainsi que, pour favoriser la résolution des engorgements spléniques, dans les fièvres intermittentes, M. Fleury a proposé de diriger un fort jet sur la région splénique, pendant qu'une douche de poussière serait donnée sur tout le corps.

Pour faciliter l'administration des différentes douches et varier davantage leur action, on a donné des directions différentes à leurs jets : il en est qui sont verticales; d'autres sont horizontales et obliques; d'autres sont mobiles. Enfin il y a des douches en lame, en couteau, en nappe, en flots; il y a encore des douches oculaires, périnéales, anales ou hémorrhoïdaires, etc. Il suffit de citer ces noms pour donner l'idée de la chose et de ses applications.

Des affusions, des lotions, des ablutions et des frictions avec l'eau froide. — Ces différentes pratiques tiennent en quelque sorte le milieu entre les douches et les bains de piscine. On pratique les affusions en

versant de l'eau froide ou dégourdie sur la tête ou sur le corps du malade, qui se tient debout ou assis dans un baquet ; ou bien le malade étant
placé debout, à une distance d'environ 4 mètres, on lui lance avec force
et successivement le contenu de quelques seaux d'eau froide.

Les affusions sont surtout employées en même temps que le bain partiel, et pendant que les aides frictionnent le malade avec l'eau contenue
dans le bassin. Priessnitz recommandait de verser l'eau sur la partie
affectée.

Les *lotions* et les *ablutions* se font sur tout le corps au moyen d'éponges
ou de linges trempés dans l'eau froide ou tempérée. Comme le demi-
bain, elles constituent un excellent moyen pour tâter la puissance réactionnaire de chaque malade. C'est ordinairement par elles qu'on commence un traitement hydrothérapique. On se sert d'abord d'eau à + 20°
ou 24°, et chaque jour on en abaisse graduellement la température ; de
sorte que le malade se trouve ainsi habitué à l'eau froide sans s'en apercevoir.

Frictions. — « Si l'eau nous représente l'instrument dont l'hydrothérapie se sert, dit Schedel, il est certain que les frictions en constituent
l'âme : ce sont elles qui assurent la réaction, qui activent et peut-être
occasionnent les éruptions, et qui amènent particulièrement les effets
dérivatifs que l'hydrothérapie cherche souvent à produire. » Si l'on se
rappelle tout ce qui a été dit précédemment sur les divers procédés hydrothérapiques, dont les frictions constituent en quelque sorte une partie
intégrante : *frictions pendant le bain, la douche;* etc.; *frictions après
chaque exercice*, on comprendra la justesse de l'observation faite par
Schedel. Il existe un mode de frictions très usité en hydrothérapie, qui
mérite ici une mention toute spéciale : nous voulons parler de la *friction
avec le drap mouillé.* Elle se fait de la manière suivante : on trempe
dans l'eau un drap de grosse toile, et après l'avoir tordu, ou simplement
laissé égoutter, on le jette rapidement sur le corps du malade, de manière
à l'envelopper complétement du premier coup ; aussitôt on frictionne
vivement et successivement toutes les parties, pendant deux minutes
environ, en ayant soin de ne pas déplacer le drap, afin de ne pas irriter
ou excorier la peau. Le malade doit aider lui-même aux frictions. Après
le temps indiqué, on remplace vivement le drap mouillé par un drap sec,
par-dessus lequel on recommence les frictions, qu'on ne cesse que
lorsque l'humidité du corps est complétement essuyée. Une vive réaction est la conséquence de cette pratique, qui est d'un très fréquent
usage, soit au début, soit dans le cours d'un traitement hydrothérapique,
et qui est d'une grande ressource, pendant la saison froide, pour les malades qui veulent continuer chez eux une partie du traitement.

De la ceinture humide et des compresses mouillées. — La ceinture humide a joué un très grand rôle dans l'hydrothérapie silésienne; aujourd'hui son usage paraît être un peu plus restreint. Elle est constituée par une sorte de bandage de corps composé de deux parties : l'une qui est de toile, et que l'on applique autour du corps après l'avoir préalablement trempée dans l'eau et bien tordue; l'autre qui est de laine ou de caoutchouc, et qu'on applique par-dessus la première, de manière que celle-ci en soit exactement recouverte. La ceinture humide ne doit être renouvelée que lorsqu'elle est sèche, c'est-à-dire, suivant la saison et suivant la constitution des malades, deux ou trois fois par jour. Pour en assurer les effets, il faut la porter jour et nuit constamment. Après deux jours environ d'application, cette ceinture provoque des démangeaisons et des rougeurs sur toute l'étendue de la partie qu'elle recouvre. Cet effet se décèle par l'existence d'une large bande rouge à plaques irrégulières, érythémoïdes, et où bientôt se manifestent des éruptions vésiculeuses et pustuleuses. Toutefois, chez quelques malades, les effets de la ceinture se bornent à développer un simple érythème, et ne donnent lieu à aucune éruption.

La ceinture humide est très utilement employée dans la dyspepsie, le pyrosis, les spasmes d'estomac, les coliques qui accompagnent ou précèdent la venue des règles, etc. On l'emploie encore comme dérivative. Les *compresses mouillées* produisent des effets qui varient en raison de leur mode d'application. Si la compresse est fortement tordue avant d'être appliquée, et si son renouvellement ne s'opère que lorsqu'elle est chaude et sèche, elle détermine des effets excitants, et alors on l'appelle *compresse échauffante* ou *stimulante;* elle est employée comme résolutive dans les engorgements articulaires, les hydarthroses. Priessnitz en recouvrait les articulations atteintes de goutte ou de rhumatisme; M. Gillebert-Dhercourt croit devoir s'en abstenir dans ces cas. Si, au contraire, la compresse est formée de plusieurs doubles, si elle est fortement imbibée d'eau et si on la renouvelle avant qu'elle soit échauffée, elle constitue une application *calmante ou rafraîchissante.* Son emploi est indiqué dans les phlegmasies par causes externes, les contusions, les hémorrhagies, etc.

De la sudation. — La provocation des sueurs, trop fréquemment employée en hydrothérapie, il y a une quinzaine d'années, mais aujourd'hui peut-être trop négligée, est usitée dans tous les cas où les sudorifiques sont indiqués, toutes les fois qu'on rencontre le besoin d'accélérer le double mouvement d'assimilation et d'élimination, et enfin dans l'intention de modifier les fonctions de la peau. Priessnitz faisait suer ses malades en les enveloppant tantôt dans des couvertures de laine, tantôt dans un drap mouillé recouvert de couvertures de laine. En sa qualité de mauvais conducteur du calorique, la laine s'oppose au rayonnement de la chaleur animale, qu'elle retient alors autour du corps du patient. Sous l'influence de la stimulation exercée sur la peau par cette concentration, et par un nouvel acte de la spontanéité vitale, la sueur s'écoule en plus ou moins grande abondance. Toutefois ce résultat est lent à se produire. On a vu là un inconvénient ; on a également reproché à ce procédé de *provoquer par le contact de la laine, sur toute la surface cutanée, une sensation très désagréable ;* enfin on a accusé en particulier l'*enveloppement humide d'affaiblir la peau.* Pour éviter cela, et en vue de satisfaire l'impatience des malades, M. Fleury a proposé de rejeter l'un et l'autre enveloppement et de leur substituer l'*étuve sèche.* M. Andrieux (de Brioude), plus préoccupé de la lenteur du procédé que des autres inconvénients qui lui étaient reprochés, continue à mettre en usage l'un et l'autre enveloppement ; mais, pour hâter leur effet, il recouvre les malades d'une sorte de carapace en cuivre et à double fond, dans laquelle il introduit de l'eau chaude. Dans l'un et dans l'autre cas, la sudation est terminée dans vingt ou trente minutes, au lieu d'exiger trois ou quatre heures ; néanmoins l'enveloppement est encore, dans certains établissements, le mode le plus usuel de la provocation des sueurs. C'est celui qui est employé le plus habituellement à Longchène. M. Gillebert-Dhercourt fonde les motifs de sa préférence sur ce que la sueur, *lentement excrétée*, est plus dense, plus grasse, plus acide et plus saline que celle dont la provocation a été brusquée par la haute température de l'étuve sèche ou humide. Il trouve dans la première un caractère éliminateur qui ne peut exister dans la seconde. On consultera avec fruit les deux mémoires que ce médecin a publiés dans la *Gazette médicale de Lyon* (n° 2, 1852 ; n°s 5 et 6, 1853). Les résultats des recherches auxquelles il s'est livré semblent justifier pleinement son avis. Au reste, ce médecin ne paraît pas être exclusif ni systématique dans sa préférence. « Si, guidé par une observation impartiale, nous conservons, dit-il, notre confiance et nos sympathies à l'enveloppement, moins exclusif que les collègues que nous avons pour adversaires dans cette question, nous ne rejetons absolument aucun des procédés qu'ils présentent. » Nous décrirons donc chacun des procédés employés pour provoquer les sueurs.

De l'enveloppement sec, ou du maillot hydrothérapique. — Il se pratique de la manière suivante : une épaisse couverture de laine est étendue sur un pliant ou lit de sangles. Le malade, entièrement nu, se couche dessus, de façon que le bord supérieur de la couverture atteigne la hauteur de ses oreilles ; il place ses bras étendus de chaque côté de son corps ; il étend également ses jambes, et les rapproche l'une de l'autre.

Un urinal est placé entre ses cuisses. Cela fait, l'aide procède à l'enveloppement en ramenant successivement à. droite et à gauche les côtés
opposés de la couverture, et en les glissant sous les épaules et sous le
corps entier du malade. Pour mieux exécuter ce temps de l'opération,
l'aide devra maintenir ou tirer à lui avec une main le côté de la couverture, non relevé encore, pendant qu'avec l'autre main il bordera le côté
ramené en avant sous les épaules et sous le corps du malade. Il est essentiel, pour éviter le passage de l'air extérieur au dedans du maillot, que
la couverture soit exactement appliquée autour du cou, sans gêner cependant la circulation. Le malade étant empaqueté aussi hermétiquement que possible, on étend encore par-dessus lui un vaste édredon ou
lit de plumes, dont les bords sont également bordés sous son corps, des
épaules aux pieds, et l'on attend ensuite l'arrivée de la sueur, qui ne
paraît guère qu'après deux heures d'enveloppement. Elle est ordinairement précédée d'une certaine excitation, qui disparaît en général aussitôt
que la transpiration survient. Alors on donne à boire au malade quelques gorgées d'eau froide. S'il accuse du mal de tête, on lui met sur le
front des compresses trempées dans de l'eau froide, et qu'on renouvelle
toutes les dix ou quinze minutes. Quand la sueur paraît trop lente à
venir, on conseille au malade de faire quelques mouvements en se frottant le corps avec les mains, et en frottant aussi les jambes l'une contre
l'autre. Au reste, l'époque de l'apparition de la sueur est très variable; il
en est de même de la quantité de transpiration donnée par chaque malade; la saison, aussi bien que les dispositions organiques individuelles
ou accidentelles, sont les conditions qui déterminent et provoquent ces
variations. « Combien de temps la transpiration doit-elle être maintenue ? »
dit Schedel. Il est difficile de répondre catégoriquement à cette demande :
tant de raisons, tant de circonstances peuvent porter le médecin à arrêter
ou à prolonger la sudation. Dans tous les cas, il devra prendre pour guide
à cet égard la vigueur et la constitution du sujet.

   De l'enveloppement humide. — Celui-ci se fait de la même manière
que l'enveloppement sec; à cette différence près qu'on place par-dessus
la couverture de laine un drap mouillé, et que le malade, se couchant
sur celui-ci, en est enveloppé d'abord. Le reste de l'opération se pratique
ensuite comme nous l'avons dit plus haut.

   Par ce procédé, la sueur vient encore plus lentement que par le premier; elle ne se produit qu'après que le drap a été échauffé et séché.
Cependant on voit des personnes réfractaires au premier procédé suer
facilement dans l'enveloppement humide.

   Il se peut que Priessnitz, comme M. Fleury le lui a reproché, ait abusé
de l'enveloppement humide, et qu'il ait substitué sans discernement

celui-ci à l'enveloppement sec ; toutefois nous croyons pouvoir affirmer qu'il n'en est pas ainsi dans tous les établissements hydrothérapiques : ainsi M. Lubanski a réservé l'enveloppement humide pour les maladies fébriles ; d'un autre côté, d'après M. Gillebert-Dhercourt, on spécifie comme il suit les diverses indications de l'un et de l'autre enveloppement :

L'enveloppement peut être employé à deux fins, soit pour exciter simplement la peau et répartir plus également la chaleur animale, soit pour provoquer des sueurs plus ou moins abondantes. La voie sèche et la voie humide peuvent être, en diverses circonstances, employées à ces deux intentions ; cependant la dernière est plus spécialement réservée pour les cas où la peau du malade est sèche et aride ; alors son usage n'est souvent qu'un moyen préparatoire à celui des sudations par la voie sèche. L'enveloppement humide est celui que réclament aussi spécialement les maladies aiguës ; on en fait alors des applications courtes, mais répétées. Pour cela, ainsi que l'a indiqué M. Lubanski, on dispose, l'un à côté de l'autre, deux lits préparés pour l'enveloppement humide. Le malade se couche d'abord sur l'un d'eux ; il y est enveloppé ; puis il le quitte pour passer sur l'autre aussitôt que la chaleur de son corps a échauffé le drap qui l'enveloppait. Cette opération peut se répéter ainsi six ou huit fois de suite ; le terme de cette répétition est la cessation de la chaleur fébrile et la diminution de la fréquence du pouls.

De l'étuve sèche. — Ce procédé, recommandé par M. Fleury, est décrit comme il suit par ce médecin : « Le malade, entièrement nu, est placé sur un siége élevé, les pieds reposant sur un escabeau ; il est entouré jusqu'au cou par deux couvertures de laine, qui laissent la tête entièrement libre, qu'un cerceau ou un dossier demi-circulaire éloigne du corps, et qui l'enferment dans une atmosphère exactement circonscrite. Une lampe à alcool à quatre becs est placée sous le siége. Aussitôt que la sueur commence à couler, on ouvre une fenêtre pour permettre à l'air extérieur de pénétrer librement dans l'appartement, et le malade boit toutes les dix minutes un quart de verre d'eau froide (8° à 10°). »

« Lorsqu'on se propose, ajoute M. Fleury, d'employer le calorique à titre d'*excitant*, d'*irritant cutané*, d'agent de la médication transpositive, lorsque l'on veut obtenir l'effet *révulsif*, on allume les quatre becs de la lampe à alcool, et l'on porte rapidement la température à + 60° ou 65°. » La durée du bain ne doit pas dépasser vingt-cinq à trente minutes ; autrement il surviendrait du malaise, voire même la syncope.

» Lorsqu'on veut obtenir l'effet *sudorifique, simple, spoliatif* ou *dépuratif*, il ne faut point que la température de l'étuve dépasse 40° à 50° ; en la maintenant dans ces conditions, l'opération peut avoir une durée de plusieurs heures, sans que le malade en éprouve la plus légère incommodité. La sueur s'établit par évaporation d'abord, par transsudation ensuite, et elle ne tarde pas à devenir tellement abondante qu'elle ruisselle sur tout le corps. »

Du bain froid après la transpiration, le corps étant en sueur.—Quel que soit le moyen employé pour exciter la transpiration, il est d'usage que le malade, tout couvert de sueur, se jette dans l'eau froide, qu'il prenne une douche froide, ou qu'il soit frictionné avec un drap trempé dans l'eau froide. Cette pratique a pour but de dissiper l'excès de chaleur dont le corps du patient est pénétré, et de fortifier la peau. L'expérience en a démontré la parfaite innocuité. On a cherché à expliquer celle-ci de différentes manières. Il est présumable que la véritable raison de cette innocuité gît dans la brièveté du bain, de la douche ou de la friction froide. « L'eau froide, dit M. Fleury, termine brusquement la transpiration, délivre les malades de la chaleur incommode qu'ils ressentent, en leur faisant éprouver une sensation agréable ; elle les met à l'abri des accidents qui pourraient résulter du contact de l'air froid ; enfin elle exerce une action tonique, locale et générale, extrêmement favorable. C'est grâce au bain froid qu'il est permis de soumettre les malades à des transpirations aussi fréquentes et aussi abondantes, sans les épuiser, sans débiliter le système musculaire ; c'est grâce à lui que la peau supporte impunément une semblable suractivité de ses fonctions perspiratoires. C'est en associant le bain froid à la sudation que Priessnitz a véritablement transformé la médication sudorifique, et qu'il a rendu à la thérapeutique un service dont l'importance sera appréciée par tous les praticiens qui voudront bien expérimenter cette méthode. »

Toutes précautions sont prises pour empêcher que le malade ne se refroidisse en allant du lit de sudation à la piscine. Dans les lieux où les sudations se font dans des chambres particulières, les gens de service portent dans des fauteuils ou roulent dans de petites voitures les malades encore enveloppés de leurs couvertures. Ailleurs on a créé des salles exprès pour la sudation dans le voisinage des piscines, afin d'éviter plus certainement le refroidissement. Ces créations constituent certainement un progrès, et nous ne comprenons pas pourquoi elles n'auraient pas lieu partout.

Nous nous dispenserons de parler des moyens hygiéniques dont l'hydrothérapie fait usage ; en effet, que dire du régime alimentaire et de l'exercice, qui ne se trouve déjà dans tous les traités d'hygiène ou de thérapeutique ? Nous noterons cependant que l'alimentation, durant le traitement hydrothéraqique, doit être aussi substantielle que possible, afin de réparer plus promptement les pertes que celui-ci entraîne.

§ 4. DES INDICATIONS DU TRAITEMENT HYDROTHÉRAPIQUE. — L'excitation tonique, la sédation et la dépuration, voilà donc les trois leviers de l'hydrothérapie; mais ceux-ci pouvant se prêter à un certain nombre de combinaisons, il en résulte que l'hydrothérapie peut donner lieu à un assez grand nombre de médications, que M. Fleury divise en deux classes, savoir :

Première classe. — La médication antiphlogistique, la médication hémostatique, la médication sédative hyposthénisante.

Deuxième classe. — La médication reconstitutive et tonique, la médication excitatrice, la médication révulsive, la médication résolutive, la médication sudorifique, altérante, dépurative, la médication antipériodique, la médication prophylactique ou hygiénique.

Médication antiphlogistique. — On l'obtient au moyen des applications prolongées d'eau tempérée, c'est-à-dire de celles qui n'excitent pas de mouvement réactionnaire. Elle convient aux phlegmasies aiguës superficielles, au début des maladies fébriles, telles que la fièvre typhoïde.

Médication hémostatique. — Elle résulte de l'action propre du froid, qui est alors administré à une basse température. Elle s'applique, comme son nom l'indique, à tous les cas d'hémorrhagie.

Médication sédative hyposthénisante. — Celle-ci peut être obtenue directement, au moyen d'une température modérée, ou indirectement par l'application prolongée de l'eau très froide. Dans ce dernier cas, on se le rappelle, le froid, après avoir comprimé la réaction, donne lieu aux effets tertiaires ou déprimants. Le premier mode d'application se rapproche, par ses effets, de la médication antiphlogistique, mais en bornant la durée de l'application du froid à quarante ou cinquante secondes, on obtient ainsi une sédation directe du système nerveux, qui dissipe très rapidement les accidents ataxiques de la fièvre typhoïde. Le second mode d'application de la médication hyposthénisante convient plus spécialement aux accidents traumatiques : c'est la médication que Baudens opposait aux entorses, aux phlegmons profonds, etc.

Les médications dont il vient d'être question résultent des effets immédiats du froid; celles que nous allons exposer sont le produit des effets consécutifs, et par conséquent ne manifestent leurs propres effets que lorsqu'elles ont été appliquées sans interruption pendant un certain temps.

Médication reconstitutive et tonique. — Celle-ci résulte de l'application courte du froid à $+ 10°$ ou $+ 14°$ centigr. Elle exige un temps plus ou moins considérable, et un régime substantiel plus suivi que la plupart des autres médications hydrothérapiques. Elle convient spécialement à la chlorose et à l'anémie, au lymphatisme exagéré, aux sujets débiles et ayant un système musculaire peu développé.

Médication excitatrice. — Elle s'obtient également par l'application de l'eau froide à + 10° ou + 14° centigr. La forme d'application qui réussit le mieux alors est la douche. Elle convient toutes les fois qu'il importe d'exciter la motilité et la sensibilité, par exemple dans les paralysies.

Médication révulsive. — C'est une des plus importantes du traitement hydrothérapique. Elle exige également une température de + 10° ou + 14° centigr. Mais la révulsion pouvant se produire soit par augmentation d'action organique, soit par congestion, il faudra donner à l'application réfrigérante une durée variable, suivant qu'on voudra obtenir l'un ou l'autre effet : par exemple, deux minutes d'application pour augmenter l'action organique; dix, quinze, vingt minutes pour donner lieu à la congestion. Nous ne pourrions indiquer, même sommairement, tant ils sont nombreux et variés, les cas où la médication révulsive est indiquée. L'intelligence du lecteur suppléera à cette difficulté.

Médication résolutive. — C'est la médication excitatrice, appliquée à la résolution d'une tumeur ou d'un engorgement. Nous ne nous y arrêterons pas davantage.

Médication sudorifique, altérante et dépurative. — Naturellement celle-ci exige l'emploi combiné des sudations et des différentes pratiques hydriatriques. Le grand nombre des cas auxquels elle s'applique fait qu'elle est le plus généralement employée de toutes les médications hydrothérapiques : ainsi elle convient à la plupart des affections chroniques de la peau, du foie, de la rate, du tube digestif; aux congestions sanguines chroniques, aux rhumatismes, à la goutte, aux névralgies, etc., à la syphilis et à la scrofule.

Médication antipériodique. — En administrant une douche ou un bain froid peu de temps avant le retour des accidents périodiques, on empêche la manifestation de ces derniers. Les travaux de Giannini (voyez son ouvrage : *De la nature et du traitement des fièvres*), de MM. Fleury, Becquerel et Basset ont mis ce fait hors de doute. On peut donc faire ainsi disparaître des accès fébriles, des névralgies, en un mot tout accident, indépendant d'une lésion organique, qui se montre sous le type intermittent.

Médication prophylactique ou hygiénique. — Celle-ci se déduit des précédentes. Les médications qui ont dissipé une maladie peuvent, dans une certaine mesure, prévenir le développement de celle-ci chez un sujet qui y est disposé : par exemple, beaucoup de gens doués d'une très grande impressionnabilité contractent, sous l'influence des changements de l'atmosphère, des affections catarrhales ou rhumatismales; si, pour guérir celles-ci, ils ont recours au traitement hydrothérapique, il arrive qu'après avoir subi celui-ci, non-seulement ils sont débarrassés de leurs maux, mais encore qu'ils ne sont plus aussi aptes à les contracter de nouveau. De même, en traitant l'affection scrofuleuse par l'hydrothérapie, on arrive à modifier radicalement le tempérament lymphatique, qui en est la disposition première. Donc, en faisant suivre quelques pratiques hydriatriques à des sujets très impressionnables, à des enfants très lymphatiques, à des jeunes filles nerveuses, etc., on dissipera certainement les dispositions morbides qui existent chez ces sujets, et l'on empêchera les manifestations qui en sont la conséquence.

La faculté qu'a le médecin de localiser ou de généraliser, suivant le besoin, ces diverses médications, permet d'étendre encore le champ déjà si vaste des applications du traitement hydrothérapique. Nous en avons dit assez pour éclairer le médecin dans les différentes voies qu'il pensera devoir suivre. Rappelons encore cependant cette observation de M. Gibert, à savoir que, dans beaucoup de cas où l'hydrothérapie serait impuissante à guérir par elle-même, elle concourt cependant heureusement au rétablissement de la santé, en aidant à l'action des remèdes, ou en rendant ceux-ci tolérables à l'économie.

Des contre-indications de l'hydrothérapie. — On dit généralement qu'il ne faut pas traiter par l'hydrothérapie les malades qui ne font pas bien la réaction, et l'on n'explique pas assez clairement ce qu'on entend par là. Il en résulte que les cas où l'hydrothérapie peut être contre-indiquée ne sont pas bien définis. Veut-on dire que la spontanéité vitale s'éveille difficilement chez le malade en question, ou que celui-ci se réchauffe à peine après avoir pris un bain ou une douche? M. Gillebert-Dhercourt, s'appuyant sur ses propres expériences et sur les observations de Bégin, déclare que la spontanéité vitale ne manque pas d'être excitée par un froid de $+ 10°$ à $+ 14°$ centigr.; mais il fait observer aussi que la réaction qui en est la conséquence s'éteint au bout de quelques minutes, si le bain se prolonge. Il faut donc préalablement s'assurer si ce malade, qui se plaint de ne pouvoir réagir, ou qu'on voit transi après un bain froid, si ce malade n'a pas exagéré la durée de son bain. Si les conditions de durée ont été observées, si la même difficulté à réagir se représente, après une modération, soit dans le nombre, soit dans les formes des applications réfrigérantes, il faut rechercher si quelqu'une des fonctions qui concourent le plus directement à la production du calorique animal n'est pas troublée ou empêchée, et nous pouvons dire avec assurance que, dans ce cas, on rencontrera un trouble ou un empêchement. Si l'obstacle vient des fonctions digestives, il peut ne pas être insurmontable; alors, en conduisant le traitement avec beaucoup de modération et de prudence, on atteint le moment où, les fonctions digestives se faisant mieux, la calorification devient plus active, et permet ainsi de donner plus de développement au traitement hydrothérapique. Mais si l'obstacle vient du foyer même qui produit le calorique animal, s'il a son siége dans les voies respiratoires et s'il dépend d'une lésion organique, il faut s'abstenir, et ne pas continuer le traitement hydrothérapique : le malade serait incapable de le supporter. Nous déduirons de ce qui précède qu'il existe une contre-indication capitale du traitement hydrothérapique : *c'est le cas d'affaiblissement réel et constaté de la production du calorique animal.* Nous disons affaiblissement réel, car on trouve beaucoup de malades, de femmes nerveuses, par exemple, qui ont toujours froid, et chez lesquelles le peu d'activité de la calorification tient uniquement au genre de vie qu'elles mènent. A celles-là l'hydrothérapie est indispensable; il ne faut que ménager le traitement au début. Mais dans les maladies du poumon qui ne permettent plus une réparation suffisante du calorique animal, dans la phthisie, par exemple, le traitement hydrothérapique est formellement contre-indiqué. Hors ces cas, certains médecins hydrothérapistes ne reconnaissent pas de contre-indication à un traitement hydrothérapique bien dirigé, et convenablement approprié aux forces du malade.

HYGIÉNIQUES (Conditions). Nous exposerons, dans un article ultérieur [voy. TRAITEMENT THERMAL], qu'à côté des propriétés médicamenteuses des eaux minérales et des procédés balnéothérapiques auxquels ces dernières peuvent être soumises, les conditions hygiéniques rencontrées près de la plupart des stations thermales jouent un rôle également important, et qu'à nos yeux c'est l'ensemble de ces éléments divers qui constitue le traitement thermal proprement dit. Il nous a paru utile de présenter, dans un article spécial, quelques considérations sur cet élément particulier du traitement thermal.

La médecine possède deux sortes de moyens pour conspirer avec l'organisme au rétablissement de la santé : les uns consistent dans l'emploi de médicaments ou de procédés thérapeutiques ; les autres dans des pratiques purement hygiéniques, et ces divers ordres de moyens peuvent, suivant les circonstances, être usités séparément ou combinés ensemble ; car l'hygiène peut, aussi bien qu'une médication proprement dite, et quelquefois à un bien plus haut degré, entraîner dans un organisme altéré des modifications salutaires, c'est-à-dire une impulsion vers le retour aux conditions normales. C'est surtout dans les maladies chroniques, auxquelles la médication thermale est exclusivement adressée, qu'elle doit contribuer à remplir cet objet, à l'aide des moyens lents et graduels, mais continus et persistants, dont elle dispose.

Si l'on veut, en effet, que l'organisme subisse ces changements profonds et successifs qui peuvent seuls le ramener de l'état morbide à l'état

normal, il faut d'abord qu'il se trouve environné des conditions le plus
en rapport avec le jeu régulier des organes, avec l'accomplissement parfait de leurs fonctions. Or quels moyens apparaissent propres à le faire
entrer et à le maintenir dans cette voie nécessaire, si ce n'est ceux que
nous pouvons puiser dans l'usage bien dirigé des agents qui constituent
la *matière de l'hygiène*, atmosphère, aliments, exercice? (Durand-Fardel, *Traité thérap. des eaux min.*, 1857.)

Il est difficile, dans l'étiologie et dans la pathogénie si obscures et certainement si complexes de la plupart des maladies chroniques, de ne pas
faire jouer un rôle considérable à ces éléments essentiels de la vie physique, sans parler de ceux non moins réels, mais plus difficiles à saisir,
de la vie intellectuelle ou affective. De là ressort l'indication presque
constante de chercher à changer les conditions au milieu desquelles ces
maladies se seront développées.

Ou ces conditions étaient par elles-mêmes nuisibles, et ont pris une
part quelconque à la constitution de la maladie, et alors il est évident
que leur éloignement est indispensable à la guérison ; ou elles étaient indifférentes, mais impropres alors à solliciter de la part de l'organisme
les efforts salutaires exigés pour son retour à la santé, et il y aura tout
à gagner à en changer la modalité.

Le *changement*, tel est le fait qui domine les influences hygiéniques,
considérées comme adjuvant des eaux minérales : aussi, toutes choses
égales d'ailleurs, devra-t-on faire choix des stations thermales qui, par
l'éloignement, le climat, le caractère du site, les habitudes même de la
localité, différeront le plus du séjour du malade. C'est surtout dans le
traitement des maladies *diathésiques* et *constitutionnelles* que de semblables conditions seront réclamées avec sollicitude. Qui ne sait, en effet,
que le changement de milieu et d'habitudes est souvent le seul moyen
auquel on puisse avoir recours pour enrayer dans sa marche le développement d'affections générales contre lesquelles la thérapeutique demeure
impuissante ? Nous en dirons autant lorsque les eaux minérales auront à
faire l'office de médication *reconstituante*. Pour aider le traitement thermal à remonter l'énergie des fonctions, à modifier puissamment la nutrition, il faut changer autant que possible le mode d'activité de l'organisme.
Sans doute, dans le traitement d'affections simples, où l'action, soit
substitutive, soit *résolutive*, des eaux minérales sera spécialement invoquée [voy. MÉDICATION THERMALE], ce concours de circonstances nouvelles n'offrira plus la même importance. Mais c'est sur le véritable
terrain des eaux minérales, agents les plus précieux des médications altérante et reconstituante, qu'il faudra surtout s'efforcer de les réunir.

Les *conditions atmosphériques*, l'*exercice*, la *distraction*, tels sont les trois éléments pris dans le sens hygiénique, que l'on doit rechercher près des eaux minérales.

Nous renverrons aux articles ALTITUDE, CLIMAT, EXERCICE, SAISON. Il suffisait de signaler, dans le présent article, l'importance générale de ces différents sujets, dont aucun n'est indigne de fixer les préoccupations des hommes de l'art. S'il importe de tenir compte d'abord des propriétés des eaux minérales, des modifications qu'elles sont appelées à apporter dans la constitution de nos organes et dans l'exercice de nos fonctions; s'il importe d'apprécier l'aide qu'elles rencontrent, pour seconder leur action, dans les agents multiples de la balnéothérapie, il faut penser encore que les eaux minérales offrent des ressources non moins réelles à la médecine morale et à la médecine affective.

Le repos d'esprit, l'éloignement des affaires, l'interruption d'un labeur journalier, l'attrait ici d'une contrée sauvage et d'une solitude active; là d'un société brillante et de plaisirs mondains, agissent puissamment sur certains organismes. L'influence d'une médication sera souvent doublée par l'heureuse appropriation de ces conditions variées au caractère et aux penchants des individus.

Et ce n'est pas seulement sur les névroses que ces influences, en apparence artificielles, exercent leur empire. Les maladies organiques ne les réclament pas moins impérieusement, et ce n'est pas une étude d'un médiocre intérêt, que de rechercher la part qu'elles peuvent prendre à leur traitement salutaire, à côté des agents les plus formels de la thérapeutique.

HYPATHIE (Grèce, Péloponèse).

Chlorurée sodique. Tempér., 20° centigr.

	Eau : un litre.
	Gram.
Chlorure de sodium...........................	9,926
— de potassium...........................	0,222
— de calcium...........................	0,047
— de magnésium...........................	0,468
Carbonate de chaux...........................	1,454
— de magnésie...........................	0,705
Acide silicique...........................	0,010
— carbonique libre...........................	1,329
— sulfhydrique libre...........................	0,006
	14,667

(F. GEIGER, 1859.)

Cette eau minérale passe pour laxative.

HYPOCAUSTE. Appareil souterrain qui, dans la disposition des thermes anciens, chauffait les bains, et fournissait de l'air chaud à la partie de l'édifice où était le *laconicum*. On a découvert plusieurs hypocaustes assez bien conservées en France à Saintes, à Lillebonne, à

Uriage; en Savoie, à Aix; en Angleterre, à Worcester et à Hope, dans le comté de Chester. Pour la description de ces appareils, voy. BAINS, ÉTUVE.

HYPOCHONDRIE. Les eaux minérales sont indiquées dans l'hypo-chondrie quand les troubles fonctionnels des organes renfermés dans la cavité abdominale l'emportent sur les phénomènes vésaniques. Dans ce dernier cas, elles n'auraient à intervenir qu'autant qu'on jugerait à propos de les faire entrer dans le traitement moral ou hygiénique de cette mala-die. Lorsque les auteurs du *Dictionnaire de Nysten*, 10e édit., ont avancé « que le traitement de l'hypochondrie consiste presque unique-ment dans l'emploi des moyens hygiéniques et des influences morales, » ils ont méconnu tout un côté de l'histoire de cette maladie, le plus im-portant peut-être, dans ce sens qu'il se prête aux indications les plus faciles à préciser et à remplir. Les eaux minérales agissent très formelle-ment, à titre médicamenteux, dans l'hypochondrie; cependant nous con-venons volontiers qu'en dehors d'elles, la thérapeutique de l'hypochon-drie est à peu près négative.

L'hypochondrie proprement dite, telle que l'a décrite Fr. Hoffmann, présente un ensemble de caractères composés de symptômes dyspepti-ques, avec prédominance saburrale; intestinaux, avec flatulence et con-stipation; bilieux, avec ralentissement du cours de la bile; enfin de lan-gueur de la circulation abdominale, avec état hémorrhoïdaire, sous l'in-fluence desquels se trouve l'état mental. C'est sur cet ensemble de phénomènes abdominaux que portent spécialement les indications, et c'est à ce titre que les eaux minérales sont indiquées.

Les eaux minérales indiquées seront donc celles qui se trouveront les plus propres à rétablir les fonctions digestives, à activer les fonctions intestinales, à stimuler les fonctions hépatiques, à ranimer la circulation abdominale, à développer les hémorrhoïdes.

Dans le traitement ordinaire de l'hypochondrie, on n'obtient guère de résultats avantageux que des purgatifs. Bien que les effets de ces derniers soient passagers et qu'il soit impossible d'insister sur leur usage, sans inconvénients, au delà d'une certaine mesure, on pouvait déduire de cette observation que les eaux minérales purgatives seraient indiquées. Il en est effectivement ainsi. Les eaux minérales *purgatives* sont spéciales dans le traitement de l'hypochondrie, les *chlorurées sodiques* et les *sul-fatées sodiques*, les premières surtout, dont les propriétés physiologi-ques sont plus complétement en rapport avec les indications multipliées que nous avons exposées plus haut. Les eaux chlorurées sodiques relâ-chent et fortifient, dit justement M. Gardey.

L'Allemagne est beaucoup plus riche que la France en eaux minérales purgatives : c'est sans doute pour cette raison que le traitement de l'hypochondrie y est beaucoup plus en faveur que parmi nous. *Karlsbad*, *Hombourg*, *Wiesbaden*, sont les· stations les plus fréquentées ·par les hypochondriaques. Si ces deux dernières, par leur situation et·le caractère de leur installation, semblent présenter toutes sortes de conditions favorables au traitement moral, on ne saurait précisément en dire autant de la première. ⁓

Lorsque les symptômes dyspeptiques ou bilieux dominent, on préférera les eaux de Karlsbad, à condition toutefois que la faiblesse ne soit pas très prononcée; mais si les indications semblent devoir se rapporter plutôt à l'état hémorrhoïdaire, il ne faut pas hésiter à recourir aux eaux de Hombourg ou de Wiesbaden, ou aux eaux analogues.

Cette distinction des hypochondries, suivant que les symptômes dyspeptiques ou hépatiques prédominent, ou bien les phénomènes hémorrhoïdaires, nous paraît importante, bien qu'elle n'ait pas encore été signalée avec une certaine précision. Nous n'avons pas à y insister ici, en dehors de l'ordre de faits thérapeutiques qui nous occupe.

Nous n'avons mentionné jusqu'ici que des stations étrangères. En France, nous trouvons *Vichy*, qui répond très nettement aux indications rapportées à Karlsbad, au point de vue de la prédominance des symptômes dyspeptiques ou hépatiques. On obtient, en effet, à Vichy des résultats avantageux dans·ces sortes d'hypochondries. Cependant les propriétés purgatives de Karlsbad s'y laissent regretter, et assigneront toujours à cette dernière station une prééminence réelle. D'un autre côté, nous ferons remarquer que les sources ferrugineuses de Vichy permettent d'employer ces eaux dans des cas où l'épuisement du système nerveux à la suite de pertes séminales, ou un certain degré d'anémie, ne permettent pas de recourir à Karlsbad. Nous pensons du reste que, dans ces derniers cas en particulier, la médication purgative est peu praticable, et Vichy reprendrait à leur sujet un certain avantage sur les eaux de Hombourg, par exemple.

Lorsque le système nerveux est très affaibli, des eaux peu minéralisées, telles que celles de *Wildbad* en Allemagne, *la Malou* en France, se prêtent quelquefois mieux à sa reconstitution.

Les eaux chlorurées sodiques en France n'ont guère été recommandées contre l'hypochondrie. Nous ferons une légère exception en faveur de *Niederbronn*. Ce qui les rend sans doute moins propres au traitement de cette maladie que leurs analogues de l'Allemagne, c'est qu'elles sont en général beaucoup moins gazeuses et moins digestives.

HYPOSULFITES. Les hyposulfites ne sont pas considérés comme des principes minéralisateurs normaux des eaux minérales; toujours, du moins on le suppose, ils résultent de l'altération des sulfures dès que les sources reçoivent le contact de l'air ; c'est donc dire qu'ils se rencontrent principalement dans les eaux sulfurées dégénérées. Il convient cependant d'ajouter que la présence des hyposulfites dans les eaux a été admise autant par voie hypothétique que par voie expérimentale : c'est qu'en effet la séparation de l'acide hyposulfureux à côté de l'acide sulfureux n'a pas été indiquée d'une manière très certaine. Voici par exemple le moyen que l'on trouve indiqué par M. O. Henry :

L'eau minérale est additionnée de bicarbonate de potasse, et mise en ébullition pendant quelque temps. Par ce moyen, l'acide sulfhydrique et les sulfures sont décomposés, et les hyposulfites ne sont pas attaqués. Lorsque la solution ne répand plus d'odeur sulfureuse, on la traite par le chlorure de baryum ; on sépare le précipité de carbonate, de sulfate et de silicate de baryte, et dans le liquide filtré, on ajoute la liqueur titrée d'iode. On calcule ainsi l'acide sulfureux, en se rappelant que 100 parties de soufre équivalent à 150 d'acide hyposulfureux.·

· Ce procédé nous semble entaché d'une erreur très grande, qui provient de la présence des sulfites ; or tous les chimistes savent que ces sels absorbent l'iode presque à la manière des hyposulfites ; ensuite rien ne prouve que pendant l'ébullition de l'eau sulfurée avec le bicarbonate de potasse, une minime proportion de l'acide sulfhydrique ou des sulfures ne se convertit pas, soit en sulfite, soit en hyposulfite.

Il nous semble que ces difficultés peuvent être levées par le mode opératoire indiqué par M. Werther pour séparer entre eux les sulfures, les carbonates, les sulfates et les hyposulfites alcalins.

On introduit dans un flacon, de la contenance de deux ou trois litres, une petite quantité de carbonate de cadmium très pur, récemment précipité et conservé à l'état de bouillie épaisse. On précipite ainsi tout l'acide sulfhydrique libre, le soufre des sulfures alcalins et l'acide carbonique à l'état de sulfure et de carbonate de cadmium, sels d'une très grande insolubilité. Dans le liquide séparé du précipité, on verse une solution de nitrate d'argent, et l'on fait bouillir pendant longtemps. Il se dépose, entre autres sels, du sulfure d'argent formé d'après l'équation suivante :

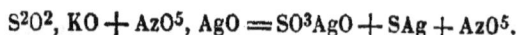

$$S^2O^2, KO + AzO^5, AgO = SO^3AgO + SAg + AzO^5.$$

Le mélange des sels insolubles est traité ensuite par l'ammoniaque, qui abandonne seulement, sous la forme d'un précipité noir, le sulfure d'argent. Celui-ci est dissous dans l'acide nitrique bouillant, et la liqueur est additionnée d'acide chlorhydrique qui précipite tout l'argent à l'état de chlorure. Chaque équivalent de chlorure d'argent représente ainsi un équivalent d'hyposulfite de soude.

Astrié a fait une étude particulière de l'action physiologique et thérapeutique des sulfites et des hyposulfites. Voici comment il s'exprime à ce sujet :

« Les hyposulfites et les sulfites se rencontrent en quantité appréciable dans beaucoup d'eaux sulfureuses des Pyrénées. Leur action chimico-physiologique a été établie par des essais répétés, desquels il est résulté que ces deux sels agissent à peu près de la même manière ; qu'ils sont rapidement absorbés ; qu'ils exercent sur les matières mucoïdes et albuminoïdes la même action fluidifiante que les sulfures, mais à un moindre degré ; que les réactions sont plus nettes et plus promptes avec les sulfites qu'avec les hyposulfites ; que les hyposulfite et sulfite de soude éclaircissent, fluidifient le sang, et lui donnent une teinte rosée très belle qu'il conserve.

» Le sulfite et l'hyposulfite de soude, pris à l'intérieur, produisent sur l'organisme des phénomènes d'excitation générale analogues à ceux que provoque l'ingestion des sulfures alcalins ; mais ces phénomènes sont beaucoup moins marqués qu'après l'ingestion de ces derniers. L'action de l'hyposulfite ou du sulfite est plus douce ; elle irrite rarement les premières voies ; l'appétit est provoqué sans ardeur épigastrique ; le cours des urines augmente presque toujours d'une manière notable. »

Il résulte de ces considérations que le sulfite et l'hyposulfite de soude, considérés au point de vue de leur action thérapeutique, doivent prendre place à côté du sulfure de sodium. « Je suis convaincu, ajoute Astrié, que beaucoup d'eaux sulfureuses, dépourvues de goût et de réaction sulfurée, doivent aux hyposulfites et aux sulfites qu'elles contiennent le privilège de participer à l'action des eaux sulfurées, dans le traitement des maladies qui réclament leur emploi : c'est ainsi que je comprends l'action des sources de Nossa, près de Vinça, de l'eau bleue à Ax, de bien d'autres sources, plus ou moins sulfurées, et celle des sulfureuses dégénérées, appliquée à la curation des maladies dartreuses et catarrhales, etc.» (Astrié, *De la médic. therm. sulfur. appliquée au trait. des malad. chron.* Thèse de Paris, 1852.) Ce rapprochement de l'action des eaux sulfurées et des eaux sulfureuses dégénérées, au sujet des affections herpétiques et du catarrhe pulmonaire, est un point sur lequel il importe de faire des réserves.

HYSTÉRIE. Bien des hypothèses se sont produites sur la nature de l'hystérie, et ont fait varier les formules du traitement qui lui convient. Avec M. Briquet, auquel on doit un savant traité sur la matière, nous regardons l'*affection hystérique*, ainsi que l'appelait Sydenham, ou l'*hystéricisme*, nom adopté par des auteurs modernes, comme un état dynamique, comme une maladie dépendant du système nerveux. Quelle

que soit la cause attribuée à l'hystérie, productrice ou déterminante, il
est certain qu'avec elle les fonctions du centre encéphalo-rachidien perdent leur équilibre normal, et que de ce désordre, réagissant sur divers
organes d'une manière plus ou moins prolongée, naissent des anomalies
et des complications, effets bizarres ou graves trop souvent considérés
comme primordiaux. M. Briquet (*Traité clinique et thérapeut. de l'hystérie*, 1859) insiste avec raison sur la nécessité de distinguer la part de
la névropathie générale et celle des réactions secondaires, dont les organes
deviennent le siége et le centre à leur tour. Ainsi se déroulent successivement ou partiellement, selon que telle ou telle influence l'emporte,
mais toujours enchaînées à l'état hystérique, les manifestations du côté
de l'encéphale, de l'estomac, de l'utérus, du cœur, des poumons et des
appareils musculaires. Nous n'avons pas à entrer ici dans la discussion
du point de départ de ces phénomènes, lequel est localisé exclusivement
par M. Briquet dans la partie affective du cerveau. Mais il est un côté de
la question qui nous intéresse plus directement, c'est à savoir que le
degré d'intensité de l'hystérie se mesurera au degré de susceptibilité nerveuse imprimée par l'hérédité, par les prédispositions idiosyncrasiques et
par l'action des causes déterminantes. En tête de ces dernières, figurent
toutes les circonstances débilitantes, maladies longues, convalescences
pénibles, affections constitutionnelles, traitements affaiblissants, défaut
d'alimentation, etc., autant de motifs de souffrance et de malaise à mettre
à côté des émotions morales dans la pathogénie de l'hystérie.

Les eaux minérales et le traitement marin se partagent les indications
tirées des considérations qui précèdent. 1° Il s'agit de remédier à l'altération plus ou moins prononcée de l'économie, tantôt antérieure à
l'apparition des premiers symptômes hystériques, tantôt consécutive à
ceux-ci. 2° Il faut atténuer le développement excessif de l'impressionnabilité nerveuse. Médication reconstituante, action sédative, tels sont les
deux termes précis de cette thérapeutique.

On ne s'étonnera pas si la fréquence d'une maladie qu'entretiennent
et propagent tant de causes physiologiques et morbides, peuple, chaque
année, de ses victimes, les stations thermales les plus différentes. Aussi
est-il peu de notices sur les eaux minérales qui n'en revendiquent la cure.
En se reportant aux bases que nous avons posées, il sera facile de dé-
mêler la spécialisation réelle qui revient aux unes ou aux autres. Évidemment là où les eaux *ferrugineuses* permettent par leur thermalité ou
leurs aménagements un traitement thermal proprement dit et ne sont
pas bornées par conséquent à leur simple rôle complémentaire, il y a
avantage à les employer ; nous citerons à cet égard, *Luxeuil*, certaines
sources de *Bagnères-de-Bigorre*, *Rennes*, *Sylvanés*, *Charbonnières*, en

France; *Spa*, en Belgique; *Bruckenau, Dribourg, Pyrmont, Schwal-bach*, en Allemagne; *Szliacs*, en Hongrie. Les eaux *sulfurées* se présentent en même temps avec leurs propriétés reconstitutives; mais parmi elles il est urgent de choisir celles qu'on peut regarder comme douces, eu égard à leur composition et à leur degré de température native. Ce sont *Saint-Sauveur*, station presque exclusivement appropriée aux états dont nous parlons; les *Eaux-Chaudes*, et ensuite certaines sources tempérées et faibles de *Luchon*, de *Cauterets* (le *petit Saint-Sauveur*), d'*Ax*. Si, au contraire, l'indication d'un traitement calmant prédomine, c'est aux eaux *sulfatées calciques* qu'on aura recours de préférence. *Ussat*, les eaux de *Foulon* et de *Salut* à *Bagnères-de-Bigorre*, *Plombières*, peuvent être signalées comme les véritables représentants de cette médication. Parmi les eaux *bicarbonatées sodiques*, en France, il n'est que *Néris* qui puisse formellement entrer en ligne avec celles d'*Ems* et de *Schlangenbad*, dans le duché de Nassau, pour la cure de l'hystérie. Les succès annoncés, il est vrai, dans ces stations reposent plutôt sur une certaine notoriété que sur des observations de clinique rigoureuses; mais la minéralisation relativement inférieure des sources dont il s'agit explique comment elles sont applicables à des troubles purement fonctionnels, sans faire naître la crainte de réactions fluxionnaires ou autres. Quant aux eaux *chlorurées sodiques*, nous n'accorderions à cette classe qu'une place exceptionnelle et rare dans le traitement qui nous occupe. L'action qu'elles exercent sur le système utérin, dans le sens congestif et excitant, recommande la plus grande prudence pour leur emploi. Nous parlons, bien entendu, de celles qui sont considérées comme *fortes*. Il en est des eaux chlorurées faibles, comme des eaux *bicarbonatées calciques*, leur mode d'intervention semble difficile à déterminer; il n'offre pas du moins d'inconvénient sérieux, à la condition toutefois que les moyens d'administration, bains, douches, sudations, seront dispensés avec tous les ménagements que réclament la situation des malades et la gravité des accidents morbides.

A plus forte raison, redoublera-t-on de réserve et de précautions dans l'application comme dans la prescription du traitement marin par rapport à l'hystérie. M. Gaudet (*Recherches sur les effets hygién. et thérapeutiques des bains de mer*, 1844) a cité d'heureux résultats de la pratique de la mer dans les variétés de l'hystérie, avec accès nerveux. Ce médecin trace les règles prudentes de ce traitement, en recommandant de débuter par quelques bains de mer tiède très courts, mitigés d'abord, puis purs; et en s'exprimant sur l'obligation, dans la majorité des névropathies, de fixer d'avance les conditions principales du bain de mer, celles surtout qui regardent la durée, ainsi que l'état

.de l'atmosphère. Il assure, pour l'avoir constaté, que la propriété sédative de ces bains provoque rapidement une salutaire révulsion périphérique, apaise l'élément névralgique, et restaure du même coup les forces
générales. La refocillation obtenue de la sorte, ainsi que l'influence
hyposthénisante du froid, rentre d'ailleurs dans les effets de l'hydrothérapie proprement dite, et l'utilité des procédés empruntés à cette méthode a depuis longtemps frappé tous les observateurs. M. Briquet s'en
loue beaucoup, mais en particulier contre la plupart des symptômes aigus
de l'hystérie. Comme il le dit, c'est souvent le seul agent capable de
briser le cercle vicieux dans lequel la maladie hystérique se trouve enfermée. Reste à déterminer les cas dans lesquels il est possible d'obtenir de
la part de l'organisme une résistance suffisante aux puissants moyens
modificateurs auxquels on le soumet. L'expérience seule peut l'en-
seigner.

On conçoit facilement que tous les adjuvants ordinaires de la médication, soit hydro-thermale, soit marine, air, climat, repos, distractions,
diversité de sensations, éloignement de préoccupations, etc., contribuent
à calmer un état morbide dans lequel les passions tristes et l'excès de
sensibilité psychique se joignent trop souvent à l'altération de la constitution. Le médecin s'appuiera sur ces données pour le choix qu'il aura
à faire parmi les stations d'eaux minérales ou de bains de mer.

Ce que nous venons d'exposer à propos de l'hystérie considérée en
général s'entend des accidents de cette maladie. Il n'est guère possible,
au point de vue auquel nous nous sommes placés, de disjoindre le fait
principal de ses dépendances. Ou ces manifestations, anesthésie, hyperesthésie, spasmes, contractures, sont en quelque sorte temporaires et se
dissipent, tantôt d'elles-mêmes, tantôt par des moyens appropriés, et
alors il est peu ordinaire de les trouver dans le ressort de la thérapeutique
hydrologique ; ou bien elles ont résisté avec une ténacité désespérante à
tous les traitements, et elles se rattachent au tableau de l'affection hystérique, justiciable de nos moyens d'action. Nous en dirons autant du
phénomène si fréquent chez les femmes en proie à l'hystéricisme, de la
lésion de la contractilité des muscles volontaires, depuis le simple affaiblissement des membres jusqu'à la perte complète de la faculté de se
mouvoir, sous la forme d'hémiplégie, de paraplégie, y compris l'apho-
nie. La paralysie hystérique est toujours trop intimement liée à la cachexie pour ne point participer aux données communes du traitement. Il
sera toutefois nécessaire d'associer à la médication générale les ressources
dont nous disposons pour agir plus immédiatement sur les parties paralysées. À cet égard, les douches et les affusions, diversifiées d'énergie, de
température et de durée, peuvent rendre de réels services, et, dans quel-

ques circonstances, seconder l'emploi d'autres moyens, de l'électrisation par exemple.

Quant aux considérations relatives aux fonctions menstruelles et aux maladies concomitantes de l'utérus, voyez AMÉNORRHÉE. UTÉRUS (MALADIES DE L').

En général, le traitement de l'état hystérique est lent. Il demande la réunion de circonstances multiples. La guérison complète de cette névrose ne s'obtient pas plus sûrement aux eaux ou à la mer que par d'autres méthodes, sinon lorsqu'elle est de date assez récente, qu'elle remonte à une cause accidentelle, et que cette cause n'existe plus.

I

ICHTHYOSE. L'ichthyose est reconnue aujourd'hui pour un état particulier de la peau, véritable difformité congénitale, et très souvent héréditaire. Le traitement par les eaux minérales, dont la spécialisation se prononce le plus formellement pour la cure des dermatoses, ne peut être que palliatif. Les bains bicarbonatés sodiques, sulfurés ou autres, font tomber les squames, et rendent la peau plus nette et plus douce; mais aussitôt qu'ils sont interrompus, les écailles reparaissent, et l'épiderme reprend son aspect corné.

ILIDJAH (Turquie d'Asie, Bosnie). A trois quarts d'heure de Seravejo. — Deux sources à 40° centigr., l'une et l'autre contenant de l'hydrogène sulfuré et un peu d'acide carbonique, du chlorure de sodium, du sulfate de soude et une petite proportion de carbonate de chaux (Boué).

ILKESTON (Angleterre, comté de Derby).

Ferrugineuse sulfatée. Tempér.?

Cette eau n'a été analysée que sur des quantités trop peu considérables et loin du lieu d'émergence, sans que les conditions de puisement aient été observées avec soin; aussi les résultats chimiques de sa composition ont-ils beaucoup varié. On en use en bains et en boisson. Pas de renseignements médicaux.

IMMERSION. L'immersion est un mode du bain; elle consiste à plonger la totalité ou une partie du corps dans l'eau, durant quelques instants seulement, sauf à réitérer plusieurs fois, à de courts intervalles, la même manœuvre. Cette pratique peut trouver son opportunité dans le cours du traitement thermal; mais elle a surtout été recommandée à l'occasion des bains de mer. Les auteurs anglais, Floyer, Clarke, auxquels on doit d'excellents préceptes sur l'art d'administrer les bains

froids, ont insisté sur les avantages de l'immersion rapide et courte. L'expérience a démontré que, surtout chez les sujets jeunes, débiles et impressionnables, c'était le seul moyen d'obtenir une réaction salutaire;
aussi les méthodes hydrothérapiques se basent-elles souvent sur ces bons
effets, mis en harmonie avec les indications morbides. (Voy. HYDRO-
THÉRAPIE.)

IMNAU (Prusse, principauté de Hohenzollern-Sigmaringen). Village;
sur l'Eyach, à 1241 pieds au-dessus du niveau de la mer.

Ferrugineuse bicarbonatée. Tempér., 9° à 10° centigr.

Six sources, dont la principale est le *Fürstenquelle* (source des
Princes).

	Eau : 16 onces.		Eau : un litre.
	Grains.		Gram.
Carbonate de fer...........	0,500	=	0,053
— de magnésie......	1,089	=	0,115
— de chaux.......	6,855	=	0,372
Chlorure de sodium........	1,044	=	0,110
— de magnésium......	0,326	=	0,034
Sulfate de magnésie........	0,335	=	0,035
— de chaux...........	0,221	=	0,022
Silice..................	1,029	=	0,109
Matière organique	1,120	=	0,118
	12,519	=	0,978
	Pouc. cub.		Cent. cub.
Gaz acide carbonique........	30,351	=	1517

(SIEGWART.)

Des cinq autres sources, qui se trouvent réunies dans une même enceinte, il en est quatre *ferrugineuses*, et une dernière ne contenant pas
de principe ferrique, mais une grande proportion de gaz acide carbonique.

Le *Fürstenquelle*, comme étant très gazeux et moins séléniteux que
les autres sources, est à peu près exclusivement réservé pour l'usage
interne. En général, on coupe ces eaux avec du lait ou du petit-lait. Il ne
paraît pas que les bains et les douches soient associés à la boisson, sinon
comme moyens d'hydrothérapie proprement dite.

C'est surtout dans les catarrhes pulmonaires et dans le début de la
phthisie tuberculeuse qu'on prescrit les eaux d'Imnau; mais, à propos de
cette dernière affection, M. Seegen croit que les propriétés congestives
dues à la présence d'une quantité notable d'acide carbonique doivent
être redoutées, pour peu qu'il y ait tendance aux hémoptysies. La chlorose, l'anémie et les états névropathiques qui les accompagnent rentrent
dans les attributions de cette station, bien aménagée du reste et fréquentée.

IMPUISSANCE. Nous ne considérons ici l'impuissance que chez

l'homme, et au point de vue de l'incapacité dans l'exercice des fonctions viriles. Il est évident qu'en médecine thermale on s'occupe particulièrement de l'impuissance correspondant à l'inertie des organes génitaux, à l'affaiblissement ou à la paralysie des muscles qui président à l'érection, quelque persistants ou amoindris que soient les désirs vénériens. Cette abolition permanente ou passagère des facultés génératrices, désignée encore sous le nom d'anaphrodisie, n'est le plus souvent que le symptôme d'un état cachectique chez les sujets adultes. Cela seul expliquerait comment des eaux minérales de nature diverse ont été préconisées pour la cure de l'impuissance nerveuse. Les principes applicables à ce traitement se réduisent au conseil : 1° de fortifier l'économie affaiblie ou épuisée, soit par suite d'excès d'onanisme ou de coït, soit sous l'influence d'une convalescence de maladie longue ou d'une médication débilitante; 2° d'exciter directement et prudemment, à l'aide des procédés balnéaires dont nous disposons, l'action des organes sexuels. Quelquefois l'anaphrodisie existe sans cause connue, et semble se relier à certaines conditions d'impressionnabilité morale, pour lesquelles il est encore utile de faire intervenir le traitement thermal ou marin. Enfin il est fréquent de voir cette inaptitude coïncider avec la spermatorrhée, auquel cas les indications se confondent parfaitement.

Si l'on est en présence d'un état névropathique, d'une susceptibilité générale très ordinaire à la plupart des anaphrodisiaques, les eaux faiblement minéralisées, riches en matière organique, chlorurées sodiques ou sulfatées, sont très bien indiquées (*Bagnères-de-Bigorre*, *Bains*, *Bourbon-Lancy*, *Luxeuil*, *Néris*, *Plombières*). En Allemagne, on recommande des sources analogues ou peu chargées en bicarbonates : *Cudowa*, *Landeck*, *Langenau*, *Reinerz*, et surtout les eaux dites *indifférentes* de *Wildbad*, *Gastein*, *Pfeffers*.

A un degré moindre d'éréthisme, et lorsqu'il s'agit de reconstituer un organisme affaibli, on prescrira les eaux ferrugineuses bicarbonatées, tantôt comme usage interne (*Spa*, *Pyrmont*), tantôt en associant l'emploi des bains à celui de la boisson (*Luxeuil*, *la Malou*). Dans les mêmes circonstances, mais avec un caractère franchement torpide, les bains et les douches d'acide carbonique ont été vantés. A *Franzensbad*, on leur allie l'emploi des bains de boues minérales; à *Muskau*, on emploie celles-ci exclusivement. Ces divers moyens convergent tous vers le même but, celui de relever les forces générales, en même temps qu'on rend aux actes digestifs une activité nouvelle.

Nous en dirons autant des bains de mer, auxquels beaucoup d'infirmes vont demander le rétablissement d'une faculté perdue ou affaiblie. M. Gaudet a remarqué qu'en général les anaphrodisiaques réagissent suffisamment au sortir de la mer, mais à la condition expresse d'immersions courtes, rationnellement répétées.

Lorsque l'impuissance remonte à une date éloignée et que l'atonie est en quelque sorte localisée dans les organes génitaux, en vertu de modifications insaisissables du système nerveux, les eaux chlorurées sodiques fortes (*Balaruc, Bourbonne, Wiesbaden*) ou *sulfurées* (*Baréges, Luchon, Schinznach*) pourront devenir utiles, administrées non-seulement en bains, mais encore en douches, soit générales, soit locales, sur les lombes et sur le périnée, à des températures variées, et proportionnées d'après l'idiosyncrasie du sujet. Les frictions et le massage, y compris la flagellation et l'urtication, figurent depuis longtemps dans les moyens opposés à l'impuissance; on s'en servira comme adjuvants. Il est reconnu également que l'emploi du froid concourt à réveiller énergiquement la contractilité musculaire, et lorsqu'il s'agit d'exercer, en pareil cas, une action simultanée sur la myotilité, sur la circulation capillaire, la calorification et la nutrition, la méthode hydrothérapique offre des avantages confirmés par l'expérience.

En ce qui regarde l'impuissance envisagée dans le sexe féminin, voy. STÉRILITÉ.

INCHAURTE (Espagne, province de Guipuzcoa).

Sulfureuse. Froide.

Source très abondante, dans laquelle on signale : gaz hydrogène sulfuré, 5 c.c., 770540, d'après les évaluations sulfhydrométriques de M. Sanchez de Toca. — Pas d'établissement.

INCONTINENCE D'URINE. L'incontinence d'urine est le plus souvent un symptôme d'autres maladies, et participe au traitement qu'elles réclament [voy. PARALYSIE. VÉSICAL (CATARRHE)]. Lorsque cette infirmité est causée par la présence d'un calcul ou d'une tumeur fongueuse dans la vessie, amenant la paralysie du sphincter et l'inertie du col, ou bien exaltant les propriétés contractiles du plan musculaire de cet organe, les eaux minérales n'ont point à intervenir. Nous en dirons autant de l'incontinence d'urine des vieillards, en rapport avec les progrès de l'âge. Mais la débilité du col vésical peut succéder à l'opération de la taille, aux manœuvres de la lithotritie. On l'observe encore chez les femmes, consécutivement à plusieurs grossesses successives, ou à la suite d'un accouchement laborieux, pendant lequel la tête du fœtus a exercé une pression prolongée sur la région pubienne. Elle se rencontre dans la convalescence des fièvres graves. Enfin l'*incontinence d'urine* des enfants constitue une incommodité assez fréquente, rangée par beaucoup d'auteurs parmi les maladies asthéniques.

Les circonstances que nous venons d'énumérer s'adressent aux ressources de médication excitatrice et de traitement reconstituant qu'on trouve dans la thérapeutique thermale ou marine. Là où de puissants et ingénieux moyens d'action sont maniés par des médecins expérimentés (*Aix en Savoie*, *Néris*), nul doute qu'indépendamment de toute considération de minéralisation et à l'aide d'une thermalité énergique, on ne parvienne à rappeler l'influx nerveux dans les parties qui en étaient dépourvues, à réveiller la contractilité musculaire, et finalement à rétablir l'équilibre dynamique nécessaire aux fonctions de la vessie. On obtiendrait des résultats analogues près des sources sulfurées et chlorurées sodiques fortes (*Baréges*, *Cauterets*, *Balaruc*, *Bourbonne*, *Bourbon-l'Archambault*). On en cite à *Tœplitz* en Bohême, et surtout dans les eaux dites *indifférentes* de *Wildbad* et de *Gastein;* mais c'est toujours à la condition de diversifier les procédés d'application, bains, douches générales ou locales, injections, et de les mesurer, ainsi que l'emploi des degrés variés de température, selon les données idiosyncrasiques et constitutionnelles des sujets. Ainsi, chez les enfants ou chez les pubères, il est assez commun de voir l'incontinence nocturne liée au lymphatisme, quelquefois au retard de la seconde dentition, d'autres fois, dans le sexe féminin, à la difficulté d'établissement des menstruations. On prescrira de préférence les eaux dont la spécialisation embrasse ces conditions morbides ou physiologiques [voy. CHLORURÉES SODIQUES (EAUX). DYSMÉNORRHÉE]. Les bains de mer, à la fois en vertu des éléments minéralisateurs de l'eau et de l'action du froid qu'on met en jeu, peuvent combattre avec succès l'incontinence d'urine nocturne, et même plusieurs espèces d'incontinences pour ainsi dire purement nerveuses, ou dépendant d'un état général affaibli. Mais tous les sujets ne réagissent pas également, dans le jeune âge, sous l'influence du traitement marin, et il en est qui se trouvent mieux de la médication thermale [voy. ENFANCE]. Enfin les eaux ferrugineuses (*Spa*, *Orezza*, *Bussang*) contribueront, dans certains cas, à ranimer l'activité des fonctions digestives et à seconder l'efficacité des autres agents fortifiants. Il est à regretter de ne rencontrer dans les monographies spéciales que peu d'exemples relatifs à la cure de l'infirmité dont nous traitons, et pour laquelle nous croyons donner ici les préceptes les plus rationnels.

INCRUSTATIONS. Voy. DÉPÔT.

INDES ANGLAISES. Les sources minérales sont extrêmement nombreuses dans les possessions anglaises de l'Inde, et se rencontrent souvent à de grandes hauteurs. La plupart sont thermales, mais généralement peu minéralisées. C'est surtout dans la province de Ténasserim, dans quelques régions de l'Himalaya, dans le Konkan et le Sindé, qu'elles ont été signalées. On peut consulter, pour leur dénombrement, une notice du docteur Macpherson, insérée dans *Indian Annals* (Calcutta, 1854), et extraite par M. Reumont dans le *Balneologische Zeitung*, t. II, p. 122. Malheureusement les analyses chimiques et l'indication des températures font défaut dans ce catalogue, qui comprend sommairement toutes les minéralisations que nous connaissons.

Il paraîtrait qu'aux Indes, comme en Afrique, des idées superstitieuses s'attachent aux sources thermales, et la découverte d'une eau chaude dans quelque endroit en fait bientôt un lieu de pèlerinage pour les dévots. Cependant il en est de renommées pour leurs vertus médicales : on cite celles de *Malacca*, de *Munnee Karn*, de *Lukkee Pass*, et près de Delhi, les eaux de *Sonah*, que de vastes constructions abritent pour la commodité des baigneurs indigènes. Ces sources sont réputées presque toutes sulfureuses. On les laisse à la portée des malades de chaque classe. Mais jusqu'ici les Européens n'en ont pas fait un usage régulier. Quoique des médecins de l'armée anglaise aient essayé de les appliquer au traitement du soldat, leurs efforts sont restés infructueux. Il faut convenir aussi que les conditions de salubrité d'air et de climat manquent à la plupart des stations thermales indiennes. M. Macpherson en excepte les bains sulfureux de *Buklesir*, près de Calcutta. Plusieurs sources abondantes, dont la température s'échelonne entre 28° et 72° centigr., un site très agréable, au bord d'une petite rivière, non loin de la ville de Tantipara, dans d'excellentes données hygiéniques, tout est réuni là pour réaliser une installation des plus utiles, et sur laquelle les habitants de la contrée ont pris les devants en y fondant un petit temple sous l'invocation du dieu Maha, le Priape de l'Inde.

INDICATIONS. Le traitement thermal est exclusivement indiqué dans les *maladies chroniques*. Si quelquefois on voit administrer des eaux sulfureuses ou bicarbonatées, pures ou coupées, dans le cours de maladies aiguës ou à leur déclin, c'est à simple titre de médicament ; et cette pratique n'appartient en rien à la médication qui nous occupe.

Mais l'emploi des eaux minérales, comme celui de tout autre agent thérapeutique, comporte des exceptions : nous les signalons ailleurs [voy. CONTRE-INDICATIONS]. Même dans la généralité de leurs applications, il y a des règles à observer, et qu'on a trop souvent omises pour se perdre dans des banalités oiseuses ou des éloges intéressés. C'est déjà beaucoup sans doute que de reconnaître à cette médication le privilège sur un grand nombre d'autres de procurer une guérison rapide et radicale dans des circonstances données. Il faut encore que les conditions de son utilité soient établies à un point de vue vraiment médical.

La méthode la plus rationnelle pour envisager les indications des eaux minérales nous paraît devoir les rattacher aux notions que nous possédons touchant les caractères de la médication thermale elle-même. Celle-ci, disons-nous dans un autre article, se divise, d'après ses attributions diverses, en *altérante, reconstituante, substitutive, résolutive* et *sédative* [voy. MÉDICATION THERMALE]. Tout en laissant à l'empirisme la part toujours assez large qui lui revient, nous ne pouvons mieux faire que de rechercher, dans les maladies chroniques, les conditions correspondantes à chacun des caractères assignés à la médication thermale, et de montrer comment on en peut déduire l'indication des eaux minérales.

Cette interprétation placée entre l'exposé des préceptes et celui des faits permettra au lecteur de compléter les lacunes et de relier un ordre d'idées à l'autre.

1° *Indications relatives à la médication* ALTÉRANTE. — « On appelle *altérants* les médicaments qui changent d'une manière insensible, et sans provoquer d'évacuations, l'état des solides et des liquides. » (*Dictionn. de Nysten*, 10e édit.) La médication altérante est donc celle qui change insensiblement la manière d'être de l'organisme, c'est-à-dire qui se montre la plus propre à modifier les états constitutionnels et diathésiques. Or les eaux minérales représentent au plus haut degré ce caractère de médication antidiathésique, caractère qu'il est si difficile d'assigner à aucun des agents de la thérapeutique ordinaire. L'existence d'un état diathésique ou constitutionnel est une des indications les plus importantes et les plus spéciales du traitement thermal. Que ce soit à titre curatif ou de simple modificateur, nous n'avons pas à l'examiner ici [voy. DIATHÈSES]. Eu égard à l'indication, il suffit pour nous que ce soit à titre salutaire et supérieur aux autres médications.

Cependant nous devons éliminer la diathèse *cancéreuse*, contre laquelle les eaux minérales sont parfaitement impuissantes, et sur les manifestations de laquelle elles semblent plutôt exercer une influence fâcheuse. La diathèse *tuberculeuse*, bien que très difficile également à saisir par elle-même, semblant dépendre de conditions générales mieux spécialisées que celles de la précédente, peut être, alors surtout que les manifestations en sont très locales, enrayée ou ralentie dans sa marche.

Quant aux diathèses que représentent la *scrofule*, l'*herpétisme*, la *goutte*, la *gravelle*, le *rhumatisme*, c'est à leur sujet que les propriétés spéciales des eaux minérales se montrent avec le plus d'avantages. Sauf les contre-indications particulières, au sujet desquelles nous renvoyons une fois pour toutes à l'article CONTRE-INDICATIONS, et surtout aux articles concernant chacun de ces divers états morbides, nous pouvons établir que l'existence de quelqu'un des états diathésiques que nous venons d'énumérer indique toujours par elle-même les eaux minérales, ainsi que les états constitutionnels qui se trouvent placés sur leurs limites, représentant tantôt une diathèse affaiblie, tantôt un tempérament exagéré.

Les eaux minérales qui ont à intervenir dans les cas de ce genre sont spécialement des eaux fortement caractérisées, telles que les bicarbonatées sodiques, les chlorurées fortes, les sulfurées les plus fixes, les eaux à thermalité élevée. L'action thérapeutique sera encore d'autant plus sûrement atteinte, que les agents accessoires de la médication thermale se rencontreront plus complets, les conditions climatériques et topographiques par exemple.

2° *Indications relatives à la médication* RECONSTITUANTE. — Si les diathèses se présentent à nous comme des états à caractères très précis et très spéciaux, et réclament des médications très spéciales, les maladies chroniques nous offrent d'un autre côté, dans une foule de circonstances, des conditions fort peu définies, communes aux états pathologiques les plus divers, et que l'on peut exprimer par l'abaissement de l'organisme au-dessous d'un certain degré : c'est la faiblesse, ou mieux l'*atonie*. La convalescence des maladies aiguës, l'évolution des maladies chroniques, sont souvent entravées par la langueur de l'économie, la torpeur des fonctions, l'amoindrissement de la nutrition, en un mot. C'est à ces conditions qu'il faut opposer une médication *reconstituante*, qualification qui répond plutôt à l'objet recherché qu'elle n'exprime un ordre particulier de moyens. Or le traitement thermal offre pour cette action reconstituante des ressources multipliées.

Bien que les eaux nettement minéralisées et actives par elles-mêmes en soient effectivement les agents les plus sûrs, cependant on peut dire que la médication thermale tout entière y est propre, et que souvent les adjuvants hygiéniques y prennent une part aussi grande que les principes minéralisateurs. Tout cela est une question d'application individuelle. Les eaux les moins minéralisées peuvent se trouver les mieux applicables, quand à l'affaiblissement de l'organisme se joint une excitabilité particulière du système nerveux. Dans tous les cas, ce que nous pouvons affirmer, c'est que toutes les fois qu'une médication reconstituante se trouve indiquée, les eaux minérales se présentent comme le moyen le plus puissant et le plus rapide dans ses effets. C'est sur ce terrain particulier que l'*hydrothérapie* se rapproche de la médication *thermale*, et le traitement *marin* paraît comme un intermédiaire qui emprunte à l'une et à l'autre de précieux éléments.

Nous ajouterons enfin que, si les indications relatives à la médication *altérante* se montrent en tête des indications du traitement thermal, c'est parce que les eaux minérales en sont la plus haute expression, et la revendiquent tout spécialement; mais que c'est la médication *reconsti-*

tuante qui en représente les applications les plus communes et les plus étendues, abstraction faite de toute forme pathologique spéciale.

3° *Indications relatives à la médication* SUBSTITUTIVE. — Ici nous rencontrons des indications beaucoup plus restreintes et moins faciles à définir, ou du moins à préciser. La médication *substitutive* appartient plus encore aux maladies aiguës qu'aux maladies chroniques; cependant les inflammations chroniques et les dyscrasies des membranes muqueuses ou cutanées, en d'autres termes, les affections catarrhales, réclament souvent l'emploi de modificateurs qui semblent agir par une véritable substitution. .

L'école de Bordeu, dont les idées, tout en se circonscrivant dans un cercle trop restreint, n'en avaient pas moins, pour beaucoup d'applications, un grand caractère de vérité, reconnaissait surtout cette action des eaux minérales. Faire passer la maladie chronique à l'état aigu, tel semblait, à ses yeux, l'unique problème à résoudre. Plus tard, la doctrine de l'excitation sembla s'inspirer des mêmes données thérapeutiques. Or il est incontestable que l'excitation est un effet très général des eaux minérales. Il n'est pas moins certain qu'une action véritablement substitutive est souvent provoquée par elles; mais ceci ne représente qu'une faible partie de leurs propriétés. Bien plus, nous pensons qu'il est rare que l'action substitutive puisse être exclusivement invoquée; quelque chose de plus spécial est plus nécessaire, dans la plupart des cas, pour atteindre la guérison. .

Les eaux sulfureuses sont les agents les plus ordinaires de la médication substitutive. Les dermatoses et les affections catarrhales en sont l'objet le plus habituel; mais ces eaux ne perdent pas pour cela la spécialisation de leur action contre l'herpétisme, élément essentiel d'un grand nombre de ces affections. Sans doute, dans l'action des chlorurées sodiques fortes sur les manifestations du lymphatisme et de la scrofule, une action substitutive se joint souvent à leurs propriétés spéciales. Nous mentionnerons encore les eaux bicarbonatées sodiques dans un grand nombre d'affections de l'appareil gastro-intestinal, y compris celles d'Ems dans le traitement des affections catarrhales.

On remarquera que cette médication, beaucoup plus simple que les précédentes, se rattache bien plus directement à l'emploi méthodique d'une eau minérale appropriée, sans qu'il faille accorder la même importance à l'intervention des agents accessoires et complémentaires du traitement thermal, moyens balnéaires et conditions hygiéniques.

4° *Indications relatives à la médication* RÉSOLUTIVE. — La médication *résolutive* paraît, au premier abord, plus simple encore que la précédente. Elle se trouve indiquée dans une foule de circonstances où la résolution d'un engorgement est réfractaire à l'action des agents ordinaires de la thérapeutique. L'indication des eaux minérales a trait plus souvent aux engorgements des organes eux-mêmes, foie, rate, utérus, etc., qu'aux tumeurs indépendantes de ces derniers. Ceci est un fait d'observation. On voit chaque jour des engorgements du foie ou de la matrice ne céder qu'à l'application des eaux minérales, sans que l'on puisse croire avoir mis en jeu autre chose que leur action directement résolutive. Ceci s'obtient presque exclusivement des eaux bicarbonatées sodiques, sulfatées sodiques, chlorurées sodiques, et des plus minéralisées d'entre elles (eaux *fortes*).

Mais il s'en faut que l'indication résolutive se produise toujours avec un tel caractère de simplicité.

Si la résolution des engorgements est difficile à obtenir, c'est en général par suite de quelque circonstance jusqu'à un certain point étrangère à leur propre évolution, c'est-à-dire qu'ils doivent leur persistance à l'existence d'un état diathésique ou constitutionnel prononcé, ou bien à un état général d'affaiblissement de l'économie, de langueur de l'organisme. L'indication résolutive est alors subordonnée à l'indication altérante ou à l'indication reconstituante. Ces cas rentrent donc parmi ceux que nous avons énumérés plus haut, et auxquels il faut presque toujours revenir lorsqu'il est question de rechercher les véritables applications de la médication thermale.

5° *Indications relatives à la médication* SÉDATIVE. — Ces indications sont celles qui tiennent certainement la moindre place dans la médication thermale. Celle-ci fournit les éléments d'une hydrothérapie tempérée, qui tend à ramener l'équilibre dans les fonctions sans entraîner de réaction vive, et dont la tolérance est généralement assurée, moyennant une direction méthodique. Si les névralgies elles-mêmes y trouvent rarement une guérison formelle, l'état névropathique, c'est-à-dire la prédominance générale et presque toujours désordonnée du système nerveux, y rencontre assez souvent une influence sédative difficile à obtenir par d'autres procédés. Cependant il ne faut pas se méprendre sur la portée de cette action, et considérer les eaux minérales comme de véritables antispasmodiques.

L'état névropathique est presque toujours entretenu ou exaspéré par quelque autre condition morbide, troubles fonctionnels, faiblesse, altération de la nutrition, de la composition du sang, prédominance constitutionnelle ou diathésique. Nous rentrons encore ici dans les indications relatives à la médication *altérante* ou *reconstituante*. Mais ce qui rend ce problème thérapeutique si difficile et quelquefois impossible à résoudre, dans le cercle des agents ordinaires de la thérapeutique, entraîne les mêmes difficultés dans l'emploi des eaux minérales; en effet, les agents actifs de ces médications ne sont plus applicables ici. Il faut s'en tenir à des eaux qui ne nous représentent que l'expression affaiblie de celles qui se fussent trouvées indiquées dans des circonstances plus favorables. La prédominance calcique dans les bases offre ce caractère remarquable, d'amoindrir les propriétés excitantes, en même temps que l'activité thérapeutique, qui appartenaient aux eaux sodiques les plus rapprochées. La classe des sulfatées, en particulier, plus souvent calciques ou mixtes que sodiques, présente dans les eaux de Foncaude, d'Ussat, de Bagnères, d'Encausse, des types intéressants d'eaux minérales revendiquées par la médication sédative. On en trouvera d'autres encore parmi les sulfurées dégénérées, converties par leur transformation en de légères compositions alcalines fortement chargées de matières organiques. Enfin la plupart des classes présentent, au bas de leur échelle de minéralisation, des eaux faiblement minéralisées [voy. FAIBLES (EAUX)] qui appartiennent au même ordre d'applications.

Si l'on a bien saisi l'enchaînement des considérations que nous venons d'exposer, on a pu se faire une idée précise des indications des eaux minérales, de la spécialisation de leurs applications, comme de la généralisation de leurs caractères. Entrer plus avant dans cette étude, nous forcerait d'aborder l'examen des faits particuliers; mais ce sujet appartient aux articles consacrés à chacun de ces derniers.

Cependant, une fois ces indications posées dans un but dogmatique, qui était le nôtre ici, il reste quelques principes à émettre touchant leurs conditions d'application. Il y aurait à dire comment et dans quelles circonstances la médication doit se plier aux indications prescrites par l'état scrofuleux ou herpétique, par la faiblesse ou l'anémie, par le catarrhe ou par l'engorgement.

C'est là un sujet d'étude tout particulier, et que nous renvoyons à l'article OPPORTUNITÉ, car la détermination du moment où l'application doit se conformer aux indications n'est autre chose qu'une question d'opportunité.

INDIFFÉRENTES (Eaux). Osann admet, dans sa classification des eaux minérales, un ordre d'eaux indifférentes (indifferente thermal Wasser). Il comprend sous cette désignation celles qui se distinguent par une très faible proportion de principes, soit fixes, soit gazeux, et dont les effets thérapeutiques ne sont pas en rapport avec la composition que leur assigne l'analyse chimique. Les hydrologues allemands ont adopté cette manière de voir. On qualifie en général, parmi eux, d'indifférentes, les eaux dans lesquelles la somme des éléments minéralisateurs n'excède pas $0^{gr},50$ par litre. Toutes les sources désignées ainsi ont une chaleur élevée.

Leurs caractères physiques ne les distigueraient pas de l'eau réputée pure, à la thermalité près. Sont citées, comme les plus remarquables, les eaux de *Gastein*, de *Neuhaus*, de *Tüffer*, en Autriche; de *Pfeffers*, en Suisse; de *Wildbad*, dans le Wurtemberg; de *Daruvar*, en Esclavonie; de *Schlangenbad*, dans le duché de Nassau. En France, les eaux de *Bains*, d'*Aix* (Provence), de *Foncaude*, de *Néris*, de *Plombières*, se rapprochent beaucoup de celles que nous venons d'énumérer. Nous ne saurions accepter cette dénomination d'*indifférentes*, qui entraîne avec elle une idée négative au point de vue de l'application, parfaitement inexacte. L'expression d'eaux *faibles*, plus usitée en France, si elle n'est pas excellente, vaut mieux cependant, et c'est celle que nous avons cru devoir adopter. [Voy. FAIBLES (EAUX).]

INFILTRATIONS. Au point de vue de l'hydrologie minérale, les infiltrations provenant des pluies, de la rosée, des brouillards humides, se divisent en superficielles et en souterraines.

Les infiltrations superficielles constituent un des principaux agents de trouble dans le régime et dans la conservation des eaux minérales. On en combat les effets; soit en détournant ou recueillant les infiltrations à l'amont par des galeries, tranchées, drains ou saignées, soit en isolant les eaux minérales dans leur trajet, au travers des terrains perméables, par des cuvelages ou par des tubages amorcés sur la roche solide ou sur les couches imperméables. Il est souvent convenable, après cet isolement, de réagir sur les eaux minérales, et de les réunir plus complétement, par voie de pression hydrostatique, pour laquelle on utilise les infiltrations elles-mêmes (*Luchon*, la *Malou*...). On sait, en effet, que sur des sources captées et aménagées, il arrive souvent que les infiltrations, rendues abondantes soit par des pluies, soit, en pays de montagne, par la fonte des neiges, agissent spontanément comme agents de conservation, et déterminent un accroissement simultané de volume et de température, par suite de teneur en principes minéralisateurs. On ne saurait trop insister sur les conséquences et sur les applications pratiques de cet ordre de faits.

Ce sont les infiltrations superficielles qui, par suite, soit de leur action immédiate sur les terrains, soit de l'action réciproque des terrains traversés par elles, donnent naissance à certaines eaux minérales simples, telles que les eaux de mine, les carbonatées et sulfatées calciques, les ferrugineuses sulfatées, les sulfurées calciques froides, etc. [Voy. le mot GISEMENT.]

Quant aux infiltrations souterraines, à celles auxquelles il paraîtrait convenable de rattacher, entre certaines limites, les infiltrations auxquelles doivent donner lieu les grands lacs, les mers, les océans, et qui pénètrent à de grandes profondeurs, elles peuvent provoquer, selon la distance à laquelle elles sont parvenues, soit des nappes artésiennes jaillissantes, dont la température et l'agrégat minéral participent de la profondeur de ces nappes, soit des sources thermo-minérales, par leur pénétration en des points où, sous l'influence simultanée d'une haute température et d'une pression considérable, doivent se développer des réactions chimiques et des phénomènes de dissolution dont les opérations de nos laboratoires ne sauraient nous donner une idée satisfaisante.

INFUSOIRES. Les animaux infusoires, que le microscope décèle parfois dans les eaux minérales sont indépendants de l'origine des sources ; aussi est-ce seulement dans les bassins de ces dernières, là où les conferves soumises à l'action des rayons lumineux et solaires se développent en abondance, qu'on les observe. Il suffit de se rappeler que presque jamais on ne découvre d'infusoires dans les eaux douces courantes et pures, pour s'apercevoir immédiatement que s'ils n'ont pas pour origine première les matières organiques en voie de décomposition (question en litige encore maintenant), ils trouvent là un milieu propice à leur développement : tels sont les animalcules rotifères signalés par Turpin dans la barégine, et par M. Filhol dans la matière organique azotée de Cauterets et de Luchon. De leur côté, MM. Fontan et Joly ont vu que la coloration rouge de la barégine de plusieurs sources sulfurées des Pyrénées, et plus particulièrement des eaux de Salies, était due à la présence d'infusoires compris dans les monades (*Monas sulfuraria*). Des observations analogues ont été faites en Allemagne par Ehrenberg, Stiebel, Fresenius. C'est ainsi que Werneck et Schulz signalent la présence du *Gallionella ferruginea* dans les eaux qui, comme celles d'Ems, de Kronthal, de Soden, de Wiesbaden, contiennent des principes ferriques et de l'acide silicique.

MM. O. Henry et Lhéritier, dans leur travail sur les eaux de Plombières, ont décrit ainsi les animalcules vivant dans la matière organique de ces sources :

« Ils circulent, autour des îlots de matière végéto-animale, à la manière des poissons. L'une de leurs extrémités présente un petit appendice qui paraît leur servir de tentacule ; le bord de leur corps est plus transparent que le milieu, dans lequel on distingue des globules opaques, jaunâtres sur quelques points, noirâtres sur d'autres. Ces infusoires accomplissent plusieurs espèces de mouvements : ils tournent quelquefois sur eux-mêmes comme une toupie ; d'autres fois ils se replient à la manière des sangsues ; on les voit devenir globuleux par la contraction de leurs extrémités, ou s'allonger pour passer entre deux corps qui leur font obstacle. Tous n'ont pas la même grosseur; les plus petits sont plus transparents, et s'agitent avec plus de vitesse que les plus gros. Ils s'abordent quelquefois entre eux, et toujours par leur extrémité tactile, et dès qu'ils viennent à se toucher, ils se retirent aussitôt à reculons avec une rapidité extraordinaire. »

Nous reproduisons la description des principaux infusoires que les auteurs disent exister dans les eaux minérales :

Monas sulfuraria — Forme elliptique ou ovale-allongée; diamètre de $\frac{1}{78}$ à $\frac{1}{100}$ de millimètre, dans leur plus grand développement; enveloppe transparente, au dedans de laquelle on aperçoit quatre à huit points rouges, et doués, au moins en apparence, d'un mouvement de grouillement très marqué.

M. Fontan, auquel on doit la découverte de ces animalcules dans les eaux de Salies, les a encore retrouvés dans la matière organique des eaux d'Enghien; aussi les croit-il propres aux eaux sulfurées calciques.

Navicules. — Ces singuliers êtres microscopiques sont doués, comme les monades, de mouvements spontanés; les auteurs ignorent encore si l'on doit les considérer comme des infusoires ou comme des algues. Ils ont la forme d'un coffret oblong à quatre faces, dont deux opposées, presque planes, et les deux autres convexes ou diversement infléchies; quelques-uns n'ont qu'une seule face convexe, et paraissent avoir été primitivement soudés par la face plane opposée. Les plus grands n'ont guère que deux ou trois dixièmes de millimètre de longueur, sur une largeur cinq à six fois moindre; les plus petits n'ont pas un cinquantième de millimètre. L'enveloppe externe est un test siliceux, transparent, dur et cassant, souvent strié ou sillonné en long ou en travers, ou même dans les deux directions à la fois, et présentant l'aspect d'une ciselure très délicate. L'intérieur est occupé par une substance mucilagineuse, limpide, dans laquelle se trouvent une ou plusieurs masses arrondies ou irrégulières d'une substance brune ou verte, comparable à la chlorophylle des végétaux, et contenant également des grains ou globules.

Quoique paraissant dépourvues d'organes, les navicules ont la faculté de se mouvoir spontanément : on les voit quelquefois demeurer longtemps en repos; mais souvent aussi elles s'avancent, d'un mouvement uniforme, dans le sens de leur axe, puis elles reviennent comme une navette, en suivant le même chemin, à moins qu'elles ne soient heurtées contre quelque obstacle qui a changé leur direction; et elles recommencent indéfiniment ce mouvement automatique. (Dujardin, *Dictionnaire universel d'histoire naturelle.*)

Oscillaires. — Nous dirons peu de chose des oscillaires, que quelques hydrologues disent exister dans la matière organique des eaux minérales, et qui se meuvent comme les animalcules précédents. Considérées par les uns comme des animaux infusoires, par les autres comme des algues, les oscillaires semblent former le passage du règne végétal au règne animal. Quoi qu'il en soit, et de l'avis de M. Dujardin, elles ne sont que des algues microscopiques, « filiformes, vertes, larges de 5 à 30 millimètres et longues de 5 à 30 millimètres, suivant les espèces. Chaque filament est composé d'un tube diaphane presque mucilagineux, renfermant une série de petits disques empilés de matière verte, laquelle paraît susceptible de dilatation et de contraction dans le sens de l'axe; chaque filament, dans son ensemble, se meut isolément de plusieurs manières, soit dans le sens longitudinal, soit par des inflexions brusques ou des oscillations, comme l'indique le nom générique, soit par des ondulations peu prononcées, sinon à l'extrémité plus diaphane. » (*Dict. univ. d'hist. nat.*)

Gallionella ferruginea (Ehrenberg). — Forme rectiligne, cylindrique, en baguette; dimension variable, de 0,0008 à 0,004 de ligne; coloration brunâtre ou plutôt rouillée, presque toujours homogène, quelquefois avec intervalles comme celluleux et de forme diverse. — Ces filaments sont tantôt isolés, tantôt groupés de différente façon. Ou bien ils donnent une teinte de rouille à la masse de l'eau qui les contient; ou celle-ci, dans d'autres cas, reste limpide. (Stiebel, *Grundzüge der Infusorien.*)

INHALATION. On entend par *inhalation*, en hydrologie médicale, un mode particulier d'administration des eaux minérales, qui s'adresse à la muqueuse respiratoire, comme les bains s'adressent au tégument externe, l'eau en boisson aux surfaces digestives. C'est sous forme de gaz, de vapeurs ou de gouttelettes infiniment divisées, que les eaux minérales pénètrent dans l'appareil respiratoire.

Cet article traitera d'abord des *installations* et des *procédés* relatifs à l'inhalation, et ensuite des *applications* de l'inhalation.

Des installations et des procédés relatifs à l'inhalation. — Depuis que l'on fait usage d'eaux minérales dégageant de l'hydrogène sulfuré et de l'acide carbonique, depuis que l'on administre des étuves, des bains et des douches en lieux clos, on a fait de l'inhalation. Les effets des vapeurs, des gaz, des eaux elles-mêmes sur l'appareil respiratoire, étaient signalés depuis longtemps. On n'a commencé à les rechercher par des méthodes spéciales que depuis une trentaine d'années. Il est vrai de dire que, dès le milieu du siècle dernier, on s'était pendant quelque temps préoccupé, en Allemagne, de l'usage interne et externe de l'acide carbonique en aspirations, en douches et en bains. Cette préoccupation n'eut pas de suite; elle y reparut vers 1828 à 1830, à peu près à l'époque à laquelle M. Goin à Saint-Alban, et M. Barrier à Celles (Ardèche), préparaient leurs applica-

tions de l'acide carbonique à l'aspiration et à l'inhalation. [Voy. CARBO-
NIQUE (ACIDE).]

En Allemagne, où les eaux sont généralement riches en acide carbonique plus ou moins chargé d'hydrogène sulfuré, on a, plus rapidement
que chez nous, développé l'installation de locaux ou de salles destinés à
l'inhalation. On s'y est appliqué sur les points où l'acide sulfhydrique était
plus abondant, comme à *Aix-la-Chapelle*, à *Nendorf*, à *Eilsen*, etc., etc.
On y a installé les salles sur les points d'émergence des sources, quand
on a pu le faire, ou bien on a dirigé les eaux vers les salles, sous forte
pression naturelle ou artificielle. La séparation des gaz s'y obtient, soit
en divisant l'eau en gerbes, soit en la brisant contre des disques, soit
aussi en la faisant tomber par chutes ou cascades successives. Les appareils diviseurs sont placés les uns au centre, les autres aux extrémités des
salles, qui fonctionnent généralement à une température comprise entre
12° à 20° centigr. Enfin il est d'usage, dans plusieurs stations à portée
d'exploitations importantes de salines, de faire respirer les malades dans
l'atmosphère des bâtiments de graduation (*Nauheim, Kreuznach, Oeynhausen*), ou au voisinage des chaudières d'évaporation, comme à *Münster*,
à *Ischl*, etc.

En France, l'inhalation tend à prendre une place importante dans la
thérapeutique thermale. A peu près à l'époque (1836 à 1840) à laquelle
Bertrand étudiait au *Mont-Dore* l'action dérivative de la vapeur forcée
(2 à 2 1/2 atmosphères) fournie par un générateur alimenté par l'eau
minérale, Lallemand faisait installer au *Vernet* l'inhalation des vapeurs
sulfureuses émanant soit d'étuves, soit de douches réunies dans la salle
voûtée des anciens bains.

Les salles du *Mont-Dore* et celles de *Royat* sont jusqu'aujourd'hui les
seules qui fonctionnent avec la vapeur forcée. La vapeur y arrive par un
serpentin contenu dans un tambour cylindrique portant des bouches
latérales, et placé vers le centre de la salle. L'aérage est fait par des vasistas et par l'action d'un appel d'air déterminé par le foyer même du générateur. On fonctionne au Mont-Dore à une température de 28° à 45°
centigr. La salle d'inhalation, on le voit, y est une véritable étuve, dans
laquelle on recherche moins les effets immédiats de l'inhalation que l'action directe des vapeurs sur la surface cutanée, en vue d'une médication
dérivative. [Voy. MONT-DORE.]

Les salles chaudes du Mont-Dore ont 10 mètres sur 15; leur hauteur
est de 5 à 6 mètres. Garnies de gradins à l'intérieur, la voûte en est
plate. Les baies vitrées sur châssis de fer sont pourvues de nombreux
vasistas.

L'inhalation alimentée par l'acide carbonique s'est peu développée à

Saint-Alban et à *Celles*. On pourrait dire que dans ces deux localités, c'est plutôt de l'aspiration que de l'inhalation que l'on a fait jusqu'à ce jour.

Des efforts plus sérieux et plus multipliés ont été poursuivis à l'égard de l'inhalation par les vapeurs et les gaz des eaux sulfureuses. La salle du *Vernet*, installée dans une galerie supérieure baignée par les émanations sulfureuses des étuves et des douches, fut bientôt imitée à Amélie-les-Bains. Dans cette dernière station, la vaste nef de construction romaine des bains *Hermabessière* fut entourée d'une galerie surmontant les cabinets des douches et des bains, en même temps que d'ingénieuses dispositions réglaient l'admission des émanations sulfureuses dans les salons de conversation de l'établissement *Pujade*. La température des salles, ou plutôt des galeries d'inhalation du *Vernet* et d'*Amélie-les-Bains* (Hermabessière), présente une moyenne de 18° à 20°; les salons des bains Pujade sont entretenus vers 15° à 18° centigr. Ce sont, on le voit, des salles tièdes ou tempérées.

Les indications qui précèdent résument la première période d'application de l'inhalation sulfureuse en France. On peut y rattacher ce qui s'est longtemps pratiqué très efficacement, quoique par simple routine, à la division d'*Enfer*, d'*Aix-les-Bains*, à l'établissement de *Gréoulx*, aux galeries souterraines de *Luchon* et à *Bagnols*.

La deuxième période, celle qui se continue actuellement, et dont on peut placer le début vers 1847 à 1849, a pour fait dominant l'application faite à *Allevard* sous la direction de M. le docteur Niepce. On sait que l'eau d'Allevard est particulièrement riche en gaz sulfhydrique, que l'on dégage dans deux grandes salles quadrangulaires, dont l'installation ne présente pas de conditions spéciales. Le gaz sulfhydrique y est fourni par l'eau venant de la source, et se répandant sous pression sur un appareil diviseur, à chutes successives, placé au centre de la pièce. Dans l'une des salles, l'appareil ne reçoit que l'eau de la source, qui y arrive vers 17° à 18 degrés : c'est la salle *Froide*. Dans la seconde salle, il existe un jet d'eau chauffée, dont l'addition plus ou moins marquée à l'eau de la source permet d'y obtenir à volonté une atmosphère sulfureuse *chaude* ou tiède, que l'on règle vers 20° à 22°.

Depuis que l'on a reconnu que les vapeurs spontanées des sources minérales ne contenaient pas seulement les gaz libres, mais qu'elles entraînaient de la matière organique et plusieurs des éléments fixes de l'agrégat minéral, tels que silicates, chlorures, iodures et bromures alcalins (L'Héritier, Petit, O. Henry, J. François) [voy. ATMOSPHÈRE THERMALE. AIR DES SALLES DE BAINS], l'inhalation par ces vapeurs spontanées, au voisinage de l'émergence, a inspiré un intérêt motivé et fixé l'attention des praticiens; aussi plusieurs salles, telles que celles de *Saint-Honoré* (Nièvre), d'*Aix-les-Bains*, etc., ont été placées au-dessus de réservoirs faisant hypocauste, et construites sur les points d'émergence des sources. L'admission des vapeurs sulfureuses s'y pratique au moyen de tambours ou de puits à margelle circulaire, dont la partie supérieure porte des plaques tournantes de marbre, de pierre ou de zinc, faisant orifice variable, à la manière des bouches de chaleur. On admet aussi les émanations sulfureuses par les parois des salles, au moyen de cheminées verticales ménagées dans l'épaisseur des murs, comme le pratiquaient les anciens pour leurs étuves.

Ces dispositions, bonnes pour les eaux de température moyenne (20° à 30°), dont le gaz sulfhydrique se dégage avec facilité, ont l'inconvénient de ne pouvoir fournir facilement une atmosphère tiède, tempérée ou froide.

A Saint-Honoré, où la température est propice (18° à 20°), on a dû activer le dégagement du gaz sulfhydrique par un appareil diviseur composé d'une roue mue par l'eau elle-même.

A Aix-les-Bains, on règle la température des salles par une gerbe d'eau froide; on y exalte les émanations sulfureuses ou les vapeurs minérales, soit par une gerbe d'eau chaude, soit par un appareil à trompe. Ces dispositions ont été prises en vue de faciliter les observations de la pratique médicale.

L'usage de la gerbe à jets très ténus, se brisant contre un disque métallique, a donné à *Marlioz* d'excellents effets de dégagement sulfureux; il va être introduit dans la salle en construction au bain des *Espagnols* (*Cauterets*). La gerbe est placée au centre d'un bassin déprimé qui occupe le milieu de la salle. Moyennant le chauffage ou la réfrigération par serpentinage, on attribue aux salles une température facultative.

On étudie et l'on prépare de nouvelles applications de l'inhalation sulfureuse sur plusieurs points, notamment à *Marlioz*, à *Luchon*, aux *Eaux-Bonnes*, etc. M. l'ingénieur J. François, qui dirige ces études et travaux, doit y introduire, comme à Cauterets, la gerbe à brisant avec serpentin, qui donne le plus de gaz avec le moindre volume d'eau, et qui se règle d'ailleurs avec facilité.

Le traitement hydro-minéral par voie d'inhalation est d'introduction trop récente encore pour que l'on puisse formuler des règles précises à la construction et à l'appropriation des salles. Nous dirons seulement ici que l'aérage doit en être facile et rapide ; on doit en régler avec promptitude l'atmosphère, et comme température, et comme teneur en vapeurs ou en gaz provenant des eaux minérales. Les salles doivent être voûtées; les baies auront leur châssis vitré en métal ou en pierre.

Nous ne ferons que mentionner ici un procédé particulier d'inhalation que constitue le *humage*, et auquel nous avons consacré un article particulier. [Voy. ASPIRATION et HUMAGE.]

M. Sales-Girons a préconisé récemment un mode particulier d'inhalation, qui consiste à introduire dans les bronches, non plus les gaz ou les vapeurs, mais l'eau minérale elle-même, fragmentée à l'infini, ou réduite à l'état de *poussière;* d'où le nom de *pulvérisateur* attribué à l'appareil diviseur, et de *pulvérisation* à la méthode elle-même. Celle-ci, inaugurée à Pierrefonds, a été mise en usage, depuis quelques années, près de plusieurs stations thermales, et plus récemment, de plusieurs stations marines. Nous empruntons la description de l'appareil *pulvérisateur* à M. Sales-Girons. (*Traité théor. et prat. des salles de respiration nouvelles, à l'eau minérale pulvérisée,* 1858) :

« Cet appareil, dû à M. de Flubé, consiste en une pompe foulante qui, prenant l'eau soit à la source, soit dans un vase, la refoule, sous pression de 4 à 5 atmosphères, dans un ou plusieurs tubes dont l'extrémité porte l'appareil pulvérisateur.

» Ce dernier, au moyen d'un joint conique à rainures divergentes, produit, par suite de la pression, des jets qui, venant se briser contre des disques métalliques, donnent un vrai brouillard ou nuage d'eau pulvérisée. Chaque jet bien disposé pourrait servir et suffire à la respiration d'un malade. Vingt jets, rencontrant pour s'y briser des disques de la grandeur d'une pièce d'un franc, à surface légèrement bosselée, et rangés à convenable distance, remplissent de poussière d'eau une salle de 7 mètres de long sur 5 de large et 3 de hauteur. La salle de respiration de Pierrefonds a les dimensions que nous venons d'indiquer. Les fenêtres et les portes peuvent demeurer ouvertes pendant l'inhalation. Les malades doivent se couvrir d'un peignoir et d'une coiffure appropriés pour se garantir de l'humidité. »

Applications de l'inhalation. — L'inhalation a pour objet de mettre un agent médicamenteux en contact avec la muqueuse bronchique. L'absorption des principes médicamenteux, qui est un des objets recherchés par l'administration de l'eau minérale en boisson et en bains, joue ici un rôle secondaire. Tout en admettant qu'elle puisse entrer pour quelque chose dans l'action des vapeurs inhalées sur les altérations du parenchyme pulmonaire (pneumonie chronique, tuberculisation), et tout en reconnaissant que l'inhalation de l'hydrogène sulfuré fournit une voie assez active à la pénétration du soufre dans l'économie, nous ne pensons pas que l'absorption des principes médicamenteux rentre dans les indications que l'on se propose de remplir par l'inhalation. L'inhalation constitue essentiellement une médication *topique.*

Il importe donc de se rendre un compte exact des principes qui peuvent ainsi être mis en contact avec la surface des bronches.

Ces principes sont d'abord ceux qui se dégagent spontanément des eaux minérales; ensuite ceux dont on peut développer le dégagement par des moyens artificiels. Ce sont donc des gaz et de la vapeur d'eau plus ou moins minéralisée, la proportion de cette dernière variant suivant la température naturelle ou artificielle de l'eau minérale.

Les gaz que dégagent les eaux minérales sont l'hydrogène sulfuré, l'acide carbonique, l'azote et l'oxygène [voy. GAZ]. Nous ne mentionnons ces deux derniers que pour mémoire, l'oxygène existant en très faible proportion, et l'azote ne nous présentant aucune action thérapeutique définie. Nous avons consacré à l'*acide carbonique* un article spécial [voy. CARBONIQUE (ACIDE)]; nous aurons donc à nous occuper à peu près exclusivement ici de l'*hydrogène sulfuré*, les eaux minérales non sulfureuses, comme le Mont-Dore et quelques chlorurées, ne fournissant qu'un faible contingent, relatif à l'inhalation thermale.

On sait que la plupart des eaux dites *sulfureuses* dégagent de l'hydrogène sulfuré. Quelques-unes en renferment à l'état libre. Chez celles qui sont minéralisées par des sulfures alcalins ou terreux, ce gaz apparaît par suite de la réaction de l'oxygène et de l'acide carbonique de l'air ambiant sur les principes constituants de ces eaux. L'hydrogène sulfuré est alors toujours accompagné d'une certaine proportion de vapeur d'eau et d'azote dans les sulfurées sodiques, d'acide carbonique dans les sulfurées calciques; mais l'action de ces derniers gaz est considérée comme tout à fait subordonnée à celle de l'hydrogène sulfuré, qui constitue l'objet essentiel de l'inhalation.

Cependant il faut ajouter que les vapeurs des eaux à température élevée entraînent avec elles une proportion plus ou moins considérable des principes constituants de ces eaux, en particulier de la matière organique [voy. AIR DES SALLES DE BAINS. BUÉE]. Mais comme les principes constituants des eaux sulfureuses n'y existent en général qu'en très faible proportion, qu'ils présentent, pris isolément, des propriétés fort peu significatives, surtout au point de vue d'une médication topique, leur pénétration devant s'opérer d'ailleurs d'une manière suffisante par les modes concomitants d'administration des eaux, il nous paraît que l'inhalation des eaux sulfureuses n'offre à notre appréciation que trois éléments importants : l'*hydrogène sulfuré*, la *vapeur d'eau* et la *matière organique.*

L'action thérapeutique de cette dernière ne se prête pas davantage à une analyse systématique. On peut admettre simplement que sa présence en proportion notable ajoute aux matières inhalées quelque chose d'émollient et de sédatif, que l'administration des eaux en bains ou en boisson semble également lui emprunter. Nous arrivons donc à envisager à peu près exclusivement la pratique des inhalations, sous le double rapport de la vapeur d'eau et de l'hydrogène sulfuré. Si ce gaz représente essentiellement leur activité thérapeutique, la considération de la vapeur d'eau n'en offre pas moins une importance très particulière.

L'inhalation se pratique de deux manières : ou en introduisant dans les bronches, au moyen d'un appareil spécial, la matière à inhaler, ou en se plongeant tout entier dans le milieu propre à l'inhalation.

Dans le premier cas, portée dans les bronches, la vapeur d'eau affaiblit l'action de l'hydrogène sulfuré auquel elle est mélangée, et communique les propriétés de l'eau aux matières inhalées.

Dans le second cas, il importe de prendre en considération l'influence que le reste de l'économie peut ressentir du milieu auquel elle est exposée. Ici, en effet, l'inhalation se trouve, jusqu'à un certain point, combinée avec l'étuve, et l'on comprend que l'élévation de température qui résulte de l'accès de vapeurs provenant d'eaux très chaudes ou artificiellement échauffées, et l'humidité que celles-ci déterminent, créent des conditions toutes spéciales, étrangères au fait de l'inhalation lui-même, et qui ne sauraient être indifférentes.

Tout procédé d'inhalation comportant des conditions de température et d'humidité qui le rapprochent de l'étuve, devra être prohibé toutes les fois que ces dernières pourront être par elles-mêmes nuisibles aux malades. Or il faut considérer que l'inhalation est exclusivement adressée aux affections de l'appareil respiratoire; que les conditions atmosphériques extérieures, dépendant de circonstances accidentelles de saison ou de données topographiques permanentes, pourront redoubler les inconvénients inhérents au séjour de l'étuve dans les affections de ce genre; qu'il faudra redouter surtout ces inconvénients dans les catarrhes sensibles aux influences atmosphériques, chez les pléthoriques, les rhumatisants, chez les individus débiles et sans réaction.

Tels sont les inconvénients que l'on a cherché à éviter en installant des salles d'inhalation sans vapeurs, où le dégagement de l'hydrogène sulfuré s'obtient par la division de l'eau minérale : ainsi à Allevard, Marlioz, Saint-Honoré (voy. la première partie de cet article). Ici la température est peu élevée, et l'humidité est insuffisante pour offenser les vêtements.

Jusqu'à présent donc, le procédé d'inhalation mis en usage dans ces dernières localités, sous des formes que l'on peut varier à son gré, mais qui se rattachent toujours à un même principe, le dégagement de l'hydrogène sulfuré par la division de l'eau minérale, nous paraît répondre le mieux à l'indication générale de l'inhalation, du moment toutefois que l'on veut s'en tenir à celle de l'hydrogène sulfuré. Nous ne parlons pas en ce moment de la *pulvérisation*, qui répond à un tout autre ordre d'idées.

Cependant on peut reprocher à ce procédé d'inhalation de ne fournir que de l'hydrogène sulfuré, isolé de tous les autres principes de l'eau minérale. Ceci peut être recherché dans certains cas, trouvé insuffisant dans d'autres. Notre opinion personnelle est que l'introduction de l'hydrogène sulfuré dans les voies respiratoires est bien le but essentiel des inhalations des eaux sulfureuses. Néanmoins nous ne voudrions pas nous-mêmes préjuger la question, et nous admettons la possibilité qu'une inhalation plus complète, et, dans certaines circonstances, surtout plus humide, dût être quelquefois préférée. Dans tous les cas, le procédé dont il s'agit ne s'applique qu'aux eaux sulfureuses, et les autres sortes d'inhalations, celles du Mont-Dore par exemple, restent en dehors.

Nous nous trouvons donc placés entre les inconvénients de l'étuve, ou d'une installation en approchant, et ceux d'une application incomplète, lorsqu'elle n'est pas irréalisable. C'est à ce double inconvénient que l'on entend parer par le HUMAGE [voy. page 112]. Par ce procédé, on peut inhaler les vapeurs dans toute leur intégrité; on peut même, en s'éloignant plus ou moins de la source, diminuer la température, l'humidité des vapeurs, et l'on n'a pas à souffrir des conditions fâcheuses que réunissent beaucoup de salles d'inhalation. Mais le humage ne peut guère s'opérer sans amener quelque gêne dans la respiration, quelque effort, quelque chose enfin de moins favorable que l'aspiration naturelle dans un milieu approprié. Si, pour l'éviter, un trop grand évasement est donné à l'embouchure des appareils de humage, une grande partie de la vapeur se dissipera, et n'en laissera qu'une proportion insuffisante pénétrer dans les organes de la respiration.

Nous avons fait remarquer précédemment que les cabinets de bains, de douches, les piscines, présentent une *buée*, comprenant les gaz et les principes entraînés par la vapeur d'eau : d'où résulte, pour les malades enfermés dans ces milieux, une réelle et inévitable inhalation. Nous devons ajouter à cela l'approche des sources [voy. ATMOSPHÈRE THERMALE], et même l'ingurgitation de l'eau minérale, qui, opérée lentement et répétée à plusieurs reprises dans la journée, s'accompagne également d'une véritable inhalation. Nous nous demandons si cette inhalation simple, naturelle, si rapprochée de l'eau minérale elle-même, dépouillée des inconvénients signalés plus haut, et auxquels nous devons ajouter la viciation, par une réunion d'individus, d'un air déjà raréfié par la présence d'un gaz non respirable, si cette inhalation ne serait pas suffisante souvent, et préférable à l'inhalation installée à grands frais et dans des conditions toujours imparfaites.

Les médecins allemands envoient certains malades parcourir l'intérieur des sauneries, où ils respirent une atmosphère chargée de molécules salines. Ils leur recommandent encore de se pencher au-dessus des sources bouillonnantes, dont la buée, accrue par le soulèvement du gaz carbonique, entraîne des vapeurs à peu près aussi minéralisées que l'eau elle-même. Une pratique analogue pourrait être recommandée près des sources sulfureuses rapidement altérables, et par conséquent environnées d'une atmosphère sulfureuse. L'aspiration des vapeurs qui recouvrent les sources du Mont-Dore, seul mode usité autrefois, ne serait-elle pas pour bien des malades, si elles possèdent réellement par elles-mêmes de l'efficacité thérapeutique, préférable au séjour de la salle d'inhalation? Sans doute il est fort difficile de mesurer et de doser une telle inhalation; mais il nous semble que cette médication, telle qu'elle est généralement pratiquée, échappe le plus souvent au dosage. L'inhalation ne peut guère se doser exactement qu'avec le humage, et encore sous une forme que nous désapprouvons, le humage *forcé*, c'est-à-dire avec application exacte des lèvres sur l'embout [voy. ISCHL].

Nous ne prétendons nullement que cette inhalation banale doive remplacer, dans tous les cas, celle plus méthodique des salles chaudes ou froides; nous pensons seulement que son application est trop négligée, et que l'on n'a pas assez cherché à se rendre compte des services qu'elle pouvait rendre. N'est-il pas vrai que, dans bien des cas, la promenade au milieu d'une forêt d'arbres résineux sera plus salutaire, au point de vue médicamenteux, que le séjour dans une salle où l'on aura dégagé des vapeurs de cette nature?

En résumé :

Le mode d'inhalation que nous croyons généralement préférable, près des eaux sulfureuses, est l'inhalation de l'hydrogène sulfuré dépouillé d'un *excès* de vapeur d'eau.

Dans les cas où l'on tient à faire aspirer ce gaz accompagné de vapeurs abondantes et minéralisées par entraînement, le humage nous paraît préférable aux salles d'inhalation. Ceci s'applique particulièrement et nécessairement aux eaux non sulfureuses, et qui ne peuvent être inhalées qu'à l'état de vapeurs proprement dites.

Enfin nous recommandons de chercher si, dans un certain nombre de cas, l'inhalation à la source elle-même, dont la pratique peut être facilitée par des mesures conçues pour cet objet, ne serait pas préférable à toute autre disposition.

La *pulvérisation* constitue, non pas un procédé, mais un système tout particulier.d'inhalation, puisqu'elle a pour objet de porter dans les organes respiratoires, non plus des gaz et des vapeurs, mais l'eau minérale elle-même, en nature et dans toute son intégrité. Ce système échappe à la plupart des inconvénients que nous avons signalés plus haut. S'il ne soustrait pas à toute humidité, il ne crée pas d'étuve; n'élève pas la température, et ne comporte pas d'encombrement, puisqu'il peut être pratiqué à espace ouvert.

Mais il ne saurait produire des effets identiques avec ceux de l'inhalation. Celle-ci met en jeu les gaz et les vapeurs, c'est-à-dire les éléments des eaux minérales qui sont le plus en rapport avec les fonctions et la structure de l'appareil respiratoire. Dans la pulvérisation, au contraire, c'est l'eau surtout que l'on entend introduire en nature. La pulvérisation ne saurait suppléer à l'inhalation, comme aussi l'inhalation ne saurait l'imiter.

Si nous admettons que l'eau pulvérisée parvienne, comme les vapeurs, dans la totalité des ramifications bronchiques, ce qui est encore contesté, nous reconnaissons que c'est là un moyen très ingénieux de porter sur la muqueuse pulmonaire des agents thérapeutiques variés; mais est-il permis, comme le pense M. Sales–Girons, de considérer les eaux sulfureuses comme le mieux appropriées à cette pratique?

La pulvérisation a pour objet de porter l'eau minérale, en nature et infiniment divisée, sur la muqueuse bronchique, et tel est le résultat que s'est proposé d'atteindre M. Sales-Girons en l'introduisant dans la pratique de l'inhalation. Mais la division d'une eau sulfureuse n'a-t-elle pas pour effet de la modifier plus ou moins profondément dans sa constitution essentielle? Les appareils d'inhalation d'Allevard et de Marlioz ont été construits d'après ce principe, que la division des eaux sulfurées en dégageait tout l'hydrogène sulfuré. La pulvérisation d'eaux minérales de cette nature ne doit-elle pas avoir pour résultat de ne porter dans les bronches qu'une eau en grande partie désulfurée, par conséquent très altérée, et sans doute peu active, si l'on considère la nature et la proportion des principes fixes de la plupart des eaux sulfurées, en particulier de celle de Pierrefonds, qui a spécialement été employée sous cette forme? Ces remarques ne sont pas applicables aux eaux fixes, en particulier aux chlorurées, et la pulvérisation pourrait être appliquée à ces dernières, conformément à son but.

Il nous reste à exposer les résultats thérapeutiques des inhalations; mais c'est une tâche fort difficile à remplir. Les inhalations ne sont pratiquées d'une manière méthodique que depuis quelques années et dans un nombre d'établissements fort restreint. Les formes suivant lesquelles on les administre sont très variées et généralement très imparfaites, et

surtout l'emploi simultané des autres modes d'administration des eaux
rendra toujours fort difficile de faire la part exacte des inhalations dans
les résultats d'un traitement. Cette circonstance comporte au moins la
nécessité d'une observation très longue et très attentive, laquelle nous fait
encore complétement défaut. Il nous faut donc nous borner à une appréciation succincte des conditions principales qui caractérisent les différentes
salles d'inhalation.

La plus simple est celle où l'on aspire l'hydrogène sulfuré isolé, ou
du moins accompagné de peu de vapeur d'eau, et sans élévation de température (Allevard, Marlioz, Saint-Honoré). Ici l'action thérapeutique se
rattachera uniquement à la pénétration de l'hydrogène sulfuré lui-même
dans les bronches, et à son action topique, ainsi qu'à son absorption.

On s'accorde généralement à considérer l'hydrogène sulfuré comme
hyposthénisant. Sous l'influence de ces inhalations, on voit habituellement la toux diminuer, l'expectoration s'amoindrir et devenir plus fluide,
la dyspnée diminuer également. Mais on ne saurait différencier de tels
résultats de ceux qui sont obtenus par l'usage des autres modes de traitement, là où l'inhalation méthodique n'est point mise en pratique, et
nous rappellerons encore qu'on ne peut faire un usage quelconque d'une
eau sulfureuse sans opérer une véritable inhalation.

Le séjour dans les salles d'inhalation détermine encore habituellement
certains phénomènes plus ou moins caractérisés, tels que lourdeur de
tête, céphalalgie même, accélération et même gêne de la respiration au
début, ou plus tard, si le séjour est trop prolongé, accélération du pouls.
Le malaise ressenti dans les premiers moments est généralement passager, et dans les salles que nous venons de désigner, on peut se livrer
sans aucune gêne à la conversation, à la lecture ou à des ouvrages de
femme. Il n'y a rien là de très caractérisé comme effet physiologique, et
la diminution dans l'oxygénation de l'air des salles à inhalation peut
aussi bien rendre compte de ces divers phénomènes qu'une action médicamenteuse quelconque.

Les effets sédatifs attribués à l'hydrogène sulfuré ne se dégagent même
pas très nettement dans l'ensemble des moyens employés. M. Niepce, à
qui l'on doit les observations les plus intéressantes sur l'emploi des inhalations, bien qu'on ne puisse accepter la plupart des analyses chimiques
qu'il a présentées à leur sujet, a trouvé que les aspirations de la salle
d'inhalation froide d'Allevard étaient plus excitantes que celles de la salle
d'inhalation chaude. Or, la première est précisément celle où l'hydrogène sulfuré se trouve le plus isolé. Faudrait-il rapporter plutôt à la vapeur d'eau, qui domine dans la seconde, les qualités sédatives ou hyposthénisantes qu'on attribue à ce gaz?

En laissant.à part cette observation particulière, qui demande à être confirmée, nous ne pensons pas qu'il faille s'arrêter à cette idée d'action hyposthénisante, attachée à l'hydrogène sulfuré. L'indication qui y correspond ne se rencontre qu'exceptionnellement dans l'application. On sait que le traitement thermal sulfureux est essentiellement un traitement excitant, et depuis Bordeu on a toujours incliné à penser qu'il tendait, par une action véritablement substitutive, à ramener les inflammations chroniques et les affections catarrhales de l'appareil pulmonaire. à une sorte d'état aigu.

Comment concilier avec cette donnée celle d'une médication hyposthénisante, aussi étroitement liée que l'inhalation au reste du traitement thermal? A nos yeux, l'hydrogène sulfuré introduit dans l'inhalation participe à l'action spéciale qui appartient aux sulfureux, vis-à-vis des affections catarrhales de la muqueuse bronchique, soit considérées en elles-mêmes, soit envisagées au point de vue de certaines conditions pathogéniques communes. En un mot, l'action thérapeutique des sulfureux, dans l'ordre de faits qui nous occupe, ne résiderait pas plus dans l'action hyposthénisante des inhalations que dans l'action excitante des bains et de la boisson.

Les inhalations sont donc simplement un mode complémentaire du traitement thermal, qui, multipliant les points d'absorption et les points de contact sur l'organe malade, en multiplie également l'action physiologique et curative. Elles se trouvent naturellement indiquées dans les affections catarrhales de la gorge et de la poitrine qui réclament les eaux sulfureuses. Nous nous abstiendrons d'émettre d'opinion au sujet de leur opportunité dans la phthisie. C'est une question qui n'a pas été l'objet d'une expérimentation suffisante.

Le point de vue que nous venons d'exposer est tout à fait concordant avec celui qui nous a portés à considérer comme effective l'inhalation spontanée des vapeurs minérales autour de la source, et par l'intermédiaire des divers modes d'administration, boisson, bains, etc., et à recommander, pour l'inhalation artificielle, le mode le plus simple d'introduction de l'agent essentiel, l'hydrogène sulfuré.

Il nous resterait encore à faire la part de l'inhalation sèche et de l'inhalation humide. M. Niepce est le seul, à notre connaissance, qui ait suivi cette étude comparative avec quelque soin [voy. ALLEVARD]. Les observations de ce genre ont besoin d'être multipliées.

Ceci nous amène, comme transition, aux salles où l'inhalation est combinée avec l'étuve. Les documents nous manquent encore pour en apprécier les effets avec quelque précision. On paraît, du reste, disposé à les abandonner partout, près des eaux sulfureuses. C'est près d'elles que les effets hyposthénisants attribués à l'hydrogène sulfuré ont été surtout remarqués, et que l'on obtient quelquefois, chez les asthmatiques, des effets sédatifs fort tranchés, mais généralement fort passagers.

Mais la présence de la vapeur d'eau ne jouerait-elle pas ici un rôle plus important qu'on ne l'a supposé? La salle d'inhalation du Mont-Dore et celle de Royat, qui ne sont point sulfureuses, mais qui offrent le type des inhalations chaudes et humides, ne fourniraient-elles point des arguments dans ce sens? Nous renvoyons cette appréciation aux articles MONT-DORE et ROYAT. Cependant nous pouvons dire dès à présent que les salles d'aspiration de Royat et du Mont-Dore sont avant tout pour nous de simples étuves (*sudatoria*).

Quant à la *pulvérisation*, nous ne connaissons à son sujet que quelques observations publiées par M. Sales-Girons dans l'ouvrage cité précédemment. Ces observations concernent les sujets ordinaires des applications relatives aux eaux sulfureuses, catarrhe bronchique, angine pharyngée, laryngite, phthisie, et témoignent généralement de résultats satisfaisants. La médication ayant dû comprendre, dans tous ces cas, l'emploi simultané d'un traitement interne ou externe plus ou moins complet, nous nous retrouvons en présence de la difficulté que nous avons signalée, de faire la part spéciale de chacun des moyens employés. Bien que, dans quelques-uns de ces cas, l'amélioration n'ait paru se manifester qu'alors que les inhalations sont venues s'ajouter au reste du traitement, les observations publiées jusqu'à présent sont encore insuffisantes pour nous permettre d'apprécier la valeur pratique de la pulvérisation, et surtout sa valeur comparée aux autres modes d'inhalation.

INJECTIONS. Les injections représentent, dans la plupart de leurs applications, une sorte de bain local qu'on fait pénétrer dans certaines cavités du corps au moyen d'un instrument. Toutes les eaux minérales et l'eau de mer s'emploient en injections. C'est à l'aide de seringues de métal ou de verre qu'on injecte le liquide. Dans quelques établissements, les appareils de douches, souvent doués d'une pression considérable, sont employés aux injections. Un ajutage spécial permet cette accommodation; mais on ne saurait trop blâmer une pratique dont le moindre inconvénient est de projeter avec force une colonne d'eau, de quelque petit diamètre qu'elle soit, contre des surfaces souvent très sensibles et capables de s'enflammer ou de s'altérer sous cette percussion. C'est, en effet, le plus ordinairement dans les variétés de la leucorrhée, dans les engorgements du col utérin, dans les déplacements de la matrice, que les injections sont prescrites. On les recommande encore, près des sources chlorurées sodiques, dans les maladies de l'oreille, dans certaines affections catarrhales de la vessie. On sait que, dans les cas de plaies et de

fistules, de nature strumeuse ou autre, il y a avantage à injecter une eau
chargée de principes toniques ou résolutifs. Toutes ces circonstances
réclament que le véritable caractère de l'injection, douce et médicatrice,
lui soit conservé.

INSELBAD (Prusse, Westphalie). Près de Paderborn.

Chlorurée sodique sulfureuse. Tempér., 18° centigr.

	Eau : 16 onces.		Eau : un litre.
	Grains.		Gram.
Chlorure de sodium............	6,80	=	0,720
— de calcium............	0,50	=	0,053
— de magnésium.........	0,25	=	0,022
Carbonate de chaux............	2,50	=	0,265
— de magnésie.........	0,50	=	0,053
— de fer.............	0,05	=	0,005
Sulfate de soude..............	0,75	=	0,079
— de magnésie..........	0,20	=	0,021
— de chaux.............	0,50	=	0,053
	12,05	=	1,271
	Pouc. cub.		Cent. cub.
Gaz acide carbonique..........	0,750	=	37,5
Hydrogène sulfuré	0,375	=	18,7
Azote	2,875	=	143,7
			(WITTING.)

On signale, en outre, des traces d'iodures, de bromures et de phosphate de potasse, de la matière extractive et de la silice. Cette source,
découverte en 1841, se rencontre dans un terrain marécageux. On l'emploie en boisson, en bains et en inhalations, particulièrement dans les
affections catarrhales de l'appareil pulmonaire. Établissement bien installé.

INSTALLATION THERMALE. Voy. APPROPRIATION DES EAUX MI-
NÉRALES et ARCHITECTURE THERMALE (tome I, p. 105 et 112).

INTERMITTENCE DES SOURCES. Lorsque les sources minérales
sont alimentées par des courants d'eau souterrains très volumineux et
qu'elles sont tout à fait à l'abri des infiltrations d'eaux douces atmosphériques, leur jaillissement a lieu d'une manière continue et invariable,
quelle que soit l'époque de l'année. Dans plusieurs autres, au contraire,
le jaillissement n'apparaît que par intervalles plus ou moins rapprochés
les uns des autres : celles qui possèdent cette singulière propriété portent
le nom d'*intermittentes*.

Lorsqu'on se place dans le voisinage d'une source intermittente riche
en gaz carbonique, et que le phénomène de l'écoulement est sur le point
de se produire, on entend un bruit souterrain ayant quelque analogie
avec de l'eau en ébullition ; une grande quantité de gaz apparaît d'abord,
puis l'eau minérale est poussée de bas en haut par une force comme
irrésistible. Le jet de l'eau minérale atteint, dès qu'il est à son maximum

d'intensité, une hauteur considérable ; peu à peu il diminue, et après un temps très variable, il cesse tout à fait, pour reparaître de la même manière quelques heures après.

L'exemple le plus remarquable d'une source intermittente s'observe en Islande.

« Au grand Geysir, dit M. Descloizeaux (*Annales de chimie et de physique*, 1847, t. XIX, p. 445), dont les eaux se sont construit un bassin très régulier, en forme de tronc de cône surbaissé, les éruptions sont précédées par des détonations souterraines qu'on a toujours comparées, avec justesse, à un bruit lointain d'artillerie, et qui ébranlent assez fortement la base et les parties latérales du cône. A la suite de chaque détonation, la colonne d'eau qui occupe le canal central est soulevée, sous forme de demi-sphère, à quelques mètres au-dessus de la surface du bassin ; puis tout rentre dans le calme. Ces détonations et ces soulèvements de la masse liquide se produisent assez régulièrement toutes les deux heures, et par conséquent elles sont loin d'annoncer toujours une grande éruption. Mais quand celle-ci doit avoir lieu, des détonations plus fortes et plus rapprochées que les premières se font entendre ; les soulèvements de la colonne centrale deviennent de plus en plus considérables, et tout à coup une immense colonne d'eau, de 3 mètres de diamètre à sa base, s'élève dans les airs à une hauteur qui varie entre 30 et 50 mètres, s'épanouit en gerbe à son sommet, et retombe en partie dans la grande vasque, de 18 mètres de diamètre, qui forme le bassin de la source ; le reste de la masse d'eau inonde les parois extérieures du cône, et se répand dans les petits ruisseaux qui sillonnent le plateau sur lequel repose ce cône. » La durée de ces éruptions est de cinq à sept minutes, et il arrive souvent que la colonne d'eau est soulevée à 1 mètre ou 1^m,50 au-dessus du niveau habituel.

La source froide de Vaisse, à Vichy, est aussi intermittente. Toutes les heures à peu près, et quelques instants avant l'éruption, on entend un bruit sourd qui précède un abondant dégagement de gaz carbonique ; l'eau apparaît ensuite, et jaillit pendant six à sept minutes sous la forme d'un jet de la grosseur du petit doigt, et qui s'élève jusqu'à 3 mètres. D'après un jaugeage que nous avons lieu de croire exact, il s'écoule pendant ces quelques minutes plus de 2000 litres d'eau minérale. La source du Sprudel, à Kissingen, offre non moins d'intérêt que les Geysirs d'Islande et la source de Vaisse. Ses intermittences sont visibles toutes les trois heures, et tous les phénomènes qui les accompagnent sont identiques.

Nous ne pouvons signaler toutes les sources minérales qui sont intermittentes ; partout où on les observe, le phénomène a lieu à peu près de la même manière, et à des intervalles tantôt périodiques, tantôt variables.

La cause qui produit l'intermittence des sources est encore entourée de mystère; on s'est seulement livré à des hypothèses que nous devons faire connaître.

On sait que quelques naturalistes anciens, pour expliquer le débit incessant des nombreuses sources, tant douces que minérales, disséminées sur la surface du globe, ont fait intervenir les eaux des mers qui, en s'infiltrant à travers les couches du sol, s'y dépouillent, en tout ou en partie, de leurs principes minéraux. L'intermittence des sources a été attribuée à la même cause : ainsi, pendant les marées basses, l'eau souterraine, poursuivant le cours qui lui est dévolu par les configurations du sol, reviendrait en quelque sorte sur elle-même, d'où résulterait pour les sources le temps de repos. Aux marées hautes, au contraire, les eaux, refoulées dans les terres par les eaux des mers, s'écouleraient au dehors partout où elles trouveraient une libre sortie.

Nous ne nous étendrons pas longuement sur le peu de vraisemblance de cette hypothèse; car si réellement les choses se passaient ainsi, la plupart des sources placées dans le voisinage des mers qui subissent le flux et le reflux, comme la Manche, seraient intermittentes; or c'est ce qui n'est pas.

On a fait jouer ensuite à la vapeur aqueuse fournie par la chaleur centrale de la terre et au gaz carbonique contenu dans les couches profondes de la terre un rôle important dans ce phénomène.

La vapeur aqueuse souterraine, par la pression énorme qu'elle subit; le gaz carbonique, par son extrême expansion ; l'eau, entraînée par la force ascensionnelle, entretiennent ensemble le jaillissement de la source tant que le gaz carbonique est en grande masse. Mais si celui-ci vient à diminuer, l'eau, ne pouvant plus monter à la surface du sol, prend une autre direction, et alors tout jaillissement disparaît jusqu'à ce qu'une nouvelle accumulation de gaz carbonique vienne rétablir les choses dans leur état primitif. Cette théorie serait parfaitement exacte, si toujours le gaz carbonique faisait partie des sources jaillissantes et intermittentes, comme cela a lieu à Vichy et dans quelques autres localités; mais on sait que très souvent il fait complétement défaut. Le grand Geysir ne déverse que de l'eau en vapeur et de l'eau minérale sans gaz carbonique; elle contient seulement par litre $2^{cc},448$ de gaz sulfhydrique, d'après M. Descloizeaux. Ajoutons aussi que le plus souvent l'intermittence se fait remarquer dans les sources d'eaux douces qui ne contiennent que des quantités minimes, soit d'acide carbonique, soit d'air atmosphérique. Enfin, et à part l'eau des Geysirs, toutes les autres sont froides ou à peu près; or la vapeur aqueuse est donc étrangère à l'intermittence.

L'intermittence simple, c'est-à-dire celle qui est limitée à une variation ou fluctuation régulière et périodique du débit, est le plus souvent le résultat d'étranglement, de renflement ou d'un coude simple dans le tracé de l'émissaire.

L'intermittence complète, c'est-à-dire avec temps morts dans l'écoulement, peut résulter soit d'un vide sensible, d'un renflement considérable, d'une couche perméable dans le trajet ascensionnel, soit d'un ou plusieurs coudes, ou déviations en S, soit aussi de la combinaison de ces causes.

C'est ainsi que dans les terrains éruptifs, où l'on ne rencontre le plus souvent que des filons, fentes, veines et fissures, on observe rarement l'intermittence complète. Ce cas est au contraire assez fréquent lorsque les eaux minérales arrivent au jour par des émissaires pratiqués au travers des formations stratifiées, offrant des alternances de couches perméables et imperméables. Les couches perméables ne sont autre chose que des renflements ou vides considérables interposés sur le tracé de l'émissaire, et dans lesquels, par suite de l'imperméabilité du plafond et du ravin, il y a agglomération successive d'eau et de gaz. Ce phénomène se remarque dans la Loire, dans la Limagne d'Auvergne, et principalement dans le bassin de Vichy.

Toute cause qui tend à déplacer le gaz et à rendre son agglomération plus lente dans les vides que traverse l'émissaire, a pour résultat de rendre l'intermittence plus simple, plus accentuée, ou de la faire passer à l'intermittence complète avec temps morts plus ou moins prolongés. Le contraire a lieu toutes les fois que l'on tend à produire le phénomène inverse. C'est ainsi que les puits forés du bassin de Vichy sont devenus tous plus ou moins intermittents, avec temps morts, et que l'on a réduit ou fait disparaître ces derniers par l'étranglement de l'orifice de sortie. Aussi dans l'aménagement des sources acidulées, on doit éloigner avec soin toutes causes de dégagement de l'acide carbonique au voisinage, et éviter de s'y approfondir, soit par des puits, soit à la sonde. A la Malou-le-Haut, M. l'ingénieur J. François a combattu l'intermittence, et ramené à l'écoulement régulier la source du sondage de 1857, par l'établissement d'une ceinture de pression hydrostatique autour de ce sondage.

Le phénomène de l'intermittence, notamment sur les eaux acidules, présente rarement de la permanence, et reste le même aux différentes saisons de l'année. Il est très rare qu'il ne varie pas avec les conditions météorologiques. Après des pluies prolongées, après la fonte de neige ou à la suite de longues gelées, les fluctuations de l'intermittence sont plus rapprochées. Toutes ces causes tendent, en effet, à l'agglomération souterraine de l'acide carbonique. Les tremblements de terre, l'état électrique de l'atmosphère, la pression barométrique, certains vents (N.-O., S. et S.-O), réagissent sur le régime de l'intermittence, et souvent y causent un trouble profond. La plupart de ces causes tendent, en effet, à réduire l'agglomération des gaz.

Nous ne terminerons pas cet article, intéressant à un haut degré la recherche et l'aménagement des sources acidulées, sans signaler à l'attention l'influence de la qualité incrustante des sources sur leur propre régime. Quand une telle source, en se rapprochant de la surface ou de son émergence, rencontre des terrains perméables, des couches de sable, de graviers diluviens par exemple, il y a perte de pression trop rapide, précipitation de sels peu solubles avant l'émergence, et par suite incrustation et tendance à un rétrécissement progressif de l'émissaire, qui, dans ce cas, se présente enveloppé de travertins ou ouvert au travers de terrains à pâte incrustée, c'est-à-dire pénétrée et cimentée par les sels peu solubles. Nous citerons, comme exemples, la colonne de travertin formée par la *Grande-Grille*, à Vichy, au milieu de sables diluviens, ainsi que les marnes tertiaires incrustées de la source *Lucas*, dans la même localité.

Il résulte de ces indications qu'il est toujours convenable de capter de telles sources dans la roche imperméable, ou peu perméable, et de les isoler dans leur trajet au travers des terrains perméables superficiels. A cet effet, on a recours soit au cuvelage en béton, en métal ou en bois, soit au sondage tubé.

Les indications qui précèdent sur l'intermittence témoignent de l'intervention puissante des gaz, et notamment de l'acide carbonique, dans le mouvement ascensionnel des sources thermo-minérales. Nous traiterons de ce sujet au mot ORIGINE DES EAUX MINÉRALES.

INTERMITTENTE (Fièvre). Quelques eaux minérales passent pour guérir la fièvre intermittente. Nous citerons entre autres *Encausse, Campagne* surtout, *la Bourboule, Cransac*, etc. Mais nous ne pensons pas que, jusqu'à démonstration plus formelle, les assertions qui ont été émises à ce sujet puissent être acceptées dans ce sens. Le changement de lieu suffit souvent pour arrêter des accès périodiques, même très invétérés. Les effets perturbateurs, qui font quelquefois trouver dans l'hydrothérapie un moyen d'enrayer des fièvres persistantes, ne sauraient guère être reproduits par un traitement thermal méthodiquement employé. Nous ne saurions, en effet, considérer comme une méthode à employer ce que l'un de nous a rapporté des habitants du voisinage de Balaruc, lesquels, lorsqu'ils sont atteints de fièvre intermittente, viennent aux sources se gorger d'eau minérale pendant trois ou quatre jours, subissent une superpurgation et se débarrassent ainsi de la fièvre sans avoir pris de sulfate de quinine. On a supposé que l'arsenic, qui existe en notable proportion dans quelques-unes de ces eaux minérales, principalement à Cransac et à la Bourboule, pouvait expliquer leur action thérapeutique dans la fièvre intermittente; mais avant d'expliquer cette action, il faudrait d'abord la constater d'une manière irrécusable, ce qui n'a pas encore été fait. Nous ne saurions donc, en aucune façon, accepter la proposition suivante, présentée par MM. Pétrequin et Socquet sous une forme aphoristique. : « Les eaux salines sulfatées et sulfatées calciques-sodiques jouissent de la remarquable propriété de guérir les fièvres intermittentes. » (Trait. gén. prat. des eaux min., 1859.)

Ce que les eaux minérales appropriées peuvent accomplir avec plus de certitude, c'est de modifier certaines conditions générales de l'économie qui peuvent constituer une prédisposition aux fièvres intermittentes, ou de corriger les altérations profondes que les fièvres prolongées impriment à l'organisme. Les eaux minérales constituent, sous ce rapport, une des médications les plus précieuses de la cachexie paludéenne, et la station de Vichy fournit de nombreux sujets d'observations à cet égard, l'hôpital civil y recevant un grand nombre de fiévreux provenant de localités insalubres des départements voisins, et l'hôpital militaire surtout des individus provenant de nos colonies d'Algérie et du Sénégal, ou de l'armée d'Italie.

Les éaux fortement minéralisées et à propriétés reconstituantes, surtout si elles appartiennent aux bicarbonatées sodiques accompagnées de fer, seront utilement employées dans les cas de ce genre. Vichy, Vals, le Boulou, nous paraissent les types de cette médication. Chez les individus lymphatiques et scrofuleux, avec engorgements glandulaires, Bourbonne, Kissingen, Uriage, Wiesbaden, pourront être employées de préférence. Nous ne conseillerons les bains de mer, malgré les assertions de M. Rouxel, que dans les cas où toute apparence de fièvre elle-même sera depuis longtemps écartée. Si l'état anémique domine d'une manière exclusive, les eaux ferrugineuses, comme Orezza, Schwalbach, etc., rendent de grands services.

INTESTINS (Maladies des). Les maladies des intestins s'accommodent généralement peu de l'usage interne des eaux minérales. Elles réclament surtout les bains prolongés; les bains de piscine leur conviennent donc d'une manière particulière. [Voy. DIARRHÉE. DYSENTERIE. ENTÉRALGIE. ENTÉRITE.]

INTUMESCENCE DES SOURCES. Lorsque les sources minérales et autres n'ont pas un débit constant à tous les moments de la journée,

elles prennent le nom d'*intumescentes* ou d'*intercalaires*. Elles diffèrent
des sources intermittentes en ce que le jaillissement de l'eau ne cesse
jamais. Quant à la cause qui produit ce phénomène, elle est sans doute
la même que celle des sources intermittentes. [Voy. INTERMITTENCE DES
SOURCES.]

INVERLEITHEN (Écosse, comté de Peebles). Village, près de la
Tweed.

Chlorurée sodique. Tempér.?

	Eau : une pinte. Grains.		Eau : un litre. Gram.
Chlorure de sodium.............	31,6	=	3,349
— de calcium............	19,5	=	2,067
Carbonate de magnésie	5,3-	=	0,561
	56,4	=	5,977
			(FYFE.)

Thompson y a signalé, acide carbonique, 55$^{\text{pouc. cub}}$,2 (1^{lit},987).
Deux sources. — Site attrayant et fréquenté.

IODE. L'existence de l'iode, prévue par sir H. Davy dans l'eau des
mers, n'a été bien établie pour la première fois dans les eaux minérales
que par Angelini, pharmacien à Voghera (Piémont). Ce chimiste, se servant de l'amidon, obtint avec l'eau salée de Voghera, et plus tard avec
l'eau de Sales, dans le Voguerais, des réactions qui ne lui laissèrent
aucun doute sur la présence d'un iodure dans ces différentes eaux.

Les propriétés que l'on reconnaissait depuis longtemps à l'eau sulfureuse de *Castelnuovo d'Asti* pour la guérison du goître et d'autres affections du système glandulaire, engagèrent, l'année suivante, M. Cantu à
rechercher avec soin l'iode dans cette eau minérale, et il vit ses efforts
couronnés de succès. Il fut même porté à penser que l'iode existait dans
toutes les eaux sulfureuses qui contiennent en même temps des chlorures.

Beaucoup d'analyses sont venues montrer depuis que si l'iode ne possédait pas une diffusion aussi grande que celle de quelques-uns des principes minéralisateurs des eaux, il se trouvait néanmoins dans un grand
nombre de sources appartenant aux diverses classes que l'on a créées, et
surtout dans les eaux minérales riches en chlorures.

Nous n'aurons pas à nous étendre longuement sur l'opinion de Cantu,
qui avait posé en principe que les eaux minérales imprégnées d'iode ne
naissaient pas dans les terrains primordiaux ; Anglada essaya de confirmer
cette hypothèse, qui ne put se soutenir par l'évidence des faits accumulés
depuis cette époque. On sait, en effet, que les iodures ont été signalés
dans les eaux émergeant de toutes les formations géologiques. Nous ne
pouvons mieux faire à cet égard que de transcrire les conclusions de
M. Chatin :

1° L'iode existe en proportion variable dans toutes les eaux qui sourdent du globe.

2° La richesse des eaux en iode peut être présumée d'après la nature plus ou moins ferrugineuse des terrains qu'elles lavent.

3° La proportion de l'iode croît ordinairement dans les eaux avec celle du fer, de telle sorte que les eaux dites ferrugineuses peuvent être tout aussi bien nommées *eaux iodurées.*

4° Les eaux des terrains ignés sont plus iodurées, en moyenne, et surtout plus uniformément que celles des terrains de sédiment.

5° Les eaux de la craie verte et des oolithes ferrugineuses tiennent le premier rang parmi celles-ci; elles peuvent même se placer avant celles des terrains ignés.

6° Tout en étant riches en iode, les eaux de la formation houillère viennent après celles des terrains ignés ou simplement ferrugineux.

7° Les eaux des terrains essentiellement calcaires et magnésiens sont très peu iodées.

8° L'iode est surtout rare dans les marnes irisées, gangue habituelle du sel gemme.

9° Les iodures ne sont pas nécessairement proportionnels aux chlorures.

On suppose, non sans beaucoup de raison, que dans les eaux minérales l'iode est à l'état d'iodure et uni avec la soude, la potasse, quelquefois même l'ammoniaque, comme dans les sources de Cransac. Il est probable aussi qu'il existe en combinaison intime avec la matière organique, azotée ou non.

Dans ces derniers temps, on a émis l'opinion que ce métalloïde pouvait se rencontrer dans les sources minérales à l'état d'iodate. Tel n'est pas notre avis. Les auteurs qui ont avancé cette assertion supposent que les eaux minérales sont imprégnées d'ozone résultant de l'électricité produite dans l'intérieur du sol, et qu'une partie de cet ozone, réagissant sur les iodures, les convertit en iodates. Pour qu'une semblable hypothèse pût être admise sans conteste, il faudrait d'abord que, par des expériences décisives, on eût reconnu l'ozone soit dans les eaux, soit dans les gaz spontanés : or c'est ce qui n'a pas été fait jusqu'à présent. L'un de nous a exposé des papiers ozonométriques sur les bassins des sources de Royat et de Néris, et constamment le papier réactif a conservé sa teinte blanche. Cette conclusion était facile à prévoir, eu égard au travail de minéralisation qui s'opère dans le sein de la terre. La production de l'ozone est sous l'influence directe des phénomènes d'oxydation; or, on le sait, la minéralisation des eaux a lieu surtout par la voie de réduction. S'il en était autrement, les sources non sulfureuses ne répandraient pas à leurs griffons cette légère odeur d'acide sulfhydrique qu'on y remarque très souvent ; on ne trouverait pas, dans les sources franchement sulfureuses, des sulfures, mais des sulfites et des sulfates, et dans les sources ferrugineuses, des sels de protoxyde de fer, mais de sesquioxyde. D'une autre part, admettre l'existence des iodates, c'est admettre aussi l'existence des chlorates dans les eaux minérales, puisque l'ozone transforme aussi bien les chlorures que les iodures en chlorates. Toutes ces raisons, dont on comprendra sans peine la portée, nous amènent donc à dire que les iodates ne font pas partie des eaux minérales.

Quelle peut être maintenant l'origine des iodures dans les sources? Les espèces minérales enfouies dans l'intérieur de la terre nous semblent trop peu répandues pour qu'elles soient l'origine première de ces sels : c'est donc ailleurs qu'on doit rechercher la présence de l'iode.

M. Bussy, en découvrant l'iode dans la houille de Commentry, a beaucoup contribué à éclairer la question qui nous occupe en ce moment. Ce savant est d'avis que ce métalloïde provient de la réaction des pyrites en voie de combustion sur le sel marin qui doit se trouver dans la houillère, jadis baignée par l'eau de la mer. On comprend de la sorte comment il se fait que certaines eaux minérales situées près des volcans, traversant dans les couches secondaires du sol des bancs entiers de résidus laissés par les eaux des mers à la suite des révolutions terrestres, renferment de l'iode.

« L'importante découverte de M. Bussy, a dit l'un de nous (*Traité de chimie hydrologique*, p. 230), peut donner lieu à une autre hypothèse, en ce qui concerne l'origine encore plus primitive de l'iode. Certains végétaux ont pour ce métalloïde une prédilection telle que presque tous ceux qui croissent dans le fond des mers en renferment en assez grande quantité pour que l'industrie l'en retire, et cependant l'analyse de l'eau des mers n'en indique que des traces. Or la houille est le produit de la combustion, sous une forte pression et à une haute température, des plantes monocotylédones qui ont vécu dans l'eau de la mer ou dans le voisinage des eaux douces. Nous ne serions pas éloigné de croire que ce sont les végétaux aquatiques convertis en houille qui, en contact avec les eaux souterraines, donnent à celles-ci l'iode que l'analyse y décèle : ainsi provenant des eaux, dans l'origine, l'iode tendrait donc à y retourner. »

Il est aussi très probable que les iodures des eaux minérales proviennent des eaux douces, qui, après avoir séjourné sur le sol et avoir aidé à la décomposition des matières organiques végétales, se sont approprié les iodures, et les ont ainsi transmis aux sources minérales.

L'iode ne fait pas seulement partie de la plupart des eaux minérales, mais encore de toutes les matières organiques qui y végètent, comme les conservés. Quelques auteurs assurent même avoir rencontré des traces d'iode dans les vapeurs émises par les sources minérales. [Voy. VAPEURS.]

La proportion des iodures dans les eaux minérales se traduit toujours par des fractions impondérables; aussi la recherche de l'iode, quoique basée sur des réactions qui ne laissent aucun doute dans l'esprit du chimiste, est-elle une opération très délicate. Voici pour cela le moyen le plus généralement mis en pratique dans les laboratoires.

L'eau minérale est additionnée d'une petite quantité de potasse à l'alcool, reconnue tout à fait exempte d'iode et évaporée à siccité autant que possible, à une température inférieure à 100°. Le résidu est délayé dans une petite quantité d'eau distillée tiède, et l'on sépare par le filtre les sels insolubles qui se sont formés. On réitère cette opération une seconde fois; on réunit les deux liqueurs, et on les concentre au bain de sable. La matière, réduite en poudre, est placée dans un ballon, et l'on y verse de l'alcool à 80°. On chauffe pendant quelques instants au bain-marie; on laisse déposer, et l'on filtre l'alcool qui s'est chargé de l'iodure de potassium. La partie insoluble est reprise une seconde et une troisième fois avec l'alcool, et les solutions alcooliques, mises dans une capsule, sont exposées au bain-marie jusqu'à la volatilisation complète du véhicule. Le résidu, contenant tout l'iodure de potassium et quelques autres sels, est dissous dans une très petite quantité d'eau. La solution, filtrée si elle n'est pas parfaitement limpide, est mise dans un tube fermé à une de ses extrémités, et l'on y ajoute quelques grains d'amidon. D'une autre part, on fait un mélange à parties égales d'acide sulfurique et d'acide nitrique, purs étendus de leur volume d'eau. On trempe une baguette de verre dans ces acides, et ensuite dans le tube renfermant la solution d'iodure de potassium. Dès que ce sel est décomposé, l'iode, mis à nu, se fixe sur les grains d'amidon, qui se colorent en bleu ou en rose, suivant la proportion d'iodure de potassium, et qui gagnent presque aussitôt la partie inférieure du tube.

M. Leconte a fait connaître, dans ces derniers temps, un procédé d'une sensibilité extrême, et en second lieu d'une grande sûreté, en ce qu'il permet de revivifier l'iode, réaction qui n'avait pas été obtenue avant lui : il consiste à chauffer le résidu alcoolique préparé, comme pour l'essai par l'amidon, dans un courant de gaz chlorhydrique sec et pur. On place le résidu dans un tube de petit diamètre légèrement courbé en U, et dont l'extrémité est effilée en longue pointe; on aperçoit alors facilement la vapeur d'iode, qui vient se condenser dans les parties froides, sous la forme d'un petit anneau très mobile. M. Leconte fait observer que pour réussir dans cette expérience, il est de toute nécessité d'employer de

l'acide sulfurique aussi concentré que possible et du chlorure de sodium
fondu. La moindre humidité compromet le résultat ; aussi le résidu sur
lequel on opère ne doit-il renfermer ni carbonate ni oxyde de potassium ;
car, en réagissant sur ces corps, l'acide produit nécessairement de l'eau.
(*Annales de la Société d'hydrologie méd. de Paris*, t. IV, p. 431.)

Nous aurions encore à parler du procédé indiqué par MM. O. Henry
fils et Humbert pour découvrir l'iode dans les eaux minérales ; mais nous
renverrons au mémoire de ces chimistes pour ce qui concerne le mode
opératoire. (*Comptes rendus de l'Académie des sciences*, 1857, t. XLIV,
p. 634.)

Les procédés que nous venons de signaler sont applicables à toutes les
eaux minérales, sauf les sulfureuses. Dans ces dernières, l'eau, concentrée jusqu'à un demi-litre environ, est additionnée de sulfate de zinc en
léger excès. La solution, séparée du précipité, est mêlée avec une petite
quantité de potasse caustique pure et évaporée à siccité. Le résidu est
traité par l'alcool pur, et la liqueur en provenant est concentrée et évaporée une seconde fois à siccité. On calcine à une température élevée,
afin de détruire toute trace de matière organique. Le produit de la cal-
cination est dissous dans une très petite quantité d'eau d'amidon, puis
on y instille quelques gouttes d'un mélange d'acide sulfurique et d'acide
nitrique ; il se développe alors de l'iodure d'amidon.

Jusqu'à présent nous n'avons parlé que de l'analyse qualitative ; quelques auteurs ont encore essayé de doser la proportion d'iode contenu
dans les eaux minérales. Pour cela, ils se sont servis de benzine, de chlo-
roforme, qui dissolvent l'iode mis à nu. Ces solutions sont ensuite versées
dans du nitrate acide d'argent, qui donne de l'iodure d'argent que l'on
recueille, lave, sèche et pèse.

Nous n'entrerons pas dans le détail de tous les modes opératoires
signalés encore par les auteurs, ces renseignements se trouvant consi-
gnés dans les ouvrages spéciaux, tels que ceux de MM. Henri Rose,
O. Henry, Lefort, etc.

Pour découvrir l'iode dans les conferves, voici le moyen le plus sûr,
que nous devons à M. Leconte :

On prend 100 grammes de conferves dans un état complet de développement et séchées à l'air ; on les incinère après les avoir humectées avec
une solution de potasse caustique pure, et surtout reconnue exempte
d'iode. Le résidu pulvérulent et brunâtre ainsi obtenu est traité par l'eau
distillée, et la liqueur évaporée à sec ; le résidu est calciné jusqu'au rouge,
puis épuisé par l'alcool rectifié. La liqueur alcoolique laisse par évaporation un résidu qui est lui-même calciné. On reprend ce dernier par l'eau,
et après y avoir ajouté une petite quantité de solution d'amidon, on aci-

dule la liqueur par quelques gouttes d'acide sulfurique pur. On voit alors apparaître une coloration bleue d'iodure d'amidon, si les conferves contiennent des traces seulement d'iode.

La réussite des diverses opérations que nous venons de rappeler dépend en partie de la pureté des réactifs qu'on emploie, et peut-être, si les analystes avaient apporté un peu plus d'attention sur ce point, n'auraient-ils pas affirmé aussi souvent l'existence de l'iode.

IODURÉES (Eaux). Les propriétés reconnues aux iodures alcalins ont donné pour la première fois l'idée à Alibert de former, sous le nom d'eaux *iodurées*, une classe spéciale d'eaux minérales les plus riches en iode. Soubeiran a même formé trois sous-divisions d'eaux iodurées, d'après la nature des autres principes dominants :

1° Eaux iodurées salines : Bourbonne, Kissingen, Heilbrun.

2°   —   . acidules : Montechia (Naples), Saragota.

3°   —   sulfureuses : Aix (Savoie), Castelnovo d'Asti.

Nous avons exposé à l'article CLASSIFICATION les motifs pour lesquels nous ne saurions pas plus admettre une classe d'eaux *iodurées* qu'une classe d'eaux *arsenicales*.

Jusqu'ici il ne paraît pas que le nombre des sources minérales, dans lequel la proportion d'iode dépasse celle attribuée aux eaux potables, soit très étendu. On peut remarquer encore qu'à l'exception de l'eau de *Challes* (Savoie), laquelle est sulfurée sodique, les iodures, comme les bromures d'ailleurs, se rencontrent le plus souvent à côté des chlorures alcalins (*Adelheidsquelle, Castrocaro, Iwonicz, Wildegg*). Au point de vue thérapeutique, il n'est pas possible de faire la part exacte des propriétés qui reviennent aux uns et aux autres. Ailleurs, comme à *Saxon*, en Suisse, les eaux, qui sortent d'une roche dolomitique iodo-bromurée et calcaire, participent à la nature de ce terrain, mais sont encore sulfatées et bicarbonatées magnésiques. Leur attribuera-t-on une spécialité d'action, eu égard à la proportion relativement notable d'iodure de calcium et de magnésium qu'elles renferment, en admettant toutefois que les faits annoncés récemment se confirment? Il est certain que toutes ces eaux, réputées *iodurées*, trouvent leurs applications dans le traitement des diathèses lymphatique, scrofuleuse, et de leurs manifestations; elles ont été même préconisées comme efficaces contre la cachexie syphilitique. Mais là se borne ce que nous savons de plus général à ce sujet, et la composition de la plupart d'entre elles est trop complexe pour qu'on ait pu encore déterminer d'une manière précise le rôle des éléments qui y prédominent concurremment. C'est à l'expérience à en décider.

IODURES. Voy. IODE.

IRRIGATIONS. Voy. INJECTIONS.

ISLANDE (Amérique du Nord, État du Danemark). Sources minérales les plus chaudes du monde, et dans un pays essentiellement volcanique. Elles se divisent en *geysirs* ou sources jaillissantes, et en sources simplement bouillantes ou tranquilles. On donne à ces dernières les noms de *hyer* (chaudron) et *laug* (bains).

Les sources jaillissantes les plus remarquables sont celles du *Grand-Geysir* et de *Strokkur*. L'une et l'autre, intermittentes [voy. INTERMITTENCE DES SOURCES], sont situées dans la partie sud-ouest de l'île, à 87 kilomètres, en ligne droite, à l'est-nord-est de Reykjavib et à 46 kilomètres au nord-ouest de l'Hekla. Elles sont accompagnées d'un grand nombre de sources bouillonnantes (hyers et Laugs), et occupent un espace de 500 mètres du nord au sud, sur 100 mètres de l'est à l'ouest, vers la partie septentrionale d'un grand plateau de tuf volcanique.

D'après M. Descloizeaux, l'eau du Grand-Geysir, à la surface comme au centre du bassin, a une température de 85°; mais immédiatement avant une grande éruption, la température de l'eau a été trouvée, en moyenne, de 108°,83. Après une grande éruption, elle a été trouvée de 112°,68. Voici la composition de l'eau des principales sources :

	Eau : un litre. Gram.
GRAND GEYSIR.	
Chlorure de sodium......................	0,2638
Sulfate de magnésie......................	0,0091
— de potasse........................	0,0180
— de soude	0,1343
Soude................................	0,1227
Silice................................	0,5190
Acide carbonique......................	0,1520
Soufre................................	0,0036
	1,2225
SOURCE DITE BADSTOFA (REYKIR).	
Chlorure de sodium......................	0,2873
Sulfate de chaux.......................	0,0400
— de potasse......................	0,0229
— de soude......................	0,0103
Soude	0,0711
Silice................................	0,2630
Soufre................................	0,0061
Acide carbonique......................	indét.
	0,7007
SOURCE DE LAUGARNES, PRÈS REYKJAVIK.	
Chlorure de sodium......................	0,0547
Sulfate de soude.......................	0,0221
Soude................................	0,0508
Silice................................	0,1350
Acide carbonique......................	indét.
Soufre................................	0,0019
	0,2645

(DAMOUR, 1847.)

La prédominance de la silice dans les sources de l'Islande a fait donner à leurs eaux le nom de *silicifères*, et M. Damour croit pouvoir attribuer la présence des alcalis et de la silice à l'action décomposante de l'eau pure, agissant, à une température élevée et sous une pression considérable, sur les roches trachytiques qui leur servent de récipient.

Quoique la soude soit représentée, dans les analyses de M. Damour, à l'état de liberté, cette substance existe dans les eaux à l'état de carbonate, tandis que la silice est tenue en dissolution à la faveur de ce sel.

Ce que nous devons signaler ici, c'est l'exemple bien remarquable de la précipitation de la silice que contiennent ces eaux. Le terrain et les objets environnant les geysirs sont couverts ou incrustés de concrétions siliceuses. D'après M. Faraday, la solution de la silice est activée par la présence de la soude. Il admet, dit Lyell, que la précipitation de la silice à l'état insoluble est due en partie à ce que l'eau, quand elle est refroidie par suite de son exposition à l'air, ne peut retenir autant de silice que lorsqu'elle sort de la terre à une température de 180° ou 190° Fahrenheit (100° ou 105°,6 centigr.), et en partie à ce que, pendant l'évaporation de l'eau, le sel de silice et de soude qui existait préalablement se décompose.

ISCHIA (Italie, royaume des Deux-Siciles). Ile à 12 kilomètres du cap Misène, entre le golfe de Naples et celui de Gaëte, connue sous les noms de *Pythecusa*, *Ænaria insula*, dans l'antiquité. Le centre de cette île est occupé par le volcan Epomeo, qu'entourent plusieurs autres foyers ignivomes, et de nombreuses fumerolles ou exhalaisons de vapeurs aqueuses. Les sources minérales et thermales y abondent. Leur température varie depuis 32° centigr. jusqu'à 100°, d'après M. Chevalley de Rivaz. Leur composition prédominante les range dans la classe des eaux *chlorurées sodiques*. On a signalé plusieurs d'entre elles comme chargées d'une notable quantité de silice. Les plus remarquables, utilisées par la médecine, sont, en partant de la capitale de l'île pour faire le tour d'Ischia, les eaux de *Pontano*, de *Bagno-d'Ischia*, de *Castiglione*, de *Gurgitello*, de *Cappone*, de *Bagno-Fresco*, de *la Rita*, de *Santa-Restituta*, de *San-Montano*, de *François Ier*, de *Citara*, d'*Olmitello* et de *Nitroli*. La plupart de ces sources se trouvent dans la partie septentrionale de l'île, depuis la ville d'Ischia jusqu'à Lacco, et principalement dans les environs de Casamicciola, où, indépendamment de l'eau renommée de Gurgitello, jaillissent une multitude d'autres sources chaudes et minéralisées, qui forment deux forts ruisseaux allant se jeter dans la mer. C'est aussi dans la même portion de l'île que l'on voit sortir de terre le plus grand nombre de fumerolles qui alimentent les étuves naturelles de *Castiglione*, de *Cacciuto* et de *San-Lorenzo*.

Nous mentionnerons ici celles de ces eaux qui sont les plus remarquables et les plus fréquentées.

1° *Cappone.*

Tempér., 35° centigr. Saveur analogue à celle du bouillon de poulet,
étendu, d'où lui est venu son nom.

Eau : un litre.

Gram.

Chlorure de sodium	3,985
Carbonate de chaux	0,095
— de magnésie	0.070
— de soude	1,635
Sulfate de soude	0,357
Iodure et bromure de potassium	traces
Silicate de soude	
Alumine et oxyde de fer	0,014
Silice et sulfate de chaux	0,113
	6,269

Cent. cub.

Gaz acide carbonique	90

(GUARINI, 1831).

Cette eau, légèrement laxative, stimule doucement les fonctions digestives, et a pu mériter autrefois pour ces propriétés la dénomination *dello
stomacho.* Si on lui a reconnu des qualités dissolvantes et résolutives, ce
n'est que comme conséquence de son influence sur l'acte de la nutrition.
Elle n'est guère usitée qu'à l'intérieur, à la dose de deux ou trois verres,
à jeun.

2° *Citara.*

Tempér. variant de 47° à 53° centigr. dans un réservoir commun, et
de 67° à 72° centigr. dans divers puits voisins qui peuvent être considérés comme les griffons de la source.

Eau : un litre.

Gram.

Chlorure de sodium	4,850
Carbonate de chaux	0,059
— de fer	0,020
— de soude	0,232
Sulfate de soude	0,381
Iodure de potassium	traces
Alumine	
Silice	0,174
Matière organique	0,666
Gaz acide carbonique	0,112
	6,494

(LANCELOTTI, 1835.)

L'eau de Citara était fort renommée dans les temps anciens, et l'on a
démontré qu'elle doit son nom à de prétendues vertus contre la stérilité.
Un petit établissement très peu important la dessert. On ne l'administre

d'ailleurs en bains et en douches internes que dans les cas de faiblesse anémique, commune chez les femmes, et accompagnée de dérangements menstruels et de leucorrhée. C'est alors qu'agissant à titre de médication tonique et reconstituante, elle a pu amener d'heureux effets, et acquérir une réputation qui s'étend même à la cure de l'impuissance virile. En toute autre circonstance, elle est prescrite en boisson, et alors, à la dose de quelques verres, elle produit une purgation légère, facilite la digestion et accélère l'appétit. On la regarde comme un véritable stimulant, contre-indiqué par tout état congestif ou éréthique.

Située dans une position charmante, sur la partie la plus riche et la plus riante de l'île, la source de Citara attire une remarquable affluence, qu'elle doit autant à sa vogue traditionnelle qu'à d'heureuses conditions de climat. On y trouve des restes d'étuves délaissées.

3° *Gurgitello.*

Tempér. de 63° à 70° centigr., variant suivant les saisons et la distance à laquelle on l'observe. — Plusieurs sources très abondantes qui sourdent au fond du vallon d'Ombrasco, à la base septentrionale de l'Epomée, et sont recueillies dans des réservoirs pour le service des malades.

Eau : un litre.

	Gram.
Chlorure de sodium	3,052
Carbonate de soude	2,810
— de potasse	0,012
— de magnésie	0,071
— de chaux	0,116
Sulfate de soude	0,651
— de chaux	0,137
— de fer	traces
Iodure de potassium	0,044
Chlorure de fer	traces
Silice	0,043
Alumine	
Oxyde de fer et de manganèse	0,007
Phosphate de chaux	
Matière organique	traces
	6,943

	Cent. cub.
Gaz acide carbonique	135

(LANCELOTTI, 1831.)

Le dégagement assez notable des bulles d'acide carbonique dans ces eaux est exprimé par le nom de *gurgitello,* gargouillement. Elles déposent un sédiment friable.

Toniques, stimulantes et résolutives, ainsi les désigne M. Chevalley de Rivaz. De là on a tiré un grand nombre d'applications thérapeutiques, comprenant les obstructions viscérales et abdominales, les ulcères, les plaies anciennes, les maladies des os, les affections cutanées, la goutte, le rhumatisme et la paralysie. Il est plus légitime de rapporter la spécialisation de Gurgitello à un type participant à la fois des eaux BICARBONATÉES et CHLORURÉES SODIQUES [voy. ces mots]. Cette minéralisation, unie à une thermalité puissante, rend facilement compte de succès dont la portée gagnerait à être moins louangeusement vantée.

Ces eaux s'emploient à l'intérieur et à l'extérieur. En boisson, on leur associe du lait de chèvre. Elles sont administrées en bains, en douches et en lotions. On utilise aussi des boues et du sable chauffés à l'aide des eaux thermales.

Un hospice, un établissement, dit *Bains de l'hôpital*, avec baignoires et étuve humide, constituent une installation modeste. On prend également des bains dans les maisons particulières.

Il y a auprès de Gurgitello d'autres sources analogues, dont on fait peu d'usage.

4° *Olmitello.*

Tempér., 44° centigr. — Source remise en honneur par M. Chevalley de Rivaz, lequel ne nous signale que sa composition qualitative, d'après M. Guarini, à savoir : 1° des carbonates de soude, de chaux et de magnésie; 2° des sulfates de soude et de chaux; 3° du chlorure de sodium; 4° de la silice; 5° des traces d'oxyde de fer; 6° du gaz acide carbonique libre. Dans les dépôts laissés par la source, on a surtout distingué le bicarbonate de soude et le chlorure de sodium. Il ne semble pas que l'eau d'Olmitello ait d'autres propriétés que les précédentes, sinon qu'on la prescrit davantage dans la gravelle urique. Elle se prend principalement à l'intérieur, et à des doses qui peuvent être poussées assez loin sans inconvénients. A cause de l'éloignement de cette source, les habitants des environs seuls en font usage sur les lieux où elle surgit. Elle se transporte très facilement.

De même que celle d'Olmitello, beaucoup d'autres eaux que nous avons seulement nommées, et dont la minéralisation est analogue, servent à des traitements qu'il est d'usage de suivre à *Casamicciola*, petit village situé sur la pente septentrionale de l'Epomée, véritable localité de plaisance, où l'on trouve des ressources matérielles suffisantes.

C'est aussi à peu de distance de Casamicciola que sont situées les étuves de *Castiglione*, alimentées par les vapeurs qu'émet la source minérale de ce nom. L'établissement se compose de deux petites maisons : l'une, appelée étuve inférieure, est une espèce de fosse entourée de quatre murs supportant un toit voûté. C'est dans cette fosse, où des tuyaux de terre cuite amènent la vapeur, que le patient est placé entièrement nu. L'étuve supérieure ne diffère de la première que par une disposition en gradins. Dans l'une et dans l'autre, la température s'élève à 50° et 57°

centigr. Les étuves de *Cacciuto* et de *Santo-Lorenzo* sont installées de même que celles de Castiglione ; mais à *Testaccio* on trouve une étuve sèche, d'une température de 44° centigr., entretenue par des exhalaisons souterraines de nature volcanique.

La saison la plus favorable à l'usage des eaux et des étuves d'Ischia est depuis le commencement du mois de mai jusqu'à la fin de septembre (Chevalley de Rivaz). Les attraits de cette contrée et de ses eaux sont assez puissants pour mériter de nos jours la vogue que les anciens y attachaient, et que témoignent de nombreuses inscriptions latines.

ISCHEL ou **ISCHL** (Autriche). Petite ville sur les deux rives de la Traun, à 529 mètres au-dessus du niveau de la mer, au centre de trois vallées et entourée de hautes montagnes, dans les Alpes tyroliennes. — Chemin de fer de Munich à Vienne, station de Salzburg. Autre route par la descente du Danube à Ratisbonne et Linz.

Chlorurée sodique. Froide.

	Eau : un litre.
	Gram.
Chlorure de sodium...........................	233,61
— de calcium.......................	0,44
— de magnésium...................	1,54
Bromure de magnésium....................	0,05
Sulfate de soude...........................	5,60
— de chaux.........................	2,04
— de magnésie......................	0,59
Carbonate de fer..........................	0,40
	244,27

Seegen reproduit cette analyse sans nom d'auteur. La source ainsi minéralisée porte le nom de *Salzbergquelle*, et se trouve à 2 kilomètres de la ville, dans la montagne de Salzberg. M. Rotureau l'indique comme à la fois *chlorurée* et *sulfureuse*. Elle est réservée pour l'usage des bains, et transportée, dans ce but, à l'établissement d'Ischel. Il en est une autre, à 1 kilomètre de la ville, sur la route de Salzburg, la *Marialuisequelle*, non encore analysée jusqu'ici, mais qui participe des principes de la précédente, est également froide, et s'emploie quelquefois en boisson.

Les ressources médicatrices seraient donc bien restreintes à Ischel, si les conditions hygiéniques, d'une part, et de l'autre une installation très intelligente, ne suppléaient à leur défaut. Les relations auxquelles cette station a donné lieu ne tarissent pas sur la pureté de l'air qu'on y respire, ainsi que sur ses beautés pittoresques et sur les genres variés de distractions qu'elle offre aux malades. A ces conditions s'ajoute une Trinkhalle, où l'on a réuni toutes les eaux transportables de l'Allemagne, y compris les moyens de suivre la cure du petit-lait de vache, de brebis et de chèvre. Attenant à la Trinkhalle, deux établissements sont affectés aux bains d'eau salée, aux douches, aux inhalations et aux applications de boues. Une école de natation et une gymnastique médicale complètent cet ensemble de moyens, qui donnent à Ischel une signification peu comparable à celle d'autres lieux thermaux.

Nous emprunterons à M. Rotureau (*Des princip. eaux de l'Europe,* 1858) l'exposé intéressant du mode d'inhalations de vapeur chlorurée qu'on utilise en cet endroit : « On entre d'abord dans une première pièce, » dite de repos, où la température est déjà plus élevée que celle de l'air » extérieur; puis on pénètre dans une seconde pièce, qui est la salle » d'inhalation proprement dite. Une sorte de cuve en bois blanc, à cou- » vercle mobile et à hauteur d'appui, forme dans cette pièce le récipient » des vapeurs d'eau salée que le malade vient respirer, et que des tuyaux » apportent de l'étage inférieur. Pour faire usage de cette vapeur, il » suffit de lever le couvercle, de se courber sur le récipient et de la res- » pirer à pleins poumons. » Le reste du procédé rappelle trop bien les effets de toute étuve humide pour qu'il soit nécessaire d'y insister. D'ailleurs, on prend à Ischel des bains généraux de vapeurs salées, de même qu'on pratique le humage, tel que nous venons d'en représenter la description.

Les bains de boue se préparent en délayant dans de l'eau chauffée une matière argileuse, mêlée de chlorure de sodium cristallisé. On y reste pendant quinze à trente minutes, et l'action topique de ces boues est assez énergique pour qu'il faille ensuite se soumettre à un séjour de dix minutes ou moins dans un bain d'eau.

Ces diverses pratiques ont été appréciées ailleurs. [voy. VAPEUR. BOUES MINÉRALES]. Évidemment elles s'adressent, les unes au lymphatisme et à la diathèse strumeuse, les autres aux manifestations rhumatismales. Quant à l'efficacité des inhalations chlorurées dans les laryngites chroniques essentielles, comme dans les bronchites chroniques simples, nous avouons que, faute d'aucun renseignement clinique à cet égard, il nous est impossible de rien décider sur l'emploi d'un pareil moyen appliqué à ces affections. Nous garderons la même réserve pour le traitement de la phthisie pulmonaire à Ischel, quoique le docteur Mastalier ait comparé l'air des sauneries de cette localité à celui qu'on respire sur les côtes de la mer. La situation alpestre de la vallée d'Ischel peut revendiquer sans doute une large part dans l'amélioration acquise par les valétudinaires, les convalescents et les phthisiques qui fréquentent en grand nombre, chaque été, ce séjour réputé pour être délicieux.

ISOLA BONA (États sardes, province de San-Remo).

Source *sulfureuse* froide qui sort d'un rocher de gneiss, et abandonne un dépôt abondant de soufre sur le sol. Elle a été très recommandée par Fodéré, mais semble délaissée aujourd'hui.

ITALIE. Dans la vaste péninsule qui se développe au sud et à l'est de la chaîne principale des Alpes et qu'on comprend sous le nom d'Italie, sont répandues de nombreuses sources minérales. Elles participent, d'une part, de la composition tantôt granitique, tantôt calcaire, des versants alpestres et de ceux de l'Apennin; de l'autre, elles correspondent aux deux traînées de matières volcaniques qu'on a reconnues des bords du Pô jusqu'à l'extrémité de la Sicile. Les chlorures, les sels calcaires et surtout le fer, prédominent dans celles qui appartiennent aux régions supérieure et centrale de l'Italie; on y trouve encore le gaz hydrogène sulfuré, et souvent le gaz acide carbonique libre en proportion notable. En général, à quelques exceptions près, leur thermalité n'est pas fort élevée, et beaucoup d'entre elles sont presque froides. Mais il n'en est plus de même à mesure qu'on se rapproche du royaume des Deux-Siciles. La terre de Labour et l'île d'Ischia sont renommées, entre autres phénomènes vulcaniens qui les distinguent, par de nombreuses sources chaudes et des étuves naturelles, déjà célèbres dans l'antiquité.

Faute d'un relevé statistique exact des eaux minérales de l'Italie, nous indiquerons du moins les stations les plus fréquentées, et nous renvoyons, pour plus de détails, à chacun des articles qui les concernent :

1° *Italie supérieure :* Abano, Acqui, Caldiero, Lucques, Monte-Catini, Pise (San-Germano), Recoaro.

2° *Italie centrale :* Caldane (Le), Porretta, Regira, Roselle, San-Cristoforo, San-Filippo, Vicarello.

3° *Italie méridionale :* Naples, Pouzzole, Vésuvienne-Nunziante, Bagnoli, Pisciarelli, Ischia (quatre sources).

IVANDA (États autrichiens, Banat-Greuze). Sur les frontières de la Servie et de la Valachie, à 20 kilomètres de Temeswar. Source très abondante.

Sulfatée sodique. Froide.

	Eau : 16 onces.		Eau : un litre.
	Grains.		Gram.
Sulfate de soude.............	117,34	$=$	12,438
— de potasse.............	0,11	$=$	0,016
— de chaux.............	25,99	$=$	2,754
Chlorure de magnésium........	14,60	$=$	1,547
Carbonate de chaux...........	2,30	$=$	0,243
— de magnésie	0,20	$=$	0,021
Azotate de magnésie	2,86	$=$	0,303
Matière extractive	1,13	$=$	0,119
Silice.....................	0,18	$=$	0,019
	164,71	$=$	17,560
	Pouc. cub.		Cent. cub.
Gaz acide carbonique..........	4,4	$=$	158,4

(RAGSKÝ, 1853.)

Cette eau se distingue des *eaux amères* proprement dites, parmi lesquelles on l'a rangée, en ce qu'elle ne renferme pas de sulfate de magnésie. Ses effets sont plus doux que ceux de l'eau de Püllna, par exemple,
et peuvent être prolongés plus longtemps; aussi l'emploie-t-on volontiers,
comme laxative, chez les enfants. Elle est encore recommandée, d'après
les expériences faites dans les hôpitaux de Vienne et de Pesth, pour le
traitement des fièvres intermittentes, spécialisation concordante avec
celle des obstructions abdominales qui lui appartient. La dose est de deux
à quatre verres pris le matin, jusqu'à ce que l'activité du tube intestinal
soit réveillée, auquel cas un seul verre peut suffire. Expédition assez
considérable.

IWONICZ (États autrichiens, Galicie). A 8 kilomètres de Krosno et
96 de Lemberg.

Chlorurée sodique (bromo-iodurée et bitumineuse). Tempér.,
11° centigr.

Quatre sources, dont deux principales.

Eau : un litre.

	Source n° 1.	Source n° 2.
	Gram.	Gram.
Chlorure de sodium............	6,408	5,002
Bromure de sodium............	0,030	0,010
Iodure de sodium..............	0,017	0,004
Carbonate de soude...........	2,119	0,848
— d'ammoniaque........	0,026	»
— de chaux............	0,182	0,155
— de magnésie.........	0,070	0,054
— de fer..............	0,004	0,006
— de manganèse........	0,002	0,002
Silice.......................	0,010	0,011
Matière organique............	0,007	0,009
Matière bitumineuse..........	0,005	0,004
	8,880	6,105
	Cent. cub.	Cent. cub.
Gaz acide carbonique..........	608	451,0
Gaz hydrogène carboné.........	105	12,4
Azote.......................	14	25,0

(Torosiewicz.)

Des deux autres sources, l'une est *ferrugineuse*, et l'autre renferme
une grande proportion de gaz hydrogène carboné.

La composition de ces eaux les rapproche beaucoup de celle d'ADEL-
HEIDSQUELLE [voy. ce mot]. Elles s'emploient dans le traitement des
scrofules, des affections articulaires et des maladies de peau à forme
torpide.

Site agréable et établissement bien installé.

J.

JAEN ou **JABALCUZ** (Espagne, prov. du même nom). A 57 kilom. de Grenade.

Sulfatée magnésique. Tempér., 31° centigr.

	Eau : 25 livres.		Eau : un litre.
	Grains.		Gram.
Chlorure de calcium...........	3	=	0,012
— de sodium	8	=	0,032
Sulfate de magnésie............	82	=	0,320
— de chaux	81	=	0,318
— d'alumine..............	7	=	0,028
Carbonate de magnésie.........	9	=	0,036
Acide silicique.................	12	=	0,048
	202	=	0,794
			(?)

Plusieurs sources sortent au pied d'une montagne de marbre noir. Une ancienne analyse y dénote une petite proportion de gaz acide carbonique. Il y a un établissement fréquenté par les rhumatisants et les paralytiques. Site pittoresque.

JAILLISSEMENT. Voy. ORIGINE DES EAUX MINÉRALES.

JAKABFALVA (États autrichiens, Transylvanie). Village dans une vallée du district de Grosz-Tsenk.

Bicarbonatée sodique (ferrugineuse). Tempér., 12° centigr.

	Eau : une livre.		Eau : un litre.
	Grains.		Gram.
Carbonate de soude....:.....	19,20	=	2,764
— de chaux..........	6,40	=	0,921
— de magnésie.......	3,20	=	0,460
— de fer...........	0,60	=	0,086
Sulfate de soude............	4,80	=	0,691
Silice.....................	0,20	=	0,028
	36,20	=	4,950
	Pouc. cub.		Cent. cub.
Gaz acide carbonique......:.....	48	=	1920
			(PATAKY.)

On ne signale pas d'établissement près de cette source dont la minéralisation est digne d'intérêt. Son usage en boisson s'adresse surtout aux états chloro-anémiques avec dyspepsie.

JALLEYRAC (France, Cantal, arrond. de Mauriac). A 2 kilomètres du bourg de Jalleyrac.

Ferrugineuse bicarbonatée. Froide. (15°,5).

Dans un bâtiment voûté, jaillit une source plus abondante et très en vogue autrefois, mais qui a perdu beaucoup de sa réputation aujourd'hui.

Eau : un litre.

Acide carbonique 675cc

Gram.

Carbonate de soude 0,31
— de chaux 0,24
— de magnésie 0,05
— de fer 0,04
Sulfate de chaux 0,08
Chlorure de sodium .... ⎫
— de calcium .... ⎬ traces
Alumine .... ⎭

_____

0,72

(Mossier.)

La source de Jalleyrac est fréquentée par un petit nombre de malades, contre l'anémie, les suites de fièvres intermittentes, les embarras gastriques et du tube intestinal.

JALLOWA (Turquie). Près Constantinople.

Eaux *thermales*. Composition non désignée.

Bains très fréquentés pendant les chaleurs de l'été ; lieu de plaisance.

JAMAIQUE (La) (Amérique centrale).

Source *sulfureuse* thermale (40° centigr.), près du village de Bath, prescrite, au rapport d'Alibert, dans le traitement des maladies cutanées et des coliques sèches. — Il y a d'autres sources sulfureuses et ferrugineuses, mais moins connues, dans l'intérieur de l'île, sur le versant des montagnes Bleues.

JAMNICZA (États autrichiens, Croatie). Village à 20 kilom. d'Agram.

Ferrugineuse bicarbonatée. Tempér. ; 14° centigr.

	Eau : 1/2 livre de Vienne.		Eau : un litre.
	Grains.		Gram.
Carbonate de soude	23,20	=	6,960
— de chaux	5,00	=	1,500
— de fer	1,00	=	0,300
Sulfate de soude	10,00	=	3,000
Chlorure de sodium	12,00	=	3,600
— de potassium	3,10	=	0,930
Silice	0,75	=	0,225
Matière extractive	0,25	=	0,075
	55,30	=	16,590
	Pouc. cub.		Cent. cub.
Gaz acide carbonique	1,16	=	92,8

(Augustin.)

Source très abondante, déposant un sédiment ocracé considérable. On l'emploie surtout en boisson dans le catarrhe pulmonaire, la chlorose et les états anémiques. Si, en effet, l'analyse qui précède est exacte, cette eau minérale possède, sous le rapport du carbonate de fer, une constitution digne d'intérêt. Le dépôt ferrugineux est souvent ajouté aux bains. Établissement bien installé et très fréquenté.

JAPON. Les trois îles du Japon, les seules visitées par les Européens, présentent de nombreuses traces de phénomènes volcaniques, et l'on y a signalé l'existence de sources thermales. Nous trouvons, dans la récente relation d'une expédition américaine en ces contrées, la mention de deux d'entre elles : l'une est placée au milieu d'une vallée, près de Simoda, et offre un fort volume et une grande chaleur ; des vapeurs sulfureuses s'en dégagent. Une autre, dans le voisinage de la précédente, porte le nom de Hakotade ; également douée d'une température élevée, elle contient du chlorure de sodium, des sulfates et vraisemblablement des sulfures, à en juger par ses caractères physiques. Ces eaux sont très fréquentées. On n'a pas de renseignements sur leur emploi thérapeutique ; mais, au rapport des mêmes voyageurs, les Japonais les emploient surtout en bains, très portés qu'ils sont déjà à se baigner chaque jour, à titre de moyen hygiénique.

JARABA (Espagne, prov. de Saragosse). A 20 kilomètres d'Ateca, près d'une chapelle renommée.

Sulfureuse. Tempér., 34° centigr.

L'analyse qualitative de ces eaux, publiée en 1849, leur assigne une médiocre proportion de gaz hydrogène sulfuré et de gaz acide carbonique. On les emploie à l'intérieur et en bains dans les affections rhumatismales, paralytiques, et dans les maladies des voies urinaires. Il y a un établissement.

JARROUSSET (France, Cantal, arrond. de Murat). Au-dessous du château de Jarrousset, dans le village de la Chapelle-d'Allagnon.

Une source *ferrugineuse bicarbonatée* froide, non utilisée, jaillit au pied d'un tertre, dans le lit de l'Allagnon ; aussi est-elle submergée lorsque les eaux sont fortes. Pas d'analyse. Elle porte aussi, dans la localité, le nom de *Source de la Chapelle-d'Allagnon.*

JAUDE. Voy. CLERMONT.

JAUGEAGE DES EAUX MINÉRALES. Dans l'installation des constructions thermales, le point de départ obligé est la connaissance exacte de chacune des sources que l'on doit utiliser, sous le rapport de la température, du niveau d'émergence et du débit journalier. Ce dernier élément est indispensable. On a souvent aussi à le déterminer dans les opérations de recherche et de captage, ainsi que dans les observations sur le régime des sources.

Pour l'estime du temps, on peut employer soit une montre à secondes, soit mieux, un compteur à seconde fractionnée, avec point de départ et arrêt facultatifs.

Quant au mode de jaugeage, le débit des eaux minérales est très rarement assez considérable pour que l'on doive recourir à d'autre moyen que celui du remplissage d'un vase de capacité déterminée. Cette capacité doit être telle que le temps d'une opération ait au moins une durée de huit à dix secondes, la source à jauger présentant un régime constant. Mais si la source est intermittente, le temps d'une opération devrait comprendre un certain nombre d'intermittences. Le mieux, dans ce cas, est de jauger par remplissage des bâches ou des réservoirs, de manière à pouvoir multiplier le nombre des temps morts compris dans une même opération.

La forme du vase jaugeur n'est pas indifférente pour l'exactitude de l'appréciation du temps correspondant à un volume déterminé. On emploie avec avantage une caisse quadrangulaire de bois ou de métal, dont le bord supérieur est parfaitement dressé, et qui repose sur des pieds à vis pivots, dont le jeu permet d'arriver rapidement à mettre la caisse de niveau. Cette caisse est d'ailleurs pourvue d'une ou de plusieurs cloisons transversales ou languettes de calme, qui arrêtent les fluctuations du liquide pendant l'opération, et permettent d'observer exactement le temps de remplissage au moyen de lignes ou repères de niveau, et mieux d'une pointe d'affleurement.

Pour les sources très abondantes, on pourra employer le jaugeage par déversoir rectangulaire en mince paroi. Dans ce cas, il est bon de pourvoir l'une des parois de la caisse d'un tel déversoir et d'une série de trois ou de cinq languettes de calme.

JAVA (Ile de). Cette île, l'une de celles de la Sonde, dans la Malaisie, à côté de montagnes ignivomes, renferme de nombreuses sources thermales, signalées depuis longtemps par les navigateurs. M. Fresenius a analysé deux d'entre elles [voy. PLATUNGAN. TAMBANGAN].

JAVELLE. Voy. PONT-GIBAUD.

JAXTFELD (Wurtemberg, cercle du Neckar). Village au confluent de la Jaxt, dans une vallée agréable, à 444 pieds au-dessus du niveau de la mer.

Chlorurée sodique. Tempér., 14° centigr.

	Eau : 16 onces.		Eau : un litre.
	Grains.		Gram.
Chlorure de sodium.........	1965,00	=	108,290
— de calcium..........	3,37	=	0,357
— de magnésium......	2,30	=	0,243
Sulfate de chaux............	43,92	=	4,655
	2014,59	=	113,545

Cette source provient de la saline importante de Friedrichshall, exploitée dans le voisinage. On l'emploie particulièrement dans le traitement des scrofules, à la manière des eaux mères, en la mitigeant avec de l'eau douce en proportions variables. Elle est prescrite à l'intérieur en mélange avec du lait ou du petit-lait, ou chargée de gaz acide carbonique, dans les cas de catarrhe pulmonaire. — Il y a deux établissements fréquentés.

JENATZ (Suisse, canton des Grisons). Près des bains de Fidéris, en Prettigau.

Ferrugineuse bicarbonatée. Tempér., 13° centigr.

	Eau : 16 onces.		Eau : un litre.
	Grains.		Gram.
Sulfate de magnésie........	1,750	=	0,1855
Carbonate de chaux........	1,000	=	0,1060
— de magnésie......	0,120	=	0,0127
— de fer..........	0,500	=	0,0530
	3,370	=	0,3572
	Pouc. cub.		Cent. cub.
Gaz acide carbonique.......	2,000	=	80

(BAUHOF.)

Établissement de bains, moins fréquenté qu'autrefois.

JENZAT (France, Allier, arrond. de Gannat). A 6 kilomètres de cette ville, sur la rive droite de la Sioule.

Bicarbonatée sodique. Tempér., 26° centigr.

Trois sources placées à quelques mètres l'une de l'autre, donnant ensemble de 110 000 à 130 000 litres d'eau par vingt-quatre heures.

	Eau : un litre.		
	Source de droite.	Source de gauche.	Source du milieu.
Acide carbonique libre.....	0,012	0,032	0,030
Azote	0,004	0,003	0,003
Oxygène.................	0,002	0,001	0,002
	Gram.	Gram.	Gram.
Bicarbonate de soude......	0,585	0,604	0,603
— de chaux......	0,125	0,147	0,134
— de magnésie...	0,044	0,027	0,028
— de protox. de fer.	indices	0,007	0,006
Sulfate de soude.........	0,411	0,371	0,385
— de potasse........	0,049	0,093	0,098
Chlorure de sodium.......	0,229	0,291	0,277
— de potassium.....	0,117	0,059	0,063
Silice...................	0,044	0,030	0,025
Alumine.................	0,009	0,008	0,005
Bromures et iodures......	traces	traces	traces
Arsénite de chaux........	id.	id.	id.
Matière organique azotée...	id.	id.	id.
	1,650	1,634	1,622

(LEFORT, 1852.)

Les sources de Jenzat sont seulement utilisées en boisson par les habitants des localités voisines. Pas d'établissement.

JOANETTE (La). Voy. MARTIGNÉ-BRIANT.

JOANIN (Bains de). Voy. SAUBUSE.

JOB (France, Puy-de-Dôme, arrond. d'Ambert).

Dans la commune de Job, on rencontre trois sources minérales désignées sous les noms de *Sagnetat*, de *la Bécherie* et de *la Souche*, dont le débit est peu considérable, et qui paraissent posséder les propriétés générales des eaux minérales de l'Auvergne [voy. AUVERGNE], et particulièrement de celles de Grandrif. D'après M. Nivet, elles sont froides, gazeuses et peu minéralisées : l'eau de la Bécherie, par exemple, ne contient pas plus de 62 centigrammes par litre de principes minéraux, et les sources de Sagnetat et de la Souche sont encore moins chargées de matières salines (Nivet). Ces sources sont très peu fréquentées.

JOHANNESBAD (États autrichiens, Bohême). Près de Trautenau, dans une vallée.

Bicarbonatée calcique. Tempér., 28° à 29° centigr.

Cette source, assez considérable, est classée parmi les eaux *indifférentes* ou *faibles*, sans qu'il soit autrement question de sa composition chimique. On l'emploie surtout en bains dans les affections rhumatismales et névropathiques. Établissement bien installé.

JOOD (Hongrie, comitat de Marmaros). A 24 kilomètres de Szigeth.

Sulfatée. Tempér., 13° centigr.

D'après le professeur Tognio, cette source, très abondante, contient des sulfates de soude, de magnésie, du chlorure de sodium, et du gaz hydrogène sulfuré. Elle est employée par les habitants de la contrée comme purgative.

JORULLO (Amérique du Sud). A l'apparition du volcan de ce nom, en 1759, deux ruisseaux des plaines environnantes disparurent à la fois. Quelque temps après, de fortes secousses leur ouvrirent une issue, et ils reparurent sous forme de sources thermales, marquant 65°,8 au thermomètre centigr., en 1803 (Humboldt).

JOSE. Voy. MÉDAGUE.

JOUHE (France, Jura, arrond. de Dôle). A 7 kilomètres de cette ville.

Chlorurée sodique? Tempér., 10°,5 centigr.

	Eau : un litre.
Acide carbonique......................	quant. indét.
	Gram.
Carbonate de chaux......................	0,1593
Soude excédante......................	0,0424
Magnésie......................	0,0531
Sulfate de chaux......................	0,3824
Chlorure de sodium......................	0,7969
— de magnésium......................	0,4780
	1,9121

(MASSONFOUR, 1809.)

Analyse défectueuse et incomplète.

L'eau de Jouhe passe dans le pays pour avoir des propriétés particulières dans les maladies de la peau, les engorgements des intestins, etc. Sa source était désignée autrefois sous le nom de *Puits de la Muyre.*

JUMNOTRI (Source du). Dans la partie septentrionale de l'Inde, sur l'un des pics les plus élevés de l'Himalaya, à 10 180 pieds au-dessus du niveau de la mer, source à 90° centigr. En raison de la diminution de la pression atmosphérique à cette altitude, la température indiquée se trouve être à peu près le point d'ébullition de l'eau (Humboldt).

JURÉ (France, Loire).

Quatre sources dont une seule est captée ; pas d'analyse. Non exploitée. *Bicarbonatée mixte.* Tempér., 13°.

K

KAMOURASKA (Amérique septentrionale, Canada). *Bains de mer* très fréquentés.

KAMTCHATKA (Russie d'Asie). Le sol de cette presqu'île est volcanique et fréquemment ébranlé par des feux souterrains. Une relation récente y signale, dans la vallée de Malka, des sources *thermales* abondantes, dont la composition n'est pas indiquée, mais qui paraissent avoir été captées et près desquelles s'élève un établissement hospitalier.

KANITZ (Bavière). Bains près de Partenkirchen. *Sulfureuse.* Tempér. ?

	Eau : 16 onces.		Eau : un litre.
	Grains.	·	Gram.
Carbonate de soude.........	2,080	$=$	0,210
— de chaux.........	0,010	$=$.	0,001
— de fer	traces	$=$	traces
Sulfate de soude............	0,010	$=$	0,001
Chlorure de sodium.........	0,050	$=$	0,005
Acide silicique.............	0,010	$=$	0,001
Matière extractive...........	0,050	$=$	0,005
	2,210	$=$	0,223
	Pouc. cub.		Cent. cub.
Hydrogène sulfuré.........	0,010	$=$	0,4

(VOGEL.)

D'après Helfft, cette source est iodurée, et l'on trouve dans son voisinage des eaux ferrugineuses. Il y a un établissement depuis 1844.

KARLSBAD ou **CARLSBAD**, appelée encore KAISER-KARLSBAD. (*Bains de l'empereur Charles*) (États autrichiens, Bohême, cercle d'Éger). Ville de bains renommés, dans l'étroite vallée de la Tepel, encadrée par de hautes montagnes boisées, s'ouvrant au nord et à l'ouest, et s'élevant au-dessus des deux rives de la Tepel à une altitude de 380 mètres. — Trajet de Paris, soit par Dresde, soit par Cologne et la voie de Leipzig (station de Zwickau).

Sulfatée sodique. Tempér., de 30°,5 à 73° centigr.

Le nombre des sources est grand dans cette station. On en trouve en divers points des rives de la Tepel, au-dessous du niveau de cette rivière, et il n'est pas rare qu'elles se fassent jour dans les caves des maisons d'habitation. Il suffit même en beaucoup d'endroits de percer les couches superficielles du sol pour y découvrir de l'eau thermo-minérale. Elles jaillissent de roches granitiques, mais en traversant un amas considérable de sédiments calcaires que ces eaux elles-mêmes ont accumulés en quantité qu'on ne saurait apprécier. On pense qu'elles proviennent d'un immense réservoir souterrain, sur lequel repose une grande partie de la ville de Karlsbad. A différentes époques, on les a vues se montrer et disparaître alternativement, sans qu'aucun phénomène régulier ait pu donner la raison de ces variations, mais en vertu d'une sorte de rupture, souvent ayant lieu avec explosion, de la croûte de travertin qui recouvre ces eaux. Des précautions particulières ont même dû être prises pour prévenir le dommage que causaient des perturbations fréquentes dans le régime des sources, et surtout pour s'opposer à une trop grande accumulation de gaz acide carbonique sous les couches d'incrustations superposées en certaines places.

L'analogie de la composition chimique de ces sources, entre lesquelles on ne signale que des différences peu significatives, a fait supposer encore qu'elles ne doivent leur température respective et variée qu'à la perte de chaleur qu'elles subissent pendant leur trajet du bassin central aux divers orifices par lesquels elles sortent de terre. Ces températures sont, en effet, assez distantes entre elles; on comprend d'ailleurs que la proportion d'éléments gazeux que retiennent les eaux de cette localité soit en rapport avec leur degré de chaleur. M. Pleischl a fait, en 1857, un relevé thermométrique qne nous empruntons, et qui relate en même temps les sources les plus usitées de Karlsbad.

1° *Der Sprudel* (le Bouillonnement)...................... 73° cent.
2° *Die Hygienasquelle* (la fontaine d'Hygie).............. 73°
3° *Der Neubrunnen* (la source nouvelle)................. 59°
4° *Der Mühlbrunnen* (la source du Moulin).............. 53°
5° *Der Theresienbrunnen* (la source de Thérèse)......... 50°
6° *Der Bernardsbrunnen* (la source de Bernard)......... 68°
7° *Der Stefan oder Felsenbrunnen* (la source d'Etienne ou du Rocher)... 56°
8° *Der Schlossbrunnen* (la source du Château)........... 50°
9° *Der Marktbrunnen* (la source du Marché)............ 48°
10° *Der Kaiserbrunnen* (la source de l'Empereur)......... 48°,5

M. Rotureau a ajouté deux autres sources à la liste précédente, savoir :

11° *Der Spitalbrunnen* (la source de l'Hôpital)............ 41°
12° *Die russische Krone* (la Couronne de Russie).......... 30°,5

On peut considérer le tableau des trois analyses qui suivent comme offrant le type des eaux de Karlsbad considérées dans leurs différentes graduations de température :

Eau : un litre.

	SPRUDEL.	MARKTBRUNNEN.	RUSSISCHE KRONE.
	Gram.	Gram.	Gram.
Sulfate de soude................	2,154	2,590	1,649
— de potasse............	0,053	0,282	0,123
Chlorure de sodium............	1,256	1,199	0,756
— de potassium........	»	»	0,072
Iodure de sodium.............	»	0,003	0,001
Bromure de sodium...........	»	0,001	traces
Phosphate de soude..........	»	0,001	»
Silicate de soude et fluorure de sodium.................	»	0,204	»
Carbonate de soude..........	1,304	1,351	0,727
— de lithine.........	»	0,001	0,002
— de strontiane......	»	0,005	0,001
— de chaux..........	0,290	0,308	0,368
— de magnésie.......	0,057	0,273	0,151
— de protoxyde de fer..	0,004	0,012	0,012
— de protoxyde de manganèse..........	»	0,002	0,001
Phosphate de chaux...........	»	»	0,001
Phosphate basique d'alumine...	0,030	»	0,001
Oxyde de fer mélangé à l'alumine.	»	0,003	»
Fluorure de calcium.........	»	»	0,001
Silice.....................	0,151	0,191	0,058
Pertes et matière organique...	»	»	0,006
	5,299	6,426	3,930
	Cent. cub.	Cent. cub.	Cent. cub.
Acide carbonique libre.......	210,59	317,52	83,43
Azote.....................	0,85	1,42	1,17

(GOTTL, 1856.) (WOLFF, 1838.) (ZEMBESCH, 1844.)

Le *Sprudel*, celle de toutes ces sources qui a le plus contribué à la renommée de cette station, forme une forte colonne d'eau, qui s'élève par secousses et avec bruit ; les autres sources sont plus faibles, plus paisibles, mais leur écoulement présente aussi des intermittences marquées.

La quantité d'eau fournie par les divers griffons de Karlsbad est considérable, mais le jet du Sprudel l'emporte de beaucoup sur le débit des sources voisines. On l'a évalué à 41 184 litres par minute, celui de toutes les sources de Karlsbad étant de 640 litres pendant la même durée.

Nous devons mentionner les propriétés incrustantes non-seulement du Sprudel, mais encore de chacune des sources énumérées dans cet article.

Des conferves verdâtres recouvrent les dépendances de ces fontaines.

Le professeur Ehrenberg (de Berlin) a démontré la présence, dans les eaux de Karlsbad et leurs dépôts, d'environ seize espèces différentes d'infusoires, appartenant à la famille des bacillaires.

Peu de stations offrent, comme celle-ci, une échelle de thermalité propre à favoriser les applications thérapeutiques d'éléments minéralisateurs importants. Nous ne ferons que mentionner l'emploi de boues recueillies au voisinage des sources pour des usages topiques, mais n'ayant, d'après M. Seegen, aucune valeur thérapeutique. Enfin, on cite encore à une petite distance de Karlsbad trois sources, dont deux sont très chargées de gaz acide carbonique, et dont la troisième, récemment découverte, est ferrugineuse. Elles sont utilisées, principalement les deux premières, beaucoup plutôt comme boisson de table qu'à titre d'agent médical.

Pour desservir toutes ces sources, il n'y a que deux établissements de bains, l'un au *Sprudel*, le second au *Mühlbrunnen*. Les eaux de toutes les autres provenances pourvoient ces deux entreprises. Au Sprudelbad comme au Mühlbad, l'installation est des plus médiocres. Une vingtaine de baignoires et des appareils très limités de douche, de vapeurs, etc., constituent leur aménagement. On compte, en outre, cinq maisons particulières exploitant le privilége de recevoir, chaque jour gratuitement, l'eau des sources de la ville nécessaire pour alimenter deux baignoires par maison. Il y a deux hôpitaux, l'un civil, l'autre militaire.

Ces données répondent peu à la grande réputation de Karlsbad ; mais des renseignements historiques semblent devoir expliquer l'infériorité des moyens balnéaires dans cette station. En effet, c'est un fait curieux que, depuis leur découverte jusqu'à la première moitié du XVIᵉ siècle, les eaux chaudes de Karlsbad n'aient été employées qu'en bains. Depuis ce temps jusqu'en 1828, on les prit simultanément en bains et en boisson, la première méthode étant cependant préférée. Mais vers 1835, les bains ne furent plus qu'un auxiliaire auquel quelques malades seulement eurent recours. La majorité des visiteurs de Karlsbad s'y rend pour boire les eaux.

Longtemps il a été de mode d'ingérer des quantités relativement considérables d'eau à Karlsbad, en particulier celle du Sprudel, qui tient le premier rang dans la pratique locale. On prescrivait même de larges verrées dans le but de provoquer des effets purgatifs. Aujourd'hui que des idées plus saines président à cette médication, la dose est portée à cinq ou six, ou tout au plus sept à huit verres d'eau. Chacun de ces verres représente une capacité d'environ 180 grammes. C'est dans l'espace d'une heure et demie à deux heures qu'il est prescrit de boire le nombre indiqué, en mettant un intervalle de seize minutes entre chaque verre. Autant que possible, les eaux sont portées à la bouche, sinon avec leur température native pour la plupart, du moins légèrement refroidies. La cure a lieu habituellement de cette façon dans la matinée. La durée du traitement n'excède pas, en général, cinq à six semaines. Dans les cas déterminés, les moyens externes, bains, douches, étuves, etc., s'ajoutent à l'emploi de l'eau en boisson, mais ce n'est qu'à titre d'accessoires, et, comme nous l'avons déjà dit, des ressources médiocres d'installation restreignent une application que la température élevée et l'abondance des eaux de Karlsbad semblaient, au contraire, devoir encourager. « Ces » eaux, au rapport de Kreysig (*De l'usage des eaux minér.*, *etc.*, 1829) ont » pour effets généraux sensibles une légère purgation, avec des selles » assez liquides, mais sans la moindre colique. Il est très rare de les voir » produire d'abord des nausées, si ce n'est chez des personnes extrême- » ment délicates ou difficiles, ou dans quelques cas où les organes diges- » tifs sont très malades. Elles favorisent ensuite d'une manière très » marquée les sécrétions urinaires et cutanées ; mais en même temps » elles excitent dans le sang un mouvement exalté et disposent aux con- » gestions vers la tête. » Toutes les caractéristiques données depuis ce médecin à propos de Karlsbad ne font que développer ou reproduire ce qu'il exprimait clairement d'après une longue et savante expérience. Évidemment dans cet aperçu la part est faite, et au composé complexe qui constitue l'eau du Sprudel ou des autres sources, et à la haute tem- pérature qui, animant plusieurs d'entre elles, doit développer encore leur action dynamique. Kreysig avait déjà remarqué que chez certains malades les effets purgatifs font défaut, qu'il en est chez lesquels l'usage des eaux de Karlsbad donne lieu à de la constipation. Pour l'ordinaire, dit- il, elles ne purgent que peu à peu, durant les progrès de la cure, et alors leur effet devient de plus en plus évident, à mesure que leur action alté- rante rétablit plus complétement les conditions des fonctions intestinales. Une tendance formelle à favoriser les évacuations alvines, les urines et la sueur, lui paraît donc constituer le mode d'activité de ces eaux, et il n'hésitait pas à les mettre au rang des moyens altérants les plus énergi- ques, c'est-à-dire de ceux qui sont le plus propres à influencer les pro- cédés d'assimilation dans l'économie animale.

M. le professeur Seegen (*Compend. der allgem. und speciell. Heil- quellenlehre*, 1858) émet des opinions absolument conformes aux pré- cédentes. C'est à l'association de sulfates basiques, de chlorures, et de bicarbonates, dans l'eau de Karlsbad, qu'il rapporte l'action exercée par

elle sur le canal digestif. Le degré remarquable de chaleur affecté à plusieurs de ces sources lui semble aussi un élément thérapeutique important. Quant à vouloir distinguer le mode d'action de chacun des principes
reconnus par l'analyse chimique dans ces eaux, il ne croit pas encore
possible de le faire, eu égard à l'état actuel de nos connaissances. Les
tentatives d'explications en ce genre n'ont pas plus avancé la question
que la croyance ancienne aux propriétés mystérieuses des sources minérales ne donnait la raison de leur efficacité. On ne possède malheureusement pas de notions bien précises sur les modifications que l'eau de
Karlsbad imprime aux humeurs et aux solides organiques. Il y aurait
donc de graves inconvénients à devancer une solution encore irréalisable. Ce n'est pas à dire pour cela que les études physiologico-patho-
logiques poursuivies et publiées, soit par M. le docteur Porges, soit par
M. le docteur OEsterreicher, manquent de valeur. Ces auteurs ont apporté
un soin scrupuleux à l'observation des effets du Sprudel et du Schlossbrunnen, les deux sources prises comme types, tant sur l'homme sain
que sur les individus malades. Mais ces recherches, quelque méritantes
qu'elles soient, ont le défaut de se particulariser au point qu'il est difficile d'en tirer des vues synthétiques, sinon celles que Kreysig formulait
déjà, que M. Seegen confirme, et que nous adoptons au sujet des eaux
sulfatées sodiques fortes et thermales de Karlsbad, à savoir, les vrais
caractères d'une médication altérante.

Les diverses sources de Karlsbad diffèrent-elles dans leurs propriétés ?
Pour Kreysig, elles se distinguent principalement par leur température,
et non d'après la proportion plus ou moins grande des sels qu'elles
tiennent en dissolution. C'est ainsi que les eaux du *Mühlbrunnen* ont un
goût plus salé et purgent plus que des autres sources ; mais cela paraît
dépendre de leur température relativement plus basse. Le *Schlossbrunnen*
a des qualités analogues, et MM. OEsterreicher et Rotureau, qui insistent sur ces dissemblances, attribuent à cette source et à ses congénères
non-seulement le privilége de ne point prédisposer aux congestions cérébrales, mais encore d'agir spécialement sur les voies digestives et urinaires. L'eau du *Sprudel*, au contraire, demande à être maniée avec
circonspection, puisque, d'après nos savants confrères, beaucoup de malades, mis à son usage interne, ne tardent pas à ressentir des accidents
congestifs évidents du côté des centres nerveux, et se traduisant surtout
par de singuliers phénomènes psychiques, anxiété, découragement,
trouble de mémoire et d'idées, etc. De pareils faits réclament l'attention des médecins. M. Rotureau, d'ailleurs, ne les signale que comme
exceptionnels à ce degré d'intensité, tandis que, dans la plupart des cas
où les eaux du Sprudel ont été conseillées, on n'a observé qu'une amélio-

ration progressive de l'état morbide auquel elles s'appliquaient, ou du moins les accidents dont il s'agit n'ont été que faiblement accusés. On comprend que sous une influence aussi excitante, d'anciennes douleurs passées se réveillent, ou que des symptômes d'acuité réapparaissent en quelque appareil ou organe préalablement lésé. Kreysig, tout en qualifiant le *Sprudel* de source énergique et en recommandant de ne pas l'employer légèrement, prémunit aussi les praticiens contre des appréhensions exagérées. Là où d'autres eaux de la localité produisaient du malaise et de la constipation, il a vu le *Sprudel* faire naître une impression bienfaisante sur l'estomac et entretenir les évacuations alvines. En définitive, à Karlsbad, aussi bien qu'ailleurs, il faut régler le choix et la dose des sources, non-seulement sur ce que l'expérience a enseigné de leur virtualité, mais encore sur l'idiosyncrasie des sujets, la nature et le degré de développement de leur maladie, le danger de provoquer des accidents fâcheux, autant de considérations relatives aux contre-indications des eaux minérales fortes, telles que celles dont nous traitons. La station de Karlsbad, avec ces sources vraisemblablement issues du même foyer, mais plus ou moins chaudes et chargées de gaz, permet jusqu'à un certain point de modifier les prescriptions du traitement selon les circonstances: on ne peut qu'applaudir aux essais qui ont été faits pour fixer cette base de pratique, quelque insuffisants qu'ils soient encore.

On sait combien les médecins allemands attachent d'importance au rôle du système veineux et aux dispositions qu'il présente en particulier dans la région abdominale. D'après leurs idées que nous avons cherché à exposer ailleurs [voy. ABDOMINALE (PLÉTHORE)], tout un ensemble de phénomènes symptomatiques se relie à cette vue anatomique. Il résulte, comme conséquences d'une doctrine peu répandue parmi nous, que la production de pléthore veineuse en quelque point de l'abdomen entraîne des troubles fonctionnels distincts ; en d'autres termes, que les maladies de l'appareil digestif et de ses annexes dépendent, pour la plupart, de l'état organique qui se traduit par une congestion chronique et passive de la circulation, comprise entre le diaphragme et les plans inférieurs du bas-ventre. Cette conception, restreinte d'abord à de certaines limites, étendue depuis presque à toutes les altérations morbides de l'organisme, prédomine dans les indications données sur l'emploi des eaux de Karlsbad. M. Porges en a même fait l'objet d'une étude développée sous la dénomination d'analyse physiologique des effets de ces sources, et qui se résume à prescrire la détermination des symptômes dans tous les cas, et à se guider sur leur nature *active* ou *passive*. Ramener de la sorte les maladies chroniques à n'être plus que l'expression d'une seule et même loi, c'est, nous le croyons, retourner en arrière du progrès de la médecine. Quoi'qu'il en soit, il ne peut être traité des applications thérapeutiques de Karlsbad, sans indiquer le point de départ qui leur a été assigné dans les diverses publications qui les concernent.

Au premier rang des maladies inscrites dans le ressort de ces eaux, sont celles relatives à la digestion et à l'assimilation ; « affections, dit le docteur » Löschner, de Prague, qui sont comme les premiers anneaux d'une longue » chaîne de maux développés successivement sur les bases de ces désor- » dres dynamiques, et qui sont produites d'abord par une vie trop séden- » taire, par un régime hygiénique mal entendu, par l'irrégularité d'évacua- » tions alvines ; par un air épais et surchargé de matières hétérogènes, par » des émotions pénibles de l'âme ; par une surabondance d'aigreurs dans les » humeurs des intestins, par une production trop abondante de glaires » dans le canal intestinal ; par la cardiopathie, par la constipation, par les » flatuosités, par la cardialgie, la colique, le vomissement chronique et » la mélancolie qui en résulte ; par une surexcitation d'irritabilité, et » par des dispositions hystériques et hypochondriaques. » Évidemment un pareil tableau est trop complexe pour fixer notre appréciation. Ce qu'il est vrai de signaler, comme nous l'avons fait dans un autre article [voy. DYSPEPSIE], c'est que les caractères de la dyspepsie sont aussi variés que les troubles fonctionnels auxquels ils se rapportent spéciale- ment, et qu'il serait bien nécessaire de mettre leur signification en lumière, au lieu de les confondre sous une indication commune et si peu conforme aux faits. D'une manière générale, d'après le dépouillement de ce qui a été écrit à ce propos sur Karlsbad, nous persistons à croire que ces eaux conviennent surtout dans les états dyspeptiques, où il y a atonie, et par suite obligation de relever l'activité, soit des organes digestifs, soit de l'économie entière. Ainsi qu'on l'a vu plus haut, la propriété pur- gative du Sprudel et de ses analyses n'est que secondaire. Mais il est permis de concevoir que, si elle se manifeste au bout d'un temps plus ou moins long, ordinairement après quinze jours de traitement, ses effets sont ceux d'une médication modérément substitutive et dont on peut tirer parti.

C'est aux mêmes points de vue que nous considérerions l'usage de Karlsbad dans les hypersécrétions de l'estomac ou de l'intestin, catarrhe dit stomacal, diarrhée chronique, pneumatoses intestinales, en tant que ces diverses affections ne représentent que des perversions de fonctions, et ne sont plus régies par quelque altération de texture dans les organes. Encore devrait-on exclure de ce cadre des maladies du tube digestif, celles où un état névropathique entre comme élément principal. Lorsqu'il a été avancé que l'eau du Sprudel, administrée à petites doses, améliore et guérit presque toujours les gastralgies, en ceci autant qu'au sujet d'ulcères chroniques, soit simples, soit rongeants, de l'estomac, qui ne résistent guère, dit-on, au *Schlossbrunnen*, eût-il été bon d'apporter de meilleures preuves que des affirmations. Il y a loin de ces résultats à ce que l'observation rigoureusement poursuivie, en France, près d'une source fortement sodique, a pu démontrer jusqu'ici [voy. VICHY].

Nous en dirions autant des constrictions de l'œsophage et du rectum, que M. Rotureau, d'ailleurs, ne mentionne que comme spasmodiques, et non organiques, lesquelles, après avoir résisté à l'emploi méthodique des bougies, ont cédé assez promptement à l'usage interne des eaux de Karlsbad. Mais on rapporte encore que des hernies inguinales même auraient rétrogradé sous cette influence tonique! Il n'existe pas, que nous sachions, de trace d'un si heureux résultat ailleurs que dans cette station privilégiée. Il est plus facile d'admettre avec les anciens médecins qui ont traité des vertus du Sprudel, que l'ingestion prolongée d'une eau sulfatée sodique et thermale provoque l'expulsion de vers intestinaux, même du ténia. Cette attribution du moins n'a rien qui renverse la logique de l'expérience.

« Karlsbad trouve sa principale indication dans les maladies du foie, » ainsi s'exprime le professeur Seegen. Tous les témoignages s'accordent avec le sien, et ce que nous connaissons déjà de l'action altérante de ces eaux, recommande suffisamment leur efficacité à l'endroit de l'appareil hépatique. Ici encore les corrélations évidentes de la circulation abdominale avec les organes sécréteurs de la bile, et avec leur mode physiologique, viennent à l'appui des opinions de nos confrères d'Allemagne, et semblent devoir nous donner la véritable raison médicale de Karlsbad. Seulement on a accumulé tant d'obscurités ou d'assertions préconçues sur cette question, qu'il faut bien, jusqu'à plus ample informé, l'accepter telle quelle comme résolue. Toutefois nous ne pouvons accorder qu'aucune dégénérescence constatée dans la texture du foie, qu'elle soit due à des produits hétéromorphes, ou qu'elle consiste en une altération de la substance de l'organe elle-même, ait jamais été modifiée par ces eaux. M. Porges proclame avec beaucoup de justesse leur insuccès dans les cas de foie gras dus à la diathèse tuberculeuse ou cancéreuse. Si cet auteur admet peut-être trop facilement que l'infiltration lardacée du foie consécutive aux fièvres d'accès se résorbe sans peine en l'absence de symptômes généraux de cachexie, c'est-à-dire alors que le diagnostic de la lésion reste souvent douteux, du moins les cas invétérés et compliqués d'état cachectique lui semblent complétement insurmontables à Karlsbad. Ses restrictions sont à peu de choses près les mêmes pour la cirrhose. Nous serons plus explicites que lui, et les motifs qu'on a voulu donner de l'intervention du Sprudel, à l'encontre de l'altération granuleuse du tissu hépatique, ne souffrent pas la discussion, à nos yeux. Il est à remarquer que la cure des kystes du foie, et particulièrement des kystes hydatiques, près des thermes de Karlsbad, n'a pas été célébrée aussi affirmativement, et que le cancer et le tubercule trouvent place dans l'exception.

Mais qu'il s'agisse d'engorgement du foie, sous forme chronique, et reconnaissant pour élément principal l'hyperémie, soit active, soit passive, de cet organe, nul doute que les eaux de Karlsbad ne favorisent la résolution et le retour aux conditions anatomiques normales. Reste à préciser la pathogénie de ce qu'on entend par engorgement hépatique [voy. FOIE (MALADIES DU)]. Kreysig insistait déjà, en présence d'un foie tuméfié et douloureux, et avant d'employer le traitement de Karlsbad, pour savoir comment cette maladie avait pris naissance, si elle était encore susceptible de rétrograder, et si les forces du sujet permettaient d'employer les eaux avec avantage. Il y a loin de ces sages avis à l'annonce de certains faits qui tiennent plus de la recherche du merveilleux que du savoir, et dont les médecins allemands, d'ailleurs, ne sont nullement responsables. Dans tous les cas, ce que l'on obtient en soumettant aux eaux de Karlsbad les malades atteints des engorgements du foie, c'est en même temps une amélioration dans les fonctions gastriques, un amendement salutaire de l'état général, et, à en juger par le rétablissement de la digestion et de ses suites, une heureuse influence sur les sécrétions dont le foie est le siége.

Ce que nous venons d'exposer s'entend également des obstructions et des altérations morbides de la rate.

Quant aux calculs biliaires, genre d'affections qu'on observe en grand nombre à Karlsbad, leur formation est due à une disposition constitutionnelle que les eaux sulfatées sodiques tendent à combattre à l'égal des eaux bicarbonatées de Vichy ou d'Ems.

Ce rapprochement nous conduit à deux autres maladies qui se retrouvent sur le même terrain thérapeutique, à savoir, la goutte et la gravelle. En ce qui regarde la première, les renseignements manquent de précision. Ainsi, le docteur de Carro (*Carlsbad et ses eaux minér.*, 1829) ne préconise ces eaux que dans la goutte mobile, jointes à un régime convenable, terminé par l'usage de quelque autre eau ferrugineuse et gazeuse. Kreysig (*loc. cit.*), au contraire, les a appliquées utilement à diminuer ou à effacer la disposition arthritique; mais, d'après lui, il faut en restreindre l'emploi, lorsque l'économie est dans une disposition nerveuse, ou lorsqu'il y a un affaiblissement consécutif à de longues souffrances. Pour les médecins allemands plus modernes, MM. Porges, Fleckles, Helfft, Seegen, la cause essentielle de la dyscrasie goutteuse étant dans une maladie du système veineux, on comprend qu'ils aient inscrit la goutte au nombre des spécialisations de Karlsbad ; mais il n'est pas fait de mention plus étendue sur ce point. A Karlsbad, comme ailleurs, on prescrit de ne pas employer les eaux pendant les accès de la goutte, et d'apporter au traitement toutes les précautions qu'il exige, d'autant plus que souvent, pendant les cures, il survient des accès de goutte, avec ou sans fièvre, et quelquefois comme première atteinte de la maladie. (Porges, *Carlsbad, ses eaux thermales ; analyse physiologique de leurs propriétés curatives et de leur action spécifique sur le corps humain.* Paris, 1858.)

La gravelle a été fréquemment adressée à Karlsbad, et cela d'ancienne date. Becher, Hufeland et Kreysig, écrivant sur ces eaux, n'hésitent pas à leur attribuer positivement la propriété de corriger et de détruire la disposition constitutionnelle qui favorise la lithiase. Les observations de Carro et de ses successeurs ont appuyé cette proposition. Pour M. Porges, l'action spécifique de Karlsbad, dans ce qu'il entend par la dyscrasie calculeuse, est universellement reconnue, et il ajoute, à l'égard de ce traitement, que ses effets sont beaucoup plutôt dynamiques que de nature chimique. Du reste, la diathèse qui prédispose à la gravelle, passe, en Allemagne, pour très rapprochée de celle de la goutte, et toutes deux sont rattachées aux notions de vénosité ou de pléthore veineuse. La médication de Karlsbad embrasserait donc ces diverses dyscrasies en vertu des mêmes principes. C'est surtout dans la gravelle urique que l'on a recours au Sprudel. Les cas de calculs phosphatiques n'en sont écartés que parce qu'en général ils s'accompagnent d'affections catarrhales des voies urinaires, et fréquemment d'un affaiblissement de la constitution. Quant à l'exclusion prononcée par M. Rotureau sur les concrétions composées d'oxalates, elle aurait besoin d'être motivée. Le même auteur conseille, lorsqu'il y a des accès de coliques néphrétiques, de débuter d'emblée par l'eau du Sprudel, à dose fractionnée ; mais, ni dans l'article qu'il a consacré à Karlsbad, ni dans les notices relatives à cette station, nous ne trouvons aucun éclaircissement sur l'extension de ces eaux au traitement des maladies des reins proprement dites.

En dehors des états morbides qui viennent d'être passés en revue, il en existe certainement auxquels les propriétés des eaux de Karlsbad s'appliqueraient encore. Tels sont les rhumatismes, soit à forme goutteuse, soit musculaires, chroniques ; les engorgements du col et du corps de l'utérus ; l'hypertrophie de cet organe, ainsi que les dérangements fonctionnels qui tiennent à une maladie de ses annexes ou à quelque autre influence : dysménorrhée, aménorrhée, stérilité, etc. Mais beaucoup d'autres thermes pourraient revendiquer de semblables spécialisations, et nous devons nous borner à avoir développé la caractéristique de Karlsbad. Cependant il est utile d'appeler l'attention sur d'excellents effets obtenus par M. Oesterreicher dans quelques cas de diabète sucré, par d'autres médecins de la localité dans certaines amblyopies ou amauroses commençantes, qu'une dérivation opérée du côté des vaisseaux hémorrhoïdaires peut parfois suspendre avec avantage. Enfin, M. Rotureau nous apprend que l'hôpital militaire de Karlsbad a été exclusivement érigé pour le traitement des soldats autrichiens ayant contracté des fièvres intermittentes rebelles dans les garnisons d'Italie et de Hongrie. Mais, de l'aveu de M. le docteur Oesterreicher, les succès obtenus dans la cure de l'intoxication paludéenne à Karlsbad ne sont point constants.

On met volontiers Karlsbad en parallèle avec Vichy, et, à bien des égards, quoique les conditions de minéralisation et de thermalité soient différentes, cette comparaison peut être maintenue. Nous la rencontrerons surtout dans les applications thérapeutiques ; mais il reste bien acquis que si, en beaucoup de circonstances, l'emploi de ces sources offre une importance égale, le cercle d'action des eaux de Vichy est beaucoup plus étendu que celui des thermes de Karlsbad [voy. VICHY].

La station de Karlsbad est aujourd'hui l'une des plus renommées et des plus fréquentées de l'Allemagne. La saison y commence en mai et finit en septembre. Toutes les ressources de la vie matérielle et de l'existence des classes aisées s'y trouvent réunies. La situation de la ville dans une vallée longue et étroite, et son exposition aux vents de nord-ouest, réclament les précautions usuelles contre les alternatives de chaleur et d'humidité. Des sites variés entourent cette localité.

Quoique l'origine des thermes de Karlsbad ne soit pas historiquement établie d'une manière formelle, on s'accorde à en reporter la fondation à l'empereur Charles IV, au XIVe siècle ; depuis lors, elles ont été entretenues par la munificence des souverains d'Autriche et de la noblesse de Bohême.

Il s'expédie une quantité considérable de ces eaux en Allemagne et à l'étranger ; elles subissent le transport sans s'altérer.

Le *sel de Carlsbad*, dont les Allemands font un grand usage, n'est autre que du sulfate de soude à peu près pur, retiré par évaporation de l'eau du Sprudel.

KARLSBRUNN. Voy. HINNEWIEDER.

KATWYK-AAN-ZEE (Hollande). A l'embouchure du vieux Rhin dans la mer du Nord, à 8 kilomètres de Leyde.

Bains de mer très fréquentés.

KEMMERN (Russie d'Europe, Livonie). A peu de distance de Riga et de Mitau, sur les frontières de la Courlande, dans une plaine marécageuse.

Sulfurée calcique. Tempér., 8° centigr.

	Eau : 16 onces.		Eau : un litre.
	Grains.		Gram.
Sulfate de chaux............	11,8100	=	1,700
— de soude	0,3401	=	0,048
— de magnésie.......	0,4124	=	0,059
Chlorure de calcium........	0,0796	=	0,011
Sulfure de calcium.........	0,1508	=	0,021
Carbonate de chaux........	0,4441	=	0,063
Carbonate de magnésie.....	traces	=	traces
	13,2370	=	1,902
	Pouc. cub.		Cent. cub.
Gaz hydrogène sulfuré......	0,73	=	29,2
Gaz acide carbonique.......	0,35	=	14,0
			(GOBEL.)

Ces eaux sont employées en boisson et en bains, plus particulièrement dans les maladies de la peau.

KÉRATITE. Voy. SCROFULES.

KIEL (duché de Holstein). Sur le golfe du même nom, à 75 kilomètres de Hambourg. Station du chemin de fer d'Altona.

Bains de mer.

KILRUSH (Irlande, comté de Clare). A 59 kilomètres de Limerick.

Bains de mer.

KIRALYMEZO (Hongrie, comitat de Marmaros).

Sources froides dont l'analyse qualitative a été indiquée par le professeur Tognio, comme représentant une eau à la fois *chlorurée sodique, ferrugineuse* et *iodo-bromurée*, et signalées au point de vue de leur importance thérapeutique. Pas d'installation suffisante.

KIROUARS. Voy. PRÉFAILLES.

KIS-CZEG (États autrichiens, Transylvanie). Village du comitat de Klausenburg. — Quatre sources, dont la principale est la suivante :

Sulfatée sodique et magnésienne. Tempér., 12° centigr.

	Eau : 16 onces.		Eau : un litre.
	Grains.		Gram.
Sulfate de soude..........	105,60	=	11,193
— de magnésie.......	24,00	=	2,544
Carbonate de chaux.......	1,20	=	0,127
— de magnésie....	2,00	=	0,212
Alun..................	0,80	=	0,084
Chlorure de sodium........	10,80	=	1,144
Matière extractive........	0,80	=	0,084
	145,20	=	15,388
	Pouc. cub.		Cent. cub.
Gaz acide carbonique......	2,4	=	96
			(PATAKI.)

Ces eaux ont des propriétés purgatives. On les a rangées parmi les eaux AMÈRES [voy. ce mot].

KIS-KALAN (États autrichiens, Transylvanie). Bourg du comitat de Hunyad.

Bicarbonatée mixte. Tempér., 30° centigr.

	Eau : 16 onces. Grains.		Eau : un litre. Gram.
Carbonate de chaux.............	2,00	=	0,288
— de magnésie........	2,40	=	0,345
— de soude..........	2,40	=	0,345
Sulfate de soude...............	1,80	=	0,259
Chlorure de sodium..........	1,00	=	0,144
	9,60	=	1,381
	Pouc. cub.		Cent. cub.
Gaz acide carbonique..........	9,6	=	384

(PATAKI.)

Plusieurs sources; la principale occupe une excavation de main d'homme qu'on fait remonter à l'époque romaine. Pas d'aménagement suffisant.

KISSINGEN (Bavière, basse Franconie). Ville dans une vallée, sur la rive gauche de la Saale, à 45 kilomètres de Wurzbourg. Altitude : 197 mètres. — Chemin de fer de Berlin, station de Schweinfurt-sur-le-Mein.

Chlorurée sodique. Tempér., 9°,3 à 18°,5 centigr.

Cinq sources, dont trois sont situées dans la ville même, les deux dernières dépendant de salines distantes à 1 et 3 kilomètres, savoir :

1° Le *Rakoczy* (9°,3), employé exclusivement en boisson ;

2° Le *Pandur* (11°), usité à l'intérieur et en bains ;

3° Le *Maxbrunnen* (10°,9) (source de Max), qui ne sert que comme eau de table ;

4° Le *Soolensprudel* (bouillonnement salé) ;

Et 5° le *Schönbornsprudel* (bouillonnement du beau puits), deux sources également obtenues par forage artésien, toutes deux à 18°,3 centigr., et dont les applications sont toutes externes, soit en bains et douches d'eau, soit en bains et douches de vapeur et de gaz acide carbonique.

Les eaux mères des salines de Kissingen sont souvent utilisées thérapeutiquement.

Enfin, deux sortes de terreaux tourbeux, recueillis dans les prairies environnantes ou dans les marais du Rhön, entrent dans la composition des bains après dessiccation préalable et par addition aux eaux des sources du *Pandur* ou du *Soolensprudel.*

Nous donnons ici le tableau des analyses de ces diverses sources, qui toutes proviennent vraisemblablement d'une même origine, jaillissant sur la prolongation des couches basaltiques de la chaîne du Rhön, au

milieu du muschelkalk et du grès bigarré. Ce qui les distingue surtout, ce sont des intermittences très remarquables, communes à plusieurs d'entre elles, mais dont le *Soolensprudel* montre un exemple
frappant et devenu célèbre, qu'on a rapproché avec raison des phénomènes observés dans les geysers de l'Islande [voy. INTERMITTENCE
DES SOURCES].

Eau : un litre.

	Source du RAKOCZY.	Source du PANDUR.	Source de la MAXBRUNNEN.
	Lit.	Lit.	Lit.
Acide carbonique libre...	2,282	2,601	2,316
	Gram.	Gram.	Gram.
Chlorure de sodium......	5,2713	5,0199	1,9636
— de potassium...	0,5024	0,4613	0,1250
— de lithium.....	0,0207	0,4105	0,0610
— de magnésium..	0,5777	0,0268	0,0008
Bromure de sodium	0,0029	0,0172	»
Azotate de soude........	0,0032	0,0057	0,0705
Sulfate de magnésie	0,8968	0,5975	0,1925
— de chaux........	0,5765	0,3780	0,1200
Carbonate de magnésie...	0,0340	0,0785	0,0670
— de chaux.....	1,3926	0,1475	0,5075
— de fer........	0,0589	0,0520	»
Phosphate de chaux.....	0,0862	0,0080	0,0450
Silice................	0,0193	0,0075	0,0700
	9,4427	7,2104	3,2221

(LIEBIG, 1855 et 1856.)

SOURCE DU SOOLENSPRUDEL.

Eau : un litre.

	Lit.
Acide carbonique libre................	1,651
Azote	quant. insens.
	Gram.
Chlorure de sodium................	11,5153
— de potassium............	0,1692
— de magnésium............	2,9285
— de lithium............	0,0398
— de calcium............	0,7965
Bromure de magnésium............	0,0745
Iodure de sodium................	0,0009
Phosphate de soude............	traces
Sulfate de soude................	2,6405
Carbonate de magnésie............	0,7210
— de chaux............	0,6920
— de fer............	0,0450
— de manganèse............	0,0090
Alumine et silice............	0,0975
Matière organique............	
	19,7297

(KASTNER, 1852.)

EAU MÈRE DE LA SALINE DU SOOLENSPRUDEL
(1000 *grammes*).

	Gram.
Chlorure de sodium....................	56,0100
— de potassium...................	20,0000
— de magnésium...................	250,8400
— de lithium.....................	4,0000
— d'ammonium...................	0,0047
Bromure de magnésium................	1,3500
Iodure de sodium.....................	0,0004
Phosphate de soude...................	traces
Sulfate de soude.....................	0,1225
— de magnésie...................	31,8500
Eau.................................	635,8224
	1000,0000

(KASTNER, 1855.)

Sous le nom de *sel résolutif de Kissingen*, on emploie le produit de la cristallisation des sels qui se sont formés dans l'eau mère. C'est un mélange de sulfates de potasse et de magnésie, et de chlorure de magnésium; il est composé, d'après M. Gorup-Besanez, de :

Magnésie............................	100,080
Potasse	240,480
Acide sulfurique	390,540
Eau................................	268,900
	1000,000

M. Kastner a analysé, en 1855, la tourbe des prairies du voisinage de Kissingen, et y a reconnu des carbonates de chaux, de magnésie, du sulfate de chaux, des chlorures de sodium, de potassium, de l'alumine, de la silice, de l'acide ulmique, des traces d'un détritus végétal, des traces de sulfate de fer, de sulfate de potasse, d'hyposulfite de soude, etc.

Quant aux sédiments du Rhön, on y signale de l'ulmine, du tissu celluleux végétal, une petite quantité de silice et d'alumine, et une certaine proportion de carbonate de protoxyde de fer.

Enfin les eaux du *Rakoczy* et du *Pandur*, examinées au microscope, renferment plusieurs variétés d'infusoires des genres 'Gallionella, Navicula, Bacillaria* et *Arcellina*.

D'une manière générale, on peut déduire la spécialisation thérapeutique des eaux de Kissingen de l'élément chloruré sodique qui prédomine en elles et de la très notable quantité de gaz acide carbonique libre qui s'en dégage. Nous ne pensons pas qu'on ait songé sérieusement à regarder comme éléments actifs le peu de bromure et d'iodure de magnésium qui s'y rencontre. C'est à tort aussi que quelques médecins ont voulu faire jouer un rôle important aux principes ferrugineux qu'elles renferment. Déjà Osann et Vetter s'étaient élevés contre cette prétention, et les analyses de Liebig démontrent que le fer y entre pour une proportion peu significative. Il résulte d'ailleurs des recherches de ce même chimiste que l'on ne saurait reconnaître de différence bien notable de minéralisation entre la source du *Rakoczy* et celle du *Pandur*. Leurs caractères chimiques étant sensiblement les mêmes, les effets qu'elles produisent peuvent s'entendre d'une manière identique. Il n'y a non plus dans l'odeur, la saveur et les autres propriétés physiques, rien qui les distingue réellement. Cependant sur l'autorité de Siebold, de Kreysig entre autres, le *Rakoczy* non-seulement reste réservé pour l'usage interne, mais encore son nom est devenu, dans le public, presque synonyme de Kissingen. Le *Pandur* sert principalement pour les bains ; enfin l'emploi simultané des eaux de ces deux sources constitue la pratique appliquée à la plupart des cas. Ce n'est que dans des circonstances déterminées qu'on emploie les eaux des salines, les eaux mères, et les divers moyens d'utiliser le gaz acide carbonique.

L'action capitale des eaux de Kissingen se résume, d'après le professeur Seegen, en une légère excitation des sécrétions à la surface de toutes les muqueuses, particulièrement du côté du tube digestif, en un redoublement dans l'appétit, une accélération de la circulation sanguine, et en une impulsion nouvelle donnée aux fonctions de nutrition. Nous laissons à M. le docteur Balling la responsabilité de l'influence psychique qu'il attribue à l'usage interne du *Rakoczy*. Elle se traduirait, selon lui, dès la première quinzaine, par un profond découragement et une tendance passagère à la mélancolie. Il est à croire que des faits particuliers ont été trop généralisés à ce propos. On aurait tort de leur attacher une valeur qui ne leur appartient pas et qu'aucun autre médecin exerçant près des sources chlorurées sodiques n'a cru devoir relever jusqu'ici.

A la fois légèrement purgatives, toniques et excitantes, ces eaux devaient prendre place dans le traitement des affections de l'estomac. Nous avons déjà dit ailleurs comment, à défaut de sources minérales franchement bicarbonatées, on a dû en Allemagne leur chercher des succédanées et s'adresser aux eaux chlorurées [voy. DYSPEPSIE]. Kissingen en est un exemple frappant, et l'on s'explique ainsi comment, depuis le simple défaut d'appétit et la pesanteur consécutive aux repas jusqu'aux désordres les plus compliqués des fonctions digestives, les médecins aient tout classé dans la spécialisation du *Rakoczy*. Mais des distinctions sont nécessaires sans doute dans cette énumération de circonstances morbides si variées. Déjà on a remarqué que les dyspeptiques à tempérament sanguin, sujets aux mouvements fluxionnaires ou congestifs vers les organes viscéraux, se trouvaient mal de Kissingen. C'est surtout aux sujets lymphatiques, aux scrofuleux, à ceux chez lesquels la constitution est affaiblie, en dehors de tout trouble névropathique, que ces eaux conviennent. La combinaison des moyens dont on dispose dans cette localité, et qui agissent à titre de médication reconstituante, peut rendre alors de réels services.

C'est comme douées de propriétés modérément dérivatives que les eaux de Kissingen sont utiles pour vaincre des constipations opiniâtres, en régularisant les fonctions des intestins, pour rappeler un flux hémorrhoïdal perdu ou supprimé intempestivement, ou pour favoriser l'évolution menstruelle. Elles peuvent agir d'une manière analogue dans les engorgements du foie ou de la rate, dans ce qu'on regardait autrefois comme des obstructions et à l'égard de ce qui est entendu en Allemagne sous la dénomination de pléthore abdominale [voy. ABDOMINALE (PLÉTHORE)].

Il est évident que le traitement des scrofules, à quelque degré que se présentent les manifestations de cette diathèse, trouvera de nombreuses ressources à Kissingen. Faut-il, comme le voudrait M. Rotureau, en bannir les individus lymphatiques ou scrofuleux, porteurs de tubercules dans le poumon ou dans le cerveau? Nous l'accordons, non pas de crainte de provoquer une fonte tuberculeuse, mais pour peu qu'on ait à redouter des phénomènes d'excitation et qu'il y ait tendance à l'hémoptysie. Les affections simplement catarrhales de l'appareil respiratoire pourraient se bien trouver des inhalations chlorurées établies près du *Soolensprudel*. On en cite des observations dignes d'intérêt.

Enfin si certaines formes de rhumatisme musculaire ou même goutteux peuvent rentrer dans les applications des eaux du *Rakoczy* et du *Pandur*, il n'en saurait être de même de la goutte. Il est à remarquer que, contrairement aux assertions de plusieurs auteurs de monographies, ni M. Rotureau, ni M. Seegen ne mentionnent cette maladie dans le ressort de Kissingen.

Nous ne nous étendrons pas sur l'emploi des sources artésiennes du Schönborn et du Soolensprudel [voy. CHLORURÉES SODIQUES (EAUX)]; de même pour les eaux mères obtenues de cette dernière [voy. EAUX MÈRES]. Les bains de boues sont prescrits comme adjuvants [voy. BOUES MINÉRALES], et quant aux bains et douches d'acide carbonique, voyez CARBONIQUE (ACIDE)].

Il n'y a pas, à proprement parler, d'établissement central de bains : un grand nombre de baignoires sont disséminées dans les divers hôtels de la ville et dans les maisons particulières. L'eau du *Pandur* est conduite chez chaque habitant, et l'on a pris les mêmes dispositions récemment pour l'eau du *Soolensprudel*. Une *trinkhalle* bien installée dessert le *Rakoczy*. Un établissement complet, réunissant tous les procédés balnéaires et inhalatoires désirables, a été construit sur la source même du

Soolensprudel, au centre de la vallée de Kissingen, sur le bord de la Saale. Un médecin y réside et surveille en particulier les inhalations de vapeurs et de gaz acide carbonique, dont l'emploi présente certains dangers.

La renommée de Kissingen ne semble pas remonter au delà de la fin du XVIe siècle, mais depuis lors les excellentes conditions de son installation, l'air doux et salubre dont on y jouit, au milieu d'une nature riante, et les améliorations que le gouvernement bavarois apporte chaque année dans cette localité, en font une des stations thermales les plus fréquentées d'au delà du Rhin.

Il se transporte une quantité considérable de l'eau du *Rakoczy*, tant à l'étranger que dans les diverses parties de l'Allemagne.

KLAUSEN (États autrichiens, Styrie). Près de Trautmannsdorf, dans un terrain trachytique.

Ferrugineuse bicarbonatée. Tempér., 15° centigr.

	Eau : 16 onces.		Eau : un litre.
	Grains.		Gram.
Sulfate de chaux............	0,153	=	0,022
Chlorure de calcium.........	0,092	=	0,013
Carbonate de chaux.........	0,460	=	0,066
— de lithine.........	0,276	=	0,039
— de fer............	0,660	=	0,095
Silicate d'alumine...........	0,084	=	0,012
— de manganèse........	traces	=	traces
	1,725	=	0,247
	Pouc. cub.		Cent. cub.
Gaz acide carbonique........	12,030	=	481,2
			(HOLGER.)

Osann compare cette eau à celles de Brückenau, de Spa et de Schwalbach, et lui assigne les mêmes propriétés.

KLEINERN (Allemagne, princip. de Waldeck).

Bicarbonatée magnésique. Tempér.?

	Eau : 16 onces.		Eau : un litre.
	Grains.		Gram.
Chlorure de sodium.........	3,000	=	0,360
Sulfate de soude............	1,830	=	0,219
Carbonate de magnésie......	1,500	=	0,180
— de chaux.........	1,000	=	0,120
— de fer...........	0,205	=	0,024
Silice....................	0,287	=	0,034
Matière résineuse...........	0,451	=	0,054
	0,273	=	0,991
	Pouc. cub.		Cent. cub.
Gaz acide carbonique........	13,50	=	597
			(STUCKE.)

On compte trois sources dans cette localité. L'analyse que nous reproduisons concerne le *Mühlsbrunnen*. Elles sont souvent employées comme complément de la cure de Wildungen [voy. WILDUNGEN].

KLOKOCS (Hongrie, comitat de Sohl).

Ferrugineuse bicarbonatée. Tempér., 13° centigr.

	Eau : 16 onces.		Eau : un litre.
	Gruins.		Gram.
Sulfate de soude............	2,000	=	0,288
Carbonate de soude.........	1,000	=	0,144
— de chaux.........	0,200	=	0,028
— de magnésie........	1,400	=	0,201
Oxyde de fer..............	0,200	=	0,028
Silice	0,200	=	0,028
	5,000	=	0,717
	Pouc. cub.		Cent. cub.
Gaz acide carbonique........	15	=	660

(KITAIBEL.)

Ces eaux s'emploient en boisson seulement.

KNOUTWYL (Suisse, canton de Lucerne). Bains près de Soursee.

Sulfatée calcique (ferrugineuse). Tempér., 10° centigr.

L'analyse de ces eaux donnée par M. Fix est très incomplète. On les emploie, en boisson et en bains, dans les états névropathiques et chloro-anémiques.

KONDRAU (Bavière, district de Waldsassen).

Chlorurée sodique. Tempér., 9° centigr.

	Eau : 16 onces.		Eau : un litre.
	Grains.		Gram.
Chlorure de sodium.........	2,15	=	0,266
— de potassium.......	0,40	=	0,049
Sulfate de soude...........	0,25	=	0,031
Carbonate de chaux........	0,20	=	0,025
— de soude.........	0,90	=	0,111
— de magnésie	0,25	=	0,031
— de fer..........	0,10	=	0,012
Silice.................	0,40	=	0,049
Matière extractive..........	0,25	=	0,031
	4,90	=	0,605
	Pouc. cub.		Lit.
Gaz acide carbonique........	27,2	=	1,448

(VOGEL.)

Il y a un établissement de bains. Ces eaux sont surtout prescrites en boisson et expédiées au dehors, pour le traitement des affections catarrhales et de la gravelle.

KÖNIGSBORN (Prusse, Westphalie). Village du cercle de Hamm.

Chlorurée sodique. Froide.

L'analyse qui suit peut être considérée seulement comme approximative, son auteur ayant conclu à la présence des sels par la nature de ceux

qui se sont formés pendant l'évaporation de l'eau minérale, mode opératoire défectueux, comme on sait.

1° *Sels solubles dans l'eau.*

Eau : un litre.

Chlorure de sodium......................	7,5770
— de potassium....................	0,0096
— de magnésium..................	0,0830
Sulfate de soude.......................	0,2936
Carbonate de soude...................	0,2442

2° *Sels devenus insolubles par l'ébullition.*

Carbonate de chaux.....................	0,3180
— de fer......................	0,0022
— de magnésie...................	traces
Phosphate de chaux....................	0,0070
Silice..............................	0,0042
Bromure	traces
	8,5398

Cent. cub.

Acide carbonique libre.................... 164

(MARK, 1846.)

Il y a un établissement. — Ces eaux sont surtout employées dans les
affections rhumatismales et scrofuleuses.

KÖNIGSWARTH (États autrichiens, Bohême). Bourg du cercle
d'Eger, à 6 kilomètres de Marienbad.

Ferrugineuse bicarbonatée. Tempér.?

Cinq sources. Dans l'ancien *Trinquelle* Berzelius avait trouvé par
litre 0gr,60 de principes fixes, sur lesquels le carbonate de fer figurait
pour 0,450, plus 1,513 en volume de gaz acide carbonique. D'après
une analyse de Steinmann, la source des Bains (*Badequelle*) contient
30 centigrammes de principes fixes, sur lesquels: carbonate de fer, 0,0338,
et 1,43 en volume de gaz acide carbonique. Dans une troisième source,
Schiersauerling, le même chimiste a signalé: principes fixes, 0,124, avec
très peu de fer, et 1,45 en volume de gaz acide carbonique. Ces analyses plaçaient les eaux de Königswarth entre celles de Schwalbach et
de Spa. Elles ont été reprises dans le laboratoire de M. Struve à Dresde,
et les résultats qualitatifs obtenus les confirment. Il est à désirer que la
composition quantitative de ces sources soit fixée et leur assigne leur véritable importance, sur laquelle le professeur Seegen appelle l'attention
très particulièrement.

Pas d'installation suffisante. Il s'en exporte en petite quantité.

KONOPKOWKA (États autrichiens, Galicie). Dans le cercle de Tar-
nopol, deux sources abondantes que reçoit un même bassin.

Sulfurée calcique. Tempér., 9° centigr.

	Eau : 16 onces. Grains.		Eau : un litre. Gram.
Chlorure de sodium........	0,0047	=	0,0004
Sulfate de soude.........	0,1216	=	0,0122
— de chaux.........	0,6285	=	0,0666
Carbonate de chaux.......	1,6000	=	0,1696
— de magnésie	0,3295	=	0,0349
— de fer........	0,0247	=	0,0026
— de manganèse...	0,0187	=	0,0019
Silice	0,1610	=	0,0170
	2,8887	=	0,3052
	Pouc. cub.		Cent. cub.
Gaz hydrogène sulfuré.....	0,700	=	28
Gaz acide carbonique......	1,067	=	42,68
Azote.................	0,359	=	14,36
Oxygène..............	0,025	=	0,10

(Torosiewicz.)

Ces eaux sont employées en bains dans les affections rhumatismales et cutanées. Établissement bien installé.

KONSTANTINOGORSK. Voy. CONSTANTINOGORSK.

KONTZ-BASSE ou **BASSE-KONTZ.** Voy. SIERCK.

KORSOW (États autrichiens, Galicie).

Ferrugineuse bicarbonatée. Tempér.?

	Eau : 16 onces. Grains.		Eau : un litre. Gram.
Carbonate de fer	1,933	=	0,278
— de soude........	0,552	=	0,079
Sulfate de chaux..........	0,552	=	0,079
	3,037	=	0,436
	Pouc. cub.		Cent. cub.
Gaz acide carbonique.......	7,182	=	287

(Titz.)

Analyse tout à fait insuffisante. Osann recommande ces eaux, en boisson et en bains, dans le traitement des affections strumeuses.

KÖSEN (Prusse, prov. de Saxe). Village près de Naumbourg, dans une belle vallée et à proximité de salines importantes. Station du chemin de fer de Berlin à Francfort-sur-le-Mein.

Chlorurée sodique. Tempér.?

	Eau : 16 onces. Grains.		Eau : un litre. Gram.
Chlorure de sodium......	315,630	=	33,456
— de potassium....	0,940	=	0,099
— de magnésium..	5,570	=	0,590
Sulfate de soude........	21,105	=	2,237
— de potasse.......	0,315	=	0,033
— de chaux........	31,185	=	3,305
Carbonate de chaux......	4,725	=	0,500
— de fer........	0,315	=	0,033
Matière bitumineuse.....	0,650	=	0,068
	380,750	=	40,321

(Hermann.)

La proportion de sulfate de soude est remarquable dans ces eaux. On les emploie en mélange pour bains, à la manière des eaux mères. En boisson, elles sont associées à de l'eau de Seltz. Établissement avec salles d'inhalation saline. Traitement des scrofules.

KOSTREINIZ (Autriche, Styrie inférieure).

Bicarbonatée sodique (ferrugineuse). Tempér., 17° centigr.

Eau : un litre.

	Gram.
Acide carbonique libre.....................	0,8278
— combiné	2,7523
Carbonate de soude......................	6,1013
— de chaux........................	0,1369
— de magnésie....................	0,3092
— de fer.........................	0,0225
Sulfate de potasse......................	0,0234
— de soude.....................	0,0075
Chlorure de sodium	0,3126
Sous-phosphate d'alumine................	0,0163
Silice.................................	0,0335
	10,5433

(HRUSCHAUER, 1847.)

Cette source jaillit d'une marne sablonneuse qui repose sur l'amphibolite. Ses usages ne sont pas suffisamment déterminés.

KOVASZNA (États autrichiens, Transylvanie). Village à 32 kilomètres de Kronstadt.

Sulfatée mixte (ferrugineuse). Tempér., 13° centigr.

	Eau : 16 onces.		Eau : un litre.
	Grains.		Gram.
Sulfate de chaux...........	2,8000	=	0,403
— de soude...........	2,6000	=	0,374
— de magnésie........	0,9000	=	0,129
— de fer............	0,8000	=	0,115
Chlorure de sodium.......	1,0000	=	0,144
Matière extractive.........	0,5125	=	0,108
	8,6125	=	1,273
	Ponc. cub.		Lit.
Gaz acide carbonique.....⎱	28,80	=	1,152
Gaz hydrogène sulfuré.....⎰			

(PATAKI.)

Ces eaux sont prescrites à l'intérieur, et principalement en bains.

KRANKENHEIL (Allemagne, haute Bavière). Village à 4 kilomètres de Tölz et 6 kilomètres de Heilbrunn, sur le versant oriental du Blomberg. Altitude : 2452 pieds.

Bicarbonatée mixte. Tempér., 8 à 9° centigr.

Quatre sources, dont deux surtout sont employées à l'intérieur et à l'extérieur : ce sont les sources *Bernard* et de *Jean-George*.

Eau : un litra.

	Source de BERNARD. Gram.	Source de JEAN-GEORGE. Gram.
Sulfate de potasse..........	0,0078	0,1054
— de soude	0,0041	0,0100
Chlorure de sodium.........	0,2414	0,1907
Iodure de sodium..........	0,0013	0,0012
Bicarbonate de soude........	0,2723	0,2631
— de chaux........	0,0828	0,0744
— de magnésie.....	0,0242	0,0242
— ferreux........	0,0001	0,0001
— de manganèse....	0,0001	0,0001
— de strontiane....	n	traces
Silicate d'alumine..........	0,0012	0,0022
Acide silicique.............	0,0079	0,0073
Borate de soude............	très peu	très peu
Bromure de sodium.........	traces	traces
Résine	traces	traces
Acide carbonique libre......	0,0115	0,0159
— sulfhydrique..........	0,0014	0,0009
	0,6561	0,6955

(FRESENIUS, 1852.)

La minéralisation relativement faible des eaux de Krankenheil limite leur emploi, dans le traitement des affections scrofuleuses et des maladies cutanées qui en dépendent, aux idiosyncrasies très irritables et aux états névropathiques concomitants. On les a vantées comme étant iodurées. Un prétendu caractère sulfureux paraît n'y exister qu'accidentellement.

C'est dans les environs, à proximité de Tölz, qu'on trouve un établissement où les eaux sont transportées et administrées en bains, douches et en boisson. On obtient aussi par évaporation un résidu salin, usité dans les mêmes cas. Ces eaux et ce produit s'expédient.

KRAPINA (États autrichiens, Croatie). Bourg du comitat de Warasdin. A 20 kilomètres d'Agram. — Deux sources abondantes, égales en composition.

Bicarbonatée calcique. Tempér., 42° à 43° centigr.

	Eau : 16 onces. Grains.		Eau : un litre. Gram.
Chlorure de sodium........	0,035	=	0,003
Sulfate de potasse..........	0,064	=	0,006
— de soude...........	0,207	=	0,021
— de chaux...........	0,149	=	0,015
— de magnésie.........	0,147	=	0,014
Carbonate de chaux........	1,272	=	0,134
— de magnésie.......	0,946	=	0,100
Silice....................	0,144	=	0,013
Alumine et oxyde de fer.....	0,022	=	0,002
	2,986	=	0,308
	Pouc. cub.		Cent. cub.
Gaz acide carbonique........	2,087	=	83,48

(HAUER.)

Seegen range ces eaux parmi les INDIFFÉRENTES [voy. ce mot] et ne tient compte que de leur thermalité. — Très fréquentées, malgré une installation défectueuse.

KREUTH (Allemagne, haute Bavière). Village du district de Tegernsee, dans une vallée, au pied des Alpes. Altitude : 2911 pieds. Deux sources.

Sulfatée calcique. Tempér., 12° à 14° centigr.

1° Source de *Heiligen Kreuz.*

	Eau : 16 onces. Grains.		Eau : un litre. Gram.
Sulfate de chaux	8,50	=	1,020
— de magnésie	11,00	=	1;320
Carbonate de chaux	7,25	=	0,870
— de magnésie	2,50	=	0,300
— de fer	0,25	=	0,030
Chlorure de magnésium	0,50	=	0,060
Silice	1,50	=	0,180
Matière extractive	0,50	=	0,060
	32,00	=	3,840
	Pouc. cub.		Cent. cub.
Gaz hydrogène sulfuré	0,2	=	8

2° Source de *Schwaighofe*, entre Kreuth et Tegernsee.

	Eau : 16 onces. Grains.		Eau : un litre. Gram.
Sulfate de chaux	41,50	=	4,980
— de magnésie	6,82	=	0,818
— de soude	4,49	=	0,538
Carbonate de chaux	8,81	=	1,057
— de magnésie	1,36	=	0,163
Sulfure de calcium	0,66	=	0,079
	63,64	=	7,635
	Pouc. cub.		Cent. cub.
Gaz hydrogène sulfuré	1,85	=	74
Gaz acide carbonique	9,10	=	364

Ces deux sources froides sont employées dans les affections catarrhales, principalement celles de l'appareil respiratoire. On leur associe les bains d'eaux mères des salines voisines de ROSENHEIM [voy. ce mot], et la cure du petit-lait. — Établissement bien installé, site très salubre.

KREUZNACH ou **CREUTZNACH** (Prusse rhénane, régence de Coblentz). Ville sur la Nahe, dans une contrée pittoresque, à 12 kilomètres de Bingen. Altitude : 110 mètres. — Chemins de fer du Nord ou de l'Est, et navigation du Rhin jusqu'à Bingen.

Chlorurée sodique. Tempér. de 12° à 30° centigr.

Les sources utilisées pour la médecine, dans cette localité, sont :

1° L'*Elisenquelle* (source Élisabeth) et l'*Oranienquelle* (source d'Orange), toutes deux situées dans une île formée par les bras de la Nahe, au milieu de la ville même ;

2° Les sources des salines de *Karlshalle* et de *Theodorshalle*, à un kilomètre de Kreuznach.

3° La source ou saline de *Münster am Stein*, à 3 kilomètres' de distance au delà, en partant de Bingen.

Toutes ces sources, remarquables par leur volume, le sont encore en ce qu'elles jaillissent du porphyre, roche de formation ancienne dont les massifs enclavent le cours de la Nahe. Leur composition qualitative et leurs propriétés physiques les différencient peu ; elles se distinguent davantage par leur température, à savoir :

Elisenquelle........................ } 12°,2 centigr.
Oranienquelle...................... }
Theodorshalle...................... 23°,8
Karlshalle......................... 24°
Münster............................ 31"

	ELISEN-QUELLE.	ORANIEN-QUELLE.	MUNSTER.	THEODORS-HALLE.
	gr.	gr.	gr.	gr.
Chlorure de sodium...........	8,745	13,044	6,446	6,204
— de calcium...........	1,600	2,729	1,171	1,627
— de magnésium	0,488	»	0,154	0,757
— de potassium.........	0,074	0,055	0,201	0,031
— de lithium	0,073	»	»	0,004
Bromure de magnésium........	0,033	0,213	»	»
— de sodium...........	»	»	0,069	»
Jodure de magnésium	0,004	0,001	»	»
— de sodium	»	»	»	0,003
Carbonate de chaux...........	0,203	0,030	»	0,230
— de magnésie	0,012	0,015	»	0,021
— de protoxyde de fer....	»	0,042	0,001	0,023
Silice.......................	0,015	0,119	0,006	0,010
Phosphate d'alumine..........	0,003	0,011	»	»
	11,256	16,259	8,048	8,930
	(LOVIG.)	(LIEBIG.)	(MOHR.)	(DURING.)

Une analyse plus récente de la source de Münster lui attribue 8gr,604 de matières fixes, résultat qui diffère peu de celui de M. Mohr.

Les eaux mères sont obtenues dans les bâtiments de graduation qui dépendent des sources salines de Kreuznach. Elles représentent le résidu liquide de l'évaporation obtenue par la cuisson dans les chaudières, après que le sel commun en a été puisé par trois fois. On les emploie, soit à l'état liquide, soit sous forme de dépôt solide, soit encore en inhalation. [Voy. EAUX MÈRES.]

EAU MÈRE DE LA SOURCE MUNSTER.

Eau : 1000 grammes.

	Gram.
Chlorure de potassium...................	20,1916
— de sodium.....................	20,9475
— de lithium.....................	0,1035
— de calcium....................	230,3069
— de magnésium.................	30,0054
— d'aluminium...................	0,0203
Bromure de sodium.....................	0,7700
Iodure de sodium......................	0,0007
Chlorure de fer.......................⎫	
— de manganèse.................⎬	traces
Acide phosphorique...................⎭	
	302,3479

(POLSDORF, 1855.)

Nous devons mentionner aussi l'eau graduée elle-même, telle qu'elle est préparée pour la saunerie, et dont le docteur Wiesbaden a recommandé, dès 1839, l'addition aux bains de Kreuznach. Suivant lui, cette eau serait fort riche en chlorures, et représenterait un composé plus effectif que celui des eaux mères obtenues par ébullition.

Des éléments variés de médication caractérisent donc la station de Kreuznach. Ils sont appliqués à l'aide de bonnes conditions d'installation, lesquelles tendent encore à s'accroître et à s'améliorer. Le principal établissement, desservi par la source d'*Élisabeth*, est pourvu de buvette, de cabinets de bains, et de six pièces spéciales destinées aux douches de toutes sortes et aux bains de vapeur. La source, qui en est éloignée de 4 à 500 mètres environ, communique avec le bâtiment de bains par des tuyaux et est élevée au moyen d'une pompe. On la chauffe par l'introduction de vapeurs d'eau bouillante dans un espace vidé réservé entre le double fond de chaque baignoire. D'agréables plantations entourent ce *Kurhaus*. Il en existe deux autres également bien ordonnés, l'un au *Theodorshalle*, l'autre à *Münster*. Leur éloignement de la ville empêche qu'ils soient aussi fréquentés que le premier. Enfin, on prend encore des bains dans les hôtels et maisons particulières de Kreuznach, et c'est au réservoir des diverses sources dont nous avons parlé que se fait l'approvisionnement par tonneaux de transport.

L'usage interne des eaux de Kreuznach est à peu près exclusivement restreint à celui de l'*Elisenquelle*. On en prescrit deux à trois verres le matin, à jeun et à un quart d'heure d'intervalle. Quoique l'analyse ne le signale point, le docteur Prieger attribue à une proportion assez notable de gaz acide carbonique la possibilité de digérer cette eau aisément. Suivant qu'on la boit à faible dose, elle produit de la constipation et des effets diurétiques, et au contraire elle devient purgative lorsqu'on en use large-

ment. C'est là, concurremment avec les propriétés toniques et reconstituantes qu'on lui attribue, une conséquence de la prédominance des
chlorures dans sa minéralisation [voy. CHLORURÉES SODIQUES (EAUX)].
Quant aux sources de *Théodore* et de *Münster*, leur saveur saumâtre les
rend plus difficiles à boire, et il en est rarement fait usage pour ce motif.

Les bains sont administrés à des températures variées, selon les circonstances du traitement, comme partout ailleurs. On les prépare
d'abord avec l'eau minérale pure, et plus tard on y ajoute, soit de l'eau
graduée des salines, soit, plus souvent, des eaux mères. M. Prieger préfère de beaucoup l'addition de ces derniers résidus ; il conseille de commencer par un litre, ou même un quart et un demi-litre, lorsqu'il s'agit
d'enfants, et il augmente la dose progressivement. On ne dépasse guère,
en général, la quantité de vingt à trente litres. Bien entendu, ces prescriptions, comme celles de la durée du bain, se basent sur des cas déterminés.

Nous n'insistons pas sur les douches, les injections ou autres modes
d'appliquer les eaux de Kreuznach, et qui n'offrent rien de spécial. Il
en est de même de l'inhalation pratiquée dans le voisinage des salines ou
au-dessus des chaudières de la saunerie. Tous ces procédés, diversifiés ou
étendus, entrent comme adjuvants utiles dans une pratique habilement
dirigée [voy. TRAITEMENT THERMAL].

La donnée des eaux de Kreuznach indique dès l'abord que leur principale spécialisation s'adresse aux scrofules. Les autorités les plus recommandables en médecine ont confirmé ce jugement. Vetter considère surtout la présence de l'iode et du brome dans ces eaux salines comme
expliquant leur efficacité reconnue en présence des affections strumeuses. Nous pensons que leur caractère de chlorurées sodiques
explique suffisamment l'influence qu'elles exercent sur les fonctions de
nutrition, et par conséquent sur la diathèse en question. D'ailleurs la
scrofule revêt bien des formes, et il est nécessaire d'indiquer celles qui
rentrent plus directement dans le cadre de Kreuznach. A cet égard, on
est assez généralement d'accord. M. le docteur Wiesbaden (*Kreuznach
et ses sources minér.*, 1844) exprime très bien que les scrofules à forme
dite *torpide* sont efficacement soumises à l'usage interne et externe des
sources mentionnées ici. Et il ajoute que la guérison des lésions locales
se fera alors avec d'autant plus de facilité, qu'elles seront en rapports
plus intimes avec la dyscrasie qui les produit et les entretient. Quant
aux cas empruntant des caractères aigus à quelque phlegmasie primitive
ou accidentelle, les plus grands ménagements sont de rigueur, et
souvent il y a lieu à contre-indication. Ce sont là les principes qui dirigent toute pratique à Kreuznach. M. Rotureau revendique de son côté
pour ces eaux une supériorité marquée dans les accidents où la cure

externe, doit occuper, dit-il, la première place. Les eaux de Nauheim, étant plus faciles à supporter, doivent s'appliquer, selon lui, d'une manière plus particulière au traitement interne. Cette opinion nous semble mériter attention, mais sous toutes réserves, jusqu'à ce qu'il soit démontré que le traitement minéro-thermal de la diathèse lymphatique ou scrofuleuse se scinde de la sorte en effets distincts de la boisson et des bains [voy. SCROFULES].

Les affections de la peau ne devront réellement obtenir de bons résultats de Kreuznach qu'autant qu'elles sont de nature scrofuleuse, ou qu'elles constituent une lésion purement locale. La diathèse herpétique, et surtout la tendance aux névropathies, s'opposent tout à fait à l'emploi de ces eaux chlorurées sodiques fortes et des eaux mères.

On a cherché à les préconiser dans le traitement de la syphilis constitutionnelle ; mais il est bien entendu que si leurs propriétés toniques et reconstituantes peuvent aider à combattre l'influence d'une cachexie invétérée, elles n'ont aucune action spécifique et ne sauraient servir que de complément à la médication rationnelle.

Ces points étant établis, on comprend que, d'une part, toutes les fois que la constitution lymphatique prédominera dans le cours d'une affection rhumatismale, arthritique, d'une névrose même, et que de l'autre, il s'agira de favoriser les fonctions sécrétoires, d'exercer sur la circulation des viscères abdominaux une salutaire stimulation, les qualités d'eau, tantôt purgative, tantôt excitante, qui sont afférentes aux sources de Kreuznach, les désignent avantageusement.

On doit à M. Oscar Prieger une série d'observations publiée en 1857, et montrant quel parti il est possible de tirer des applications topiques des mêmes eaux, en douches et en injections, dans les cas de tumeurs fibreuses de l'utérus. Nous n'avons pas besoin d'insister à ce propos sur l'intervention souvent favorable du traitement suivi à Kreuznach dans les troubles divers des fonctions de l'appareil utérin, selon qu'il se rattache à un état chloro-anémique, ou que le lymphatisme tient encore, en grande partie, ces phénomènes morbides sous sa dépendance. Il en serait de même de l'affaiblissement contracté sous des influences analogues dans l'autre sexe.

Nous traiterons ailleurs de l'opportunité des eaux chlorurées sodiques dans la cure de la PHTHISIE PULMONAIRE [voy. ce mot].

Les contre-indications résultent de l'exposition même que nous venons de faire.

Quoique les documents authentiques fassent remonter l'usage des eaux de Kreuznach au XVe siècle, elles sont restées longtemps dans l'oubli, et il y a à peine trente ans que leur réputation a commencé à s'établir.

Depuis lors, des aménagements confortables, un climat doux et salubre, les beautés du site et les facilités de communication ont ajouté aux priviléges d'une thérapeutique importante. Kreuznach occupe une des premières places dans les thermes de l'Allemagne.

On exporte ses eaux mères et l'eau de la source *Élisabeth.*

KRONTHAL (Allemagne, duché de Nassau). Dans une vallée, à 6 kilomètres de Francfort-sur-le-Mein, en face du Taunus. Altitude : 146 mètres. — Deux sources.

Chlorurée sodique. Tempér., 14° à 17° centigr.

	Eau : 16 onces. STAHLQUELLE. Grains.	Eau : un litre. WILHEMSQUELLE. Gram.
Chlorure de sodium.........	2,360	2,883
— de potassium......	0,081	0,071
— d'ammonium......	0,007	0,004
— de calcium.........	0,007	0,016
Carbonate de chaux.........	0,442	0,540
Sulfate de chaux...........	0,022	0,023
Carbonate de magnésie......	0,076	0,076
— de fer...........	0,005	0,010
— de manganèse.....	0,002	0,004
Acide silicique.............	0,069	0,058
Matière organique.........	0,011	0,001
	3,082	3,683
	Pouc. cub.	Cent. cub.
Gaz acide carbonique........	1600	1320

(LOWE.)

Ces eaux sont particulièrement employées contre le catarrhe pulmonaire. Elles conviennent aux constitutions irritables. Établissement bien installé, avec bains et douches d'acide carbonique. Site agréable.

KRUMBACH (Bavière, Souabe). Village entre Ulm et Memmingen.

Bicarbonatée calcique. Tempér.?

	Eau : 16 onces. Grains.		Eau : un litre. Gram.
Carbonate de chaux.........	1,010	=	0,121
— de magnésie.......	0,030	=	0,003
— de fer...........	0,010	=	0,001
Chlorure de sodium........	0,080	=	0,009
Humus..................	0,010	=	0,001
	1,150	=	0,135

(VOGEL.)

Ces eaux sont usitées dans le traitement des affections cutanées, rhumatismales, et des états névropathiques. On emploie les sédiments qu'elles déposent en applications topiques. Il y a un établissement.

KRYNICA (États autrichiens, Galicie). Dans une belle vallée des monts Karpathes, à 2000 pieds d'altitude. Plusieurs sources dont une seule, très abondante, est employée.

Bicarbonatée calcique (ferrugineuse). Tempér., 9° centigr.

	Eau : 16 onces. Grains.		Eau : un litre. Gram.
Chlorure de sodium.........	0,61	=	0,087
— de calcium.........	0,37	=	0,053
Carbonate de soude.........	0,61	=	0,087
— de chaux.........	12,16	=	1,751
— de fer.........	0,33	=	0,047
Silice	0,17	=	0,024
Matière organique.........	0,50	=	0,072
	14,75	=	2,121
	Pouc. cub.		Lit.
Gaz acide carbonique.........	45,3	=	1,812

(SCHULTER.)

Cette source, remarquable par la proportion de gaz acide carbonique qu'elle présente, est employée en boisson et en bains, dans la chlorose, l'anémie, les états dyspeptiques et névropathiques qui en dépendent, moins rationnellement dans les scrofules. Un air salubre, montagneux, ajoute aux avantages d'une localité qui attend encore des aménagements convenables.

KYTHNOS ou **THERMIA** (Grèce, îles Cyclades). Ile à un myriamètre d'Athènes et à 40 kilomètres de Syra. — Deux sources, l'une dans l'établissement thermal même, l'autre à l'extérieur, désignée sous le nom de *Caccavos.*

Chlorurée sodique. Tempér., 43° et 53° centigr.

	Eau : un litre. Gram.
Acide carbonique libre..................	0,046
Chlorure de sodium..................	26,635
— de potassium..................	0,909
— de calcium..................	1,731
— de magnésium..................	2,282
— de lithium..................	0,008
Carbonate de magnésie..................	0,036
— de chaux..................	0,328
Phosphate de chaux..................	0,002
Sulfate de chaux..................	2,463
Bromure de sodium..................	0,035
Iodure de sodium..................	0,001
Ammoniaque	0,012
Nitrate de soude, borate de soude, argile, carbonates de fer et de manganèse, arsenic, cuivre et matière organique.............	traces
	34,488

(LIEBIG, 1856.)

L'établissement de Kythnos, entretenu par les soins du gouvernement, est situé vers le nord-est de l'île, à environ cent cinquante pas de la côte; on y a disposé douze baignoires et des logements pour les malades. Des projets d'agrandissement sont en voie d'exécution.

On emploie ces eaux en boisson et en bains. Elles sont appropriées:

au traitement du rhumatisme, sous toutes ses formes, et dans certaines paralysies. D'après M. le docteur Catacousinos, on les utilise encore dans quelques cas de goutte à forme torpide, et elles ont donné des guérisons dans l'éléphantiasis des Grecs. Leurs propriétés représentent donc ce que nous savons de celles des eaux chlorurés sodiques.

Il existe à Kythnos, ancienne *Dryopis* et *Ophiusa*, des restes des bains de l'époque romaine.

L

LABARTHE-DE-NESTE (France, Hautes-Pyrénées). A 7 kilomètres de Bagnères-de-Bigorre.

Bicarbonatée mixte? Tempér., 13° à 14° centigr.

Eau : un litre.

	Gram.
Carbonate de chaux	0,012
— de magnésie	0,024
— de fer	0,004
Sulfate de magnésie	0,022
Chlorure de sodium	0,015
— de magnésium	0,018
Acide silicique	0,004
Glairine ou barégine	0,014
Perte	0,003
	0,116

(LATOUR DE TRIE et ROSIÈRES.)

L'*Annuaire des eaux de la France* émet avec raison quelques doutes sur la nature minérale de la source de Labarthe-de-Neste. Cette eau est en effet si peu chargée de principes minéraux, qu'on est plutôt tenté de la considérer comme une eau douce de source imprégnée de matière organique. Cet avis, il est vrai, n'est pas partagé par le docteur Montagnon, qui lui attribue des propriétés bien caractérisées.

Il n'existe qu'une seule source débitant 320 hectolitres d'eau par vingt-quatre heures, et qui sert à alimenter un établissement où l'eau est chauffée artificiellement et employée en bains; on l'administre aussi en boisson.

LABARTHE-RIVIÈRE (France, Haute-Garonne, arrond. de Saint-Gaudens).

Sulfatée? Tempér., 21°,2.

Depuis longtemps on connaît la source de Labarthe-Rivière, qui alimente un petit établissement où l'eau minérale est chauffée pour l'usage des bains. Il est assez digne de remarque que, malgré le nombre des malades qui se rendent à cette station, cette eau n'ait été l'objet d'aucun examen chimique sérieux: aussi est-ce d'après l'*Annuaire des eaux de la France* que nous la rangeons parmi les sulfatées.

LABASSÈRE. Voy. BAGNÈRES-DE-BIGORRE.

LABESTZ-BISCAYE (France, Basses-Pyrénées, arrond. de Mauléon). A 7 kilomètres de Saint-Palais.

Deux sources, l'une *sulfurée calcique*. Tempér., 10° centigr.

L'autre *ferrugineuse bicarbonatée*. Tempér., froide.

SOURCE SULFURÉE.

Eau : un litre.

Gram.

Acide sulfhydrique libre.....................	0,008
— carbonique, évalué...................	0,270
Sulfure de calcium........................	0,054
— de sodium, peu....................	
Sulfate de chaux, très dominant............	
— de soude........................	0,256
— de magnésie.....................	
Bicarbonate de chaux.....................	0,301
— de magnésie.................	
Chlorure de sodium......................	0,210
Silice, alumine, fer, indices...............	
Phosphate terreux......................	0,050
Matière organique, sulfurée et azotée........	
	1,149

(O. HENRY, 1859.)

Cette source possède un débit de 7200 litres par jour.

SOURCE FERRUGINEUSE.

Eau : un litre.

Gram.

Acide carbonique libre....................	0,240
Bicarbonate de chaux.....................	0,300
— de magnésie....................	
— de fer avec crénates.............	0,047
— de manganèse.................	traces sensib.
Sulfate calcaire........................	0,040
Chlorure de sodium......................	0,280
Silice, alumine, matière organique (humus).....	0,063
Principe arsenical.......................	non douteux
	0,970

(O. HENRY, 1859.)

Cette dernière source est située dans le voisinage de la précédente, et son débit journalier est de 400 litres seulement, aussi ne peut-elle servir que comme buvette.

Les eaux de Labestz-Biscaye n'ont été analysées et autorisées que cette année. Elles alimentent un petit établissement fréquenté par peu de malades encore ; elles partagent sans doute la plupart des propriétés reconnues jusqu'à ce jour aux eaux sulfurées calciques et aux eaux ferrugineuses ; leur différence de constitution les rend intéressantes à plus d'un titre.

LABRUM. Large vasque, ordinairement de marbre, qui s'élevait au milieu ou à l'extrémité du *caldarium*, dans les bains romains. Ce bassin était isolé, avec assez de place à l'entour pour la commodité des différents baigneurs qui se tenaient auprès et s'arrosaient de l'eau qu'il contenait, pendant qu'ils enlevaient de leurs corps avec la strigile la transpiration causée par la haute température de la pièce. (Vitruve, V, 10, 4, *Dictionn. de Rich.*, 242.)

LACCO. Voy. ISCHIA.

LACONICUM. Partie de la chambre thermale, ou *caldarium*, dans les bains romains, consistant en une alcôve demi-circulaire, échauffée par une fournaise et des tuyaux qui traversaient le plancher et l'intervalle des murs creusés à cet effet. Au centre était le *labrum*, bassin plat servant aux lotions, et immédiatement au-dessus il y avait une ouverture circulaire qui pouvait être ouverte ou fermée à l'aide d'un disque de métal (*clypeus*), suivant qu'on voulait augmenter ou diminuer la chaleur (Vitruve, VII, 10; V, 10, *Dictionn. de Rich.*). La même disposition se retrouve dans les bains de l'Orient [voy. BAINS].

LACTESCENCE. Voy. DÉGÉNÉRESCENCE.

LAC-VILLERS (France, Doubs, arrond. de Pontarlier).
Ferrugineuse bicarbonatée. Froide.

	Eau : un litre.
Azote avec un peu d'oxygène..................	indéterm.
Acide carbonique libre....................	1/4 du vol.
	Gram.
Bicarbonate de chaux......................	0,907
— de magnésie....................	0,150
Chlorure de sodium.......................	} 0,050
Sulfate alcalin et sel de potasse..............	}
Sel ammoniacal...........................	traces
Crénate et silicate alcalin...................	0,280
Crénate de fer...........................	0,110
Acide silicique et alumine	0,144
Iodure...................................	traces
Matière organique........................	id.
	1,641

(O. HENRY.)

La source de Lac-Villers a été découverte depuis un petit nombre d'années seulement; quant à sa valeur thérapeutique, aucun auteur n'en fait mention.

LAEMNOLI (Suisse, canton de Saint-Gall). Bains situés dans un faubourg de la ville de Saint-Gall. L'eau est un peu *sulfureuse*, et l'installation en est bonne. Aucune mention ni de température ni d'analyse. Ces bains sont très fréquentés en été.

LAER (Allemagne, roy. de Hanovre). Village dans l'arrondissement d'Osnabruck, à proximité d'Iburg.

Chlorurée sodique. Froide.

Eau : un litre.

	Gram.
Chlorure de sodium	11,892
— de magnésium	0,876
Sulfate de chaux	0,910
— de soude	0,020
— de potasse	0,001
Carbonate de chaux	1,086
— de magnésie	0,382
Iodures et bromures	non déterm.
	15,167
	Cent. cub.
Gaz acide carbonique	0,259

(Wigger, 1846.)

Ces eaux sont employées, en boisson et en bains, dans le traitement des scrofules. Établissement récemment installé et placé dans de bonnes conditions.

LAGONI. Les boues minérales, connues en Toscane sous le nom de *Lagoni*, et riches en acide borique, ne sont employées qu'à des usages vétérinaires.

LAIFOUR (France, Ardennes, arrond. de Mézières).

Ferrugineuse bicarbonatée. Froide.

Eau : un litre.

	Lit.
Acide carbonique	0,019
	Gram.
Carbonate de chaux	
— de magnésie	} 0,0031
— de fer	0,0400
Sulfate de chaux	0,0365
— de magnésie	0,0291
Chlorure de sodium	0,0037
— de calcium	
— de magnésium	} 0,0014
Acide silicique	0,0045
Perte	0,0077
	0,1260

(Amstein.)

On ne possède aucun renseignement précis sur la température et l'importance de cette eau minérale au point de vue thérapeutique. On remarquera que cette source est la seule qui soit signalée dans la cinquième région géographique des eaux minérales de la France (voy. FRANCE).

LALLIAZ. (Suisse, canton de Vaud). Établissement de bains, à 8 kilomètres de Vevay et à 24 kilomètres de Lausanne. Altitude : 4910 pieds.

Sulfurée calcique. Tempér., 8° centigr.

	Eau : 16 onces.		Eau : un litre.
	Grains.		Gram.
Sulfate de chaux.............	13,12	=	1,626
— de soude............	6,72	=	0,833
Carbonate de chaux.........	1,92	=	0,238
— de soude...........	0,08	=	0,009
Chlorure de sodium..........	0,67	=	0,083
	22,51	=	2,789 .
	Pouc. cub.		Cent. cub.
Gaz acide carbonique........	1,772	=	88,5
Gaz hydrogène sulfuré et azote.	1,590	=	79,5

(STRUVE.)

Plusieurs sources, dont une seule considérable, et sortant d'un terrain schisteux. Ces eaux s'emploient en boisson dans les affections dyspeptiques, et en bains dans le traitement des maladies de la peau. On suit également la cure du petit-lait. Aménagement convenable et site alpestre.

LA MALOU (France, Hérault, arrond. de Béziers, près du village de Villecelle). A 74 kilomètres de Montpellier, 824 de Paris. Altitude : 194 mètres.

Ferrugineuse bicarbonatée. Tempér., 16° à 35° centigr.

La station de La Malou comprend trois établissements :

La Malou-le-bas,

La Malou-du-centre,

La Malou-le-haut.

Les buvettes de Capus, du petit Vichy, de la Vernière et de la Mine.

Les sources y sont nombreuses et de températures variées. Elles font partie d'un groupe qui s'est fait jour au travers des micaschistes, le long des berges du ruisseau de La Malou, et qui s'étend de la rivière d'Orbe jusqu'à Saint-Gervais, au pied des contre-forts du mont Carrouch. En remontant le vallon, on trouve successivement, d'après la notice statistique et médicale de M. le docteur Privat (1858) et les études de MM. Boissier et J. François :

La source de la Vernière (buvette)...................	17°
— Cardinal (petit filet)......................	24°
— la Veyrasse...........................	froide
— de La Malou-le-bas (bains, douches et buvette)..	34° à 35°
— Petite...............................	34°
— de Capus (buvette)......................	22°,80
— de La Malou-du-centre (bains, douches).......	28°
— Id. (petite source) (buvette).	16°
— de La Malou-le-haut (ancienne source)........	31°,50
— Id. (nouvelle source)........	34° à 35°
— du Petit-Vichy (buvette).................	23°
— de la Mine (buvette)....................	21°

Ce sont les sources aujourd'hui exploitées; il y en a plusieurs autres réparties sur les rives du ruisseau, notamment à l'entrée d'anciennes galeries de mines de cuivre et de plomb. De ce nombre se trouve la buvette de la *Mine*.

Chacun des trois établissements indiqués ci-dessus, et échelonnés sur la berge droite du vallon, administre des bains de baignoires et de piscines, et des douches.

La source de La Malou-le-bas sort au pied du coteau de l'Usclade, d'une ancienne recherche de mine, et alimente un établissement très médiocrement installé. En voici la composition :

Eau : un litre.

	Lit.
Acide carbonique	0,8280
	Gram.
Bicarbonate de soude....................	0,7711
— de potasse..................	0,1242
Carbonate de chaux.....................	0,4528
— de manganèse..................	0,1863
Peroxyde de fer........................	0,0251
Sulfate de soude.......................	traces
Chlorure de sodium.....................	0,0187
Acide silicique........................	0,0638
Alumine...............................	0,0302
Matière organique azotée............	quant. indét.
	1,6722
	(BÉRARD.)

MM. Bérard et Chevallier ont décelé en outre dans l'eau de cette source la présence certaine d'un principe arsenical.

La source est intumescente : ainsi, à diverses époques de l'année, l'eau s'annonce par un dégagement de gaz non respirable, et en quantité telle, que les baigneurs sont obligés de sortir des bassins ; elle devient pendant dix à douze minutes beaucoup plus abondante, après quoi la source reprend son niveau habituel. On remarque que, pendant la période de l'intumescence, l'eau est fortement colorée en jaune et marque jusqu'à 45°.

A 25 mètres environ de celle-ci, se trouve la *petite source* qui n'est probablement qu'un naissant du griffon principal, et qui a aussi une composition identique. On l'utilise seulement comme buvette et pour alimenter une petite piscine.

A 400 mètres au-dessus de La Malou-le-bas, on trouve la buvette de Capus, et les bains de La Malou-du-centre, récemment améliorés.

Enfin à 600 mètres à l'amont de ces derniers bains et par une belle avenue plantée de châtaigniers, on arrive aux bains de La Malou-le-haut, ou bains Audibert. Cet établissement, reconstruit sur les plans de M. J. François, renferme deux grandes piscines, des bains de famille, des bains avec douches, des douches spéciales, une buvette. Il est alimenté par l'ancienne source, et surtout par la source nouvelle, produite en 1858 par un sondage fait sous la direction de M. J. François. Elle débite de 380 à 390 000 litres à 35 degrés. On doit utiliser le gaz carbonique pour douches et injections. Nous donnons la composition de cette source :

Eau : un litre.

	Lit.
Acide carbonique libre et combiné...........	1,2649
Azote...................................	0,0063
Oxygène................................	0,0044

	Gram.
Carbonate de soude.......................	0,3653
— de fer, crénate et apocrénate.......	0,0221
— de manganèse...................	0,0060
— de chaux......................	0,4000
— de magnésie...................	0,0667
Sulfate de soude.........................	0,0458
— de chaux.........................	0,0270
Chlorure de sodium.......................	0,0085
Phosphate d'alumine......................	0,0027
Acide silicique..........................	0,0180
Alumine................................	0,0050
Matière organique azotée.................	0,0599
	1,0270

(Audouard, Bernard et Martin.)

L'établissement de La Malou-du-centre, situé à 300 mètres environ du précédent, contient deux piscines dans lesquelles douze personnes peuvent se baigner à la fois, six baignoires et deux douches. La température de l'eau est de 28°. Voici sa composition :

Eau : un litre.

	Lit.
Acide carbonique libre et combiné...........	1,6865
Azote...................................	0,0084

	Gram.
Carbonate de magnésie....................	0,0719
— de soude.....................	0,3677
— d'ammoniaque.................	0,0052
— de chaux.....................	0,4275
— de manganèse.................	0,0060
Sulfate de soude.........................	0,0427
— de chaux.........................	0,0270
Chlorure de sodium.......................	0,0091
Alumine................................	0,0055
Phosphate d'alumine......................	0,0037
Fer avec crénate et apocrénate............	0,0221
Silice..................................	0,0184
Matière organique azotée.................	0,0242
	1,0307

(Audouard, Bernard et Martin.)

L'eau des sources *Cardinal*, de la *Vernière* et de *Capus* sont jusqu'à présent peu connues dans leur composition. M. Saint-Pierre a seulement analysé, en 1809, l'eau de *Capus*, mais les résultats annoncés par ce chimiste sont trop anciens pour que nous les reproduisions ici.

La source de la *Veyrasse*, qui jaillit à une petite distance de l'établissement de La Malou-le-haut, a été examinée par M. O. Henry en 1852. En voici les résultats :

	Eau : un litre.
Acide carbonique libre....................	1/5 du vol.
	Gram.
Bicarbonate de soude....................	0,562
— de potasse....................	0,186
— de chaux....................	0,523
— de magnésie....................	0,174
— de strontiane....................	indices
— de fer, évalué....................	0,008
Sulfates alcalins et calcaires............ } Chlorures alcalins et terreux............ }	0,101
Iodure et bromure....................	ind. un peu dout.
Silice, alumine, matière organique, principe } arsenical et perte.................... }	0,090
	1,644

La minime proportion de fer de l'eau de cette source, comparée à celle des précédentes, éloigne la source de la Veyrasse des *ferrugineuses bicarbonatées*, et la range au contraire parmi les *bicarbonatées mixtes*.

On se baigne dans des piscines à eau courante et dans des baignoires, et à la température de l'eau minérale : ce sont donc des bains *frais* et *tempérés*. On fait aussi un assez grand usage des douches. Les eaux sont administrées à la dose de 1 à 10 verres. Les sources de la *Veyrasse* et de la *Vernière* sont spécialement prises aux repas. Elles conviennent, ainsi que la source *Cardinal*, aux estomacs dyspeptiques ou gastralgiques. La source *Capus* est particulièrement réservée aux anémiques et aux chlorotiques.

Les eaux de La Malou possèdent une action sédative et tonique. On peut les ranger thérapeutiquement parmi les eaux *sédatives;* mais elles se distinguent parmi celles-ci par des propriétés particulièrement toniques qu'elles doivent à leur qualité ferrugineuse.

Les bains, qui semblent former la partie essentielle de la médication, du moins chez les rhumatisants et les névropathiques, déterminent d'abord une certaine excitation, qui réveille souvent des douleurs névralgiques ou rhumatismales, mais ne paraît pas favoriser au même degré les manifestations cutanées. A ce premier effet succède la sédation, mais à condition que le traitement ne soit pas poussé trop vivement. Les bains, en particulier, doivent être de courte durée chez les névropathiques, suivant M. Privat (*Notice statist. et méd. sur La Malou-les-Bains*, 1858).

Cet auteur s'est attaché à concentrer le plus possible la spécialité thérapeutique des eaux de La Malou ; il la rapporte exclusivement au *rhumatisme*, à la plupart des *névropathies*, y compris les *paralysies nerveuses*, à la *chlorose* et à l'*anémie*. Il signale, parmi les contre-indications, l'état de grossesse, la tuberculisation, la diathèse scrofuleuse, les affections cutanées en général. Ces deux dernières sont assez dignes de remarque. Cette exclusion des affections cutanées tend à différencier très nettement ces eaux d'autres eaux sédatives, qui, telles que les sulfatées calciques ou mixtes, certaines bicarbonatées faibles, s'en rapprochent singulièrement pour le traitement des névropathies [voy. FONCAUDE]. Quant à la contre-indication tirée de la diathèse scrofuleuse, peut-être est-elle un peu trop exclusive. C'est ce qui paraît ressortir des observations de M. Boissier et de la pratique de M. Bourdel (Boissier, *Thèses de Montpellier*, 1855) ; et tout en reconnaissant que les eaux de La Malou ne représentent nullement une médication directe de la scrofule, nous ne nous expliquons pas que le caractère de contre-indication soit assigné à cette dernière d'une manière aussi absolue.

Les *rhumatismes nerveux* ou existant chez des individus névropathiques, les *névralgies* rhumatismales, tel paraît être le sujet le plus habituel des meilleures applications des eaux de La Malou. Ce caractère de médication antirhumatismale sera remarqué auprès d'eaux minérales d'une température aussi peu élevée. Il est possible que ce soit en partie à cette faible température que l'on doive attribuer le peu d'appropriation de ces eaux aux scrofuleux. Ne laissons pas perdre non plus ce fait d'observation : que ces eaux réussissent surtout sur les individus qui se trouvent sous l'influence de causes débilitantes prolongées, telles que l'onanisme, les excès vénériens, les affections morales tristes, etc. ; action reconstituante importante à rapprocher de l'action sédative des eaux de La Malou, et qui constitue un des caractères les plus frappants de toute une série du groupe des eaux minérales *faibles*.

M. Privat insiste sur ce que l'état rhumatismal ou névralgique *subaigu* n'est pas toujours une contre-indication à l'emploi actuel des eaux de La Malou ; et M. Boissier a vu des douleurs intenses céder immédiatement à l'administration du bain.

Tous les auteurs qui ont écrit sur ces eaux ont rapporté de remarquables exemples de guérisons rapides de *paraplégies*, dans l'étiologie ou la pathogénie desquelles le rhumatisme et les causes dépressives signalées plus haut jouent le principal rôle.

M. Boissier cite plusieurs exemples d'effets sédatifs notables obtenus chez des *épileptiques*.

M. Bourdel a obtenu d'excellents résultats chez des *goutteux*, présentant des phénomènes fréquents d'excitation, particulièrement des individus lymphatiques, atones, à fibre molle. Mais il ne faudrait pas en conclure que la diathèse goutteuse elle-même puisse être notablement modifiée par ces eaux.

Enfin, les eaux de La Malou représentent une médication très appropriée à la *chlorose*, surtout chez les personnes du sexe, nerveuses, irritables, de celles, par exemple, qui ne peuvent tolérer les bains de mer.

La station thermale de La Malou, de plus en plus fréquentée, tend à prendre une certaine importance que l'on doit en grande partie à l'amélioration et à l'extension de l'établissement de La Malou-le-haut. La grande diversité de ses sources est pour elle un élément essentiel de prospérité.

LAMOTTE (France, Isère, arrond. de Grenoble). A 30 kilomètres de cette ville, dans une gorge profonde, sur les bords du Drac. Altitude : 475 mètres.

Chlorurée sodique. Tempér., 58° à 60° centigr.

Trois sources ayant à peu près la même composition. Les deux principales sont désignées sous les noms de source du *Puits* et source de la *Dame*. La troisième n'est pas utilisée.

Eau : un litre.

	SOURCE DU PUITS.	SOURCE DE LA DAME.
Acide carbonique..............	quant. indét.	quant. indét.
	Gram.	Gram.
Carbonate de chaux..........)		
— de magnésie.....)	0,80	0,64
Crénate et carbonate de fer.... (		
Manganèse, traces...........)	0,02	0,01
Sulfate de chaux..............	1,65	1,40
— de magnésie..........	0,12	0,10
— de soude..............	0,77	0,67
Chlorure de sodium...........	3,80	3,56
— de magnésium........	0,14	0,12
— de potassium........	0,06	0,05
Bromure alcalin..............	0,02	traces
Silicate d'alumine............	0,06	0,05
	7,44	6,60

(O. HENRY, 1842.)

M. Chevallier a reconnu plus tard que les dépôts abandonnés, soit dans la cuve par laquelle passe l'eau minérale de Lamotte à son arrivée à l'établissement, soit sur des pierres détachées de la roche sur laquelle coule la source, soit enfin le résidu provenant de l'évaporation de l'eau des deux sources, contenaient de l'arsenic. MM. Breton et Buissard y ont trouvé en outre de l'iode et $0^{gr},00011$ d'arsenic par litre.

Le débit général des sources de cette station est évalué de 2800 à 3000 hectolitres par vingt-quatre heures. Les eaux sont conduites au moyen d'une machine hydraulique de Lamotte d'Aveillan, localité où elles ont leur point d'émergence, jusqu'au château de Lamotte où se trouve l'établissement. Il en résulte que, pendant ce trajet qui est de 2 kilomètres, leur température s'abaisse jusqu'à 37 degrés. On leur rend leur chaleur primitive en les faisant circuler à travers un serpentin d'une très grande dimension.

L'établissement comprend un nombre suffisant de baignoires, des appareils à douches, et un *vaporarium* qui consiste dans une grande salle garnie de gradins, où l'on fait arriver la vapeur à une température déterminée. Cette pièce sert aussi de salle d'aspiration ; pour cela, on introduit un jet d'eau minérale chaude qui, lancé avec force à travers les mille trous d'un diaphragme, se brise contre des corps résistants et se répand en vapeurs humides.

Les eaux de Lamotte présentent les applications communes des eaux chlorurées sodiques fortes. Elles exercent une action purgative prononcée sur un certain nombre de malades. Les circonstances qui, ici comme près de toutes les eaux analogues, font que cette action est très inégalement subie et remplacée quelquefois par la constipation, n'ont pas été bien définies. Il paraît qu'il suffit d'ajouter un peu de lait à l'eau minérale pour assurer ses effets purgatifs. L'action diaphorétique est recherchée et développée par l'emmaillottement à la suite des douches. M. Buissard rapporte que quelques malades ont continué, pendant un assez long temps après la terminaison du traitement, à éprouver des transpirations, à l'heure même où ils avaient coutume d'être soumis au maillot.

Les eaux de Lamotte sont employées spécialement dans les rhumatismes, les névralgies sciatiques, les scrofules, les paralysies et les maladies de l'utérus. C'est au *rhumatisme* articulaire qu'elles conviennent le plus, et elles exercent une action résolutive assez puissante sur les engorgements qui peuvent les accompagner. La même observation a été faite sur les engorgements articulaires *scrofuleux*, et les rapports relatifs à ces eaux signalent des cas de guérison de *tumeurs blanches* et de *coxalgies*. Mais il faut s'entendre sur la signification précise de ces derniers faits. M. Guérard signale, d'après un rapport de M. Buissard, quatre guérisons de tumeurs blanches et deux de coxalgie, obtenues *pendant la durée* du traitement (*Rapport général sur les eaux min. pendant l'an.* 1855) (Extrait des *Mém. de l'Acad. imp. de méd.* 1858). Ce sont là des résultats bien rapides, vis-à-vis d'affections qui méritent de semblables dénominations.

On a souvent répété l'observation suivante : que, pendant le traitement du rhumatisme, les urines présenteraient un dépôt rouge et pulvérulent dont la disparition coïnciderait avec la guérison. On voit souvent aussi d'anciennes douleurs rhumatismales réapparaître au début du traitement, ou le rhumatisme se montrer sur des points inusités, toutes circonstances d'un pronostic favorable, suivant M. Buissard.

La facilité avec laquelle les bains et les douches rappellent d'anciennes manifestations morbides, a été utilisée dans le traitement des *syphilis* secondaires et tertiaires.

Les résultats obtenus dans les *sciatiques* paraissent très satisfaisants. On administre les douches à température élevée, de 47° à 50°, et le maillot à la suite.

Les eaux de Lamotte, comme celles de Balaruc, de Bourbonne, de Bourbon-l'Archambault, sont souvent employées dans les *paralysies hémiplégiques*, suites d'apoplexie. Sur dix observations relatées par M. Buissard, cinq fois la maladie datait de quatre, trois et deux mois, une fois de vingt jours. Le traitement s'est généralement composé de bains, en petit nombre, quelquefois courts, à 36 et 37°, de douches de 44 à 48°, avec emmaillottement, enfin d'eau minérale à l'intérieur. Les résultats du traitement ont été ce qu'ils peuvent être dans les cas de ce genre, souvent très incomplets, bien que le retour des fonctions paralysées ait paru quelquefois manifestement activé. Nous signalerons l'innocuité de ce traitement, où la thermalité n'est pas ménagée, dans des cas de paralysie récente. [Voy. APOPLEXIE.]

M. Buissard a publié une série d'observations intéressantes, sous le titre de *myélite*, où la paraplégie s'accompagnait de douleurs spinales, de douleurs, contractures et mouvements convulsifs dans les membres paralysés. Le traitement employé sous la forme indiquée plus haut a ramené manifestement quelques cas de ce genre à une guérison complète (*Eaux ther. de Lamotte, études cliniques,* 1854).

Ces eaux exercent une action résolutive très prononcée sur les engorgements *utérins* et *ovariques*. On trouvera dans un recueil d'observations publié par M. Dorgeval-Dubouchet des renseignements intéressants sur ce sujet (*Mal. de l'utérus, obs. rec. aux eaux de Lamotte*). La *métrite* chronique, avec engorgement du col, leucorrhée, est souvent soulagée, rarement guérie, quelquefois exaspérée. Rien dans les observations de M. D. Dubouchet ne paraît propre à distinguer à ce sujet les eaux de Lamotte d'autres eaux minérales fort différentes, et où la même pratique est en vigueur. On attribue aux eaux de Lamotte des propriétés formellement cicatrisantes : les exutoires se sèchent par l'usage des bains, les ulcères se guérissent rapidement, pour un temps au moins : cependant il ne paraît pas, dans les observations publiées, que cette action cicatrisante se soit exercée d'une manière manifeste sur les ulcérations ou les érosions du col, malgré le grand usage que l'on fait à Lamotte des irrigations vaginales.

LAMSCHEID (Prusse, prov. du Bas-Rhin).

Ferrugineuse bicarbonatée. Tempér., 18° centigr.

	Eau : 16 onces. Grains.		*Eau : un litre.* Gram.
Carbonate de chaux	2,682	=	0,321
— de magnésie.......	0,552	=	0,066
— de soude	0,301	=	0,036
— de fer...........	1,008	=	0,120
— de manganèse	0,070	=	0,070
Chlorure de sodium.........	0,049	=	0,005
Sulfate de soude............	0,023	=	0,002
Acide silicique.............	0,176	=	0,021
	4,872	=	0,579
	Pouc. cub.		Cent. cub.
Gaz acide carbonique........	42,54	=	1,701

(BISCHOFF, 1827.)

Simon signale encore dans ces eaux des traces de baryte et de strontiane. On les emploie en boisson dans les affections dyspeptiques ; elles sont connues, depuis le XVIe siècle, sous le nom d'*eau acidule de Leiningen.*

LANDECK (Prusse, Silésie). Ville de la rég. de Breslau, sur la Biela, au milieu de montagnes à 3 milles de Glatz. Altitude : 469 mètres.

Bicarbonatée mixte. Tempér., 18 à 29° centigr.

Six sources sortant du gneiss, différant entre elles par leur température, très peu par leur composition :

1° *Georgenbrunnen*, 29° ; 2° *Wiesenquelle*, 27° ; 3° *Marienquelle*, 29° ; 4° *Douchequelle*, 26° ; 5° *Marianenbrunnen*, 2°1 ; *Mühlquelle*, 18°.

Nous donnons l'analyse de la première :

	Eau : 16 onces. Grains.		*Eau : un litre.* Gram.
Sulfate de soude...........	0,248	=	0,0297
Carbonate de soude.......	0,286	=	0,0343
Chlorure de potassium......	0,165	=	0,0198
Phosphate de chaux.........	0,042	=	0,0050
Sulfate de chaux...........	0,008	=	0,0009
Carbonate de chaux........	0,081	=	0,0097
— de magnésie	0,009	=	0,0010
Phosphate d'alumine...... ⎱	0,012	=	0,0011
Fer et manganèse .... ⎰			
Silice...................	0,271	=	0,0325
	1,122	=	0,1340
	Pouc. cub.		Cent. cub.
Gaz acide carbonique	0,26	=	10
Azote	0,62	=	24
Hydrogène sulfuré.........	traces		traces

(FISCHER.)

La *Wiesenquelle* (Source de la Prairie) renferme un peu plus de gaz hydrogène sulfuré.

Avec le *Marianenbrunnen*, elle est réservée pour l'usage interne. Les autres sources servent aux bains. Le gaz qui s'en dégage est utilisé en inhalation. On retire de leurs réservoirs des boues, employées comme topiques, et qui sur 1000 parties en renferment 10 composées de carbonate, de sulfate de soude, et de chlorure de sodium.

M. Seegen range les sources de Landeck parmi les eaux INDIFFÉRENTES (voy. ce mot), quoique leur température peu élevée les assimile imparfaitement aux thermes qu'on désigne ainsi. On les prescrit dans le rhumatisme à forme goutteuse, les engorgements articulaires, les troubles de la myotilité et les affections utérines avec prédominance névropathique. En boisson et par inhalation, on les applique au traitement des affections catarrhales du larynx et des bronches. Mais l'altitude de la localité et les qualités de l'air des montagnes semblent plutôt devoir exercer une influence spéciale sur l'organisme entier : on y trouve un établissement conforme à cette situation et bien installé. La cure du petit-lait peut y être suivie.

LANDETE (Espagne, prod. de Cuenca). Village proche de mines de charbon.

Bicarbonatée calcique (sulfureuse). Tempér., 19° centigr.

Eau : 29,7 pouces espagnols.

Chlorure de magnésium	0,229
Sulfate de magnésie	0,721
— de soude	0,027
Carbonate de chaux	1,343
— de magnésie	0,848
	3,168

	Pouc. cub.
Gaz acide carbonique	1,77
Gaz hydrogène sulfuré	quant. inappréc.

(ECOLE DE PHARMACIE DE MADRID.)

Nous ne savons à quel volume d'eau cette analyse se rapporte.

Station fréquentée pour le traitement des maladies de peau, sans installation suffisante.

LANGEAC (France, Haute-Loire, arrond. de Brioude).

A 2 kilomètres environ de la ville de Langeac, on trouve, dans une prairie, une source *ferrugineuse bicarbonatée* froide, désignée dans le pays sous le nom de *Brugeirou*.

Cette eau minérale paraît avoir été assez employée dans le courant du siècle dernier, car dans ses ouvrages, Raulin la signale tant au point de vue des matières minérales qu'elle renferme que de ses propriétés thérapeutiques. Le silence gardé par les auteurs modernes fait supposer qu'actuellement elle est tout à fait abandonnée.

LANGENAU (Bavière, Haute-Franconie).

Ferrugineuse bicarbonatée. Froide.

	Eau : 16 onces.		Eau : un litre.
	Grains.		Gram.
Carbonate de chaux	5,450	=	0,675
— de soude.........	1,150	=	0,142
— de magnésie.......	1,250	=	0,155
— de fer...........	0,350	=	0,043
Chlorure de sodium.........	0,200	=	0,024
Acide silicique............	1,150	=	0,142
Humus	0,250	=	0,031
	9,800	=	1,212
	Pouc. cub.		Cent. cub.
Gaz acide carbonique........	31,50	=	1691

(VOGEL.)

LANGENAU. Voy. NIEDER-LANGENAU.

LANGENBRUCKEN (Grand-Duché de Bade, cercle du Rhin-Moyen). Bourg entre Bruchsal et Heidelberg. Chemin de fer de Manheim à Bâle.

Bicarbonatée mixte. Tempér. de 12° à 14° centigr.

Quatre sources, dont deux sont obtenues par des forages artésiens pratiqués dans le lias. Nous donnons la composition de la principale, d'après la plus récente analyse :

	Eau : 1000 parties.
	Parties.
Chlorure de sodium.....................	0,0109
Sulfate de potasse.....................	0,0200
— de soude.....................	0,0317
— de chaux.....................	0,0783
Carbonate de chaux...................	0,2774
— de magnésie...................	0,0355
— de fer.....................	0,0098
Alumine...........................	0,0012
Silice	0,6479
	0,6479
Gaz hydrogène sulfuré..................	0,0068
Gaz acide carbonique..................	1,3741

(WANDSLEBEN.)

L'une des sources, *Gasquelle*, est chargée de gaz par pression artificielle, et sert à l'atmidiatrique. Malgré leur faible minéralisation, ces eaux sont prescrites dans les affections catarrhales, soit des organes respiratoires, soit de la vessie, et par extension, dans des cas de rhumatismes et des maladies cutanées.

Établissement pourvu de tous les moyens balnéaires et bien installé. Site et climat agréables, permettant de prolonger la cure thermale bien avant dans l'automne, et de l'entreprendre au printemps.

LANGENSALZA (Prusse, prod. de Saxe).

Sulfurée calcique. Tempér., 13° centigr.

	Eau : 16 onces.		Eau : un litre.
	Grains.		Gram.
Sulfate de chaux............	11,150	=	1,338
— de magnésie.........	2,000	=	0,240
— de soude...........	1,950	=	0,234
Chlorure de magnésium......	0,250	=	0,030
Carbonate de chaux........	2,200	=	0,264
— de magnésie	0,650	=	0,078
Acide silicique.............	0,150	=	0,018
Matière extractive..........	0,075	=	0,009
	20,07	=	2,211
	Pouc. cub.		Cent. cub.
Gaz hydrogène sulfuré.......	3,732	=	149
Gaz acide carbonique.......	1,628	=	65

(TROMMSDORFF.)

Simon signale encore dans ces eaux des sulfures de magnésium et de calcium, de la matière bitumineuse et de l'alumine. On les emploie en bains dans les rhumatismes, les paralysies et les maladies de la peau. Il y a un établissement.

LANGRUNE-SUR-MER (France, Calvados, arrond. de Caen). A 16 kilomètres de Caen. Chemin de fer de l'Ouest.

Bains de mer. Établissement particulier.

LANNASKEDE (Suède, district. de Jönköping).

Ferrugineuse sulfatée. Tempér., 8° centigr.

Ces eaux, dans lesquelles M. Von-dem-Busch signale du sulfate de fer, sont employées en boisson, mais avec ménagement, dans les cas de chlorose, d'anémie et de scrofules. On utilise en applications et en bains les boues minérales de la même source.

LAROQUE. Voy. LE BOULOU.

LARYNGÉE (Phthisie). Voy. LARYNGITE CHRONIQUE. PHTHISIE.

LARYNGITE CHRONIQUE. La laryngite chronique, *phthisie laryngée* des anciens, est assez généralement considérée sous deux aspects, selon qu'elle est symptomatique ou essentielle. Dans le premier cas, elle se relie soit à une diathèse tuberculeuse, ou syphilitique, soit à une altération organique des voies respiratoires. Nous ne la séparons pas alors, en ce qui concerne les applications des eaux minérales, du traitement de ces dyscrasies [voy. PHTHISIE PULMONAIRE, SYPHILIS]. Si, au contraire, l'affection est *simple*, idiopathique, cas où on la trouve rarement accompagnée de lésions locales, la médication thermale fournit d'utiles moyens de curation. Il est à regretter que, dans la plupart des documents relatifs à nos diverses stations et à celles de l'étranger, on n'ait pas spécifié quelle classe de laryngite avait été mise en traitement et améliorée ou guérie. Trop souvent aussi ces écrits confondent les affections du larynx avec les affections bronchiques, comme si une seule et même règle embrassait les deux ordres de faits. Néanmoins, en prenant la laryngite, débutant d'emblée à l'état chronique, et alors presque toujours consécutive à une fatigue prolongée des organes de la voix, c'est aux eaux *sulfurées* qu'il convient plus particulièrement d'en adresser le traitement.

Parmi les eaux *sulfurées sodiques*, les *Eaux-Bonnes* sont très appropriées à cette cure. Une longue expérience a prouvé que leur usage presque exclusivement interne, à doses progressivement croissantes, produit d'heureux effets, surtout chez des sujets lymphatiques, peu impressionnables, et lorsque l'affection elle-même revêt un caractère formellement passif. Si les observations de MM. Fontan et Drouhet se confirment, on rencontrerait dans les eaux de la *Raillère*, à la station de *Cauterets*, des propriétés moins stimulantes qui permettraient, plutôt qu'aux *Eaux-Bonnes*, de soumettre au traitement sulfureux les personnes un peu pléthoriques, atteintes de phthisie laryngée. Il faut noter qu'à la *Raillère*, les demi-bains chauds sont associés à la boisson des eaux, condition qui très vraisemblablement modifie les résultats obtenus. Les médecins de *Cauterets* insistent d'ailleurs sur la rapidité avec laquelle ils ont vu se dissiper la disposition congestive ou inflammatoire du larynx qui entretient et ramène les enrouements.

A *Enghien*, source *sulfurée calcique*, M. de Puisaye a cité des exemples de laryngite chronique, promptement améliorée par l'association de l'usage interne de la source *Deyeux* avec les bains et les douches en arrosoir sur les parties latérales et antérieures du cou. Mais il est assez remarquable que ces observations ont trait à des sujets chez lesquels la diathèse rhumatismale s'était manifestée autrefois avec énergie.

M. Fontan, à *Luchon*, se loue également des douches portées, non-seulement sur la région cervicale, mais encore jusque dans le pharynx lui-même. A cette même station, M. Lambron a imaginé un appareil qui, basé sur la méthode dite de pulvérisation, permet de soumettre l'arrière-gorge à un jet très fin et continu d'eau sulfureuse, préalablement brisé par réflexion sur une plaque de métal. Ces moyens, auxquels nous joindrons le gargarisme d'eau minérale, peuvent exercer une action topique, non encore déterminée d'une manière suffisante, mais qui paraît compatible avec la nature de l'affection, avec l'indication d'une tendance aux productions ulcéreuses et avec les données de la médication générale.

Les inhalations pratiquées, soit à l'aide des vapeurs spontanées, comme au *Vernet*, à *Amélie*, à *Allevard*, à *Saint-Honoré*, soit par d'autres procédés, comme à *Marlioz*, à *Pierrefonds*, à *Eilsen*, à *Nenndorf*, rentrent dans l'acception du traitement localisé, et se recommandent conditionnellement [voy. INHALATION].

Lorsqu'il importe de recourir à une médication externe un peu active, les eaux de *Schinznach*, en Suisse, offrent un degré et un mode de sulfuration très digne d'intérêt. C'est encore dans un sens de méthode dérivative qu'au *Mont-Dore*, à *Loèche*, on a pu adapter une thermalité puissante au traitement des maladies du larynx. Mais il y a alors à faire une part plus grande aux procédés balnéaires proprement dits qu'à l'action spécifique qu'on ne saurait plus invoquer en dehors des eaux sulfurées.

En Allemagne, la phthisie laryngée n'est point séparée des affections catarrhales de l'affection pulmonaire, et pour ce motif, on conseille les eaux d'*Ems* de préférence à d'autres pour son traitement. Leur spécialisation à cet égard ne peut contrebalancer celles caractérisées par l'élément sulfureux ; mais, dans certaines circonstances, où la laryngite se relie à une constitution rhumatismale ou goutteuse et s'accompagne d'impressionnabilité névropathique, on conçoit leur intervention efficace, et cette vue légitimerait les succès qu'elles ont pu produire. Nous en dirions autant des eaux de *Weissembourg*, qui, sulfatées calcaires, et prises à peu près uniquement en boisson, ont été préconisées encore à propos de l'état morbide dont nous parlons.

Enfin, si des scrofules compliquent la laryngite chronique, ce fait même indique *Aix-la-Chapelle* et *Uriage*.

Il n'est pas besoin d'insister sur la nécessité de considérer les conditions climatologiques de localité et de saison dans le choix à décider entre ces diverses stations thermales.

LASSERRE (France, Lot-et-Gar., arr. de Nérac). Près de Francescas. *Bicarbonatée calcique*. Tempér., 12°,5.

	Eau : un litre.
	Cent. cub.
Air atmosphérique...........................	48,191
Acide carbonique	47, »
	Gram.
Sulfate de magnésie cristallisé..............	0,135
— de soude cristallisé...................	0,060
Chlorure de sodium.......................	0,048
— de magnésium cristallisé............	0,041
Carbonate de chaux.......................	0,254
— de magnésie	0,003
Sulfate de chaux..........................	0,068
Silice	0,003
	0,616

(DULONG, 1825.)

Cette eau minérale passe pour laxative ; elle est, du reste, très peu connue.

LASZINA (États autrichiens, Croatie). A 20 kilomètres de Carlstadt. *Sulfatée sodique.* Tempér. ?

	Eau : 16 onces.		Eau : un litre.
	Grains.		Gram.
Sulfate de soude............	18,51	=	2,665
— de magnésie.........	1,81	=	0,260
Chlorure de sodium.........	10,36	=	1,491
Carbonate de chaux.........	5,29	=	0,761
— de fer............	0,13	=	0,018
Matière extractive..........	0,37	=	0,053
	36,47	=	5,248
	Pouc. cub.		Lit.
Gaz acide carbonique........	56,88	=	2,227
			(GURTH.)

Cette proportion de gaz acide carbonique dans une eau sulfatée sodique est remarquable. On l'emploie en boisson dans les dyspepsies.

LATERINA (Toscane, val d'Arno).

Ferrugineuse bicarbonatée. Tempér., 15° centigr.

	Eau : 16 onces.		Eau : un litre.
	Grains.		Gram.
Carbonate de soude........	7,997	=	0,783
— de magnésie......	2,132	=	0,208
— de chaux........	14,930	=	1,463
— de fer..........	0,533	=	0,052
Chlorure de sodium........	3,199	=	0,313
— de calcium........	1,066	=	0,104
	29,85	=	2,923
	Pouc. cub.		Cent. cub.
Gaz acide carbonique........	10,85	=	565
			(GIULI.)

Cette source sort de schistes calcaires sur la rive droite de l'Arno.

LAUCHSTADT (Prusse, province de Saxe, rég. et cercle de Merscbourg).

Sulfatée calcique (ferrugineuse). Tempér., 10°,5 centigr.

	Eau : un litre.
	Gram.
Sulfate de soude........................	0,208
— de potasse........................	0,020
— de magnésie......................	0,128
— de chaux	0,323
Carbonate ferreux......................	0,016
— de chaux......................	0,007
— de magnésie....................	0,019
Chlorure de magnésium..................	0,029
Alumine...............................	0,009
Silice	0,017
Protoxyde de manganèse.................	traces
Acides crénique et phosphorique...........	traces
Sable.................................	0,001
Acide carbonique.......................	0,282
	1,059
	(MARCHAND, 1844.)

Ces eaux sont administrées en boisson et en bains dans les états névro-pathiques, en particulier dans ceux qui se relient à une faiblesse géné-rale. Une nouvelle installation, bien dirigée, a rendu à cette station la vogue qu'elle avait au commencement de ce siècle.

LAUSANNE (Suisse, canton de Vaud). On signale dans cette ville deux sources *ferrugineuses bicarbonatées* froides exploitées dans des éta-blissements de bains. Analyse non publiée.

LAUSIGK (Allemagne, roy. de Saxe). Ville à 14 kilomètres de Grimma.

Sulfatée ferrugineuse? Tempér., 13° centigr.

	Eau : 10 livres. Grains.		Eau : un litre. Gram.
Sulfate de chaux..........	4,75000	=	0,058
— de magnésie	1,48080	=	0,018
— d'alumine.........	5,66246	=	0,070
— de fer............	3,02368	=	0,037
Acide sulfurique..........	0,57587	=	0,007
Acide silicique	0,45000	=	0,005
	15,94231	=	0,195
			(LAMPADIUS.)

On a prescrit ces eaux vraisemblablement en raison de propriétés dérivatives dans les affections goutteuses, les paralysies et les maladies cutanées : mais il est peu présumable que la composition assignée par Lampadius soit exacte ; elles mériteraient donc d'être soumises à un nouvel examen.

LAUTARET (Hautes-Alpes, arr. de Briançon).

Il existe dans cette partie des Alpes une source *sulfureuse* marquant 34°, qui jaillit de rochers granitiques à 120 mètres de l'hospice de la Madeleine. Comme elle est située à une hauteur de 1900 mètres, il en résulte qu'elle est couverte de neige une grande partie de l'année.

L'analyse complète de l'eau de cette source n'a pas encore été faite. M. Niepce indique seulement une petite quantité de carbonates, peu de sulfates, pas de fer ni d'azotates, et $0^{lit},00847$ d'acide sulfhydrique par litre.

LAUTERBACH (Suisse, canton d'Argovie). Près d'Aarbourg.

Source indiquée comme *sulfureuse*, sans analyse. Établissement de bains.

LAVAL (France, Isère, arr. de Grenoble).

Sulfurée? Tempér., 21°,7.

Cette source jaillit au nord-est du village et à travers des couches d'an-thracite en plusieurs filets qui, réunis, peuvent donner 800 hectolitres d'eau par vingt-quatre heures (*Annuaire des eaux de la France*).

Eau : un litre.

	Lit.
Azote..	traces
Acide carbonique.........................	0,02270
— sulfhydrique......................	0,00831

	Gram.
Carbonate de chaux........................	0,028
— de manganèse...................	0,009
Sulfate de soude..........................	1,048
— de magnésie.....................	1,127
Chlorure de sodium........................	0,351
— de calcium.....................	0,030
— de magnésium...................	0,007
Iode..	indices
Silice......................................	0,013
Matière organique et glairine.............	traces
	2,713

(Niepce.)

Si l'on considère que cette eau a son point d'émergence à travers des couches de houille, et qu'elle est très riche en sulfates, tout porte à croire qu'elle appartient aux sulfatées et que la minime proportion d'acide sulfhydrique est accidentelle. Nous n'avons pas de renseignement sur l'emploi que l'on en fait. On ne sait même si, malgré son grand débit, la source est régulièrement captée.

LAVARDENS (France, Gers, arrond. d'Auch). A 1 kilomètre de Lavardens.

Bicarbonatée calcique. Tempér., 19° centigr.

Eau : un litre.

	Litre.
Acide carbonique...........................	0,028

	Gram.
Carbonate de chaux........................	0,190
— de magnésie.....................	0,045
— de fer.........................	0,006
Sulfate de chaux..........................	0,008
— de magnésie.....................	0,076
— de soude.......................	0,054
Chlorure de sodium........................	0,044
— de magnésium...................	0,015
Chlorhydrate d'ammoniaque.................	traces
Silice et débris végétaux.................	0,026
Résine.....................................	0,003
	0,467

(Lidange et Boutan.)

Cette source qui, à part sa température, se rapproche tout à fait des sources d'eau douce, porte dans le pays le nom de *Fontaine-Chaude*, ce qui ferait supposer qu'à une époque très éloignée elle offrait une température plus élevée.

LAVATRINA. Désignation réservée, dans la langue archaïque, aux

bains, de petite dimension, par opposition aux édifices considérables
connus sous le nom de *Thermæ.*

LAVEY (Suisse, canton de Vaud). Hameau situé à environ 3 kilomètres au-dessus du défilé de Saint-Maurice, dans un espace resserré entre
le Rhône et la montagne de Morcles ; à 12 kilomètres de Martigny et
92 de Genève.

Sulfatée mixte. Tempér., 43° centigr.

Eau : un litre.

	Cent. cub.
Acide sulfhydrique.	3,51
— carbonique	4,34
Azote	27,80

	Gram.
Chlorure de potassium	0,0034
— de sodium	0,3633
— de lithium	0,0056
— de calcium	0,0015
— de magnésium	0,0045
Sulfate de soude	0,7033
— de magnésie	0,0068
— de chaux	0,0907
— de strontiane	0,0023
Carbonate de chaux	0,0730
— de magnésie	0,0018
Silice	0,0566
	1,3128

Bromure, iodure, fluorure de calcium, phosphate
de chaux, oxydes de fer et de manganèse,
matière extractive.................. } traces ou quantités indéterminées.

(BAUP, 1833.)

Découvertes, en 1831, dans le lit même du Rhône, les eaux thermales de Lavey ont été habilement captées. On a constaté que, sortant
des fissures d'une masse de gneiss profondément située, elles traversaient, pour arriver à la surface du sol, une couche compacte de sable et
de cailloux, de 7 mètres environ d'épaisseur. Le volume de cette source
n'est ni très considérable, ni très constant. Le trajet que l'eau est obligée
de parcourir, du griffon jusqu'à l'établissement des bains, situé à 150
toises plus bas, lui fait éprouver une perte de 7 degrés et la ramène à
36° centigr. On élève sa température par coupage, selon les besoins.

Un établissement de bains, muni d'un grand nombre de baignoires,
d'appareils de douches variés et d'étuves, a été construit à Lavey. Il y a
un hôpital, annexe de l'hospice cantonal de Vaud.

M. le docteur Cossy (*Bull. clin. de l'hôpit. des bains de Lavey.
Saison de* 1847) reconnaît que la composition de ces eaux ne saurait
faire prévoir, avec certitude, leur action sur l'organisme sain ou malade.
Néanmoins, suivant ce médecin, l'eau de Lavey peut passer pour exci-

tante; mais comme il n'est pas spécifié sous quelle forme elle développe ses propriétés, soit en boisson, soit par usage externe, ni dans quelle série de circonstances, morbides ou autres, elle produit franchement de l'excitation, nous devons penser que la thermalité a eu la plus grande part dans les effets observés par M. Cossy. Quant à l'influence légèrement purgative et aux propriétés diurétiques, signalées dans la même étude clinique, la quantité d'eau ingérée peut tellement favoriser de semblables phénomènes qu'il n'est pas nécessaire de faire intervenir une minéralisation, d'ailleurs assez faible par elle-même dans l'eau de Lavey. On ne trouve pas non plus que l'exposé des contre-indications relatives à l'emploi de ces eaux le distingue de tout traitement thermal analogue.

A l'exception des maladies rhumatismales, il ne paraît point que la station de Lavey eût à revendiquer une spécialisation formelle jusqu'à ce que M. le docteur Lebert introduisît en 1839 l'association des eaux mères de Bex comme adjuvant de l'eau thermale dans beaucoup de cas, particulièrement dans la thérapeutique des scrofules et de leurs nombreuses variétés. [Voy. BEX.]

Les comptes rendus publiés en 1840, 41 et 42, par M. Lebert sur une pratique, encore récente à cette époque en hydrologie, reproduisent des recherches pleines d'intérêt sur l'application médicale des eaux mères et qui ont eu le mérite au moins de poser les bases de cette question. C'est en combinant le double moyen de l'eau thermale et de l'eau mère qu'on traite avantageusement à Lavey les affections de la peau et du système osseux, liées au vice scrofuleux. M. Cossy (loc. cit.) énumère encore parmi ces indications la débilité générale, tenant vraisemblablement à un état chloro-anémique, l'atonie et la faiblesse de la peau et des diverses membranes muqueuses, en particulier de la muqueuse génitale chez la femme. Enfin, dans ce même établissement, l'eau du Rhône, dont la température toujours fort basse, même pendant les plus grandes chaleurs de l'été, varie entre 6 et 10° centigr., a été utilisée selon la méthode hydrothérapique, non-seulement pour les douches froides, mais encore en affusions et en bains de courte durée. Il y a donc à tenir compte, pour l'appréciation de l'importance de Lavey, de ces divers modes de médication qui, réunis sur un même point, procurent des résultats disséminés dans d'autres stations.

Les conditions climatologiques et hygiéniques de Lavey sont très satisfaisantes. Quelques indices ont pu faire conjecturer que la source actuelle aurait été retrouvée après un oubli de douze siècles, mais il n'y a rien de démonstratif à cet égard.

LEAMINGTON-PRIORS (Angleterre, comté de Warwick). Ville sur la Leam, à 3 kilomètres de Warwick et à 140 de Londres. Station du chemin de fer de Coventry. — Cinq sources dont la principale et la plus ancienne est l'*Old Well* ou *Lord Aylesford's Well*.

Chlorurée sodique. Tempér., 9° centigr.

	Eau : une pinte. Grains.		Eau : un litre. Gram.
Chlorure de sodium........	40,770	=	4,321
— de calcium........	20,561	=	2,179
— de magnésium.....	3,266	=	0,346
Sulfate de soude..........	40,398	=	4,282
	104,995	=	11,128
	Pouc. cub.		Cent. cub.
Gaz acide carbonique........	2,103	=	113,5
Azote....................	0,537	=	28,9
Oxygène.................	0,075	=	4,0

Les autres sources également froides participent, à peu de chose près, à cette composition que M. Glover reproduit, sans nom d'auteur, et qui d'ailleurs se rapporte à l'analyse publiée déjà par Scudamore. L'une d'elles, *Royal-Pomp*, a passé pour sulfureuse; mais le docteur Granville fait remarquer avec justesse que le sol marécageux d'où elle sourd peut très bien lui communiquer ce caractère passager. M. Daubeny avait encore signalé dans cette même source des traces d'iode et de brome.

Ces eaux, particulièrement celle de *Lord Aylesford*, produisent des effets purgatifs et altérants. On les emploie, en boisson et en bains, dans les dyspepsies et toutes les affections qui se relient au dérangement des fonctions digestives. Elles sont encore conseillées dans les maladies du foie, plus rarement dans celles de la peau et les scrofules.

Les diverses sources connues dès le XVIe siècle, mais dont la renommée ne remonte guère qu'à 1790, sont l'objet d'entreprises particulières. Le séjour y est agréable et attire une nombreuse affluence.

LECCIA (Toscane, Val-di-Cornia).

Ferrugineuse bicarbonatée. Tempér., 35° centigr.

	Eau : 16 onces. Grains.		Eau : un litre. Gram.
Sulfate de chaux...........	2,132	=	0,209
— de magnésie.........	1,066	=	0,104
— de soude...........	0,533	=	0,052
Carbonate de chaux........	5,331	=	0,522
— de magnésie.......	1,066	=	0,104
— de fer...........	0,533	=	0,052
Chlorure de sodium........	1,066	=	0,104
— de magnésium......	0,266	=	0,026
— de calcium........	0,266	=	0,026
	12,259	=	1,199
	Pouc. cub.		Cent. cub.
Gaz acide carbonique........	0,523	=	28,2
Gaz hydrogène sulfuré.......	traces		traces

(GIULY.)

La similitude que l'on observe dans la proportion des matériaux fixes signalée par M. Giuly, fait supposer que cette analyse est plutôt approximative que quantitative.

Ces eaux sont employées dans les affections rhumatismales et cutanées. Les conditions hygiéniques de la localité ne paraissent pas favorables.

LEDESMA (Espagne, prov. de Salamanque). A 26 kilomètres du chef-lieu.

Sulfurée. Tempér., 50° centigr.

A peu de distance de ce bourg, sur les bords d'une rivière, jaillissent plusieurs sources thermales, très abondantes. La composition qualitative seule en a été indiquée. On y a signalé des sulfates de chaux et de fer, du chlorure de calcium, du carbonate de chaux, des traces de phosphate calcique, de la matière analogue à la barégine en notable quantité, du gaz acide carbonique et du gaz hydrogène sulfuré libre. La proportion de ce dernier, évaluée récemment au sulfhydromètre, serait de 8967 centimètres cubes. Il est à désirer qu'on procède à l'analyse de ces eaux intéressantes.

Elles sont employées en boisson, en bains et sous forme de vapeurs. Un établissement, avec piscines, bains particuliers et étuve, les dessert. On y adresse particulièrement les affections rhumatismales et les paralysies. C'est une des stations les plus fréquentées de l'Espagne. Elle possède les ruines de thermes romains.

LÉGISLATION. La législation des eaux minérales en France était naguère très imparfaite encore et comme provisoire. Un court exposé des formes qu'elle a successivement revêtues et des vicissitudes qu'elle a subies depuis un certain nombre d'années, précédera utilement la reproduction des lois et ordonnances qui régissent aujourd'hui la matière.

Toutes les sources exploitées le sont en vertu d'une autorisation prescrite et maintenue successivement par l'article 18 de l'arrêt du conseil du 5 mai 1781, l'art. 12 de l'arrêté du Directoire du 29 floréal an VII, enfin l'art. 1er de l'ordonnance royale du 18 juin 1823.

Voici l'article de l'arrêt du conseil du 5 mai 1781 ; les lois qui sont venues ensuite n'ont guère fait que le copier : « Tout propriétaire qui découvrira dans son terrain une source d'eaux minérales et médicinales, sera tenu d'en instruire la Société (royale de médecine), pour qu'elle en fasse l'examen, et que, d'après le rapport des commissaires qu'elle aura nommés, la distribution en soit permise ou prohibée, suivant le jugement qui en aura été porté par elle. » L'Académie impériale de médecine a succédé à la Société royale pour cette attribution, qu'elle n'exerce cependant que par l'intermédiaire, et sauf la sanction du ministre de l'agriculture, du commerce et des travaux publics. Nous avons exposé dans un article spécial les formalités auxquelles est soumise la demande d'autorisation pour l'exploitation des sources minérales. [Voy. AUTO-RISATION.]

La police des eaux minérales était restée jusqu'ici soumise à une ordonnance du roi des 18 juin — 7 juillet 1823, que nous reproduirons textuellement. Mais les développements pris depuis trente ans par les établissements thermaux et l'expérience de tous les jours sur une matière encore neuve à cette époque, avaient démontré l'insuffisance et l'imperfection d'une réglementation, assez confuse sur beaucoup de points et à peu près inapplicable sur plusieurs. Aussi un règlement d'administration publique sur les eaux minérales a-t-il été longuement et laborieusement élaboré durant ces dernières années, au sein du ministère dont elles ressortissent et modifié par le conseil d'État. Ce règlement vient de paraître. Comme il n'a pas encore été appliqué, et qu'il lui manque le complément annoncé de règlements particuliers d'administration pour chacune, au moins des stations les plus importantes, nous ne pouvons savoir jusqu'à quel point il satisfera aux justes exigences de la matière.

Cependant des tentatives avaient été faites à plusieurs reprises, près de nos assemblées délibérantes, pour doter les eaux minérales d'une législation qui leur manquait. Nous empruntons au rapport présenté par M. Lélut au corps législatif, sur la loi de juillet 1856, quelques renseignements dont l'intérêt est purement historique.

En 1836, la commission du budget de la Chambre des députés demandait au gouvernement une loi qui protégeât nos établissements thermaux contre les agressions de l'intérêt privé. Cet appel de la chambre élective fut entendu, il avait même été pressenti ; et, un an après, en 1837, le gouvernement présentait à la Chambre des pairs un projet de loi tendant à accorder le caractère d'utilité publique aux sources d'eaux thermales qui en seraient jugées dignes, et à les placer, en conséquence, dans certaines conditions de protection et de privilége.

Ce projet de loi eut des destinées singulières. Reproduit cinq ou six fois de 1837 à 1846, présenté alternativement et avec des variantes aux deux Chambres, il fut, dans sa clause principale, le *périmètre* dit de *protection*, successivement et réciproquement rejeté par la Chambre qui l'avait antérieurement adopté, et adopté par celle qui l'avait antérieurement rejeté.

Survinrent les événements de février. On était à peine au mois de mars, à huit jours de ces événements, que les propriétés thermales se voyaient déjà menacées par l'agression de leurs voisins. Le décret suivant fut rendu d'urgence et conserva force de loi jusqu'en 1856.

DÉCRET RELATIF AUX SOURCES D'EAUX MINÉRALES, DES 8-10 MARS 1848.

Le gouvernement provisoire, sur le rapport du ministre provisoire de l'agriculture et du commerce ;

Considérant que les sources d'eaux minérales constituent une richesse publique, dont la conservation n'importe pas moins à l'humanité qu'à l'intérêt national ;

Voulant prévenir les tentatives qui pourraient compromettre l'existence de ces établissements ;

Attendu l'urgence, décrète :

Art. 1. Aucun sondage, aucun travail souterrain, ne pourront être pratiqués sans l'autorisation préalable du préfet du département, dans un périmètre de 1000 mètres au moins de rayon autour de chacune des sources d'eau minérale, dont l'exploitation aura été régulièrement autorisée.

Cette autorisation ne sera délivrée que sur l'avis de l'ingénieur des mines du département, et du médecin-inspecteur de l'établissement thermal.

Art. 2. Le ministre provisoire de l'agriculture et du commerce est chargé du présent décret.

Bien que le principe posé par ce décret, le *périmètre de protection*, ait été définitivement consacré, l'invariabilité de la prescription rendue et son application à toutes les sources autorisées ont rendu le décret de mars 1848, la plupart du temps, ou inutile, ou insuffisant, ou nuisible (*Rapport au corps législatif*).

La loi de juillet 1856, mûrement étudiée, est venue sanctionner ce principe et a créé une véritable législation des eaux minérales. Cependant elle a laissé encore bien des points en souffrance, car elle n'a envisagé les eaux minérales qu'au point de vue de la propriété et de la conservation, et n'a réglementé que la *déclaration d'intérêt public* et le *périmètre de protection*.

Nous donnons ici le texte même de cette loi, et des décrets portant règlement de ses dispositions particulières et générales rendus successivement après. Mais auparavant, nous reproduirons l'ordonnance de 1823 qui n'a été que partiellement abolie par le décret du 28 janvier 1860, et complète ainsi le régime administratif auquel les eaux minérales se trouvent actuellement soumises.

ORDONNANCE ROYALE DU 18 JUIN 1823.

TITRE I. — DISPOSITIONS GÉNÉRALES.

Art. 1. Toute entreprise ayant pour effet de livrer ou d'administrer au public des eaux minérales naturelles ou artificielles demeure soumise à une autorisation préalable et à l'inspection d'hommes de l'art, ainsi qu'il sera réglé ci-après. Sont seuls exceptés de ces conditions les débits desdites eaux, qui ont lieu dans les pharmacies.

Art. 2. Les autorisations exigées par l'article précédent continueront à être délivrées par notre ministre secrétaire d'État de l'intérieur (*par l'ordonnance du 16 avril 1834, art. 2, l'administration des eaux thermales a été mise dans les attributions du ministère de l'agriculture et du commerce*), sur l'avis des autorités locales, accompagné, pour les eaux minérales naturelles, de leur analyse, et pour les eaux minérales artificielles, des formules de leur préparation.

Elles ne pourront être révoquées qu'en cas de résistance aux règles prescrites par la présente ordonnance, ou d'abus qui seraient de nature à compromettre la santé publique.

Art. 3. L'inspection ordonnée par le même art. 1 continuera à être confiée à des docteurs en médecine ou en chirurgie; la nomination en sera faite par notre ministre secrétaire d'État de l'intérieur, de manière qu'il n'y ait qu'un inspecteur par établissement, et qu'un même inspecteur en inspecte plusieurs lorsque le service le permettra. Il pourra néanmoins, là où ce sera jugé nécessaire, être nommé des inspecteurs adjoints, à l'effet de remplacer les inspecteurs titulaires en cas d'absence, de maladie ou de tout autre empêchement.

Art. 4. L'inspection a pour objet tout ce qui, dans chaque établissement, importe à la santé publique. — Les inspecteurs font, dans ce but, aux propriétaires, régisseurs et fermiers, les propositions et observations qu'ils jugent nécessaires; ils portent au besoin leurs plaintes à l'autorité, et sont tenus de lui signaler les abus venus à leur connaissance.

Art. 5. Ils veillent particulièrement à la conservation des sources, à leur amélioration, à ce que les eaux minérales artificielles soient toujours conformes aux formules approuvées, et à ce que les unes et les autres eaux ne soient ni falsifiées ni altérées. Lorsqu'ils s'aperçoivent qu'elles le sont, ils prennent ou requièrent les précautions nécessaires pour empêcher qu'elles ne puissent être livrées au public, et provoquent, s'il y a lieu, telles poursuites que de droit.

Art. 6. Ils surveillent dans l'intérieur des établissements la distribution des eaux, l'usage qui en est fait par les malades, sans néanmoins pouvoir mettre obstacle à la liberté qu'ont ces derniers de suivre les prescriptions de leurs propres médecins ou chirurgiens, et même d'être accompagnés par eux, s'ils le demandent.

Art. 7. Les traitements des inspecteurs étant une charge des établissements inspectés, les propriétaires, régisseurs ou fermiers seront nécessairement entendus pour leur fixation, laquelle continuera à être faite par les préfets et confirmée par notre secrétaire d'État de l'intérieur. Il n'est point dû de traitement aux inspecteurs adjoints.

Art. 8. Partout où l'affluence du public l'exigera, les préfets, après avoir entendu les propriétaires et les inspecteurs, feront des règlements particuliers qui auront en vue l'ordre intérieur, la salubrité des eaux, leur libre usage, l'exclusion de toute préférence dans les heures à assigner aux malades pour les bains ou douches, et la protection particulière due à ces derniers dans tout établissement placé sous la surveillance immédiate de l'autorité. — Lorsque l'établissement appartiendra à l'État, à un département, à une commune ou à une institution charitable, le règlement aura aussi en vue les autres branches de son administration.

Art. 9. Les règlements prescrits par l'article précédent seront transmis à notre ministre secrétaire d'État de l'intérieur, qui pourra y faire telles modifications qu'il jugera nécessaires. — Ils resteront affichés dans les établissements et seront obligatoires pour les personnes qui les fréquenteront comme pour les individus attachés à leur service. Les inspecteurs pourront requérir le renvoi de ceux de ces derniers qui refuseraient de s'y conformer.

Art. 10. Resteront pareillement affichés dans ces établissements, et dans tous les bureaux destinés à la vente d'eaux minérales, les tarifs ordonnés par l'article 10 de l'arrêté du gouvernement du 27 décembre 1802. Lorsque ces tarifs concerneront des entreprises particulières, l'approbation du préfet ne pourra porter aucune modification dans les prix, et servira seulement à les constater.

Art. 11. Il ne sera, sous aucun prétexte, exigé ou perçu des prix supérieurs à ces tarifs.

Les inspecteurs ne pourront également rien exiger des malades dont ils ne dirigeront pas le traitement, ou auxquels ils ne donneront pas des soins particuliers. — Ils continueront à soigner gratuitement les indigents admis dans les hospices dépendant des établissements thermaux, et seront tenus de les visiter au moins une fois par jour.

Art. 12. Les divers inspecteurs rempliront et adresseront, chaque année, à notre ministre de l'intérieur, des tableaux dont il leur sera fourni des modèles ; ils y joindront les observations qu'ils auront recueillies et les mémoires qu'ils auront rédigés sur la nature, la composition et l'efficacité des eaux, ainsi que sur le mode de leur application.

TITRE II. — DISPOSITIONS PARTICULIÈRES A LA FABRICATION DES EAUX MINÉRALES ARTIFICIELLES, AUX DÉPÔTS ET A LA VENTE DE CES EAUX ET DES EAUX MINÉRALES NATURELLES.

Art. 13. Tous individus fabriquant des eaux minérales artificielles ne pourront obtenir ou conserver l'autorisation exigée par l'art. 1er, qu'à la condition de se soumettre aux dispositions qui les concernent dans la présente ordonnance, de subvenir aux frais d'inspection, de justifier des connaissances nécessaires pour de telles entreprises, ou de présenter pour garant un pharmacien légalement reçu.

Art. 14. Ils ne pourront s'écarter dans leurs préparations, des formules approuvées par notre ministre secrétaire d'État de l'intérieur, et dont copie restera entre les mains des inspecteurs chargés de veiller à ce qu'elles soient exactement suivies. Ils auront néanmoins, pour des cas particuliers, la faculté d'exécuter des formules magistrales sur la prescription écrite et signée d'un docteur en médecine ou en chirurgie. — Ces prescriptions seront conservées pour être représentées à l'inspecteur, s'il le requiert.

Art. 15. Les autorisations nécessaires pour tous dépôts d'eaux minérales naturelles ou artificielles, ailleurs que dans les pharmacies ou dans les lieux où elles sont puisées ou fabriquées, ne seront pareillement accordées qu'à la condition expresse de se soumettre aux présentes règles, et de subvenir aux frais d'inspection. — Il n'est néanmoins rien innové à la faculté que les précédents règlements donnent à tout particulier de faire venir des eaux minérales pour son usage et pour celui de sa famille.

Art. 16. Il ne peut être fait d'expédition d'eaux minérales naturelles hors de la commune où elles sont puisées, que sous la surveillance de l'inspecteur ; les envois doivent être accompagnés d'un certificat d'origine par lui délivré, constatant les quantités expédiées, la date de l'expédition et la manière dont les vases ou bouteilles ont été scellés au moment même où l'eau a été puisée à la source. — Les expéditions d'eaux minérales artificielles seront pareillement surveillées par l'inspecteur, et accompagnées d'un certificat d'origine délivré par lui.

Art. 17. Lors de l'arrivée desdites eaux aux lieux de leur destination, ailleurs que dans des pharmacies ou chez des particuliers, les vérifications nécessaires pour s'assurer que les précautions prescrites ont été observées, et qu'elles peuvent être livrées au public, seront faites par les inspecteurs. Les caisses ne seront ouvertes qu'en leur présence, et les débitants devront tenir registre des quantités reçues, ainsi que des ventes successives.

Art. 18. Là où il n'aura point été nommé d'inspecteur, tous les établissements d'eaux minérales naturelles ou artificielles seront soumis aux visites ordonnées par les art. 29, 31 et 38 de la loi du 11 avril 1803 (21 germinal an XI).

TITRE III. — DE L'ADMINISTRATION DES SOURCES MINÉRALES APPARTENANT A L'ÉTAT, AUX COMMUNES ET AUX ÉTABLISSEMENTS CHARITABLES.

Art. 19. Les établissements d'eaux minérales qui appartiennent à des départements, à des communes ou à des institutions charitables, seront gérés pour leur compte. Toutefois, les produits ne seront point confondus avec les autres revenus, et continueront à être spécialement employés aux dépenses ordinaires et extraordinaires desdits établissements. sauf les excédants disponibles après qu'il aura été satisfait à ces dépenses. Les budgets et les comptes seront aussi présentés et arrêtés séparément conformément aux règles prescrites pour ces trois ordres de services publics.

Art. 20. Ceux qui appartiennent à l'état continueront à être administrés par les préfets, sous l'autorité de notre ministre secrétaire d'État de l'intérieur, qui en arrêtera les budgets et les comptes, et fera imprimer tous les ans, pour être distribué aux chambres, un tableau général et sommaire de leurs recettes et de leurs dépenses. Sera aussi imprimé, à la suite dudit tableau, le compte sommaire des subventions portées au budget de l'état pour les établissements thermaux.

Art. 21. Les établissements objet du présent titre seront mis en ferme, à moins que, sur la demande des autorités locales et des administrations propriétaires, notre ministre de l'intérieur n'ait autorisé leur mise en régie.

Art. 22. Les cahiers des charges devront être approuvés par les préfets après avoir entendu les inspecteurs...

Art. 23. Les membres des administrations, propriétaires ou surveillants, ni les inspecteurs, ne pourront se rendre adjudicataires desdites fermes, ni y être intéressés (*dans la supposition où les établissements thermaux seraient affermés*).

Art. 24. La nomination des employés et des servants dans les établissements thermaux mis en régie ne pourra être faite que de l'avis de l'inspecteur. (*Analysé.*)

Art. 25. Il sera procédé, pour les réparations, constructions, reconstructions et autres travaux, conformément aux règles prescrites pour la branche du service public à laquelle l'établissement appartiendra... — Toutefois ceux de ces travaux qui ne seront point demandés par l'inspecteur ne pourront être ordonnés qu'après avoir pris son avis.

LOI SUR LA CONSERVATION ET L'AMÉNAGEMENT DES SOURCES D'EAUX MINÉRALES (14 JUILLET 1856).

TITRE I. — DE LA DÉCLARATION D'INTÉRÊT PUBLIC DES SOURCES ; DES SERVITUDES ET DES DROITS QUI EN RÉSULTENT.

Art. 1. Les sources d'eau minérale peuvent être déclarées d'intérêt public, après enquête, par un décret impérial délibéré en conseil d'État.

Art. 2. Un périmètre de protection peut être assigné par un décret rendu dans les formes établies en l'article précédent, à une source déclarée d'intérêt public. Ce périmètre peut être modifié si de nouvelles circonstances en font reconnaître la nécessité.

Art. 3. Aucun sondage, aucun travail souterrain, ne peuvent être pratiqués dans le périmètre de protection d'une source minérale déclarée d'intérêt public, sans autorisation préalable. A l'égard des fouilles, tranchées, pour extraction de matériaux ou pour un autre objet, fondation de maisons, caves, ou autres travaux à ciel ouvert, le décret qui fixe le périmètre de protection peut exceptionnellement imposer aux propriétaires l'obligation d'en faire, au moins un mois à l'avance, une déclaration au préfet, qui en délivre récépissé.

Art. 4. Les travaux énoncés dans l'article précédent et entrepris, soit en vertu d'une autorisation régulière, soit après une déclaration préalable, peuvent, sur la demande du propriétaire de la source, être interdits par le préfet, si leur résultat constaté est d'altérer ou de diminuer la source. Le propriétaire du terrain est préalablement entendu. L'arrêté du préfet est exécutoire par provision, sauf recours au conseil de préfecture et au conseil d'État par la voie contentieuse.

Art. 5. Lorsque, à raison de sondages ou de travaux souterrains entrepris en dehors du périmètre, et jugés de nature à altérer ou diminuer une source minérale déclarée d'intérêt public, l'extension du périmètre paraît nécessaire, le préfet peut, sur la demande du propriétaire de la source, ordonner provisoirement la suspension des travaux. Les travaux peuvent être repris, si, dans le délai de six mois, il n'a pas été statué sur l'extension du périmètre.

Art. 6. Les dispositions de l'article précédent s'appliquent à une source minérale déclarée d'intérêt public, à laquelle aucun périmètre n'a été assigné.

Art. 7. Dans l'intérieur du périmètre de protection, le propriétaire d'une source déclarée d'intérêt public a le droit de faire, dans le terrain d'autrui, à l'exception des maisons d'habitation et des cours attenantes, tous les travaux de captage et d'aménagement nécessaires pour la conservation, la conduite et la distribution de cette source, lorsque ces travaux ont été autorisés par un arrêté du ministre de l'agriculture, du commerce et des travaux publics. Le propriétaire du terrain est entendu dans l'instruction.

Art. 8. Le propriétaire d'une source d'eau minérale déclarée d'intérêt public peut exécuter, sur son terrain, tous les travaux de captage et d'aménagement nécessaires pour la conservation, la conduite et la distribution de cette source, un mois après la communication faite de ses projets au préfet. En cas d'opposition par le préfet, le propriétaire ne peut commencer ou continuer les travaux qu'après autorisation du ministre de l'agriculture, du commerce et des travaux publics. A défaut de décision dans le délai de trois mois, le propriétaire peut exécuter les travaux.

Art. 9. L'occupation d'un terrain compris dans le périmètre de protection pour l'exécution des travaux prévus par l'article 7 ne peut avoir lieu qu'en vertu d'un arrêté du préfet qui en fixe la durée. Lorsque l'occupation d'un terrain compris dans le périmètre prive le propriétaire de la jouissance du revenu au delà du temps d'une année, ou lorsqu'après les travaux le terrain n'est plus propre à l'usage auquel il était employé, le propriétaire dudit terrain peut exiger du propriétaire de la source l'acquisition du terrain occupé ou dénaturé. Dans ce cas, l'indemnité est réglée suivant les formes prescrites par la loi du 3 mai 1841. Dans aucun cas, l'expropriation ne peut être provoquée par le propriétaire de la source.

Art. 10. Les dommages dus par suite de suspension, interdiction ou destruction des travaux dans les cas prévus aux art. 4, 5 et 6, ainsi que ceux dus à raison de travaux exécutés en vertu des art. 7 et 9 sont à la charge du propriétaire de la source. L'indemnité est réglée à l'amiable ou par les tribunaux. Dans les cas prévus par les art. 4, 5 et 6, l'indemnité due par le propriétaire de la source ne peut excéder le montant des pertes matérielles qu'a éprouvées le propriétaire du terrain, et le prix des travaux devenus inutiles, augmenté de la somme nécessaire pour le rétablissement des lieux dans leur état primitif.

Art. 11. Les décisions concernant l'exécution ou la destruction des travaux sur le terrain d'autrui ne peuvent être exécutées qu'après le dépôt d'un cautionnement dont l'importance est fixée par le tribunal, et qui sert de garantie au payement de l'indemnité dans les cas énumérés en l'article précédent. L'État, pour les sources dont il est propriétaire, est dispensé du cautionnement.

Art. 12. Si une source d'eau minérale, déclarée d'intérêt public, est exploitée d'une manière qui en compromette la conservation, ou si l'exploitation ne satisfait pas aux besoins de la santé publique, un décret impérial, délibéré en conseil d'État, peut autoriser l'expropriation de la source et de ses dépendances nécessaires à l'exploitation, dans les formes réglées par la loi du 3 mai 1841.

TITRE II. — DISPOSITIONS PÉNALES.

Art. 13. L'exécution, sans autorisation, ou sans déclaration préalable, dans le périmètre de protection, de l'un des travaux mentionnés dans l'art. 3, la reprise des travaux interdits ou suspendus administrativement, en vertu des art. 4, 5 et 6, est punie d'une amende de cinquante francs à cinq cents francs.

Art. 14. Les infractions aux règlements d'administration publique prévus au dernier paragraphe de l'article 19 de la présente loi, sont punies d'une amende de seize francs à cent francs.

Art. 15. Les infractions prévues par la présente loi sont constatées, concurremment, par les officiers de police judiciaire, les ingénieurs des mines et les agents sous leurs ordres ayant droit de verbaliser.

Art. 16. Les procès-verbaux dressés en vertu des art. 13 et 14 sont visés pour timbre et enregistrés en débet. Les procès-verbaux dressés par des gardes-mines ou agents de surveillance assermentés doivent, à peine de nullité, être affirmés dans les trois jours devant le juge de paix ou le maire, soit du lieu du délit, soit de la résidence de l'agent. Lesdits procès-verbaux font foi jusqu'à preuve contraire.

Art. 17. L'art. 463 du Code pénal est applicable aux condamnations prononcées en vertu de la présente loi.

Titre III. — Dispositions générales et transitoires.

Art. 18. La somme nécessaire pour couvrir les frais d'inspection médicale et de surveillance des établissements d'eaux minérales autorisées, est perçue sur l'ensemble de ces établissements. Le montant en est déterminé tous les ans par la loi de finances. La répartition en est faite entre les établissements, au prorata de leurs revenus. Le recouvrement a lieu, comme en matière de contributions directes, sur les propriétaires, régisseurs ou fermiers des établissements.

Art. 19. Des règlements d'administration publique déterminent : les formes et les conditions de la déclaration d'intérêt public, de la fixation du périmètre de protection, de l'autorisation mentionnée à l'art 3, et de la constatation mentionnée à l'art. 4 : l'organisation de l'inspection médicale et de la surveillance des sources et des établissements d'eaux minérales naturelles ; les bases et le mode de la répartition énoncée en l'art. 18 ; les conditions générales d'ordre, de police et de salubrité auxquelles tous les établissements d'eaux minérales naturelles doivent satisfaire.

Art. 20. L'art. 9 de l'arrêté consulaire du 6 nivôse an xi est abrogé. Sont également abrogées toutes dispositions des lois, décrets, ordonnances et règlements antérieurs, qui seraient contraires aux dispositions de la présente loi.

Art. 21. Le décret du 8 mars 1848 continuera d'avoir son effet jusqu'au 1er janvier 1857, pour tous les établissements qui n'auraient pas été déclarés d'intérêt public avant cette époque.

Décret impérial portant règlement sur la conservation et l'aménagement des sources minérales (8-20 septembre 1856).

Titre I. — De la déclaration d'intérêt public.

Art. 1. La demande tendant à faire déclarer d'intérêt public une source d'eau minérale, est adressée au préfet du département. Cette demande est faite en deux expéditions, dont une sur papier timbré. Elle énonce les noms, prénoms et domicile du demandeur.

Art. 2. La demande fait connaître l'importance du débit journalier de la source, avec les variations qu'elle est sujette à éprouver, suivant les saisons, la composition et les propriétés spéciales des eaux, la consistance de l'établissement d'eaux minérales qu'elle alimente, et le nombre des malades que cet établissement a reçus dans les trois années précédentes. A cette demande est joint un plan, en triple expédition, à l'échelle de 10 millimètres par mètre, représentant l'établissement d'eaux minérales, et faisant connaître la disposition des réservoirs, des salles de bains, de douches, et de tous les appareils et constructions servant à l'aménagement et à l'administration des eaux. Le demandeur y ajoute tous les renseignements propres à faire apprécier les services que l'établissement rend à la santé publique.

Art. 3. Le préfet fait enregistrer la demande sur un registre particulier, et ordonne les publications et affiches dans les dix jours.

Art. 4. Par les soins du préfet, la demande est publiée et affichée dans la commune où est situé l'établissement d'eaux minérales, et dans les chefs-lieux d'arrondissement du département ; elle est insérée dans l'un des journaux de chacun des arrondissements où se font les publications et affiches : le tout aux frais du demandeur. La durée des affiches est d'un mois, à dater du jour de leur apposition dans chaque localité. Dans chaque localité la publication a lieu devant la porte de la maison commune et des églises paroissiales et consistoriales, à l'issue de l'office, un jour de dimanche, et au moins une fois pendant la durée des affiches.

Art. 5. Un registre destiné à recevoir les observations et déclarations du public est ouvert, pendant le même délai, à la mairie de la commune où est situé l'établissement, ainsi que dans les chefs-lieux d'arrondissement du département.

Art. 6. A l'expiration du délai ci-dessus fixé, et dans le mois qui suivra, une commission, composée, sous la présidence du préfet, de deux membres du conseil général, de l'ingénieur des mines et du médecin-inspecteur, se réunit à la préfecture pour donner son avis sur le résultat de l'enquête et sur la demande en déclaration d'intérêt public. Préalablement à la délibération de la commission, le préfet fait vérifier par l'ingénieur des mines le débit journalier de la source ; il fait procéder de même à l'analyse des eaux. Les frais nécessités par ces opérations sont à la charge du demandeur. Le préfet transmet, sans délai, au ministre de l'agriculture, du commerce et des travaux publics, la délibération de cette commission, et en même temps toutes les pièces de l'enquête.

Art. 7. Le comité consultatif d'hygiène publique et le conseil général des mines sont appelés à donner leur avis, et il est définitivement statué sur la demande en déclaration d'intérêt public par un décret délibéré en conseil d'État.

Art. 8. Le décret portant déclaration d'intérêt public est publié et affiché, aux frais du demandeur, dans la commune où est situé l'établissement d'eaux minérales et dans les chefs-lieux de canton de l'arrondissement.

Art. 9. Lorsque différentes sources sont exploitées dans un même établissement, la demande en déclaration d'intérêt public peut en embrasser la totalité ou plusieurs, et l'instruction se fait d'une manière simultanée pour toutes les sources comprises dans la demande. Toutefois les renseignements indiqués dans le paragraphe 1er de l'article 2 doivent être distincts pour chaque source, de même que les vérifications et opérations mentionnées dans le paragraphe 2 de l'article 6.

TITRE II. — DE LA FIXATION DU PÉRIMÈTRE DE PROTECTION.

Art. 10. La demande en fixation d'un périmètre de protection autour d'une source déclarée d'intérêt public est formée et instruite d'après les règles tracées au titre précédent, sauf les modifications qui suivent.

Art. 11. La demande est accompagnée : 1° d'un mémoire justificatif; 2° d'un plan à l'échelle d'un millimètre pour mètre représentant les terrains à comprendre dans le périmètre et sur lequel sont indiqués l'allure présumée de la source et son point d'émergence. La demande est publiée et affichée, et des registres d'enquête sont ouverts dans chacune des communes sur le territoire desquelles s'étend le périmètre demandé.

Art. 12. La demande en fixation du périmètre de protection peut être produite en même temps que la demande en déclaration d'intérêt public, et il peut être statué sur l'une et l'autre demande au vu d'une seule et même instruction.

Art. 13. Les demandes en modification de périmètre sont formées et instruites comme les demandes en première fixation, et il est statué dans les mêmes formes.

TITRE III. — DE L'AUTORISATION DES TRAVAUX DANS L'INTÉRIEUR DU PÉRIMÈTRE DE PROTECTION ET DE LA CONSTATATION DES FAITS D'ALTÉRATION OU DE DIMINUTION DES SOURCES.

Art. 14. La demande en autorisation préalable prévue par le paragraphe 1er de l'article 3 de la loi du 14 juillet 1856, pour les sondages et les travaux souter-rains à exécuter dans le périmètre de protection, est adressée au préfet du département. La demande est faite sur papier timbré, elle énonce les nom, prénoms, et domicile du demandeur ; elle est accompagnée d'un plan indiquant les dispositions des ouvrages projetés et d'un mémoire explicatif des conditions dans lesquelles ils doivent s'exécuter.

Art. 15. Le préfet prend l'avis de l'ingénieur des mines et du médecin-inspecteur, il entend le propriétaire de la source ou l'exploitant, si le propriétaire n'exploite pas lui-même ; il donne son avis et le transmet avec les pièces au ministère de l'agriculture, du commerce et des travaux publics. Le ministre statue sur l'avis du conseil général des mines.

Art. 16. Lorsque dans les cas prévus par le paragraphe 1er de l'article 4 de la loi du 14 juillet 1856, le propriétaire d'une source minérale demande au préfet d'interdire des travaux entrepris dans l'intérieur du périmètre de protection, le préfet commet immédiatement l'ingénieur des mines pour constater si, en effet, lesdits travaux ont pour résultat d'altérer ou de diminuer la source.

Art. 17. L'ingénieur se transporte sur les lieux, il procède, en présence des parties intéressées ou elles dûment appelées, aux opérations du jaugeage et à toutes autres qu'il juge utiles pour établir l'influence des travaux qui ont donné lieu à la réclamation, sur le régime de la source, son débit et la composition des eaux. Il dresse un procès-verbal détaillé qu'il signe conjointement avec toutes les parties composantes ; il transmet ce procès-verbal, avec son avis, au préfet du département, qui statue ainsi qu'il est dit au paragraphe 2 de l'article 4 de la loi du 14 juillet 1856. Chacune des parties intéressées peut requérir l'insertion de ses observations au procès-verbal.

Art. 18. Il est procédé conformément aux dispositions de l'article précédent dans les cas où le propriétaire d'une source minérale déclarée d'intérêt public demande au préfet d'ordonner provisoirement, en vertu de l'article 5 de la loi du 14 juillet 1856, la suspension de sondages et de travaux souterrains entrepris en dehors du périmètre de protection, et qu'il signale comme étant de nature à altérer ou diminuer la source.

Art. 19. Notre ministre de l'agriculture, du commerce et des travaux publics est chargé, etc.

DÉCRET DU 28 JANVIER 1860.

TITRE I. — DISPOSITIONS CONCERNANT L'INSPECTION MÉDICALE ET LA SURVEILLANCE DES SOURCES ET DES ÉTABLISSEMENTS D'EAUX MINÉRALES NATURELLES.

Art. 1. Un médecin-inspecteur est attaché à toute localité comprenant un ou plusieurs établissements d'eaux minérales naturelles dont l'exploitation est reconnue comme devant donner lieu à une surveillance spéciale, sous la réserve mentionnée en l'art. 5 ci-après.

Une même inspection peut comprendre plusieurs localités dans sa circonscription lorsque le service le comporte.

Art. 2. Dans le cas où les nécessités du service l'exigent, un ou plusieurs médecins peuvent être adjoints au médecin-inspecteur, sous le titre d'inspecteurs adjoints, à l'effet de remplacer le titulaire en cas d'absence, de maladie ou de tout autre empêchement.

Art. 3. Le ministre de l'agriculture, du commerce et des travaux publics nomme et révoque les médecins-inspecteurs et les médecins-inspecteurs adjoints.

Art. 4. Les inspections médicales sont divisées en trois classes, suivant le re-

venu de l'ensemble des établissements qui sont compris dans la localité ou la circonscription. La première classe se compose des inspections où l'ensemble des
établissements donne un revenu de 10,000 francs; la seconde, des inspections
où ce revenu est de 5,000 à 10,000 francs; la troisième, des inspections où ce
même revenu est de 1,500 à 5,000 francs.

Art. 5. Au-dessous d'un revenu de 1,500 francs il n'y a pas d'inspecteur spécialement attaché à la localité, et l'inspection médicale consiste dans des visites
faites par des inspecteurs envoyés en tournée par le ministre de l'agriculture, du
commerce et des travaux publics, lorsqu'il le juge convenable.

Art. 6. Le tableau de classement des inspections médicales est arrêté par le
ministre. Il est revisé tous les cinq ans, sans préjudice du classement des établissements nouveaux qui seraient ouverts dans l'intervalle.

La base du classement est la moyenne des revenus des cinq dernières années,
calculés comme il est dit à l'article 28 ci-après.

Art. 7. Les traitements affectés aux médecins-inspecteurs sont réglés ainsi
qu'il suit :

1re classe...	1,000
2e classe...	800
3e classe...	600

Art. 8. Les inspecteurs adjoints ne reçoivent pas de traitement, sauf le cas où
ils auraient remplacé le médecin-inspecteur pendant une partie notable de la
saison, et, dans ce cas, il leur est alloué une indemnité prise sur le traitement
de l'inspecteur et fixée par le ministre de l'agriculture, du commerce et des travaux publics.

Art. 9. Pendant la saison des eaux, le médecin-inspecteur exerce la surveillance sur toutes les parties de l'établissement affectées à l'administration des eaux
et au traitement des malades, ainsi que sur l'exécution des dispositions qui s'y
rapportent.

Les dispositions du paragraphe précédent ne peuvent être entendues de manière à restreindre la liberté qu'ont les malades de suivre la prescription de leurs
propres médecins, ou d'être accompagnés par lui s'ils le demandent, sans préjudice du libre usage des eaux réservé par l'article 15.

Art. 10. Les inspecteurs ne peuvent rien exiger des malades dont ils ne dirigent
pas le traitement, ou auxquels ils ne donnent pas de soins particuliers.

Art. 11. Ils soignent gratuitement les indigents admis à faire usage des eaux
minérales, à moins que ces malades ne soient placés dans des maisons hospitalières où il serait pourvu à leur traitement par les autorités locales.

Art. 12. Les médecins-inspecteurs ou inspecteurs adjoints ne peuvent être
intéressés dans aucun des établissements qu'ils sont chargés d'inspecter.

Art. 13. Lorsque les besoins du service l'exigent, l'administration fait visiter
par les ingénieurs des mines les établissements thermaux de leur circonscription.

Les frais des visites spéciales faites par les ingénieurs des mines, en dehors de
leurs tournées régulières, sont imputés sur la somme annuelle fournie par les
établissements d'eaux minérales, conformément à l'article 18 de la loi du
14 juillet 1856.

Art. 14. Le médecin-inspecteur et l'ingénieur des mines informent le préfet
des contraventions et des infractions aux règlements sur les eaux minérales qui
viennent à leur connaissance. Ils proposent, chacun en ce qui le concerne, les
mesures dont la nécessité leur est démontrée.

TITRE II. — DES CONDITIONS GÉNÉRALES D'ORDRE, DE POLICE ET DE SALUBRITÉ AUX-
QUELLES LES ÉTABLISSEMENTS D'EAUX MINÉRALES NATURELLES DOIVENT SATISFAIRE.

Art. 15. L'usage des eaux n'est surbordonné à aucune permission, ni à aucune
ordonnance de médecin.

Art. 16. Dans tous les cas où les besoins du service l'exigent, des règlements, arrêtés par le préfet, les propriétaires, régisseurs ou fermiers préalablement entendus, déterminent les mesures qui ont pour objet :

La salubrité des cabinets, bains, douches, piscines, et, en général, de tous les locaux affectés à l'administration des eaux :

Le libre usage des eaux ;

L'exclusion de toute préférence dans les heures, pour les bains et douches ;

L'égalité des prix, sauf les réductions qui peuvent être accordées aux indigents ;

La protection particulière due aux malades ;

Les mesures d'ordre et de police à observer par le public, soit à l'intérieur, soit aux abords ;

La séparation des sexes.

Art. 17. Ces règlements restent affichés dans l'intérieur de l'établissement et sont obligatoires pour les personnes qui le fréquentent, aussi bien que pour les propriétaires, régisseurs ou fermiers, et pour les employés du service.

Les inspecteurs ont le droit de requérir, sauf recours au préfet, le renvoi des employés qui refuseraient de se conformer aux règlements.

Art. 18. Un mois avant l'ouverture de chaque saison, les propriétaires, régisseurs ou fermiers des établissements d'eaux minérales envoient aux préfets le tarif détaillé des prix correspondant aux modes divers suivant lesquels les eaux sont administrées et des accessoires qui en dépendent.

Il ne peut y être apporté aucun changement pendant la saison.

Sous aucun prétexte, il n'est exigé ni perçu aucun prix supérieur au tarif, ni aucune somme en dehors du tarif pour l'emploi des eaux.

Art. 19. Le tarif prévu à l'article précédent est constamment affiché à la porte principale et dans l'intérieur de l'établissement.

Art. 20. A l'issue de la saison des eaux, le propriétaire, régisseur ou fermier de chaque établissement d'eaux minérales remet au médecin-inspecteur, et, à son défaut, au préfet, un état portant le nombre des personnes qui ont fréquenté l'établissement. Cet état est envoyé, avec les observations du médecin-inspecteur, au ministre de l'agriculture, du commerce et des travaux publics.

Art. 21. Les propriétaires, régisseurs ou fermiers sont tenus de donner le libre accès des établissements et des sources à tous les fonctionnaires délégués par le ministre ; ils leur fournissent les renseignements nécessaires à l'accomplissement de la mission qui leur est confiée.

Titre III. — Des bases et du mode de répartition des frais de l'inspection médicale et de la surveillance des établissements d'eaux minérales naturelles.

Art. 22. Tous les ans, il est inscrit au budget du ministère de l'agriculture, du commerce et des travaux publics une somme égale au montant total des traitements des inspecteurs attachés au différentes localités d'eaux minérales ; il y est ajouté une somme qui n'excède pas dix pour cent de ce montant, afin de couvrir les frais généraux d'inspection et de surveillance.

Une somme égale est inscrite au budget des recettes.

Art. 23. La répartition entre les établissements de la somme portée au budget, et le recouvrement, ont lieu suivant les bases et conformément au mode qui sont indiqués dans les articles ci-après :

Art. 24. A la fin de chaque année, les propriétaires, régisseurs ou fermiers des établissements d'eaux minérales naturelles adressent au préfet les états des produits et des dépenses de leurs établissements pendant l'année.

Art. 25. L'état des produits comprend les revenus afférents aux bains, douches, piscines, buvettes, et à tout autre mode quelconque d'administration des eaux, ainsi qu'à la vente des eaux en bouteilles, cruchons ou tonneaux.

Art. 26. L'état des dépenses comprend :

Les frais encourus pour la réparation des appareils et constructions servant à l'aménagement des sources, la distribution et l'administration des eaux, le salaire des employés, l'entretien des bâtiments et de leurs abords, ainsi que celui du matériel, le montant des contributions dues à l'État, au département ou à la commune, et généralement tous les frais courants d'exploitation.

Art. 27. Ne sont pas admises en compte les dépenses extraordinaires et notamment les sommes dépensées pour grosses réparations, constructions nouvelles, travaux de recherche ou de captage, acquisitions de terrain, ainsi que les indemnités que ces constructions et travaux de recherche ou captage ont pu comporter.

Art. 28. Le revenu qui sert de base à la répartition de la somme totale à payer par les établissements d'eaux minérales est l'excédant des produits sur les dépenses ordinaires, tels que les uns et les autres sont prévus aux articles 25 et 26.

Art. 29. Les états de produits et de dépenses sont communiqués par le préfet à une commission présidée par lui ou par son délégué, et qui est composée d'un membre du conseil général ou du conseil d'arrondissement, du directeur des contributions directes, de l'ingénieur des mines et du médecin-inspecteur de l'établissement.

Dans le cas où les propriétaires, régisseurs ou fermiers n'auraient pas adressé, le 31 janvier, au préfet, conformément à l'article 24 ci-dessus, les états des produits et des dépenses de leurs établissements, la commission procède d'office à leur égard.

Art. 30. L'avis de cette commission est, avec les pièces à l'appui, soumis à l'examen d'une commission centrale nommée par le ministre et composée de cinq membres choisis dans le conseil d'État, la cour des comptes, le conseil général des mines, le comité consultatif d'hygiène publique et l'administration des finances, et, en outre, du nombre d'auditeurs au conseil d'État qui sera reconnu nécessaire.

Les auditeurs remplissent les fonctions de secrétaires et de rapporteurs ; ils ont voix délibérative dans les affaires qu'ils sont chargés de rapporter.

Art. 31. Sur le rapport de la commission instituée en vertu de l'article précédent, un arrêté du ministre détermine le revenu des divers établissements, et répartit entre eux, au prorata dudit revenu, le montant total des frais de l'inspection médicale et de la surveillance, tels qu'ils sont indiqués à l'article 22 ci-dessus.

Art. 32. L'arrêté du ministre est notifié par voie administrative au propriétaire, fermier ou régisseur de chaque établissement ; il est transmis au ministre des finances qui est chargé de poursuivre le recouvrement des sommes pour lesquelles chacun desdits établissements est imposé.

Art. 33. L'arrêté du ministre peut être déféré au conseil d'État par la voie contentieuse.

TITRE IV. — DISPOSITIONS GÉNÉRALES ET TRANSITOIRES.

Art. 34. Les dispositions de l'ordonnance royale du 18 juin 1823, qui ne sont pas contraires à celles du présent règlement, continuent de recevoir leur pleine et entière exécution.

Art. 35. Le classement prévu par l'article 4 aura lieu, pour la première fois, conformément au revenu des établissements compris dans chaque inspection, tel qu'il aura été établi pour l'année 1860, et ce classement continuera d'être en vigueur jusqu'au 31 décembre 1865.

Art. 36. Notre ministre secrétaire d'État au département de l'agriculture, du commerce et des travaux publics et notre ministre secrétaire d'État au département des finances sont chargés, chacun en ce qui le concerne, de l'exécution du présent décret.

Fait au palais des Tuileries, le 28 janvier 1860.

NAPOLÉON.

Nous reproduisons encore un *règlement administratif* qui, bien que concernant particulièrement Vichy, s'applique, au moins comme principe, à toutes les exploitations qui pourraient avoir le même objet.

RÈGLEMENT ADMINISTRATIF DU 2 MARS 1857 CONCERNANT LES PRODUITS SALINS EXTRAITS DES EAUX MINÉRALES.

Considérant que l'administration doit tenir à ce que les exploitations d'eaux minérales se soumettent aux règles qui ont pour but d'assurer la sincérité et la bonne qualité des produits des sources; que parmi ces produits, on doit compter les sels obtenus par voie d'évaporation et destinés à remplacer, dans une certaine mesure, l'eau minérale naturelle, etc.

Art. 1. La compagnie concessionnaire de l'exploitation des sources d'eau minérale dépendant des thermes de Vichy sera tenue, à l'avenir, de soumettre à la surveillance du médecin-inspecteur de cet établissement ou de tout autre agent délégué par l'administration, ses procédés de fabrication des sels extraits des eaux minérales naturelles de Vichy.

Art. 2. Les flacons ou autres récipients contenant ces sels devront être marqués du cachet de l'administration publique et accompagnés d'un certificat d'origine, ainsi qu'il est prescrit par l'ordonnance sus-visée, pour les expéditions d'eaux minérales naturelles ou artificielles.

Les étiquettes, annonces ou prospectus devront être soumis au médecin-inspecteur, qui n'admettra comme dénomination, aucune allégation contraire aux résultats fournis par l'analyse chimique et aux données certaines que la science possède sur les propriétés comparatives des eaux minérales naturelles ou artificielles.

LE GUÉ-SAINT-BRIEUC (France, Côtes-du-Nord, arrond. de Saint-Brieuc). A 2 kilomètres de Saint-Brieuc.

Bains de mer.

LEISSIGEN (Suisse, canton de Berne). Bains près du village du même nom, dans le district d'Interlaken, à 12 kilomètres de Thoune.

Sulfurée calcique. Froide.

	Eau : 16 onces.		Eau : un litre.
	Grains.		Gram.
Sulfate de chaux............	0,370	=	0,045
— de soude............	0,070	=	0,008
— de magnésie....	0,307	=	0,038
Carbonate de chaux........	1,680	=	0,208
— de magnésie.......	0,195	=	0,024
— de fer	0,009	=	0,001
	2,845	=	0,324
	Pouc. cub.		Cent. cub.
Gaz acide carbonique.......	1,060	=	53
Gaz hydrogène sulfuré......	0,324	=	16
Azote...................	0,352	=	17

(PAGENSTECHER.)

Trois sources, peu différentes entre elles, jaillissent des couches de gypse de montagnes voisines. On en use en bains et en boisson. Établissement autrefois fréquenté. On y suit la cure du petit-lait.

LÈS (Espagne, province de Lérida). Village à peu de distance de la frontière française et de Luchon, dans le val d'Aran.

Sulfurée sodique. Tempér.. 19°,5 à 32° centigr.

M. Fontan, dans un tableau récapitulatif des sources des Pyrénées, signale à Lès des sources chaudes et des sources froides, dont il a déterminé seulement le degré de sulfuration. Ainsi les premières renfermeraient 0^{gr},0089, et les secondes 0^{gr},0152 de sulfure de sodium par litre.

Ces eaux sont employées en boisson et en bains, elles alimentent un établissement bien installé et très fréquenté par les habitants de la contrée.

LEUCORRHÉE. La leucorrhée, qu'on désigne encore sous le nom de *catarrhe utérin*, ne constitue presque jamais une affection simple, à l'état chronique, soit qu'elle ait débuté d'emblée sous cette forme, soit qu'elle succède à une inflammation aiguë de la muqueuse du vagin et du col de l'utérus. Tantôt elle se rattache à quelque diathèse, herpétique, lymphatique, scrofuleuse, syphilitique ; tantôt elle est sous la dépendance d'une modification générale de l'économie, chlorose, anémie, névropathies. D'autres fois, elle se reliera aux périodes ou aux troubles des fonctions sexuelles. Enfin, on la trouve souvent symptomatique d'altérations organiques diverses. C'est donc au diagnostic préalable qu'il faut en référer pour l'application du traitement thermal ou marin aux femmes leucorrhéiques. Le choix de telle ou telle station se déduira des considérations principales auxquelles nous croyons pouvoir ramener la médecine hydrologique.

Toutefois, à un point de vue général, ce sont les eaux à minéralisation faible ou moyenne qui conviennent le mieux au traitement de la leucorrhée. Ainsi, parmi les sulfurées, on désignera de préférence *Eaux-Chaudes, Saint-Sauveur, Ax, Molitg, La Preste*. Les sulfatées nous offrent *Plombières, Bains, Bagnères-de-Bigorre, Ussat, Pfeffers*. La station de *Néris* se recommande également au nombre des bicarbonatées, et, dans la classe des eaux bicarbonatées sodiques, celles d'*Ems* empruntent une indication importante aux propriétés relativement sédatives qui leur sont attribuées. Ce n'est pas à dire que l'emploi des sources plus chargées en principes minéralisateurs soit contre-indiqué d'une manière formelle, et sans exception pour tous les cas de fleurs blanches. Il arrive au contraire assez souvent que des eaux réputées *fortes*, appliquées avec discernement, relèvent plus rapidement l'organisme que ne feraient d'autres, ont davantage prise sur la diathèse dominante, et tarissent l'écoulement anormal en dissipant les causes qui l'entretenaient. Ce point de pratique ne saurait donc rien avoir d'absolu, et se conformera aux dispositions individuelles. Le précepte essentiel à observer consiste en l'abstention de toute médication excitante et de tout moyen capable de provoquer des accidents congestifs ou phlegmasiques du côté de l'utérus et de ses annexes.

Ce que nous disons de l'appropriation des eaux minérales à la leucorrhée, s'entend également des procédés d'application. Les bains constituent le mode thérapeutique le plus usuel en pareil cas. Leur degré de chaleur ne doit pas être trop élevé ; on les prescrit frais et tempérés. Leur durée est subordonnée aux circonstances. Les douches vaginales, surtout empruntées aux eaux sulfureuses, peuvent favoriser la résolution de la phlegmasie, mais à la condition expresse de ne pas être administrées sous une trop forte pression et d'être surveillées avec soin dans le retentissement qu'elles produisent parfois sur la matrice. A leur défaut, on peut user avec avantage d'injections minéralisées. Quant aux douches révulsives, soit simples, soit *écossaises*, à des températures variables, portées, tantôt sur les extrémités inférieures et les épaules, tantôt sur tout le corps, et associées au massage, elles sont aussi utiles à l'occasion des leucorrhées que dans beaucoup d'affections utérines [voy. UTÉRUS (maladies de l')].

Les eaux ferrugineuses se proposent d'elles-mêmes à titre de médication reconstituante. Celles de *Bussang, Orezza, Passy, Spa, Schwalbach, Pyrmont*, sont les plus recherchées pour l'usage interne. Et même parmi elles, comme à *Pyrmont*, par exemple, station à laquelle celle de *Luxeuil*, en France, ne le cède en rien, il en est où le bain et les douches sont heureusement combinés avec l'administration de l'eau en boisson. Bien entendu, à l'égard de ces eaux, il y a encore des réserves à garder, lesquelles rentrent dans les règles de l'emploi du fer en thérapeutique. C'est ainsi qu'avec MM. Trousseau et Pidoux nous conseillerons plutôt les eaux martiales à l'occasion du catarrhe utéro-vaginal, lié à l'état de chlorose, que dans les flueurs blanches qu'éprouvent des femmes, fortement colorées et portant un cachet pléthorique.

L'élément fluxionnaire chez les leucorrhéiques est, au contraire, combattu avec succès par l'HYDROTHÉRAPIE et aussi par le MARIN (TRAITEMENT) [voy. ces mots]. M. Gaudet assure que les bains de mer échouent rarement dans les variétés de la leucorrhée. On remarquera, en consultant les faits relatés par ce médecin, qu'il insiste, à bon droit du reste, sur les avantages des bains très courts, et sur toutes les précautions dont les malades ne doivent pas se départir sous peine de s'attirer une aggravation de leur état. Il n'est pas rare, en effet, que des immersions prolongées, des affusions trop répétées, des douches intempestivement dirigées sur le bassin, réveillent des douleurs lombaires et abdominales, et augmentent l'écoulement leucorrhéique.

Enfin à la mer, comme aux eaux, ce sont les forces générales qui se restaurent en premier lieu; fréquemment les flueurs blanches se montrent, dès le début du traitement, plus abondantes que jamais, et ne se ralentissent ou ne perdent de leur caractère morbide qu'en poursuivant la marche commencée. La guérison complète et définitive ne s'obtient qu'après deux et quelquefois plusieurs reprises de la cure thermale ou marine pendant des années consécutives.

LEUK. Voy. LOÈCHE.

LEUSTETTEN (Bavière).

Bicarbonatée calcique. Tempér. ?

	Eau : 16 onces.		Eau : un litre.
	Grains.		Gram.
Carbonate de chaux.........	1,650	=	0,161
— de magnésie.......	0,150	=	0,013
— de soude.........	0,100	=	0,009
Chlorure de sodium.........	0,100	=	0,009
Acide silicique............ ⎱	traces		traces
Humus .... ⎰			
	2,000	=	0,192
			(VOGEL.)

Simon y signale un établissement bien installé.

LEVANA (Toscane, Val-d'Arno inférieur).

Bicarbonatée mixte. Tempér., 15° centigr.

Deux sources, sortant de couches de travertin, sur les bords de l'Arno, à peu de distance l'une de l'autre; 1° *Bagnolina degli Rachitici;* 2° *Acqua della nave dell'inferno.*

	Eau : un litre.	
	1re SOURCE.	2e SOURCE.
	Gram.	Gram.
Chlorure de sodium..........	0,013	0,013
— de magnésium........	0,026	0,013
— de calcium..........	0,013	0,026
Carbonate de soude..........	0,627	0,533
— de magnésie........	0,156	0,210
— de chaux..........	0,530	0,940
— de fer............	0,026	9,026
	1,391	1,761
	Cent. cub.	Cent. cub.
Acide carbonique...........	455,1	622,0
		(GIULY.)

La première de ces sources est employée, comme son nom l'indique, dans le rachitisme et vraisemblablement dans des cas de scrofules.

LEVERN (Prusse. Westphalie, rég. de Minden). Près de Lubbecke.

Ferrugineuse bicarbonatée. Tempér., 9,5 à 12° centigr.

Trois sources émergeant de la tourbe, qui repose sur une couche composée en majeure partie de sphérosidérite et de phosphate de fer.

Eau : un litre.

	Source FRÉDÉRIC-GUILLAUME 9,°5	Source de SÉRAPHINE 12,0	Source de SAINTE-ANNE. 10°
Carbonate de chaux.......		0,509	0,651
— de fer.........		0.239	0,116
Sulfate de chaux..........		0,509	0,465
— de magnésie........		0,065	0,155
— de soude.........		0,271	0,279
Chlorure de calcium.......		0,081	0,093
— de magnésium....		0,032	0,062
Iodures et bromures..... { Silice.............. {		traces	traces
		1,706	1,821
		c. c.	c. c.
Acide carbonique.........		210	300
Azote............... { Air atmosphérique...... {		10	{ 20 { 40
Acide sulfhydrique.......		4	traces

Nous manquons de détails sur l'emploi et l'aménagement de ces eaux.

LICHE (la) (France, Hautes-Alpes, arrond. de Briançon).

L'*Annuaire des eaux de la France* signale sur les montagnes de l'Alpe-Martin, à 1 927 mètres d'élévation, et au milieu des pâturages, une source *sulfureuse*, d'un faible débit, marquant 17° et contenant $0^{lit.}$,00823 d'acide sulfhydrique par litre.

LICHEN. Le lichen est rangé aujourd'hui parmi les affections dartreuses, et, comme tel, son traitement rentre dans les données générales [voy. PEAU (maladies de la)]. Mais il s'accompagne parfois de troubles symptomatiques que provoque l'intensité des démangeaisons dont la peau devient le siége. Des insomnies répétées en sont la suite, et il en résulte de la gastralgie, un défaut de fonctions digestives, de l'amaigrissement et de l'affaiblissement. Il convient alors d'adresser les malades à des eaux relativement douces et dont les propriétés antidyspeptiques sont reconnues. Si *Vichy* peut être approprié à quelques cas particuliers, les eaux bicarbonatées sodiques d'*Ems* se recommandent beaucoup mieux. Nous en dirions autant des eaux, plus faibles dans le même ordre, de *Schlangenbad*. Parmi les sources sulfurées, celles de *Saint-Sauveur*, de *Molitg*, offrent des propriétés sédatives. Néanmoins, dans beaucoup des affections lichénoïdes, on doit recourir à l'action substitutive des eaux fortement sulfurées des Pyrénées. M. Alibert a cité de bons résultats obtenus à *Ax*. C'est en raison de leur influence astringente sur la surface cutanée que les eaux chlorurées sodiques, comme celles de *Kreuznach*, ont pu être proposées pour la cure du lichen, ainsi que l'a fait le docteur Wiesbaden. Mais nous croyons que les eaux à la fois chlorurées et sulfureuses ont l'avantage de s'adresser et à la lésion organique et à la diathèse : telles sont *Aix-la-Chapelle* et *Uriage*. Parmi les eaux très secondairement sulfureuses, il faut citer *Baden* et *Saint-Gervais*, en regard desquelles se placent *Schinznach* et *Loèche*, l'une et l'autre avec une minéralisation distincte, mais produisant des effets analogues, connus sous le nom de *poussée*. Il ne semble pas, contrairement à l'opinion de quelques médecins allemands, que les *bains de mer* agissent efficacement sur le lichen.

En général, cette affection est tenace et sujette à de fréquentes récidives, surtout dans les formes invétérées. Un traitement thermal prolongé et répété devient par cela même nécessaire.

LIDJA (Turquie d'Asie, Anatolie). Aux environs de Smyrne, dans une vallée étroite, vraisemblablement volcanique, plusieurs sources *thermales* (59° centigr.), dans lesquelles on ne signale que de faibles proportions de sels de soude et de chaux. Les habitants du pays pratiquent dans le voisinage des trous qui se remplissent d'eau et y plongent leurs malades. Ces sources ont reçu de la tradition le nom de *Bains d'Agamemnon* et paraissent avoir été célèbres dans l'antiquité.

LIEBENSTEIN (Allemagne, duché de Saxe-Meiningen). Village au pied du Thüringerwald.

Ferrugineuse bicarbonatée. Tempér., 10° centigr.

Eau : un litre.

	Gram.
Sulfate de soude	0,22056
— de potasse	0,02757
— de chaux	0,02650
Chlorure de sodium	0,27680
— de magnésium	0,12814
Carbonate de chaux	0,55196
— de magnésie	0,14161
— de fer	0,07761
Silice	0,00909
Phosphate d'alumine, arséniate de fer, azotate, matière organique, acides humique et crénique	traces
	1,45984
	Cent. cub.
Gaz acide carbonique	1611

(LIEBIG, 1847.)

Ces eaux sont employées, soit en boisson, associées à du petit-lait, soit par mélange pour bain avec l'eau chlorurée sodique de *Salzungen*, station voisine.

LIEBENZELL (Allemagne, Wurtemberg). Ville du cercle de la forêt Noire, dans une vallée fermée, à peu de distance du chemin de fer de Stuttgard.

Chlorurée sodique. Tempér. de 22° à 25° centigr.

	Eau : 16 onces.		*Eau : un litre.*
	Grains.		Gram.
Chlorure de sodium, avec traces de chlorure de magnésium...	5,14	=	0,637
Carbonate de soude.........	0,80	=	0,099
Sulfate de soude...........	0,61	=	0,075
Carbonate de chaux.........	0,82	=	0,101
Oxyde de fer...............	0,10	=	0,012
Silice......................	0,41	=	0,050
	7,88	=	0,974

100 parties renferment :

Gaz acide carbonique............	72,52
Azote..........................	24,44
Oxygène........................	3,04

(SIGWART, 1833.)

L'installation de ces eaux FAIBLES [voy. ce mot] est convenable.

LIERGANES (Espagne, prov. de Santander). A 18 kilomètres du chef-lieu, source également appelée *Fuen-Santa.*

Sulfurée calcique. Tempér., 20° centigr.

	Eau : 35 livres de Castille.		*Eau : un litre.*
	Grains.		Gram.
Sulfate de chaux..........	378,50	=	1,114
— de soude...........	168,00	=	0,494
Chlorure de sodium........	172,00	=	0,506
— de magnésium.....	86,00	=	0,252
Carbonate de chaux.......	19,72	=	0,058
— de magnésie......	22,28	=	0,065
Acide silicique...........	1,50	=	0,004
	848,00	=	2,493
	Pouc. cub.		Cent. cub.
Gaz hydrogène sulfuré......	24,80	=	43,2

(C. GOMEZ, 1848.)

Le Dʳ Sanchez de Toca a trouvé au sulfhydromètre pour 1/4 de litre :

Hydrogène sulfuré................. 0,524 cent. cub.

Ces eaux sont employées en boisson et en bains, depuis un temps immémorial. Il y a un établissement de peu d'importance.

LIEBWERDA (États autrichiens, Bohême). Quatre sources, dont la plus importante est le *Stahlbrunnen.*

Ferrugineuse bicarbonatée. Froide.

	Eau : 16 onces.		*Eau : un litre.*
	Grains.		Gram.
Carbonate de soude..........	1,83	=	0,263
— de magnésie........	2,29	=	0,329
— de chaux..........	0,55	=	0,079
— de fer...........	0,73	=	0,105
Sulfate de chaux...........	0,62	=	0,089
— de soude..........	0,40	=	0,057
Chlorure de sodium.........	0,04	=	0,005
Matière extractive...........	0,08	=	0,010
	6,54	=	0,937
	Pouc. cub.		Cent. cub.
Gaz acide carbonique........	21	=	840

M.·Seegen, en rapportant cette analyse sans nom· d'auteur, ne lui accorde pas une entière confiance. La station, bien aménagée et agréablement située, sert surtout à la cure du petit-lait.

LIGNITE. Voy. HUMUS.

LIGOURIO (Grèce, Argolide). Près de ce bourg, on retrouve des eaux minérales et thermales, dont la composition ne nous est pas indiquée, mais qui paraissent avoir été renommées dans l'antiquité à l'égal des sources les plus célèbres de l'Europe moderne. L'empereur Antonin avait bâti près d'elles des thermes et un hôpital pour recevoir les femmes en couche et les convalescents. Il en existe encore des vestiges, non loin de ceux d'un temple d'Esculape.

LIMMER (Hanovre, princip. de Calenberg).

Sulfurée. Tempér., 6° centigr.

	Eau : 16 onces.		Eau : un litre.
	Grains.		Gram.
Chlorure de sodium.........	0,640	=	0,077
— de magnésium.......	0,020	=	0,002
— de calcium.........	0,280	=	0,034
Sulfate de soude...........	0,040	=	0,004
— de chaux...........	0,080	=	0,008
Carbonate de chaux	0,800	=	0,099·
Alumine...............	0,120	=	0,014
Matière bitumineuse........	0,060	=	0,007
	3,040	=	0,245
	Pouc. cub.		Cent. cub.
Gaz acide carbonique........	3,855	=	208,1
Gaz hydrogène sulfuré.......	4,480	=	241,9
	8,335		

(WESTRUMB.)

Ces eaux s'emploient dans les affections rhumatismales, les paralysies et les maladies de la peau.

LIMON. Voy. BOUES MINÉRALES.

LIMPACH (Suisse, canton de Berne). Bains à peu de distance du village d'Outtigue, à 16 kilomètres de Berne. Altitude : 1710 pieds.

Bicarbonatée calcique. Tempér., 13° centigr.

	Eau : 50 onces.		Eau : un litre.
	Grains.		Gram.
Carbonate de chaux.............	2,75	=	0,045
— de soude avec un peu de fer.	0,38	=	0,006
Sulfate de chaux...............	0,50	=	0,008
Chlorure de sodium............	0,50	=	0,008
Matière résineuse	0,12	=	0,001
Matière organique.............	0,25	=	0,004
	4,50	=	0,072·

Ces eaux sont recommandées dans les états névropathiques. On les emploie en bains. Établissement convenablement installé.

LINARES (Espagne, prov. de Ségovie).

Chlorurée sodique. Tempér., 22° centigr.

Source abondante, dont les eaux sont même utilisées pour les besoins d'un moulin. L'analyse qualitative seule en est connue et indique pour 1 litre d'eau : principes fixes, 1ᵍʳ,20, parmi lesquels le chlorure de sodium et les bicarbonates terreux prédominent. C'est surtout en boisson qu'on en use comme étant laxative.

LINTZI (Grèce, Péloponèse).

Chlorurée sodique. Tempér., 33° centigr.

	Eau : 16 onces.		Eau : un litre.
	Grains.		Gram.
Chlorure de sodium	9,58	=	1,015
— de magnésium	3,50	=	0,371
Sulfate de soude	1,65	=	0,174
— de chaux	0,83	=	0,087
Carbonate de chaux	0,80	=	0,084
— de soude	0,56	=	0,059
Iodures et bromures	traces	=	traces
Silice et sels de fer	id.	=	id.
	16,92	=	1,790
	Pouc. cub.		Cent. cub.
Gaz acide carbonique	1	=	54
Gaz hydrogène sulfuré	3	=	162

(LANDERER.)

Ces eaux, où les malades trouvent une installation assez convenable, s'emploient dans les affections rhumatismales et arthritiques, et sont fréquentées. On les regarde comme sulfureuses, mais ce ne peut être que par quelque circonstance du sol lui-même.

LION-SUR-MER (France, Calvados, arrond. de Caen). Bourg à 13 kilomètres de Caen. Chemin de fer de l'Ouest.

Bains de mer. Établissement particulier.

LIPARI (Italie, île de la mer Tyrrhénienne).

Cette île, hérissée de montagnes volcaniques et riche en productions ignées, renferme de nombreuses sources minéro-thermales, jadis usitées, et des étuves naturelles, d'une température de 53° à 54° centigr., qu'on trouve au pied du *monte San-Calogero.* L'acide borique a été rencontré, dit-on, dans les eaux de quelques-uns de ces terrains volcaniens. Pas d'installation ni d'appropriation médicale.

LIPETZK (Russie d'Europe, gouv. de Tambof). Près de cette ville, chef-lieu du district de son nom, sources minérales renommées, sans autre désignation.

LIPPA (États autrichiens, Servie).

Ferrugineuse bicarbonatée. Tempér., 10° centigr.

	Eau : une livre.		Eau : un litre.
	Grains.		Gram.
Carbonate de chaux............	5,5196	=	0,684
— de magnésie......	1,5843	=	0,196
— de soude........	1,3762	=	0,170
Carbonate de fer avec traces d'oxyde de manganèse....	0,6597	=	0,081
Sulfate de potasse..........	0,1436	=	0,017
Chlorure de potassium......	0,0184	=	0,001
— de sodium.........	0,1766	=	0,021
Alumine.................	0,1205	=	0,014
Acide silicique...........	0,5798	=	0,071
Phosphates, matière organique	traces	=	traces
	10,1787	=	1,255
	Pouc. cub.		Cent. cub.
Gaz acide carbonique........	30	=	1,200

(MORITZ SAY, 1854.)

LIPPIK (États autrichiens, Esclavonie). Village à 2 milles et demi de Darnvar et un quart de Pakras. Quatre sources découvertes en 1839 et exploitées depuis cette époque.

Bicarbonatée sodique (iodurée). Tempér. de 40° à 47° centigr. Nous donnons l'analyse des deux principales sources.

	Eau : un litre.	
	BISCHOFSQUELLE.	KLEINBADQUELLE.
	Gram.	Gram.
Sulfate de soude.............	0,689	0,759
Chlorure de sodium...........	0,674	0,693
— de calcium...........	0,113	0,109
Iodure de calcium............	0,044	0,029
Carbonate de soude..........	1,481	1,370
— de magnésie.........	0,107	0,100
— de chaux...........	0,162	0,196
Phosphates de fer et d'alumine..	0,003	0,003
Acide silicique.............	0,119	0,127
Matière organique...........	quant. indét.	quant. indét.
	3,392	3,386
	Cent. cub.	Cent. cub.
Gaz acide carbonique..........	363	385

(WAGNER, 1839.)

M. Seegen insiste sur la présence d'un iodure dans des conditions de thermalité aussi élevée. Il regarde cet exemple comme unique. D'après lui, les applications médicales des eaux de Lippik tireraient une grande valeur de l'association de leur degré de température aux éléments sodiques et iodiques. On les emploie comme résolutives dans la goutte à forme torpide, dans le rhumatisme goutteux, dans les engorgements hypertrophiques du foie, de la rate, dans ceux de l'utérus, et aussi dans les cas de cachexie syphilitique et d'affections scrofuleuses.

Deux établissements de bains existent près des sources de Lippik, mais leur installation n'est pas en rapport avec l'importance de ces eaux.

LIPPSPRINGE (Prusse, Westphalie). Ville du cercle de Paderborn, sur la Lippe.

Bicarbonatée calcique. Tempér., 22° centigr.

	Eau : 16 onces.		Eau : un litre.
	Grains.		Gram.
Sulfate de chaux................	4,25	=	0,510
— de magnésie............	0,75	=	0,090
— de soude................	4,90	=	0,588
Carbonate de chaux............	5,25	=	0,630
— de soude............	1,50	=	0,180
— de magnésie........	0,50	=	0,060
— de fer.............	0,12	=	0,014
Chlorure de sodium...........	0,85	=	0,102
— de magnésium........	0,75	=	0,090
Iodures.....................	traces		traces
Matière bitumineuse..........	id.		id.
	19,17	=	2,264

Sur cent parties, on a trouvé les volumes de gaz qui suivent :

Azote....................................	83,25
Acide carbonique.........................	15,25
Oxygène..................................	1,50
	1,000

(WITTING, 1855.)

On signale encore une eau *sulfureuse* froide qui jaillirait dans le voisinage de la précédente (*Millon* et *Reizet*, 1848).

La source qui fait la réputation de Lippspringe se nomme *Arminiusquelle*. On l'emploie en bains, mais surtout en boisson et sous forme d'inhalation. Ce dernier mode a lieu par le dégagement de gaz que produit l'écoulement de deux fontaines et par son entrée dans une salle où se réunissent les malades pendant une demi-heure à une heure. Des appareils de ventilation assainissent l'enceinte d'aspiration. Les aménagements ne laissent rien à désirer.

Cette station revendique spécialement le traitement du catarrhe bronchique et de la phthisie pulmonaire au premier degré. De ce que les personnes atteintes de ces affections respiraient plus facilement, voyaient leur toux diminuer et leur expectoration s'améliorer sous l'influence des inhalations, on en a conclu que la prédominance de l'azote dans les principes gazeux de l'*Arminiusquelle* devait produire de bons effets. M. Horling observa même que les malades supportaient beaucoup plus facilement ces aspirations que les sujets sains. Mais, d'après les remarques très judicieuses de M. Lersch, ce n'est point à la présence du gaz azote qu'il faut rapporter les succès de Lippspringe, mais bien à la diminution de la proportion d'oxygène dans l'air respirable, et par suite à la somme moindre d'efforts que l'appareil respiratoire est obligé de fournir dans un temps déterminé. On comprend alors que les circonstances morbides puissent être modifiées par la répétition d'un acte devenu de plus en plus facile, et que les fonctions, recouvrant leur rhythme normal, la santé se raffermisse. D'ailleurs, les bains et l'usage interne de l'eau, associée au petit-lait, s'administrent concurremment avec les séances d'inhalation. On a signalé l'efficacité de ces moyens, particulièrement en présence de la diathèse scrofuleuse et pour des cas où il était besoin d'agir dans un sens résolutif.

L'installation thermale et les conditions hygiéniques de cette localité sont justement réputées.

LISBONNE (Portugal). Dans son ouvrage publié en 1840, Tavarès cite plusieurs sources *sulfureuses* dépendant de cette capitale, et dont la température varie de 24° à 31° centigr. Nous trouvons dans la thèse inaugurale de M. le docteur Jordão (*Paris*, 1857), l'analyse suivante des eaux d'*Arsenal da Marinha*.

Chlorurée sodique (sulfureuse). Tempér., 20° centigr.

Eau : un litre.

	Gram.
Chlorure de magnésium.....................	3,281
Chlorure de sodium........................	15,428
Carbonate de chaux........................	0,571
Acide silicique............................	0,028
Sulfate de chaux...........................	0,485
— de magnésie.....................	0,714
	20,507

	Cent. cub.
Gaz hydrogène sulfuré.....................	28,5
Gaz acide carbonique......................	74,2
Azote.....................................	12,2

Ces eaux sont seulement employées en bains. M. Jordão les signale comme ayant été prescrites avec avantage dans le traitement du diabète.

LISIANKA (Russie d'Europe, gouvern. de Kief).

Source minérale, dont la composition n'est pas indiquée. Station thermale très fréquentée.

LITHINE. La lithine, base alcaline qui, par ses propriétés physiques et chimiques, se place entre la soude et la chaux, a été isolée pour la première fois des eaux minérales par Berzelius.

Cet illustre savant, analysant les eaux de Karlsbad, obtint, par le phosphate d'ammoniaque et en faisant bouillir la solution, du phosphate de lithine, reconnaissable à tous ses caractères.

Cette base a été reconnue depuis dans un grand nombre de sources minérales, tant françaises qu'étrangères, mais toujours en proportion très minime. Berzelius a indiqué qu'elle existait dans l'eau de Karlsbad dans la proportion d'une partie et demie pour 10 000 grammes d'eau. M. Liebig, de son côté, a pu doser la lithine dans l'eau des quatre sources d'Aix-la-Chapelle.

La lithine possède-t-elle dans le règne minéral, et partant dans les eaux minérales, une diffusion aussi grande que la soude, la potasse, la chaux et les autres bases terreuses? Telle est la question que jusqu'à ce jour les chimistes n'ont pu résoudre. M. O. Henry paraît cependant poser en principe que toutes les eaux minérales issues des terrains granitiques renferment au moins des traces de lithine, élément qui, d'après M. Marchand, aurait pour origine les micas. Ces vues sont purement hypothétiques ; d'une autre part, la lithine n'a été trouvée jusqu'à présent dans les feldspaths et les micas que dans des cas exceptionnels.

Dans les analyses des eaux, la lithine est représentée à l'état de chlorure, de bicarbonate et même de silicate (Plombières). Pour la reconnaître, voici le moyen le plus sûr.

Trois, quatre ou cinq litres d'eau minérale, additionnée de carbonate de soude pur (un centième environ du poids primitif de l'eau), sont évaporés jusqu'à réduction du quart. Il se dépose une grande quantité de carbonate terreux, d'oxydes de fer et de manganèse, que l'on sépare du liquide à l'aide d'un filtre. La solution limpide est sursaturée d'acide chlorhydrique, puis évaporée jusqu'à siccité ; le résidu salin, constitué surtout par des chlorures et des sulfates alcalins, est réduit en poudre fine et placé dans un flacon avec de l'alcool absolu. Ce véhicule dissout le chlorure de lithium avec une petite quantité de chlorures de sodium et de potassium, et à l'occasion, d'iodure et de bromure de ces bases. On réitère une seconde fois le traitement des sels par l'alcool, afin d'enlever les dernières portions de chlorure de lithium. La solution alcoolique est exposée au bain-marie jusqu'à ce que l'alcool ait été volatilisé. Le dépôt qui en résulte est additionné d'eau distillée qui le dissout en totalité, de quelques gouttes d'une solution de soude caustique, d'ammoniaque en même proportion, et enfin de phosphate de soude. On laisse le mélange digérer à une douce chaleur pendant une journée ; on recueille le précipité et on le lave avec de l'eau contenant son volume d'ammoniaque, afin de dissoudre la petite quantité de sels de soude et de potasse interposés dans le dépôt. Comme matière insoluble, on obtient du phosphate de lithine tribasique, dont l'insolubilité est très grande, puisqu'une partie de ce sel exige 2539 parties d'eau froide et 3920 d'eau ammoniacale.

·Ce procédé, indiqué par M. Mayer, donne des résultats qui ne laissent rien à désirer, mais seulement sous le rapport qualitatif. Si, au contraire, on voulait apprécier la proportion de lithine contenue dans une eau minérale, le résultat serait moins satisfaisant en ce qu'on ne sait pas si l'alcool absolu a enlevé tout le chlorure de lithium mélangé avec les autres sels de soude et de potasse.

LLANDRINDOD-WELLS (Angleterre, comté de Radnor).

Sources froides, dont l'une est *chlorurée sodique* et trois autres *ferrugineuses*. L'analyse n'a pas été publiée.

LLO (France, Pyrénées-Orientales, arrond. de Prades), à un kilomètre du village de Llo.

Sulfurée sodique. Tempér., 27°,5 à 29°,1.

Anglada signale dans cette localité plusieurs sources sulfureuses qu'il considère comme ayant toutes les mêmes propriétés physiques et chimiques. Parmi celles-ci il en distingue spécialement trois, dont l'une, qui porte surtout le nom de *Llo*, a un débit très abondant.

Toutes prennent naissance dans un sol granitique et abandonnent une grande quantité d'azote et une matière organique blanche analogue à la glairine.

Anglada a seulement indiqué quantitativement la richesse en principe sulfuré, en sulfate de chaux et en chlorure de calcium de l'eau de Llo, qu'il croit identique avec celle d'Escaldas, malgré la distance de 16 kilomètres de ces sources.

Les eaux minérales de Llo jouissent dans la localité d'une certaine réputation ; on les emploie en boisson, quelquefois même en bain. Les habitants les utilisent en outre pour certains usages économiques, notamment pour le blanchissage du linge.

LOCH (Suisse, canton de Berne). Bains à 16 kilomètres de Berne, à proximité de Berthoud, sur la rive droite de l'Emme. — Altitude : 1810 pieds.

Bicarbonatée calcique. Tempér., 12° centigr.

Ces eaux, exploitées depuis longtemps, sont peu minéralisées ; on y signale particulièrement du gaz acide carbonique libre. Leurs applications médicales sont restreintes.

LODOSA (Espagne, prov. de Navarre). Ville à 66 kilomètres de Pampelune, près de laquelle on trouve une source *ferrugineuse bicarbonatée* froide, très connue et très employée dans cette contrée sous le nom de *Fuente de Calderin.*

LOÊCHE ou **LOUESCHE** (en allemand, **LEUK**) (Suisse, canton du Valais). Village situé au confluent de la Dala avec le Rhône, dans une vallée entourée de hautes montagnes et de glaciers. — Altitude :

1415 mètres. — A 36 kilomètres de Sion, sur la chaussée du Simplon. Service d'omnibus par une route carrossable.

Sulfatée calcique. Tempér., 31°, 37° et 51° centigr.

Eau : un litre.

	Gram.
Sulfate de chaux........................	1,5200
— de magnésie.....................	0,3084
— de soude........................	0,0502
— de potasse	0,0386
— de strontiane...................	0,0048
Carbonate de fer......................	0,0103
— de magnésie.................	0,0096
— de chaux....................	0,0053
Chlorure de potassium.................	0,0065
Silice	0,0360
Alumine, phosphate .... }	traces
Azotate, sel d'ammoniaque............. }	
Glairine	quant. indét.

2,0104

	Cent. cub.
Gaz acide carbonique..................	2,3890
Oxygène.............................	1,0545
Azote...............................	11,5180

(P. MORIN, 1844.)

Cette analyse, la plus récente que nous possédions, concerne la source *Saint-Laurent*, la plus abondante de toutes. On en compte douze, de composition analogue, prenant, selon toute probabilité, leur origine au même réservoir, et dont le débit réuni a été évalué à environ 10 millions de litres en vingt-quatre heures. M. Morin admet comme expression très approximative de la vérité 6 millions de litres par vingt-quatre heures pour la source *Saint-Laurent* seulement. Cette source a une température de 51°,25 centigr., et alimente à elle seule quatorze piscines dans les trois principaux établissements de bains, savoir : le *Bain des messieurs*, celui des *gentilshommes*, et le *Bain zurichois*, les deux premiers connus encore sous les noms de *Bains vieux*, *Bain Werra*. Le *Bain des pauvres* et celui de l'*hôtel des Alpes* sont fournis par d'autres sources.

Les bains de Loèche se particularisent par leur installation plus ou moins confortable, selon l'établissement auquel on s'adresse, mais dirigée toujours vers un même but, celui du bain prolongé en commun. Ce sont, en général, dans un bâtiment vaste et convenablement éclairé, plusieurs *carrés* ou grandes piscines placées sur une même ligne, pouvant contenir chacune de vingt-cinq à trente personnes, et dont le fond et les parois sont formés de dalles. Des vestiaires, des cabinets de douches, complètent cet aménagement. Il existe de petites piscines et des baignoires pour les personnes que quelque motif oblige à prendre leur bain à part.

L'eau des sources étant très chaude, on en emplit les piscines le soir ; on l'agite ensuite très souvent, et le matin, à l'heure du bain, elle a ordinairement de 35° à 37° centigr. La durée du bain varie d'une à cinq heures dans la matinée, d'une à trois heures l'après-midi, et cela chaque jour, selon la gravité du cas et la période du traitement où se trouve le malade. Anciennement, l'immersion dans les piscines se prolongeait encore davantage et atteignait jusqu'à dix heures par jour. On comprend qu'une pareille pratique, presque traditionnelle en Suisse, puisqu'elle se retrouve à BADEN et à PFEFFERS [voy. ces mots], ait imposé la nécessité aux baigneurs de se réunir et de surmonter toute répugnance en vue d'un si long séjour dans l'eau. Un peignoir de toile ou de flanelle est revêtu par eux. Des siéges mobiles, des tables flottantes, une galerie qui règne autour des piscines et facilite les visites du dehors, permettent d'abréger les longueurs du bain par des distractions de toutes sortes. Nous ne trouvons mentionné nulle part si l'eau qui remplit les *carrés* est même partiellement renouvelée pendant la *baignée*. Après le bain, lequel ne détermine d'abord que les effets d'un bain tiède, le malade, soigneusement essuyé, va se mettre au lit pendant une demi-heure, une heure, ou plus longtemps, s'il est besoin de favoriser la sudation.

Les eaux se prennent aussi à Loèche en boisson, habituellement en même temps que la cure par les bains. On en ingère, à jeun, depuis un jusqu'à dix verres, pris à la distancce d'un quart d'heure. Elles servent encore en lotions, en fomentations, en lavements et en injections. Les douches ont eu jusqu'ici une organisation trop élémentaire dans cette localité pour pouvoir compter dans les conditions du traitement. Enfin, d'après le docteur Loretan, on emploie le limon que laissent déposer les eaux, et qui contient de l'oxyde de fer, en application sur les ulcères atoniques.

Il résulte de l'examen des principes minéralisateurs énoncés dans l'analyse de M. Morin, qu'on a rangé bien à tort les sources de Loèche parmi les eaux sulfureuses. Ce chimiste a, depuis la publication de ses premiers résultats, annoncé qu'il avait découvert des iodures dans ces mêmes eaux. M. Cantù y avait déjà signalé de l'iode et même du brome. Un dépôt essayé à l'appareil de Marsh, par MM. Dublanc et Payen, a donné des traces d'arsenic. Mais il n'a rien été ajouté de plus aux analyses antérieures, et si, comme toutes les eaux sulfatées, celles de Loèche peuvent dégager accidentellement de l'hydrogène sulfuré, leur caractéristique s'éloigne de beaucoup de celles où l'élément soufre prédomine. D'ailleurs, on s'accorde à ne leur reconnaître ni odeur ni saveur particulière. Leur limpidité est parfaite dans l'état ordinaire, et les changements assez rares qu'elles éprouvent, en se troublant quelquefois pendant deux ou trois jours, ne doivent être considérés que comme un phénomène accidentel résultant de quelques éboulements souterrains qui n'ont pas même d'effet sur leur température (Grillet, *Les sources thermales de Loèche*, 1845). Nous croyons devoir conclure que c'est beaucoup plus au mode d'emploi qu'à la nature même de ces eaux que leur action curative se rapporte.

Les divers écrits relatifs à Loèche proclament unanimement l'importance d'un phénomène d'éruption cutanée, connu sous la désignation de *poussée*, que l'usage de ces eaux en bains provoque chez presque tous les sujets, et dont la donnée thérapeutique est presque restée le privilége de cette station. Nous aurons à examiner ailleurs la valeur réelle en médecine hydrologique de l'exanthème artificiel qu'on obtient, non-seulement à Loèche, mais encore sous l'influence d'autres eaux dans des circonstances déterminées [voy. POUSSÉE]. D'après M. le docteur Payen (*Essai sur les eaux minérales de Louesche*, 1828), la *poussée* semble être un effet constant des eaux de Loèche ; générale ou partielle, elle a lieu chez le plus grand nombre des baigneurs. M. Grillet (*loc. cit.*) reproduit la même remarque ; mais il ajoute que, sur certains sujets, il y a absence complète de cette éruption, toutes circonstances égales d'ailleurs. De plus, on observe dans la manifestation, la marche et la disparition de cet état érythémateux de la peau, des variations frappantes, non-seulement sur des sujets différents, mais encore sur le même individu prenant les eaux pendant deux saisons consécutives, ou chez celui qui, dans un moindre intervalle, suivra deux fois sa cure dans la même année. Nous ne voyons rien là qui ne se rencontre dans une application quelconque du traitement thermal aux nombreuses idiosyncrasies qui impriment leurs caractères à ceux des diathèses originelles ou acquises. Mais, nous l'avouons, quand M. Grillet assure, comme un fait digne d'attention, quoique plus rare que les précédents, l'apparition de la poussée chez ceux qui prennent des bains relativement très courts à Loèche, contrairement à l'usage du lieu, et chez ceux qui n'usent que de l'eau en boisson, alors on peut concevoir quelques doutes. M. Payen, dont les études, pour remonter déjà à un certain nombre d'années, n'en sont pas moins empreintes d'une grave autorité d'expérience personnelle et recommandable, relate à peine cette exception à la règle de Loèche. Il n'est pas à notre connaissance que des observations rigoureuses l'aient non plus confirmée plus récemment. La question expérimentale mérite d'être de nouveau éclairée. Du moins, jusqu'à preuve péremptoire, on ne saurait considérer la *poussée*, dont il est tant parlé à propos de Loèche, que comme une conséquence du bain thermal prolongé et comme un procédé fréquemment efficace de médication substitutive, plus encore que dérivative.

C'est à ces titres que les eaux sulfatées calciques et chaudes de Loèche ont conquis depuis longtemps une place légitime dans le traitement des maladies cutanées. Mais Alibert lui-même insistait déjà sur l'obligation de n'employer, disait-il, les eaux de cette nature que contre les dartres accompagnées d'inertie des propriétés vitales de la peau. C'est surtout dans les formes *sèches*, *squameuses*, dont le psoriasis est une parfaite expression, qu'on réussira à modifier par une excitation énergique les conditions morbides de l'appareil tégumentaire. Là, au contraire, comme dans la plupart des affections eczémateuses, où l'on aura à redouter une influence trop stimulante et capable de dépasser le but, nous pensons que si les eaux de Loèche peuvent être conseillées, ce n'est qu'avec beaucoup de ménagements, pour peu que la maladie occupe une région étendue, soit invétérée et contre-balance quelque affection des organes internes. La diathèse herpétique elle-même ne trouve pas dans ces eaux une minéralisation spéciale. L'activité imprimée à l'exhalation cutanée et aux autres fonctions sécrétoires et éliminatrices retentira nécessairement sur toute l'économie. C'est ce qui explique comment des sujets lymphatiques atteints de dermatoses ont obtenu d'excellents résultats à Loèche. Nous en dirions autant des scrofuleux qu'on y traite, des paralytiques et des rhumatisants, auxquels une thermalité, indépendante d'agents médicamenteux proprement dits, pourra devenir salutaire. Il en est de même dans les dysménorrhées, dans la chlorose et la leucorrhée reliées aux troubles de la menstruation. Nous ne parlerons pas de la syphilis qu'il est d'usage d'ajouter au cadre des maladies relevant des eaux minérales et avec laquelle on confond trop souvent la cachexie syphilitique. Pour ces divers cas, la méthode de Loèche peut s'adapter, comme tonique et corroborante, mais non comme spécifique.

Nous ne sommes pas suffisamment renseignés sur le parti qu'il est permis d'attendre des eaux de Loèche prises en boisson. Employées en même temps que les bains, elles provoquent encore la diaphorèse et augmentent les urines ; il ne semble pas qu'elles déterminent, du côté de l'intestin, autre chose que de la constipation et de la congestion des vaisseaux hémorrhoïdaux. Rarement on fait à Loèche une cure par les boissons seules (Payen).

Il est fréquent de recourir aux ventouses scarifiées dans ces bains, principalement à la fin du traitement, et de la part des paysans suisses.

Loèche se groupe au pied de la Gemmi ; les variations de température y sont brusques et réclament des précautions. Les sites alpestres les plus attrayants avoisinent cette station, dont la renommée, prenant son origine dans les chroniques, a reparu au XVIᵉ siècle, époque où le cardinal Schiner fonda le premier établissement, et s'est maintenue jusqu'à nous, malgré de nombreuses vicissitudes.

LOKA (Suède, prov. de Dalerna).

Sulfureuse. Tempér., 8° centigr.

Cette localité est célèbre par ses bains et surtout par les boues de ses marais, qui ont une grande réputation d'efficacité, en frictions sur le corps, contre les affections rhumatismales.

LONS-LE-SAULNIER (France, Jura).

Chlorurée sodique. Froide.

Dans l'intérieur de la ville de Lons-le-Saulnier, on a créé depuis l'année 1851 un établissement de bains alimenté, soit par l'eau d'un puits, dit *Puits salé*, qui se trouve dans l'intérieur de la ville, et dans l'établissement, soit par de l'eau douce d'une grande pureté très rapprochée du Puits salé, soit enfin d'eau mère sortant des poêles à sel de la saline de Montmorot, distante d'un kilomètre de Lons-le-Saulnier. L'eau mère se mélange toujours dans une proportion indiquée par le médecin, soit avec l'eau douce, soit avec l'eau du Puits salé de l'établissement.

EAU DU PUITS SALÉ.   *Un litre.*

	Gram.
Carbonate de chaux........................	1,561
— de magnésie.....................	0,358
— de protoxyde de fer...............	0,124
Chlorure de sodium.......................	10,298
— de magnésium...................	1,009
— de calcium.....................	1,090
Iodure de sodium	traces.
Sulfate de soude	0,056
Silice...................................	0,048
Acide carbonique libre	2,300
— sulfurique libre..................	0,842
	17,686

(BUQUET, 1851.)

Cette eau accuse à la source une odeur prononcée d'acide sulfhydrique.

EAUX MÈRES DE MONTMOROT.   1000 *grammes.*

Chlorure de sodium.......................	180,33
— de magnésium	60,45
— de potassium...................	20,11
Bromure de potassium	0,55
Sulfate de soude	40,80
— de magnésie.....................	40,06
— de potasse	0,76
	343,06

(BUQUET.)

Ces eaux marquent de 28° à 29° à l'aréomètre, et elles empruntent leur minéralisation à une couche immense de sel gemme qui repose sur les marnes irisées comme celui du département de la Meurthe.

Pour les applications thérapeutiques de l'eau de Lons-le-Saulnier [voy. CHLORURÉES SODIQUES (EAUX)].

LOS-BANOS (Philippines, île de Luçon).

Sources considérables d'eau *thermale* (80° centigr.). Elles sont amenées dans un établissement de bains bien tenu et assez fréquenté.

LOSDORF (Suisse, canton de Soleure). Bains près du village de ce nom, à 8 kilomètres d'Aran, à 34 de Bâle. Altitude : 2030 pieds. Deux sources, dont la plus ancienne a la composition suivante :

Sulfatée calcique. Froide.

	Eau : 16 onces.		Eau : un litre.
	Grains.		Gram.
Sulfate de chaux...........	9,400	=	1,165
— de soude...........	3,300	=	0,409
— de magnésie........	2,500	=	0,310
Carbonate de chaux........	1,300	=	0,161
— de magnésie......	1,300	=	0,161
Chlorure de magnésium......	0,400	=	0,049
	18,200	=	2,255
	Pouc. cub.		Cent. cub.
Gaz acide carbonique........	0,600	=	30
			(BAUHOF.)

Ces eaux ont des propriétés laxatives et fortifiantes à la fois. On les emploie en boisson et en bains.

LOTION. Pratique topique à l'aide de laquelle on fait servir les eaux minérales ou l'eau de mer à calmer les irritations cutanées, à favoriser la cicatrisation des plaies, des ulcères de diverse nature, etc.

LOUCHISSEMENT. Voy. DÉGÉNÉRESCENCE.

LOUJO (Espagne, prov. de Pontevedra). A l'extrémité d'une île granitique, à l'embouchure de l'Arosa dans la mer, plusieurs sources de même origine.

Chlorurée sodique. Tempér. de 26° à 33° centigr. *Eau : un litre.*

	Gram.
Chlorure de sodium.....................	19,15
— de calcium.....................	1,41
— de magnésium...................	0,48
— de potassium...................	0,39
Sulfate de chaux.....................	0,68
Carbonate de chaux....................	0,17
— de magnésie...................	0,14
— de fer.....................	0,08
Acide silicique......................	0,06
Iodure alcalin......................	traces
	22,56
	Cent. cub.
Gaz acide carbonique...................	0,28
	(A. CASARES, 1846.)

Par les fissures du sol dans lequel sourdent ces eaux, on a constaté un dégagement assez notable de gaz carbonique. Dans les hautes marées, les sources sont recouvertès, quoique leur niveau, supérieur à celui de la mer, les laisse ordinairement libres. Leurs applications ont surtout pour objet les rhumatismes et les scrofules. On n'en use qu'en bains. Encore cette localité, connue seulement depuis quelques années et désignée sous le nom de *Toja grande*, ne rachète-t-elle pas l'aridité de son site par une installation convenable.

LOUVAINES (France, Maine-et-Loire, arrond. d'Angers).

Ferrugineuse bicarbonatée. Froide.

Eau : un litre.

Acide carbonique..................... }	indéterm.
Azote................................ }	

Gram.

Bicarbonate de chaux	0,100
— de magnésie....................	0,017
— de fer........................	0,008
Sulfate de chaux........................	0,012
— de magnésie......................	0,013
— de fer..........................	traces
— d'alumine........................	0,037
Chlorure de calcium	0,067
— de magnésium...................	0.083
Silice................................	0,008
Matière organique azotée.................	0,005
	0,350

(MENIÈRE et GODEFROY.)

On observe que dans cette analyse il n'est pas question de la soude et de la potasse, alcalis obligés de toutes les eaux minérales.

Cette source, voisine de Louvaines, porte, comme l'une de celles de Feneu, le nom de *Launay*. Elle ne paraît être d'aucun usage.

LU (Italie, Piémont, prov. d'Alexandrie).

Sulfureuse. Tempér., 14° centigr.

Eau : un litre.

Gram.

Chlorure de sodium.....................	1,953
— de calcium	0,493
Carbonate de chaux.....................	0,515
Sulfate de chaux	0,748
Silice................................	0,012
	3,746

Cent. cub.

Gaz hydrogène sulfuré...................	648
Gaz acide carbonique...................	110 à 130

Cette composition est indiquée par Bertini, d'après une analyse de Brezé en 1789. M. Cantù a signalé des iodures dans ces mêmes eaux. On les emploie en boisson et bains pour le traitement des maladies cutanées et scrofuleuses. Le dépôt abondant qu'elles abandonnent, et qui paraît être en grande partie formé de soufre, est utilisé en applications topiques. Pas d'établissement.

LUBIEN (États autrichiens, Galicie). A 3 milles de Lemberg, source abondante, avec une odeur sulfureuse très caractéristique.

Sulfurée calcique. Tempér., 10° centigr.

	Eau : 16 onces. Grains.		Eau : un litre. Gram.
Sulfate de soude	0,5634	=	0,0810
— de chaux	15,3722	=	2,2210
— de magnésie	0,1060	=	0,0150
Chlorure de sodium	0,3400	=	0,0480
— de magnésium	0,2325	=	0,0330
Carbonate de chaux	2,1373	=	0,3070
— de magnésie	0,0760	=	0,0010
— de lithine	0,0105	=	0,0001
— de strontiane	0,0182	=	0,0002
— de fer	0,0320	=	0,0004
— de manganèse	0,0037	=	0,0001
Soufre	0,0362	=	0,0005
Silice	0,0426	=	0,0006
Mat. bitumineuse et sulfureuse	0,0349	=	0,0005
Matière humique	0,3666	=	0,0527
	19,3721	=	2,7611
	Pouc. cub.		Cent. cub.
Gaz acide carbonique	1,226	=	49,0
Gaz hydrogène sulfuré	2,401	=	96,0
Azote	4,053		162,1

(TOROSIEWICZ.)

On emploie ces eaux, surtout dans les affections rhumatismales, les paralysies saturnines et les maladies de la peau, en bains et à l'intérieur, à petites doses, associées à du petit-lait. Il ne paraît pas que l'inhalation se pratique en cet endroit autrement que dans les cabinets de bains. On utilise aussi les boues sulfureuses. L'installation thermale est convenable.

LUC-SUR-MER (France, Calvados, arrond. de Caen). A 16 kilomètres de Caen. Chemin de fer de l'Ouest.

Bains de mer. Établissement particulier.

LUCAINENA DE LAS TORRES (Espagne, prov. d'Almeria). Bains nommés encore *la Marrana*, à 48 kilomètres d'Almeria.

Sulfurée calcique. Tempér., 20° centigr.

	Eau : un litre. Gram.
Carbonate de chaux	1,80
Chlorure de sodium	0,20
Sulfate de chaux	30
Silice	traces
	2,30
	Cent. cub.
Gaz acide carbonique	7,5
Gaz hydrogène sulfuré	19,54

(MONTELLS Y NADAL.)

Ces eaux sont employées en boisson et en bains dans les affections cutanées. Il y a un établissement.

Dans le rayon de Lucainena de las Torres, on signale encore de nombreuses sources ferrugineuses.

LUCAN (Irlande, prov. de Leinster). Village à 13 kilomètres de Dublin.

Eaux minérales dont la composition et la température ne sont pas indiquées.

LUCHON ou **BAGNÈRES-DE-LUCHON** (France, Haute-Garonne, arrond. de Saint-Gaudens). A 48 kilomètres de cette ville, voisine de la frontière d'Espagne; 829 de Paris (ligne du Centre). Altitude : 628 mètres, au centre des Pyrénées.

Sulfurée sodique. Tempér. de 17° à 66° centigr.

Ferrugineuse bicarbonatée. Tempér. de 11° à 28° centigr.

La station de Luchon, par le grand nombre et par la variété de ses sources, par son admirable position dans un bassin touchant à la haute chaîne, enfin par l'affluence toujours plus grande des malades qui s'y rendent, est aujourd'hui sans contredit la plus importante des Pyrénées.

On n'y compte pas moins de cinquante à cinquante-deux sources, appartenant toutes à la classe des sulfurées sodiques, et quatre sources ferrugineuses, pour ne parler que de celles qui sont dans les dépendances de l'établissement.

Ces sources se divisent en sources *inférieures* et *supérieures*. Les sources inférieures jaillissent à l'intérieur de l'établissement, au pied du talus d'atterrissement cimenté par le passage des sulfureuses. Les sources supérieures sont réparties au sol d'un réseau de plus d'un kilomètre de galeries souterraines, ouvertes en allongement et à l'intérieur de la roche en place, représentée ici par des grauwackes, des schistes siliceux et micacés, tous métamorphiques, et pénétrés par des dykes nombreux de pegmatites, d'eurites, de granit à mica palmé. C'est au contact et à l'intérieur de ces dykes que se trouvent groupées les sulfureuses de Luchon.

Ce travail de mise à découvert de sources minérales est à la fois le premier par la date, le plus considérable par ses résultats et le plus intéressant des travaux de ce genre. On sait qu'il est de l'ingénieur J. François.

1° *Sources sulfureuses.*

Voici la nomenclature des sources, avec leur degré de sulfuration, leur température et leur débit.

A. — *Sources inférieures jaillissant dans l'établissement.*

	Tempér.	Sulfuration par litre.	Débit en 24 heures.
1. Richard, tempérée inférieure, n° 1 .... }			
2. Richard, id. n° 2 ...... }	31°	0,0064	1600
3. Richard, inférieure, n°s 1 à 5	46,40	0,0546	8640
4. Innomée, du nord, n° 1	29,80	0,0138	1320
5. id. id. n° 2	31,75	0,0322	1580
6. Grotte inférieure	52,20	0,0678	8208
Étuve (disparue sous le béton des fondations des thermes actuels) .... }	36,42	0,0350	1350
7. Romains	49,20	0,0588	6911
8. Ferras, inférieure, n° 1	34,80	0,0589	1253
9. id id. n° 2	37,80	0,0485	1310

B. — *Sources supérieures jaillissant hors de l'établissement.*

Groupe de la Terrasse.

	Tempér.	Sulfuration	Débit
10. Richard, tempérée supérieure, n° 1	38°	0,0330 }	
11. Richard, id. n° 2	32	0,0115 }	21 723
12. Richard, nouvelle	50,04	0,0475	28 800
13. Azémar (autrefois Chauffoir)	53,17	0,0497	37 440
14. Reine { mélangées, 56°,50 .... }	55,25	0,0564 }	77 760
15. Bayen {	66	0,0786 }	
16. Grotte supérieure	58,44	0,0491	8 520
17. Blanche, principal griffon	47,20	0,0368 }	
17 bis. Blanche, réunie à un filet de la froide...	39,10	0,0169 }	27 370
18. Enceinte	49	0,0675	1 872
19. Ferras ancienne, ou n° 1	34,34	0,0030 }	
20. Ferras nouvelle, ou n° 2	39,96	0,0211 }	17 370
21. Étigny, n° 1	48,34	0,0556 }	
22. Étigny, n° 2	30,07	0,0466 }	21 900
23. Source saline froide un peu sulfurée	16 à 17	»	560 000
23 bis. Source froide du pré Ferras	»	»	»

Groupe du Bosquet.

	Tempér.	Sulfuration	Débit
24. La Chapelle	38°,70	0,0521	7 220
25. Bosquet, n° 1	44	0,0521 }	
26. Bosquet, n° 2	43	0,0491 }	23 370
27. Bosquet, n° 3	36,80	0,0915 }	

Groupe de Sengez.

	Tempér.	Sulfuration	Débit
28. Ancienne source Sengez, n° 1	31°	0,0337 }	
29. id. n° 2	42,25	0,0749 }	
30. id. n° 3	28,20	0,0046 }	28 800
31. id. n° 4	28	0,0046 }	
32. Nouvelle source Sengez, n° 5	37	0,0153 }	
33. id. n° 6	33,40	0,0233 }	25 360
34. id. n° 7	41,10	0,0650 }	

Groupe de Bordeu.

		Tempér.	Sulfuration. par litre.	Débit en 24 heures.
35. Nouvelle source Bordeu,	n° 1............	41°	0,0334	
36. id.	n° 2............	42,20	0,0362	
37. id.	n° 3............	43	0,0325	
38. id.	n° 4............	47	0,0324	
39. id.	n° 5............	47,25	0,0397	199 280
40. id.	n° 6............	48,58	0,0620	
41. id.	n° 7............	48,50	0,0736	
B. Petit filet (reste de l'ancien n° 2), B.......		42,50	0,0540	
42. Ancienne Bordeu (n° 3), n° 8, diminuée par les nouvelles fouilles................		53,50	0,0676	

Groupe du Pré.

		Tempér.	Sulfuration. par litre.	Débit en 24 heures.
43. Pré (ancienne source n° 1) } buvette n° 1...		62°,80	0,0785	9 531
44. Pré (nouvelle source n° 2).		52,50	0,0656	
45. Pré (ancien n° 2) n° 3, buvette n° 2........		43,80	0,0343	
46. Pré (ancien n° 3), un peu alumineuse, n° 4..........		54,50	0,0663	19 300
47. Pré (nouvelle source) n° 5, divisé par les dernières fouilles, ancien n° 4........... } buvette n° 3.		52,50	0,0699	
48. Pré (nouvelle source) n° 6...		54,50	0,0749	
Débit total des sources sulfurées............				587 788
Produit de la source froide...............				560 000
Total des ressources de l'établissement........				1 147 788

Autre source peu sulfurée.

49. Filet d'eau, alumineuse, ancienne innomée du sud............. } sulfate d'alumine et de chaux { 50°,75 tempér. de la galerie. 36,30

(LAMBRON, *Les Pyrénées et les eaux thermales sulfurées de Bagnères-de-Luchon*. Paris, 1860.)

Ce tableau montre que si certaines sources ont un débit assez considérable pour alimenter les différents services de Bagnères-de-Luchon, il en est d'autres, au contraire, qui ne seraient d'aucun parti si l'on n'avait pris soin de mélanger leurs eaux. On en a formé ainsi, sous la direction de M. Filhol, des groupes ou des *sources alimentaires*, et enfin on réunit entre elles et à volonté plusieurs sources par un aménagement bien entendu, remplissant le même but que les sources les plus abondantes. En voici la disposition, que nous empruntons au récent ouvrage de M. Lambron. Tout en exposant du reste avec détail le tableau compliqué de la station de Luchon, nous devons faire nos réserves touchant l'importance que l'on doit attacher à chacune des désignations qu'il nous offre.

Tableau des sources alimentaires et de leurs mélanges facultatifs, avec leurs degrés de température et de sulfuration.

BAINS.

SALLES N° 1 ET N° 3.

	Sources alimentaires.	Température.	Sulfuration.
Côté sud.	Bordeu	42°	0,0393
	Bosquet	38	0,0319
Côté nord.	Étigny	41	0,0331
	Ferras	38,5	0,0181

Mélanges facultatifs.

		Température.	Sulfuration.
Côté sud.	Bordeu et froide	35°	0,0360
	Bosquet et froide	»	0,0245
	Bordeu, Bosquet et froide	»	0,0270
Côté nord.	Étigny et froide	»	0,0208
	Ferras et froide	»	0,0147
	Étigny, Ferras et froide	»	0,0184

SALLES N°. 3 ET N° 5.

Sources alimentaires.

	Température.	Sulfuration.
Grotte inférieure	52°	0,0675
Reine	56	0,0540
Blanche	40,5	0,0169

Mélanges facultatifs.

	Température.	Sulfuration.
Grotte et froide	35°	0,0343
Reine et froide	»	0,0393
Blanche et froide	»	0,0124
Grotte, Reine et froide	»	0,0319
Grotte, Blanche et froide	»	0,0245
Reine, Blanche et froide	»	0,0174
Grotte, Reine, Blanche et froide	»	0,0282

SALLES N° 4 ET N° 6.

Sources alimentaires.

	Température.	Sulfuration.
Reine	54°	0,0442
Blanche	38	0,0147

Mélanges facultatifs.

	Température.	Sulfuration.
Reine et froide	35°	0,0390
Blanche et froide	»	0,0110
Reine, Blanche et froide	»	0,0116

SALLE N° 7.

Sources alimentaires.

		Température.	Sulfuration.
Côté sud.	Reine	55°	0,0491
	Blanche	40,5	0,0491
Côté nord.	Reine	55	0,0169
	Richard supérieure	45	0,0436

Mélanges facultatifs.

		Température.	Sulfuration.
Côté sud.	Reine et froide...........	35°	0,0390
	Blanche et froide.........	»	0,0110
	Reine, Blanche et froide.....	»	0,0172
Côté nord.	Reine et froide............	»	0,0390
	Richard supérieure et froide..	»	0,0282
	Reine, Richard sup. et froide..	»	0,0294

SALLE N° 8.

Sources alimentaires.

Côté sud.	Reine.................	54°	0,0442
	Blanche...............	38	0,0147
Côté nord.	Sources tièdes du sud à température et à courant constants	»	»

Mélanges facultatifs.

Côté sud.	Reine et froide............	35°	0,0390
	Blanche et froide..........	»	0,0116
	Reine, blanche et froide.....	»	0,0172
Côté nord.	Sans mélange.............	»	»

SALLES N° 9 ET N° 9 BIS. — *Sources alimentaires.*

Richard ancienne ou inférieure........	46°	0,0503
Richard nouvelle ou supérieure........	49	0,0475

Mélanges facultatifs.

Richard inférieure et froide...........	35°	0,0442
Richard supérieure et froide..........	»	0,0282
Richard infér., Richard supér. et froide..	»	0,0294
Petites piscines.....................	35	0,0122
Piscine de natation.................	32	0,0245

DOUCHES.

			Température	Sulfuration
Douches descendantes (salles n°s 3, 5 et 7.	Grotte supérieure et Reine......		51°	0,0405
	Grotte supérieure...		45	0,0319
	Reine et froide.....		40	0,0245
Douches descendantes à béquille ou petite douche locale...................	Étigny, Ferras et froide.......		40	0,0343
Douches ascendantes................	Étigny		35	0,0343
	Ferras et froide ...		33	0,0294
Grandes douches dans les cabinets spéciaux.	Grotte		50	0,0466
	Reine et froide....		45	0,0319

Toutes les sources à température élevée sont refroidies au moyen de l'eau de la source saline froide qui jaillit au sud-ouest de l'enceinte, et qui par ses nombreux griffons forme comme une ceinture aux différents groupes des sources thermales. Avant les travaux hydrauliques de M. J. François, dit M. Lambron, un assez grand nombre de ses filets se mêlaient à ces dernières. Voici maintenant la composition des 9 principales sources des eaux sulfurées de Luchon, telle qu'elle a été donnée, en 1853, par M. Filhol.

	LA REINE.	BAYEN.	AZÉMAR.	RICHARD supérieure.	GROTTE supérieure.	BLANCHE.	FERRAS n° 2.	BORDEU n° 1.	GROTTE inférieure.
Acide sulfhydrique libre	traces	traces	traces	traces	traces	traces	traces	traces	traces
Carbonate de soude	id.	id.	id.	id.	id.	id.	id.	id.	id.
Sulfure de sodium	0,0550	0,0777	0,0485	0,0095	0,0314	0,0338	0,0053	0,0690	0,0589
— de fer	0,0028	traces	0,0022	0,0028	0,0027	0,0011	0,0009	0,0003	0,0021
— de manganèse	0,0033	id.	0,0024	0,0048	0,0013	traces	»	traces	»
— de cuivre	traces	id.	traces	traces	traces	id.	traces	traces	traces
Sulfate de potasse	0,0087	id.	0,0072	0,0088	0,0059	0,0038	0,0109	»	0,0113
— de soude	0,0222	id.	0,0465	0,0101	0,0682	0,0610	0,0380	»	0,0265
— de chaux	0,0323	id.	0,0178	0,0400	»	traces	0,0212	»	0,0200
Hyposulfite de soude	traces	id.	traces	traces	traces	id.	traces	traces	traces
Chlorure de sodium	0,0674	0,0829	0,0620	0,0659	0,0723	-0,0500	0,0160	0,0858	0,0736
Iodure de sodium	traces	traces	traces	traces	traces	traces	traces	traces	traces
Acide silicique	id.	0,0444	0,0076	0,0328	0,0103	0,0105	0,0397	0,0262	0,0499
Silicate de soude	id.	traces	0,0058	traces	0,0094	traces	traces	0,0233	traces
— de chaux	0,0118	0,0220	0,0432	»	0,0376	0,0759	0,0306	0,0162	id.
— de magnésie	0,0083	traces	0,0147	traces	0,0057	0,0067	0,0059	0,0025	id.
— d'alumine	0,0274	id.	0,0237	0,0292	0,0109	0,0101	0,0022	0,0073	0,0141
Alumine	traces	traces	traces	traces	traces	traces	traces	»	»
Phosphate	id.	traces	traces	traces	traces	traces	traces	traces	traces
Matière organique	»	indét.	indét.	indét.	indét.	indét.	indét.	indét.	indét.
	0,2671	0,2270	0,2811	0,2557	0,2557	0,2529	0,2107	0,2306	0,2364

Les eaux de Luchon sont, parmi toutes les eaux sulfurées, celles qui jouissent au plus haut degré de la propriété de blanchir, lorsqu'elles ont reçu pendant quelque temps le contact de l'air, ou qu'elles se sont mélangées avec des eaux douces froides. Dans cette circonstance, elles charrient une quantité très notable de soufre à l'état de division extrême, qu'elles déposent ensuite dans leurs conduites [voy. DÉGÉNÉRÉES (EAUX)].

2° *Sources ferrugineuses.*

Les sources *ferrugineuses* qui jaillissent à Luchon ou dans les environs sont très nombreuses : les unes sont situées dans les galeries des thermes ; les autres, appartenant à des particuliers, prennent naissance autour de Luchon. Elles ont pour origine les terrains siluriens imprégnés de pyrites plus ou moins arsenicales et de carbone, et se font jour dans les schistes métamorphiques.

Les sources *ferrugineuses* de l'établissement thermal sont :

			Température.
1° Ferrugineuse du nord..........................			25°,75
2°	id.	id.	26,30
3°	id.	de la galerie François...............	24,50
4°	id.	de la galerie du sud, sulfurée et alumineuse (elle laisse déposer le sulfate de fer et de l'alun effleuri).............	28,60

Les sources ferrugineuses des particuliers sont généralement plus froides que les précédentes, car leur température ne s'élève pas à plus de 15°. Les unes et les autres n'ont encore été l'objet d'aucun examen chimique ; on s'accorde à les considérer comme *ferrugineuses carbonatées.* Elles portent les noms de *Barcugnas,* de *Trébons,* de *Castelvieil,* et de *Salles,* etc.

La station de Luchon est en France, et surtout dans les Pyrénées, une de celles qui méritent le plus de fixer l'attention des hommes spéciaux. Son établissement thermal, dû aux efforts persévérants de M. Charles Tron, maire, J. François, ingénieur, et E. Chambert, architecte, est le plus considérable des thermes des Pyrénées. Il renferme, réunis dans treize salles, et dans de considérables dépendances, savoir :

18 buvettes.
2 piscines de vingt places.
1 bassin de natation.
82 baignoires avec douches locales mobiles.
20 baignoires avec douches percutantes moyennes.
8 baignoires avec douches percutantes fortes.
7 grandes douches spéciales.
3 douches ascendantes fixes.
1 douche ascendante mobile.
1 douche locale fixe.
Étuves et inhalation souterraines.
Salle de pulvérisation.

Les buvettes, situées près des sources, y fournissent l'eau sulfureuse dans sa constitution native. Des douches de toute espèce alimentées par les sources principales permettent aux malades de profiter avec avantage de l'eau minérale et des vapeurs sulfurées qui s'en dégagent ; enfin une étuve et des galeries souterraines, ou *tepidarium*, situées plus près des griffons des sources et au dehors de l'établissement, font l'office de salles d'inhalation et terminent l'ensemble des ressources hydro-minérales de Luchon. A une très petite distance de l'établissement thermal se trouve l'établissement *Soulérat*, qui contient une vingtaine de baignoires pour les bains d'eau ordinaire ; en ce moment la commune en fait l'appropriation pour le service des indigents et des malades de son hôpital thermal.

La variété et l'altérabilité diverse, ainsi que les températures graduées des sources nombreuses de Luchon, se prêtent à toutes sortes de nuances dans le traitement des affections qui s'y rapportent ; outre que leur teneur en principes sulfurés et en matière organique assure d'y rencontrer, aussi tranchés que possible, les caractères les plus essentiels des eaux sulfureuses.

M. Lambron a divisé, ainsi qu'il suit, les sources employées en bains, suivant leur action générale sur l'économie (*Notice histor. et méd. sur Bagnères-de-Luchon*).

A. *Ferras* et *Bosquet*, sources *douces* et à *sulfuration légère*. Leur action douce les fait plus particulièrement employer au début du traitement balnéaire.

B. La *Blanche*, source *douce* avec du *soufre en suspension*. L'eau des bains est laiteuse : c'est une véritable émulsion de soufre en nature. Cet état particulier du principe sulfureux est souvent très utile chez certaines personnes nerveuses, et dans quelques affections de la peau.

C. *Bosquet* et *Bordeu*, sources *douces* et à *sulfuration moyenne*. Par suite de la décomposition de leur monosulfure de sodium, elles renferment beaucoup d'acide sulfhydrique qui leur donne une action calmante et sédative.

D. *Richard supérieure* et *Richard inférieure*, sources à *sulfuration forte, sans action excitante* marquée. Plus particulièrement appliquées aux affections rhumatismales et aux maladies de la peau.

E. *Grotte supérieure* et *Grotte inférieure*, sources *légèrement excitantes* et à *sulfuration forte*. Les deux actions principales des eaux sulfureuses, *excitation* et *sulfuration*, se trouvent ici réunies.

F. La *Reine*, source *très excitante*, quoique à *sulfuration moyenne*. Cette source est très énergique.

Luchon offre donc une variété de bains des plus remarquables. On peut y administrer aux malades des eaux douces et légèrement sulfureuses ; fortement sulfureuses sans être excitantes, et dont quelques-unes même sont sédatives ; des sources excitantes et très sulfureuses, des eaux très excitantes sans être. très chargées de soufre. Et toutes ces variétés aux divers degrés de chaleur, de manière à fournir des bains frais, tempérés, chauds, très chauds, selon l'indication de la maladie et le tempérament du baigneur.

Les eaux de Luchon sont usitées particulièrement en bains. Cependant leur usage interne fait encore une partie importante du traitement. Prises à la dose de deux à quatre verres, elles augmentent l'appétit et constipent souvent ; les matières excrémentitielles sont noires où brunes. Les fonctions internes paraissent excitées même en l'absence de bains, la sécrétion urinaire est augmentée (Barrié). Elles sont souvent pesantes et nauséeuses et provoquent des rapports sulfurés. Il y a des malades qui ne peuvent les supporter qu'en y ajoutant du sirop ou quelque infusion.

Les bains agissent, même à température modérée, d'une manière très sensible sur la peau. Après un quart d'heure d'immersion, la surface cutanée se gonfle, des démangeaisons assez vives s'y font sentir ; la transpiration est sensiblement augmentée. Souvent l'irritation devient assez sensible pour que des éruptions se montrent, pour disparaître bientôt après (Barrié). Les bains à température élevée déterminent souvent de vives *poussées*, auxquelles on a attribué, peut-être à tort, une certaine part aux effets favorables des eaux. Toutes les muqueuses semblent ressentir cette action excitante, et l'on voit quelquefois apparaître de nouveau d'anciens écoulements en apparence guéris depuis longtemps.

Les auteurs qui ont écrit sur les eaux de Luchon, MM. Fontan, Barrié, Lambron, etc., se sont attachés à faire ressortir le caractère diathésique de la médication qu'elles représentent. Tous se sont également accordés à les rapporter aux diathèses suivantes : *herpétique, scrofuleuse, rhumatismale* et *syphilitique*. Et l'on peut dire que cet énoncé comprend à peu près toutes les applications de Luchon ; car s'il ne mentionne pas les affections catarrhales et quelques autres, c'est que ces affections rentrent dans le cadre des diathèses, et qu'elles s'adaptent d'autant mieux à cette médication, que les diathèses en question ont pris une plus grande part à leur développement. Nous en dirons autant du lymphatisme, qu'au point de vue pratique nous pouvons rattacher étroitement à la scrofule.

Cependant ce n'est pas au même titre que ces différentes diathèses rentrent dans les applications thérapeutiques de Luchon.

La seule vis-à-vis de laquelle nous reconnaissions une véritable spécialité aux eaux de Luchon, est la diathèse herpétique. Au sujet de la scrofule, leurs applications sont très inférieures à celles de médications thermales différentes (chlorurées sodiques), et plutôt relatives à des conditions de siége déterminées (catarrhes), qu'à la nature de la diathèse elle-même. C'est plutôt au lymphatisme qu'à la scrofule que se rapporte la spécialité d'action de Luchon.

C'est surtout en raison de leur thermalité que les eaux de Luchon se rapportent au rhumatisme. Mais nous dirons plus loin comment la combinaison du rhumatisme avec quelqu'une des diathèses mentionnées à côté vient à confirmer, dans une série de cas, leur indication.

Enfin ces eaux partagent avec les autres sulfurées, et d'autres classes d'eaux minérales, les applications qui leur sont attribuées dans la syphilis. Seulement elles revendiquent à ce sujet des applications très énergiques et très appropriées.

Herpétisme. — Bien que les affections catarrhales, en particulier celles du pharynx et des organes génitaux chez la femme, appartiennent souvent à la diathèse herpétique, nous ne nous occuperons ici que des maladies de la peau. Celles-ci ne dépendent pas toujours elles-mêmes de cette disposition spéciale à laquelle on a donné le nom de diathèse herpétique. Elles peuvent être rattachées encore soit à la scrofule, soit à la syphilis. Dans certains cas, elles ne reconnaissent aucune origine diathésique : elles dépendent de causes locales, ou paraissent se rattacher à certaines lésions viscérales. Dans ces derniers cas, les eaux de Luchon conviennent rarement. Les eaux sulfureuses sont alors plus souvent nuisibles qu'avantageuses. Quant aux scrofulides et aux syphilides, elles rentrent aussi bien dans les applications de ces eaux que les dermatoses le plus légitimement rapportées à l'herpétisme.

Mais cette question de pathogénie, si elle suffit pour déterminer l'indication, ne saurait suffire également pour régler le pronostic. Celui-ci dépend en effet à un haut degré de la forme revêtue par la diathèse elle-même.

Les *eczémas* fournissent de nombreux exemples de guérison, lorsque le traitement a pu être continué, ou réitéré surtout d'une manière suffisante. Mais ils sont souvent très opiniâtres. On prescrit généralement les bains tempérés, à sulfuration moyenne et à température modérée. Lorsque la maladie est très invétérée, et revêt un caractère atonique, on emploie les piscines, les douches. Les étuves sont indiquées quand la maladie est très généralisée. Dans ces cas, comme dans les suivants, il ne faut pas s'en tenir au traitement externe, mais combiner avec lui l'usage interne des eaux. Les formes *pustuleuses* ou *impétigineuses* sont celles qui cèdent le plus facilement au traitement sulfureux. M. Lambron nous paraît trop accorder à l'action de Luchon dans les formes *squameuses*, sauf le pityriasis des membres, ou papuleuses. Les affections *prurigineuses* se prêtent mal à l'usage des eaux sulfureuses, et quant au *lichen*, on le trouve le plus souvent opiniâtre à Luchon comme ailleurs. Dans le *psoriasis*, l'*ichthyose* non congénitale, on a recours aux sources les plus actives, la *Reine*, *Bordeu*, la *Grotte*. On a obtenu quelquefois des résultats notables dans le *lupus*, dans l'*esthiomène*. Mais nous pensons que dans les affections *tuberculeuses* de la peau, dépendant de scrofules invétérées, le traitement sulfureux est généralement insuffisant.

En résumé, on peut dire que l'on obtient à Luchon, dans le traitement des dermatoses, des résultats aussi caractérisés qu'auprès d'aucune autre station sulfureuse.

Scrofule et lymphatisme.—Suivant M. Barrié (thèses de Paris, 1853), les manifestations scrofuleuses qui se traitent le mieux à Luchon sont : les engorgements ganglionnaires, les engorgements articulaires, les ulcères cutanés et muqueux, et les ophthalmies. Nous y ajouterons les scrofulides. Ce sont en effet les manifestations extérieures de la scrofule que l'on voit le plus facilement céder aux eaux de Luchon. Les engorgements ganglionnaires leur résistent beaucoup plus encore qu'aux eaux chlorurées ; et bien que M. Fontan paraisse avoir obtenu des effets tranchés dans des caries scrofuleuses, et ait vu, dans des nécroses profondes des os de la jambe ou de l'avant-bras, des séquestres encastrés depuis longtemps dans les chairs se détacher rapidement (*Rech. sur les eaux minérales des Pyrénées, etc.*, 1853), nous ne pensons pas que l'on doive adresser à Luchon ces formes graves et profondes de la scrofule, qui, parmi les eaux sulfurées, réclament de préférence Baréges.

Nous admettons parfaitement que l'ensemble du traitement de Luchon, comme de la plupart des eaux sulfureuses de la chaîne des Pyrénées, l'excitation spéciale exercée sur la peau, la réunion de conditions hygiéniques particulières, soit salutaire aux scrofuleux. Mais nous contestons que l'action médicamenteuse et altérante de ces eaux soit propre à exercer sur l'état diathésique une action spéciale et suffisante. Ce sera toujours une faute que d'aller chercher à Luchon, sans y être conduit par d'autres motifs, la résolution de tumeurs scrofuleuses ou de lésions osseuses, que d'autres traitements peuvent réaliser beaucoup plus sûrement. Les applications directes de Luchon aux scrofules doivent se borner aux scrofulides, aux ophthalmies et aux ulcères superficiels.

Il n'en est plus de même du lymphatisme, auquel les eaux de Luchon s'approprient parfaitement. Seulement le lymphatisme n'est pas, à proprement parler, une maladie par lui-même. Nous dirons donc que les applications des eaux de Luchon relatives au rhumatisme, à la syphilis, aux catarrhes, etc., seront d'autant mieux réalisées, que le traitement s'adressera à des individus lymphatiques. Une telle constitution indique par elle-même l'emploi des sources les plus actives, à l'intérieur et à l'extérieur, et à température élevée.

Rhumatisme. — Les eaux de Luchon, en raison de leur température et de l'action énergique qu'elles exercent sur la peau, conviennent parfaitement aux rhumatismes, pourvu toutefois qu'il n'y ait pas de prédominance névropathique ou sanguine. M. Lambron a parfaitement fait ressortir leur spécialité d'action dans le passage suivant: « Elles agissent d'autant plus puissamment sur les rhumatismes, que ces affections coïncident avec quelque vice dartreux ou syphilitique apparent ou caché, et que le malade est d'un tempérament lymphatique. »

Syphilis. — C'est à des médecins de Luchon, MM. Fontan, Pégot, Lambron, que l'on doit les meilleures études sur le traitement de la syphilis par les eaux sulfureuses. Comme celles de Luchon peuvent être prises pour type de ce traitement, nous renvoyons aux articles SYPHILIS et MERCURIELLE (INTOXICATION). Nous nous bornerons à dire ici que les eaux de Luchon conviennent par excellence aux deux points principaux du traitement: action thérapeutique relative à la cachexie syphilitique ou mercurielle, action diagnostique relative à la syphilis larvée.

Affections catarrhales et autres. — Ce que nous avons exposé plus haut de la constitution des eaux de Luchon ne saurait nous laisser de doute au sujet de leur appropriation à la plupart des affections qui réclament la médication sulfureuse. Cependant une analyse rapide des faits qui se rapportent à cette médication nous permettra de comparer leurs applications à celles des stations les plus rapprochées.

Les eaux de Luchon sont employées avantageusement pour la guérison des vieilles *plaies,* dont l'induration des tissus, l'atonie des surfaces, la présence d'esquilles ou de corps étrangers, l'affaiblissement de l'organisme, enrayent la cicatrisation. Cependant elles sont inférieures à celles de Baréges sous ce rapport M. Fontan, en constatant ce fait, l'attribuait à l'alcalinité supérieure des eaux de Luchon, et à leurs propriétés irritantes, ce qui est fort contestable.

Les eaux chlorurées sodiques indiquées par l'expérience nous paraissent mieux convenir que celles de Luchon au traitement des *paralysies cérébrales.* Si, comme il est permis de le croire, la thermalité n'est pas étrangère au résultat de semblables traitements, celle-ci ne nous paraît pouvoir être mise en jeu près d'eaux aussi excitantes, avec une sécurité suffisante. Leur opportunité est beaucoup plus certaine dans le traitement des *paraplégies* rhumatismale, ou purement nerveuses.

Les eaux de Luchon sont très utiles dans les *leucorrhées* atoniques, surtout chez les femmes herpétiques, lymphatiques ou scrofuleuses. Quant à la *métrite* chronique, les eaux de Saint-Sauveur, les Eaux-Chaudes, les sources dégénérées de Cauterets, conviendront beaucoup plus souvent, c'est-à-dire dans les cas où il faut redouter une exaspération de phénomènes inflammatoires ou névralgiques.

Les *chlorotiques* se trouvent très bien du séjour de Luchon, et d'un usage modéré du traitement sulfureux. Ce n'est pas assurément l'action spéciale des eaux sulfureuses qui a été mise en jeu. Mais l'ensemble d'un traitement reconstituant et des conditions hygiéniques convient à un très grand nombre de cas. Les sources ferrugineuses de Luchon seront très bien utilisées alors concurremment avec les bains sulfureux. C'est certainement un sujet très digne d'étude que de comparer l'action des sulfureux et des ferrugineux dans la chlorose. M. Beau a déjà préconisé les bains sulfureux artificiels dans le traitement de cette maladie. Mais c'est surtout le traitement sulfureux thermal qui nous paraît présenter de l'importance.

Les affections *catarrhales* de l'appareil de la respiration trouvent à Luchon, comme près de la généralité des stations sulfureuses, des ressources thérapeutiques très formelles et très spéciales. La source du *Pré* est surtout employée dans les cas de ce genre. Cependant nous nous demandons si les eaux de Luchon réclament aussi directement cette spécialité d'application que plusieurs de leurs congénères, telles que Bonnes, Cauterets, Amélie, le Vernet. M. Fontan n'a rangé les affections catarrhales de l'appareil respiratoire, parmi les applications spéciales de Luchon, qu'à titre de manifestations herpétiques : et nous croyons en effet que l'*angine glanduleuse*, laquelle est considérée aujourd'hui comme de nature habituellement herpétique, est aussi bien traitée à Luchon que partout ailleurs. M. Lambron ne paraît assigner à ces affections qu'une place secondaire dans le tableau des applications des eaux de Luchon (*Notice histor. et méd. sur Bagnères-de-Luchon*). Nous en dirons autant de M. Barrié. Nous ajouterons que la thèse de ce médecin renferme une statistique empruntée à la longue pratique de son père, et qui donne pour le traitement de la *bronchite*, du *catarrhe pulmonaire* chronique, des résultats fort inférieurs à ceux des autres catégories, en particulier de celles qui se rapportent aux maladies de la peau, au rhumatisme, à la syphilis. En conséquence, nous ne saurions, sans plus ample informé, assigner aux eaux de Luchon aucune place dans le traitement de la *phthisie pulmonaire*.

Nous devons encore signaler, d'après M. Barrié père, que les bœufs et les chevaux aiment à se désaltérer au courant des sources sulfureuses de

Luchon. On a même souvent utilisé cette observation pour préserver ou guérir ces mêmes animaux de la maladie, très analogue à l'asthme de l'homme, et qu'on leur connaît sous le nom de *pousse*. Dans les cas de fourbures ou d'engorgements aux jambes, comme dans le début de la pousse, il est d'usage de leur faire boire les eaux deux fois par jour. Des résultats très satisfaisants de cette médication vétérinaire ont été signalés.

On ne fait pas un grand usage des eaux de Luchon transportées.

Les restes romains prouvent suffisamment que la station de Luchon était florissante à une époque reculée. On y trouve surtout de nombreuses pierres votives, dont quelques-unes, portant l'inscription *Lexoni Deo sacrum*, ont fait supposer qu'un dieu ou génie particulier, du nom de *Lexon*, protégeait cette localité thermale. C'est de 1762, alors que le maréchal de Richelieu fit faire des fouilles importantes à Luchon, que date la restauration d'un établissement en voie de prospérité croissante.

LUCHONINE. Voy. Organiques (Matières).

LUCQUES (Italie, Toscane). A 20 kilomètres de cette ville, station du chemin de fer entre Pise et Monte-Catini, sur le territoire de Corsena, sources nombreuses sur une montagne, où l'on arrive par un vallon en côtoyant le Serchio.

Sulfatée calcique. Tempér. de 39° à 54° centigr.

Dix sources :

1° Celle de la *Villa* (42° à 43° centigr.).

2° Celle de *Bernabo* (44° centigr.).

3° Le *Bain Rouge* (48° centigr.).

4° Les *Trastulline* (38° à 40° centigr.).

5° La *Disperata* (45° centigr.).

6° La *Coronale* (44° centigr.).

7° La source *Della Maria* ou *Dell'Inamorata* (43° centigr.).

8° La *Doccione* (54° centigr.), la plus considérable et la plus chaude de toutes ; elle fournissait autrefois le bain fameux de *Corsena*, qui n'est plus qu'un vaste réservoir.

9° La source *Del Fontino* (47° centigr.).

10° Enfin la fontaine de *San Giovani* (39° centigr.).

Les analyses publiées successivement sur les eaux de Lucques, par Fallope, Donati, Moscheni, et H. Davy, s'accordent pour n'indiquer entre ces diverses sources que de minimes différences dans la proportion, et non dans la nature de leurs éléments, ce qui tend à faire croire qu'elles proviennent toutes d'un même réservoir. Voici du reste le résultat du travail de Moscheni pour un litre d'eau.

	Source de la VILLA.	Source TRASTUL-LINA.	Source de la MARIÉE.	Source del FONTINO.	Source de la douche ROUGE.	Source de la DOCCIONE.	Source de la DÉSESPÉRÉE.	Source de la CORONALE.	Source SAINT JEAN.	Source BERNABO.
Acide carbonique libre	lit. 0,162	lit. 0,146	lit. 0,146	lit. 0,137	lit. 0,146	lit. 0,051	lit. 0,130	lit. 0,151	lit. 0,185	lit. 0,185
Sulfate de chaux	gr. 1,00	gr. 0,85	gr. 0,74	gr. 1,16	gr. 1,46	gr. 1,46	gr. 1,16	gr. 1,22	gr. 0,84	gr. 1,06
— de magnésie	0,20	0,38	0,35	0,33	0,50	0,38	0,37	0,30	0,37	0,27
— d'alumine et de potasse	0,02	0,09	0,08	0,03	0,03	0,03	0,06	0,06	0,05	0,07
Chlorure de sodium	0,17	0,23	0,25	0,21	0,47	0,36	0,20	0,31	0,23	0,47
— de magnésium	0,01	0,03	0,08	0,06	0,02	0,13	0,07	0,04	0,03	0,06
Carbonate de chaux	0,05	0,05	0,13	0,04	0,02	0,07	0,03	0,04	0,02	0,04
— de magnésie	0,04	0,02	0,08	0,03	0,02	0,05	0,03	0,04	0,01	0,03
Silice et matière extractive	0,14	0,05	0,10	0,04	0,05	0,02	0,08	0,05	0,03	0,08
Alumine	0,05	0,02	0,10	0,03	0,04	0,04	0,03	0,04	0,02	0,03
Fer	0,14	0,07	0,10	0,09	0,08	0,09	0,10	0,06	0,08	0,06
	1,82	1,79	2,01	2,02	2,69	2,63	2,13	2,16	1,68	2,17

(MOSCHENI.)

Les quatre principales sources se trouvent sur les trois quarts supérieurs de la montagne, où elles sont reçues dans plusieurs bâtiments séparés et convenablement aménagés. Une cinquième est au pied, au joli village appelé la *Villa*, où, faute de place, logent, ainsi que dans un autre petit village voisin, un grand nombre de baigneurs.

On administre ces eaux en boisson, en bains et en douches. Il ne semble pas qu'elles soient très actives, malgré la renommée dont elles jouissent d'ancienne date et que Montaigne a confirmée dans son *Journal de voyage* (II, 153). Leur thermalité prédomine sans doute dans les effets de la médication qu'on suit à Lucques. Aussi les recommande-t-on dans le traitement des affections rhumatismales et névralgiques, et, en général, dans les diverses névropathies et les états morbides qui en dépendent. Quelquefois un dépôt limoneux, recueilli au fond des bassins, sert en applications topiques dans les cas de tumeurs blanches.

Les conditions climatologiques de Lucques en font une résidence justement recherchée.

LUCSKY (Hongrie, comitat de Liptau).

Ferrugineuse bicarbonatée. Tempér., 32° centigr.

Cette source, qui a été anciennement et imparfaitement analysée, présente un certain intérêt par sa minéralisation et sa thermalité. Le gaz acide carbonique libre y est signalé en proportion notable. Des aménagements insuffisants restreignent l'usage de ces eaux.

LUDWIGSBRUNNEN (Allemagne, grand duché de Hesse). Près du village de Grosscarben, à 10 kilomètres de Schwalheim.

Bicarbonatée mixte. Tempér., 12° centigr.

	Eau : 16 onces.		Eau : un litre.
	Grains.		Gram.
Carbonate de chaux.......	12,4230	=	1,540
— de magnésie.....	5,2613	=	0,652
Sulfate de magnésie.......	0,9705	=	0,119
— de potasse........	0,2630	=	0,032
— de soude.........	0,3776	=	0,046
Chlorure de sodium.......	16,0469	=	1,989
— de magnésium....	0,4529	=	0,056
Silice.................	0,7258	=	0,089
Azotates	0,0738	=	0.003
	36,5948	=	4531
	Pouc. cub.		Cent. cub.
Gaz acide carbonique........	40,9	=	2208

(Osann, 1836.)

Ces eaux, notablement gazeuses, sont employées en boisson, comme celles de Selters. On les a conseillées en lavement dans les diarrhées chroniques et contre les helminthes.

LUGO (Espagne, prov. de même nom). Au sud de la ville, chef-lieu de la province, et sur la rive gauche du Mino, plusieurs sources dont quatre principales aboutissent à un bassin commun, sortant d'un terrain intermédiaire au schiste et au granit.

Sulfureuse. Tempér., de 33° à 42° centigr.

L'analyse qualitative seule de ces eaux a été publiée, et y signale des chlorures, des sulfates et des carbonates de soude, de magnésie et de chaux, du gaz hydrogène sulfuré et du gaz acide-carbonique. Elles sont usitées en bains, en douches et en boisson, dans les affections rhumatismales et herpétiques.

Il y a un établissement, installé assez récemment, bien que des restes nombreux attestent que cette station thermale florissait à l'époque romaine.

LUHATSCHOWITZ (États autrichiens, Moravie). Dans une vallée des Carpathes, à 2 milles d'une station du chemin de fer du Nord de l'empire d'Autriche. Sources nombreuses, dont quatre servent à la boisson et deux pour les bains.

Bicarbonatée mixte. Tempér., 8° à 9° centigr.

Eau : un litre.

	VINCENZ-BRUNNEN.	AMANDI-BRUNNEN.	JOHANN-BRUNNEN.	LOUISEN-QUELLE.	BADE WASSER.
	gr.	gr.	gr.	gr.	gr.
Chlorure de potassium .	0,2584	0,2296	0,3084	0,2329	0,2672
— de sodium....	3,3878	3,7084	4,0160	4,8209	3,0064
Bromure de sodium....	0,0367	0,0145	0,0106	0,0128	0,0162
Iodure de sodium	0,0190	0,0185	0,0244	0,0262	0,0509
Carbonate de soude....	3,3498	5,1894	6,3671	6,2223	3,4754
— de lithine...	0,0001	0,0012	0,0013	0,0011	»
— de magnésie..	0,0607	0,0817	0,0793	0,0737	0,0617
— de baryte...	0,0010	0,0092	0,0070	0,0096	»
— de chaux ...	0,6744	0,6939	0,7048	0,6346	0,6901
— de strontiane	0,0133	0,0066	0,0111	0,0172	»
— ferreux.....	0,0159	0,0194	0,0135	0,0266	0,0224
Silice............	0,0568	0,0154	0,0596	0,0685	0,0210
	7,8739	9,9778	11,7333	12,1464	7,6113
	lit.	lit.	lit.	lit.	lit.
Acide carbonique.....	2,00	1,16	0,64	0,46	1,12

(FERSTL.)

Ces eaux se font remarquer par la prédominance simultanée du chlorure de sodium et du bicarbonate de soude. La présence d'iodures et de bromures peut encore caractériser leur minéralisation, qui a plusieurs analogues en Allemagne. On les emploie dans les affections catarrhales des bronches, de l'estomac, de l'utérus ; à titre de résolutif en certains cas, particulièrement dans les obstructions des viscères abdominaux, et aussi dans divers engorgements scrofuleux.

Il y a un établissement bien installé, avec bains et appareils de douches. Les conditions du site sont très agréables et salubres.

LUNEBURG (Hanovre). Sur la rive gauche de l'Ilmenau.

Chlorurée sodique. Froide?

Eau : un litre.

Gram.

Chlorure de sodium	246,648
— de magnésium	1,271
Sulfate de chaux	3,406
— de magnésie	2,455
— de potasse	0,381
Carbonate de chaux	0,072
— de protoxyde de fer	0,015
Silice	0,029
Bromure	⎫
Silicate de magnésie	⎬ traces
Bitume	⎭

254,477

(Hinuber.)

Ces eaux sont employées en bains et passent pour très excitantes.

LUPUS. Voy. Scrofules.

LUXEUIL (France, Haute-Saône, arrond. de Lure). A 20 kilomètres de cette ville. Altitude : 417 mètres. Chemin de fer de Paris à Mulhouse.

Établissement appartenant à l'État, qui le met en régie.

Chlorurée sodique. Ferrugineuse manganésienne. Tempér., de 19° à 56 centigr.

Vingt sources, dont dix-huit exploitées. Voici leurs noms et leur température aux griffons.

Degrés.

Grand-Bain, première source	56
— deuxième source	55
Source des Cuvettes	43,8
— du bain des Capucins, moyenne (2 griffons)	40
— du Bain gradué (trois griffons)	de 35 à 38
— du bain des Fleurs (deux griffons)	de 31 à 35
— gélatineuse	32,5
— du bain des Dames	43,5
— du bain des Bénédictins (deux griffons)	37
— d'Hygie	29,5
— des Yeux	29
— ferrugineuses. ⎰ du Temple	28
⎱ du Puits romain	29
— du Pré Martin	19
— Labienus (non exploitée)	»
— des Abeilles (id.)	»

Toutes les sources de Luxeuil sortent du grès bigarré. Voici la composition des principales :

Eau : un litre.

NOMS DES SOURCES.		TEMPÉRATURE centigrade.	CHLORURE de sodium.	CHLORURE de potassium.	SULFATE de soude.	CARBONATE de soude.	CARBONATE de chaux.	MAGNÉSIE.	ALUMINE, oxyde de fer, oxyde de manganèse.	SILICE.	MATIÈRE animale.	RÉSIDU fixe pour un litre d'eau.
1	Bain des Dames	47	0,7707	0,0215	0,1529	0,0473	0,0600	0,0240	0,0020	0,0825	0,0040	1,1649
2	Bain des Bénédictins	45	0,7654	0,0200	0,1499	0,0457	0,0785	0,0031	0,0034	0,0751	0,0028	1,1349
3	Grand-Bain	56	0,7471	0,0239	0,1468	0,0355	0,0850	0,0030	0,0033	0,0659	0,0025	1,1130
4	Source chaude du Bain gradué	37	0,7053	0,0239	0,1442	0,0436	0,0580	0,0240	0,0020	0,0805	0,0030	1,0845
5	Eau du cabinet n° 7 du Bain gradué	36	0,6694	0,0220	0,1168	0,0321	0,0674	0,0028	0,0022	0,0622	0,0025	0,9771
6	Source moins chaude du Bain gradué	36	0,6376	0,0211	0,1224	0,0391	0,0571	0,0029	0,0019	0,0771	0,0024	0,9616
7	Bain des Cuvettes	46	0,5797	0,0152	0,1145	0,0282	0,0660	0,0020	0,0030	0,0504	0,0022	0,8612
8	Bain des Capucins	39	0,3754	0,0012	0,0795	0,0160	0,0151	0,0017	0,0018	0,0450	0,0024	0,5681
9	Eau savonneuse	30	0,1098	0,0030	0,0970	0,0950	0,0310	traces	0,0004	0,0250	traces	0,2751

(BRACONNOT, 1837.)

Les sources ferrugineuses de Luxeuil, qui forment un groupe à part, sont ainsi composées :

Chlorure de sodium.....................	0,2579
— de potassium....................	0,0021
Sulfate de soude......................	0,0700
— de chaux......................	0,0050
Carbonate de chaux.....................	0,0350
Oxyde de manganèse....................	0,0220
Magnésie.............................	0,0070
Matière azotée.......................	0,0100
Silice et alumine	0,0080
Oxyde de fer........................	
Phosphate de fer......................	0,0270
Arséniate de fer......................	
	0,4440

(BRACONNOT, 1851.)

Le travail de Braconnot date déjà de l'année 1837 : mais dans ces derniers temps la *Société d'hydrologie médicale de Paris* a résolu de faire soumettre à un nouvel examen chimique toutes les sources de Luxeuil, et nous espérons pouvoir donner dans l'appendice de cet ouvrage le résultat du mémoire de la commission désignée à cet effet.

Les sources du *Bain des Dames,* gélatineuse, du *Grand Bain,* et *ferrugineuse,* abandonnent une grande quantité de dépôts brun foncé et jaune d'ocre, constitués ainsi d'après M. O. Henry fils.

	Bain des Dames.	Source gélatineuse.	Grand-Bain.	Source ferrugineuse.
Silice..................	4,144	6,722	21,461	15,625
Sesquioxyde de manganèse.	61,638	81,923	32,671	0,563
— de fer........	1,036	0,992	0,916	61,055
Sulfate de baryte........	indices	indices	indices	indices
Silicate de manganèse....	31,100	9,344	44,942	12,632
Baryte................				
Dépôt micacé...........	»	»	»	10,125
Matière organique ou acide crénique.............	1,082	1,020	traces	»
Arsenic................	traces	traces	traces	notable
Cuivre	»	»	»	traces
	100,000	100,000	100,000	100,000

L'établissement de Luxeuil, augmenté et amélioré depuis la prise de possession par l'État, en 1854, par MM. J. François et Grandmougin, comprend neuf salles de bains ou de piscines, savoir :

NOMS DES SALLES.	SOURCES ALIMENTAIRES.
1° Grand-Bain..........	Les deux sources du Grand-Bain et celle des Cuvettes refroidie.
2° Bains des Capucins..	Les sources des Capucins et des Cuvettes aux piscines ; — les sources ferrugineuses et Cuvettes aux baignoires ; — la source ferrugineuse aux buvettes.

NOMS DES SALLES.	SOURCES ALIMENTAIRES.
3° Bain Neuf.........	Les sources du Grand-Bain et des Cuvettes, — la source du Pré Martin pour la buvette Eugénie.
4° Bain gradué.......	Les sources du Bain gradué aux quatre comparti- ments de la piscine; les sources des Dames et d'Hygie aux baignoires.
5° Bain des Fleurs ou de la princesse Ma- thilde..........	Les sources des Fleurs, des Dames et gélatineuse; — les sources gélatineuse et des Dames pour la buvette.
6° Bains des Dames....	La source des Dames pour la piscine, – et la même chaude et refroidie pour les bains et les douches.
7° Bain des Bénédictins.	Les sources des Bénédictins.
8° et 9° Bains ferrugineux et Bain impérial.......	Les sources ferrugineuses et du Grand-Bain pour les baignoires; — celles du Grand-Bain et des Cuvettes pour les douches ; — la source ferru- gineuse pour injections; — les sources ferrugi- neuse et des Cuvettes pour les buvettes.

Le tableau suivant résumera cette installation :

	PISCINES.		BAIN simple.	BAIN avec douche.	GRANDE douche.	ÉTUVES.	Buvettes.
	Bassin.	Places.					
Grand-Bain.........	»	»	»	10	»	»	»
Bains des Capucins....	2	40	4	»	»	»	1
— Neuf..........	»	»	»	»	2	2	1
— gradué.........	1	50	11	»	»	»	»
— des Fleurs......	»	»	»	10	»	»	2
— des Dames......	1	10	»	2	»	»	»
— des Bénédictins..	1	25	»	»	»	»	»
— ferrugineux.....	2	6	3	6	»	»	2
— impérial........	»	»	»	10	»	»	»
Source Hygie.........	»	»	»	»	»	»	1
— des Yeux.......	»	»	»	»	»	»	1
Totaux....	7	131	18	38	2	2	8

On compte, en outre, quatre douches ascendantes, dont deux au Bain des Fleurs, et deux près du Bain ferrugineux ; et dix-neuf douches d'in- jections aux Bains ferrugineux et impérial.

Les eaux de Luxeuil appartiennent à la catégorie des eaux faiblement minéralisées et fortement thermales. Elles forment, avec celles de Néris, et surtout celles de Plombières et de Bains, un groupe assez naturel, et dont les applications présentent une assez grande analogie, pour que dans beaucoup de circonstances elles puissent se suppléer mutuellement. Mais nous ne devons pas négliger d'assigner une valeur toute particulière aux sources *ferrugineuses* de Luxeuil, lesquelles, notablement manganésiennes et arsenicales, fournissent à la pratique de cette station un élément important, surtout pour les combinaisons qu'elles permettent d'introduire dans le traitement thermal.

Les sources non ferrugineuses de Luxeuil, lesquelles représentent réellement la médication propre à cette localité, les autres étant entrées plus récemment dans la pratique, s'appliquent spécialement : au rhumatisme, aux névroses, et à la sciatique en particulier, à l'hystérie, à la paralysie, paraplégique surtout, à la gastralgie et à la dyspepsie.

Les bains sont employés à des températures diverses, de manière à fournir des bains *frais* (de 25° à 32°), *tempérés*, *chauds* et *très chauds* (au delà de 38°).

Les premiers sont sédatifs et les derniers excitants. On comprend aisément à quelles séries d'indications les uns et les autres répondent. Ces applications de températures particulières ne sont pas seulement une appropriation à des exigences d'indications ; il faut y voir un élément thérapeutique formel. Les bains de vapeur sont administrés à une température élevée ; les douches, très usitées.

On a coutume de commencer le traitement interne par l'usage des sources les moins actives, ainsi la *Source savonneuse*. On ne paraît pas avoir observé de phénomènes physiologiques manifestes pendant leur usage. D'une digestion facile, elles agissent sur les reins, sur la peau, comme toutes les boissons abondantes et chaudes, prises surtout concurremment avec un traitement balnéaire.

Il est certain que la balnéation et les températures qu'elle met en jeu constituent la partie essentielle du traitement de Luxeuil. M. Revilliout se plaignait, il y a une vingtaine d'années, de ce que, s'en rapportant trop exclusivement aux qualités thérapeutiques de ces eaux, les médecins de Luxeuil négligeaient de les employer comme autrefois à une haute température, soit en boisson, soit en bains (*Rech. sur les propr. phys., chim. et méd. des eaux de Luxeuil*, 1838). M. Billout a reproduit beaucoup plus récemment la même plainte (*Notice sur les eaux thérap. de Luxeuil*, 1857). M. Revilliout fait justement ressortir les avantages de la balnéation tempérée chez les individus névropathiques et bilieux, de la balnéation chaude dans les rhumatismes chroniques musculaires, fibreux, ou goutteux, dans les paralysies, dans certaines affections des muqueuses, dans les névralgies, dans la scrofule. Ces indications nous paraissent en effet très exactement sanctionnées par l'expérience. Elles ne font d'ailleurs que combiner de précieux adjuvants aux qualités dépendant de la minéralisation, qualités du reste fort difficiles à définir vis-à-vis d'une minéralisation aussi faible, et malgré la présence de l'arsenic.

Les médecins qui ont écrit sur les eaux de Luxeuil se sont généralement contentés de rapporter des observations, sans les accompagner de commentaires, qu'une expérience locale et multipliée permet seule de formuler avec précision. M. Chapelain y a ajouté des tableaux récapitulatifs qui, malgré l'intérêt que des nombres considérables peuvent leur prêter, ne sont pas non plus suffisamment instructifs, dépourvus qu'ils se trouvent de toute analyse explicative.

Tous les *rhumatismes* trouvent certainement à Luxeuil des ressources thérapeutiques considérables. Cependant on doit assigner à cette localité thermale la spécialité des rhumatismes musculaires et des rhumatismes nerveux. Les sciatiques paraissent être traitées avec beaucoup d'avantage par les bains à température élevée. Ce traitement convient aux *paralysies* au même titre que celui institué près des eaux analogues ou des chlorurées sodiques. Nous ferons une mention spéciale des *paraplégies* rhumatismales ou dépendantes d'un trouble particulier de l'innervation. L'*hystérie* paraît être quelquefois heureusement modifiée par ces eaux. Quant à la *scrofule*, sans contester les services que peuvent lui rendre les pratiques usitées à Luxeuil, nous ne pensons pas qu'elle y rencontre les éléments d'un traitement radical.

Les eaux de Luxeuil sont très utiles dans les *gastralgies* et les *entéralgies* rhumatismales. De bons résultats paraissent également avoir été obtenus dans des gastrites et gastro-entérites, qui ne sont sans doute, pour la plupart, que des *dyspepsies*.

Les sources *ferrugineuses* de Luxeuil constituent certainement une des parties les plus intéressantes de cette station. Beaucoup moins minéralisées que les autres sources, particulièrement en chlorure de sodium, elles sont remarquables par la présence simultanée du manganèse en proportion notable, du fer et de l'arsenic. Leur température, qui rend facile de leur prêter un degré approprié aux bains moyennant un faible mélange à quelqu'une des autres sources, permet d'administrer des *bains ferrugineux*, dont on trouverait difficilement l'équivalent ailleurs.

Nous n'avons pas besoin d'énumérer ici les indications relatives à une telle médication. Mais nous insisterons avec M. Billout sur les avantages que cette balnéation ferrugineuse, accompagnée d'irrigations appropriées, présente dans un grand nombre d'affections propres aux femmes, surtout dans les affections catarrhales atoniques des organes génitaux. Ceci peut s'appliquer également à certaines blennorrhées opiniâtres.

M. Champion (de Nancy), cité par M. Billout, dit avoir employé avec le plus grand succès les *dépôts* des eaux de Luxeuil, en application sur les plaies et les ulcères de toute espèce, sur les tumeurs des glandes, sur les dépôts froids des articulations et même sur certains chancres vénériens.

La station de Luxeuil renferme de nombreux témoignages de son état florissant à l'époque romaine. Elle dut surtout cette renommée à César, qui passe pour avoir restauré ses thermes. Du moins on en juge ainsi d'après une inscription trouvée en 1755, dans des fouilles, et qui se traduit comme il suit : « *Lixovii thermas reparavit jussu Caii Julii Cœsaris imperatoris.* » Des médailles, d'autres inscriptions et des restes de monuments consacrent l'antiquité de Luxeuil comme ville de bains. Sous Louis XIV, de nouvelles améliorations lui furent accordées, et l'on peut augurer favorablement pour son avenir de la décision qui la classe aujourd'hui parmi les propriétés de l'État.

LYMINGTON (Angleterre, Hampshire). Chemin de fer du Sud-Ouest.

Bains de mer.

LYMPHATISME. Cette expression est souvent usitée en hydrologie médicale pour désigner l'exagération du tempérament lymphatique. Toutefois il faut bien remarquer que le lymphatisme a ses caractères physiologiques propres, abstraction faite des états morbides auxquels il prédispose et qui constituent un ordre particulier de considérations [voy. SCROFULES]. Ces traits sont suffisamment connus ; ils composent d'ailleurs la physionomie des premiers âges de la vie dans nos contrées. On peut en tirer des indications générales, au point de vue de la médication thermale et du traitement marin [voy. ENFANCE]. Nous nous sommes aussi attachés à distinguer ce qu'on doit entendre par *constitution lymphatique*, état intermédiaire entre le type normal et la perversion morbide, lequel n'est autre que le lymphatisme [voy. CONSTITUTION]. Des conditions hygiéniques et des propriétés curatives spéciales ressortent de l'emploi des eaux minérales ou de la mer en harmonie avec cet ensemble de phénomènes. Ce sera, d'une part, l'air des montagnes ou des côtes, et l'exercice ; de l'autre, l'élément chloruré sodique ou sulfureux, auquel on adjoint, dans certains cas, les principes iodo-bromurés de certaines sources et ceux des eaux mères. Il ne faut pas omettre non plus dans cette concordance l'importance des procédés balnéaires, auxquels précisément la méthode hydrothérapique apporte un précieux auxiliaire. Plus qu'à aucune autre constitution, sans nul doute, la série d'agents que nous passons en revue s'adapte au lymphatisme et permet de le modifier, non-seulement quant à ses manifestations, mais dans son essence diathésique même. C'est ce que tend à démontrer l'étude de ces divers sujets pris en particulier.

M

MACKVILLER (France, Bas-Rhin).

Il existe aux environs de Mackviller deux sources *chlorurées sodiques* froides, qui paraissent avoir été utilisées autrefois, car M. Ringel, en faisant pratiquer récemment des fouilles, y a découvert des bains romains. Elles ne sont maintenant d'aucun emploi, et l'on ignore même leur composition.

MACON (France, Saône-et-Loire)..

Ferrugineuse bicarbonatée. Froide.

Au nord de la ville et dans une propriété particulière, jaillit une source minérale, désignée dans le pays sous le nom de *Source Sainte-Reine*.

L'analyse élémentaire faite par M. Rivot a donné pour un litre :

	Gram.
Acide carbonique........................	0,322
— sulfurique	0,034
— chlorhydrique......................	0,050
Protoxyde de fer.......................	0,013
Chaux	0,202
Magnésie..............................	0,025
Soude.................................	0,025
	0,671

Ce travail est sans doute incomplet, car on ne voit pas figurer dans cette eau minérale la silice, la potasse et la matière organique, toutes substances appartenant aux eaux minérales sans distinction de classe et d'origine.

L'eau ferrugineuse de Sainte-Reine paraît avoir été connue depuis très longtemps: du reste, Raulin et plusieurs autres auteurs la mentionnent dans leurs ouvrages. Nous n'avons pas de données sur l'usage qu'on en fait.

MADAGASCAR (océan Indien).

On signale dans cette île deux sources thermales, dont le naturaliste Sonnerat a surtout fait mention comme ayant été utilisées par les Français, durant leur occupation. Leur composition et leur température ne sont pas indiquées.

MADONNA DI TRE FIUMI (Toscane). Dans la municipalité de Ronta, aux bords du Farforajo, sur un sol de travertin.

Bicarbonatée sodique? Tempér., 16° centigr.

Quatre sources ayant ensemble la plus grande analogie de constitution et la même température. Voici l'analyse de l'une d'elles :

	Eau : un litre.
	Cent. cub.
Acide carbonique......................	225,5
— sulfhydrique......................	14,0
	Gram.
Sulfate de soude........................	0,052
Chlorure de sodium	0,156
— de calcium	0,052
Carbonate de soude......................	0,470
— de magnésie....................	0,052
— de chaux....	0,260
	1,042
	(Giuli.)

Nous classons cette eau minérale parmi les bicarbonatées sodiques, et cependant elle contient une proportion notable d'acide sulfhydrique. Il est vrai de dire que dans les trois autres sources cet acide n'y existe qu'à l'état de traces.

On emploie ces eaux, en boisson, dans les affections calculeuses de la vessie et des reins, et dans les catarrhes des organes génito-urinaires ; en bains, dans les maladies cutanées.

MADRUGA. Voy. CUBA.

MAGNAC (France, Cantal, arrond. de Saint-Flour).

M. Nivet signale au-dessous du village de Magnac, aux bords du Bex, une fontaine minérale *ferrugineuse bicarbonatée* froide, qui contient un peu d'hydrogène sulfuré, et à laquelle on attribue des propriétés toniques et emménagogues. Pas d'analyse ni d'établissement.

MAGNÉSIE. L'existence de la magnésie, entrevue pour la première fois par Hoffmann, dans les eaux minérales d'Eger, d'Elster, de Schwalbach, etc., en 1708, n'a été bien distinguée de la chaux que par Black, en 1757.

Répandue en assez grande abondance dans toutes les parties qui constituent la croûte solide du globe, on conçoit facilement que cette base fasse partie de presque toutes les eaux minérales : c'est en effet ce que les analyses constatent. Il est même probable que si quelques auteurs ne font pas mention des sels magnésiens, cela tient à la petite quantité d'eau minérale sur laquelle ils ont opéré. Tel est le cas des eaux de Néris, dans lesquelles nos devanciers n'ont pu isoler cette base ; et cependant, en faisant évaporer un grand nombre de litres d'eau minérale de cette station, nous avons pu non-seulement la déceler, mais encore la doser.

Comme la chaux, la magnésie est représentée dans les eaux minérales bicarbonatées à l'état de bicarbonate soluble, et maintenue à cet état par l'acide carbonique en excès. Dans quelques sources, le bicarbonate de magnésie forme l'un des principes presque aussi importants, sous le rapport de la quantité, que les autres bicarbonates alcalins et terreux (soude et chaux).

La base qui nous occupe en ce moment, lorsqu'elle existe en proportion notable, peut être facilement décelée dans l'eau minérale, telle qu'elle jaillit du sol.

Pour la découvrir, il suffit de verser dans le liquide une certaine quantité de phosphate de soude ammoniacal: outre le phosphate de chaux insoluble qui a pris naissance, on voit, après quelques instants, des cristaux se déposer sur les parois du vase, à mesure qu'on agite le mélange avec une baguette.

Lorsqu'il s'agit de doser la magnésie, voici comment on procède. L'eau minérale est évaporée jusqu'à siccité avec un mélange d'acide chlorhydrique et d'acide nitrique. Le résidu est repris par de l'eau acidulée par l'acide chlorhydrique, qui isole toute la silice à l'état insoluble. La solution acide, sursaturée d'ammoniaque, reste transparente si l'eau minérale n'était pas ferrugineuse et si elle contenait une quantité notable de chlorhydrate d'ammoniaque; dans le cas contraire, on la filtrerait pour séparer l'oxyde de fer et l'on y ajouterait une nouvelle quantité de sel ammoniac. On y verse ensuite de l'oxalate d'ammoniaque, qui précipite toute la chaux à l'état d'oxalate insoluble, et dans le liquide filtré on ajoute du phosphate de soude. Ce sel donne lieu à un dépôt de phosphate ammoniaco-magnésien, qu'on recueille sur un filtre et qu'on chauffe au rouge dans un creuset de platine, après l'avoir lavé suffisamment avec de l'eau légèrement ammoniacale. Le résidu se convertit en phosphate de magnésie de la formule $PhO^5 2MgO$. Comme le papier du filtre est imprégné de ce sel, la combustion ne s'effectue que très lentement; aussi est-il nécessaire de détacher toute la poudre et de la mettre dans le creuset de platine, tandis que le filtre est brûlé sur le couvercle.

Les résultats que l'on obtient ainsi sont généralement très satisfaisants.

MAGNÉSIQUES (Eaux).

Nous appelons *eaux magnésiques*, celles dans lesquelles la magnésie existe en proportion assez prédominante, parmi les bases, pour les rattacher à une sous-division spéciale. Cette circonstance est elle-même très peu commune, et ne se rencontre que dans une seule classe, celle des eaux *sulfatées*.

La magnésie fait, avec la chaux, partie des bases terreuses des eaux minérales; elle y est à peu près aussi constante, mais tient une bien moindre place dans leur minéralisation.

La magnésie existe dans toutes les eaux sulfurées, mais en très faible proportion; et lorsque son chiffre est distinct de celui de la chaux, dans les analyses, il lui est toujours notablement inférieur. Il n'en est pas absolument de même dans les eaux chlorurées, toutes sodiques, comme on le sait; ici la magnésie, bien que fort en sous-ordre, l'emporte quelquefois sur la chaux.

Dans les bicarbonatées sodiques, le chiffre des bases terreuses est toujours très faible. La proportion relative de la chaux et de la magnésie est tout à fait la même que dans les sulfurées. Dans les bicarbonatées calciques et les mixtes, elle peut s'élever, pour les sels magnésiques, jusqu'à quelques décigrammes.

La classe des eaux sulfatées est la seule qui nous offre une sous-division magnésique, mais peu importante au point de vue de la médication thermale. En effet, les eaux franchement magnésiques, telles que Sedlitz, Pullna, Seidchutz, ne sont employées qu'à titre de médicaments, et ne prennent aucune part à un traitement thermal proprement dit. La seule station thermale en France qui puisse être rapprochée de celles-ci, est celle de Montmirail-Vacqueras (Vaucluse). Les sels magnésiques reprennent une place secondaire dans les sulfatées mixtes.

La présence des sels magnésiques dans les eaux minérales tend à prêter à celles-ci des propriétés purgatives. Cependant, en dehors des sulfatées magnésiques fortes que nous avons signalées plus haut, il est difficile d'assigner à la magnésie une part très distincte dans l'action thérapeutique de la plupart des eaux minérales.

MAGYAR-SZENT-LAZLO (Hongrie, comitat de Vessprim).

Source *sulfureuse*, sans mention d'analyse et de température, qu'on signale comme desservie par une très bonne installation.

MAJORQUE (Ile). Voy. SAN JUAN DE CAMPOS.

MALA (Espagne, prov. de Grenade). Village à 20 kilomètres de Alhama, et à 64 de Malaga.

Sulfatée magnésique? (ferrugineuse). Tempér., de 22° à 32° centigr.

	Eau : 16 onces. Grains.		Eau : un litre. Gram.
Sulfate de magnésie.........	1,00	=	0,099
— de chaux.............	0,36	=	0,035
Chlorure de magnésium.......	0,39	=	0,038
Carbonate de chaux..........	0,37	=	0,036
Acide silicique	4,10	=	0,401
	6,22	=	0,609
Gaz hydrogène sulfuré......	quant. indét.		

(R. CARREÑO, 1848.)

Le même chimiste a analysé des corpuscules de couleur rouillée que ces eaux tiennent en suspension, et y a trouvé 40 centigrammes d'oxyde de fer, sur un poids de 1^{gr},50 de matière.

Il y a plusieurs sources, ne différant guère entre elles que par leur température. Elles sont captées dans un réservoir servant de piscine.

On en use en boisson et en bains dans les affections rhumatismales et cutanées. Établissement médiocrement installé.

MALADIES AIGUES. Voy. AIGUES (MALADIES).

MALADIES CHRONIQUES. Voy. CHRONIQUES (MALADIES).

MALAGA (Espagne, Andalousie). Dans la province et près de la ville de ce nom, sources *ferrugineuses* froides, nombreuses et renommées.

MALÉON (France, Ardèche, arrond. de Privas). A 3 kilomètres du village des Ollières.

Bicarbonatée sodique. Froide.

	Eau : un litre.
	Gram.
Acide carbonique libre.......................	2,630
Bicarbonate de soude.........................	1,260
— de potasse......................	0,180
— de chaux........................	0,172
— de magnésie.....................	0,030
— de fer..........................	traces
Chlorure de sodium...........................	0,288
Sulfate de soude.............................	0,027
Phosphate de chaux et d'alumine..............	0,010
Silice.......................................	0,020
Iodure alcalin	indices
	4,617

(MAZADE, 1858.)

La source de Maléon, dont le captage est tout récent, jaillit dans le milieu du ruisseau de l'Ouzène ; aussi est-elle complétement submergée lorsque les eaux de ce dernier sont grandes.

L'eau répand, à son griffon, une odeur sensible d'acide sulfhydrique, mais qui disparaît avec le temps ; on l'utilise en boisson et en bains. Elle alimente un petit nombre de baignoires, après avoir été échauffée artificiellement. Quant à ses propriétés thérapeutiques, elles n'ont pas encore été nettement spécifiées. Quelques médecins des environs la conseillent cependant dans les affections bénignes de la peau et dans les troubles digestifs.

MALLADROJA (Italie, États sardes). Source thermale très abondante, au bord de la mer, sur la côte du golfe de Palmas.

MALLOW (Grande-Bretagne, Irlande). Ville du comté de Cork, dans laquelle est un établissement de bains fréquenté et desservant une source très peu minéralisée, à la température de 22° centigr. On y signale seulement un abondant dégagement d'azote.

MALMEDY (Prusse, prov. rhénanes). Ville à 36 kilomètres d'Aix-la-Chapelle, et 8 kilomètres de Spa.

Ferrugineuse bicarbonatée. Froide.

	Eau : 16 onces.		Eau : un litre.
	Grains.		Gram.
Carbonate de soude...........	3,8645	=	0,463
— de fer...........	1,7500	=	0,210
— de chaux........	2,4741	=	0,296
— de magnésie.....	0,8332	=	0,099
— d'alumine.......	0,5620	=	0,067
Chlorure de sodium...........	0,1271	=	0,015
Acide silicique...........	0,0410	=	0,004
	10,0000	=	1,154
	Pouc. cub.		Cent. cub.
Gaz acide carbonique......	23,12	=	924,8

(MONHEIM.)

Il y a plusieurs sources dans cette localité; nous donnons la composition de la principale, le *Pouhon de Geromon*. Ces eaux ferrugineuses sont rangées parmi les plus actives de l'Allemagne.

MALNAS (États autrichiens, Transylvanie).

Sulfurée calcique. Tempér., 19° centigr.

	Eau : 16 onces.		Eau : un litre.
	Grains.		Gram.
Sulfate de chaux...........	3,0	=	0,432
— de soude...........	0,8	=	0,011
— de fer.............	0,6	=	0,008
Chlorure de sodium.........	1,2	=	0,172
Carbonate de magnésie.......	1,2	=	0,172
Alumine.................	1,0	=	0,144
Matière extractive...........	0,8	=	0,011
	8,6	=	0,930
	Pouc. cub.		Cent. cub.
Gaz hydrogène sulfuré........	25,6	=	1024

(PATAKI.)

Ces eaux s'emploient en boisson et en bains dans les affections rhumatismales et les maladies de la peau.

MALVERN (GREAT-) (Angleterre, comté de Worcester). Ville sur le chemin de fer de Birmingham et sur la Severn, à 240 kilomètres de Londres.

Sulfatée sodique? Tempér., 11° centigr.

	Eau : un gallon.		Eau : un litre.
	Grains.		Gram.
Sulfate de soude...........	1,940	=	0,027
Chlorure de calcium........	1,860	=	0,026
Carbonate de fer...........	1,664	=	0,023
Magnésie.................	traces	=	traces
	5,464	=	0,076

(SCUDAMORE, 1819.)

Analyse très insuffisante, et qui ne permet même pas de connaître la classe dans laquelle ces eaux peuvent être rangées.

Deux sources, le *Puits Sainte-Anne*, dont l'eau est transparente, insipide et très agréable à boire, et le *Puits Saint* (*Holy well water*). Leur composition est sensiblement la même et ne les différencie que très peu des eaux réputées pures. On les administre en bains et en boisson. Il est difficile d'accepter que, sous cette dernière forme, elles produisent, comme on l'a dit, des nausées et des éblouissements. Néanmoins elles ont une grande réputation dans les affections catarrhales de la vessie, les ulcères scrofuleux et les maladies de la peau. Du temps de Saunders, les habitants du pays trempaient des linges dans l'eau de Malvern, et les revêtaient tout mouillés, renouvelant l'immersion à mesure qu'ils refroidissaient. Aujourd'hui il ne semble pas que cette station se recommande autrement que par d'excellentes conditions hygiéniques et les attraits d'un beau site.

MAL VERTÉBRAL DE POTT. Cette maladie, qui débute toujours par une ostéite des vertèbres rachidiennes, s'attaque particulièrement aux sujets scrofuleux. Par conséquent les indications qui la concernent dans le traitement hydro-minéral sont absolument les mêmes que celles tirées de la scrofule [voy. SCROFULE]. D'ailleurs les eaux minérales ou la mer ne peuvent que modifier la disposition générale de l'économie qui a déterminé et maintient cette altération du tissu osseux [voy. CARIE]. Les eaux CHLORURÉES SODIQUES [voy. ce mot] sont plus formellement indiquées que celles des autres classes pour combattre la diathèse dont il s'agit (*Nauheim, Kreuznach, Bourbonne, La Bourboule, Balaruc, Uriage, Aix-la-Chapelle*). Dans certains cas, leur emploi concourt à favoriser le travail réparateur qui a débuté localement et se poursuit à mesure que les forces générales se relèvent et que l'état diathésique tend à s'atténuer. Il peut arriver aussi que l'excitation thermale, convenablement administrée, entretienne des conditions de circulation, de chaleur et d'innervation dans les membres inférieurs, frappés de paralysie temporaire, et les mette de la sorte à même de recevoir ultérieurement l'influx nerveux, s'il se rétablit, comme il en existe des exemples. Nous devons ajouter que la suppuration des abcès par congestion, lorsqu'elle a lieu, ne contre-indique nullement l'emploi des bains, et même qu'elle reprend souvent, sous leur influence, des caractères favorables. On comprend que les conditions hygiéniques des stations auxquelles on adresse les malades doivent être prises en considération spéciale, concurremment avec les moyens adjuvants de médication dont on y dispose. C'est surtout au point de vue hygiénique que le séjour des côtes, par exemple, se recommande, le bain de mer réclamant les ménagements habituels en présence d'un affaiblissement prononcé de l'organisme.

MANGANÈSE. Bergmann est le premier auteur qui ait soupçonné l'existence du manganèse dans les sources minérales. Suivant ce chimiste, ce métal se rencontrerait dans un certain nombre d'eaux ferrugineuses à l'état de chlorure de manganèse. Mais ce qui n'était alors qu'une hypothèse, ne devait pas tarder à se réaliser. En 1813, Vauquelin et Thenard, analysant l'eau de la source ferrugineuse de Provins, annoncèrent de la manière la plus formelle la présence du manganèse, et, à partir de cette époque, ce métal prit un rang assuré parmi les principes minéralisateurs des eaux minérales.

L'analogie qui existe entre le fer et le manganèse, l'association fréquente de ces deux métaux dans les espèces minérales, devaient faire supposer que les sources ferrugineuses étaient également imprégnées de manganèse : de nombreuses analyses confirment en effet cette hypothèse. Mais il ne faudrait pas en tirer la conséquence que ces métaux se rencontrent toujours ensemble ; on connaît même plusieurs sources nullement ferrugineuses qui sont chargées de manganèse, et *vice versâ*.

Le manganèse est représenté dans les analyses des eaux minérales à l'état de bicarbonate de protoxyde, comme dans le plus grand nombre de celles à base de bicarbonates alcalins et terreux ; de sulfure, comme dans les eaux sulfurées des Pyrénées ; de chlorure, comme dans les sources de Nauheim, et enfin de sulfate comme dans celles de Cransac et du Crol.

La proportion de ces différents sels, dans les sources que nous venons de signaler, ne se traduit le plus souvent que par des fractions impondérables ; aussi dans les analyses le voit-on inscrit presque toujours à l'état de traces. Ce résultat n'a pas lieu de surprendre lorsqu'on sait que les chimistes s'appliquent à rechercher l'oxyde de manganèse dans les dépôts spontanés des eaux. Quelques-unes de ces dernières font cependant exception à la règle, ce sont celles du département de l'Aveyron qui peuvent être considérées comme des types d'eaux manganésiennes : ainsi les sources de Cransac, d'après M. Rivot, ne contiendraient pas moins de $0^{gr},01$, à $0^{gr},36$ d'oxyde de manganèse, et les eaux du Crol, de $0^{gr},33$ de sulfate de protoxyde de manganèse par litre de liquide.

Nous allons indiquer le moyen qu'on emploie pour séparer, reconnaître et doser l'oxyde de manganèse dans les eaux et dans leurs dépôts spontanés.

Aucun réactif ne permettant de déceler la substance qui nous occupe dans l'eau minérale elle-même, il convient donc d'abord de faire évaporer un certain nombre de litres d'eau jusqu'à siccité : le résidu est traité par l'acide chlorhydrique, qui précipite seulement la silice. La solution, étendue de sept à huit fois son volume d'eau distillée, est sursaturée par l'ammoniaque caustique qui dépose, outre l'oxyde de manganèse, l'oxyde de fer et quelques sels terreux. Ce mélange, lavé, est ensuite dissous dans l'acide chlorhydrique, et dans la liqueur on ajoute de l'ammoniaque caustique en quantité nécessaire pour lui laisser seulement une réaction très légèrement acide ; on y verse du succinate d'ammoniaque qui précipite tout le fer à l'état de succinate ferrique.

La solution de laquelle s'est séparé le succinate de fer est concentrée à siccité et le résidu calciné au rouge, afin de détruire l'excès de succinate d'ammoniaque. La substance rougeâtre qui en résulte est dissoute dans l'acide chlorhydrique, et la liqueur est soumise à un courant de chlore ; on y ajoute ensuite de l'ammoniaque qui sépare tout l'oxyde de manganèse ; on le jette sur un filtre, et on le chauffe à une température élevée avec quelques gouttes d'acide nitrique. On obtient alors de l'oxyde rouge de manganèse (Mn^3O^4), que l'on pèse et que l'on ramène par le calcul à l'état de protoxyde (MnO).

Lorsqu'il s'agit de reconnaître la présence de l'oxyde de manganèse dans les dépôts formés dans les réservoirs des sources, ou sur le sol et après le passage de l'eau minérale, voici comment on opère :

On fait dissoudre une certaine quantité de ces matières dans l'acide chlorhydrique, et dans la solution filtrée et étendue on verse de l'ammoniaque en excès qui précipite tous les oxydes de fer et de manganèse. Ceux-ci sont lavés et placés dans une capsule avec quinze à vingt fois leur volume de chlorure d'oxyde de sodium. Après une ébullition prolongée, et si le dépôt contenait de l'oxyde de manganèse, on voit le liquide surnageant se colorer en rouge plus ou moins vif par suite de la formation du permanganate de soude ; d'une autre part, on recueille le précipité, on le lave et on le met dans un flacon contenant de l'acide acétique monohydraté étendu de cinquante fois son volume d'eau. Après plusieurs jours, et en agitant de temps à autre, tout l'oxyde de fer est entré en solution, tandis que le bioxyde de manganèse reste inattaqué. Ce mode analytique, que l'un de nous a fait connaître le premier, donne des résultats très concluants.

Au lieu d'employer le chlorure d'oxyde de sodium, on peut encore délayer le mélange des oxydes de fer et de manganèse avec du nitrate de potasse, et chauffer ce mélange dans un creuset d'argent jusqu'à la fusion du sel : la masse se colore en vert par du manganate de potasse, qui, délayé dans de l'eau, communique à celle-ci la même teinte.

MANGANÉSIENNES (Eaux). La proportion notable de manganèse qui se remarque dans quelques eaux minérales ferrugineuses, avait engagé l'un de nous à faire une division dans la classe des ferrugineuses, sous la dénomination de *ferrugineuses manganésiennes*. Les eaux de Luxeuil, celles de Cransac surtout, sont dans ce cas. La présence du manganèse n'ajoute

rien de particulier aux indications thérapeutiques générales des eaux ferrugineuses. Mais il paraît résulter d'observations intéressantes faites sur
ce sujet par M. Pétrequin, que le manganèse est un adjuvant du fer qui
s'adresse dans les mêmes termes à l'appauvrissement du sang, qui réussit
quelquefois alors que le fer avait échoué, et qui facilite chez quelques
personnes la tolérance pour ce médicament, en même temps qu'il le rend
plus actif et plus efficace. (Pétrequin et Socquet, *Traité génér. prat. des
eaux minér.*, 1859.)

MARAT (France, Puy-de-Dôme, arrond. d'Ambert).

On trouve dans cette partie de l'Auvergne deux petites fontaines qui
se font jour, l'une près du hameau de Gripil ou Gripeil, l'autre au sud-
est d'Olliergnes et sur la rive gauche du ruisseau du Got, dont elle porte
le nom.

Ces sources sont froides, gazeuses et en tout point semblables à celles
qui existent en si grande abondance dans le département du Puy-de-
Dôme. Elles n'ont encore été l'objet d'aucun examen chimique suivi ;
M. Nivet dit seulement que la source de Got contient 68 centigrammes
de matières salines par litre d'eau. Ajoutons enfin qu'elles sont très peu
fréquentées.

MARBELLA (Espagne, prov. de Grenade).

Sulfatée calcique. Tempér., 25° centigr.

	Eau : 25 livres.		Eau : un litre.
	Grains.		Gram.
Sulfate de magnésie............	12	=	0,047
— de chaux...............	20	=	0,078
Chlorure de magnésium........	4	=	0,015
Acide silicique..............	8	=	0,030
	44	=	0,170
			(Dios Ayuda.)

Analyse incomplète sous tous les rapports.

Plusieurs sources, qui servent à la fois aux usages domestiques et médicaux. On les prend en boisson et en bains.

MARGATE (Angleterre, comté de Kent). Ville sur le chemin de fer
du Sud-Est et sur la Manche, à 24 kilomètres de Cantorbéry.

Bains de mer. Fréquentés.

MARIENBAD (États autrichiens, Bohême, cercle de Pilsen). Bourg
du district de Tepl, à 5 milles de Karlsbad, dans une vallée entourée de collines, presque entièrement composé d'hôtels magnifique-
ment bâtis et ornés de belles plantations. Altitude : 644 mètres. Chemin
de fer de Francfort à Leipzig ; station de Hof ou de Plauen.

Sulfatée sodique. Tempér., de 7° à 10° centigr.

Les sources minérales de cette localité sont très nombreuses. Heidler

en a compté jusqu'à 123 sur une étendue de 12 kilomètres, tant à Ma-
rienbadque dans les environs. Elles sont froides, et sourdent, les unes de
terrains marécageux, les autres de fissures, la roche granitique se faisant
jour à travers des couches de schistes micacés. Huit d'entre elles sont
utilisées, et portent les noms de :

     1° *Carolinenbrunnen* (source Caroline).
     2° *Ambrosiusbrunnen* (source d'Ambroise).
     3° *Kreuzbrunnen* (source de la Croix).
     4° *Marienquelle* (source de Marie).
     5° *Waldquelle* (source du Bois).
     6° *Ferdinandsbrunnen* (source de Ferdinand).
     7° *Wiesenquelle* (source de la Prairie).
     8° *Moorlagerbrunnen* (source du dépôt des boues).

Nous reproduisons les analyses dues, pour trois d'entre elles, à
M. Kersten (1844), et les autres à Reuss et Steinmann (1828).

Eau : un litre.

	Kreuz-brunnen.	Ferdinands-brunnen.	Waldquelle.	Carolinen-brunnen.	Ambrosius-brunnen.
	gr.	gr.	gr.	gr.	gr.
Sulfate de soude......	4,7564	5,0476	0,9597	0,3627	0,2418
— de potasse.....	0,0650	0,0425	0,2595	»	»
Chlorure de sodium....	1,4539	2,0048	0,3674	0,1066	0,0832
Carbonate de soude....	1,1542	1,2890	0,6270	0,2015	0,1352
— de chaux ...	0,6036	0,5447	0,3400	0,3315	0,2613
— de lithine...	0,0063	0,0090	0,0009	»	»
— de magnésie.	0,4636	0,4550	0,2460	0,3354	0,2314
— de strontiane.	0,0017	0,0008	indét.	»	»
— de fer......	0,0453	0,0614	0,0234	0,0416	0,0312
— de manganèse	0,0050	0,0158	0,0045	»	»
Phosphate d'alumine...	0,0071	0,0019	0,0020	»	»
— de chaux ...	0,0024	0,0020	»	»	»
Silice.............	0,0885	0,0965	0,0880	0,0598	0,0624
Brome.............	»	»	traces	»	»
Fluor, acide crénique...	»	»	id.	»	»
Matière organique.....	»	»	id.	»	»
Acide carbonique libre et combiné avec les bases.	1,8305	2,9723	2,9150	2,3251	1,6642
	10,4835	12,5433	5,8334	3,7642	2,7107

Ces sources, dont la plus renommée est le *Kreuzbrunnen*, sont employées en boisson et en bains. Elles fournissent amplement à l'usage
thérapeutique du gaz acide carbonique, et des boues extraites de tour-
bières voisines servent sous forme de bains et d'applications topiques.

Boues de Marienbad. — 1000 parties de ces boues desséchées contiennent :

A. *Principes solubles.*

Sulfate de potasse............................	8,37
— de soude............................	6,05
— de chaux............................	4,15
— de magnésie............................	2,24
— d'alumine............................	0,96
— ferreux............................	4,93
Acide crénique............................	4,65
Silice............................	0,92
Matières organiques solubles...............	2,53
Eau de combinaison des sels...............	0,58
Perte............................	1,54

B. *Principes insolubles.*

Sous-sulfate de fer............................	22,50
Phosphate de fer............................	13,68
Oxyde de fer hydraté............................	229,21
Chaux............................	2,14
Magnésie............................	1,45
Silice............................	1,50
Acide humique............................	107,14
Lignite............................	42,46
Matière résineuse............................	23,32
Humine............................	4,02
Substances minérales indéterminées...........	6,45
Matières organiques............................	508,80
	1000,00

Ainsi qu'on peut s'en assurer en jetant les yeux sur le tableau qui précède, les eaux de Marienbad diffèrent peu de composition entre elles, du moins quant à la nature de leurs principes minéraux, sinon dans la quantité de ces derniers. Comme elles sont surtout administrées en boisson, c'est à ce point de vue qu'elles méritent d'être considérées particulièrement. Dans le nombre, plusieurs renferment une notable proportion de carbonate de fer, en même temps qu'elles sont riches en gaz acide carbonique. Facilement tolérées par l'estomac, elles exercent aussi, grâce aux sels sodiques qui entrent dans leur minéralisation, une action légèrement laxative, contre-balançant avec avantage les effets opposés de leur élément ferrugineux. Mais le Kreuzbrunnen et le Ferdinandsbrunnen s'emploient de préférence à toutes. Leur limpidité cristalline, leur saveur agréable, picotante, à la fois acidule, saline, et vers la fin légèrement astringente, les recommandent pour l'usage interne. Prises à la dose de quatre à six verres, de 150 à 200 grammes chacun, elles provoquent des selles liquides, dont la consistance, la couleur et la nature peuvent varier, selon la quantité d'eau ingérée et en vertu de circonstances individuelles, sans qu'il soit nécessaire d'invoquer, comme on l'a fait, une action spéciale des eaux à

cet égard. Il en est de même pour la sécrétion urinaire qui, augmentée
ordinairement dans le début, diminue à mesure que les évacuations alvines deviennent plus abondantes et plus libres. « Celles-ci, dit Kreysig
» (*De l'usage des eaux minér.*, etc., 1829), ont lieu sans difficulté, ni
» incommodité particulière, les malades s'en trouvent bien, et ni les
» forces digestives en général, ni le corps entier ne sont véritablement
» affaiblis par les eaux de Marienbad continuées pendant un mois à six
» semaines ; au contraire, l'appétit augmente et la digestion devient
» d'autant meilleure. L'action excitante sur le sang et les nerfs ne se
» manifeste qu'à un degré fort modéré ; la plupart des malades se sentent
» plus dispos et plus gais ; le pouls est un peu accéléré ; quelques-uns
» cependant se sentent la tête un peu prise et éprouvent quelque lassi-
» tude, surtout au début de la cure, et lorsqu'ils ont commencé par de
» fortes doses. Ceux qui ont un flux hémorrhoïdal, et les femmes qui
» sont à l'époque de leur menstruation, sont exposés à un écoulement
» sanguin plus abondant. » Ces appréciations très judicieuses ont été confirmées par l'expérience ; elles répondent à ce qu'on peut attendre des
propriétés effectives des divers agents signalés dans l'analyse des sources
de Marienbad, et les indications thérapeutiques en découlent naturellement. Nous conclurons avec Kreysig, que ces eaux représentent une
médication altérante, à laquelle contribue leur action évacuante et tonique
à la fois. Il est assez remarquable que les habitants de la localité, comme
nous l'apprend M. Rotureau (*Des principales eaux minér. de l'Europe*,
1858), font servir aux usages culinaires et domestiques l'eau puisée aux
fontaines minérales, quoiqu'il existe des sources nombreuses et abondantes d'eau potable ordinaire à leur portée. Le même auteur voit dans
cette coutume irréfléchie le motif d'accidents hémorrhoïdaux qui passent pour très fréquents dans la population de Marienbad et des environs.

Les éloges pompeux sur lesquels le docteur Heidler a fondé la réputation du Kreuzbrunnen tendraient à faire regarder cette source comme
une panacée applicable à toutes les maladies chroniques, et surtout comme
celle des organes digestifs. Sans partager des exagérations toujours nuisibles aux meilleures causes, nous en avons dit assez pour recommander
ces eaux dans le traitement des troubles gastriques ou intestinaux et des
affections qui en dépendent, toutes les fois qu'il ne s'agira d'aucune altération organique à proprement parler. Elles ne nous semblent cependant
pas préférables aux eaux bicarbonatées sodiques, qui sont moins répandues en Allemagne qu'en France ; mais à défaut de celles-ci, les dyspepsies peuvent se modifier efficacement par l'emploi du Kreuzbrunnen. Les
effets laxatifs de cette boisson méritent surtout d'être pris en considéra-

tion; si l'on a affaire à certaines formes muqueuses ou pituiteuses de la dyspepsie. Pour emprunter le langage de Kreysig (*loc. cit.*), les eaux de Marienbad servent avec avantage là où il y a à mettre en mouvement des masses considérables d'humeurs morbides déposées et concrétées, par exemple, de mucus et de bile dans le canal intestinal, principalement si ce dernier est paresseux, difficile à exciter, et si l'état général des forces du sujet le permet. En d'autres termes, les dyspeptiques, chez lesquels prédominent les caractères du lymphatisme ou de la scrofule, se trouveront bien des évacuations que provoque le Kreuzbrunnen, et l'on ne tarde pas à les voir, sous cette influence, recouvrer un appétit perdu, et par suite tout un ensemble de forces et d'apparences extérieures, témoignant du retour des facultés assimilatrices et d'une révivification de l'économie.

Nous ne pensons pas qu'il en soit de même lorsque la dyspepsie s'accompagne d'un degré avancé de sensibilité névropathique et se complique de gastralgie prédominante. Si l'on a vu une cure à la source en question exercer une véritable sédation sur le système nerveux, tout porte à croire que la méthode évacuante a fait complétement les frais de ces succès. Ainsi s'explique comment des hystériques, des hypochondriaques, et même des maniaques à la période d'excitation, cités par M. Rotureau (*loc. cit.*), ont pu être notablement améliorés à Marienbad. De même en est-il pour des malades tourmentés depuis plusieurs années par des migraines fréquentes et douloureuses, et que l'usage interne du Kreuzbrunnen a débarrassés de leurs souffrances. Les malaises vagues, à forme spasmodique, qu'entraîne souvent la ménopause, seront soulagés ou dissipés d'une manière analogue. Mais il y a loin des indications tirées d'une dérivation salutaire, au traitement des affections purement nerveuses par une eau fortement minéralisée par des sulfates et des chlorures, et, de plus, très chargée en acide carbonique. On a reconnu en effet que la boisson du Kreuzbrunnen était trop excitante pour les hémorrhoïdaires et pour ceux qui sont menacés de congestion vers la tête. Kreysig la prescrivait surtout dans les conditions de constipation *torpide*, si l'on peut s'exprimer ainsi, et nous regardons cette opinion comme fondamentale dans les applications de Marienbad.

Kreysig, pour des motifs reliés aux considérations précédentes, ajoute que ces eaux ne sont pas bien supportées dans les maladies de poitrine, où il y a soit tendance à la phthisie pulmonaire, soit, dirions-nous, tuberculisation confirmée, et surtout disposition aux hémoptysies. Cette contre-indication formelle est en opposition avec ce que M. Rotureau rapporte d'expectorations facilitées à Marienbad chez des buveurs qui portent une affection chronique du larynx ou des bronches ; mais elle nous semble légitime, au même titre que celle concernant les maladies organiques du cœur et des gros vaisseaux, énoncée encore par le médecin allemand.

Le docteur Granville, qui, soit dit en passant, conteste les vertus anti-spasmodiques du Kreuzbrunnen, l'a vanté aux obèses, et M. Rotureau assure qu'il ne connaît pas de réputation mieux acquise. L'obésité n'est pas un de ces états simples et définis, pour la cure desquels on puisse poser des règles absolues. Nous croyons convenable de signaler le fait, faute de renseignements suffisants pour en reconnaître la valeur.

On comprend que des eaux purgatives à certaine dose puissent être utilisées dans les affections biliaires et hépatiques. Par la suractivité qu'elles déterminent dans les fonctions émonctoires, elles devront même faciliter parfois l'expulsion de calculs rénaux et urinaires ; mais on ne saurait leur attribuer, pas plus en ceci que pour la goutte et le rhuma-tisme, une spécialisation qui revient de plein droit à des sources miné-rales beaucoup plus autorisées.

Nous n'aurions presque pas besoin de noter que la pléthore abdo-minale, telle qu'on la comprend en Allemagne, renfermant un grand nombre de maladies sous sa dépendance, on a dû la faire rentrer dans le cadre de Marienbad. Hufeland même se plaisait à établir une certaine analogie entre le Kreuzbrunnen et le Sprudel de Karlsbad. Cette com-paraison n'est possible, ainsi que l'a fait voir Kreysig, qu'à quelques points de vue généraux, et la différence de température, la proportion des principes chlorurés, ferriques et gazeux, sont autant de conditions qui distinguent la virtualité de ces eaux et les résultats obtenus de l'une ou l'autre médication.

Autrefois on prenait beaucoup de bains à Marienbad. Quoique cette pratique soit la moins en faveur maintenant, elle ne laisse pas que d'être associée à l'usage de l'eau en boisson. On y joint même des douches, des bains de vapeur. A cet effet, les eaux du Marienquelle, du Carolinenbrunnen et de l'Ambrosiusbrunnen sont chauffées préalablement, et amenées dans les baignoires, où on les refroidit au degré convenable avec de l'eau miné-rale. Le dégagement de bulles de gaz acide carbonique est encore assez in-tense dans ces bains pour provoquer de la rubéfaction et une impression irritante sur la peau. La présence de sels ferriques, surtout dans les eaux de Caroline et d'Ambroise, ajoute à cette action tonifiante. En ayant soin de les administrer à la température tiède, on peut donc retirer de ces bains un précieux auxiliaire pour le traitement de certaines dyscrasies. Ils sont quelquefois ordonnés froids et courts, comme fortifiants.

C'est dans un sens analogue que les bains de gaz acide carbonique sont employés à Marienbad. Le professeur Struve (de Dresde), par son expérience personnelle, leur a donné une notoriété qui tend à s'accroître. Le sol des environs de Marienbad dégage, en une foule d'endroits, ce gaz mélangé à de l'hydrogène carboné. On a disposé un local pour l'application des bains gazeux, généraux ou partiels. Pour cette installation et les résultats qu'on peut en retirer, voyez CARBONIQUE (ACIDE).

Quant aux boues minérales, elles sont d'un usage assez étendu, soit qu'on en entoure les parties malades, sous forme d'un cataplasme chauffé par l'addition d'eau chaude ; soit qu'on prépare avec elles un bain dans lequel le malade se plonge tout entier [voy. BOUES MINÉRALES].

Les installations de Marienbad, dirigées avec intelligence par les religieux auxquels ces sources appartiennent presque toutes, la simplicité de la vie qu'on y mène, et le confortable des habitations, pour lesquelles l'industrie privée ne néglige rien, rendent son séjour très agréable. Une route large et commode conduit en quelques heures de cette station à celle de Karlsbad. La saison commence à la fin de mai et finit dans la dernière quinzaine d'octobre.

Ces eaux, dont l'empereur Rodolphe II avait déjà fait usage vers la fin du XVIᵉ siècle, étaient tombées dans l'oubli ; depuis 1803 seulement, on les a remises en lumière, et leur vogue s'est développée sans interruption, jusqu'à en faire un des établissements les plus fréquentés de l'Allemagne.

Les eaux de Kreuzbrunnen et celles du Ferdinandsbrunnen sont exportées en grande quantité dans de larges bouteilles de pierre. Cette expédition est évaluée à 600 000 bouteilles par an.

MARIENBORN. Voy. SCHMECKWITZ.

MARIENFELS (Allemagne, duché de Nassau). A peu de distance de Schwalbach, six sources dont la principale est employée en boisson.

Bicarbonatée calcique (ferrugineuse). Froide.

	Eau : 16 onces. Grains.		Eau : un litre. Gram.
Carbonates de chaux et de strontiane..	3,000	=	0,392
— de magnésie...........	2,065	=	0,256
— de soude.............	2,608	=	0,323
— de potasse............	0,674	=	0,083
— de fer..............	0,114	=	0,014
— de manganèse	0,005	=	0,006
Chlorure de sodium............	2,000	=	0,248
— de potassium...........	0,500	=	0,062
Sulfate de potasse.............	0,509	=	0,072
Phosphate de potasse...........	0,001	=	0,001
Acide silicique et matière extractive..	0,005	=	0,006
	11,284	=	1,463
	Pouc. cub.		Cent. cub.
Gaz acide carbonique	27	=	729

(KASTNER.)

MARIN (Traitement). Le traitement marin se compose de trois éléments bien distincts : l'un auquel nul ne peut se soustraire, l'*atmosphère marine ;* un second dont on fait habituellement le représentant trop exclusif de ce traitement, le *bain de mer ;* un troisième enfin trop négligé dans la pratique, l'*eau de mer* en boisson.

Nous avons exposé précédemment les qualités de l'atmosphère marine et les propriétés thérapeutiques qu'il est permis de leur attribuer (voy. AIR MARIN), ainsi que la constitution du médicament que l'on trouve dans l'EAU DE MER (voy. ce mot). Nous développerons dans le présent article l'ensemble du traitement auquel nous donnons le nom de traitement *marin*, parallèlement à celui de traitement *thermal*.

Le bain de mer doit être envisagé lui-même sous deux points de vue, comme agent *hydrothérapique*, comme bain *médicamenteux*. Suivant que sa température sera plus froide et sa durée plus courte, l'action hydrothérapique dominera ; l'action médicamenteuse, si la température est plus élevée et la durée plus prolongée. Comme la durée du bain dépend spécialement de la température de l'eau, et que celle-ci dépend elle-même et de la localité marine et de la saison, on voit tout de suite que l'idée de bain de mer est loin de représenter un ordre de faits toujours identique, et que, suivant les conditions dans lesquelles le bain de mer sera pris, on pourra avoir affaire à des médications fort différentes.

Il était nécessaire d'insister, au commencement de cet article, sur cet ordre d'idées, à cause de la signification banale et tout à fait inexacte que les gens du monde et un grand nombre de médecins attachent au bain de mer.

Lorsque l'on se plonge dans la mer, la première impression est en rapport avec la basse température et la densité du milieu qui vous environne, frisson, chair de poule, oppression, resserrement douloureux à la tête ; au bout de quelques instants, l'équilibre se rétablit, la réaction s'opère, et des sensations relativement agréables succèdent à l'impression pénible du début. Si l'immersion est prolongée au delà d'une durée convenable, le frisson reparaît avec oppression et anxiété, et s'accroît jusqu'à l'issue du bain. Il importe de ne pas attendre le retour de ce second frisson, et de sortir de l'eau dès l'instant qu'il s'annonce, ou mieux encore avant qu'il ait eu le temps de se produire. A la sortie du bain, l'organisme réagit de nouveau, et, avec l'aide de l'exercice, ou s'il est nécessaire de frictions, de pédiluves chauds, une vive chaleur se répand dans toute l'économie, ressentie surtout à la peau, et, sauf un peu de fatigue, un sentiment de force et de bien-être vous pénètre.

Les premiers bains de mer déterminent cependant, en général, de l'excitation, de la fatigue, de la courbature, surtout s'il a fallu résister à une mer agitée ; des douleurs apparaissent dans les muscles ou sur le trajet des nerfs ; l'appétit se perd quelquefois. Mais au bout de cinq ou six jours ces phénomènes disparaissent et font place à du bien-être, de la force, de la gaieté ; en même temps l'appétit se développe, les sécrétions s'activent, particulièrement celles des reins, de la peau, des bronches. Mais si les bains sont trop multipliés, après quinze, vingt ou trente, suivant les individus, l'excitation, la courbature, les douleurs reparaissent, et si l'on ne s'arrête aussitôt, peuvent faire perdre tout le bénéfice des effets salutaires précédemment obtenus, ou même déterminer des conséquences plus fâcheuses encore.

Deux remarques devront trouver place ici. La première est que la réaction ne se fait pas comme dans certaines pratiques hydrothérapiques exclusivement après le bain, mais pendant sa durée même, et qu'il y a, à vrai dire, deux réactions successives, l'une pendant, l'autre après le bain, cette dernière seule complète et définitive [voy. HYDROTHÉRAPIE].

La seconde remarque est que l'on reconnaît la plus grande analogie entre les effets de chaque bain de mer et ceux de l'ensemble de bains qui constitue un traitement. De même que les effets primitifs du bain provoquent un trouble dans l'économie qui se répare de lui-même au bout de quelques instants, pour se reproduire si le bain est trop prolongé, mais non plus d'une façon régulière et innocente, mais nuisible et même dangereuse si on ne l'enraye à l'instant ; de même les effets primitifs du traitement déterminent une certaine perturbation qui se dissipe spontanément pour reparaître après une prolongation excessive, et menace alors la santé d'un véritable dérangement.

Ces observations suffisent pour faire comprendre combien un moyen thérapeutique qui entraîne de tels efforts de l'organisme demande à être usité avec circonspection et dirigé avec prudence, si l'on veut en obtenir tous les effets salutaires qui doivent lui appartenir et éviter les inconvénients qui peuvent en résulter.

Les effets physiologiques primitifs du bain de mer peuvent être définis par la soustraction du calorique, la stupeur du système nerveux, le déplacement de la circulation. Corrigés par la réaction, dont le mécanisme leur imprime précisément le caractère salutaire que l'on recherche, on se représentera facilement les conséquences graves qui doivent en résulter, s'ils viennent à dominer par l'insuffisance ou la mauvaise direction de cette dernière. Il faut tenir compte, dans la production de ces effets, de la température, de la densité du milieu, de l'agitation de la mer, de sa constitution saline.

La plupart des auteurs qui ont écrit sur ce sujet hésitent à admettre l'absorption des principes minéralisateurs de l'eau de mer dans les bains courts et froids des plages septentrionales. La brièveté du bain serait plutôt un obstacle à l'absorption effective que sa température. Des expériences faites par MM. Dutroulau et Lefort, à Dieppe, n'ont pas montré de traces d'absorption à la sortie du bain court, avec inhalation insuffisante, c'est-à-dire séjour peu prolongé au bord de la mer, tandis qu'après l'inhalation ancienne et l'usage de l'eau de mer en boisson, ces expérimentateurs ont trouvé une grande quantité de chlorure de sodium (pas de traces de bromures) dans l'urine (*Ann. de la Soc. d'hydrol. méd. de Paris*, t. III, 1857).

Les effets que nous avons attribués aux bains de mer sont ressentis différemment suivant les conditions physiologiques ou pathologiques préexistantes. La réaction est plus lente et plus difficile chez les sujets très jeunes, ou approchant de la vieillesse, lymphatiques ou très affaiblis. Les effets perturbateurs sont plus à craindre chez les individus sanguins ou névropathiques, ou inhabitués. C'est d'après de telles considérations que sera dirigée la pratique des bains de mer.

On préfère généralement la matinée pour l'heure du bain. Cependant il est des circonstances où il vaut mieux attendre que le soleil ait réchauffé la surface de la mer. La durée du bain varie beaucoup suivant les cas, et surtout suivant la température de l'eau, c'est-à-dire la saison et la localité. A Dieppe, la durée *moyenne* du bain est de cinq minutes (Dutroulau); à Biarritz, de dix à vingt minutes (Affre). Sur la plage d'Arcachon, les enfants peuvent demeurer une heure entière à jouer, la moitié du corps plongée dans la mer. La température moyenne de l'Océan est de 16°; celle de la Méditerranée à Cette a été trouvée de 22° (Viel), pendant la saison consacrée aux bains de mer.

Les bains de mer sont souvent pris dans une baignoire, à une température artificiellement appropriée aux circonstances. Ici l'action hydrothérapique n'est plus rencontrée. C'est un bain minéral, pris dans les conditions ordinaires, sauf la nature du séjour, des bains chlorurés sodiques, et dont il faut souvent atténuer la forte minéralisation. On a recours à ces bains dans les cas où l'on prévoit que l'insuffisance ou la violence de la réaction pourrait compromettre les effets du traitement. Souvent ils servent de préparation au bain hydrothérapique, et dans ce cas on les prescrit à température graduellement décroissante.

L'usage interne de l'eau de mer nous paraît devoir être prescrit plus souvent qu'on ne le fait. On peut y recourir à titre de médicament altérant ou de médicament purgatif. La dose laxative est de deux à quatre et même cinq verres (Roccas); la dose altérante est beaucoup plus faible et relative à la tolérance de l'estomac. Nous avons parlé ailleurs du parti que l'on pouvait tirer de l'introduction de l'acide carbonique dans l'eau de mer, pour en faciliter l'usage interne [voy. EAU DE MER]. M. Gaudet et M. Roccas, tout en reconnaissant les propriétés altérantes de l'eau de mer, la recommandent surtout, comme les médecins anglais, en vue de son action laxative. Les médecins allemands sont, suivant nous, dans la vérité, en insistant sur ses propriétés médicamenteuses, chez les individus lymphatiques et scrofuleux.

L'eau de mer est encore administrée en douches, en lavements, en douches vaginales. Bien que tout à fait accessoires dans un semblable traitement, ces derniers moyens en particulier peuvent certainement rencontrer des applications très utiles.

Le traitement *marin* se présente sous un double caractère : *hygiénique* et *thérapeutique*.

Si nous pouvons admettre que le TRAITEMENT THERMAL [voy. ce mot] revêt quelquefois un caractère plutôt hygiénique que médicamenteux, ceci peut, avec bien plus de raison, s'appliquer au traitement marin. Le bain de mer nous représente toutes les qualités du bain froid, moyen essentiellement hygiénique, mais augmenté ici des conditions physiques et chimiques propres à la mer elle-même et à l'atmosphère marine. Par contre, les inconvénients que les bains froids offrent aux personnes atteintes d'affections organiques du cœur, disposées aux congestions actives ou très névropathiques, ou bien encore rhumatisantes ou goutteuses, se représenteraient à un bien plus haut degré encore pour les bains de mer.

Le bain de mer hygiénique doit être considéré comme un fortifiant, dont l'action est très vive et en même temps très intime, par suite de la perturbation momentanée qu'il exerce sur l'organisme, et par suite des qualités médicamenteuses inhérentes au bain lui-même et à l'atmosphère qui l'accompagne. Dans l'état de santé lui-même, il ne sera pas absolument indifférent de rechercher le bain froid, agité, à vive réaction, de certaines plages, ou le bain tiède et tranquille de certaines autres. Un choix judicieux devrait donc présider à ce qui n'est généralement qu'une affaire de mode ou de distraction.

Les services que les bains de mer et le séjour marin ont à rendre à certaines organisations affaiblies consécutivement par des accidents de santé, maladies chroniques, hémorrhagies, etc., ou des excès de travail ou de plaisir, ou primitivement par une constitution molle, lymphatique, se trouvent sur la limite de l'action hygiénique et de l'action thérapeutique des bains de mer.

Nous exposerons les caractères généraux de cette dernière, sans la suivre dans une multitude d'applications qui ne font en définitive que dériver des notions que nous possédons à ce sujet.

La médication marine présente le double caractère d'une médication *reconstituante* et d'une médication *altérante* [voy. pour la signification qu'il convient d'attacher à ces mots l'article MÉDICATION THERMALE]. Bien qu'il y ait une combinaison intime entre les éléments qui déterminent ces propriétés, comme entre les effets qui en résultent, nous pouvons dire que l'action reconstituante dépend surtout des qualités *hydrothérapiques* du traitement marin, et l'action altérante de ses qualités *médicamenteuses*.

Cette distinction n'est ni arbitraire ni stérile. Elle nous conduit immédiatement à rattacher à des indications déterminées les conditions où domine le bain de mer hydrothérapique, et celles où domine le bain de mer médicamenteux. Comme nous l'avons signalé au début de cet article, c'est là surtout une question de température, et, par suite, une question de saison, mais bien plus encore une question de localité.

Plus les localités marines se rapprochent des conditions inhérentes à nos plages septentrionales, température basse de l'eau, agitation de la mer, vivacité de l'air, plus elles conviendront aux indications qui réclament surtout la médication reconstituante; plus elles s'en éloignent, mieux elles se prêteront aux indications de la médication altérante. Ceci est moins une question de latitude que d'exposition. Les bains de la plage méridionale de l'Angleterre se rapprochent davantage de ceux de la Méditerranée, que les bains d'une partie de nos côtes occidentales, et à plus forte raison que nos bains des plages de la Manche. Nous en dirons autant du bassin d'Arcachon comparé à Biarritz.

Ces réserves faites, nous ajouterons que tout ce que nous avons exposé ailleurs touchant les caractères de la MÉDICATION THERMALE et des INDICATIONS qui s'y rapportent, ainsi que de l'OPPORTUNITÉ de ses applications [voy. ces mots], est exactement applicable à la médication marine. Si celle-ci est essentiellement *reconstituante* et *altérante*, c'est par l'intermédiaire de ces propriétés qu'elle devient, dans certains cas, *résolutive* ou *substitutive*, quelquefois même *sédative*.

La *constitution lymphatique*, l'*enfance*, le *sexe féminin*, voilà son domaine spécial. Mais comme ces diverses conditions ne sont pas par elles-mêmes favorables à la réaction, elles s'accommodent plus communément des bains de mer chauds, ou des plages tièdes et tranquilles. Il serait superflu d'énumérer ici toutes les conditions morbides qui se rattachent à ces données générales d'âge, de sexe et de constitution. Nous renverrons aux articles ENFANCE, LYMPHATISME, UTÉRUS (MALADIES DE L'). Quant aux *scrofules*, le traitement marin doit être considéré plutôt comme un adjuvant précieux à leur traitement que comme un moyen suffisant pour enrayer la diathèse ou en corriger les principales manifestations. La médication thermale appropriée présente à ce sujet des ressources infiniment supérieures.

La *puberté* constitue, dans les deux sexes, indépendamment de toute prédominance diathésique ou constitutionnelle spéciale, une période critique à laquelle la défaillance de l'organisme assigne souvent un caractère d'une gravité considérable, eu égard aux époques ultérieures. Le traitement marin offre alors des ressources d'une haute portée. Mais c'est ici l'action hydrothérapique et les phénomènes intimes qu'elle développe dans l'exercice des fonctions le plus directement en jeu dans la puberté, qu'il faut surtout rechercher. On recourra donc, de préférence, dans la généralité des cas, aux bains froids et actifs auxquels certaines plages se prêtent par excellence.

Nous en dirons autant d'une multitude d'états pathologiques qui, sans solliciter d'indications spéciales par eux-mêmes, se rattachent à l'affaiblissement général de l'organisme, à l'insuffisance du sang, à la dépression du système nerveux. Cette *atonie* générale de l'économie ou spéciale de quelqu'un de ses grands appareils, à laquelle président surtout des causes hygiéniques ou affectives, atteint les meilleures constitutions et peut survenir à toutes les époques de l'âge adulte ou viril. Lorsque le système des organes de la génération en a subi particulièrement l'empreinte, elle se traduit par l'impuissance ou la stérilité.

Si cet état d'atonie n'est pas porté à un degré trop considérable, l'action hydrothérapique des bains de mer lui est parfaitement appropriée, et nulle comparaison ne saurait s'établir alors entre les ressources que présentent les éléments multiples dont elle se compose, et l'intervention isolée de l'hydrothérapie proprement dite. Mais si la dépression de l'organisme a dépassé une certaine mesure, il faut craindre de se heurter contre une insuffisance formelle de réaction. Le bain de mer tempéré, ou mieux encore les eaux minérales appropriées, seront indiqués alors. Et c'est dans les cas de ce genre que la combinaison de ces deux ordres de moyens peut être recherchée avec avantage, et qu'un traitement thermal peut servir utilement de préparation au bain de mer.

Nous avons fait remarquer plus haut que les contre-indications du bain froid devaient être rapportées au bain de mer. Si le traitement marin attire essentiellement à lui l'état lymphatique et tout ce qui s'y rattache, les constitutions différentes se prêteront d'autant moins à son intervention qu'elles seront plus prononcées. Ainsi la prédominance formelle d'une constitution sanguine, bilieuse et nerveuse, et nous entendons par constitution le développement excessif des caractères propres à chacun de ces tempéraments, suffit par elle-même pour contre-indiquer les bains de mer. On peut être assuré du moins qu'en se guidant d'après une telle proposition, on évitera bien des applications inopportunes du traitement marin.

Nous renverrons, comme complément de cette étude, et relativement à la question spéciale de la *phthisie pulmonaire*, à l'article AIR MARIN.

On trouvera, dans le tome VI des *Annales de la Soc. d'hydrol. méd. de Paris*, une discussion intéressante sur l'*opportunité des bains de mer à la suite du traitement thermal*.

MARLIOZ (Savoie). A 1 kilomètre environ d'Aix, sur la route royale de Chambéry.

Sulfurée sodique. Tempér., 14° centigr.

Trois sources principales dites d'*Esculape*, *Adélaïde* et *Bonjean*, très voisines l'une de l'autre, minéralisées par les mêmes éléments, mais à des degrés différents, et ayant un débit total de 14 000 litres par vingt-quatre heures.

SOURCE D'ESCULAPE.

Eau : *un litre.*

	Cent. cub.
Acide sulfhydrique libre.................	6,70
— carbonique libre et des bicarbonates..	4,64
Azote..............................	9,77

	Gram.
Silice.............................	0,006
Sulfure de sodium.....................	0,067
Carbonate de chaux...................	0,186
— de magnésie.................	0,012
— de soude...................	0,040
— de fer....................	0,013
— de manganèse..............	0,001
Sulfate de soude	0,028
— de chaux....................	0,002
— de magnésie.................	0,018
— de fer.....................	0,007
Chlorure de magnésium	0,014
— de sodium...................	0,018
Iodure de potassium..................	
Bromure de potassium.................	quant. indét.
Glairine............................	
Perte	0,017

A l'état de bicarbonates dans l'eau ....

0,429
(BONJEAN.)

Indépendamment des trois sources désignées plus haut, il existe encore aux alentours plusieurs filets de la même eau, qu'on laisse couler en pure perte, mais qui se recueilleront quand on aura obtenu, en exécution des indications de M. J. François, la source Bonjean à la roche en place.

L'eau de Marlioz s'administre principalement en boisson et sous forme d'inhalation. Il ne paraît pas qu'on en ait usé en bains, jusqu'à ce jour, autrement qu'en la mêlant, soit à de l'eau commune préalablement chauffée, soit aux eaux thermales d'Aix, dont on augmente ainsi la sulfuration. La dose indiquée pour l'usage interne de cette eau varie selon les circonstances. On lui reconnaît comme effet primitif celui de fortifier l'estomac et d'augmenter l'activité des fonctions digestives ; son action secondaire est subordonnée à la quantité qu'on en ingère, et elle rentre dans les propriétés que nous exposerons à propos des eaux du même ordre [voy. SULFUREUSES (EAUX)]. Il ne semble pas que la faible proportion de bromure et d'iodure alcalins signalée dans sa composition doive la caractériser au point de vue thérapeutique. Néanmoins, jusqu'à ce que des observations rigoureuses déterminent la valeur médicale de ces sources, rien ne s'oppose à ce qu'on en prescrive l'emploi dans les engorgements glandulaires, les arthrites chroniques, les maladies de la peau, la carie, les ulcères, beaucoup d'affections lymphatiques et cachectiques, la leucorrhée, les pâles couleurs. C'est surtout, par mode inhalatoire, dans les affections catarrhales chroniques des bronches, dans la phthisie au premier et au deuxième degré, qu'on les utilise. Une salle d'inhalation gazeuse froide, alimentée par la source Bonjean, avait été inaugurée à cet effet en 1857.

Nous apprenons qu'on construit actuellement à Marlioz, sur les plans de MM. Pellegrini et J. François, un nouvel établissement, exclusivement affecté à l'inhalation et à la pulvérisation de l'eau sulfureuse. Chacun des services aura deux salles fonctionnant alternativement, en vue de remplir les conditions d'une ventilation complète. Des buvettes à températures déterminées seront également comprises dans cet établissement.

La proximité d'Aix, dont Marlioz n'est séparé que par quinze minutes de distance, donne à cette station une importance que de bonnes conditions d'installation accroîtront encore.

MARMOLEJO (Espagne, prov. de Jaen). Bourg à 42 kilomètres du chef-lieu et à proximité du Guadalquivir.

Bicarbonatée magnésique (ferrugineuse). Tempér., 22° centigr.

	Eau : 5 livres.		Eau : un litre.
	Grains.		Gram.
Carbonate de magnésie........	100	=	1,960
— de chaux............	34	=	0,666
— de potasse............	51	=	0,981
— de fer.............	18	=	0,352
Sulfate de potasse.............	11	=	0,215
Chlorure de potassium.........	13	=	0,254
Acide silicique...............	5	=	0,098
Perte...................	10	=	0,196
Gaz acide carbonique.........	92	=	1,803
	334	=	6,525

(ORTI Y CRIADO, 1827.)

Ces eaux surgissent en plusieurs points dans des schistes calcaires; elles sont très gazeuses au griffon. On n'en use qu'en boisson, et elles sont recommandées dans les affections nerveuses. M. Rubio appelle l'attention sur elles, et regrette qu'elles ne soient ni assez connues ni convenablement captées et aménagées.

MARSEILLE (France, Bouches-du-Rhône).

Bains de mer. Plusieurs établissements particuliers.

MARTIGNÉ-BRIANT (France, Maine-et-Loire, arrond. de Saumur). A 2 kilomètres de Martigné-Briant.

Ferrugineuse bicarbonatée. Tempér., 13° centigr.

Les sources sont au nombre de trois, désignées autrefois sous le nom de *Joannette*, et ayant toutes la plus grande analogie de composition.

Eau : un litre.

	Lit.
Acide carbonique...........................	0,032
Azote......................................	0,016
Carbonate de fer...........................	0,0400
— de chaux........................	0,0903
— de magnésie.....................	0,0141
Sulfate de soude...........................	0,2283
Chlorure de sodium........................	0,1396
— de calcium......................	0,0140
— de magnésium...................	0,0163
Acide silicique............................	0,0100
Matière organique.........................	0,0100
Manganèse et bitume......................	traces
	0,5626

(GODEFROY, 1847.)

Le débit de ces 3 sources est évalué à 6 mètres cubes par 24 heures.

Outre les sources de la Joannette, il existe encore près des bains une source considérée pendant longtemps comme sulfureuse. Quoiqu'elle exhale par moments une odeur prononcée d'acide sulfhydrique, qu'elle soit trouble et colorée en jaune fauve, M. Godefroy ne la croit pas sulfureuse, du moins à son origine; suivant lui, le principe sulfureux proviendrait de la réduction tout accidentelle du sulfate de soude par les matières organiques. L'eau de cette source est composée, d'après M. Godefroy, de :

Eau : un litre.

Carbonate de fer...........................	0,022
— de chaux..................... }	
— de magnésie................. }	0,028
Sulfate de soude...........................	0,169
Chlorure de sodium........................	0,126
— de calcium.................... }	
— de magnésium................ }	0,032
Sulfure de sodium (quelquefois)........... }	
Matière organique azotée................. }	traces
	0,377

La minéralisation de cette source, comparée à celle des trois autres, montre suffisamment que l'eau sulfureuse est un mélange d'eau minérale ordinaire et d'eau douce de mauvaise nature.

MM. Chevallier, Gobley et Ménière ont constaté dans l'eau de ces quatre sources la présence d'un principe arsenical.

Martigné-Briant possède plusieurs établissements où l'eau minérale est utilisée en bains et en boisson. L'eau, n'ayant qu'une température de 15°, est échauffée artificiellement, opération qui la dépouille rapidement d'une portion de son oxyde de fer mélangé de carbonate et de sulfate de chaux. Cette station est très fréquentée par les habitants de l'Anjou, l'une des provinces de France les moins bien partagées sous le rapport des eaux minérales thermales, tandis que les eaux froides s'y rencontrent en grand nombre.

Les sources de Martigné-Briant peuvent être citées comme un exemple du changement que le temps apporte dans la température des eaux minérales. Ainsi, en 1770, Linacier a constaté qu'il existait deux sources principales : l'une froide, dite source *Martiale*, l'autre tempérée (21°,2 centigr.), dite source *Chaude*.

Ces eaux sont prescrites dans tous les cas qui réclament l'emploi des ferrugineux.

MARTIGNY-LEZ-LAMARCHE (France, Vosges, arrond. de Neufchâteau).

Sulfatée calcique. Tempér.?

	Eau : un litre.
	Gram.
Acide carbonique libre......................	indices
Bicarbonate de chaux.......................	0,156
— de magnésie....................	0,170
— de soude......................	très peu
Sulfate de chaux...........................	1,420
— de magnésie......................	0,330
— de soude.......................	0,230
Chlorure de sodium........................	0,110
— de potassium....................	0,010
Sesquioxyde de fer (crénate en partie)........	
Alumine...................................	
Silice.....................................	
Phosphate terreux.........................	0,170
Principe arsenical..........................	
Matière organique de l'humus..............	
	———
	2,596

(O. HENRY, 1858.)

La source de Martigny-lez-Lamarche vient se placer à côté des sources de Contrexéville et de Vittel, appartenant toutes au même département; aussi M. O. Henry lui suppose-t-il des propriétés médicales analogues.

MARTINIQUE (Antilles françaises). Cette île de l'Atlantique, très montagneuse et sujette aux tremblements de terre, renferme plusieurs sources minérales et thermales. D'après un rapport publié par M. Catel (*Revue coloniale*, 1846), il en est quatre principales :

1° Source *Reynal*, à 4 kilomètres de Fort-Royal. *Ferrugineuse bicarbonatée*. Tempér., 30° centigr.

2° Source *Roty*, à 8 kilomètres de Fort-Royal. *Ferrugineuse bicarbonatée*. Tempér., 32°,5.

3° Source *Absalon* ou *Didier*, à 8 kilomètres de Fort-Royal, à la base des Pitons. *Ferrugineuse bicarbonatée*. Tempér., 33° centigr.

4° Source du *Prêcheur*, à 6 kilomètres de Saint-Pierre, sur le versant de la montagne Pelée, la plus élevée de toute l'île. *Chlorurée sodique*. Tempér., 35° centigr.

Eau : un litre.

	Source ROTY.	Source DU PRÊCHEUR.
Acide carbonique................	1/2 volume	»
	Gram.	Gram.
Chlorure de sodium.............	0,148	0,068
Carbonate de soude.............	0,360	0,007
—— de chaux.............	0,307	0,018
—— de magnésie..........	0,079	0,018
Sulfate de soude................	0,005	0,005
Phosphate de soude.............	»	0,005
Oxyde de fer...................	0,053	0,005
Silice	0,079	0,034
Matière extractive..............	0,063	0,026
Perte.........................	0,047	0,010
	1,141	0,196

(VAUQUELIN, 1820.)

L'eau de la source *Absalon* qui alimente actuellement un établissement particulier, désigné sous le nom de bains Didier, a été analysée récemment par l'un de nous avec un échantillon expédié en bonne forme au ministère de la marine. En voici le résultat :

Eau : un litre.

	Gram.
Acide carbonique libre	0,576
Bicarbonate de soude.....................	0,581
—— de potasse....................	traces
—— de chaux.....................	0,303
—— de magnésie..................	0,323
—— de fer......................	0,016
Chlorure de sodium.....................	0,035
Sulfate, phosphate et arséniate de soude........	traces
Silice................................	0,127
Matière organique......................	traces
	1,961

(LEFORT, 1859.)

Ces diverses eaux, appelées encore d'une manière générale *Sources des Pitons*, sont administrées en bains, douches et lotions, dans les affections rhumatismales particulièrement et dans les lésions articulaires. On les emploie peu à l'intérieur. A l'exception de la source *Reynal*, les trois autres sont assez fréquentées. L'établissement Didier, très bien installé, reçoit les malades militaires.

MARTOS (Espagne, prov. de Jaen). Près du bourg de ce nom, plusieurs sources.

Sulfureuse. Tempér., 19° centigr.

L'analyse qualitative seule a été publiée. On use de ces eaux en boisson et en bains dans les affections cutanées. Établissement médiocrement installé.

MARTRES-DE-VEYRE (France, Puy-de-Dôme, arrond. de Clermont-Ferrand). A 15 kilomètres de cette ville.

Bicarbonatée sodique (ferrugineuse). Tempér., 22° à 25° centigr.

Les sources qui jaillissent sur le territoire de Martrès-de-Veyre et dans les environs sont nombreuses ; on y distingue surtout les suivantes :

	Degrés centigr.
Sources du *Cornet* et du *Tambour*	25
— du *plateau Saint-Martial*	»
— du *Saladi*	22,75
Buvette de *Saint-Martial*	25,50
Sources de la *Font-de-Blé* et des *Roches*	»

SOURCE DU CORNET.

	Eau : un litre. Gram.
Bicarbonate de soude	2,4890
— de chaux	0,8909
— de magnésie	0,3185
— de fer	0,0485
Sulfate de soude	0,1500
Chlorure de sodium	1,9480
Alumine et apocrénate de fer	traces
Silice	0,0700
Matière organique	traces
Perte	0,2470
	6,1619

(NIVET, 1844).

L'eau de la fontaine du *Tambour*, qui a la plus grande ressemblance avec celle du *Cornet*, est à une certaine distance de cette dernière. Le gaz qu'elle émet par intermittences occasionne un bruit que l'on a comparé à celui du tambour : l'une et l'autre passent pour purgatives. Bues en petite quantité, dit M. Nivet, elles sont stimulantes, et conviennent aux personnes faibles et lymphatiques, à celles dont les digestions sont lentes et pénibles, etc.

Les sources du plateau *Saint-Martial* sont au nombre de deux, nullement garanties des eaux pluviales, mais entourées de masses considérables de calcaires incrustants. Voici l'analyse de l'une d'elles :

	Eau : un litre.
	Gram.
Acide carbonique.	quant. indét.
Carbonate de soude.	1,000
Chlorure de sodium.	1,800
Carbonate de magnésie.	0,200
Fer et manganèse.	0,010
Carbonate de chaux.	0,200
— d'alumine.	0,100
Chlorure de calcium.	0,010
	3,320

(AUBERGIER père, 1830.)

Ces eaux sont à peu près délaissées ; quant aux eaux des sources du *Saladi*, de la *Font-de-Blé*, des *Roches* et de la buvette *Saint-Martial*, elles n'ont été l'objet d'aucun examen chimique attentif.

MASINO (Italie, Lombardie). Dans une vallée de la Valteline, riche en mines de fer, à 24 kilomètres de Morbegno.

Chlorurée sodique. Tempér., 43° centigr.

	Eau : 16 onces.		Eau : un litre.
	Grains.		Gram.
Chlorure de sodium	2,8	=	0,296
— de calcium	0,7	=	0,074
Sulfate de soude	1,6	=	0,169
— de chaux	1,2	=	0,127
	6,2	=	0,666

(DEMAGRI.)

Osann range ces eaux parmi les *indifférentes*. Elles sont employées en bains dans les affections rhumatismales et névropathiques.

MASSA (Italie). A 4 kilomètres du golfe de Gênes.

Bains de mer.

MASSAGE (de μασσειν, pétrir). La pratique du massage ou massement, aussi ancienne et aussi répandue que celle du bain, est représentée par diverses manœuvres de pression et de traction graduellement et alternativement exercées sur les parties musculaires accessibles du corps et sur les articulations. Après être restée pendant longtemps à peu près confinée dans les coutumes de l'Orient et de l'Inde, ou dans les programmes d'écoles gymnastiques, elle occupe déjà un certain rang en médecine thermale. Il est même des établissements, comme celui d'*Aix en Savoie*, où le massage est l'objet d'une application spéciale ; des stations renommées en France ont suivi cet exemple (*Luchon, Uriage, Plombières*, etc.) ; les médecins allemands commencent à le préconiser. Nul doute que cet utile auxiliaire de la médication des eaux minérales ne soit bientôt en vigueur dans la plupart des bains de l'Europe.

On sait, d'une manière générale, que le massage a pour but, en provoquant des alternatives de pression et de dilatation sur la peau et sur les muscles, d'imprimer plus d'activité à la circulation capillaire et aux organes émonctoires, plus d'énergie aux fibres et aux plans musculaires, de dissiper les commencements d'infiltration et d'engorgement, de rendre aux jointures leur souplesse et toutes leurs conditions normales. De plus, il résulte de cette pratique un bien-être assez marqué chez beaucoup de sujets pour modifier, en se répétant, les conditions de l'économie entière. On aurait beaucoup d'intérêt à en connaître les règles et les indications formelles.

Jusqu'à ce jour, l'exercice du massage a été abandonné à la direction empirique de gens plus ou moins habiles, mais dépourvus des moyens ou du désir d'en transmettre l'enseignement. Il est vrai de dire que l'habitude aide singulièrement à perfectionner la main du masseur, et que tel acquiert les plus merveilleux talents en ce genre sans pouvoir s'en rendre compte. Chez quelques-uns, la manipulation devient un véritable art. On comprend qu'alors l'imitation et en quelque sorte des aptitudes naturelles fassent plus que des préceptes généraux, d'ailleurs assez difficiles à poser.

Les écrits publiés sur la gymnastique, tant en France qu'à l'étranger, ne font que mentionner le rôle passif du massage et le prescrivent à l'égal des frictions et de la percussion dans les cas où les mouvements volontaires ne peuvent avoir lieu. Les traités d'hygiène en parlent comme d'un détail de mœurs particulier à certaines nations du Levant et qui trouverait parfois son utilité dans notre genre de vie. Les relations de voyages seules fournissent des renseignements sur la manière dont on masse en diverses contrées. Chez un grand nombre de peuples, vivant sous des climats différents, les Turcs, les Égyptiens, les Indiens, les Islandais, les Russes, les Chinois, les habitants des îles de la mer du Sud, on rencontre cet usage ; mais il ne se pratique pas chez tous de la même façon ni avec les mêmes soins. Il paraît vraisemblable que les *tractatores*, dans le bain des anciens (voy. BAINS) avaient aussi leur procédé particulier. Ce n'est pas le lieu de reprendre un exposé descriptif qui n'aurait qu'un mérite de pure curiosité et qu'on lit en maint ouvrage. Mais le docteur Epp (de Dürkheim), après un séjour et une pratique médicale d'une vingtaine d'années aux Indes orientales, a publié sur les pratiques balnéaires de ce pays (*Balneolog. Zeitung*, V, 401), des notions qui, sous une forme aphoristique, caractérisent très bien les temps et le but du massage. Nous reproduisons ce qui, dans son résumé, a trait à la manipulation successive des membres et du tronc par le serviteur du bain.

Après qu'il a fait exécuter à la tête et au cou des évolutions méthodiques, il saisit à pleine main la masse du deltoïde, la presse et la pétrit
profondément, et étend les fibres musculaires dans tous les sens. Ensuite
il masse le bras, pinçant les muscles de cette région, comme ferait un
musicien sur la longueur des cordes d'un violon, jusqu'à l'origine de
l'avant-bras ; même répétition sur le membre antérieur. Arrivé au
poignet, il le soumet à plusieurs mouvements de rotation sur lui-même ;
puis il suit le trajet de chaque muscle tant dans la paume de la main
que sur la région dorsale, et sur la continuité des doigts, dont aucune
articulation n'échappe aux flexions forcées et portées jusqu'au craque-
ment le plus retentissant. L'auteur exprime cette dernière manœuvre
en la comparant à la traction du pis de la vache nécessaire pour recueillir le lait. Il fait remarquer aussi que, pour mieux opérer, la
main du masseur doit être solide et ne transpirer jamais. Les manipulations des membres inférieurs se suivent d'une façon analogue, en pro-
cédant de la région ischiatique pour presser et étirer successivement les
muscles et les articulations de la cuisse, de la jambe et du pied. Les
mouvements de flexion sont surtout calculés pour cette partie du corps :
c'est ce que M. Epp entend par faire exécuter de nombreux huit de chiffre aux jointures mobiles. En dernier lieu vient le maniement du tronc
lui-même. Les muscles des gouttières vertébrales, de chaque côté, sont
refoulés et pétris sur leurs attaches et dans leur trajet, et immédiatement après c'est le tour des parois abdominales, que le masseur ma-
laxe fortement jusque dans les moindres replis, s'attachant spécialement
au massage de la région des reins. Parfois, lorsque le patient est couché
sur le ventre, son masseur presse de tout son poids entre les épaules et
agit à l'aide des genoux et des mains sur les articulations des vertèbres
spinales qu'il parvient à relâcher et même à faire craquer. C'est là le dernier acte d'un ensemble de manœuvres qu'on assimilerait volontiers à
des tortures, et qui, néanmoins, si elles abattent momentanément celui
qui les subit, lui communiquent, au bout de quelques instants de repos,
une vigueur nouvelle et un équilibre parfait dans ses fonctions. On sait
d'ailleurs quelle volupté les Asiatiques trouvent à ce complément du bain,
indispensable pour eux, dans les deux sexes.

Le docteur Epp ajoute que le massage demande beaucoup d'adresse de
la part de ses exécutants, et qu'il est administré diversement, selon l'habileté du masseur et en raison de l'impressionnabilité des sujets. Il insiste
surtout, et avec justesse, sur l'importance qu'il y a à s'adresser à un servant déjà expérimenté dans le métier et dont la main exercée procure les
sensations les plus agréables, en dépit de puissantes pressions et des pratiques les plus extraordinaires. Aux Indes, comme nous le remarquons

dans nos propres établissements, les femmes atteignent difficilement au degré de force et de dextérité que le massage réclame à la fois. M. Epp enjoint aux gens préposés à ces manœuvres de ne jamais perdre de vue les yeux mêmes de leur patient et de respecter la prostration des forces, lorsqu'elle se prononce. Une longue expérience lui avait permis de constater les meilleurs résultats du massage méthodique, pour le rétablissement de la santé générale, autant que pour le rappel de beaucoup de fonctions frappées de torpeur, et il n'hésite pas à en recommander l'application dans les stations thermales de l'Allemagne.

Un seul opérateur suffit d'ordinaire pour le massage. A Aix en Savoie, les *frotteurs*, ainsi qu'on les appelle, sont au nombre de deux, et, en même temps qu'ils dirigent l'eau d'une douche sur le corps, frictionnent la peau, massent les chairs, plient les jointures. En général, il y a avantage à commencer par les extrémités inférieures, contrairement à ce qui se passe en Orient, et à suivre pour ces opérations le trajet du sang, de la périphérie vers le cœur.

Le massage peut être pratiqué sans qu'on ait d'abord été soumis à l'action de l'eau; mais on le combine, presque toujours, avec les bains, les étuves et surtout avec les douches à percussion, soit simples, soit écossaises. La peau, humectée par l'eau ou par la vapeur, est d'autant plus souple et se prête davantage à un maniement graduel et prolongé. Les parties ligamenteuses des articulations participent à cette laxité. Pour peu que la position du sujet laisse ses muscles en relâchement, et c'est à quoi l'on doit toujours tendre, tout concourt à favoriser les effets du massement, tel que nous venons d'en donner l'esquisse. Il n'est pas nécessaire de démontrer la triple influence qu'il exerce sur la peau, sur les articulations et sur les muscles. Elle s'indique d'elle-même, et l'on ne s'étonnera pas qu'une pratique de cette valeur ait pu passer des habitudes orientales dans le domaine thérapeutique.

Le massage est conseillé dans toutes les affections dépendant du lymphatisme, dans celles qui se rattachent à la diathèse scrofuleuse, ou que caractérise un affaiblissement de l'organisme, à la suite des convalescences pénibles, dans certaines cachexies, à condition toutefois qu'aucun mouvement congestionnel ne soit à redouter vers les organes. C'est en quelque sorte à titre d'exercice passif qu'il agit alors, et qu'il complète efficacement l'emploi du traitement soit thermal, soit marin. Il est favorable également dans les affections rhumatismales chroniques, les contractures spasmodiques, les crampes et les névroses musculaires, ainsi que dans la roideur des articulations, les menaces d'ankylose. On a cité des engorgements de viscères abdominaux cédant aux manipulations décrites plus haut. Mais c'est surtout dans les cas de paralysie, avec imminence

où confirmation d'atrophie des muscles, qu'il deviendra utile de provoquer la contractilité de ceux-ci par un maniement intelligent. Ce que
l'action du galvanisme réalise, pourquoi ne l'obtiendrait-on pas en en-
tretenant dans la fibre musculaire des propriétés de dynamisme et de
nutrition que l'inaction contribuait à lui faire perdre? Les expériences
de M. Brown-Séquard (*Comptes rendus de la Société de biologie,*
1849) ont démontré que des membres paralysés déjà atrophiés peuvent
regagner leur volume normal et leur degré ordinaire de contractilité,
malgré l'absence de l'action nerveuse. Le massage devra prendre place
parmi les agents d'excitation recherchés pour ces circonstances, et il
est un des moyens opportuns, sinon pour combattre la cause de la paralysie, du moins pour mettre les muscles en état d'obéir à l'innervation
motrice, le jour où celle-ci aurait repris son cours. Ce que l'on sait de
l'électricité d'induction et de ses usages médicaux ne peut certainement
pas être en conformité absolue avec les procédés de massement; mais
ces deux modes de maintenir l'état physiologique des muscles se rapprochent sur plus d'un point. Ils concourront, l'un comme l'autre, dans
beaucoup d'hémiplégies ou de paraplégies, et même de lésions des troncs
nerveux, à préparer le retour d'un influx qui a besoin, pour déterminer
des contractions, de se répandre dans des tissus sains et capables d'animation. Nous appelons l'attention des praticiens sur le parti à tirer du
massage, d'après ces considérations sommaires, non-seulement eu égard
aux changements qui s'opéreraient dans l'économie sous son influence
répétée et ajoutée à celle des bains et des douches, mais encore au point
de vue d'une action locale qui paraît véritablement fondée.

MASTINECZ (Hongrie, comitat de Gomor).

Ferrugineuse bicarbonatée. Tempér., 13° centigr.

	Eau : 16 onces. Grains.		Eau : un litre. Gram.
Carbonate de chaux.........	0,444	=	0,063
Chlorure de sodium.........	0,222	=	0,031
Silice....................	0,222	=	0,031
Oxyde de fer.............	0,111	=	0,015
	0,999	=	0,140
	Pouc. cub.		Cent. cub.
Gaz acide carbonique........	5,333	=	213,3

(MARIKOWSKY.)

Analyse approximative.

Ces eaux sont très employées en boisson, dans les cas de fièvres d'accès
et d'engorgements des organes abdominaux.

MATÉRIAUX. Les constructions thermales sont, du fait même des
eaux minérales, exposées à des dégradations qui entraînent de fréquentes

réparations. Ici les émanations sulfureuses donnent naissance, au contact des surfaces; à de l'acide sulfurique, mordant très énergique; là ce sont les sels sodiques contenus dans la presque totalité des eaux, et dont, pour quelques-uns (carbonate, bicarbonate, sulfate, etc.), on a à combattre les propriétés pénétrante, grimpante et nitrifiante.

Le choix et l'appropriation des matériaux présentent donc un intérêt marqué dans cette sorte de construction. Les Romains, ces constructeurs si habiles dans la recherche, si versés dans l'emploi des matériaux de la contrée où ils édifiaient, ont apporté pour leurs thermes une rare intelligence. La pénétration des massifs maçonnés, la corrosion des surfaces, deux choses toujours à combattre dans les bains, ont été de leur part l'objet d'efforts remarquables. Partout ils rendaient les massifs compactes, non pénétrables, par un judicieux usage des matériaux destinés à hâter la formation d'hydrosilicates terreux très résistants. Ils les garantissaient, d'autre part, par le recouvrement continu des surfaces. On sait avec quelle rare habileté ils opéraient ce recouvrement par des planches de marbre, par des dalles compactes et jointives, scellées étroitement au moyen de crampons et de gougeons engagés à double T, de bronze fort.

Ils ont, dans l'emploi des massifs et semelles de bétons, montré une entente remarquable dans l'art de construire pour la destination. On est saisi d'admiration, quand on recherche avec quelle connaissance approfondie des matériaux ils savaient diversifier la composition de leurs bétons pour lutter contre la pénétration des massifs et contre l'attaque des surfaces. On en a trouvé, dans les substructions des thermes gallo-romains de Luchon, un exemple frappant. Dans les piscines aristocratiques, les planches ou revêtements de marbre blanc de Saint-Béat reposaient sur une couche de 12 à 15 centimètres de béton fin, gris blanc, très compacte, entièrement conservé, empâtant des cristaux de feldspath qui en formaient les noyaux. MM. J. François et E. Chambert ne purent arriver à reproduire ce béton qu'en employant des galets roulés de granit porphyroïde des montagnes de Crabioule et d'Oo, en les broyant et les associant à de la chaux hydraulique. L'usage de cette variété de granit pour béton fin aurait sans doute échappé à ces deux constructeurs sans le fait signalé ci-dessus.

L'exemple des anciens est à suivre dans les constructions thermales. Il convient avant tout de rechercher dans la contrée tous les matériaux pouvant servir à réaliser avec économie la non-pénétration des murs et massifs maçonnés, et l'inaltérabilité des surfaces par les vapeurs et par les sels minéraux que renferment les eaux.

Nous avons aujourd'hui des composés hydrofuges dont on tire un excellent parti dans les soubassements. On combat le grimpement des sels en établissant les murs sur une semelle continue de bitume. Ces moyens réussissent dans le cas de construction en crypte. Le bitume s'y emploie non-seulement comme semelle, mais aussi pour enduit fouetté à l'extérieur et pour dallage.

La conservation des surfaces, point capital dans les bains, peut se réaliser, selon la nature des eaux, par des revêtements de lave ou de faïence émaillée, de carreaux d'Orange, de planches de marbre, d'ardoise, soit aussi par application de stucs formés au moyen de silicates, ou de silico-aluminates de Kuhlmann, convenablement associés à des bases ou à des carbonates terreux.

On doit, pour les murs et massifs maçonnés, préférer l'emploi des chaux hydrauliques ou hydraulisées, et construire à bain de mortier, afin d'éviter les vides. Sous le rapport de l'impénétrabilité des massifs, la construction par encaissement, quand elle est praticable, offre des avantages incontestables. La construction monolithe obtenue avec le béton fin, ou avec le pisé hydraulique de M. Coignet, paraît devoir présenter de bons résultats.

Dans les constructions thermales, plus peut-être que pour les travaux à la mer, la connaissance et l'emploi rationnel des matériaux sont indispensables pour garantir la bonne conservation des ouvrages et pour réduire la fréquence et l'importance des réparations. C'est pour avoir négligé ce côté de la question, pour avoir livré ces constructions à des hommes trop nouveaux, que souvent on a eu à remanier des établissements de date récente. L'épreuve en a été trop coûteuse pour que l'on évite d'y revenir.

MATIÈRES animale, glaireuse, grasse, organiques, végéto-animale, verte de Priestley. Voy. ORGANIQUES (MATIÈRES).

MATLOCK (Angleterre, comté de Derby). A 2 milles du village de ce nom, sur la Derwent et le chemin de fer Central, dans une vallée pittoresque.

Bicarbonatée calcique. Tempér., 20° centigr.

La source, composée d'une quantité de filets d'eau limpide, revêt ses bords et les objets qu'on lui soumet d'une couche calcaire. Scudamore, en 1819, y a trouvé du gaz acide carbonique libre et quelques chlorures et sels de chaux en petite proportion. Saunders avait déjà donné à ces eaux de simples propriétés délayantes. M. Lee les regarde comme des eaux *pures*, et M. Glover déclare que c'est un contre-sens de les ranger dans les eaux minérales. Une belle installation et les agréments d'un site romantique attirent dans cette station beaucoup de personnes qui trouvent là d'ailleurs toutes les gradations désirables du bain soit frais, soit thermal.

MAURIENNE (La) (Italie, Savoie). Cette province, riche en mines de houilles, a des sources *chlorurées sodiques*, l'une thermale à Échaillon [voy. ce mot], l'autre à Pontamafrey, dans le voisinage de Saint-Jean. La première seule est utilisée.

Sur le mont Cenis, entre l'hospice et le lac, coule une source d'eau ferrugineuse, découverte en 1783 par Bonvoisin.

MECINA-BOURBARON (Espagne, prov. de Grenade). Dans une dépendance de la chaîne des Alpujarras.

Ferrugineuse bicarbonatée. Tempér., 17° centigr.

MÉDAGUE ou **JOSE** (France, Puy-de-Dôme, arrond. de Thiers). Sur les bords de l'Allier et à une petite distance du village de Jose.

Bicarbonatée mixte (ferrugineuse). Tempér., 15° à 16° centigr.

Trois sources: *Gros-Bouillon*, des *Graviers*, *Petit-Bouillon*.

L'analyse qui suit a été exécutée avec l'eau de la source des *Graviers*, la seule fréquentée.

Eau : un litre.

	Gram.
Acide carbonique libre.....................	1,336
Bicarbonate de soude......................	1,290
— de potasse.......................	0,290
— de magnésie......................	0,942
— de strontiane....................	?
— de chaux........................	1,918
— de protoxyde de fer.............	0,013
— de protoxyde de manganèse........	?
Sulfate de soude..........................	0,248
Phosphate de soude.......................	traces
Arséniate de soude	0,002
Borate de soude..........................	?
Chlorure de sodium.......................	1,116
Silice...................................	0,063
Matière organique........................	traces
	7,218

(BOUQUET, 1855.)

Examinée à la source, l'eau minérale répand une odeur sulfuro-bitumineuse assez prononcée.

Les eaux de Médague ne possèdent point d'établissement thermal. Elles peuvent être utilisées dans la dyspepsie, la chlorose, la gravelle; mais elles paraissent être employées surtout à la suite des fièvres intermittentes, et même dans les fièvres intermittentes rebelles, dont elles feraient cesser les accès, suivant M. Nivet. Les gens du voisinage les prennent souvent à des doses excessives; elles peuvent alors déterminer des superpurgations fâcheuses. On remarquera la proportion notable de chlorure sodique qu'elles contiennent.

MEDEWI (Suède, gouvern. de Linköping). Village près duquel se trouvent quatre sources. Le *Hochbrunnen*, les sources de l'*Amiral*, de l'*Intendant*, et celle de *Gustave-Adolphe*.

Sulfurée calcique. Tempér. ?

SOURCE HOCHBRUNNEN.

Eau : un litre.

	Cent. cub.
Acide carbonique.................... } sulfhydrique.................... }	48,8

	Gram.
Sulfate de soude........................	0,001
— de chaux........................	0,048
Chlorure de sodium	0,033
Carbonate de chaux.....................	0,032
— de magnésie....................	0,017
— de fer........................	0,027
Matière extractive.....................	0,001
	0,159

(BERZELIUS.)

SOURCE DE L'INTENDANT.

Sulfate de soude	0,0086
Chlorure de sodium.....................	0,0086
Bicarbonate de soude....................	0,0238
— de chaux....................	0,0392
— de magnésie....................	0,0419
— de fer....................	0,0237
Silice	0,0067
Acide sulfhydrique	0,0035
	0,1663

(LYCHNELL.)

On emploie ces eaux dans les affections rhumatismales, dans les scrofules et dans plusieurs états morbides dépendants du lymphatisme. Des boues, riches en éléments ferriques, se trouvent dans le voisinage et leur sont souvent associées comme topiques. Un établissement hospitalier et des entreprises particulières les desservent. Elles sont fréquentées depuis longtemps.

MEDIA. Voy. CASTELLAMARE.

MÉDICAMENTS associés aux eaux minérales. « Autant que » possible, dit M. Patissier (*Manuel des eaux minér. natur.*, 1834), il » faut s'abstenir de médicaments, et laisser aux eaux, à l'air pur, au ré- » gime, toute leur action sur les malades. » Cette prescription est très judicieuse généralement parlant; elle se subordonnera néanmoins à une infinité de circonstances appréciables dans la pratique, et qu'on ne peut déterminer à l'avance. Nous appellerons l'attention sur deux points de vue d'hydrologie médicale rentrant dans ce sujet. L'un est d'une importance très relative, puisqu'il tendrait à seconder l'activité de certaines eaux thermales, ou à en modifier la nature, par l'addition de sulfure de potasse dans un cas, de substances émollientes, comme le son, l'amidon, etc., dans d'autres. Nous signalons cet usage parce qu'il est assez répandu, le dernier surtout, près·des sources minérales fortes, et qu'on peut l'utiliser en vue d'effets sédatifs. La seconde considération a trait à l'emploi du mercure dans la syphilis, concurremment avec le traitement par les eaux sulfureuses. M. Fontan a affirmé devant l'Académie de médecine (*Recherches sur les eaux minér. des Pyrénées, etc.*, 1854), que les malades ne salivent jamais, quand ils suivent un traitement mercuriel, en faisant usage des eaux sulfureuses de Luchon en boisson et en bains. Cette remarque, appuyée sur des faits cliniques et sur une théorie que nous examinons ailleurs [voy. MERCURIELLE (INTOXICATION)], a été reproduite par d'autres observateurs, et constamment près des sources dans la composition desquelles entre l'élément sulfureux. Déjà le soufre avait été préconisé.par Hecker comme efficace dans la salivation mercurielle. M. Fontan et d'autres médecins ont vu ce ptyalisme, lorsqu'il existait à la suite d'un traitement par le mercure, s'arrêter sous l'influence des eaux sulfureuses. En admettant que l'expérience ne vienne pas contredire des résultats aussi satisfaisants, leur valeur n'échappera à personne.

MÉDICATION THERMALE. Nous entendons par *médication* l'application d'un traitement déterminé, dans le but de remplir des indications particulières. Tout problème thérapeutique comporte donc ces trois termes : *traitement, médication, indication*. La médication est la mise en œuvre du traitement ; les indications sont l'objet de la médication. On peut dire encore que la médication se trouve placée entre un *subjectif*, qui est le traitement, et un *objectif*, qui est l'indication.

Ces trois termes peuvent, dans un cas donné, présenter une extrême simplicité. Par exemple, lorsqu'un individu pléthorique se plaint d'étourdissements, l'indication est de détourner l'afflux sanguin qui s'opère vers la tête ; la médication choisie sera l'émission sanguine; le traitement sera une application de sangsues à l'anus.

Les eaux minérales comportent dans leurs applications des problèmes beaucoup plus compliqués. Le *traitement* qu'elles représentent est lui-même fort complexe. Un article spécial doit être consacré à l'exposé des éléments dont il se compose, agents médicamenteux, procédés balnéothérapiques, adjuvants variés, conditions hygiéniques spéciales [voy. TRAITEMENT THERMAL]. La *médication* que constitue la mise en œuvre de ce traitement n'est pas moins complexe, nous allons essayer de la faire connaître. Quant aux *indications* auxquelles cette dernière est adressée, nous avons dû également développer dans un article spécial les caractères multiples et différents qui leur appartiennent (voy. INDICATIONS].

Ainsi, bien que formant un tout relatif par leur but final, le traitement, la médication et les indications ne nous en offrent pas moins chacun un sujet d'étude très particulier, qu'il nous importait de scinder, tout en insistant sur leur corrélation mutuelle, de telle sorte que l'article *médication thermale* est, à proprement parler, le complément de l'article *traitement thermal*, et se trouve complété lui-même par l'article *indications*.

Si nous voulions présenter un tableau dichotomique des effets thérapeutiques des eaux minérales, nous placerions en tête : 1° la *médication thermale* prise dans son caractère le plus général ; 2° les médications d'ensemble et spéciales, qu'elle peut fournir, médications *altérante*, *résolutive*, etc.; 3° des médications secondaires et plus spécialisées encore, telles que la médication *tonique*, la médication *purgative*, etc.

La *médication thermale* peut elle-même, jusqu'à un certain point, être individualisée. L'introduction dans l'organisme de principes multiples, d'une origine identique et de nature analogue, apportant au sein de nos tissus des éléments nouveaux pour les mêler aux phénomènes les plus intimes de la nutrition ; l'emploi d'agents balnéo-thérapiques qui multiplient sous mille formes les modes d'application à l'économie de l'eau et de la thermalité ; les conditions hygiéniques que crée autour des eaux minérales le changement de milieu, d'habitude, de régime, tout cela offre un caractère précis dans son ensemble et particulier dans sa généralisation.

Ce point de vue cependant est trop élevé par lui-même, et trop éloigné des indications que présente la pratique, pour entrer en ligne de compte, autrement que pour une simple définition. L'idée de la médication thermale considérée en elle-même n'aurait donc guère, à nos yeux, d'autre intérêt que celui de rassembler en quelques traits des caractères qui réclament des déterminations plus formelles, pour se prêter à des applications utiles.

D'un autre côté, admettre des eaux excitantes, toniques, purgatives, des laxatives toniques, des purgatives excitantes (Chenu), etc., ce n'est pas désigner des médications, mais c'est simplement reconnaître les propriétés physiologiques de telles ou telles eaux minérales. Aucune d'entre elles n'est exclusivement purgative, ou tonique, ou excitante, et l'action purgative, ou tonique, ou excitante, n'est jamais l'objet exclusif de la médication [voy. PURGATIVES (EAUX)].

Il nous semble donc que, si l'on veut définir utilement la médication thermale, il faut s'efforcer de saisir les principaux caractères qui lui appartiennent, dans un ordre de généralisation correspondant à celle des indications qui lui sont le plus habituellement relatives. Ces indications en effet, nous l'avons déjà fait remarquer, sont rarement simples, et ne sauraient être remplies que par une médication complexe. Cherchons donc les attributs de la médication thermale dans un ordre d'idées conforme à ses applications.

Nous dirons en conséquence que la médication thermale comporte les médications suivantes : altérante, reconstituante, substitutive, résolutive et sédative. Et si nous voulons donner immédiatement une idée de la valeur pratique de ces dénominations, nous ajouterons : *altérante*, elle s'adresse surtout aux états diathésiques, en vertu de propriétés spéciales qui semblent neutraliser l'action morbide qui constitue les diathèses ; *reconstituante*, elle s'adresse surtout aux phénomènes généraux de la nutrition, c'est-à-dire à l'élaboration du sang et à l'assimilation des principes immédiats ; *substitutive*, elle s'adresse aux grandes surfaces, muqueuses et périphériques, pour les modifier dans leur texture et dans leur activité ; *résolutive*, elle s'adresse aux appareils d'organes eux-mêmes ou aux productions morbides, en introduisant des changements intimes dans la perforation des tissus ; *sédative*, elle s'adresse particulièrement au système nerveux et aux phénomènes dynamiques.

Cependant ce sont des exemples que nous présentons plutôt que des définitions. En effet, il est peu de termes qui se prêtent plus difficilement à une définition que ceux que nous sommes obligés d'employer ici.

Dire qu'une médication est *altérante*, c'est assurément donner à entendre que son mode d'action est des plus intimes et des plus obscurs, et l'on se laisse facilement entraîner à y rapporter une foule d'actions thérapeutiques dont le sens précis nous échappe. Cependant, lorsque nous voyons les eaux chlorurées sodiques de Bourbonne ou de Kreuznach modifier profondément une constitution scrofuleuse, en éteindre les manifestations, et imprimer à une organisation profondément altérée une direction nouvelle ; ou bien les eaux sulfureuses de Luchon, de Cauterets ou d'Amélie, interrompre des manifestations cutanées ou muqueuses, que l'on rapportait à une diathèse herpétique ; ou bien les eaux de Vichy enrayer la goutte la plus caractérisée, la réduire à sa plus simple expression, nous avons raison de dire que nous assistons à une médication altérante, et cette expression est prise par chacun dans son vrai sens.

La médication *reconstituante* est également plus facile à déterminer dans ses effets définitifs que dans son essence. Cependant elle est un des caractères les plus généraux de la médication thermale, en même temps qu'un des moins contestables. Sans doute, les eaux à caractères formels, les bicarbonatées sodiques et les chlorurées sodiques fortes, surtout si le fer les accompagne, les sulfurées elles-mêmes, sont les représentants les plus actifs de cette médication. Mais chacun des agents du traitement thermal, tels que nous les avons énumérés ailleurs, y prend sa part ; et c'est à cette action si commune, à laquelle les bains les moins minéralisés, les simples circonstances de séjour et de régime, ne sont pas plus étrangers que les eaux les plus médicamenteuses et les traitements les plus méthodiques, c'est à cette action si commune que le traitement thermal doit ses effets salutaires, dans une foule de cas où on l'emploie de la manière la plus banale et la moins réfléchie.

La médication *substitutive*, si manifeste dans certaines applications simples, comme le traitement ordinaire de certaines phlegmasies, l'ophthalmie, la pneumonie, etc., est beaucoup moins saisissable dans les applications des eaux minérales. Cependant le traitement des affections catarrhales, celui des dermatoses, de beaucoup d'affections intestinales, n'est autre qu'une médication substitutive, dont les eaux de toutes les classes peuvent être les instruments : ainsi les Eaux-Bonnes, celles de Cauterets, d'Enghien, dans la bronchite chronique ; ces mêmes eaux, Luchon, Schinznach, dans les affections eczémateuses ; celles de Hombourg, de Wiesbaden, de Niederbronn, de Karlsbad, de Vichy, etc., dans la dyspepsie, la diarrhée, les flux biliaires, etc.

La médication *résolutive* est celle dont les caractères sont les plus simples, bien que le mécanisme n'en soit pas beaucoup mieux défini. Nous voyons les engorgements abdominaux disparaître par l'usage des eaux de Vichy, de Karlsbad, de Kissingen ; les engorgements scrofuleux, par celles de Bourbonne, de Salins, de Kreuznach.

Enfin la médication *sédative*, beaucoup moins simple que son nom ne semble l'indiquer, appartient surtout à des eaux thérapeutiquement peu caractérisées, comme les sulfatées calciques ou mixtes, Ussat, Encausse, Foncaude, Bagnères-de-Bigorre ; ou faiblement minéralisées, comme Néris, Bains, Aix en Provence.

Mais ces divers caractères de la médication thermale que nous séparons ici pour les dogmatiser, se réunissent et se combinent le plus souvent ensemble. La médication substitutive se joint à la médication altérante dans bien des dermatoses. Le traitement de la phthisie suppose l'intervention multiple d'une médication altérante ou reconstituante pour modifier la constitution, substitutive pour éteindre le catarrhe, résolutive pour enlever les engorgements du tissu pulmonaire. Les eaux de Vichy ne sont pas moins résolutives qu'altérantes dans le traitement de la goutte, que reconstituantes dans celui des cachexies paludéennes.

Telles sont les idées d'ensemble qu'il convient de se faire de la *médication thermale*, une et multiple à la fois, non moins remarquable dans sa généralisation que dans ses spécialisations.

Si, dans son rôle de médication *altérante*, elle se rattache aux médications les plus considérables et les plus actives, et dépasse de beaucoup toutes celles que la thérapeutique met à notre disposition ; si, comme médication *résolutive* ou *substitutive*, elle rivalise avec les agents les plus énergiques de la matière médicale, nous la voyons, sur le terrain de la médication *reconstituante*, nous reproduire les ressources que nous trouvons dans les grandes pratiques de l'hygiène. Opposition remarquable, et qui fait qu'un traitement identique, ne différant que par de simples nuances d'appropriation, peut se trouver adressé aux altérations les plus graves dont l'évolution de l'organisme puisse être menacée, comme à de simples modifications de la santé, auxquelles on ne saurait même assigner de caractère pathologique.

Les eaux de Bourbonne s'adaptent aussi bien aux altérations scrofuleuses les plus caractérisées, qu'à un simple rhumatisme, ou encore à une légère nuance de lymphatisme chez un enfant. Les eaux de Vichy conviennent également à un engorgement du foie avec cachexie paludéenne, ou à une gravelle invétérée, ou à une dyspepsie profonde, ou à un de ces états de l'économie où l'urine trop acide ou bien des digestions un peu lentes constituent à peine un dérangement de santé proprement dit.

Appellera-t-on banale cette appropriation, sous des formes quelque peu différentes il est vrai, d'une médication précisément identique, à des cas si divers? Non sans doute. Dans toute action thérapeutique, il y a deux termes qui sont solidaires l'un de l'autre : la propriété du médicament et l'action de l'organisme. On pourrait dire que, jusqu'à un certain point, c'est l'organisme qui fait la médication. La saignée éteint les forces d'un individu et relève celles d'un autre ; l'air de la mer vivifie l'un et jette l'autre dans la prostration ; l'opium procure le sommeil ou l'insomnie. Ce que l'on appelle idiosyncrasie dans l'état physiologique, crée, pour chaque état pathologique, un terrain spécial qui reçoit à sa manière et élabore suivant un génie particulier toute action thérapeutique qui vient à lui être adressée.

C'est ainsi qu'il faut envisager les applications de la *médication thermale*. C'est de ces considérations encore que l'on peut déduire son action *prophylactique*. L'analyse de leur marche montre que la plupart des maladies chroniques ont été précédées, par suite tantôt de la prédominance constitutionnelle, tantôt de circonstances hygiéniques, d'une longue période, parfaitement saisissable, durant laquelle l'organisme, balancé pour ainsi dire entre la santé et la maladie, succombe s'il est livré à lui-même, tandis qu'une intervention appropriée et opportune eût pu le retenir et le ramener.

On trouvera le complément de cette étude aux articles : EAUX MINÉ-
RALES, HYGIÉNIQUES (CONDITIONS), OPPORTUNITÉ, TRAITEMENT THER-
MAL, et surtout à l'article INDICATIONS.

MEHADIA (États autrichiens, provinces danubiennes). Bourg du
Bannat; à 25 kilomètres d'Orsova, dans une vallée des Karpathes supérieures, sur les limites de la petite Valachie et de la Servie.

Chlorurée sodique (sulfureuse). Tempér., 33°,8 à 55° centigr.

On compte, tant dans cette localité qu'aux environs, vingt-deux sources
minérales, qui sourdent soit sur les bords, soit dans le lit même du
torrent la Tserna, d'un sol schisteux et calcaire. Dix d'entre elles servent aux usages médicaux ; nous donnons leurs noms avec leurs températures :

		Degrés cent.
1°	*Herculesquelle* (source d'Hercule)............	52
2°	*Karlsquelle* (source de Charles)................	37
3°	*Ludwigsquelle* (source de Louis).............	37
4°	*Carolinenquelle* (source de Caroline)..........	45
5°	*Kaiserquelle* (source de l'Empereur)..........	51,1
6°	*Ferdinandsquelle* (source de Ferdinand)........	53,8
7°	*Badequelle* (source des Bains)...............	33,8
8°	*Francisciquelle* (source de François).........	55
9°	*Schwarzequelle* (source Noire)...............	43,5
10°	*Augenbadquelle* (source des Yeux)...........	53

Le tableau suivant indique les analyses des principales sources de
Mehadia :

Eau : un litre.

	KARLSQUELLE.	LUDWIGS-QUELLE.	KAISER-QUELLE.	FERDINANDS-QUELLE.
	Cent. cub.	Cent. cub.	Cent. cub.	Cent. cub.
Acide carbonique libre......	25,92	32,40	35,10	38,88
— sulfhydrique..........	traces	25,92	37,80	51,30
Azote....................	1,80	81,86	27,34	21,60
Hydrogène carboné........	»	22,14	22,68	28,08
	Gram.	Gram.	Gram.	Gram.
Chlorure de sodium........	0,790	1,090	3,422	2,788
— de calcium........	0,391	0,573	1,774	1,763
Sulfate de chaux..........	0,065	0,086	0,036	0,052
Carbonate de chaux........	0,037	0,011	0,064	0,059
Silice...................	0,015	0,012	0,018	0,024
Iodure et bromure de calcium..	traces	traces	traces	traces
	1,298	1,772	5,311	4,686
				(RAGSKY.)

Le professeur Ragsky, en publiant l'analyse de ces eaux en 1847,
avait déjà fait remarquer qu'elles contiennent à peu près les mêmes
principes fixes, et que quelques-unes se distinguent par la nature et la

proportion de leurs éléments gazeux. C'est ainsi qu'on ne trouve pas d'hydrogène carboné et qu'il y a à peine des traces de gaz acide sulfhydrique dans les sources d'Hercule et de Charles. Le *Francisciquelle* est de toutes celle qui réunit le plus de matières fixes et de gaz dans sa composition. On a rapproché, par une analogie assez exacte à certains égards, quelques-unes de ces sources de celles d'Aix-la-Chapelle, et d'autres de celles de Wiesbaden [voy. ces stations]. La prédominance des sels sodiques dans les eaux de Mehadia et celles qui leur sont comparées peut légitimer le parallèle. Mais il n'en est plus de même au point de vue de la sulfuration, démontrée par les analyses de M. Liebig comme étant due à un monosulfure de sodium pour ce qui regarde Aix-la-Chapelle, tandis que le gaz hydrogène sulfuré libre fait tout le caractère du *Ferdinands-quelle*, la plus sulfurée de celles dont nous traitons dans cet article.

La source la plus abondante parmi celles que nous avons désignées est l'*Herculesquelle*, lequel fournit un débit capable d'alimenter un moulin ; comme plusieurs des autres sources, il est presque exclusivement employé à l'usage externe, en bains et en douches. Le *Karlsquelle* et le *Badequelle*, ce dernier malgré son nom, sont fréquentés au contraire pour la boisson seulement. Il est une autre source, celle des *Yeux* (*Augenbadquelle*), usitée d'une manière particulière en applications topiques.

Les bains se prennent presque toujours dans des piscines et souvent à une assez haute température. Il y a néanmoins des installations de baignoires isolées. Le refroidissement de ces eaux, la plupart très thermales, s'effectue, soit dans des réservoirs spéciaux, soit dans les baignoires mêmes. Il y a des appareils de douches. On ne signale pas d'autres dispositions propres à utiliser la chaleur native et la minéralisation importante des sources de Mehadia.

Leurs indications varient sans doute d'après la composition des diverses eaux de cette localité, et surtout selon que l'élément sulfureux fait défaut ou se manifeste à côté des chlorures de sodium et de calcium qu'elles renferment en si notable proportion. Cependant on peut les rattacher à quelques traits généraux ressortant de leur analyse chimique et de leur thermalité. « L'eau de toutes les sources de cette localité, dit M. Rotureau (*Des princip. eaux minér. de l'Europe*, 1858), n'agit pas de la même façon sur le tube digestif : les sources d'Hercule et de Charles, lorsqu'on les emploie à l'intérieur et à faible dose, constipent ; elles sont au contraire laxatives lorsqu'on les prend à la dose de quatre ou cinq verres, le matin à jeun, et de quart d'heure en quart d'heure... Les autres sources, qui sont sulfureuses chlorurées, produisent l'action excitante et tonique des eaux minérales à la fois chlorurées, sulfureuses ét thermales. » D'après ces bases, on a pu recommander les eaux de Mehadia : 1° Dans les formes goutteuses du rhumatisme chronique, voire même dans la goutte atonique, avec déformation des articulations ; 2° dans les paralysies, même consécutives à des affections congestives ou hémorrhagiques des centres encéphalo-rachidiens, mais à la condition d'une date déjà ancienne ; 3° dans les cas de blessures de guerre ou d'accidents traumatiques, réclamant une action franchement résolutive ; 4° dans toutes les affections qui se rattachent au lymphatisme ou à la diathèse scrofuleuse ; 5° contre la pléthore abdominale, à laquelle on relie les hypertrophies du foie et de la rate, certaines affections de l'estomac et la suppression des hémorrhoïdes.

Le caractère sulfureux de quelques-unes de ces sources les a désignées pour le traitement des catarrhes des voies respiratoires, pour la cure des maladies de peau, et en particulier de celles qui dépendent de la syphilis à sa seconde ou à sa troisième période. M. Rotureau reproduit l'opinion du docteur Klein, qui aurait vu plusieurs fois guérir à Mehadia des ulcères et des tubercules de la peau, d'origine syphilitique probable, et qui avaient résisté au traitement mercuriel et ioduré le plus habilement formulé et le plus scrupuleusement suivi. De pareils résultats méritent confirmation. Nous en dirions autant des cas d'albuminurie relatés comme ayant plusieurs fois donné des succès inattendus par l'emploi à l'intérieur du *Ludwigsquelle*.

Il est à regretter que, malgré sa situation riante, le spectacle d'une belle végétation et surtout la diversité de ses ressources thérapeutiques, la station de Mehadia ne passe point pour un séjour agréable. Les aménagements y sont suffisants, mais on a peu fait au point de vue des distractions. Ce sont cependant les bains les plus fréquentés par les Hongrois et les populations danubiennes. Le gouvernement y a établi un poste thermal pour les militaires blessés ou malades de cette partie de l'empire d'Autriche.

Des restes nombreux et des inscriptions témoignent que les Romains exploitaient les sources de Mehadia, et les avaient placées particulièrement sous la protection d'Hercule. On désigne encore souvent ces eaux sous la dénomination commune de *Bains d'Hercule* (*Herculesbader*).

MEIDLING (Autriche). Station du chemin de fer de Vienne à Trieste.

Source *sulfureuse*. Sans indication d'analyse et de température, avec établissement de bains.

MEINBERG (Allemagne, principauté de Lippe-Detmold). Village dans une vallée, à 16 kilomètres de Pyrmont.

Sulfatée mixte et *sulfurée sodique*. Tempér., 7°, 9° et 12° centigr.

Eau : un litre.

	Source ancienne.	Source sulfureuse.	Source chlorurée.
	Gram.	Gram.	Gram.
Sulfate de soude............	0,143	0,724	1,365
— de potasse............	0,002	0,001	0,005
— de magnésie.........	0,142	0,214	»
— de chaux............	0,034	1,033	1,669
— de strontiane........	0,001	0,002	»
Chlorure de sodium.........	»	»	5,078
— de magnésium......	»	0,128	0,782
Iodure de magnésium.........	»	»	0,001
Sulfure de sodium.........	0,003	0,008	»
Alumine.................	0,001	0,001	0,001
Carbonate de chaux.........	0,055	0,266	0,748
— de magnésie.......	0,019	0,021	0,064
— ferreux..........	0,009	0,004	0,001
— manganeux........	0,001	»	»
Silice...................	0,007	0,014	0,001
Matière organique azotée.....	0,008	»	»
	0,425	2,413	9,717
	Lit.	Lit.	Lit.
Acide carbonique............	1,310	0,081	0,370
— sulfhydrique..........	»	0,021	»

(BRANDES.)

Le nombre des sources est assez grand; mais ce qui les distingue c'est un dégagement très notable de gaz acide carbonique, en particulier dans le *Neubrunnen* (nouvelle source), qui a sensiblement la même composition que l'ancienne (*Altbrunnen*). On évalue la quantité de gaz qui s'échappe de ces sources à 57 000 litres par jour. Graefe assure qu'il n'est pas possible d'y constater la moindre trace de gaz hydrogène sulfuré. Quant à la température de ces eaux, elle varie, dit-on, d'après les saisons dans lesquelles on l'observe, et augmente, l'hiver, à la suite des grandes pluies ou par la fonte des neiges, vraisemblablement en raison d'infiltrations souterraines.

C'est surtout à l'emploi du gaz acide carbonique, sous divers modes d'administration, que cette station est consacrée. L'inhalation s'y pratique, soit par voie sèche, soit par mélange du gaz avec l'eau sulfureuse projetée ou vaporisée dans une pièce disposée à cet usage. On donne également des bains et des douches à l'aide du gaz carbonique. Il y a même une pratique désignée sous le nom de *Sprudelbadern*, proprement *bains de jaillissement* : elle consiste à faire arriver le gaz par un système de tuyau criblé de trous et de robinets au milieu d'une baignoire remplie d'eau et dans laquelle est plongé le malade. On a en vue par ce moyen de soumettre la surface de la peau à la double action du bain et d'un nombre infini de bulles gazeuses.

C'est la source sulfureuse (*Schwefelquelle*) qui sert le plus ordinairement à l'usage des bains. On y associe parfois des boues minérales qui se recueillent dans le voisinage de Meinberg, au milieu de prairies marécageuses, et sont, d'après une analyse de Brandes, très riches en sulfure de sodium. Ces boues sont l'objet d'une préparation préalable, et on les échauffe à l'aide de courants de vapeur.

La source chlorurée sodique (*Kochsalzquelle*) s'emploie aussi comme boisson, avec la précaution de la charger de gaz acide carbonique, pour en rendre l'ingestion plus tolérable.

Meinberg se recommande donc par une combinaison remarquable d'agents effectifs, à savoir : les gaz acide carbonique et l'hydrogène sulfuré, modificateurs de l'appareil cutané et du système nerveux périphérique ; et d'autre part, dans un sens de stimulation, les bains de boue et l'usage à l'intérieur d'eaux très carboniques. L'installation est parfaitement en rapport avec ces données. On ne s'étonnera pas si les applications thérapeutiques ont été multipliées à l'aide de ces divers moyens. Nous les rapporterons, avec M. Seegen, aux affections rhumatismales, principalement localisées dans les articulations, aux paralysies qui dépendent de quelque trouble de l'innervation ou de la suppression des transpirations, aux troubles de la menstruation par faiblesse générale, et aux manifestations de scrofule occupant les ganglions lymphatiques et les muqueuses. Enfin, les catarrhes de l'appareil pulmonaire figurent au même rang, mais, comme nous l'avons dit ailleurs, les résultats obtenus en pareil cas de l'inhalation du gaz carbonique ne sont pas jusqu'ici suffisamment déterminés par l'expérience.

Un établissement bien ordonné à côté d'entreprises particulières, et les agréments de la localité, rendent le séjour de Meinberg attrayant.

MÉLANGE DES EAUX. Voy. COUPAGE.

MELKSHAM (Angleterre, comté de Wilts). Ville sur le chemin de fer Grand-Occidental, à 37 kilomètres de Salisbury, près de laquelle se trouvent deux sources, l'une signalée comme *ferrugineuse*, la seconde comme saline, sans mention d'analyse ni de température. On charge ces eaux de gaz artificiellement, et l'on en expédie à distance. Il y a un établissement de bains dans la localité.

MELTINGEN (Suisse, canton de Soleure). A 20 kilomètres de Bâle. Altitude : 1720 pieds.

Ferrugineuse bicarbonatée. Froide.

Il y a un établissement de bains assez fréquenté. Ces eaux sont recommandées comme médication tonique et reconstituante.

MÉNINGITE DES ENFANTS. La méningite chronique des enfants est très rarement simple, et, de l'accord unanime des observateurs, elle a presque toujours son point de départ dans une altération tuberculeuse.

Elle est caractérisée par l'épaississement et l'induration des méninges au
voisinage des tubercules. M. le docteur Bode a avancé, au sujet de cette
maladie, que « l'action fondante des eaux de Nauheim, en aidant à la ré-
» sorption des fausses membranes qui empêchent le cerveau de reprendre
» ses fonctions, a plusieurs fois rendu des services dans une affection qui
» semble au-dessus des ressources de la thérapeutique. » Cette opinion,
émanée d'un habile praticien, ne nous semble pas reposer sur des bases
assez précises de diagnostic, et nous pensons qu'il s'agit beaucoup plutôt,
dans les succès recueillis à Nauheim, de manifestations scrofuleuses que
d'une modification anatomique des enveloppes de l'encéphale.

MÉNOPAUSE. La ménopause, ou temps critique des femmes, ne peut
être envisagée ici qu'eu égard aux accidents morbides qui l'accompagnent et aux précautions qu'elle réclame dans l'emploi des eaux minérales et de la mer.

On a sans doute exagéré les dangers de la cessation définitive des
menstrues. Toutefois, dans un grand nombre de cas, cette période de la
vie sexuelle coïncide avec l'apparition de diverses affections, jusque-là
peu intenses ou latentes, et qui empruntent un caractère de ténacité remarquable à l'époque même de transition dont il s'agit. C'est ainsi qu'on
voit l'acné, le prurigo et plusieurs autres dermatoses sévir alors avec
plus d'acuité que jamais. Les rhumatismes sont également plus fréquents
et prennent plus facilement un caractère chronique. Nous ne parlons pas
des maladies organiques des mamelles, de l'utérus, des ovaires, etc.,
qu'une observation rigoureuse a montré être aussi communes en dehors de
l'âge critique que sous son influence. Mais on rencontre souvent pendant
la ménopause un état névropathique qui lui appartient en quelque sorte,
état nerveux de M. Sandras, *névropathie protéiforme* de M. Cerise. Selon
la remarque très judicieuse de M. Raciborski (*Du rôle de la menstruation dans la pathol. et la thérap.*, 1856), à mesure que l'excitation périodique de l'ovulation s'éteint et que cette cause prédisposante des névroses franches s'éloigne, il survient des troubles nerveux, dont la variété
et la mobilité constituent le caractère principal, et que des phénomènes
psychiques compliquent souvent. Le même médecin a vu ces désordres
de l'innervation aboutir presque toujours à la perturbation des actes digestifs, se traduisant par de la dyspepsie et de la gastralgie, et finalement
à une véritable chloro-anémie, par appauvrissement des globules du
sang.

Les traits que nous venons de rappeler d'une manière succincte
se reproduisent et se diversifient à l'infini dans la pratique. A un point
de vue général, nous dirons qu'il faut toujours tenir compte de l'intervention de la ménopause dans les maladies chroniques des femmes, justi-

ciables des eaux minérales ou de la mer. L'impressionnabilité du système nerveux à cette époque a son indication en elle-même. C'est aux eaux peu minéralisées et dont la thermalité peut être appliquée par une main prudente qu'on doit surtout adresser les malades (*Néris, Plombières, Gastein, Wildbad*). Ce sont, bien entendu, des effets sédatifs, hyposthénisants, qu'il est question d'obtenir dans ces circonstances, et les procédés balnéaires se modifieront d'après elles. Parmi les eaux sulfureuses, *Saint-Sauveur, Molitg*, les sulfatées calciques, *Bagnères-de-Bigorre, Ussat, Baden* (Suisse), et au rang des bicarbonatées sodiques, *Ems, Schlangenbad*, concourent au même but. Nous citerons pour mémoire les eaux *ferrugineuses*, si répandues, et dont les propriétés reconstituantes ne sauraient être négligées dans le sujet qui nous occupe (*Spa, Orezza, Schwalbach, Bussang*). On observe, à l'aide des eaux riches en principes martiaux, des améliorations très rapides et très constantes de ce qu'on peut appeler la chlorose de l'âge critique. Il n'est pas inutile d'ajouter que si des phénomènes dyspeptiques ou des manifestations d'herpétisme ou de scrofules prédominent sur les troubles propres au temps critique, on retrouve l'indication formelle des eaux à minéralisation effective, bicarbonatées sodiques, d'une part, comme *Vichy*, ou de l'autre, sulfureuses (*Cauterets, Luchon, Enghien*), ou chlorurées sodiques (*Uriage, bains de mer*). Mais il ne faut pas oublier, surtout à l'occasion de ces dernières, que la ménopause entraîne souvent avec elle une tendance aux congestions du côté des organes de la génération, et que les conséquences d'un pareil mouvement, qu'il serait souvent dangereux de provoquer, demandent à être soigneusement surveillées.

M. Gaudet (*Recherches sur l'usage et les effets hygién. et thérap. des bains de mer*, 1844) reconnaît lui-même que l'action sédative du bain de mer, en tant que pratique hydrothérapique, ne s'exerce plus en présence de la névropathie particulière à l'âge critique. Il a vu celle-ci s'exagérer, dans quelques cas, malgré toute la discrétion apportée aux immersions. D'autres fois, le traitement marin aurait exercé une véritable propriété décentralisante et conjuré efficacement des phénomènes congestionnels. Nous pensons que ces faits n'infirment pas les préceptes généraux que nous avons posés, et qu'en définitive, sans adopter le tableau trop chargé que l'on faisait encore, il n'y a pas longtemps, de la ménopause et de son appareil symptomatologique, il est rationnel de considérer cette période à un point de vue spécial, et d'accommoder à ses conditions le traitement des maladies qu'elle comporte.

MENSTRUATION. L'état fonctionnel qui constitue la menstruation, et dont la signification véritable a été donnée de nos jours, trouve dans l'emploi des eaux minérales et de la mer, tantôt un excitant salutaire, tantôt une médication modératrice [voy. AMÉNORRHÉE. DYSMÉNORRHÉE. MÉNOPAUSE. PUBERTÉ). Il est de précepte de suspendre le traitement thermal pendant que dure l'époque menstruelle ; tous les médecins des eaux, à quelque classe qu'elles appartiennent, s'accordent à respecter l'orgasme nervoso-sanguin qui caractérise cette évolution, et à n'appliquer alors aucun moyen capable d'agir un peu fortement sur l'économie. Nous trouvons des conclusions très opposées à celles-ci, dans l'ouvrage de M. le docteur Gaudet sur l'emploi des bains de mer. D'après ce praticien, des personnes se sont mises à l'eau avec leurs règles, sans qu'elles se supprimassent, et il ajoute que leur menstruation n'en était que plus abondante. Dans un cas de chlorose, chez une femme adulte, on obtenait par le bain un écoulement sanguin plus abondant et plus riche. M. Gaudet recommande, en thèse générale, de continuer l'usage des bains de mer jusqu'au jour précis de l'apparition menstruelle, et de les reprendre sans crainte si celle-ci se prolonge au delà de l'époque accoutumée. Mais à côté de faits heureux de ce genre, le même observateur a fort bien vu que les bains de mer retardent souvent la venue des menstrues, ou amènent une insuffisance du flux ménorrhagique, quand cela ne va pas jusqu'à une suppression prématurée. « La raison » de ces divers dérangements, dit-il, fut trouvée plusieurs fois dans » une congestion céphalique habituelle, dans une irritation locale, dans » un affaiblissement général, etc. ; ces états morbides s'étaient développés ou augmentés, sous l'influence même des bains de mer (Gaudet, *Recherches sur l'usage et les effets hygién. et thérapeut. des bains de mer*, 1844). Il n'en reste pas moins certain qu'on ne saurait prendre trop garde aux effets d'une stimulation dont la portée échappe le plus souvent à nos moyens d'appréciation et peut entraîner de graves conséquences. Quelques exceptions favorables n'infirment pas la conduite généralement admise. On ne tirera non plus aucun exemple des femmes de service, qui, soit sur les côtes, soit dans les établissements thermaux, s'exposent à l'eau froide ou chaude pendant la durée de leurs règles et ne semblent pas en être incommodées. Il y a là un effet de l'habitude facile à concevoir. D'ailleurs, à propos du traitement marin luimême, d'autres hydrologues regardent la période menstruelle comme un impérieux motif de suspension temporaire du bain (Roccas, *Des bains de mer*, 1857). Cette pratique de prudence vulgaire, comme on l'appelle, sera toujours conforme à une saine direction médicale.

MENTAGRE. Voy. PEAU (MALADIES DE LA).

MERCURIELLE (Intoxication). L'intoxication mercurielle peut être produite, soit par l'emploi prolongé des mercuriaux, soit par l'exposition aux vapeurs hydrargyriques. Dans ces circonstances, on est appelé à remédier à des accidents du côté du système nerveux et de la constitution du sang. Si les troubles de l'innervation et de l'intelligence, tremblements, hébétude, etc., sont plus fréquents chez ceux qui, comme les doreurs, les ouvriers des mines, etc., restent longtemps soumis à l'action du mercure, et s'ils se rencontrent rarement à la suite de l'usage de ce médicament, il est bien certain que la médication mercurielle dépouille parfois le sang des qualités qui lui sont propres, et jette l'économie dans une véritable cachexie, très analogue à celle des chlorotiques. Nous n'aurions, à ce double point de vue, qu'à renvoyer aux articles CHLOROSE, NÉVROPATHIE, pour l'application du traitement hydrothermal. Mais cette question a été l'objet de remarques toutes spéciales de la part des médecins des eaux, et il peut être utile de les connaître.

Les eaux sulfureuses, d'après M. Astrié (*Thèse inaug.*, 1852), sont un précieux moyen contre la cachexie mercurielle ; et pour expliquer leur action, l'auteur de cette thèse importante n'envisage pas seulement les propriétés reconstitutives qu'elles peuvent exercer, mais il cherche à s'en rendre compte par des vues d'ordre chimique dont nous lui laissons toute la responsabilité. « On sait, dit-il (*loc. cit.*, p. 230), que le mer-
» cure n'est éliminé que très lentement de l'économie, et qu'il tend
» à séjourner longtemps dans les organes, surtout dans le foie ; on en a
» retrouvé même dans le cerveau. Les eaux sulfureuses alcalines agissent
» dans ces cas par une modification chimique du composé mercuriel fixé
» dans les tissus, par la suractivité qu'elles impriment aux émonctoires
» cutanés et muqueux, et en dernier lieu par l'action reconstitutive propre
» au traitement thermal. » M. Astrié s'appuie en outre sur des faits observés par M. Pagès, à Baréges, et qui concernent deux sujets ayant autrefois abusé du mercure, mais qui n'en avaient pas pris, l'un depuis dix-huit mois, l'autre depuis quatorze. On s'était assuré que depuis ils avaient été soustraits à l'influence du médicament. Chez tous deux, le traitement sulfureux, dans les premiers temps de son application, a provoqué une salivation, avec tous les accidents de la stomatite mercurielle diphthéritique, qui a guéri ensuite huit à quinze jours après, par l'usage même des eaux qui l'avaient provoquée. M. Astrié ajoute que « la fluxion mu-
» queuse et l'émonction du composé organique mercuriel, redissous et
» réintroduit dans la circulation, paraît ici s'être faite par la muqueuse
» buccale et les glandes salivaires. » Des expériences de laboratoire ont été tentées pour la démonstration de ces hypothèses par notre confrère, et il en conclut que, de quelque manière qu'on varie ces essais, on est toujours sûr d'arriver à la solution rapide et définitive d'un précipité albumino-mercurique, soit par un sulfure, soit par un hyposulfite ou un sulfite de soude, séparés ou associés. Le sulfate sodique n'a pas d'action sur

le précipité. La présence de l'acide nitrique dans les composés sulfureux précédents n'empêcherait pas la dissolution, et l'addition du carbonate de soude la rend encore possible par les sulfures seuls.

M. Fontan (*Recherches sur les eaux minér. des Pyrénées, etc.*, 1853), en insistant sur la possibilité de suspendre la salivation mercurielle au moyen des eaux sulfureuses, a reproduit une opinion déjà communiquée par lui à l'Académie de médecine, trois ans auparavant. Ces résultats seraient dus à la neutralisation de l'excès du principe hydrargyrique par le principe sulfureux qui en forme un sulfure de mercure insoluble, et par suite inerte. Ce principe pourrait aussi être expulsé par les urines, les sueurs et les autres excrétions.

Entre les idées de M. Astrié et celles de M. Fontan, il y a cette différence, que l'économie éliminerait l'excès des sels mercuriels qu'elle renferme sous forme de composés solubles pour l'un, et dans l'autre cas en vertu de la production d'un sulfure insoluble. Quelque intéressants que soient ces points de vue, il est à regretter qu'ils n'aient qu'une valeur relative et sur laquelle l'expérience physiologique devra se prononcer ultérieurement. C'est ainsi qu'on n'a pas encore démontré, que nous sachions, d'une manière péremptoire, l'expulsion graduelle ou instantanée de l'agent toxique dont la présence troublait les fonctions générales, et qui est supposé entraîné hors de l'organisme par la puissance ou la propriété des eaux sulfureuses, par cette seule raison que les manifestations de son influence ont cessé et que l'équilibre de la santé est rétabli. On a été plus loin : des observateurs dignes de foi assurent que le mercure se retrouve en nature dans les excrétions que la médication thermale suractive. Quoiqu'il semble difficile d'admettre qu'en présence de l'élément sulfureux, il ne se passe aucune combinaison définitive et que le métal apparaisse par gouttelettes à la surface cutanée, Anglada a rapporté un cas de ce genre, recueilli à Molitg. D'autres faits analogues ont été annoncés ailleurs. Lersch (*Enleitung in die Minéralquellenlehre*, 1855) cite, d'après Schenk, l'exemple d'un ouvrier doreur chez lequel des transpirations obtenues successivement à l'aide des eaux sulfatées calciques de Baden (Autriche) ont été suivies de l'issue par la peau de petites parcelles de vif-argent. Ces relations, sans doute, émanent d'autorités sérieuses, mais, avant de prendre rang dans la science, elles réclament une révision rigoureuse et irrécusable.

En résumé, jusqu'à plus ample information, il convient d'envisager l'efficacité des eaux sulfurées dans le traitement des accidents mercuriels et de la cachexie qu'ils déterminent, comme tenant à la réaction énergique qu'on peut imprimer à l'économie par leur emploi, à l'activité nouvelle qu'elles donnent aux organes émonctoires, particulièrement à la peau, et finalement à la reconstitution facilitée par une médication stimulante. M. Astrié (*loc. cit.*) était d'avis de ne pas craindre pour cette cure de donner des bains chauds, de prescrire de hautes doses de boisson, et de recommander les sources les plus actives, *Baréges*, *Luchon*, *Schinznach*, etc. Il est évident que si les forces du malade lui permettent d'affronter une vive excitation, il en retirera des avantages réels. Ajoutons que partout où les procédés balnéaires pourront se diversifier et s'appliquer avec une certaine énergie, les effets se présenteront d'autant plus favorables, à minéralisation équivalente.

MERENS (France, Ariége). A 200 mètres du village et sur la rive droite du Nabre.

Sulfurée sodique. Tempér., de 36° à 45° centigr.

Trois sources qui n'ont été examinées qu'au point de vue de la proportion du sulfure de sodium qu'elles contiennent.

	Température.	Sulfure de sodium par litre.
		Gram.
1° Source supérieure........	45°	0,0061
2° — intermédiaire......	36	0,0022
3° — inférieure.........	39	0,0032
		(FILHOL.)

« Ces sources, dit M. Filhol, sont pauvres en chlorures et en sulfates, et elles sont moyennement alcalines : il est à regretter qu'on n'en tire aucun parti, car la température des deux dernières, qui est très voisine de celle du corps humain, autorise à croire qu'on en obtiendrait de bons effets dans des cas très nombreux. »

MERGENTHEIM (Wurtemberg, cercle de la Jaxt). Ville dans la vallée de la Tauber.

Chlorurée sodique. Tempér., 11° centigr.

	Eau : 16 onces.		Eau : un litre.
	Grains.		Gram.
Chlorure de sodium........	51,26	=	6,356
— de potassium......	0,78	=	0,096
— de lithium........	0,01	=	0,001
Bromure de sodium........	0,07	=	0,008
Sulfate de soude..........	21,89	=	2,714
— de magnésie.........	15,88	=	1,969
— de chaux...........	9,86	=	1,222
Carbonate de magnésie.......	1,40	=	0,173
— de chaux.........	5,45	=	0,675
— de fer...........	0,05	=	0,001
Silice................	0,45	=	0,055
	107,10		13,270
	Pouc. cub.		Cent. cub.
Gaz acide carbonique........	9,45	=	510,3
			(LIEBIG.)

Ces eaux s'administrent en boisson et en bains. Leur minéralisation tend à déterminer concurremment les effets qu'on obtient des eaux sodiques, soit sulfatées, soit chlorurées. A la dose de deux à quatre verres, elles sont notablement purgatives. Aussi les prescrit-on dans les affections dépendant de la pléthore abdominale, notamment dans les engorgements hypertrophiques du foie et de la rate.

Il y a un établissement bien installé, et les conditions hygiéniques de cette localité sont recommandables.

On exporte, comme médicament purgatif, les eaux de Mergentheim réduites à un certain état de concentration par évaporation.

MERS-EL-KEBIR. Voy. Bains de la Reine.

MESSINE (Deux-Siciles).

Bains de mer.

MÉTÉLIN (Turquie d'Asie, Archipel). Cette île, ancienne *Lesbos*, renferme plusieurs sources presque toutes *sulfatées sodiques*, et dont la température s'échelonne entre 32° et 42° centigrades. Les habitants du pays les utilisent dans les affections rhumatismales et les maladies de la peau.

MÉTHANE (Grèce, Argolide).

Chlorurée sodique (sulfureuse). Tempér., 29° centigr.

	Eau : un litre.
	Gram.
Chlorure de potassium........................	1,5940
— de sodium........................	31,3170
— de calcium	0,6831
— de magnésium........................	1,4904
Carbonate de chaux	0,6725
— de magnésie........................	0,2130
— de protoxyde de fer................	0,0268
Oxyde de fer et alumine................	0,0065
Silice	0,0190
Chlorures indéterminés................	0,1240
Acide borique........................	traces
— sulfhydrique................	0,0016
— carbonique........................	0,8353
	35,9822

(Geiger, 1859.)

Ces eaux, déjà connues de l'antiquité et citées particulièrement par Pausanias, sont très employées dans les affections catarrhales des voies respiratoires. On recueille dans leur réservoir des matières organiques en grande partie composées de conferves et usitées en applications topiques (Landerer).

MÉTRITE CHRONIQUE. Les indications relatives à la métrite chronique se déduisent de considérations générales embrassant l'étiologie et la marche des affections utérines. Nous renverrons à l'article UTÉRUS (MALADIES DE L').

MEXIQUE (Amérique du Nord). Cette contrée est souvent le théâtre de phénomènes volcaniques. Humboldt y signale : 1° Dans la vallée de Tenochtitlan (intendance de Mexico), deux sources thermales, celle de *Notre-Dame de la Guadalupe* et celle du *Penon de los Banos* (*Rocher des Bains*), cette dernière surtout assez élevée en température. L'analyse a constaté, dans ces eaux, des sulfates de chaux et de soude, du chlorure de sodium et de l'acide carbonique. 2° Près de Chichimequilla, au milieu d'une masse de basalte et de brèches basaltiques, des sources à 96°,4 centigr.

MÉZIÈRES (France, Ardennes). A 4 kilomètres de la ville de Mézières. *Chlorurée sodique.* Froide.

Eau : un litre.

	Gram.
Chlorure de sodium	4,670
— de magnésium	1,074
Bicarbonate de chaux	0,456
Sulfate de soude	2,914
— de chaux	0,788
	9,902

(WAHART-DUHESME.)

Cette eau minérale doit avoir une composition plus complexe : dans tous les cas, et en admettant que ses éléments ont été dosés avec soin, elle est remarquable par la proportion des chlorures et des sulfates. Elle a jailli pour la première fois en 1827, à la suite d'un sondage pratiqué jusqu'à 140 mètres de profondeur ; elle a une saveur salée et une odeur marécageuse. Elle n'a pas reçu, que nous sachions, d'application quelconque.

MIERS (France, Lot, arrond. de Gourdon). *Sulfatée sodique.* Froide.

Eau : un litre.

Acide carbonique	très léger excès
	Grom.
Bicarbonate de chaux	0,208
— de magnésie	0,120
— de soude	0,071
Sulfate de soude	2,675
— de chaux	0,945
Chlorure de magnésium	0,750
— de sodium	0,020
Acide silicique	0,480
Alumine	0,037
Oxyde de fer	0,005
Matière organique	0,060
	8,530

(BOULLAY et HENRY.)

L'eau minérale de Miers est fréquentée principalement par les habitants de la localité ou des arrondissements voisins. Elle passe pour laxative, effet qu'explique très bien la présence du sulfate de soude. On l'utilise contre les engorgements abdominaux, les hémorrhoïdes, les constipations.

MIGRAINE. La migraine est une névrose qui paraît se rattacher à bien des conditions diverses de l'économie, mais dont le type s'accompagne habituellement de dyspepsie. On-dit vulgairement que la migraine vient de l'estomac. Cette corrélation cependant ne nous a pas toujours paru très évidente, les vomissements qui se montrent dans l'hémicranie étant purement symptomatiques de la névrose douloureuse.

Beaucoup d'eaux minérales passent, dans les notices qui leur sont consacrées, pour guérir des migraines ou des céphalées opiniâtres. Ce sont tantôt des eaux sédatives, et tantôt des eaux ferrugineuses. On comprend que certaines céphalées liées à un état névropathique, ou bien à une chloro-anémie, puissent céder à un traitement approprié à l'état général. Mais rien de tout cela ne permet d'établir la moindre généralisation relative au traitement de la migraine.

On voit quelquefois celle-ci céder, tout en présentant ses caractères les plus tranchés, à des eaux bicarbonatées, semblant agir alors à titre d'eaux digestives. De semblables faits ont été observés à *Vichy*, dans des conditions qui les rendent tout à fait dignes de remarque. Mais l'observation la plus attentive n'a pas encore permis de discerner les raisons qui faisaient réussir le traitement ou le laissaient échouer, dans des circonstances en apparence très semblables.

MILITAIRES (Établissements thermaux). L'administration de la guerre en France possède des établissements sanitaires spéciaux près de cinq stations thermales : Baréges, Amélie, Guagno, Vichy, Bourbonne. A Bourbon-l'Archambault, Balaruc, les militaires ont à l'hôpital civil des places qui leur sont destinées. A Luchon, quelques baignoires et une piscine sont mises gratuitement à la disposition du ministre de la guerre, et reçoivent des militaires des garnisons voisines. Enfin en Algérie, les sources de Hammam-Mezkoutine et de Hammam-Rir'a sont également utilisées par l'administration de la guerre.

L'hôpital thermal militaire d'Amélie, construit sur les plans et sous la direction de M. J. François, peut être considéré comme un établissement modèle. Il n'en est pas de même d'autres bains militaires que nous pourrions citer. Toutefois une commission permanente, composée d'éléments compétents, siégeant au ministère de la guerre, est chargée de l'examen des travaux d'amélioration des stations militaires, et permet d'attendre de bons résultats pour les projets en élaboration.

L'un de nous a exposé dans un journal spécial, la *Gazette des Eaux*, un projet relatif à l'installation d'établissements sanitaires, pour l'armée, sur quelques-unes de nos plages maritimes.

Le ministre de la guerre a publié une *Instruction sur l'emploi des eaux minérales naturelles et sur le service des hôpitaux thermaux militaires* (mars 1857), qui régit la matière, et dont il ne nous paraît pas nécessaire de signaler ici les dispositions. Nous reproduisons seulement le tableau suivant, relatif aux *saisons thermales*.

Indication des divisions qui envoient des militaires aux eaux.	Désignation des établissements.	1re saison.	2e saison.	3e saison.
Toutes............	Bourbonne.....	15 mai...	15 juillet.	»
Toutes..........	Bourbon-l'Arch.	id....	id.	»
Toutes....:....	Vichy..........	id....,	25 juin...	5 août.
Toutes:...:....	Baréges........	1er juin ..	1er août...	»
9e et 17e.......	Guagno	id.,..	id.	»
Toutes..........	Amélie-les-Bains.	15 avril..	15 juin...	15 août.

Une *instruction* récente (12 janvier 1860) a établi une période d'*hiver*, pendant laquelle les militaires malades pourront être admis à l'hôpital thermal d'Amélie. Cette période sera également divisée en 3 saisons, savoir :

Du 14 octobre au 14 décembre ;

Du 15 décembre au 14 février ;

Du 5 février au 14 avril.

L'*instruction* porte en outre que les saisons d'hiver sont également affectées aux maladies des organes respiratoires, bronchite chronique, catarrhe pulmonaire ou bronchique, asthme nerveux. Les sous-officiers et soldats seront admis au bénéfice de ce traitement, après avoir passé quatre ans sous les drapeaux, lorsqu'ils auront contracté ces affections au service ; sans condition d'ancienneté, lorsque ces affections auront une origine traumatique.

L'empire d'Autriche est la seule contrée de l'Europe où les établissements de ce genre aient reçu un certain développement. On y trouve des établissements thermaux militaires près des stations suivantes : Baden, Mehadia, Trentschin, Pistjan, Karlsbad, Marienbad, Franzensbad, Luhatschowitz. Nous avons dû retrancher de cette énumération Recoaro, en Lombardie. La Prusse et la Saxe envoient des militaires malades à Tœplitz (Bohême). La Sardaigne possède un établissement thermal et un hôpital militaires à Acqui.

Il existe peu d'établissements thermaux en Russie, si ce n'est dans les montagnes du Caucase, qui paraissent être une des régions les plus riches que l'on connaisse en eaux minérales. Là se trouvent rapprochées les unes des autres, comme aux Pyrénées, mais bien plus variées dans leur composition, des sources nombreuses et de toute température. Un certain nombre de ces stations sont le siége d'établissements de quelque importance et assez suivis. Mais l'extrême éloignement où ils se trouvent du centre de la Russie, et la difficulté des communications dans cette contrée, font qu'ils ne sont fréquentés que par les habitants des provinces avoisinantes. Les soldats des garnisons les plus rapprochées et de l'armée du Caucase y sont quelquefois envoyés ; mais il n'y a point d'établissements militaires proprement dits. Le gouvernement russe a fait lever les plans d'Amélie-les-Bains pour servir à des installations thermiales dans ses possessions du Caucase.

Il existe dans le nord de ce vaste empire une station maritime, Issl, presqu'île sur la Baltique, où l'on envoie des soldats malades.

MÍLO (Ile de) (Grèce; Archipel). On trouve dans cette île montagneuse et volcanique des grottes ou cavernes remplies de vapeurs chaudes, dont la température s'élève de 27° à 46° centigrades. Une d'elles, située à peu de distance de l'emplacement de l'ancienne Mylos, est très fréquentée par les rhumatisants. On remarque aussi dans l'intérieur de la contrée de nombreuses sources thermales, particulièrement minéralisées par des sels ferreux, et dont la haute température, comme celle des grottes, se rapporte à des phénomènes vulcaniens. Ces bains étaient très fréquentés dans l'antiquité, et Hippocrate en fait mention.

MINA NOVA (Portugal, prov. d'Estramadure). Près de Cabeça de Montachique.

Ferrugineuse sulfatée. Tempér. ?

	Eau : un litre.
	Gram.
Sulfate de protoxyde de fer	0,135
— de chaux	0,330
— d'alumine	0,047
Chlorure de calcium	0,048
	0,560
	Cent. cub.
Oxygène	0,06
Azote	0,14

Cette analyse est rapportée par M. Jordâo (*Thèse*, Paris, 1857).

MINDELHEIM (Bavière, Souabe).

Bicarbonatée calcique. Tempér. ?

	Eau : 16 onces.		Eau : un litre.
	Grains.		Gram.
Carbonate de chaux	2,02	=	0,2504
— de magnésie	0,25	=	0,0310
— de soude	0,05	=	0,0010
— de fer	0,02	=	0,0005
Sulfate de soude	0,02	=	0,0005
Silice	0,11	=	0,0136
Matière extractive	0,02	=	0,0005
	2,49	=	0,2975
			(Vogel.)

Il y a un établissement de bains, nommé également *Marzenbader* (bains de Mars).

MINÉRALISATION DES EAUX. La manière dont les eaux se minéralisent dans le sein de la terre a eu souvent le privilége d'exercer la sagacité des auteurs anciens et modernes.

Depuis les temps les plus reculés, on a posé en principe que les eaux, soit pluviales, soit souterraines, empruntaient aux terrains qu'elles traversent leurs principes salins; aussi Pline a-t-il dit : « *Tales sunt aquæ qualis terra per quam fluunt.* » A part certaines conditions spéciales, c'est encore la théorie que l'on professe maintenant, et c'est, disons-le tout de suite, celle qui offre le plus de chance de probabilité. Alexandre Brongniart et M. Chevreul ont même essayé de classer les eaux minérales d'après les terrains où on les rencontre. On remarque en effet qu'à part quelques exceptions, les sources qui sortent des terrains de même nature déversent des principes minéraux analogues.

Nous en avons des exemples frappants dans les groupes de Plombières, de Bains, de Luxeuil et de Bourbonne. Toutes ces sources sortent du granit, mais celles de Bains ne traversent que la partie inférieure du grès bigarré. Les sources de Luxeuil paraissent en traverser des couches plus puissantes, mais elles sont contiguës à des gîtes de fer et de manganèse et plus rapprochées des marnes salifères du trias. Enfin les sources de Bourbonne traversent la formation triasique, à laquelle elles empruntent leurs sulfates, chlorures et bromures.

Mais le lessivage des roches et des terres suffit-il pour expliquer la dissolution dans les eaux de certains principes peu solubles de leur nature? Tel n'est pas l'avis de la majorité des géologues : à l'action dissolvante de l'eau, on joint l'influence de la pression, de la température élevée de l'intérieur du globe et même celle de l'électricité.

Si l'action de l'électricité est encore l'objet de quelque doute, on ne peut s'empêcher de reconnaître que les autres causes jouent un rôle important dans la minéralisation des eaux, à moins de supposer, comme l'a essayé M. Lecoq, que « loin de croire que les eaux puisent dans les terrains qu'elles traversent les matériaux qu'elles renferment, il faille, au contraire, admettre que tous ces terrains ont été déposés par elles, et qu'elles en ont puisé les matériaux au-dessous des roches cristallines qui forment maintenant la croûte solide du globe. » (*Recherches sur les eaux thermales et sur le rôle qu'elles ont rempli à diverses époques géologiques*, 1839.) Personne ne contestera que les eaux minérales ne soient l'origine première de ces amas de travertin qui font actuellement partie intégrante du sol ; mais l'hypothèse de M. Lecoq peut-elle être acceptée dans sa généralité? voilà ce que nous n'admettons pas.

Examinons maintenant le mode probable de minéralisation des eaux appartenant aux quatre grandes classes des *bicarbonatées*, des *sulfurées*, des *chlorurées* et des *sulfatées*.

1° *Eaux bicarbonatées.* — Pour les eaux bicarbonatées thermales qui jaillissent des terrains primitifs ou volcaniques, et par conséquent dans lesquelles le bicarbonate de soude forme l'élément dominant, il est à supposer que, sous l'influence de la pression et de la température intérieure du sol, l'acide carbonique, entraîné avec la vapeur aqueuse et peut-être l'eau elle-même, désagrége et décompose les roches. Il se produit alors des carbonates alcalins et terreux, tandis que la silice mise en liberté et au contact d'une grande masse de liquide se dissout. Ce n'est qu'en se rapprochant davantage du sol, et alors que les eaux ont perdu la plus grande partie de leur calorique natif, que les carbonates se convertissent en bicarbonates. Mais ici se présente une anomalie que la chimie et la géologie parviennent difficilement à expliquer. Si les roches sont l'origine première des sels apportés par les eaux, on ne comprend plus pourquoi celles-ci ne sont pas plus riches en sels potassiques qu'en sels sodiques, puisque dans les silicates la potasse est toujours en proportion plus grande que la soude; et ce que nous disons ici se présente également au sujet des eaux sulfurées sodiques qui émergent toujours des terrains primitifs. Quant aux eaux bicarbonatées avec prédominance de sels de chaux et de magnésie, et qui néanmoins sortent des terrains cristallisés, comme beaucoup de celles de l'Auvergne, la théorie de leur minéralisation ne peut s'expliquer que par l'existence des terrains secondaires ou tertiaires sous les massifs granitiques, et cela par suite des soulèvements terrestres et des révolutions volcaniques que le sol a subis.

Le mode de minéralisation des eaux minérales bicarbonatées froides qui émergent des terrains de sédiment inférieurs, moyens et supérieurs, est sans doute le même; seulement, comme elles ont à traverser une plus grande étendue de terrains crétacé et magnésien, une partie de leur bicarbonate de soude est remplacée par des bicarbonates de chaux et de magnésie : c'est ce que l'analyse met hors de doute.

Quant aux ferrugineuses bicarbonatées, la nature même du sel qui leur assigne ce caractère donne tout lieu de croire qu'elles se sont minéralisées à une basse température et à une profondeur moindre que les eaux bicarbonatées sodiques, mixtes et thermales. L'acide carbonique en excès, en contact avec les terrains riches en espèces ferrugineuses, agissant de concert avec l'eau et la matière organique, réduit le sesquioxyde de fer et le dissout à l'état de bicarbonate de protoxyde. Les eaux riches en bicarbonate de manganèse se forment probablement de la même manière.

2° *Eaux sulfurées.* — La minéralisation des eaux sulfurées est celle qui a donné lieu au plus grand nombre d'hypothèses.

M. O. Henry croit que les eaux sulfurées sodiques empruntent leur monosulfure de sodium aux terrains secondaires et tertiaires, formés de bancs de houille, de sel gemme et de sulfate de soude. Ce serait le sulfate de soude qui, en présence des matières hydrocarbonées de la houille et sous l'influence de la température élevée, voire même de l'électricité, se transformerait en sulfure de sodium et, comme conséquence, en une petite quantité de carbonate de soude et de silice.

Pour étayer cette opinion, M. O. Henry a comparé la proportion de sulfure de sodium et de sel marin, et constamment il a vu que plus l'eau minérale était sulfurée, plus elle était chlorurée. Longtemps avant M. O. Henry, Bayen avait fait jouer déjà un rôle important au chlorure de sodium pour expliquer la minéralisation des eaux de Luchon.

La théorie de Bayen et celle de M. O. Henry se trouvent néanmoins en défaut pour plusieurs groupes de sources que l'on sait positivement émaner du milieu de massifs granitiques, telles que celles d'Olette, de Carcanières, de Moligt, de Llo, etc. Il faudrait donc admettre, comme pour les eaux bicarbonatées calciques de l'Auvergne, la préexistence des terrains secondaires et tertiaires sous les massifs primordiaux, ou bien encore que ces eaux se sont minéralisées à des distances considérables du point de leur émission.

En ce qui concerne les eaux sulfurées calciques, M. O. Henry est d'avis qu'elles prennent naissance de la même manière que les sulfurées sodiques ; seulement le chlorure de sodium serait remplacé par du sulfate de chaux.

M. Fontan a admis que la minéralisation des eaux sulfurées sodiques était liée à la formation des Pyrénées, et que leur origine est aussi inconnue que celle des Pyrénées même, et peut-être aussi ancienne qu'elles-mêmes. Quant aux eaux sulfurées calciques, il attribue leur formation à des dépôts de matières organiques en décomposition, et celle-ci s'explique, dit-il, aussi facilement que la nature et la formation de ces dépôts dont un grand nombre sont récents.

M. Filhol partage le même avis que Bayen et M. O. Henry, et de plus il confirme les observations du dernier de ces chimistes en ce qui concerne le rapport du principe sulfuré avec le chlorure de sodium et le sulfate de chaux. Il s'appuie : 1° sur la présence de la matière organique que les eaux sulfurées sodiques et calciques contiennent en dissolution ; 2° sur ce que les eaux les plus riches en sulfure de sodium sont les moins riches en sulfates ; 3° sur la formation d'une certaine quantité de sulfure lorsqu'on abandonne ces eaux, après les avoir chauffées, dans des bouteilles bien bouchées; 4° sur ce que les eaux thermales non sulfurées situées dans le voisinage des premières paraissent dépourvues de matières organiques et sont au contraire sulfatées.

M. Fremy a formulé une autre hypothèse, que MM. Leconte et de Puisaye regardent comme assez vraisemblable. M. Fremy suppose que, dans le sein de la terre, le sulfure de carbone peut se former et décomposer les silicates alcalins et terreux, de manière à produire du sulfure de silicium. Ce sel, en présence de l'acide carbonique produit, se convertirait ensuite en acide sulfhydrique et en silice soluble.

MM. Leconte et de Puisaye croient, comme MM. O. Henry et Filhol, que le mode de minéralisation des eaux sulfurées est le même pour toutes; mais en ce qui concerne les eaux sulfurées calciques, ils placent le foyer de formation du principe sulfuré bien au-dessous du gisement du gypse. Il y aurait là des couches de combustibles de nature différente, imprégnés de pyrites qui les rendent spontanément inflammables. Les matières organiques brûlent, disent-ils; les pyrites s'oxydent, donnent naissance à des sulfates de fer, de chaux, de magnésie, d'alumine, lorsque la quantité d'oxygène fournie par l'air est suffisante. Si, au contraire, l'oxygène n'est pas assez abondant, les matières organiques se carbonisent, des pyrites abandonnent le tiers de leur soufre, et toutes les circonstances nécessaires à la formation du sulfure de carbone se trouvent réunies; et comme en même temps les combustibles sont mêlés à de l'argile qui se trouve en contact avec du charbon, il peut très facilement se produire du sulfure de silicium qui, par son contact avec l'eau, donne naissance à de l'acide silicique et à de l'hydrogène sulfuré.

M. Deville explique la production du sulfure de sodium dans les terrains primitifs de la manière suivante. L'acide carbonique et la vapeur d'eau, réagissant de concert sur les roches, donnent dans le premier moment des eaux minérales bicarbonatées. L'acide sulfhydrique, réagissant sur les bicarbonates, élimine de l'acide carbonique, et produit un sulfure et de l'eau.

M. Filhol a critiqué avec raison cette théorie. Du reste, si la réaction était aussi simple, toutes les sources sulfurées émettraient une grande quantité de gaz carbonique, ce qui n'a pas lieu.

3° et 4° *Eaux sulfatées et eaux chlorurées.* — La minéralisation des eaux sulfatées et des eaux chlorurées semble être la plus simple de toutes. Sans parler des échanges multiples qui ont lieu entre l'acide sulfurique, l'acide chlorhydrique et les bases alcalines terreuses et métalliques, les sources chargées de sulfates et de chlorures trouvent ces sels tout formés dans le sein de la terre : ce sont, d'une part, les sulfates de soude, de chaux et de magnésie; de l'autre, le chlorure de sodium.

Tout le travail de la minéralisation des eaux paraît donc, comme on voit, s'opérer par la mutation incessante des acides avec les bases, suivant l'ordre de leurs affinités et des circonstances qui président à ces réactions : mais quant à chercher à approfondir la manière dont ces éléments réagissent les uns sur les autres, voilà ce que la nature cache à nos investigations. [Voy. CALORIQUE NATUREL. GISEMENT. ORIGINE DES EAUX MINÉRALES. PRINCIPES MINÉRALISATEURS.]

MINES (Eaux de). On donne le nom d'*eaux de mines* à une variété d'eaux minérales provenant de l'action des infiltrations supérieures sur les substances minérales et métalliques dont les gisements sont en cours d'exploitation, ou abandonnés.

Toutes les fois que, sur un gisement métallique (couche, masse ou filon), on ouvre un puits ou une galerie, on facilite sur les points traversés l'accès des infiltrations supérieures, on leur crée des points de moindre résistance. Elles s'y rendent sous une pression plus ou moins développée ; elles agissent dans leur trajet non-seulement par dissolution, mais aussi par réaction sur les éléments minéraux, soit par elles-mêmes, soit par l'air et les gaz qu'elles renferment au départ, ou qu'elles s'assimilent dans leur parcours.

La puissance dissolvante des eaux souterraines, sous forte pression, est si grande, que l'on a vu des trous de mine, débouchant dans des poches d'eau, déterminer, par l'évacuation de ces poches, le recouvrement de tous les objets et surfaces voisines de concrétions abondantes de carbonate de chaux, de silice et même de sulfate de baryte (Pontgibaud).

Il est peu de gîtes minéraux ou métalliques sur lesquels on n'observe les traces des réactions successives dues au passage des infiltrations. Les carbonates et les sulfures métalliques, les chlorures, les sulfates alcalins et terreux, sont les variétés minérales et métalliques qui subissent de la manière la plus développée l'action des infiltrations.

Au point de vue des eaux minérales exploitables, les gisements qui produisent des résultats utiles sont ceux de fer (carbonate, oxydes, pyrites plus ou moins arsenicales), de manganèse (carbonate et oxydes) ; ce sont les roches et les terres vitrioliques, plus ou moins riches en alumine ; les mines de combustibles minéraux (tourbes, lignites et houilles) plus ou moins chargés de pyrites métalliques et de matières bitumineuses ; les terrains salifères.

Les effets des infiltrations se décèlent souvent à la surface même des roches, aux affleurements. Tout le monde a remarqué à la surface des roches pyritifères ces efflorescences, ces croûtes mamelonnées de sulfates de fer et d'alumine, vulgairement connues sous les noms d'*alun de mine*, de *beurre de montagne*, ainsi que des couches concrétionnées d'oxydes de fer et de manganèse, le plus souvent accompagnées de suintements chargés de sulfate basique de fer. Ces phénomènes se décèlent surtout aux points de moindre résistance des infiltrations.

Dès lors il arrive presque toujours qu'un gisement des variétés minérales ou métalliques ci-dessus indiquées, ouvert par des puits et surtout par des galeries de niveau, donne naissance à des sources plus ou moins minéralisées. Ce fait se remarque surtout sur les mines abandonnées. Les eaux de Cauvalat (Gard), celles des environs d'Aubin (Aveyron), et notamment celles de Cransac, ont cette origine.

Ces dernières présentent cela de particulier, qu'elles procèdent d'infiltrations qui, se tamisant avec une extrême régularité au travers des débris d'anciennes exploitations houillères en feu, y opèrent une lixiviation naturelle, en vertu de laquelle elles se chargent d'un agrégat minéral et bitumineux résultant des réactions réciproques des eaux et des terrains développées sous l'influence de l'ignition spontanée.

MINGOLSHEIM (Allemagne, grand-duché de Bade). Village du bailliage de Bruchsal.

Sulfurée sodique ? Tempér., 7° centigr.

	Eau : 16 onces.		Eau : un litre.
	Grains.		Gram.
Sulfate de soude............	1,94	=	0,240
Carbonate de soude..........	1,29	=	0,159
— de magnésie...........	0,16	=	0,019
— de chaux...........	0,67	=	0,083
Chlorure de sodium..........	0,77	=	0,095
— de calcium..........	0,06	=	0,003
Sulfures...................	0,19	=	0,023
Alumine...................	0,84	=	0,104
	5,92	=	0,726
	Pouc. cub.		Cent. cub.
Gaz hydrogène sulfuré.......	5,25	=	283,5
Gaz acide carbonique........	3,50	=	189

(SALZER, 1825.)

C'est seulement sous forme dubitative que nous classons cette eau minérale parmi les sulfurées sodiques, l'analyse de Salzer n'étant pas à l'abri de toute objection.

Un établissement dessert ces eaux depuis une vingtaine d'années. On les emploie dans les maladies de la peau et les affections rhumatismales.

MIRABELLO (Italie, Piémont, prov. de Casale).

Sulfurée calcique. Tempér., 13° centigr.

Cette source, nommée encore *Acqua di San Giovanni*, jaillit au fond d'une belle vallée. D'après le professeur Cantù, elle contient en principes gazeux : du gaz hydrogène sulfuré et du gaz acide carbonique ; en éléments fixes : du sulfure de calcium, des sulfates de soude, de magnésie et de chaux, des chlorures de sodium, de magnésium et de calcium, des carbonates de magnésie et de chaux, des iodures en proportion assez notable, des traces de bromure et de fer, de la silice, et une matière extractive organique. Les médecins de la contrée conseillent dans les affections herpétiques et strumeuses, particulièrement dans les engorgements ganglionnaires des scrofuleux, ces eaux, que recommande une minéralisation très effective.

MIRANDELLA (Portugal, prov. de Tra-os-Montes).

Source *ferrugineuse* froide, contenant du chlorure de magnésium (Jordão).

MISDROY (Prusse, île de Wollin).

Bains de mer, avec établissement, dans la Baltique.

MIXTES (Eaux minérales). Les bases sodiques et les bases terreuses (chaux et magnésie) se présentent quelquefois, dans les eaux minérales, suivant des proportions sensiblement identiques. Une telle circonstance rend fort difficile d'attribuer une eau minérale à quelqu'une des divisions appartenant aux différentes classes désignées par les acides, ces divisions se trouvant déterminées, dans la classification, par la nature des bases.

L'un de nous a proposé de créer des divisions d'eaux *mixtes*, pour ces eaux minérales dont les bases se trouvent également sodiques et terreuses (Durand-Fardel, *Traité thérap. des eaux minérales*, 1857). Il en est résulté l'introduction, dans la classe des bicarbonatées et dans celle des sulfatées, d'une division de *bicarbonatées mixtes* et de *sulfatées mixtes*. Ce sont généralement des eaux minérales dont les caractères thérapeutiques sont peu tranchés, bien qu'elles soient encore susceptibles d'applications intéressantes.

MOCHING (Bavière). A 20 kilomètres de Munich.

Bicarbonatée calcique. Tempér. ?

	Eau : 16 onces.		Eau : un litre.
	Grains.		Gram.
Carbonate de chaux..........	10,50	=	1,302
— de magnésie.......	1,25	=	0,155
— de soude.........	0,40	=	0,049
Sulfate de soude.............	0,50	=	0,062
Silice	1,75	=	0,217
Matière extractive...........	1,10	=	0,136
	15,50	=	1,911
			(Vogel.)

Ces eaux s'emploient surtout en bains. Il y a un établissement.

MOELLE ÉPINIÈRE (Maladies de la). L'obscurité qui règne encore, en pathologie, sur le diagnostic des maladies de la moelle épinière,
permet à peine de poser des règles générales relatives à leur traitement
par les eaux minérales et les bains de mer.

Exclura-t-on de cette médication tous les cas dans lesquels une lésion
traumatique ou une cause matérielle appréciable a pu, soit désorganiser
le tissu du cordon rachidien, soit interrompre par simple compression
mécanique sa continuité et ses fonctions? Mais si, dans la plupart des
circonstances, la contre-indication est formelle en présence d'une altération organique de la moelle ou de ses enveloppes, des observations authentiques et nombreuses témoignent que, nonobstant l'obstacle apporté
à l'influx nerveux, celui-ci peut reprendre son cours, en vertu d'un travail de résorption ou de réparation que nous ne pouvons définir, mais
que le traitement thermal ou marin a parfois été appelé à favoriser.
Souvent, à la suite de violences extérieures, il reste une congestion
locale que des moyens dérivatifs prudemment dirigés dissipent ou amoindrissent. A plus forte raison si, comme dans le mal de Pott, par exemple,
il s'agit de combattre l'influence d'une diathèse, à laquelle se relient des
désordres chroniques, on aura la faculté d'intervenir utilement dans le
sens du rétablissement des phénomènes fonctionnels.

Le point de vue auquel nous nous plaçons écarte tout caractère inflammatoire des maladies spinales, qu'elles soient accidentelles ou qu'elles
résultent d'une affection spontanée. Mais parmi ces dernières, il en est
auxquelles le traitement s'accommode diversement. Celles dont l'origine
rhumatismale ne laisse aucun doute retirent un grand bien de l'excitation
thermale. On peut même affirmer que la majeure partie des succès recueillis près de nos stations ou de celles de l'étranger ont trait à des lésions
dynamiques de la moelle épinière que l'action du froid avait provoquées.
Nous n'avons pas à entrer ici dans le détail des symptômes de paralysie
du mouvement et de la sensibilité accompagnant ces maladies. Il est certain que, dans la plupart des cas de ce genre rattachés au rhumatisme, il
y a plutôt perte ou diminution de l'impressionnabilité cutanée, en même
temps qu'une ou plusieurs portions musculaires sont frappées d'inaction,
et qu'il est plus aisé de remédier par des agents stimulants à cet ordre de
phénomènes morbides que lorsque la sensibilité s'exerce anormalement
et surtout s'exagère jusqu'à production de douleur au toucher. Tous les
médecins exerçant dans des eaux fréquentées par des paralytiques ont
fait cette remarque. Peu importent, d'ailleurs, les explications données
en pareille matière, et presque toujours fondées sur la possibilité de réveiller, à l'aide des procédés balnéaires et d'une minéralisation énergique,
la propriété engourdie des nerfs périphériques et d'agir secondairement

sur les centres nerveux en vertu des rapports de l'action réflexe avec la
myotilité.

Par contre, on a vu le même traitement thermal avoir moins prise
sur les affections de la moelle où l'asthénie dépasse un certain degré, où
il semble que les foyers de force motrice et réagissante soient complètement épuisés; tels sont les troubles profonds d'innervation que laissent
les excès vénériens, de fortes pertes séminales, la convalescence trop prolongée de fièvres graves, la contention d'esprit exagérée, les émotions
ou les passions tristes, quelques affections convulsives, et même le défaut
d'action imposé pendant longtemps à une région du corps. L'état d'affaiblissement général que plusieurs de ces causes produisent a été décrit sous
le nom d'*irritation spinale*, entre autres qualifications; on en a attribué
l'ensemble à une congestion de la moelle et de ses enveloppes, aussi bien
qu'à une perturbation du système nerveux tout entier, sans altération
matérielle. Ce dernier point reste encore indécis. En résumant une savante discussion sur le traitement des paralysies à la Société d'hydrologie
médicale de Paris (*Annales*, t. II, p. 286), M. Moutard-Martin a émis
l'opinion qu'on regarde peut-être à tort comme purement nerveuses
certaines paraplégies dues à des abus de plaisirs. Dans deux cas de cette
espèce, l'autopsie était venue lui démontrer des lésions de la moelle qui
tendraient à faire rentrer cette classe de paraplégies dans les paralysies
avec altération organique, et donneraient la raison des insuccès signalés
de toutes parts à leur endroit. Quoi qu'il en soit, d'un commun accord,
les eaux minérales passent pour inefficaces dans la plupart des maladies
du centre rachidien qui rentrent dans cette catégorie.

Cependant, en ceci comme en bien des questions afférentes à la pratique hydro-thermale, il ne faudrait pas adopter une opinion extrême et
absolument décourageante : MM. Boullay et Gillebert Dhercourt ont cité
des faits très heureux où l'hydrothérapie a triomphé d'affaiblissements
des membres inférieurs, avec diminution de la sensibilité, survenus sous
les influences étiologiques déjà énumérées, et qu'on pouvait peut-être
rapporter à une hyperémie de la moelle (*Annales de la Société d'hydrol.*, t. II, p. 197-217). Or, il ressort des observations de nos confrères
que le traitement hydrothérapique a agi alors comme essentiellement
tonique et reconstitutif. Ce que l'on obtient par l'emploi intelligent de
l'eau froide peut certainement se représenter près des sources minéralisées et thermales, la cure étant dirigée d'après les données de l'expérience, et s'aidant du concours des conditions hygiéniques adjuvantes au
traitement. Exciter l'innervation, reconstituer l'état général, ainsi se
formulerait cette médication dans le plus grand nombre de circonstances
où elle est applicable. Il est presque inutile d'ajouter qu'elle aura d'autant

plus de chances de réussite, que moins de fonctions et moins d'organes seront compromis, que la micturition et la défécation, par exemple, s'accompliront plus facilement, et qu'il n'y aura pas une date assez éloignée dans le début de la maladie pour que la fibre musculaire ait perdu sa texture et sa contractilité normales. Enfin, le traitement des maladies de la moelle épinière se subordonne, à son tour, aux idiosyncrasies et à l'impressionnabilité individuelle des sujets qu'on doit lui soumettre.

Nous ne parlons pas à dessein des affections spinales qui dépendent de quelque intoxication, métallique ou autre, ni de celles qui sont entretenues par la cachexie syphilitique ou par les diathèses scrofuleuse, tuberculeuse, cancéreuse. Les indications relatives à ces diverses dyscrasies regardent également les maladies où elles prédominent [voy. SATURNINE (PARALYSIE). SCROFULES. SYPHILIS. TUBERCULEUSES (AFFECTIONS). CANCER].

En général, toutes les eaux douées de propriétés à la fois excitantes et réparatrices conviennent dans le traitement des maladies de la moelle épinière. A ce titre, les eaux chlorurées sodiques méritent la première place (*Balaruc, Bourbonne, Lamotte, Bourbon-l'Archambault, Kissingen, Nauheim, Wiesbaden,* parmi les plus fortes, et au nombre des moins minéralisées : *Bourbon-Lancy, Luxeuil, Baden-Baden*). Les sources sulfureuses des Pyrénées s'offrent avec leur gamme de composition et de virtualité, depuis *Baréges,* la plus puissante, jusqu'à *Saint-Sauveur, Molitg, Olette,* moins actives et plus appropriées à certains états névropathiques. Nous trouvons comme intermédiaires les eaux chlorurées sodiques et sulfurées d'*Uriage* et d'*Aix-la-Chapelle.* Mais c'est surtout aux stations *thermales* proprement dites que beaucoup d'affections de la moelle sont adressées ; et si l'on dépouille les résultats obtenus dans ces localités, on se convaincra que la haute température des eaux, et non plus exclusivement leurs principes chimiques, y a joué le rôle principal. C'est ainsi que M. Bertrand, au *Mont-Dore,* ne craignait pas de plonger les paraplégiques rhumatisants dans le *grand Bain,* de 39 à 42° centigrades. A *Tœplitz,* en Bohême, le docteur Schmelkes proclame que ces affections doivent être soumises à des degrés de chaleur proportionnés aux conditions individuelles, mais toujours élevés de manière à déterminer une stimulation vive de la peau. A *Plombières,* le traitement est dirigé pour les mêmes circonstances, comme M. Lhéritier nous l'apprend, jusqu'à produire des sueurs abondantes. Les effets obtenus à *Néris* sont certainement très analogues. Nous pensons qu'il en est de même dans l'action, très vantée d'ailleurs en pareil cas, des eaux dites *indifférentes* par les Allemands, *Gastein, Wildbad, Pfeffers,* etc. Bien entendu, le choix de ces stations se règle sur la forme des affections, les

accidents qui peuvent les compliquer, et, en un mot; d'après les éléments d'appréciation qu'il est possible de réunir.

La pratique la plus habituelle se résume; pour les maladies de la moelle
épinière, en bains et en douches à percussion, auxquels on associe les
frictions, le massage; quelquefois l'électricité d'induction, la gymnastique, et; en général, tous les moyens rationnels capables de rappeler
l'influx nerveux dans les parties qui en sont privées. A propos de l'usage
des douches sur la région rachidienne, on a énoncé la crainte de donner
ainsi une activité nouvelle aux accidents locaux, en particulier à l'état
congestif de la tige rachidienne ou de ses enveloppes; mais cette opinion,
avancée par M. Raoul Leroy, d'Étiolles (*Ann. de la Société d'hydr.*;
loc. cit.), n'a pas rallié les suffrages de tous les observateurs. Il y a du
moins à la prendre en considération, et à la ranger dans les conseils de circonspection et de ménagement que réclame toujours la médication des
centres nerveux.

Les bains de mer exerceraient-ils une action comparable à celle qui
vient d'être étudiée à l'occasion des eaux minérales? M. Gaudet n'a point
balancé à l'affirmer, d'après les enseignements de sa pratique (*Recherches sur les effets thérap. et hygién. des bains de mer*, 1844).
Nous croyons que le traitement marin agit alors beaucoup plus par un
mode hydrothérapique que par voie d'absorption des principes salins. Il
demande aussi à être appliqué avec d'autant plus de prudence; qu'il provoque des phénomènes réactionnels, et que ceux-ci pourraient retentir
avec plus de force et de rapidité du côté de l'organe affecté, et développer
ainsi des prédispositions d'irritabilité ou de congestion, fort difficiles
non-seulement à prévenir, mais encore à diagnostiquer.

MOFETTES. Voy. GROTTES.

MOFFAT (Écosse, comté de Dumfries). Village sur le chemin de fer
Calédonien. Deux sources :

1° *Ferrugineuse sulfatée.* Tempér. ?

2° *Sulfureuse.* Tempér. ?

	Eau : un gallon.		Eau : un litre.
	Grains.		Gram.
Sulfate de fer..............	84,0	=	1,194
— d'alumine...........	12,0	=	0,170
Oxyde de fer..............	0,15	=	0,001
	96,15	=	1,365
	Pouc. cub.		Cent. cub.
Azote..................	5	=	22,2

M. Glover; qui reproduit cette analyse sans nom d'auteur, et que
nous croyons dans tous les cas très incomplète; insiste sur les propriétés
astringentes de ces eaux.

Au pied de la montagne de Hartfell jaillit la première; *Hartfell spring*.

La seconde source, *Moffat sulphur well*, se rencontre à un mille de la précédente. Analysée, au commencement du siècle, par le docteur Garnett, elle renfermerait 1^{gr},75 de chlorure de sodium par litre, et en fait d'éléments gazeux.

	Cent. cub.
Azote	80
Hydrogène sulfuré,.................	200

Des tuyaux de conduite l'amènent à Moffat. Elle passe pour être diurétique et pour activer les fonctions de la peau.

Station fréquentée, et à proximité de sites pittoresques.

MOGGIONA (Italie, Toscane). Dans le val d'Arno, au milieu d'un terrain calcaire.

Bicarbonatée calcique. Tempér., 27° centigr.

	Eau : 16 onces.		Eau : un litre.
	Grains.		Gram.
Carbonate de chaux..........	3,465	=	0,367
— de magnésie	1,599	=	0,169
Chlorure de sodium........	1,599	=	0,169
— de magnésium.......	0,533	=	0,052
	7,196	=	0,757
	Pouc. cub.		Cent. cub.
Gaz acide carbonique........	2,618	=	141
Gaz hydrogène sulfuré.......	traces		traces

(GIULI.)

On emploie ces eaux en boisson dans les affections calculeuses, et en bains contre les maladies de peau.

MOHA (Hongrie, comitat de Stuhlweissenburg). Près du bourg de Keresztes.

Bicarbonatée calcique (ferrugineuse). Tempér. ?

	Eau : 16 onces.		Eau : un litre.
	Grains.		Gram.
Carbonate de chaux........	17,00	=	2,448
— de magnésie	6,00	=	0,864
— de fer	0,83	=	0,119
— de soude	1,10	=	0,158
Chlorure de sodium........	2,00	=	0,288
Sulfate de soude..........	1,10	=	0,158
Silice..................	1,40	=	0,201
	30,33	=	4,236
	Pouc. cub.		Cent. cub.
Gaz acide carbonique.......	27	=	1080

Ces eaux sont employées en bains et en boisson, comme toniques et laxatives, par les habitants de la contrée. Établissement de médiocre importance.

MOINGT (France, Loire, arrond. de Montbrison). A 10 kilomètres de cette ville.

Bicarbonatée sodique. Froide.

Eau : un litre.

Gram.

Acide carbonique libre.................	2,110 ou 1 vol. 1/10ᵉ
Bicarbonate de chaux..................	0,310
— de magnésie................	0,300
— de soude.................. }	
— de potasse................ }	3,460
— de fer.....................	indices
Chlorure de sodium...................	0,512
Iodure de sodium....................	appréciable
Sulfates............................ }	
Silicates............................ }	0,070
Phosphates .... }	
Matière organique .... /	

6,762

(O. HENRY, 1858.)

L'eau de cette source est très agréable à boire, et peut rivaliser, dit M. O. Henry, avec l'eau de Saint-Galmier. Quoique anciennement connue, elle est encore peu utilisée ; il est probable cependant qu'étant exportée, elle rendrait quelques services comme boisson de table.

MOLAR (El) (Espagne, prov. de Madrid). Bourg à 28 kilomètres de la capitale, près duquel on trouve une source très abondante.

Chlorurée sodique ? (sulfureuse). Tempér., 19° centigr.

	Eau : une livre.		Eau : un litre.
	Grains.		Gram.
Chlorure de sodium..........	1,75	=	0,171
— de magnésium.......	1,10	=	0,107
Sulfate de magnésie.........	0,75	=	0,073
— de chaux............	0,50	=	0,049
Carbonate de magnésie.......	0,75	=	0,073
— de chaux..........	0,35	=	0,034
Acide silicique	1,00	=	0,098
	6,20	=	0,605
	Pouc. cub.		Cent. cub.
Gaz hydrogène sulfuré.......	2,50	=	115
Azote..................	0,5	=	27

(J. ABADES Y REZANO, 1846.)

Examinées au sulfhydromètre par M. Sanchez, de Toca, ces eaux ont marqué pour un quart de litre :

Hydrogène sulfuré................... 0,874 cent. cub.

Elles sont employées en boisson, en bains, en douches et en étuves, particulièrement dans les affections cutanées. Il s'en transporte une notable quantité à Madrid. Un établissement de récente construction et convenablement pourvu d'appareils balnéaires, les dessert. Cette station, connue aussi sous le nom de *Fuente del Toro* (source du Taureau), en vertu d'une tradition régnant sur sa découverte, est très fréquentée.

MOLDAVIE. Cette province danubienne possède trois sources salines à *Slanika* et une à *Vaeloutza*, des eaux sulfureuses à *Strounga* et *Fountanelli*, une ferrugineuse à *Borka*, et des bicarbonatées à *Hango* et *Tcharo-Dorna*. A l'exception de Slanika, la plupart de ces eaux ne sont fréquentées que par les habitants du district où elles se trouvent, et leur aménagement est insuffisant.

MOLGAS (Espagne, prov. de Orense). Sur les bords de la rivière l'Arnoya.

Bicarbonatée sodique. Tempér., 29°, 46° et 47° centigr.

Eau : 1000 *parties.*

Gram.

Carbonate de soude.................... ...	0,0412
— de chaux...........	0,0149
Chlorure de sodium..................	0,0021
Matière organique azotée...............	quant. indét.
	0,0552

(CASARES, 1852.)

Analyse très incomplète et qui ne rend pas un compte suffisant de la nature de cette eau minérale. Le même chimiste signale dans ces eaux des conferves verdâtres en abondance. Plusieurs sources très rapprochées, que les habitants du lieu utilisent pour les usages domestiques. Il y a une piscine publique pour le bain. Traitement des maladies cutanées et des névropathies.

MOLINA DE ARAGON (Espagne, prov. de Guadalajara). A proximité de cette ville, sur la rive droite du Gallo.

Sulfurée calcique. Tempér., 21° centigr.

	Eau : 20 livres.		Eau : un litre.
	Grains.		Gram.
Sulfate de chaux..........	31	=	0,151
Carbonate de chaux........	27	=	0,132
Peroxyde de manganèse....	23	=	0,112
Soufre	14	=	0,068
Matière organique.........	quant. indét.		quant. indét.
	95	=	0,463
	Pouc. cub.		Cent. cub.
Gaz hydrogène sulfuré.....	34	=	1836
Gaz acide carbonique......	7	=	378

(BAILON HERGUETAN, 1844.)

Analyse très incomplète, et qui paraît avoir été exécutée avec de l'eau dégénérée.

Ces eaux s'emploient en boisson et en bains.

MOLINAR DE CARRANZA (Espagne, prov. de Biscaye). Dans la vallée de Carranza, à 36 kilomètres de Bilbao.

Chlorurée sodique. Tempér., 36° centigr.

	Eau : une livre de Castille.		Eau : un litre.
	Grains.		Gram.
Chlorure de sodium..........	7,24	=	0,709
— de calcium...........	4,75	=	0,465
Sulfate de soude............	3,89	=	0,381
— de chaux............	0,74	=	0,072
Carbonate de chaux..........	2,88	=	0,282
— de magnésie........	1,40	=	0,137
Acide silicique..............	0,18	=	0,017
Matière organique...........	0,31	=	0,030
	21,39	=	2,093
	Pouc. cub.		Cent. cub.
Gaz acide carbonique........	3,90	=	210,5

(ARENAGA, 1830.)

Ces eaux s'emploient en boisson et en bains dans les affections rhumatismales et dans les maladies dépendant de la diathèse scrofuleuse. Établissement fréquenté, mais médiocrement installé.

MOLITG (France, Pyrénées-Orientales, arrond. de Prades). A 9 kilomètres de cette ville, 8 kilomètres du Vernet. Village sur la rive gauche du Tet, au milieu des montagnes.

Sulfurée sodique. Tempér., 21° à 37°,9 centigr.

Dix sources émergent d'un terrain granitique au bord de la rivière, au pied d'un coteau rapide, à 2 kilomètres du village de Molitg. Leur température permet de les administrer telles qu'elles sortent du griffon. Elles alimentent deux établissements thermaux peu considérables, mais parfaitement entretenus, que l'on appelle, l'un, établissement *Llupia*, l'autre, établissement *Massia* ou *Mamet*. Les bains *Llupia*, les premiers fondés, ne comptent pas plus de soixante ans (Verdo).

		Température. Degrés.	Sulfure de sodium par litre. Gram.
Établissement Llupia	Source n° 1................	37°,5	0,0186
	— n° 2................	35,2	0,0130
	— n° 1, au cabinet 1.....	37,9	0,0190
	— n° 1, au cabinet 7.....	35,75	0,0140
Établissement Mamet	Source des Baignoires........	36,5	0,0155
	— des Douches..........	35,75	0,0167
	— Ryell...............	21,0	0,0130
	— Castellane	25,20	0,0149
	— Paracols............	21,45	0,0031
	— Barrère	29,0	0,0130
	— à droite du Ryell......	23,95	0,0161

(ROUX.)

SOURCE LLUPIA N° 1.

Eau : un litre.

	Gram.
Carbonate de soude,	0,0715
— de potasse	0,0119
— de chaux	0,0023
Carbonate de magnésie	0,0002
Sulfure de sodium	0,0436
Sulfate de soude	0,0111
— de chaux	0,0013
Chlorure de sodium	0,0168
Acide silicique	0,0441
Glairine	0,0073
Perte	0,0030
	0,2101

(ANGLADA.)

L'eau de cette source se fait remarquer par une onctuosité exceptionnelle. Cette qualité, jointe à la persistance de son caractère sulfureux et
à sa sursaturation gazeuse, lui a valu le nom de *Bain de délices*.

M. Bouis a aussi analysé l'eau de l'une des sources *Llupia*; mais nous
n'indiquons pas ses résultats, car plusieurs éléments, comme la soude, là
potasse et la magnésie, sont inscrits à l'état de liberté, et la proportion
du sulfure de sodium a été trouvée par ce chimiste bien inférieure à celle
signalée dans l'analyse d'Anglada; il est vrai d'ajouter que plus tard
M. le docteur Roux a signalé, à une minime fraction près, la même
quantité de sulfure de sodium.

Le débit de toutes les sources offre des ressources importantes. Anglada avait déjà signalé un dépôt abondant de glairine dans leurs dépendances.

L'établissement *Llupia*, le plus riche en eaux minérales, comprend dix
baignoires de marbre et deux buvettes. L'établissement *Mamet*, ou
Massia, renferme huit baignoires de marbre blanc et une douche.

Les eaux de Molitg sont administrées principalement en bains. On attribue à la présence de la glairine qu'elles contiennent le peu de tolérance
de l'estomac pour leur usage interne, circonstance qui oblige à les couper
avec une boisson délayante. C'est surtout dans les maladies de la peau,
et, parmi ces affections, dans celles de nature dartreuse, qu'on a constaté
leur action efficace. M. le docteur Picon insiste, avec raison, sur la nécessité d'un traitement long et souvent répété pour atteindre la guérison des
manifestations herpétiques. Les effets obtenus à Molitg tiennent-ils à la
grande quantité de glairine de ses sources, laquelle lubrifie la peau,
la rend douce au toucher, et exerce une influence topique spéciale; ou
bien ces eaux participent-elles uniquement à la propriété excitante et
substitutive des eaux sulfureuses analogues? La question reste indécise

et mériterait d'être résolue par des faits comparatifs qui nous manquent. On a seulement rapproché les résultats recueillis à Molitg de ceux que donnent les eaux de l'RESTE (LA) et celles de SAINT-SAUVEUR (voy. ces mots). Comme toutes les eaux analogues, elles comprennent dans leurs applications, mais à un moindre degré que la spécialisation dont nous venons de parler, les rhumatismes chroniques, les engorgements articulaires, les plaies et les ulcères atoniques, les affections catarrhales des bronches, et quelques affections des organes utérins tenant à un affaiblissement général de l'économie ou à l'herpétisme.

Les sources de Molitg sont connues dans la pratique depuis 1754, grâce aux écrits de Carrère et d'Anglada. Quelques installations récentes ont amélioré le séjour dans cette station, qui mériterait un développement plus considérable, eu égard à l'intérêt médical que ses eaux présentent.

MOLLA (La). (Italie, Piémont, prov. de Voghera).

Ferrugineuse bicarbonatée. Tempér., 18° centigr.

Plusieurs sources, de composition analogue, émergent dans cette localité et ont été analysées par Brugnatelli. Elles sont employées en boisson dans la chlorose et les affections qui s'y rattachent.

MONACO (Principauté de Monaco).

Bains de mer.

MONCADA Y REIXACH (Espagne, prov. de Barcelone).

Ferrugineuse sulfatée. Tempér., 17° centigr.

	Eau : une livre.		Eau : un litre.
	Grains.		Gram.
Sulfate de soude............	3,360	=	0,328
— de chaux............	0,240	=	0,235
Carbonate de fer............	1,300	=	0,127
	4,900	=	0,690
	Pouc. cub.		Cent. cub.
Gaz acide carbonique........	5	=	270

(SAMPONTES.)

Analyse très incomplète.

Ces eaux sont employées en boisson dans les états chlorotiques et dyspeptiques. Il y a un établissement.

MONCHIQUE (Portugal, prov. d'Algarve).

Source indiquée comme *sulfureuse* et thermale, sans publication d'analyse. Établissement bien installé et très fréquenté.

MONDA (Espagne, prov. de Malaga).

Sources indiquées comme salines froides et employées pour leur action diurétique.

MONDON (Espagne, prov. d'Orense).

Source *ferrugineuse bicarbonatée* froide, près d'une mine de fer, réputée parmi un grand nombre d'eaux analogues qu'on trouve dans cette province.

MONDORF (Allemagne, grand-duché de Luxembourg). Village à 14 kilomètres de Luxembourg.

Chlorurée sodique. Tempér., 25° centigr.

	Eau : un litre.
	Gram.
Acide carbonique et azote..................	traces
Chlorure de sodium.......................	8,8197
— de potassium.......................	0,2082
— de calcium.......................	3,2017
— de magnésium	0,4288
Bromure	0,1000
Iodure	0,0001
Sulfate de chaux........................	1,6600
Carbonate de chaux......................	0,0865
— de magnésie....................	0,0065
— de protoxyde de fer.............	0,0227
Silice	0,0072
Acide arsénieux.........................	0,0002
— antimonieux......................	0,0001
Manganèse, cuivre, étain et matières organiques.	traces
	14,5417

(Van Kerckhoff, 1848.)

La source de Mondorf jaillit à une petite distance de celle de Sierck, avec laquelle elle a la plus grande analogie de constitution. Elle a été découverte en 1841, à la suite d'un forage pratiqué dans le trias, qui s'étend de la Lorraine française jusqu'à Luxembourg.

Ces eaux sont employées en boisson, associées avec du petit-lait, en bains, et sous forme d'inhalations. On trouve la source et des établissements particuliers de bains à peu de distance de Mondorf même. Mais il paraît que cette station recevra prochainement les développements qu'elle mérite.

M. Seegen regarde comme un élément important de médication la présence du bromure de magnésium, et recommande l'usage de ces eaux dans les diverses formes de la scrofule. Quant à l'efficacité que des inhalations, d'ailleurs imparfaitement pratiquées, peuvent avoir dans la cure des catarrhes bronchiques chroniques, elle lui semble, à bon droit, fort douteuse.

MONEGRILLO (Espagne, prov. de Saragosse).

Source indiquée comme saline et purgative, sans publication d'analyse et de température; employée dans la dyspepsie et les états chlorotiques.

MONESTIER DE BRIANÇON (le) (France, Hautes-Alpes, arrond. de Briançon). A 15 kilomètres de cette ville.

Sulfatée calcique. Tempér., 22° à 45°

Deux sources, l'une au *nord*, ou de la *Rotonde*, marquant, suivant l'état de l'atmosphère, de 22° à 30° ; l'autre, du *Midi*, marquant de 39° à 45°.

Eau : un litre.

	SOURCE DU NORD.	SOURCE DU MIDI.
	Lit.	Lit.
Acide carbonique	0,066	0,051
Azote	0,014	0,004
Oxygène..................	0,002	»
	Gram.	Gram.
Carbonate de chaux	1,1974	0,4055
— de magnésie	0,0018	0,0871
— de fer	0,0048	»
— d'ammoniaque	traces	traces
Sulfate de chaux	0,4627	1,5657
— de soude	0,1628	0,3593
— de magnésie	0,0073	0,0430
Phosphate de chaux	0,0071	0,0369
Chlorure de sodium	0,1430	0,5106
— de potassium	0,0031	»
— de calcium	0,0315	0,0261
— de magnésium	0,0503	0,0718
Oxyde de manganèse	traces	»
Acide silicique	0,0366	»
Matière organique	0,0500	0,0300
	1,1584	3,1360

(TRIPIER.)

La constitution de l'eau des sources de Monestier de Briançon est très sujette à varier, le captage n'en ayant pas été fait d'une manière régulière.

L'eau de la source du Nord est destinée à la boisson, et celle du Midi aux bains ; l'une et l'autre sont fréquentées par les malades des environs. Il y a un établissement thermal qui laisse beaucoup à désirer sous le rapport de son installation. Ces eaux sont surtout employées en bains dans les rhumatismes chroniques, les engorgements articulaires, les accidents consécutifs aux plaies d'armes à feu, et les maladies de la peau. Prises à l'intérieur, elles ont été conseillées dans les dyspepsies et les obstructions abdominales.

MONESTIER-DE-CLERMONT (le) (France, Isère, arrond. de Grenoble).

Bicarbonatée mixte. Tempér., 12°.

Eau : un litre.

	Lit.
Acide carbonique libre et demi-combiné	0,982
— tout à fait libre	0,492
Azote	0,024

Gram.

Bicarbonate de soude......................	0,794
— de chaux......................	0,886
— de magnésie......................	0,547
— de fer......................	traces
Silicate d'alumine......................	0,033
— de chaux...................... {	traces
— de soude...................... {	
Chlorure de sodium......................	0,050
Sulfate de soude......................	0,333
— de chaux......................	0,015
— de magnésie......................	0,016
	2,674
	(LEROY.)

Par sa température et la nature des principes qui la minéralisent, cette eau paraît réunir toutes les conditions les plus avantageuses comme boisson de table.

MONFALCONE (États autrichiens, Illyrie). Ville sur le golfe de Trieste, dans l'Adriatique.

Bains de mer, et source thermale.

Chlorurée sodique. Tempér., 40° centigr.

	Eau : 16 onces. Grains.		Eau : un litre. Gram.
Chlorure de sodium........	83,200	=	9,152
— de magnésium.....	13,160	=	1,337
Sulfate de magnésie.........	6,186	=	0,680
— de chaux..........	5,333	=	0,586
Carbonate de chaux........	5,546	=	0,610
	114,300	=	12,265
			(VIDALI.)

Ces eaux, connues très anciennement et citées par Pline, jaillissent à très peu de distance du littoral. On les emploie en bains dans les affections rhumatismales et les paralysies. Il y a un établissement bien installé.

MONREPOS (France, Gironde, arrond. de Bordeaux). Près de cette ville.

Ferrugineuse bicarbonatée. Froide.

Eau : un litre.
Gram.

Acide carbonique...................... }	quant. indét.
Air atmosphérique...................... }	
Carbonate de chaux......................	0,215
— de fer......................	0,018
Chlorure de sodium......................	0,055
— de magnésium......................	0,017
Sulfate de chaux......................	0,021
Crénate de fer......................	0,020
Silice et matière organique......................	0,018
	0,364
	(FAURÉ, 1853.)

Cette source est située à la base du coteau boisé du Cypressat, et offre un faible débit. M. Fauré ne dit pas si elle est de quelque utilité.

MONSAO (Portugal, prov. de Minho). Plusieurs sources, peu distantes entre elles, et jaillissant sur le bord du Minho. Elles sont indiquées comme *chlorurées sodiques*, sans mention d'analyse; leur température s'échelonne entre 33°, 37° et 43° centigrades. On les prend en bains dans des piscines communes.

MONTACHIQUE (Portugal, prov. d'Estramadure). Près de Lisbonne. *Ferrugineuse bicarbonatée.* Tempér., 16° centigr.

	Eau : 4 kilogr. Grains.		Eau : un litre. Gram.
Carbonate de fer	4,5	=	0,0551
Chlorure de calcium	5,0	=	0,0612
— de magnésium	4,0	=	0,0499
Sulfate de magnésie	3,0	=	0,0367
— de soude	2,0	=	0,0250
— de chaux	2,5	=	0,0306
Matière organique	0,5	=	0,0061
	21,5		0,2646
	Pouc. cub.		Cent. cub.
Gaz acide carbonique	8 1/2	=	55

Cette analyse est rapportée par M. Jordào (*Thèse*, Paris, 1857).

MONTAFIA (Italie, Piémont, prov. d'Asti).

Sulfurée calcique. Tempér., 11° à 13° centigr.

Cette source, nommée *Fontana di Solfo*, est abondante. Le docteur Bertini y signale du gaz hydrogène sulfuré et du gaz acide carbonique; des carbonates de soude, de chaux et de magnésie, et de fer; du sulfate de soude; du chlorure de sodium; de la silice. M. Cantù y a trouvé des iodures. Les habitants du pays en font un grand usage dans les maladies cutanées. Elle a été conseillée comme utile dans le traitement de la pellagre chronique avec accidents nerveux. On recueille dans ses dépendances une boue minérale qui pourrait être utilisée en applications topiques.

MONTAIGUT. Voy. GRANDEYROL.

MONTBARRI (Suisse, canton de Fribourg). A 6 kilomètres de Gruyère. Altitude : 2860 pieds.

Sulfatée calcique. Tempér., 11° centigr.

	Eau : 16 onces. Grains.		Eau : un litre. Gram.
Sulfate de chaux	3,750	=	0,397
— de magnésie	2,000	=	0,212
Chlorure de magnésie	0,660	=	0,069
Carbonate de chaux } — de magnésie }	4,000	=	0,424
Acide silicique	0,660	=	0,069
	1,107	=	1,171
			(LUTHY.)

Ces eaux sont employées dans les maladies cutanées et les affections rhumatismales. Il y a un établissement.

MONTBRISON (France, Loire, près de la ville).

Ferrugineuse bicarbonatée. Froide.

Trois sources : la *Romaine*, de l'*Hôpital*, de la *Rivière*.

	Source LA ROMAINE.	Source DE L'HÔPITAL.	Source DE LA RIVIÈRE.
	Lit.	Lit.	Lit.
Acide carbonique	1,190	2,110	1,140
	Gram.	Gram.	Gram.
Carbonate de soude	2,425	2,755	2,025
— de fer	0,098	0,035	0,075
— de magnésie	0,207	0,150	0,150
— de chaux	0,422	0,340	0,335
Chlorure de sodium	0,195	0,175	0,175
Matière végétale et anormale	0,025	0,075	0,035
Acide silicique et terre végétale	0,065	0,120	0,075
Perte	0,025	0,010	»
	3,462	3,660	2,870

(DENIS.)

Les sources minérales de Montbrison jaillissent à une petite distance les unes des autres, et à 1500 ou 2000 mètres de la source de Moingt. M. Grüner, ingénieur des mines, a mis hors de doute, par une analyse comparée des eaux de Montbrison et de Moingt qu'elles avaient une origine commune. Voici du reste les résultats obtenus :

	Eau de MONTBRISON.	Eau de MOINGT.
	Gram.	Gram.
Carbonate de soude	2,340	2,811
— de chaux	0,286	0,259
— de magnésie	0,300	0,281
Oxyde de fer	0,015	0,020
Chlorure de sodium	0,018	0,071
— de potassium	0,185	0,122
Silice	0,045	0,065
	3,189	3,629

Les légères différences qu'on observe peuvent provenir aussi bien des erreurs d'analyse que des eaux elles-mêmes. Les essais entrepris pour découvrir l'iode, le brome et la matière organique, ont été négatifs.

Les sources de Montbrison sont connues depuis très longtemps, et cependant, en ce moment, elles ne sont pas, que nous sachions, très fréquentées. Leurs applications seraient celles des eaux ferrugineuses.

MONTBRUN (France, Drôme, arrond. de Nyons). A 16 kilomètres de Carpentras, dans un vallon agréable et fertile.

Sulfurée calcique. Tempér., 12°,5 à 13°.

Deux sources, l'une dite des *Rochers*, l'autre des *Plâtrières*, espacées de 500 à 600 mètres, et jaillissant d'une sorte de roche *gypseuse*, au long d'un chemin à mi-côte.

Eau : un litre.

	Source des ROCHERS.	Source des PLATRIÈRES.
Degré sulfhydrométrique.........	7°,8	4°,6
	Gram.	Gram.
Sulfure de calcium...............	0,030	0,018
— de magnésium.............	traces	»
Sulfate de chaux.................	1,050	1,400
— de soude.............} de magnésie..........}	0,370	0,400
Bicarbonate de chaux..........} — de magnésie........}	0,300	0,360
Chlorure de sodium............} — de magnésium........} — de calcium...........}	0,380	0,355
Sel ammoniacal..............} Traces de potasse............}	indiq.	indiq.
Silice, alumine, phosphate terreux.} Oxyde de fer................}	0,60	0,070
Matière organique bitumineuse....	indiq.	indiq.
	2,190	2,608

(O. HENRY, 1858.)

La source des *Rochers* abandonne une boue de nature argileuse qui est employée avec quelque succès comme topique; d'après M. O. Henry, elle contient des éléments sulfureux, du sulfate de fer, etc.

Il existe à Montbrun un établissement thermal de création récente, contenant dix-huit ou vingt cabinets de bains et de douches; il n'est du reste fréquenté que par les gens de la localité, et ces eaux attireraient un plus grand nombre de malades si le pays n'était pas d'un accès assez difficile.

MONTCEL (France, Puy-de-Dôme, arrond. de Riom).

Bicarbonatée sodique. Froide.

M. Nivet signale sur la route de Combronde à Saint-Pardoux, au milieu du communal de Laschamps, une source minérale gazeuse, contenant par litre d'eau 3 grammes de sels composés principalement de bicarbonate de soude, d'un peu de bicarbonate de chaux, d'une quantité minime de sulfate de soude, de bicarbonate de magnésie, de silice et de traces de sels de fer, d'après une analyse ancienne du docteur Mosnier. Elle est fréquentée presque exclusivement par les gens de la campagne, dans des cas de digestions lentes et difficiles.

MONTCHANSON (France, Cantal, arrond. de Saint-Flour).

Sur le territoire de la commune de Faverolles, non loin du château de Montchanson, existe une source *ferrugineuse bicarbonatée* froide, qui jaillit d'une roche granitique. Pas d'analyse ; cette eau minérale ne semble d'aucun emploi.

MONT-DORE (France, Puy-de-Dôme, arrond. d'Issoire). A 35 kilomètres de cette ville, 24 de Saint-Nectaire et 53 de Clermont-Ferrand. Altitude : 1046.

Cette station appartient au département, qui la met en ferme.

Bicarbonatée mixte et *ferrugineuse bicarbonatée*. Tempér., 12° à 45°,5.

Huit sources, dont sept thermales et une froide, jaillissant des terrains volcaniques, au milieu des trachytes et des tufs ponceux, à la base du plateau de l'Angle. Voici leurs noms, avec leur température et leur débit par vingt-quatre heures.

	Température.	Lit.
Source César	45°	59 040
— Caroline	45	61 920
— du pavillon de Saint-Jean ou du Grand-Bain	38	54 720
— Madeleine	45,5	144 000
— Ramond...................	42	18 720
— Riguy....................	42	17 280
— Boyer ou de l'Exportation.....	43,3	»
— Sainte-Marguerite..........	15	28 800
		384 480

Les sources de *César* et de *Caroline*, quoique désignées sous deux noms, n'en forment par le fait qu'une seule : aussi ne compte-t-on réellement que sept sources au Mont-Dore.

Toutes les eaux de cette station ont-elles une composition identique ? Telle est la question que depuis longtemps déjà on s'est posée, mais qui n'a pas encore été résolue ; il y aurait cependant un grand intérêt à ce qu'un travail d'ensemble fût entrepris à ce sujet.

Les analyses des sources remontent à l'année 1810, et encore ne portent-elles que sur les eaux des sources *César*, du *Grand-Bain* et de la *Madeleine*.

	Eau : un litre.		
	Source de CÉSAR. Gram.	Source du GRAND-BAIN. Gram.	Source de la MADELEINE. Gram.
Bicarbonate de soude........	0,633	0,578	0,545
— de chaux........	0,225	0,406	0,339
— de magnésie.....	0,091	0,145	0,117
— de fer..........	0,022	0,018	0,050
Sulfate de soude...........	0,065	0,102	0,116
Chlorure de sodium........	0,380	0,300	0,296
Alumine	»	0,061	0,126
Silice...................	0,210	0,179	»
Apocrénate de fer..........	traces	»	»
Matière organique..........	traces	traces	traces
	1,626	1,689	1,589

. Ces analyses sont dues à Bertrand père, mais non comme nous les transcrivons ici. M. Nivet a transformé par le calcul les carbonates en bisels et l'oxyde de fer en bicarbonate, se basant sur ce principe très judicieux, que, dans une eau minérale, les carbonates ne peuvent exister à l'état neutre à côté de l'acide carbonique en excès.

M. Chevallier, le premier, a constaté dans l'eau des sources de *César* et de la *Madeleine* la présence de l'arsenic ; Thenard, quelques années après, est arrivé à un résultat identique, et cet illustre savant a montré qu'un litre d'eau de la source de la *Madeleine* contenait $0^{milligr.},053$ d'arsenic, équivalant à $0^{milligr.},811$ d'acide arsénique ou à $1^{milligr.},253$ d'arséniate de soude.

L'établissement thermal, d'une grande élégance et assez bien installé, contient 55 cabinets de bains ainsi répartis : 7 dans la division Saint-Jean, 18 dans la grande salle, 20 dans la galerie du nord et 10 dans la galerie du midi ; trois grandes baignoires ou piscines de famille ; deux grandes piscines avec 8 appareils de douches ascendantes ; 4 salles d'aspiration et 16 cabinets de douches de vapeur. Les appareils consacrés aux vapeurs, douches, aspirations, sont renfermés dans un corps de bâtiment spécial.

Les sources de *César* et *Caroline*, qui ne sont que deux griffons d'un seul et même réservoir souterrain, sont placées à 50 centimètres l'une de l'autre, et jaillissent dans le même bassin. Elles desservent les baignoires, les appareils de douches de la grande salle, les douches et les piscines des pauvres, après avoir séjourné dans deux réservoirs construits de telle manière que les eaux conservent leur température native ou à peu près.

La source de *Saint-Jean* ou du *Pavillon*, nommée encore source du *Grand-Bain*, jaillit par cinq griffons qui donnent de l'eau minérale à des températures un peu différentes, mais que leur mélange ramène à la température moyenne de 38° ; elle alimente cinq salles de bains de la division Saint-Jean, située au deuxième étage de l'établissement. Au rez-de-chaussée et sous un pavillon voûté de la galerie du midi, se trouve la source de la *Madeleine*, qui se rend d'abord dans un bassin servant à alimenter les baignoires du rez-de-chaussée dites du nord et du midi. Une pompe aspirante et foulante monte en outre de l'eau dans un vaste réservoir supérieur qui dessert les baignoires des galeries du nord et du midi. Enfin des tuyaux enfouis sous les dalles, et communiquant avec ce réservoir, amènent l'eau à une buvette, et aux chaudières où elle est échauffée pour le service des douches de vapeur et des salles d'aspiration.

A 20 mètres à gauche du bassin de la source de la *Madeleine*, et sous un tunnel, jaillit la source *Ramond*, qui est employée pour les trois piscines de famille et les deux grandes piscines.

La source *Rigny*, située à 25 mètres de la source *Ramond* et sous une voûte, alimente les piscines de famille et les deux grandes piscines.

La source *Boyer*, dite encore de l'*Exportation*, est exclusivement consacrée à ce dernier usage.

La source *Sainte-Marguerite* est remarquable par sa position ; elle jaillit en plein air sur le versant occidental de la montagne de l'Angle, à 30 mètres au-dessus du sommet de l'établissement et sur un plateau. L'eau minérale descend dans un réservoir spécial placé à droite de la terrasse du pavillon des sources *César* et *Caroline;* elle est employée en boisson, et pour les robinets d'eau froide des baignoires et des douches.

Les eaux du Mont-Dore nous représentent une médication assez difficile à définir et à caractériser. Ici on se trouve en présence d'une eau faiblement minéralisée, et à laquelle ses qualités ferrugineuse et arsenicale, tout en entrant en ligne de compte, ne sauraient imprimer une véritable caractérisation ; et d'une thermalité considérable, que la pratique consacrée par l'expérience s'applique à mettre en jeu d'une façon énergique et très particulière.

Quelle est la part respective de ces deux éléments dans la médication ? Au premier abord, on est nécessairement disposé à assigner à l'hydrothérapie thermale une part tout à fait prédominante. En effet, s'il est vrai que le bain très chaud et très court, et le séjour dans la salle d'aspiration, c'est-à-dire dans une véritable étuve, s'il est vrai que ces deux pratiques représentent le fond de la médication, on ne peut nier que celle-ci ne consiste essentiellement dans l'emploi de ce que nous pourrions appeler la thermalité humide. Cependant il ne conviendrait pas non plus de faire abstraction d'une action médicamenteuse, à laquelle on a recours lorsqu'on emploie les eaux sous forme tempérée, et surtout quand on en prescrit l'usage à distance. Quant au climat du Mont-Dore, il est difficile de lui attribuer une influence précisément favorable. Si l'altitude considérable de la station peut convenir à une partie des malades qui s'y rendent, les variations du temps, l'inégalité de la température, la durée très courte de la belle saison, ne doivent pas moins être prises en considération. Quoi qu'il en soit, nous essayerons de donner une idée aussi exacte que possible de la médication constituée par le traitement du Mont-Dore.

Ce qui caractérise spécialement ce traitement, avons-nous dit, c'est l'emploi des bains à température élevée, et de la salle d'aspiration. Les sources, émergeant dans l'établissement lui-même, fournissent les bains à leur température native, c'est-à-dire de 40° à 45°, n'ayant à subir qu'une très faible déperdition.

Les phénomènes que l'on observe pendant l'immersion dans le bain sont les suivants : D'abord, spasme, anxiété, difficulté de respirer ; on s'enfonce et l'on ressort à plusieurs reprises avant de s'habituer à ce milieu inusité ; bientôt le pouls devient large et fréquent, la respiration précipitée, la figure se colore et se couvre de sueur ; le pouls atteint en général 100 pulsations au bout d'un quart d'heure. Quand on sort du bain, la peau est fortement colorée, la sueur ruisselle sur tout le corps. Il existe, suivant Bertrand, un état fébrile très prononcé. Le baigneur est reporté dans son lit ; alors le pouls est large et souple, sa fréquence diminue ; la respiration devient plus libre, l'état fébrile baisse insensiblement. Tout le corps se couvre d'une sueur abondante, qu'il importe de modérer au bout d'une demi-heure ou de trois quarts d'heure. La durée du traitement est de dix à dix-huit ou vingt jours. Les sueurs abondantes continuent pendant les premiers jours, puis diminuent d'une manière remarquable. Si elles persistent, il faut éloigner les bains. Modérées, ces sueurs rendent plus fort et plus dispos ; exagérées, elles affaiblissent au contraire, ce qu'il faut éviter. Du troisième au huitième jour, les douleurs de rhumatisme, de névralgie, s'éveillent ou s'exaspèrent, quelquefois à un degré intolérable, circonstance d'un pronostic favorable (Bertrand).

Les bains dits *tempérés*, au moyen du mélange d'eau minérale refroidie, sont usités pour les individus trop excitables, ou pour préparer à l'usage des bains *chauds*. Leurs effets physiologiques sont naturellement moins prononcés que ceux des précédents. Nous ferons remarquer que les bains *tempérés* du Mont-Dore ont généralement une température un peu plus élevée qu'ailleurs, 35° ou 36°.

Les *bains de pieds* sont très usités, non-seulement à titre de révulsifs, pour répondre à certaines indications, mais aussi pour corriger la tendance fluxionnaire que l'excitation produite par le traitement détermine assez fréquemment.

Nous n'avons pas à insister sur les effets des *douches*, qui ne se distinguent en rien au Mont-Dore de ce que l'on observe ailleurs, sauf leur température assez uniformément élevée.

L'eau de la *Madeleine* (45°) est celle dont on fait à peu près exclusivement usage en boisson, pure ou coupée de sirop ou d'infusion. Elle produit des effets analogues à ceux des bains. Comme toutes les boissons chaudes, elle détermine de la sueur, de l'accélération dans la circulation. Les sueurs locales tendent à se généraliser. S'il survient quelquefois de la diarrhée, plus souvent on voit les urines et les excrétions alvines diminuer par suite des transpirations abondantes. Des éruptions furonculeuses ou autres se manifestent quelquefois sous l'influence de la boisson seule. Si l'usage de cette dernière provoque au bout de quelques jours de l'inappétence, un état saburral, il ne faut pas hésiter à administrer un purgatif (Bertrand).

Les salles d'*inhalation* ou d'*aspiration* sont assez vastes pour contenir de soixante à quatre-vingts personnes. Les gradins qui y sont disposés permettent d'y atteindre des degrés différents de température. Le thermomètre marque 18° au gradin inférieur, et 45° au gradin supérieur (Chabory). Les vapeurs dites *forcées*, c'est-à-dire obtenues par l'élévation de l'eau minérale à l'ébullition, y arrivent par un serpentin contenu dans un tambour cylindrique portant des baies latérales, et placé vers le centre de la salle (voy. INHALATION). La composition de ces vapeurs ne saurait être aujourd'hui exactement définie.

Thenard les a analysées et y a reconnu des traces des matières salines et de l'arsenic contenus dans l'eau minérale elle-même, outre des matières organiques. Mais M. P. Bertrand s'est livré à des recherches semblables, et bien qu'aidé des conseils de Thenard et reproduisant autant que possible la même opération, il n'a pu reconnaître que de l'acide carbonique et de la vapeur d'eau, sans aucune trace de matières salines (*Annales de la Société d'hydrol. médic. de Paris*, t. I, 1854-55). M. Chabory pense que cette différence de résultats doit être attribuée à une différence dans la manière d'opérer (*Études médic. sur les eaux minér. du Mont-Dore*, 1859). Ne pourrait-on pas en inférer plus justement que ces vapeurs, obtenues par un moyen artificiel (l'ébullition), n'ont pas toujours la même composition, ce que Thenard paraît avoir lui-même pressenti (*Annales de la Société d'hydrol.*, t. I, p. 150)? Quoi qu'il en soit de cette question qui n'intéresse qu'au point de vue de l'inhalation elle-même, il est certain que la salle dite d'*aspiration* n'est autre chose qu'une *étuve*.

Telle est la médication dont nous avons actuellement à exposer les applications, médication dans laquelle nous voyons prédominer d'une manière frappante l'emploi de la chaleur humide. Nous pouvons être d'autant mieux assurés de l'exactitude de ce point de vue, que Bertrand, qui n'a pas sans doute créé cette médication, mais qui l'a faite ce qu'elle est aujourd'hui sous nos yeux, a dit, à propos des bains *tempérés :* « Que, bien que ces derniers eussent une bonne part à revendiquer dans de nombreuses guérisons, il ne doutait pas que les eaux du Mont-Dore ne tombassent en désuétude, si jamais ces bains étaient mis en première ligne des secours que l'on y trouve, si l'usage venait à les faire prévaloir sur les *grands bains.* » (*Rech. sur les propr. des eaux du Mont-Dore*, 1823.)

C'est cette médication dont la spécialité d'application s'adresse, à tort ou à raison, aux affections de l'appareil de la respiration : catarrhe bronchique, asthme, phthisie pulmonaire. Nous nous occuperons d'abord de ce qu'il y a de mieux défini dans ces applications : le *catarrhe bronchique*, ou bronchite chronique. Mais, avant d'en aborder l'étude, les questions suivantes se présentent naturellement à l'esprit : cette spécialisation du Mont-Dore est-elle exacte et légitime, ou n'est-ce qu'une simple affaire de tradition ? Est-elle inhérente à la nature de ces eaux, ou n'est-ce qu'un résultat obtenu, créé en quelque sorte par des moyens artificiels ? Sur ce dernier point, nous croyons devoir suspendre notre jugement. Mais relativement au premier, nous n'hésitons pas à répondre par l'affirmative. Sans en appeler à d'anciens témoignages, reproduits par tous, nous n'hésitons pas à reconnaître que l'ouvrage de Bertrand et l'observation journalière ne permettent de conserver aucun doute touchant la légitimité de l'application du Mont-Dore au catarrhe bronchique. Seulement il s'agit de définir et de limiter le champ de cette application.

Une première observation doit nous arrêter. Le traitement *thermal* du catarrhe pulmonaire est essentiellement représenté par les eaux sulfureuses. Quel rapprochement peut-on établir entre leur mode d'action et celui du Mont-Dore ? Aucun, et le contraste le plus absolu se rencontre entre ces deux médications.

Dans l'administration des eaux sulfureuses, on recherche l'application d'un principe médicamenteux, que l'on s'attache à dégager de tout agent accessoire, et à réduire à sa plus simple expression. On a recours surtout à l'eau minérale en boisson, et les eaux froides ou tièdes comptent parmi les plus efficaces. Le bain n'est qu'accessoire, la douche exceptionnelle. L'étuve est écartée, et dans l'inhalation on s'attache à isoler le plus possible l'élément désigné, principe sulfureux.

Au Mont-Dore, au contraire, le bain est le fond du traitement, le bain très court et très chaud, c'est-à-dire dont l'action médicamenteuse est infiniment réduite ; l'eau minérale est prescrite, mais à condition que sa température soit élevée ; la douche est très usitée. Enfin, si l'inhalation est pratiquée, c'est dans une véritable étuve, et la vapeur d'eau, loin d'en être proscrite, en constitue l'élément essentiel et sans doute le plus constant.

Voici donc deux médications qui n'ont de commun que d'appartenir l'une et l'autre à la médication thermale. Dans l'une, la maladie est traitée par un agent direct, dans l'autre elle est attaquée indirectement. Ce sont deux procédés opposés que l'on emploie pour obtenir un résultat identique, chose très ordinaire en thérapeutique.

Lorsque nous avons étudié ailleurs l'action des eaux sulfureuses sur le catarrhe bronchique, nous leur avons reconnu le caractère d'une médication substitutive, mais nous avons invoqué surtout une spécialité d'action qui nous paraît le côté essentiel du traitement qu'elles constituent; ici nous trouvons difficilement quelque chose qui réponde à cette idée de spécialisation, mais nous voyons une médication à la fois révulsive et déplétive, exerçant sur l'économie un mouvement perturbateur et provoquant une diaphorèse considérable, lesquels nous permettent de nous faire une idée de la manière dont elle modifie l'état catarrhal des bronches.

Est-ce indifféremment et au hasard que l'on aura recours à ces médications si différentes? Non sans doute, et voici les indications qui nous paraissent s'adresser à l'une ou à l'autre.

Les eaux sulfureuses sont indiquées surtout dans les catarrhes qui paraissent se rattacher au lymphatisme ou à l'herpétisme, ou, si l'on veut, conviennent surtout aux individus lymphatiques et dartreux affectés de catarrhe. Ceci est une des considérations les mieux définies de la médecine thermale.

Les indications du Mont-Dore ne sont peut-être pas aussi faciles à caractériser au premier abord. Cependant nous trouvons dans l'ouvrage de Bertrand de précieux renseignements sur ce sujet. Ces renseignements nous sont fournis en particulier par les titres des chapitres consacrés à la phthisie. On nous accordera sans doute que des observations dont la plus ancienne date de 1806 et la plus récente de 1819 laissent quelque chose à désirer sous le rapport du diagnostic, et l'auteur lui-même a pris soin de signaler le caractère indécis de ce dernier. Cette question de diagnostic, du reste, ne saurait modifier les déductions que l'on doit tirer de ces faits.

Bertrand a désigné ainsi qu'il suit les observations qu'il rapporte : « Maladies chroniques de la poitrine, présentant le caractère *artificiel* de la phthisie, survenues *après la disparition de douleurs rhumatismales musculaires ;* maladies survenues *après la cessation de douleurs goutteuses,* et présentant le caractère artificiel de la phthisie ; maladies présentant le caractère de la phthisie, survenues *à la suite de la rétrocession d'une affection dartreuse.* »

Ces indications ne sont-elles pas significatives, et en rapport précis avec la nature du traitement mis en œuvre au Mont-Dore? Lorsque l'affection chronique de la poitrine, quelle que soit sa nature, est symptomatique de quelque affection rhumatismale, goutteuse ou dartreuse, dont les manifestations ont disparu, et qu'il soit indiqué de rappeler ces dernières à leur siége d'élection, alors cette médication perturbatrice et révulsive trouve une application utile.

Telle serait donc la part respective faite aux eaux sulfureuses et au Mont-Dore. C'est ainsi que les eaux d'Ems, pour compléter ce rapprochement, réclament spécialement les individus sanguins ou nerveux, excitables dans le sens fluxionnaire ou névropathique, auxquels les eaux sulfureuses ou le traitement du Mont-Dore ne sauraient être appliqués.

Ceci ne veut pas dire que les eaux du Mont-Dore et la méthode suivie dans leur usage ne soient pas avantageuses dans le catarrhe simple, bronchique ou laryngé : mais ce qu'il importait de faire ressortir, dans cet article, ce sont les indications spéciales de ce traitement, c'est ce qu'il offre de particulier et ce qu'on ne rencontre pas ailleurs.

Nous ne nous étendrons pas sur la question de la *phthisie pulmonaire*. Nous admettons très bien qu'une pareille méthode thérapeutique puisse modifier assez puissamment certains phénomènes de la phthisie, et par suite agir favorablement sur la marche de tuberculisations locales et peu étendues. Mais nous nous refusons à admettre qu'elle puisse être impunément mise en pratique chez la plupart des phthisiques ; que ces eaux constituent une médication diathésique appropriée à la généralité des phthisiques ; enfin que les conditions climatériques et topographiques de cette station conviennent précisément à ces sortes de malades.

Le traitement de l'*asthme* par les eaux du Mont-Dore mérite une mention à part. Bertrand avait étudié l'action de ces eaux dans les névroses de la respiration, et avait nettement défini leur opportunité d'application. Il les avait vues réussir « dans l'asthme humide succédant au catarrhe pulmonaire chronique, ou à la rétrocession du principe rhumatismal ou dartreux. » Ces résultats étaient tout à fait concordants avec ceux que nous avons signalés plus haut à propos du catarrhe. Mais après avoir proscrit sévèrement l'usage des eaux, et des bains surtout, si l'asthme coexiste avec une altération organique du cœur et des gros vaisseaux, le même auteur ajoute: « Les eaux du Mont-Dore n'améliorent point l'état des personnes atteintes de dyspnée nerveuse ou asthme convulsif. »

Des observateurs plus récents ont cherché à faire prévaloir une opinion différente. M. Boudant, s'appuyant sur l'opinion de M. Bertrand fils, assure que, depuis que l'inhalation est entrée dans la pratique méthodique du Mont-Dore, l'asthme nerveux peut y être modifié avec le plus grand avantage (*De l'emphys. pulm. et de son traitem. par les eaux du Mont-Dore*, 1859). M. Richelot soutient la même thèse, et ne doute pas que les eaux du Mont-Dore n'agissent de deux manières différentes, suivant les cas, soit en produisant des mouvements critiques et en faisant appel à la périphérie, soit par une action propre, directe, élective (*Du traitem. de l'asthme par les eaux du Mont-Dore*, 1859).

Nous avons dû insister sur ces applications des eaux du Mont-Dore, parce que c'est sur elles surtout que repose la réputation de cette station thermale. Cependant nous ne pouvons nous empêcher d'émettre quelques doutes, non pas sur la réalité des propriétés assignées à ces eaux, dans un pareil ordre de faits, mais sur la justesse de la spécialisation presque exclusivement attachée au Mont-Dore.

La spécialisation véritable et primitive de ces eaux thermales est le traitement du *rhumatisme*. Effacée par l'intérêt véritable des faits qui nous ont occupés, nous pensons que la méthode adoptée au Mont-Dore offre une valeur considérable, non-seulement contre le rhumatisme en puissance et ses manifestations régulières, ce que ces eaux auraient de commun avec un grand nombre d'autres, mais contre le rhumatisme larvé, déplacé; en un mot, contre toutes les manifestations irrégulières du rhumatisme.

Nous ajouterons seulement que, si les eaux du Mont-Dore ne possèdent aucune spécialité d'action vis-à-vis des dartres, vis-à-vis de la goutte, cependant elles ont à rendre les mêmes services dans bien des circonstances où des manifestations irrégulières de ces principes morbides réclament des indications analogues à celles que nous venons d'exposer à propos du rhumatisme. La médication du Mont-Dore nous paraît, dans les cas de ce genre, offrir des ressources que l'on chercherait peut-être vainement ailleurs.

Nous pensons que c'est dans ce sens qu'il en faut envisager et développer les applications. Ce point de vue ressort très clairement des importantes études de Bertrand. S'attacher à la recherche d'une action médicamenteuse directe, élective, qui fasse négliger la méthode à laquelle nous attribuons essentiellement la portée de cette médication, serait peut-être suivre une direction fâcheuse. Cependant nous ne devons nous-mêmes nous prononcer à ce sujet qu'avec réserve, et les recherches nouvelles qui nous sont promises sur cette question ne manqueront certainement pas de l'éclairer.

Les eaux du Mont-Dore sont employées à distance, et l'on en fait quelque usage, en Auvergne et en Bourbonnais, dans les affections chroniques des voies respiratoires. Elles possèdent, sous cette forme, une efficacité assez restreinte, et qui ne saurait être comparée à celle des eaux sulfureuses transportées.

De remarquables vestiges de monuments antiques avaient été retrouvés au Mont-Doré, sans que l'on eût pu établir à leur sujet autre chose que de simples conjectures. Mais lors des fouilles pratiquées pour la construction de l'établissement thermal actuel, il y a une quarantaine d'années, on a rencontré, à plus de 4 mètres de profondeur, les vestiges ignorés d'un ancien et vaste établissement thermal. C'est de cette époque que date la prospérité de cette station, et l'on ne saurait se dispenser de rattacher à cette ère nouvelle, le nom de M. Bertrand.

MONTE-ALCETO (Italie, Toscane). Dans le val d'Arbia, à 20 milles de Sienne, trois sources sortant du travertin, au pied de la montagne qui porte ce nom.

Sulfatée calcique. Tempér., 22°,25 et 34° centigr.

Eau : un litre.

	Source des BAINS.	Source POGGIO PINCI.	Source NOCETO.
	Cent. cub.	Cent. cub.	Cent. cub.
Acide carbonique..........	167,0	300,6	311,0
— sulfhydrique.........	traces	traces	»
	Gram.	Gram.	Gram.
Sulfate de soude...........	0,027	0,027	0,027
— de magnésie........	0,568	0,208	0,104
— de chaux...........	0,104	0,052	0,470
Chlorure de sodium........	0,052	0,052	0,065
— de magnésium.....	0,027	0,027	0,013
— de calcium........	0,027	0,027	0,027
Carbonate de magnésie......	0,287	0,287	0,208
— de chaux........	0,781	0,365	0,365
— de fer...........	0,027	0,054	0,027
	1,900	1,099	1,306

(GIULI.)

Ces eaux sont reçues dans des réservoirs naturels qui servent au bain. On les emploie peu en boisson, mais surtout comme usage externe contre les affections arthritiques, rhumatismales, dans les paralysies essentielles, et aussi à titre de médication reconstituante. Les boues qu'elles déposent sont utilisées en applications topiques. On signale, près de ces bains, une petite galerie souterraine où coule l'eau minérale et que remplissent des vapeurs chaudes chargées de gaz acide carbonique. Station fréquentée.

MONTE-CATINI (Toscane, prov. de Florence). Dans le val de la Nievole, au pied du Monte Catini que couronne la ville de même nom.

Chlorurée sodique. Tempér. de 20° à 29°,5 centigr.

Douze sources dont six principales, qui sont : 1° les *Therme Leopoldine*, 29°,5 ; 2° *Bagno Regio*, 21° ; 3° *Tettuccio*, 25° ; 4° *Rinfresco*, 26°,5 ; 5° *Torretta*, 24°,5 ; 6° *Tamerici*, 20°. Les quatre premières appartiennent au gouvernement et les deux dernières à des particuliers. Les six autres, qui ne sont pas exploitées, sont désignées sous les noms de *Martinelli*, *Fortuna*, *Ullivo*, *Cipollo*, *Regina* et *Tintorini* : leur température et leur composition se confondent avec celles des six premières.

Eau : *un litre.*

	Therme Leopol- dine.	Bagno Regio.	Tettuc- cio.	Rin- fresco.	Tor- retta.	Tume- rici.
	cc.	cc.	cc.	cc.	cc.	cc.
Acide carbonique libre.....	184,5	110	102	96	168	124
Oxygène.................	5	4	9	15	9	7
Azote	34	42	36	54	39	36
	gr.	gr.	gr.	gr.	gr.	gr.
Carbonate de chaux.......	0,475	0,241	0,183	0,177	0,392	0,285
— de magnésie.....	0,022	0,139	0,047	0,054	0,057	0,083
— de soude.......	0,213	0,327	»	0,053	0,119	0,088
Phosphate de chaux, alumine, silice, oxydes de fer et de manganèse ?..........	0,015	0,013	0,008	0,004	0,022	0,009
Chlorure de sodium.......	18,917	9,519	6,672	3,645	10,898	8,844
— de magnésium....	0,645	0,437	0,125	0,066	0,208	0,141
Sulfate de chaux..........	2,331	1,201	0,701	0,495	1,425	0,852
— de potasse........	0,303	0,163	0,072	0,082	0,127	0,037
— de soude.........	0,071	0,112	0,596	0,303	0,064	0,155
Perte..................	0,041	0,096	0,104	0,078	0,033	0,057
	23,033	12,284	8,508	4,957	13,365	10,551

(DUPUIS, 1859.)

A ces principes il convient d'ajouter l'iodure de sodium trouvé dans les eaux de ces sources par M. Piria (de Pise).

Les sources les plus riches en chlorure de sodium sont utilisées en bains et en douches, et les plus faibles en boisson ; il est vrai de dire aussi que d'autres servent aussi bien à l'intérieur qu'à l'extérieur. Mais comme l'usage interne occupe la principale place dans le traitement qu'on suit à Monte-Catini, c'est de l'eau en boisson que nous avons particulièrement à nous occuper.

Les eaux qu'on boit le plus souvent sont celles du *Tettuccio* et du *Rinfresco*, lesquelles sont très limpides, d'une saveur légèrement salée et tolérable, et peuvent être transportées au dehors sans rien perdre de leurs principes fixes. C'est surtout aux chlorures alcalins dont elles se composent qu'il faut rapporter leurs propriétés effectives. L'eau de Tettuccio provoque aisément des selles séreuses ; une proportion notable de gaz acide carbonique qu'elle renferme facilite encore son action sur la muqueuse gastro-intestinale. C'est ainsi qu'elle a été prescrite avec avantage dans les états dyspeptiques et les entéralgies avec ou sans diarrhée. On comprend que des engorgements passifs du foie ou de la rate, liés à des dérangements des fonctions digestives, aient pu céder à mesure que celles-ci recouvraient leur type normal sous l'influence d'une médica-

tion à la fois tonique et substitutive. Il n'y a rien en cela de spécial à
Monte-Catini et qui ne se retrouve dans le traitement par les eaux, soit
bicarbonatées sodiques, comme à Vichy, soit sulfatées sodiques, comme
à Karlsbad. Nous en dirons autant des calculs biliaires et de l'hypochondrie. Dans le premier cas, à l'aide d'un appel fluxionnaire du côté de
l'intestin, on peut espérer de suractiver l'organe sécréteur de la bile et
de vaincre une stase fâcheuse ; dans le second, on exerce une dérivation
salutaire. C'est toujours à l'action plus ou moins laxative du *Tettuccio*
qu'il faut recourir pour l'interprétation de son efficacité, trop volontiers vantée au nom de prétendues vertus mystérieuses. Ainsi s'explique
comment on l'applique encore au traitement des maladies des centres
nerveux, et à celui des fièvres d'accès, si communes en Toscane. M. le
docteur Fedeli, dont nous discutons ici l'exposé médical, recommande
avec raison ces eaux chlorurées sodiques dans les diverses formes de la
scrofule, notamment dans la chlorose et l'aménorrhée qui se rattachent
à cette diathèse.

L'eau de la source *Rinfresco* contient moins de sels purgatifs que la
précédente. On la conseille plutôt aux sujets irritables ou atteints de névropathies. Ce n'est pas sans un certain doute que nous la signalons, à
notre tour, comme diurétique et lithontriptique. Ces qualifications sont
traditionnelles à Monte-Catini ; mais il reste à connaître dans quels cas
précis des maladies des voies urinaires, des eaux relativement très minéralisées ont pu amener une guérison et ne faire courir aucun danger aux
malades. M. Fedeli assure que, non-seulement l'eau du Rinfresco favorise l'expulsion des calculs et de la gravelle, mais encore elle modifie
la diathèse qui donne origine à ces produits, en rétablissant les fonctions
digestives. Il y a un côté d'appréciation en ceci dont la justesse n'échappera à personne. Nous ne croyons pas toutefois qu'il faille se hâter,
comme le fait l'auteur de la notice en question, de mettre la source
de Monte-Catini bien au-dessus de celles de Vichy ; il n'y a entre ces
eaux que des points d'analogie dans l'action générale, mais pas de coïncidence possible. Enfin le *Rinfresco* s'emploie utilement par mode externe
dans certaines affections prurigineuses de la peau, et dans les cas d'hémorrhoïdes avec grande exaltation de la partie malade et du tube
intestinal.

La source *Leopoldine*, la seule à peu près où l'on se baigne, occupe
un bâtiment bien distribué, avec bassins de marbre, baignoires, étuves
et appareils de douches. Toutes les autres fontaines se trouvent à proximité de la grande route qui va de Borgo-Buggiano à Florence. Une promenade charmante y conduit, et des maisons commodes sont groupées
autour d'elles.

On fait des envois considérables en Italie de l'eau du *Tettuccio.*

La célébrité de ces eaux remonte au XIVe siècle.

MONTEFIASCONE (Italie, États romains).

A peu de distance de cette ville, dans une grande plaine, sources *sulfureuses* thermales, usitées en bains et en boisson, citées par Montaigne (*Journ. des voyages en Italie,* II, 477).

On emploie dans les maladies de la peau, et délayé avec un corps gras, le limon d'un petit lac que forment ces eaux.

MONTE-GROSSO. Voy. ABANO.

MONTÉGUT-SÉGLA (France, Haute-Garonne, arrond. de Muret). A 25 kilomètres de Toulouse.

Ferrugineuse bicarbonatée. Tempér., 12° centigr.

Eau : un litre.

	Lit.
Azote et oxygène.........................	0,0810
	Gram.
Acide carbonique........................	0,0710
Carbonate de chaux......................	0,2740
— de magnésie....................	0,0020
Bicarbonate de soude....................	0,0190
Sulfate de magnésie.....................	0,0130
Chlorure de magnésium..................	0,0170
Bisilicate de soude......................	0,0310
— de potasse	0,0060
Alumine et oxyde de fer.................	0,0020
Matière organique......................	0,0010
	0,4360

(FILHOL, 1848.)

M. O. Henry a fait connaître, de son côté, une analyse de l'eau minérale de Montégut-Ségla, où il indique en outre l'existence de traces d'un iodure alcalin.

Montégut-Ségla possède un établissement thermal fréquenté principalement par les habitants des environs.

MONTIONE DI PIOMBINO (Toscane). Près Arezzo, dans le val de Cornia.

Bicarbonatée calcique. Tempér., 35° centigr.

Eau : un litre.

	Cent. cub.
Acide carbonique.......................	85
	Gram.
Sulfate de chaux........................	0,026
Chlorure de sodium.....................	0,313
— de magnésium..................	0,052
— de calcium....................	0,052
Carbonate de magnésie..................	0,130
— de chaux.....................	0,757
— de protoxyde de fer..............	0,026
	1,356

(GUILI, 1809.)

Ces eaux sont employées en bains dans les affections rhumatismales et les maladies de la peau.

MONTLIGNON (France, Seine-et-Oise, arrond. de Pontoise). Près de Montmorency et dans le domaine de Larive.

Ferrugineuse bicarbonatée. Froide.

Eau : un litre.

	Gram.
Acide carbonique........................	quant. indét.
Carbonate de chaux........................	0,0285
— de magnésie...................	0,0571
— de fer........................	0,1142
Sulfate de chaux........................	0,0285
Chlorure de sodium	0,1713
— de calcium....................	0,1142
	0,5138

(Bouillon-Lagrange.)

MONT-LOUIS (France, Pyrénées-Orientales).

Anglada signale entre Mont-Louis et la Cabanasse, au milieu d'une prairie, une source *ferrugineuse* désignée dans le pays sous le nom de *Fontaine du four de la brique*, et dont l'eau marque 8°,75. Elle dépose sur le sol une proportion notable d'oxyde de fer, caractère propre à toutes les eaux notablement riches en fer.

On ne possède aucune analyse complète de l'eau de cette source : Anglada la considère seulement comme à peu près privée de chaux, et peu chargée de principes fixes. Son débit est très peu considérable.

MONTMIRAIL (France, Vaucluse, arrond. d'Orange). A 15 kilomètres d'Orange et 4 kilom. de Vacqueiras, dont le nom est quelquefois attribué à cette station thermale. Deux sources très voisines, l'une *sulfatée magnésique* et *sodique*, tempér., 16°,5 ; l'autre *sulfurée calcique*, tempér., 16°.

La première, désignée sous le nom d'*eau verte*, en raison de sa teinte légèrement verdâtre, est ainsi composée :

Eau : un litre.

	Gram.
Sulfate de magnésie....................	9,31
— de soude........................	5,06
— de chaux........................	1,00
Chlorure de magnésium....................	0,83
— de sodium....................⎱	
— de calcium....................⎰	0,18
Bicarbonate de chaux....................	0,37
— de magnésie...................	0,16
Iodure........................	traces sensibles
Sels de potasse et d'ammoniaque.............	non appréciables
Phosphates terreux........................⎞	
Silice, alumine........................⎟	
Sesquioxyde de fer........................⎬	0,39
Principe arsenical........................⎠	
Matière organique de l'humus.............	très sensible
	17,30

(O. Henry, 1856.)

Cette eau se rapproche beaucoup de celles de Sedlitz, d'Epsom et de Seidchutz; elle provient du lessivage, par les infiltrations supérieures, de plâtres alternant avec des marnes tertiaires (miocène) qui composent la chaîne alpine sur la berge gauche du Rhône. Ces plâtres sont sur certains points, riches en sulfates sodique et magnésique. L'*eau verte* de Montmirail se réunit, par voie d'infiltration, dans la cuvette d'une ancienne carrière de plâtre, dont les parois sont tapissées d'épaisses efflorescences de sulfates de soude et de magnésie. M. J. François pense qu'en faisant un travail souterrain d'appel combiné avec un moyen de régularisation des infiltrations, on pourra accroître et enrichir l'eau verte de Montmirail.

La source sulfurée calcique de Montmirail, comme celle de Baumes et de Gigondas qui en sont voisines, provient d'infiltrations séléniteuses dont une partie du sulfate a été ramenée à l'état de sulfure par voie de réduction par les matières organiques, comme se sont produites dans des circonstances analogues celles de Camoins (Bouches-du-Rhône). C'est d'ailleurs ce que montre l'analyse suivante, faite sur de l'eau transportée.

Eau : un litre.

	Lit.
Acide sulfhydrique libre	0,0076
Azote	indéterm.

	Gram.
Sulfure de calcium	0,040
— de magnésium	
— de sodium	0,007
Sulfate de soude	
— de chaux	0,523
— de magnésie	
Chlorure de magnésium	0,304
— de sodium	
— de calcium	0,096
Bicarbonate de chaux	
— de magnésie	0,440
Iodure	indices légers
Matière organique de l'humus	très notable
Phosphate terreux	
Silice et alumine	
Fer sulfuré sans doute	0,150
Principe arsenical	
Sels de potasse et d'ammoniaque	
	1,560

(O. HENRY, 1856.)

M. Ernest Boudet, qui s'est livré à quelques expériences physiologiques avec l'*eau verte* de Montmirail, a vu qu'elle agissait aussi bien que les eaux de Sedlitz et de Pullna, sans avoir la saveur désagréable de la première; elle présente surtout le grand avantage de purger sans déterminer presque jamais de coliques, ni de sécheresse de la bouche, ni de constipation consécutive. Son effet purgatif, que M. Boudet a comparé à celui de l'eau de Sedlitz artificielle à 32 et même à 48 grammes, se manifeste ordinairement d'une demi-heure à une heure après l'ingestion, et dure de deux à quatre heures, quelquefois davantage. Il en résulte que cette eau peut être employée avec avantage dans les cas où un purgatif salin est indiqué. Auprès de la source, l'effet purgatif est à peu près constant à la dose de trois quarts de litre à un litre.

La source sulfatée magnésique de Montmirail est sans analogue en France.

Quant à la source *sulfureuse*, elle est utilisée, suivant M. Bourbousson, dans les affections de la peau, le catarrhe pulmonaire et la dysménorrhée. On en combine l'usage avec celui de l'*eau verte*.

L'établissement thermal contient trente baignoires, deux étuves, vingt douches, et offre un ensemble de ressources suffisant.

MONTNER (France, Pyrénées-Orientales, arrond. de Perpignan).

Ferrugineuse bicarbonatée. Deux sources : la *Louve*, tempér., 17° ; la *Mine*, tempér., 14°.

La source ou la fontaine de la *Louve* jaillit à travers un schiste ardoisé grossier, et laisse sur le sol une quantité notable d'oxyde de fer. L'examen qualitatif qui a été fait de cette eau par Anglada montre qu'elle appartient bien aux ferrugineuses bicarbonatées.

La source de la *Mine* dont le débit est plus abondant, paraît encore plus ferrugineuse que la précédente ; l'une et l'autre semblent tout à fait délaissées au point de vue médical.

MONTPELLIER (France, Hérault). A 8 kilomètres de cette ville, au lieu dit *les Cabanes*, au bord de la Méditerranée.

Bains de mer.

MONTPENSIER (France, Puy-de-Dôme, arrond. de Riom). A 2 kilomètres d'Aigueperse.

Il existe, à quelques pas de la route de Gannat à Clermont, un bâtiment dans lequel jaillit une source froide fangeuse, traversée par des torrents de gaz carbonique. Ce gaz a servi pendant un certain nombre d'années à la fabrication du bicarbonate de soude, sous la direction de MM. Brosson frères ; aujourd'hui cette usine est abandonnée. La source de Montpensier est désigné par quelques auteurs anciens sous le nom de *Fontaine empoisonnée d'Aigueperse.*

MONTSERRAT (Amérique centrale, petites Antilles). Des eaux thermales sortent par une échancrure du cratère qui se trouve au sommet de cette île volcanique. Elles sont fréquentées par les habitants de Plymouth, chef-lieu de la petite colonie de Montserrat (Alibert).

MORBA (Italie, Toscane).

Ferrugineuse bicarbonatée. Sulfurée calcique. Tempér., de 18° à 44° cent.

Sources nombreuses dont quatorze principales appartenant aux bicarbonatées mixtes et aux sulfurées calciques, et paraissant avoir néanmoins une origine commune. Voici la composition de trois d'entre elles :

Eau : un litre.

	DELLA CAPELLA.	CACIO COTTO.	DELLA PERLA.
	Cent. cub.	Cent. cub.	Cent. cub.
Acide carbonique libre......	169,5	»	28,1
— sulfhydrique.......	»	84,7	56,3
	Gram.	Gram.	Gram.
Sulfate de chaux........	0,130	0,104	0,156
Chlorure de sodium.......	0,078	0,026	0,156
— de magnésium...	0,052	0,026	0,052
— de calcium......	0,052	0,052	»
Carbonate de magnésie....	0,026	0,104	0,052
— de chaux..........	0,052	0,156	0,052
— de protoxyde de fer..	0,078	»	0,052
	0,468	0,468	0,520

(GIULI.)

La grande analogie que l'on observe dans la proportion des nombres signalés dans le travail de M. Giuli fait supposer tout de suite que les analyses de ce chimiste sont seulement approximatives aussi bien pour les trois sources citées plus haut que pour toutes les autres.

Ces eaux sont employées dans les affections rhumatismales et les maladies de la peau.

MORTAJONE (Italie, Toscane). Dans le val di Merse.

Chlorurée sodique. Tempér., 27° centigr.

	Eau : 16 onces.		*Eau : un litre.*
	Grains.		Gram.
Chlorure de sodium.........	21,132	=	2,239
— de magnésium......	1,066	=	0,064
— de calcium........	1,599	=	0,169
Carbonate de magnésie......	1,066	=	0,064
— de chaux...........	4,268	=	0,452
— de fer...........	1,066	=	0,064
Iodure de potassium.........	0,533	=	0,052
	31,980	=	3,104
	Pouc. cub.		Cent. cub.
Gaz acide carbonique..........	6,802	=	367,5

(GIULI.)

MORTEFONTAINE (France, Oise, arrond. de Senlis).

Sulfurée calcique. Tempér., 10° à 13°.

La source de Mortefontaine possède, d'après MM. Chevallier et O. Henry, une composition très analogue à celle des eaux d'Enghien et de Pierrefonds.

Son analyse qualitative n'a pas encore été faite ; les chimistes que nous venons de nommer y ont seulement constaté des acides sulfhydrique et carbonique, du sulfure de calcium, du sulfate de chaux, des bicarbonates terreux, quelques chlorures et de la matière organique.

Par le sulfhydromètre, elle a donné 9°,5 à 10°. La source de Mortefontaine n'est considérée comme eau minérale que depuis un petit nombre d'années seulement.

MOUZAÏA-LES-MINES (Algérie, province d'Alger, arrond. de Blidah). A 2 kilomètres au moins du plateau habité, sur la rive droite de l'oued Mouzaïa, à 10 kilomètres de Médéah.

Bicarbonatée mixte. Tempér. variant entre 15°,75, et 21°.

Eau : un litre.

	Gram.
Bicarbonate de soude.....................	0,662
— de chaux.....................	0,342
— de magnésie...................	0,181
Sulfate de soude........................	1,204
Chlorure de sodium.....................	0,099
Oxyde de fer...........................	0,007 à 0,015
Alumine...............................	traces
Silice.................................	0,023
	2,518

(MILLON, 1855.)

La source de Mouzaïa-les-Mines jaillit de la base d'un rocher marneux du terrain tertiaire. L'eau est reçue dans deux petits bassins, et le trop-plein se déverse dans l'oued Mouzaïa. Son débit est aussi variable que sa température ; ainsi en 1854 il a été trouvé de 3960 litres par vingt-quatre heures, et en 1856 de 456 litres seulement.

Ces eaux sont employées à Médéah-et même à Alger, comme boisson de table, et considérées comme très digestives. On recommande leur usage sur place contre la disposition aux fièvres intermittentes.

MSCHENO (États autrichiens, Bohême). Village du cercle de Prague. *Sulfatée ferrugineuse.* Tempér., 9° centigr.

	Eau : 16 onces.		*Eau : un litre.*
	Grains.		Gram.
Sulfate de chaux............	1,917	=	0,210
— de magnésie.........	1,350	=	0,148
— de soude............	0,750	=	0,082
— de fer.............	1,000	=	0,110
Chlorure de sodium.........	0,111	=	0,012
Carbonate de chaux.........	0,273	=	0,030
— de magnésie........	0,222	=	0,024
Silice..................	0,283	=	0,031
Matière résineuse..........	0,063	=	0,006
	15,895	=	0,653

(REUSS.)

Plusieurs sources de composition analogue coulent dans cette localité ; on les recueille dans un réservoir, et un établissement de bains les dessert. Elles sont employées dans les maladies atoniques.

MULA (Espagne, prov. de Murcie). A 6 kilomètres de cette ville, sur les bords d'une rivière de même nom, source abondante.

Ferrugineuse bicarbonatée. Tempér., 38° centigr.

L'analyse qualitative de ces eaux a seule été publiée, et y signale, d'après le docteur Garcia Clemercin, des sulfates de magnésie et de soude, des chlorures de calcium et de magnésium, des carbonates de fer, de chaux et de magnésie, de l'acide silicique et du gaz acide carbonique. On en use en boisson, en bains et en étuves. Elles sont recommandées dans le traitement des rhumatismes, des paralysies, des affections scrofuleuses et, vraisemblablement en raison de leurs propriétés reconstituantes, dans la stérilité. Il y a plusieurs établissements de bains et un hospice pour les indigents.

MUNSTERBERG (Prusse, Silésie). Ville de la régence de Breslau.

Ferrugineuse bicarbonatée. Tempér., 13° centigr.

	Eau : 16 onces. Grains.		Eau : un litre. Gram.
Sulfate de soude............	0,115	=	0,019
— de chaux............	0,253	=	0,030
Carbonate de chaux........	1,351	=	0,162
— de fer............	0,115	=	0,019
Chlorure de sodium........	0,332	=	0,039
— de calcium	0,133	=	0,015
Matière extractive	0,115	=	0,019
	2,415	=	0,303
			(BURGUND.)

Osann signale encore dans ces eaux du gaz hydrogène sulfuré libre. Il pense aussi que le fer s'y trouve à l'état de sulfate. Un établissement a été fondé en 1820.

MURAGLIONE. Voy. CASTELLAMARE.

MURAT-LE-QUAIRE. Voy. BOURBOULE (la).

MURISENGO (Italie, Piémont, prov. de Casale).

Sulfureuse. Froide.

Cette source, nommée encore *Della Pirenta*, coule abondamment. On lui attribue toutes les propriétés physiques des eaux sulfureuses ; l'analyse n'en est pas publiée. M. Cantù y a signalé des iodures. Ces eaux sont très renommées dans la contrée pour le traitement des maladies lymphatiques et strumeuses. On les boit sur place et on les transporte.

MUSCULAIRE (Rhumatisme). Voy. RHUMATISME.

MUSKAU (Prusse, Silésie). Ville de la régence de Liegnitz, sur la Neisse. Trois sources, dont une l'*Hermannsbrunnen* (source d'Hermann) est réservée pour l'usage interne, les deux autres (le *Badequelle* et le *Neuequelle*) servant au bain.

Sulfatée ferrugineuse. Tempér., 12° centigr.

Eau : un litre.

	HERMANNSBRUNNEN.	BADEQUELLE.
	Gram.	Gram.
Chlorure de sodium............	0,052	0,409
Sulfate de soude..........	0,063	0,108
— de potasse..........	0,004	0,016
— de chaux..........	0,424	2,004
— de magnésie.........	0,079	0,134
— manganeux.........	0,006	0,020
— ferreux...........	0,183	0,722
Carbonate ferreux.........	0,160	0,360
Alumine.................	0,017	0,050
Silice	0,035	0,067
Acide crénique..........	0,009	0,048
	1,032	3,938
Acide carbonique.........	traces	traces
		(DUFLOS.)

Ces eaux sont remarquablement ferrugineuses, minéralisation que leur communiquent des couches d'argile qu'elles traversent. Une analyse déjà ancienne signalait dans leur composition une notable proportion de sulfate d'alumine. La présence de ces sels de fer ne permet pas d'en étendre l'usage interne à tous les cas. Pour peu que l'estomac soit irritable, on ne les prescrit qu'à petites doses, ou même on supprime cette boisson pour s'en tenir à l'emploi des bains. Les eaux de Muskau passent, à juste titre, pour également toniques et astringentes. Elles servent à combattre les tendances aux hémorrhagies et aux hypersécrétions anormales, en particulier dans le traitement de la leucorrhée.

On emploie en applications topiques et en bains des boues minérales provenant de ces sources, sorte de tourbe mêlée à des matières ferriques.

Il y a un établissement et diverses entreprises privées, dont l'installation est très satisfaisante.

MUTTERLAÜGEN. Voyez EAUX MÈRES.

MYÉLITE. Les indications relatives à l'application des eaux minérales peuvent se résumer sous deux chefs principaux, savoir :

1° A la suite de certaines myélites aiguës, régulièrement et efficacement traitées par les moyens thérapeutiques habituels, lorsqu'il reste un défaut d'harmonie dans les mouvements locomoteurs, ou, pour ainsi dire, un manque d'équilibre entre le système musculaire de relation et l'incitation nerveuse, avec un certain degré de paresse de l'intestin ou de la vessie.

2º Dans certaines myélites chroniques, à condition sous-entendue qu'il n'y ait point d'altération organique de la moelle épinière, ou que, s'il en a existé, elle se trouve en voie de réparation, comme il est permis de le soupçonner à l'absence de douleur dans l'exploration des apophyses épineuses du rachis, au retour des fonctions de l'intestin et de la vessie, chez des sujets bien constitués et à l'abri d'antécédents syphilitiques ou autres constitutionnels.

Pour l'emploi des eaux *chlorurées* ou *sulfatées sodiques* thermales et des bains de mer, dans ces états plus ou moins passifs du centre nerveux rachidien, voyez MOELLE ÉPINIÈRE (MALADIES DE LA).

N

NAHANT (États-Unis, Massachusetts). Sur une péninsule étroite s'étendant dans la baie de Massachusetts, côte de l'Atlantique.

Bains de mer très fréquentés.

NAMMEN (Prusse, Westphalie). Village du cercle de Minden.

Sulfurée calcique. Tempér., 13º centigr.

	Eau : 16 onces.		Eau : un litre.
	Grains.		Gram.
Sulfate de chaux............	13,280	=	1,593
— de soude............	1,540	=	0,184
— de magnésie........	1,360	=	0,163
Carbonate de chaux........	1,430	=	0,171
— de soude........	0,450	=	0,054
Chlorure de sodium........	0,060	=	0,007
— de magnésium......	0,140	=	0,016
— de calcium.......	0,590	=	0,070
Acide silicique et alumine....	0,050	=	0,006
	18,900	=	2,284
	Pouc. cub.		Cent. cub.
Gaz hydrogène sulfuré.......	0,196	=	0,78
Gaz acide carbonique........	0,062	=	0,02
			(WITTING.)

Osann, en signalant ces eaux comme utiles en bains dans les rhumatismes et les affections cutanées, ajoute qu'elles renferment des traces d'iodures, de bromures et de sels potassiques.

NANCY (France, Meurthe). On trouve aux portes mêmes de Nancy, au pied d'un cavalier du bastion Saint-Thibault, une source froide très connue autrefois, et qui portait le nom de *Saint-Thibault.* Elle est recommandée depuis longtemps contre la chlorose, l'aménorrhée, la leucorrhée, les obstructions, l'ictère, etc. Outre célle-ci, on en comptait trois autres également citées dans le catalogue de Carrère, lesquelles ont sans doute disparu.

La source Saint-Thibault a été examinée très superficiellement par Mathieu de Dombasle, qui a trouvé dans un litre d'eau :

Carbonate de chaux	0,35
— de fer	0,04
Sulfate de chaux	0,33
Chlorure de sodium	0,04
	0,76

On a contesté à cette eau le titre d'eau minérale.

NAPLES (Deux-Siciles). On trouve dans cette capitale deux sources minérales, ouvertes au public, sans édifice spécial; également froides.

1° Source *sulfureuse*, émergeant dans le quartier de Sainte-Lucie, au pied du château de l'OEuf, dans une cave située sous la route qui longe la mer. Cette eau, très renommée parmi le peuple napolitain et colportée par toute la ville, contient une quantité considérable de gaz acide carbonique et répand une odeur d'œufs couvis. Elle passe pour diurétique et légèrement purgative. Administrée sous forme de bains, elle stimule assez vivement la peau.

2° Source *ferrugineuse bicarbonatée*, au voisinage de la précédente. On ne s'en sert qu'en boisson dans les affections dyspeptiques, ou simplement comme eau de table.

NAPLES (Royaume de). Cette contrée, assise sur les Apennins, en face de la Méditerranée, appartient à une formation volcanique, et offre non moins d'intérêt par le grand nombre d'eaux minérales de diverses températures qu'on y rencontre que par les phénomènes ignés dont elle est toujours le théâtre. Dès la plus haute antiquité, ces sources médicamenteuses avaient un certain renom. Pline (*Hist. natur.*, liv. XXXI, chap. II) les vante et en donne la description sommaire. On assure que, sur le chemin de Pouzzoles, au bord de la mer, Cicéron possédait pour son usage personnel un somptueux établissement thermal. Les bains de Baïa, ceux de Sinuesse, et surtout les eaux et les étuves d'Ischia, attiraient, à l'époque romaine, autant d'affluence que la plupart de nos stations thermales de premier ordre. De ces sources si fréquentées alors, quelques-unes ont disparu pour faire place à d'autres analogues, se manifestant à différentes distances, par suite de perturbations vulcaniennes. Mais le défaut d'aménagement, l'incurie et l'indifférence locales, ont encore fait plus que les tremblements de terre pour leur délaissement, devenu à peu près général.

D'après le professeur Semmola, on peut diviser les eaux minérales de ce royaume en quatre régions :

1° Région moyenne, ou Naples (voy. NAPLES).

2° Région orientale : CASTELLAMARE, MEDIA, MURAGLIONE, VESU-VIENNE-NUNZIANTE, POZZILLO. (voy. ces mots).

Nous ne signalons que les plus connues d'entre ces sources, très nombreuses, toutes froides, à l'exception de l'eau *Vésuvienne-Nunziante*, dont la température s'élève à 30° centigrades. Presque toutes appartiennent à la classe des eaux *chlorurées sodiques*. Celles de *Pozzillo* est *ferrugineuse bicarbonatée* et compte beaucoup d'analogues.

3° Région occidentale : BAGNOLI, PISCIARELLI, POUZZOLE, temple de SÉRAPIS. (Voy. ces mots.)

Les eaux désignées ici sont thermales, presque toutes *sulfurées*. On y signale de notables proportions de sulfate de fer et un dégagement souvent abondant de gaz acide carbonique. De fâcheuses conditions hygiéniques ont singulièrement hâté la décadence de ces localités, jadis célèbres rendez-vous de malades et d'oisifs, et maintenant abandonnées à la solitude et aux émanations paludéennes.

4° Ile d'ISCHIA [voy. ISCHIA].

Le territoire napolitain comprend aussi des étuves naturelles dont la disposition et l'emploi méritent une mention spéciale [voy. ÉTUVES NATURELLES.]

NAPOLÉONVILLE OU PONTIVY (France, Morbihan).

On a signalé à Napoléonville deux sources *ferrugineuses bicarbonatées* froides, qui émergent près de mines de fer. MM. Chevallier et Lassaigne, qui en ont fait l'analyse, y ont indiqué $0^{gr},800$ à $0^{gr},210$ de principes fixes propres à toutes les eaux de cette nature. Nous ne sachions pas qu'elles aient reçu une application thérapeutique.

NASSAU (Duché de). Le duché de Nassau, compris dans la Confédération germanique, est presque entièrement enfermé par la chaîne montagneuse du Taunus. Les sources minérales en nombre remarquable sortent de ces montagnes et se répandent dans les contrées du Mein, du Rhin et de la Lahn. On en compte actuellement cent-quarante-six, et il s'en découvre souvent de nouvelles. Plusieurs d'entre elles jouissent d'une réputation ancienne, comme Ems, Wiesbaden, Schwalbach, Geilnau, Selters et Fachingen. D'autres sont en voie de prospérité, telles que Schlangenbad, Weilbach, Kronthal. C'est encore dans cette chaîne de montagnes que jaillissent les sources dites *salées* de Nauheim, Hombourg, Kronenberg et Soden. Ces eaux présentent une grande variété dans leur composition, et l'on peut dire, avec le docteur Stiebel, que le Taunus possède des sources minérales assez variées pour satisfaire à tous les besoins de la thérapeutique hydrologique.

Stift (*Descript. géograph. du duché de Nassau*, 1831) divise les sources du duché de Nassau en six régions dont deux appartiennent au versant méridional du Taunus. Il en est une, parallèle au Mein dont elle se rapproche beaucoup, et comprenant les eaux sulfurées calciques de

Weilbach, Ried, Francfort et les sources qu'on trouve sur la frontière hessoise. Ces eaux tirent leur origine d'un terrain tertiaire qui renferme des pyrites sulfureuses et du gypse. Sur la pente qui regarde la Lahn, au milieu de roches qui appartiennent au groupe inférieur du système rhénan, c'est-à-dire à la grauwacke du Rhin, on trouve uniquement des eaux bicarbonatées (Ems, Braubach, Schwalbach, etc.) Mais la région schisteuse, celle où domine le chlorure de sodium, possède les sources les plus nombreuses, et en même temps les mieux caractérisées par leur situation, leurs rapports géologiques et les proportions constantes de leurs principes minéraux (Nauheim, Hombourg, Soden, Kronthal, Wiesbaden, etc.)

Nous empruntons à M. le docteur Ch. Braun (*Monographie des eaux minérales de Wiesbaden*) un tableau très intéressant des caractères communs qu'il assigne aux sources de cette dernière région, à savoir :

1° L'identité de leur composition chimique, avec prédominance du chlorure de sodium, et présence des carbonates de fer, de chaux et de magnésie, de la silice et de l'acide carbonique. La plupart contiennent, en outre, des chlorures de calcium, de potassium et de magnésium.

2° Le volume de leurs eaux et l'élévation de leur température sont d'autant plus considérables, la proportion de l'acide carbonique d'autant plus faible, qu'elles occupent une position plus basse, et, réciproquement, les plus élevées sont les moins abondantes, les moins chaudes et les plus riches en acide carbonique. Les sources de Wiesbaden et d'Assmanshausen sont situées le plus bas ; les plus élevées sont celles de Kronthal, Soden et Hombourg.

3° Elles ne diffèrent pas considérablement entre elles sous le rapport du niveau qu'elles occupent. Entre la plus élevée et la plus basse on compte au plus 344 pieds.

4° Elles proviennent toutes de la même espèce de roche, le schiste normal du Taunus.

5° Les roches, dans le voisinage de ces sources, présentent beaucoup de particularités. Souvent elles sont en dissolution, molles, d'une nature argileuse ou arénacée. Les strates en sont irrégulières, tantôt soulevées, tantôt abaissées, quelquefois rompues. A proximité des eaux, il existe ordinairement des filons de quartz considérables.

6° L'existence de ces sources coïncide avec l'apparition des roches plutoniques. Non-seulement le basalte ne se rencontre que dans leurs parages, mais on ne le trouve même, le plus souvent, que dans leur voisinage presque immédiat, de telle sorte que la ligne qui indiquerait le passage des masses basaltiques se confondrait, pour ainsi dire, avec celle de la direction des sources.

Les stations importantes du duché de Nassau font l'objet d'articles spéciaux auxquels nous renvoyons pour les détails qui les concernent.

NATURELLES (Eaux minérales). Sous cette dénomination, M. Fontan a proposé de ranger toutes les eaux sulfurées sodiques qui, ainsi que l'avait annoncé auparavant le docteur Forbes, naissent dans les terrains primitifs ou sur les limites de ces terrains et du terrain de transition. Voici les caractères qui, d'après M. Fontan, servent à différencier les eaux sulfurées naturelles ou à base de sulfure de sodium des eaux accidentelles ou à base de sulfure de calcium et d'acide sulfhydrique.

EAUX SULFURÉES NATURELLES (*sulfurées sodiques*).	EAUX SULFURÉES ACCIDENTELLES (*sulfurées calciques*).
1° Terrain primitif, ou limite des terrains primitifs et de transition.	1° Terrains de transition, secondaires ou tertiaires.
2° Isolées.	2° Voisines de sources salées.
3° Très peu de substances salines	3° Quantité notable de substance salines.
4° Gaz azote pur.	4° Acide carbonique, hydrogène sulfuré, traces d'azote.
5° Grande quantité de substances azotées en dissolution.	5° Pas de substances azotées ou à peine.
6° A peine de sels calcaires ou magnésiens.	6° Sels calcaires ou magnésiens et chlorures.
7° Sulfure ou sulfhydrate de soude.	7° Sulfure de calcium ou sulfhydrate de chaux.
8° Thermales, à moins que refroidies par des mélanges ou des circuits.	8° Froides, à moins que réchauffées par des sources voisines.

Nous avons indiqué, en parlant des eaux ACCIDENTELLES [voy. ce mot], les raisons qui font supposer à quelques auteurs que les expressions d'eaux *naturelles* et d'eaux *accidentelies* ne présentaient pas une signification suffisante [voy. MINÉRALISATION].

NAUHEIM (Allemagne, électorat de Hesse-Cassel, cercle de Wolfhagen). Bourg sur la pente nord-est du Taunus, à 24 kilomètres de Francfort et à 800 de Paris, chemin de fer de l'Est. Altitude 150 mètres.

Chlorurée sodique. Tempér., de 24 à 39° centigr.

Cinq sources principales, composées comme il suit et qui empruntent leur forte minéralisation à des salines importantes existant dans cette localité.

Les sources *Kurbrunnen* et *Salzbrunnen* sont utilisées exclusivement en boisson, et les sources *Grosser-Sprudel* et *Friedrich-Wilhelm* en bains et en douches. Quant à celle du *Kleiner-Sprudel*, elle alimente un établissement spécial créé en 1840, dans lequel le gaz acide carbonique est employé en bains, en douches et pour l'usage intérieur.

Eau : un litre.

	KUR-BRUNNEN.	SALZ-BRUNNEN.	GROSSER-SPRUDEL.	FRIEDRICH-WILHELM.	KLEINER-SPRUDEL.
	Tempér. 21° c.	Tempér. 24° c.	Tempér. 35° c.	Tempér. 39° c.	Tempér. 27° 5.
	gr.	gr.	gr.	gr.	gr.
Chlorure de sodium......	14,2000	20,9000	23,5000	35,1000	22,4000
— de calcium.....	1,3000	2,1000	2,3000	2,7500	1,8500
— de magnésium...	0,3900	0,4000	0,5500	»	0,5300
Bromure de magnésium ..	0,0050	0,0070	0,0080	0,0098	0,0070
Iode (libre?)...........	traces	bonnes t	bonnes t	traces	bonnes tr
Bicarbonate de chaux.....	1,4000	1,5000	1,9000	2,3600	1,7500
— de fer.......	0,0260	0,0200	0,0550	0,0450	0,0450
— de manganèse.	0,0050	0,0100	0,0150	0.0100	0,0120
Sulfate de chaux........	1,0000	0,1200	0,1100	0,0650	0,0120
Silice et traces d'alumine..	0,0180	0,0200	0,0250	0,0260	0,0200
Arséniate de fer?........	0,0002	0,0002	0,0004	fortes tr.	0,0003
Nitrate alcalins.........⎫					
Sels de potasse..........⎬	traces	traces	traces	traces	traces
— d'ammoniaque ......⎭					
Matière organique.......	fortes t.	fortes t.	fortes t.	fortes tr.	fortes tr.
	17,4442	25,0772	28,4634	40,3658	26,6263

(CHATIN, 1856.)

On remarquera d'ailleurs que ces diverses sources présentent entre elles une grande analogie de composition, et que les différences signalées par l'analyse ne sont qu'apparentes, les rapports entre les éléments minéralisateurs restant semblables, ou à peu près, dans chaque source. La proportion de gaz acide carbonique qu'elles renferment est considérable. M. Rotureau (*Études sur les eaux minér. de Nauheim*, 1856) s'est appuyé sur une théorie et des expériences ingénieuses pour démontrer que le jaillissement des eaux de Nauheim est dû en majeure partie à la force d'expansion et à la pression de l'acide carbonique, dont elles sont saturées et qui se trouve à leur surface. Il faut noter que le Grosser-Sprudel, dont la source avait soudainement jailli à 30 mètres de hauteur en 1846, a jailli de nouveau, dix ans plus tard, après avoir momentanément disparu. Le même auteur attribue l'origine des sources salées de cette localité à la solution du chlorure de sodium des formations houillères, fréquente dans la chaîne du Taunus, le long des roches traumatiques du Rhin.

A une petite distance des sources chlorurées de Nauheim, sur le bord de la route de Nauheim à Friedberg, et sur les rives de l'Usa se trouve une autre source dite l'*Alkalischer-Saüerling* marquant 19°,5 centigr., et appartenant aux *ferrugineuses bicarbonatées*.

Eau : un litre.

	Gram.
Acide sulfhydrique......................	peu de traces
— carbonique.........................	0,0882
Azote...............................	0,0050
Chlorure de sodium....................	0,0725
— de potassium...................	traces
— de calcium.....................	0,0210
— de magnésium..................	0,1040
Bromure de magnésium.................	peu de traces.
Bicarbonate de soude	0,4900
— de chaux...................	0,3264
— de fer....................	0,0100
— de manganèse...............	traces
Sulfate de chaux......................	0,0135
Silice et traces d'alumine................	0,0090
Matières organiques...................	traces
	1,1396

(Bromeis, 1842.)

L'eau de cette source est employée seulement en boisson.

Dans la même vallée de la Wetterau, à 2 kilomètres de Nauheim, se rencontre la source de *Schwalheim*, méritant une mention spéciale (voy. Schwalheim).

Enfin à Nauheim on augmente le degré de minéralisation des eaux administrées en bains, en y ajoutant soit des eaux mères provenant des salines, soit le sel résultant de la concentration de ces mêmes eaux mères. Ce dernier porte le nom de *sel de bain de Nauheim*. Nous indiquons la composition de ces produits artificiels :

1000 grammes.

	EAUX MÈRES.	SEL DE BAIN.
	Gram.	Gram.
Chlorure de sodium.......	7,72651	14,24509
— de potassium.....	14,21323	317,32601
— de calcium.......	247,37213	20,87889
— de magnésium....	28,82463	32,11493
Sulfate de chaux..........	0,61710	0,96266
Bromure de magnésium....	0,72404	0,10161
Chlorure de fer..........	0,50080	
— de manganèse...		
— d'aluminium	traces	peu de traces
Substances organiques		
Résidu insoluble..........		1,99954
Eau	600,02153	612,37627
	1000,00000	1000,00000

(Bromeis.)

Le sel de bain de Nauheim s'emploie à la dose de 500 grammes jusqu'à un kilogramme et plus pour un bain.

Deux bâtiments, où l'on a disposé des cabinets de bains et de douches très bien installés et nombreux, sont affectés aux bains du Grosser-Sprudel et du Friedrich-Wilhelm. Le débit de ces sources permet même d'administrer des bains d'*eau courante*. On va boire au Kurbrunnen et au Salzbrunnen.

Un établissement spécial a été construit sur la source du Kleiner-Sprudel pour les applications thérapeutiques du gaz acide carbonique. Les appareils de bains de gaz sont assez simplement établis. Ils se composent d'une boîte en bois de cinq pieds et demi carrés dont la planche supérieure, un peu inclinée, est percée à son milieu de manière à recevoir la tête, qui doit rester à l'air libre. Dans l'intérieur existe un tabouret fixe, à fond sanglé. Le gaz est apporté dans la boîte par un tuyau en caoutchouc dont l'ouverture a été ménagée dans la paroi inférieure. Pour prendre ce bain, le malade conserve habituellement ses vêtements (Rotureau, *loc. cit.*) Des tuyaux en communication avec la source gazeuse et munis d'ajutages appropriés servent à l'usage en douches externes ou internes, ainsi qu'à la pratique du humage.

M. Rotureau, qui a étudié l'action physiologique des eaux de Nauheim, signale des effets excitants que produisent le bain ordinaire, celui d'eau courante et les douches. C'est sur la circulation qui s'active et se déprime tour à tour et sur la surface cutanée, devenant le siége d'une éruption papuleuse connue sous le nom de *poussée*, que cette influence se fait sentir. Les eaux en boisson sont purgatives, surtout celle du Salzbrunnen, à laquelle on s'adresse en dernier lieu. Le gaz acide carbonique dont elles sont chargées les rend très tolérables à l'estomac et assure leur action. Deux à quatre verres suffisent pour provoquer les selles. A faible dose, comme cela s'observe avec presque toutes les eaux chlorurées sodiques, elles exercent une action astringente sur l'intestin. Quant à l'Alkalischer-Saüerling, dont la saveur est comparée par M. Rotureau à celle des eaux de Vichy, elle a les propriétés toniques et reconstituantes qui ressortent de sa composition.

Nous ne ferons que mentionner l'emploi médical du gaz du Kleiner-Sprudel [voy. CARBONIQUE (acide)]. De même pour l'association des eaux mères à l'eau des sources de Nauheim [voy. EAUX MÈRES].

Les manifestations de la scrofule et les affections dépendant de la diathèse lymphatique représentent la spécialisation la plus formelle de ces eaux. Elle concorde avec une minéralisation dans laquelle prédominent les chlorures, en particulier le chlorure de sodium, à côté de principes ferriques et bromurés, sans préjudice de la virtualité qu'on peut développer encore par l'addition des eaux mères. D'une manière générale, les états chloro-anémiques qui se relient au lymphatisme devront être efficacement combattus à Nauheim ; l'ingestion d'une eau à la fois laxative et tonique, et l'usage de bains fortifiants et révulsifs sont indiqués pour rendre à la nutrition sa régularité, par suite, pour rétablir les conditions normales-du sang. La gastralgie, les troubles dyspeptiques et d'autres névralgies symptomatiques de la chlorose cèdent dans les mêmes circonstances. Nous en dirons autant de cachexies consécutives soit à la syphilis, soit aux excès vénériens, dans lesquelles il s'agit de remédier à un appauvrissement de l'organisme et de relever les forces radicales. N'en serait-il pas de même dans les cas de rhumatismes chroniques à forme goutteuse dont il a été publié d'intéressantes observations à Nauheim ? Du moins les succès énoncés par M. Roctureau se rapportent tellement à la cure d'affections cachectiques que l'on est en droit de se demander si la diathèse rhumatismale n'était pas subordonnée dans ces faits à l'affaiblissement général de l'organisme. Quoi qu'il en soit, ce traitement de certaines formes de rhumatisme par les eaux chlorurées sodiques fortes mérite l'attention des médecins. Il en arrivera de même avec les paralysies, plutôt dues à une lésion dynamique qu'à une altération matérielle des centres nerveux.

A côté de propriétés réparatrices, on reconnaît aux eaux de Nauheim une action résolutive et même fondante. Sans entrer ici dans la discussion de ces points de pratique [voy. MÉDICATION THERMALE], nous pensons qu'on ne s'est pas rendu un compte exact de l'intervention des eaux chlorurées sodiques dans le traitement de la phthisie pulmonaire, et qu'il y a plus à redouter en cela l'excitation provoquée par leur emploi que la fonte prétendue des tubercules. A plus forte raison, ne saurions-nous admettre l'extension donnée par le docteur Bodé, à leur influence fondante sur les dépôts pseudo-membraneux des pleurésies chroniques, voire-même sur les produits de la méningite de l'enfance.

La suractivité de la circulation, qui figure dans les effets des eaux de Nauheim, les contre-indique toutes les fois qu'on aura à craindre quelque appel fluxionnaire. C'est ainsi que, dans l'aménorrhée et les divers troubles menstruels, il faut être très réservé sur leur emploi, de peur de provoquer des accidents congestionnéls du côté de l'utérus ou de ses annexes. Les sujets hémorrhoïdaires seront obligés à la même prudence, à moins qu'il ne s'agisse de rappeler un flux inopportunément supprimé : il n'est pas besoin d'insister sur l'application de ces contre-indications aux maladies organiques du cœur et, en général, à toute lésion appréciable de l'appareil sanguin.

La constipation, les engorgements du foie et de la rate, et par conséquent un certain nombre de perturbations des fonctions digestives, céderont au traitement de Nauheim.

Les maladies de la peau ont été réunies dans ce même cadre. Nauheim peut revendiquer celles qui sont franchement sous la dépendance
de la scrofule. Parmi les autres dermatoses nous pensons que celles *à
forme sèche*, lichen, psoriasis, etc., y seront adressées avec le plus
d'avantage.

Les eaux mères et les gaz acides carboniques servent souvent de complément aux sources minérales dans le traitement des états morbides que
nous venons d'énumérer et qui caractérisent l'importance thérapeutique
de la station de Nauheim.

Les sources principales de cette localité ne sont connues que depuis
quinze années environ. Jusque-là on se contentait d'exploiter les eaux salées pour en extraire le sel de cuisine. Aujourd'hui Nauheim rivalise en
aménagements et en attraits de séjour avec les bains les plus anciennement renommés de l'Allemagne.

NAUMBURG (Prusse, Silésie). Ville de la régence de Liegnitz, sur
la Bober.

Ferrugineuse bicarbonatée. Tempér., 11° centigr.

		Eau : 16 onces.		Eau : un litre.
		Grains.		Gram.
Carbonate de fer		1,62	=	0,194
— de chaux		1,65	=	0,198
— de magnésie		0,59	=	0,070
Sulfate de soude		1,99	=	0,238
— de magnésie		1,76	=	0,211
Chlorure de sodium		1,47	=	0,176
— de magnésium		0,32	=	0,038
Matière extractive		0,30	=	0,036
		9,40	=	1,161
		Pouc. cub.		Cent. cub.
Gaz acide carbonique		9,98	=	399
Gaz hydrogène sulfuré		traces		traces

(PITSCH.)

Deux sources dans cette localité, dont celle analysée ici est la principale. La seconde passe pour sulfureuse, mais elle l'est d'une manière ad-
ventice. On en use en boisson et en bains dans les états chloro-anémiques,
les affections rhumatismales, et quelques maladies de peau. Il y a un
établissement.

NAVAJAS (Espagne, province de Castellon de la Plana). À 1 kilomètre
du village de ce nom, source abondante, appelée *Del Baño.*

Ferrugineuse bicarbonatée. Tempér., 19° centigr.

L'analyse qualitative de ces eaux seule a été indiquée. Elles contiennent,
d'après M. Faustino Vasquez, des carbonates de fer et de magnésie, du sulfate de magnésie et du chlorure de sodium. On les emploie en bains et

en boisson, mais surtout pour l'usage interne, comme toniques et reconstituantes. Elles ont aussi la réputation d'être anthelminthiques.

NAVALPINO (Espagne, prov. de Ciudad-Real). Bourg, dans la vallée
de Villanarejo, à 2 kilomètres duquel se trouvent deux sources du même
nom.

Ferrugineuse bicarbonatée. Tempér., 29° centigr.

	Eau : 24 onces.		Eau : un litre.
	Grains.		Gram.
Carbonate de fer	4	=	0,261
— de magnésie	3	=	0,196
Chlorure de calcium	9	=	0,588
— de magnésium	6	—	0,392
Sulfate de magnésie	4	=	0,261
— de chaux	2	=	0,130
Acide silicique	3	=	0,196
	31	=	2,024
	Pouc. cub.		Cent. cub.
Gaz acide carbonique	34	=	900

(? 1841.)

Cette analyse résulte des examens faits par plusieurs chimistes à la
même époque. On emploie ces eaux en boisson et en bains, particulièrement dans les affections dyspeptiques. Installation insuffisante.

NÉBOUZAT OU NABOUZAT (France, Puy-de-Dôme, arrond. de
Clermont-Ferrand).

M. Nivet signale près du moulin de la Gorce, au milieu d'une prairie,
une source minérale froide, abondante et *ferrugineuse*, fréquentée par
quelques malades, et qui renferme 1^{gr},68 de principes fixes par litre.

NÉCROSE. La nécrose étant une des terminaisons de l'ostéite, les indications qui la regardent correspondent à celles que nous avons signalées à propos de la CARIE (voy. ce mot) et aux données générales de
l'article relatif aux maladies des os.

Lorsque la mortification d'une portion osseuse est reconnue, il est de
règle, d'une part, de combattre, autant que possible, la cause qui l'a produite ou l'entretient, et, de l'autre, de favoriser l'expulsion des séquestres. Le traitement s'adressera donc à la diathèse et aux indications locales en même temps. C'est presque toujours à la scrofule ou à la diathèse lymphatique, qu'on a à remédier pour suspendre la marche de
la nécrose et les accidents qui l'accompagnent. [Voy. LYMPHATISME,
SCROFULES.] En ce qui concerne l'action du traitement thermal sur
la partie morte de l'os malade, elle s'exerce d'abord sur les parties
molles environnantes, en facilitant la résolution des liquides infiltrés,
et en procurant une activité nouvelle aux phénomènes inflammatoires,
à la condition toutefois que ces derniers ne dépassent pas une certaine

limite. C'est alors qu'on voit la suppuration devenir plus abondante et de meilleure nature, les bourgeons charnus se multiplier et s'aviver, et finalement le fragment nécrosé faire issue, soit par mode d'exfoliation, soit par expulsion en totalité. Ces résultats complets s'opèrent, en général, assez vite, pour peu que la nécrose soit superficielle, peu étendue, sans invagination du séquestre. Mais, dans le cas contraire, on ne les obtient que quelques mois après la cure, ou à la reprise de celle-ci. Dans certaines formes scrofuleuses, il faut des années et la persévérance dans le traitement pour arriver à la résolution parfaite de nécroses osseuses et surtout intra-articulaires. Comme le fait remarquer Astrié (*Thèse inaug.*, 1852), les eaux amènent le plus souvent l'élimination de quelques parcelles de quelques esquilles, et tarissent quelques fistules, alors même que l'os reste encore malade.

Le choix des sources sera subordonné à l'étiologie morbide. S'il s'agit de sujets formellement scrofuleux, *Uriage, Bourbonne, Bourbon-l'Archambault, Kreuznach, Nauheim, Salins*, sont indiquées parmi les eaux chlorurées sodiques. Nous ne ferions de réserves pour les trois dernières stations précitées qu'en présence de menaces d'accidents inflammatoires. Pour le même motif, chez les adultes qui demandent seulement à être débarrassés de reliquats d'ostéite, scrofuleuse ou non, nous préférerions à *Baréges*, dûment réputé à cet égard, les eaux sulfureuses moins excitantes : *Saint-Sauveur, Eaux-Chaudes, Molitg*, les sources douces d'*Ax*, de *Luchon*. Celles d'*Olette, Amélie, Saint-Honoré, Enghien*, représentent des intermédiaires entre ces deux degrés d'énergie. Les *bains de mer* eux-mêmes, quand ils sont employés avec prudence et d'une manière opportune, peuvent devenir utiles, non-seulement comme complément des médications que nous venons de recommander, mais encore par leur influence propre, résolutive et stimulante à la fois.

Le traitement de la nécrose des os et des extrémités articulaires réclame beaucoup de circonspection, et dans ces circonstances, comme pour la carie, il faut s'attacher à ne provoquer de travail inflammatoire dans les parties lésées qu'autant qu'on est à même de le restreindre ou qu'il ne peut pas se propager par contiguïté à des organes importants ni entraîner des conséquences graves. Les moyens balnéaires ou topiques mis en usage dans cette cure seront déterminés d'après le siége du mal, sa nature et son étendue, et la susceptibilité des sujets.

NEFFIACH (France, Pyrénées-Orientales, arrond. de Perpignan). A 20 kilomètres de cette ville.

Au nord du village de Neffiach et au pied du *Mas de la Juliane* se trouve, dit Anglada, une belle source *chlorurée sodique* marquant 20°,7 centigrades, et qui porte dans la localité le nom de source de *la*

Juliane. Quoique l'analyse de cette eau n'ait pas été faite d'une manière suivie, Anglada en conclut qu'elle contient une assez grande proportion de sulfates et de chlorures à base de chaux et de soude. Elle est utilisée par les habitants du voisinage dans les cas de dyspepsie.

NELEPINA (Hongrie, comitat de Beregh-Ugocs).

Bicarbonatée sodique (ferrugineuse). Froide.

L'analyse qualitative de ces eaux a seule été indiquée par Kitaibel, comme comprenant une notable proportion de bicarbonate de soude, des carbonates de chaux et de fer, et du chlorure de sodium. Station fréquentée, avec de bonnes installations.

NENNDORF (Allemagne, principauté de Hesse). Près de la station de Haste, sur le chemin de fer de Cologne à Hanovre.

Sulfurée calcique. Tempér., 12° centigr.

Trois sources principales, sortant du lias calcaire : 1° *Trinkquelle* (source pour la boisson); 2° *Badequelle* (source pour les bains); 3° *Quelle unter dem Gewölbe* (source sous la voûte).

Eau : un litre.

	TRINKQ.	BADEQ⸱	QU. UNT⸱ DEM GEW.
	Gram.	Gram.	Gram.
Sulfate de chaux........	1,007	0,677	0,890
— de magnésie	0,287	0,224	0,285
— de soude........	0,564	0,247	0,704
— de potasse.......	0,042	0,016	0,018
Sulfure de calcium......	0,068	0,016	0,048
Carbonate de chaux......	0,419	0,439	0,531
Chlorure de magnésium..	0,229	0,063	0,212
Silice...............	0,020	0,128	0,014
	2,636	1,810	2,702
	Cent. cub.	Cent. cub.	Cent. cub.
Gaz hydrogène sulfuré...	42,312	15,800	141,190
Gaz acide carbonique....	173,034	293,566	203,914
Azote	20,302	64,900	20,294
Hydrogène carboné.	1,712	0,460	0,316

(BUNSEN.)

Ces eaux sont employées en boisson, en bains, en douches, en étuves, et sous forme d'inhalations.

Pour l'usage interne, on les prescrit tantôt seules, tantôt associées à du lait de chèvre ou du petit-lait, à la dose variable depuis deux jusqu'à six à huit verres, d'une contenance de 150 à 250 grammes chacun. C'est d'ailleurs le mode principal de la cure à Nenndorf.

Plusieurs établissements offrent une installation balnéaire complète dans cette localité.

L'inhalation se pratique dans une vaste et élégante pièce, au milieu de laquelle s'élance un jet d'eau sulfureuse. Cette eau retombe sur un.

disque de métal et en se divisant laisse dégager les principes gazeux qu'elle contient à l'état libre. On fait également arriver dans cette salle du gaz hydrogène sulfuré seul. On peut appliquer à volonté cette méthode par la voie sèche ou la voie humide.

On utilise encore à Nenndorf, sur une grande échelle, les boues déposées au fond des sources. Cette vase marécageuse est fort riche en éléments sulfureux. On la recueille dans les réservoirs où elle s'est amassée pendant l'hiver, on la délaye avec l'eau minérale et on y fait passer un courant de vapeur. La même quantité de boue sert pour plusieurs jours, parce qu'en la chauffant à plusieurs reprises on assure pouvoir y développer une proportion plus considérable de gaz hydrogène sulfuré.

Les eaux de Nenndorf s'appliquent au traitement des affections catarrhales chroniques de l'appareil respiratoire, d'une manière générale, entre autres à la phthisie laryngée et au catarrhe bronchique. A l'aide des bains et des boues sulfureuses, on y traite les maladies de la peau, les rhumatismes, surtout avec engorgements articulaires, et les paralysies également d'origine rhumatismale.

Le site de cette station est agréable, mais avec un climat inconstant.

NÉPHRÉTIQUES (Coliques). Les coliques néphrétiques sont, dans le plus grand nombre des cas, symptomatiques de la *gravelle*. Dans des circonstances beaucoup plus rares, elles ne paraissent autre chose qu'une des formes que peuvent revêtir les névroses douloureuses de l'abdomen, comprises sous le nom d'*entéralgie*. Les coliques néphrétiques sujettes à répétition, appartiennent à peu près immanquablement à l'une ou à l'autre de ces deux catégories [voy. ENTÉRALGIE et GRAVELLE]. Certaines coliques néphrétiques paraissent devoir être rattachées à une fluxion active du rein. Mais elles ne se montrent, en pareil cas, qu'accidentellement. L'existence de coliques néphrétiques ne change rien en général aux indications relatives à la gravelle ou à l'entéralgie. Cependant lorsqu'elles sont très prédominantes, elles peuvent devenir un obstacle à l'emploi d'eaux minérales très actives, comme *Vichy*, *Vals*, *Karlsbad* ou même *Ems*. Les eaux plus douces de *Contrexeville*, de *Saint-Alban*, de *La Preste*, de *Molitg*, d'*Olette* seront alors préférées.

NÉPHRITE. Il est probable que l'on pourrait citer quelques cas de néphrite chronique où le traitement thermal serait intervenu avec avantage. Une telle observation sans doute a pu se répéter surtout à propos de néphrites consécutives à la gravelle. Cependant nous ne saurions placer la néphrite parmi les applications directes et ordinaires des eaux minérales.

Ceci ne s'applique pas à la *pyélite*, c'est-à-dire au catarrhe du bassinet, avec exsudation de matières muqueuses puriformes, quelquefois purulentes, alcalines, accompagnée ou non de phénomènes douloureux ou même inflammatoires vers la région rénale. Les cas de ce genre cèdent souvent d'une manière remarquable aux eaux bicarbonatées sodiques : *Vichy, Ems, Saint-Alban*. L'emploi de ces eaux sera déterminé par le degré d'intensité des symptômes inflammatoires. Il est à présumer que les sources dégénérées d'*Olette*, de la *Preste*, de *Molitg*, de *Cauterets*, trouveraient également ici d'utiles applications. Nous avons vu l'action résolutive ou substitutive des eaux bicarbonatées sodiques, se manifester d'une manière remarquable dans des cas auxquels leur ancienneté et leur intensité semblaient assigner une gravité toute particulière.

NÉRIS (France, Allier, arrond. de Montluçon). A 8 kilomètres de cette ville, 322 de Paris, sur la route de Bourges à Clermont. Chemin de fer d'Orléans. Altitude, 260 mètres.

Station appartenant à l'État qui la met en régie.

Bicarbonatée mixte. Tempér., de 46° à 52°.

Six sources ou puits alimentés par la même nappe d'eau qui sont :

	Degrés.
Le puits de César...............................	52
— de la Croix...............................	51,2

Et quatre autres puits qui n'ont pas reçu de désignations spéciales, marquant de 46° à 49° centig.

Ces eaux émergent du point de jonction de la pegmatite et du granit porphyroïde.

Le rendement des six sources est évalué à 1000 ou 1100 mètres cubes par vingt-quatre heures. Les principales sont celles de *César* et de la *Croix* dont nous donnons ici la composition.

Eau : un litre.

	PUITS DE CÉSAR.	PUITS DE LA CROIX.
	Cent. cub.	Cent cub.
Acide carbonique libre.......	0,049	0,039
Azote	13,000	10,200
Oxygène..................	»	1,100
	Gram.	Gram.
Bicarbonate de soude........	0,4169	0,4167
— de potasse........	0,0129	0,0125
— de magnésie.....	0,0057	0,0057
— de chaux........	0,1455	0,1463
— de fer..........	0,0042	0,0033
— de manganèse....	traces	traces
Sulfate de soude...........	0,3896	0,3848
Chlorure de sodium.........	0,1788	0,1782
Iodure de sodium.......... ⎱	traces	traces
Fluorure de sodium........ ⎰		
Silice....................	0,1121	0,1030
Matière organique azotée.....	traces	traces
	1,2657	1,2505
		(LEFORT, 1857.)

Ces sources émettent avec elles une grande quantité de gaz libres composés ainsi pour 100 parties.

	PUITS DE CÉSAR.	PUITS DE LA CROIX.
Azote .,.,..............	80,55	88,17
Oxygène	18,64	11,07
Acide carbonique	0,81	0,76
	100,00	100,00

L'eau des autres sources ayant la même origine, il n'en a pas été fait d'analyses.

La source de *César* jaillit dans un puits de 5 mètres de profondeur et renfermé dans un bâtiment spécial. Elle se trouve divisée par une cloison de maçonnerie descendant au milieu de la margelle du puits, ce qui forme deux salles, une pour chaque sexe où les malades viennent prendre les bains de vapeur. La température de ces salles oscille entre 40° et 50°, et l'atmosphère y est constamment saturée de vapeur aqueuse contenant une partie, sinon la totalité, des principes naturels de l'eau.

La source de la *Croix* est placée à l'air libre et à quelques mètres de la précédente. Une pompe élève l'eau minérale que l'on utilise pour la boisson, les usages domestiques et enfin les différents services des établissements.

Les eaux des puits de *César* et de la *Croix* se déversaient autrefois dans plusieurs réservoirs qui étaient destinés facultativement à l'alimentation du petit et du grand établissement; mais les travaux de reconstruction complète du petit établissement ne nous permettent pas de nous étendre sur la destination future des différents bassins d'approvisionnement.

Les quatre cinquièmes de l'eau qui jaillit des différents puits de Néris se rendent au *grand établissement*. Celui-ci, l'un des mieux installés que l'on puisse citer, contient une buvette, un grand nombre de baignoires, deux piscines chaudes, deux piscines tempérées, des étuves, des bains de vapeur par encaissement et des appareils de douche de toute nature.

A son arrivée au grand établissement, l'eau minérale s'accumule d'abord dans six réservoirs particuliers qui portent les noms de réservoir des *enfers*, *général*, du *limon*, de *réfrigération*, de *chauffage* et des *douches* ; outre ceux-ci, il en existe deux derrière les piscines tempérées et deux autres situés dans le jardin où l'eau se refroidit à l'air libre pour ramener les piscines à la température nécessaire.

Les cabinets de bains, au nombre de 58, sont tous pareils et munis de douches descendantes de toutes les formes et administrées à toutes les températures. Il existe encore des appareils de douches dans les piscines chaudes et tempérées des hommes et des femmes.

L'eau destinée aux douches est montée à l'étage supérieur de l'établissement à l'aide d'une pompe à bras. Elle remplit de chaque côté de l'édifice plusieurs réservoirs communiquant soit avec les baignoires, soit avec les piscines. Dans chacun des cabinets de douches, on a installé un appareil pour produire la vapeur dite bulleuse et une fontaine d'eau froide destinée à rafraîchir la tête. Les douches les plus froides sont desservies par l'eau d'une citerne située dans le jardin et à quelques pas de l'édifice. Une analyse de cette dernière a montré à l'un de nous que l'eau minérale dont la température est de 25° à 27° centigr., avait sans doute pour origine les infiltrations lentes des réservoirs dans le voisinage desquels la citerne est placée, ou bien encore de l'eau minérale qui s'écoule en petite quantité dans les conduites construites par les Romains et qui n'ont pas été entièrement détruites.

On trouve encore à Néris des douches écossaises établies dans quatre cabinets et un outillage complet d'hydrothérapie qui occupe une salle spéciale.

Les piscines sont, comme nous l'avons dit, au nombre de quatre, deux piscines chaudes (40° à 44°) et deux piscines tempérées; dans celles-ci on a établi des gradins qui servent à y descendre et à en remonter; des cordes suspendues au plafond, des flotteurs, sont mis à la disposition des malades qui veulent se livrer à l'exercice de la natation et de la gymnastique. Ces bassins sont assez spacieux pour contenir aisément 25 à 30 personnes à la fois.

Les cabinets des étuves sont au nombre de dix, cinq pour chaque sexe, et occupent le rez-de-chaussée de l'établissement. La vapeur qui sert à Néris est fournie : 1° par le réservoir des *Enfers* où l'eau minérale, malgré la distance des puits au grand établissement, a sa température native ; 2° par l'ébullition artificielle de l'eau minérale provenant d'une chaudière munie d'une machine à vapeur placée sous le portique de l'édifice. Mais ces dix cabinets n'ont pas tous la même destination, il n'y en a que deux dans lesquels les malades sont soumis à l'action de la vapeur hydro-minérale; deux autres servent au massage ; six pour les douches de vapeur et les bains par encaissement ; et enfin les deux derniers sont destinés à des bains de vapeur partiels.

L'eau minérale de Néris étant à une température trop élevée pour qu'on puisse l'administrer telle qu'elle jaillit de ses griffons, on a imaginé de la faire refroidir assez rapidement en la faisant circuler dans des tuyaux très longs, et contenus eux-mêmes dans d'autres tuyaux. Dans les premiers s'écoule l'eau thermale, et dans les seconds, mais en sens contraire, de l'eau commune. Par ce moyen l'eau minérale qui entre à la température de 52° en sort à 38°.

. Nous avons dit précédemment que l'eau minérale était accumulée dans des bassins de réfrigération à l'air libre où elle donnait naissance à des conferves vertes. MM. de Laurès et Becquerel, qui ont fait une étude très suivie de ces productions cryptogamiques, ont trouvé qu'elles appar-tenaient à la classe des *Algues*, à l'ordre des *Confervoïdées* et à la famille des *Confervacées*. Nous renverrons du reste au mémoire de ces auteurs (*Annales de la Société d'hydrologie médicale de Paris*, t. I) pour ce qui concerne le développement, la structure intime et les usages thérapeutiques de ces matières.

Les eaux de Néris sont certainement au nombre de celles dont les propriétés thérapeutiques sont le plus difficiles à définir. Une constitution insignifiante en apparence, dépourvue même d'un de ces principes, tels que l'arsenic, auxquels on attache si volontiers une part capitale dans l'action des eaux minérales, une matière organique, à laquelle il paraît difficile d'assigner des propriétés bien définies, enfin une température élevée qui est un des caractères les plus frappants de ces eaux, tout en ne représentant qu'une de leurs qualités : tels sont les éléments qui s'offrent seuls pour rendre compte d'une médication active et importante.

Ce traitement ne manifeste qu'un petit nombre d'effets physiologiques saisissables. Il est à peu près exclusivement externe. On boit cependant quelquefois l'eau de la *Croix ;* et la pénétration d'une eau à 51° ne sau-rait être absolument indifférente. Cependant on n'y attache en réalité que peu d'importance, et l'on ajoute plus volontiers au traitement externe les eaux bicarbonatées sodiques et ferrugineuses de Saint-Pardoux ou de Vichy. En dehors des effets inévitables d'un traitement où une haute thermalité est mise en jeu, nous ne trouvons guère à noter que des érup-tions variées, se rapprochant de l'érythème simple, de l'érythème noueux, de la miliaire, etc. L'apparition de ces éruptions paraît dépendre plus de la disposition individuelle que de la forme du traitement, et a lieu même sous l'influence de bains simplement tempérés. La transpiration cutanée est très développée, mais moins énergiquement qu'au Mont-Dore, où les applications de la thermalité semblent beaucoup plus violentes qu'à Néris, et remplissent du reste des indications fort différentes. La quantité de l'urine est plutôt amoindrie qu'augmentée. Les qualités acides ne sont point modifiées (Forichon, de Laurès). Il survient souvent de la diarrhée pendant la durée du traitement. Si les fonctions digestives sont activées, le traitement balnéaire et les conditions hygiéniques en rendent parfaite-ment compte. Il survient souvent pendant la durée du traitement de l'embarras gastrique, comme pendant tous les traitements de ce genre.

Cependant, il résulte de tout cela une médication effective et intéres-sante, et qui, tout en se rapprochant de celle des eaux faibles et très chaudes, Luxeuil, Bains, etc., n'en a pas moins un caractère propre.

Cette médication peut être définie *sédative* et *excitante*, faiblement il est vrai. Ces deux idées ne comportent pas nécessairement contradiction. La sédation est l'action définitive et finale ; l'excitation ne serait qu'un des moyens de la médication. La première est intime et profonde ; la seconde s'en tient aux surfaces. Enfin peut-être pouvons-nous dire que l'action sédative appartient en propre aux eaux de Néris, et que l'action excitante est surtout le fait de la thermalité. Ce qu'il y a de certain, c'est qu'alors qu'on veut absolument éviter celle-ci, on a recours aux bains à faible température.

La véritable spécialisation de Néris, ce sont les *névroses*. Mais les névroses existent rarement simples : et c'est dans ce dernier cas qu'elles se prêtent le plus difficilement à une action thérapeutique quelconque, à celle de Néris comme à toute autre.

Le *rhumatisme* représente les applications les plus communes de ces eaux. Sans doute leur thermalité et la parfaite installation de tous les agents balnéothérapiques les rendent applicables au rhumatisme en général, mais elles sont surtout réclamées dans les rhumatismes *nerveux*. Le rhumatisme nerveux, mobile, plutôt musculaire qu'articulaire, se fixant volontiers sur le trajet des nerfs, ou bien sur les organes viscéraux, sur l'appareil utérin, rencontre difficilement une médication mieux appropriée que celle de Néris. Nous en dirons autant de la cachexie rhumatismale avec paralysie, ratatinement, contractures. On a observé à Néris, au moyen de traitements répétés, de remarquables guérisons de cas de ce genre, en particulier sur la population indigente de l'hôpital. Les eaux de Néris paraissent encore s'accommoder très bien, grâce sans doute à leur faible minéralisation, au rhumatisme encore très voisin de l'état aigu, avec persistance de la douleur, du gonflement et de la rougeur autour des articulations, palpitations, sueurs, faiblesse musculaire excessive ; toutes conditions qui se prêtent en général difficilement aux applications de la médication thermale.

Les eaux de Néris témoignent de propriétés résolutives vis-à-vis du rhumatisme *articulaire*, de véritables tumeurs blanches, de certains rhumatismes goutteux ; mais ce n'est pas dans le cas d'altérations anciennes, profondes, chez des sujets lymphatiques ou scrofuleux. La prédominance névropathique, l'état douloureux des articulations, le caractère superficiel des engorgements, décideront de leur indication. On emploie alors les douches d'eau et de vapeurs. On a recours aussi à l'emploi topique des *conferves*. Ce n'est pas, comme on l'a souvent répété, à titre d'applications émollientes. MM. de Laurès et Becquerel soutiennent que ces conferves, qui doivent servir d'intermédiaire à la friction et au massage, plutôt qu'à l'enveloppement en guise de cataplasmes, agissent

à la manière de révulsifs, par une excitation modérée, superficielle, amenant une légère rubéfaction (*Ann. de la Société d'hydrol. de Paris*,
t. I, 1854-55). Il est même permis de douter de l'efficacité réelle de
leur intervention, ou du moins il est difficile d'y attacher une grande
importance.

La névralgie *sciatique* est parfaitement traitée à Néris. On n'obtient
pas de résultats aussi avantageux dans les autres *névralgies* des membres,
dans celles de la face surtout. Cependant M. de Laurès a obtenu la guérison de névralgies *intercostales* opiniâtres, et de névralgies *plantaires*,
maladie souvent fort grave par l'intensité, la résistance des douleurs,
l'amaigrissement qui les suit. Le traitement commence quelquefois par
raviver les douleurs d'une manière excessive.

M. Boirot-Desserviers a signalé quelques cas où la *chorée* a paru avantageusement modifiée par les eaux de Néris (*Eaux min. de Néris*, 1822).
M. de Laurès a vu la guérison survenir dans trois cas de chorée, les seuls
qu'il ait observés ; mais c'étaient des chorées récentes. Quant à l'*hystérie*, sous les formes les plus variées, elle trouve habituellement de l'amélioration à Néris, et quelquefois une complète guérison (de Laurès).

Les eaux de Néris sont employées avec avantage dans quelques *maladies de la peau*, urticaire, lichen, prurigo, eczéma. Lorsque les dermatoses ne reconnaissent pas pour origine un état diathésique déterminé,
scrofuleux ou dartreux, qu'elles constituent une affection idiopathique
de la peau, et se lient directement à un mode vicieux de son organisation, une médication de ce genre peut toujours être avantageuse. Les
applications de conferves amènent de la rougeur, des picotements, de
l'exfoliation dans les points malades, et probablement agissent, comme
le pense M. de Laurès, par une action véritablement substitutive. Nous
signalerons encore le *prurit vulvaire*, soulagé quelquefois consécutivement, presque toujours exaspéré d'abord.

La *métrite chronique* s'accompagnant souvent d'un appareil névropathique rentre alors dans les meilleures applications de Néris. Les propriétés modérément résolutives (légèrement fondantes) (Boirot-Desserviers) de ces eaux sont alors mises à contribution, et s'accommodent
très bien à l'usage concomitant de moyens d'un autre ordre, tels que les
cautérisations, plus difficiles à allier à la médication thermale, près d'eaux
minérales plus actives.

Dans la *paraplégie*, rhumatismale surtout, on obtient souvent d'excellents résultats. Mais nous ne pensons pas que les eaux de Néris se distinguent beaucoup, sous ce rapport, des eaux analogues, Plombières,
Luxeuil, Bourbon-Lancy, etc.

On a encore obtenu de bons effets des bains et des douches, dans les

suites de fractures ou de luxations, ou d'anciennes blessures. Boirot-
Desserviers signale également ces eaux dans le traitement de la goutte.
Sans leur refuser quelque action favorable sur les manifestations goutteuses, nous ne croyons pas qu'elles exercent une action suffisante sur
l'élément diathésique qui préside à cette maladie ; et nous pensons qu'il
faut les réserver pour certains goutteux névropathiques, chez lesquels les
manifestations goutteuses paraissent en rapport très direct avec l'état
d'excitation du système nerveux.

La célébrité de Néris remonte à l'époque de la domination romaine,
comme l'indiquent des restes nombreux et très remarquables de constructions anciennes. On suppose même que ces thermes auraient été
fondés sous le règne de Néron, et tireraient de leur origine la désignation
de *Nerius, Nerio magnum, Vicus Neriensis* ou *Aquæ Neri*. Il est à
regretter qu'on n'ait pas conservé les magnifiques piscines et les étuves,
retrouvées à peu près intactes dans le courant de notre siècle. Exploitées
pendant longtemps par l'industrie privée, les sources de Néris devinrent
en 1794 la propriété de l'Etat, qui les mit en ferme jusqu'en 1828 ; de
1829 date leur mise en régie.

A défaut des attraits d'un site pittoresque, Néris réalise toutes les conditions désirables d'une localité thermale.

NERVEUX (Rhumatisme). Voy. RHUMATISME.

NEUENHEIM (Allemagne, duché de Nassau). Dans une vallée, à
proximité de Soden et de Kronthal.

Bicarbonatée ferrugineuse. Froide.

	Eau : 16 onces.		Eau : un litre.
	Graius.		Gram.
Chlorure de sodium........	2,1035	=	0,260
— de potassium......	0,0287	=	0,003
Carbonate de chaux........	2,2500	=	0,279
— de magnésie......	0,4346	=	0,056
— de fer...........	0,6996	=	0,086
Sulfate de chaux..........	0,0876	=	0,010
Silice	0,7075	=	0,087
Alumine................	0,0412	=	0,005
Humus.................	traces		traces
	6,3727	=	0,786
	Pouc. cub.		Cent. cub.
Gaz acide carbonique.........	25,718	=	1028

(JUNG, 1834.)

Trois sources, dont la principale est reproduite ici, la composition des
deux autres étant très analogue à la précédente. Osann en recommande
l'emploi, d'autant plus facile à l'intérieur, que ces eaux renferment une
proportion notable d'acide carbonique.

NEUHAUS (Bavière, basse Franconie). Village à peu de distance de Bocklet et de Kissingen.

Chlorurée sodique. Tempér., 8°,5 centigr.

Quatre sources ne différant entre elles que par la proportion de leurs principes fixes.

Eau : un litre.

	Bonifacius-quelle.	Marienquelle.	Elisabeth-quelle.	Hermanns-quelle.
	gr.	gr.	gr.	gr.
Chlorure de potassium.	0,430	0,538	0,261	0,345
— de sodium...	14,067	15,187	8,591	11,504
Bromure de sodium... ⎫ Iodure de sodium..... ⎭	traces	traces	traces	traces
Chlorure de lithium...	0,001	0,001	0,001	0,001
— de calcium...	1,233	0,899	0,631	0,914
Sulfate de magnésie...	1,340	0,922	0,687	0,994
— de chaux......	0,784	1,447	0,856	1,334
Carbonate de magnésie.	0,023	0,405	0,293	0,245
— de chaux....	1,036	0,989	0,927	0,935
— ferreux......	0,024	0,008	0,010	0,023
Silice................	0,027	0,025	0,024	0,039
	18,965	20,421	12,281	16,334
Acide carbonique libre.	2,261	2,424	2,057	2,081

(LIEBIG.)

Ces eaux sont employées en boisson et en bains, soit dans la localité même, où l'on trouve un petit établissement, soit à Neustadt, qui en est très rapproché et où on les transporte. Leurs applications principales sont les obstructions abdominales, les rhumatismes articulaires chroniques, et diverses formes de la scrofule.

NEUHAUS (États autrichiens, Styrie). Ville à 6 kilomètres de Cilly, dans une belle vallée.

Bicarbonatée calcique. Tempér., 35° centigr.

	Eau : 16 onces.		Eau : un litre.
	Graius.		Gram.
Carbonate de chaux...........	0,178	=	0,224
— de magnésie.......	0,694	=	0,073
— de soude..........	0,046	=	0,004
Sulfate de soude............	0,135	=	0,014
— de potasse..........	0,098	=	0,010
Chlorure de sodium.........	0,017	=	0,001
Carbonate de fer, alumine, acide silicique............	traces		traces
	2,168	=	0,326

	Ponc. cub.		Cent. cub.
Gaz acide carbonique libre....	0,892	=	0,094
— libre et combiné avec les bicarbonates..	1,792	=	0,189

(HRUSCHAUER, 1847.)

Ces eaux sont reçues dans deux bassins qui sont disposés pour le bain en commun. On les prescrit surtout dans les névropathies, l'hystérie, et les diverses affections de l'utérus et de ses annexes à forme éréthique. Un établissement bien installé et d'excellentes conditions de site recommandent cette localité. On y pratique la cure du petit-lait.

NEUMARKT (Bavière). Près de cette ville située entre Nuremberg et Ratisbonne, plusieurs sources de composition analogue.

Sulfurée calcique. Tempér. ?

	Eau : une livre.		Eau : un litre.
	Ponc. cub.		Cent. cub.
Acide carbonique...........	1,50	=	81,0
— sulfhydrique..........	0,40	=	21,5
	Grains.		Gram.
Sulfate de magnésie.........	2,70	=	0,334
— de chaux............	0,40	=	0,049
Chlorure de sodium.........	0,75	=	0,093
Carbonate de magnésie.......	0,25	=	0,031
— de chaux...........	1,20	=	0,188
— de fer...........	0,10	=	0,012
	5,40	=	0,707

(VOGEL.)

Vogel annonce en outre avoir trouvé dans cette eau minérale de l'acide acétique combiné avec une base acide qu'il suppose se former aux dépens de la matière organique.

Il n'y a pas d'établissement. On emploie ces eaux en boisson et en bains dans les localités voisines, pour le traitement des maladies de peau, des affections rhumatismales, de la paralysie et de certaines dyspepsies.

NEUSCHWALHEIM (Allemagne, princip. de Hesse). A 6 kilomètres de Salzhausen.

Chlorurée sodique. Tempér. ?

	Eau : 16 onces.		Eau : un litre.
	Grains.		Gram.
Chlorure de sodium.........	12,905	=	1,600
— de magnésium......	2,720	=	0,337
Carbonate de magnésie......	10,494	=	1,301
— de chaux........	8,100	=	1,004
Sulfate de magnésie........	0,663	=	0,082
— de chaux...........	0,132	=	0,016
Silice	0,221	=	0,027
Oxyde de fer.............	0,221	=	0,027
Matières carbonées.........	0,088	=	0,001
	35,544	=	4,395

(LIEBIG.)

NEUSIEDEL (Lac de) (Hongrie). Près de la ville du même nom, entre les comitats d'OEdenbourg, de Wieselbourg et de Raab, alimenté par les eaux de la rivière de Vulka, avec une longueur de 30 kilomètres, sur 12 kilomètres de large, ce lac offre une composition minérale particulière. Nous en donnons l'analyse d'après le professeur Sigmund.

Bicarbonatée sodique. Tempér., 23° à 25° centigr.

	Eau : 16 onces. Grains.		Eau : un litre. Gram.
Carbonate de soude.........	4,070	=	0,431
— de magnésie.......	1,820	=	0,192
— de chaux..........	0,165	=	0,017
Sulfate de soude...........	1,810	=	0,188
Chlorure de sodium.........	1,002	=	0,106
— de calcium.........	0,090	=	0,009
— de magnésium......	0,209	=	0,022
Silice...................	0,019	=	0,002
Alumine avec traces de fer...	0,120	=	0,012
Matière organique..........	0,225	=	0,023
	9,530	=	1,002

(SIGMUND.)

Les bains pris dans ce lac, que recommande une situation fort agréable, sont prescrits dans les affections scrofuleuses, dans les maladies atoniques dépendant d'une altération du sang, dans les paralysies et quelques états névropathiques. On trouve des établissements balnéaires, spécialement à Ruszt et à Balf. Il y a, dans la première de ces localités, un hôpital militaire, entretenu pour l'usage des bains, par les soins du gouvernement autrichien.

NEUSOHL (Hongrie, comitat de Sohl). Dans cette ville importante, jaillissent plusieurs sources minérales froides que Kitaibel indique seulement comme très sulfatées et dégageant un peu de gaz acide carbonique. Il en est parmi elles qui passent pour *sulfureuses* et qu'on emploie en bains.

NEUSTADT AN DER SAALE (Bavière, basse Franconie). Eaux *chlorurées sodiques* froides, sans mention d'analyse ni de propriétés médicales.

NEUSTADT-EBERSWALDE (Prusse, prov. de Brandebourg). Plusieurs sources *ferrugineuses bicarbonatées* froides dans cette localité, où l'on associe à leur emploi la cure du petit-lait et les bains résineux. Pas d'analyse publiée.

NEUVILLE LEZ LA CHARITÉ (France, Haute-Saône, arrond. de Vesoul).

Sulfurée calcique. Froide.

Trois sources situées à 55 mètres l'une de l'autre, et à peu près sur une même ligne droite.

	Eau : *un litre.*
	Lit.
Acide sulfhydrique......................	0,010
— carbonique.......................	0,033
Azote...........................	0,015
Oxygène..........................	0,001
	Gram.
Carbonate de chaux.....................	0,399
— d'ammoniaque	traces
Sulfate de potasse...................	0,065
— de soude......................	0,104
— de chaux.....................	0,047
— de magnésie...................	0,136
— d'ammoniaque...................	traces
Chlorures de calcium et de magnésium.......	traces
Acide silicique......................	0,001
Matière végétale ou animale.............	traces
	0,752

(DROUOT.)

Ces eaux empruntent leur sulfuration à une couche de tourbe très argileuse reposant sur le calcaire tertiaire siliceux d'eau douce (*Annuaire des eaux de la France*). Elles ne sont sans doute d'aucun usage, car aucun ouvrage n'en parle, si ce n'est l'*Annuaire*.

Comme la plupart des eaux sulfurées calciques, elles abandonnent sur le sol une petite quantité de soufre. Leur découverte remonte à 1843.

NÉVIS (Amérique centrale, Antilles anglaises). Près de Charlestown, ville principale de cette île volcanique, et à peu de distance de la mer, le docteur Chervin a signalé quatre sources *thermales* à différents degrés. L'une d'elles, qui est tiède, se déverse dans un bassin clos et couvert, assez vaste pour servir de piscine. La nature et les propriétés de ces eaux ne sont pas indiquées.

NÉVRALGIE. La névralgie se confond trop souvent, par son étiologie et ses symptômes, avec le rhumatisme, pour que les indications tirées de ces deux états morbides ne s'identifient pas entre elles [voy. RHUMATISME]. A l'égard des localisations particulières de cette maladie, voyez FACIALE (NÉVRALGIE). GASTRALGIE. ENTÉRALGIE. SCIATIQUE. UTÉRUS (MALADIES DE L').

D'une manière générale, c'est aux eaux d'une minéralisation médiocrement effective qu'on doit s'adresser. Il faut, en second lieu, éviter avec soin les modes d'administration trop énergiques.

On dispose à ce point de vue d'un groupe d'eaux pris dans les classes des chlorurées sodiques, sulfatées, bicarbonatées, et formé, en France, de *Plombières, Bains, Bagnères-de-Bigorre*, *Luxeuil, Bourbon-Lancy, Néris ;* à l'étranger, *Ems, Landeck, Neuhaus, Schlangenbad*, auxquelles s'ajoutent les eaux dites INDIFFÉRENTES (voy. ce mot)

par les Allemands. Dans ce nombre, à défaut d'éléments minéralisateurs très actifs, nous trouvons des conditions de thermalité presque
toujours associées à une notable proportion de matières organiques. De
plus, il faut le reconnaître, ces diverses stations se recommandent par la
multiplicité et la bonne installation des moyens balnéaires, qui, sagement
dirigés, fournissent les plus utiles applications.

Les eaux sulfureuses acquièrent des propriétés sédatives dans des circonstances déterminées. Astrié (*Thèse inaug.*) prescrit, dans le traitement
des névralgies rhumatismales, les douches de vapeur, les bains de vapeur
à douce température et contenant de l'hydrogène sulfuré. Les eaux de
cette classe, dites DÉGÉNÉRÉES (voy. ce mot), conviennent particulièrement alors. Nous signalons entre autres celles de *Saint-Sauveur*, *Eaux-
Chaudes*, *Olette*, certaines sources du *Vernet*, d'*Ax*, de *Bagnols* (Lozère).

Les névralgies, en ne parlant ici que de celles arrivées à un véritable
état de passivité, se compliquent trop souvent d'une extrême sensibilité
aux vicissitudes atmosphériques, surtout au froid et à l'humidité, pour
que le traitement marin leur soit formellement applicable. Cette pratique
ne peut donner de bons résultats que lorsqu'il s'agit d'une manifestation
intercurrente, et qu'il y a chance d'éloigner la névropathie en relevant un
état général affaibli ou languissant. Ce sera d'ailleurs avec des précautions très grandes et subordonnées à la susceptibilité du malade que les
bains de mer et le séjour des côtes devront lui être prescrits.

NÉVROPATHIQUE (État). On doit entendre par *état névropathique*
une disposition générale de l'organisme, originelle ou acquise, soit permanente, soit accidentelle, laquelle se traduit par une grande impressionnabilité du système nerveux. Quelque variés que paraissent les symptômes de névropathies, ils n'en constituent pas moins tantôt des indications curatives spéciales, tantôt des complications importantes à considérer dans la marche du traitement.

Dans le premier cas, celui où il s'agit d'appliquer une médication rationnelle à ce qu'il y a de moins constant et souvent de moins saisissable,
c'est surtout aux influences diathésiques qu'on devra s'attacher. Hors de
là, comme le remarque judicieusement Astrié (*Thèse inaug.*, 1852), si
l'on se place au seul point de vue de la localisation anatomique ou fonctionnelle, il ne reste que l'usage banal et palliatif des calmants et des nar-
cotiques, ou celui des excitants. La médecine thermale et le traitement marin
offrent de précieuses ressources pour rétablir l'équilibre physiologique
entre les centres d'innervation et les autres systèmes de l'économie [voy.
MÉDICATION THERMALE. MARIN (TRAITEMENT)]. Ce n'est pas seulement
parce que les localités affectées à cette pratique comportent, en général,
des moyens de distraction, d'utiles conditions hygiéniques, et la possibi-

lité de soustraire le malade à des influences dépressives ou irritantes. La valeur des eaux minérales et de la mer, en pareille matière, mérite d'être envisagée de plus haut.

Il est bien certain que la thérapeutique hydro-minérale est plus capable qu'aucune autre de remédier à un affaiblissement de l'organisme, qu'il provienne d'une altération du sang (chlorose, anémie, cachexies), ou qu'il succède à une cause déterminée d'épuisement. Les diathèses scrofuleuse et rhumatismale, les deux plus répandues et les plus accessibles qu'on puisse citer à un traitement non spécifique, rentrent dans cette acception. On embrasse donc par cela même presque toute l'étiologie des névropathies. Il suffit de signaler ici ces rapports qui se reproduisent à chaque pas dans la pratique.

Mais il y a encore à considérer l'évolution de l'état névropathique. M. le docteur Landry, dans une étude très remarquable sur ce sujet (*Recherches sur les causes et les indicat. curat. des malad. nerv.*, 1855), a divisé les névroses en deux catégories qui se distinguent, suivant lui, non par les différences de leurs symptômes, mais par le mécanisme de ces médications fonctionnelles. C'est de la sorte qu'il désigne chacune de ces catégories sous le nom d'*affection* et d'*accident*. La permanence caractérise l'*affection*, l'élément pathogénique dominant alors nécessairement les indications. L'*accident*, au contraire, peut passer pour une perturbation passagère, sorte de commotion trop vive, ou atteinte portée à un système trop susceptible et se prolongeant au delà des limites ordinaires, jusqu'à ébranler la santé et même menacer la vie. Cette caractérisation différentielle nous semble très exacte, et telle que les observations recueillies près des sources thermales ou dans les bains de mer l'établiraient au besoin.

Il faudra donc, après avoir cherché à éliminer les causes de l'affection nerveuse, obvier encore, dans bien des cas, à la persistance de son expression symptomatique. Tout à l'heure nous n'envisagions que la donnée étiologique. Il arrive souvent que, soit par suite d'aptitudes individuelles, soit en raison de causes déterminantes, l'état névropathique devient véritablement une forme morbide et doit être traité en conséquence.

Est-il question de diathèse, humorale ou autre, à laquelle se rattachent les névropathies, les indications ne se séparent pas du point de vue général [voy. RHUMATISME. SCROFULE].

S'il y a atonie ou asthénie, les eaux faiblement minéralisées et les eaux sulfureuses dites *dégénérées* conviennent à l'énervation. A plus forte raison, si cet état s'accompagne d'une suractivité du dynamisme nerveux et qu'il soit urgent d'en modérer les effets, trouvera-t-on dans l'absence d'une minéralisation trop effective et dans la prudente application des moyens balnéaires, bains de piscine tempérés et prolongés, immersion froide et courte, douche, écossaise, une efficacité accrue par les adjuvants ordinaires, régime, exercice, insolation, air des montagnes ou des côtes, repos physique et moral, etc. *Néris, Bagnères-de-Bigorre, Bourbon-Lancy, Bains, Plombières, Luxeuil, Ussat*, en France; *Schlangenbad*, en Allemagne, peuvent servir de types de la médication sédative. La plupart de ces eaux appartiennent aux classes des BICARBONATÉES et des CHLORURÉES SODIQUES (voy. ces mots). Parmi les *sulfurées*, on désigne celles où le phénomène de la DÉGÉNÉRESCENCE (voy. ce mot) se manifeste le plus facilement : *Saint-Sauveur, Eaux-Chaudes, Molitg, La Preste, le Vernet, Carcanières*, les sources faibles à *Luchon*, à *Cauterets*, à *Ax*.

« On peut dire, d'une manière générale, a écrit Astrié (*loc. cit.*, » p. 296), que les eaux sulfureuses conviennent seulement dans les né- » vropathies où la mobilité nerveuse dépend de l'atonie des autres sys- » tèmes, car toujours la sensibilité augmente à mesure que le principe » des forces diminue. » Il y a évidemment à tenir compte du lien qui unit l'intégrité fonctionnelle du système nerveux aux conditions normales du sang, son stimulant physiologique ; et à cet égard on conçoit que le principe sulfureux, réduit à des proportions ou à une virtualité restreintes, puisse contribuer à réveiller des propriétés nutritives et stimulantes dans l'organisme et à faciliter le retour d'une harmonie interrompue.

Le traitement marin, ainsi que l'a fait observer avec raison M. Roccas (*Des bains de mer*, etc., 1857) s'adresse beaucoup plutôt à l'élément *faiblesse* qu'à l'élément nerveux proprement dit. Les résultats relatés dans la pratique de la mer s'accordent à cet égard. C'est la langueur des fonctions qu'on a combattue dans les cas heureux, et l'état névropathique n'a cédé que consécutivement au rétablissement des forces. Lorsque l'état nerveux était seul en question, dit M. Roccas (*loc. cit.*), souvent les bains de mer non-seulement n'ont plus été salutaires, mais ont parfois encore augmenté certains troubles de l'innervation.

Mentionnons encore que l'état névropathique se déclare fréquemment dans le cours d'une autre affection, et qu'il inflige alors de notables modifications au traitement. C'est ainsi qu'on a recueilli des faits nombreux de scrofule dans lesquels la prédisposition ou le développement des névropathies empêchait l'application des médications appropriées, et en particulier des eaux chlorurées sodiques fortes. Le rhumatisme se complique plus souvent aussi de douleurs occupant le trajet des nerfs et d'une impressionnabilité générale, autant de conditions qui doivent rendre très circonspect sur l'emploi d'une minéralisation active, et bien plus encore sur le maniement de procédés thermaux, douches, étuves, etc., qui ne sont plus tolérés ou aggravent une situation déjà pénible. C'est dans ces cas surtout que les eaux faibles [voy. FAIBLES (EAUX)] apportent à juste titre leur spécialisation. Certains troubles des fonctions digestives, gastralgie, entéralgie, sont dominés par l'élément névropathique. On est obligé d'accommoder le choix et la direction du traitement au degré auquel atteint l'intervention de la douleur. Il peut se faire alors que les eaux calcaires (*Foncaude, Bagnoles* (Orne), *Sermaize, Pougues, Evian*) deviennent préférables aux eaux sodiques, à cause de leurs qualités relativement sédatives. A l'égard des névroses utérines, ou de celles qui se rattachent de près ou de loin à une affection des organes génito-urinaires chez la femme, voyez UTÉRUS (MALADIES DE L')].

NÉVROSES. Les névroses figurent fréquemment dans les attributions des eaux minérales. La nature et la forme de ces affections offrent de tels caractères de mobilité, qu'il serait difficile de les considérer sous un point de vue commun. On s'attachera, pour les applications de la thérapeutique hydrologique, à chercher le fait capital dont une névrose donnée peut être l'expression, soit aptitude névropathique, soit influence diathésique [voy. NÉVROPATHIQUE (ÉTAT)]. Quelques-unes de ces altérations fonctionnelles du système nerveux sont plus particulièrement du ressort de notre sujet [voy. ASTHME. CHORÉE. ENTÉRALGIE. GASTRALGIE. HYPOCHONDRIE. HYSTÉRIE].

NEYRAC (France, Ardèche, arrond. de Largentière). A 14 kilomètres d'Aubenas et sur la rive droite de l'Ardèche, site pittoresque.

Ferrugineuse bicarbonatée. Tempér., 27° centigr.

Sept sources dont une seule utilisée, les six autres n'étant que des mélanges d'eau de la source principale et d'eau douce.

SOURCE DES BAINS.	Eau : un litre.
	Grom.
Acide carbonique libre......................	1,843
Bicarbonate de soude......................	0,648
— de potasse......................	0,129
— de chaux	0,781
— de magnésie......................	0,373
— de manganèse......................	traces
— de protoxyde de fer......................	0,080
Sulfate de soude......................	0,025
Chlorure de sodium......................	0,012
Phosphate de soude......................	0,007
Arsénite de soude......................	traces
Silice......................	0,132
Alumine......................	traces
Matière organique......................	indices
	4,000

(LÉFORT, 1857.)

L'eau minérale de Neyrac est celle dans laquelle M. Mazade, pharmacien à Valence, avait indiqué plusieurs substances métalliques nouvelles, et inconnues jusqu'alors dans les eaux minérales, telles que le tantale, le molybdène, le tungstène, le cérium, le cobalt, le titane, lazircone, etc.; mais un rapport circonstancié, fait au nom d'une commission prise dans le sein de la Société d'hydrologie médicale de Paris, a montré les erreurs dans lesquelles M. Mazade était tombé.

Le débit de la source principale a été évalué à 10 litres par seconde, soit 864 000 litres par vingt-quatre heures; mais nous croyons ce chiffre exagéré.

L'eau, qui a son point d'émergence dans le granit porphyroïde rose, traverse, avant d'arriver à la surface du sol, une couche d'humus et de sable fin, aussi est-elle tout à fait trouble dans son réservoir ; elle se rend, à l'aide d'un corps de pompe, dans une grande cuve de bois, et de là dans une seconde cuve où elle est échauffée par serpentinage.

L'établissement se compose de quelques baignoires assez mal installées et qui reportent involontairement le visiteur aux premiers temps de la balnéothérapie. Cette eau minérale était déjà connue des Romains : ainsi on voit encore à Neyrac une ancienne piscine qu'alimente la source dite des *Lépreux*, et les ruines d'une ancienne maladrerie.

Telle qu'on l'administre actuellement en bains, l'eau est loin d'avoir sa constitution primitive ; pendant qu'on la chauffe, elle abandonne une grande quantité de gaz carbonique et un dépôt rougeâtre dont on a voulu tirer parti pour en faire des pommades employées contre les maladies de la peau. L'analyse que nous avons exécutée de cette substance nous a montré l'existence d'une proportion très sensible de cuivre provenant du serpentin métallique.

Neyrac est fréquenté par un petit nombre de personnes appartenant surtout au département de l'Ardèche. Ses eaux passent pour jouir de quelque efficacité dans les maladies de la peau.

A une très petite distance de Neyrac, sur la rive gauche de l'Ardèche, et près de l'usine Tinardon, existe une source *ferrugineuse bicarbonatée* froide, qui a paru à l'un de nous avoir la plus grande analogie avec l'eau minérale de Vals, située à quelques kilomètres de Neyrac.

NIEDERBRONN (France, Bas-Rhin, arrond. de Wissembourg). Joli bourg à 33 kilomètres de Wissembourg, près d'une gorge par où l'on pénètre d'Alsace en Lorraine. Altitude : 192 mètres.

Chlorurée sodique. Tempér., 17°,5.

Deux sources distantes de 30 mètres l'une de l'autre, mais présentant les mêmes caractères; du reste, elles communiquent ensemble par deux conduits souterrains.

Eau : un litre.

Gram.

Chlorure de sodium......................	3,08857
— de calcium	0,79445
— de magnésium...................	0,31171
— de potassium...................	0,13198
— de lithium......................	0,00433
— d'ammonium....................	traces
Carbonate de chaux....................	0,17912
— de magnésie...................	0,00653
— de protoxyde de fer..............	0,01035
Sulfate de chaux......................	0,07417
Bromure de sodium...................	0,01072
Iodure de sodium.....................	traces
Silicate de fer avec traces d'oxyde de manganèse..	0,01502
Silice pure..........................	0,00100
Alumine............................	traces
Acide arsénieux......................	très lég. traces.
	4,62795

(KOSMANN, 1850.)

Ces eaux abandonnent spontanément du gaz libre, ainsi composé, d'après M. Robin, par litre d'eau :

Cent. cub.

Azote............................	17,66
Acide carbonique....................	10,64
	28,30

La station de Niederbronn appartient à la commune, mais il n'existe pas d'établissement spécial : les baignoires, dont le nombre est considérable, sont disséminées dans les hôtels ou des maisons particulières, où l'eau est ensuite échauffée par les moyens les plus divers et en général très défectueux ; quelques hôtels privilégiés possèdent des appareils de douches.

L'eau de la source principale est la seule utilisée en boisson ; son trop-plein se rend dans la seconde, ou bassin inférieur, dans lequel on vient puiser l'eau pour les bains et les douches. Le débit de la première a été évalué à 288 000 litres par vingt-quatre heures. M. Daubrée a estimé que, dans l'espace d'une année, elle ne donne pas moins de 53 636 kilogrammes de principes salins. Elles ont leur point d'émergence sur un fond de terre de glaise recouverte par une couche de gravier. L'une et l'autre abandonnent sur les parois de leurs réservoirs une couche d'oxyde de fer dans lequel MM. Weber, Chevallier et Schæuffele ont constaté pour la première fois la présence de l'arsenic.

M. Kühn nous apprend que les eaux de Niederbronn sont administrées d'après trois méthodes principales, suivant que l'on veut atteindre un effet évacuant, produire une action altérante ou résolutive, ou tonifier (*Les eaux laxatives de Niederbronn*, 1854). La *méthode pur-*

gative réclame l'usage interne de l'eau minérale à forte dose, de deux à trois litres pris par verrées rapprochées. Les bains sont ici très secondaires, mais il faut quelquefois recourir à l'addition de quelques sels neutres, ou de purgatifs amers, pour obtenir l'effet désiré. La *méthode résolutive* consiste dans l'emploi de bains, d'une demi-heure à deux heures de durée, dont la température est élevée au-dessus de l'indifférente, condition essentielle, et dans l'usage modéré de la boisson ; on ajoute quelquefois du chlorure de sodium au bain, pour en accroître l'activité. Dans la *méthode tonique*, on emploie des bains à faible température, de 22° à 32°, à courte durée ; la boisson minérale, lorsqu'elle est usitée, à dose peu élevée (Kühn).

Les eaux de Niederbronn se distinguent, parmi les chlorurées sodiques fortes, par leur proportion modérée en chlorures, leur faible température et leurs qualités gazeuses ; aussi s'approprient-elles mieux aux maladies de l'appareil digestif.

M. Kühn signale en particulier l'état *muqueux* ou *pituitaire des premières voies*. La description qu'il donne de cet état pathologique témoigne d'une disposition catarrhale fixée, pas toujours exclusivement, sur les premières voies de la digestion, le plus souvent chez des individus lymphatiques. On emploie la méthode purgative. La *dyspepsie* proprement dite paraît également traitée très avantageusement, mais avec des doses plus fractionnées. Le rapprochement de la pratique de Niederbronn et de celle de Vichy, dans cet ordre de faits, nous conduit à cette observation, que si les unes et les autres conviennent dans la dyspepsie proprement dite, le traitement de l'état muqueux de l'appareil digestif appartient très spécialement à Niederbronn. On trouve encore ici d'utiles applications à faire au traitement des *hémorrhoïdes* et de la *pléthore abdominale*.

Les eaux de Niederbronn sont recommandées par M. Kühn contre les *engorgements du foie*, les *calculs biliaires ;* mais leur opportunité nous paraît ici fort secondaire à celle des eaux auxquelles Vichy et Karlsbad peuvent servir de types. Le *lymphatisme* et la *scrofule* rentrent plus directement dans les applications de Niederbronn. Cependant ces eaux n'ont pas une aussi grande activité que celles de Salins, de Kreuznach, de la Bourboule. Nous les réserverons pour les cas où l'état pituiteux ou dyspeptique tiendra dans les indications une place dominante. M. Kühn paraît avoir employé ces eaux avec quelque avantage dans l'*obésité*.

Le même auteur considère les eaux de Niederbronn comme excellentes dans le traitement de l'*eczéma*, surtout chez les individus à prédominance lymphatique ou scrofuleuse. Il serait intéressant de comparer les résultats de ces eaux avec ceux que l'on obtient des sulfureuses. L'action altérante, laxative, une excitation moindre de la surface cutanée, assignent aux premières des propriétés assez particulières. Nous ne ferons que mentionner les applications que l'on a pu faire de ces mêmes eaux dans la leucorrhée, l'engorgement utérin, le rhumatisme, la paralysie, l'hypochondrie. La prédominance lymphatique guidera vers elles dans ces différents cas. On tirera parti, dans certaines circonstances, de leurs propriétés laxatives.

Niederbronn abonde en vestiges de l'époque romaine. Tout prouve qu'alors les bassins construits autour des sources étaient utilisés dans de vastes thermes. Il est assez remarquable que depuis le moyen âge jusque vers le commencement du XVIII° siècle, on n'a usé de ces eaux qu'en bains, et selon la méthode des immersions prolongées pendant plusieurs heures. Plus tard, comme nous l'apprend M. Kühn, le régime de la boisson l'a emporté sur celui du traitement externe, et il paraît avoir acquis dans cette localité une prépondérance définitive.

NIEDER-LANGENAU (Prusse, prov. de Silésie). A 12 kilomètres de Glatz, dans une vallée. Altitude : 1130 pieds.

Ferrugineuse bicarbonatée. Tempér., 9° centigr.

	Eau : 16 onces. Grains.		Eau : un litre. Gram.
Carbonate de chaux..........	2,79	=	0,334
— de soude..........	1,27	=	0,152
— de magnésie	1,38	=	0,165
— de fer............	0,28	=	0,033
— de manganèse......	0,03	=	0,003
Chlorure de sodium..........	0,06	=	0,006
Sulfate de potasse...........	0,22	=	0,026
Silice.......	0,41	=	0,049
	6,44	=	0,768
	Pouc. cub.		Cent. cub.
Gaz acide carbonique.........	33,5	=	1340,0
			(Duflos.)

Ces eaux sont employées en boisson, en bains et en douches de toutes formes, comme médication reconstituante. On emploie aussi en bains et en applications topiques des boues minérales qui se rencontrent en couches épaisses, dans le voisinage de Nieder-Langenau, et sur les bords de la Neisse. D'après Duflos, ces boues renferment environ 43 à 45 pour 100 de principes fixes, parmi lesquels figurent en grande proportion du sulfate de chaux, des sels d'alumine, des traces de chlorure de sodium, mêlés à des substances organiques. On mélange cette vase avec l'eau des bains de la source, et l'on minéralise ainsi une eau assez faible par elle-même. C'est surtout dans les rhumatismes et les maladies articulaires chroniques que cette pratique est usitée. On fait aussi à Nieder-Langenau la cure du petit-lait.

L'installation et les conditions locales sont très satisfaisantes.

NIEDERNAU (Allemagne, Wurtemberg). A 6 kilomètres de Tübingue. Altitude : 1111 pieds. Plusieurs sources sortant du muschelkalk, sur les bords et jusque dans le lit du Neckar.

Bicarbonatée calcique (ferrugineuse). Tempér., 8° centigr.

Eau : un litre.

	KARLSQUELLE.	ROMERQUELLE.
	Gram.	Gram.
Carbonate de chaux..............	0,720	0,465
— de magnésie............	0,202	0,041
— de fer..................	traces	0,012
Sulfate de magnésie.............	0,049	0,016
Sulfates de potasse et de soude.......	»	0,004
Chlorure de magnésium	0,026	0,032
— de sodium..............	»	0,026
Silice........................	»	0,013
Matière extractive et bitumineuse.....	0,001	0,009
	0,998	0,618
	Cent. cub.	Cent. cub.
Gaz acide carbonique.............	0,074	3,670
	(SIGWART.)	(RITTER.)

Ces eaux, dont les analyses précédentes reproduisent les plus intéressantes par leur composition, étaient exploitées sous les Romains, à en juger par des restes nombreux de cette époque. Remises en honneur, il y a quelques années, elles sont usitées en boisson et en bains dans les affections névropathiques, goutteuses, la gravelle et les obstructions abdominales.

NIEDER-SELTERS. Voy. SELTERS.

NIEDER-WILDUNGEN. Voy. WILDUNGEN.

NIEDERWYL (Suisse, canton d'Argovie). Bains à 12 kilomètres d'Aran et 24 de Soleure. Altitude : 1450 pieds.

Bicarbonatée calcique. Tempér. ?

	Eau : 16 onces.		*Eau : un litre.*
	Grains.		Gram.
Carbonate de chaux...........	1,170	=	0,145
— de magnésie.......	0,210	=	0,026
— de soude	0,210	=	0,026
Chlorure de sodium........	0,100	=	0,012
Silice....................	0,210	=	0,026
	1,900	=	0,235
	Pouc. cub.		Cent. cub.
Gaz acide carbonique........	1,070	=	57,7
			(BAUHOF.)

Ces bains sont fréquentés par les habitants de la contrée, sans applications déterminées.

NIERATZ (Allemagne, Wurtemberg).

Bicarbonatée mixte. Tempér., 10° centigr.

	Eau : 16 onces.		Eau : un litre.
	Grains.		Gram.
Carbonate de soude	0,728	=	0,0907
— de chaux	0,494	=	0,0612
— de magnésie......	0,204	=	0,0252
— de fer..........	0,004	=	0,0004
Sulfate de soude..........	0,071	=	0,0088
Chlorure de sodium et matière bitumineuse	0,012	=	0,0014
Silice..................	0,098	=	0,0121
	1,611	=	0,1998
			(SIGWART.)

Ces eaux sont employées comme sédatives en boisson et en bains. Établissement avec piscine commune.

NIERSTEIN. Voy. SIRONA.

NITRATES. Voy. AZOTATES.

NITRE. Dans le plus grand nombre des analyses d'eaux minérales exécutées pendant le dernier siècle et même auparavant, on voit figurer, à côté de la sélénite (sulfate de chaux), du sel d'Epsom (sulfate de soude), de l'alun, du borax et du sel minéral alcalin (carbonate de potasse), le nitre : mais ce sel n'était pas le sel de nitre ou nitrate de potasse, tel que nous le connaissons maintenant ; ce n'était que du carbonate de soude. Dans l'espèce, le mot *nitre* était pris pour *neter natron* dont les propriétés effervescentes avec les acides n'étaient pas ignorées, témoin Salomon, lorsqu'il dit que les *cantiques que l'on chante devant le méchant sont comme le vinaigre sur du neter* (Hoefer, *Histoire de la chimie*).

NITRIQUE (Acide). Voy. AZOTATES.

NITROGÉNÉES (Eaux). Expression ancienne adoptée par plusieurs auteurs de classifications pour désigner les eaux minérales que l'on croyait contenir du nitre, mais laissée de côté depuis que la chimie a montré que le *nitre* des auteurs du siècle dernier n'était pas le *nitrate de potasse* (voy. NITRE).

NITROLI. Voy. ISCHIA.

NOCERA (Italie, Romagnes). Ville à 32 kilomètres de Pérouse, au pied de l'Apennin.

Bicarbonatée calcique. Tempér., 12° centigr.

	Eau : 12 onces.		Eau : un litre.
	Grains.		Gram.
Carbonate de chaux...............	1,157	=	0,122
Chlorures de calcium et de magnésium.	0,069	=	0,006
Alumine.....................	0,276	=	0,027
Magnésie....................	0,138	=	0,013
Silice......................	0,069	=	0,006
Fer	0,017	=	0,001
	1,728	=	0,175
			(MORICHINI.)

Le même chimiste a signalé dans cette source, comme éléments gazeux, de faibles proportions de gaz acide carbonique, d'azote et d'oxygène. Son analyse semble devoir confirmer l'opinion de Fr. Hoffmann (*De aqua medicina universalis*, 1712), lequel assimilait les eaux de Nocera à l'eau commune. Toutefois leur usage remonte à une époque très reculée. Des bains ont été installés dans le voisinage. On les administre plus souvent en boisson dans les dyspepsies; beaucoup d'états névropathiques et les affections calculeuses. Station bien située et fréquentée.

NOHÈDES (France, Pyrénées-Orientales, arrond. de Prades). A 200 ou 300 mètres du village.

Ferrugineuse bicarbonatée. Tempér., 15° centigr.

Anglada signale à Nohèdes une source ferrugineuse qui jaillit à travers une roche schisteuse, et qui est utilisée pour les besoins ordinaires des habitants.

Cette eau minérale n'a pas été analysée d'une manière régulière; Anglada s'est livré seulement à un examen qualitatif qui met hors de doute qu'elle appartient aux *ferrugineuses bicarbonatées*, mais faiblement minéralisées.

NOINTOT (France, Seine-Inférieure, arrond. du Havre).

Ferrugineuse bicarbonatée. Froide.

Une analyse approximative a montré à M. O. Henry que l'eau minérale de Nointot contient seulement 27 centigrammes de matières salines par litre, parmi lesquelles il inscrit des carbonates terreux, des chlorures de magnésium et de sodium, des indices de sulfate, et enfin de la matière organique associé à un peu de fer et de chaux.

La facilité avec laquelle cette eau minérale dépose son principe ferreux s'opposera toujours à ce qu'on puisse l'exporter. M. O. Henry, supposant le fer uni à l'acide crénique, croit cependant qu'elle peut offrir dans son administration à la source quelques avantages, surtout s'il est démontré que le crénate de fer est d'une assimilation très facile pour l'économie animale.

NOMENCLATURE. Voy. CLASSIFICATION.

NONETTE (France, Puy-de-Dôme, arrond. d'Issoire). A 11 kilomètres de cette ville. Près du hameau d'Entraigues, on rencontre plusieurs petites sources minérales qui ont la propriété de fournir des travertins ou incrustations dont l'industrie tire partie sous le nom de *marbre de Nonette*. Ces eaux n'ont été l'objet d'aucun examen chimique.

NORDERNEY (Hanovre). Ile de la mer du Nord, protégée contre la mer par des dunes, au pied desquelles s'élève le village de même nom. Bateaux à vapeur de Brême.

Bains de mer. Établissement très fréquenté.

NÖRDLINGEN. Voy. JOHANNISBAD.

NORDWASSER (Allemagne, grand-duché de Bade). A 2 kilomètres d'Oppenau, source et établissement de bains, sans autre mention.

NORTHEIM (Allemagne, Hanovre). Entre Göttingue et Hanovre.
Sulfurée calcique. Tempér., 12° centigr.

	Eau : 16 onces.		Eau : un litre.
	Grains.		Gram.
Sulfate de soude..............	2,400	=	0,297
— de magnésie..........	1,350	=	0,167
— de chaux	7,500	=	0,930
Carbonate de chaux.........	2,550	=	0,316
— de magnésie.......	0,400	=	0,049
Chlorure de sodium.........	0,450	=	0,055
— de magnésium	0,500	=	0,062
Crénate? de chaux..........	0,500	=	0,062
Alumine.................	0,087	=	0,002
Silice..................	0,050	=	0,001
Mat. extractive et bitumineuse.	0,170	=	0,021
Matière sulfureuse?..........	0,140	=	0,017
Matière organique...........	0,300	=	0,039
	16,397	=	1,998
	Pouc. cub.		Cent. cub.
Gaz acide carbonique........	3,877	=	135,5
Gaz hydrogène sulfuré.......	1,661	=	66,4

(WESTRUMB.)

Ces eaux sont employées en bains et boisson dans les maladies de la peau, les affections rhumatismales et les catarrhes bronchiques. On utilise en applications topiques des boues qu'on y recueille.

NOUVELLE (la) (France, Aude). A 26 kilomètres de Narbonne. Chemin de fer de Narbonne à Perpignan.
Bains de mer. Établissement particulier.

NOVELDA (Espagne, prov. d'Alicante).
Sulfurée calcique. Tempér., 20° centigr.

	Eau : une livre.		Eau : un litre.
	Grains.		Gram.
Sulfate de chaux..............	1,1	=	0,107
— de magnésie.............	0,3	=	0,029
Carbonate de chaux..........	1,6	=	0,156
— de magnésie........	0,8	=	0,087
Sulfure de calcium...........	0,5	=	0,049
Alumine..................	0,5	=	0,049
Matière organique...........	0,3	=	0,029
Résidu siliceux..............	0,4	=	0,039
	5,5	=	0,545
	Pouc. cub.		Cent. cub.
Gaz hydrogène sulfuré.........	10	=	400
Gaz acide carbonique.........	4	=	160

(FERNANDEZ Y LOPEZ.)

Ces eaux se prennent en bains, à l'air libre, dans des sortes de mares que remplit la source. Traitement des maladies de péau.

NOWOSSELJA (Russie d'Europe). Près de Kortcheva, sur la rive droite du Volga.

Bicarbonatée calcique. Froide.

	Eau : 16 onces.		Eau : un litre.
	Grains.		Gram.
Carbonate de chaux.........	1,310	=	0,138
— de soude.........	0,340	=	0,036
— de fer	0,022	=	0,002
Sulfate de magnésie..........	0,733	=	0,077
— de soude...........	0,460	=	0,049
— de chaux............	0,333	=	0,035
Chlorure de sodium...........	0,383	=	0,041
Acide silicique.............	0,400	=	0,042
	3,981	=	0,460
	Pouc. cub.		Cent. cub.
Gaz acide carbonique.........	1,5	=	81,0

(RICHTER.)

NOYERS (France, Loiret, arrond. de Montargis).

M. Patissier est le seul auteur qui signale à Noyers, bourg à 20 kilomètres de Montargis, une source *ferrugineuse* non analysée.

NYDELBAD (Suisse, canton de Zurich). Bains à 8 kilomètres de Zurich. Altitude : 1860 pieds. Une analyse qualitative se borne à indiquer ces eaux comme contenant du gaz hydrogène sulfuré, du carbonate de chaux, et de la matière extractive, avec une température de 13° centigrades. Établissement fréquenté par les habitants des environs. On y fait la cure du petit-lait.

NYER. Voy. OLETTE.

O

OBERLAHNSTEIN (Allemagne, duché de Nassau). A peu de distance de Coblentz.

Bicarbonatée sodique. Froide.

	Eau : 16 onces.		Eau : un litre.
	Grains.		Gram.
Carbonate de soude	11,160	=	1,383
— de magnésie.......	0,800	=	0,099
— de fer............	0,125	=	0,015
Sulfate de magnésie.	2,800	=	0,347
— de chaux............	1,444	=	0,179
Chlorure de sodium	2,500	=	0,310
Acide silicique	0,083	=	0,001
	18,912	=	2,334
	Pouc. cub.		Cent. cub.
Gaz acide carbonique	16,22	=	875,8

(AMBURGER.)

OBERTIEFENBACH (Bavière, district d'Immenstadt). Dans une prairie.

Bicarbonatée sodique. Tempér. ?

	Eau : 16 onces.		Eau : un litre.
	Grains.		Gram.
Carbonate de soude..........	1,400	=	0,173
— de chaux..........	0,100	=	0,012
— de fer............	traces	=	traces
Chlorure de sodium	0,800	=	0,099
— de potassium.......	0,100	=	0,012
Acide silicique	0,200	=	0,024
Humus.................	0,100	=	0,012
	2,700	=	0,332
	Pouc. cub.		Cent. cub.
Gaz hydrogène sulfuré	0,050	=	2,7

(VOGEL.)

Il y a un établissement. Bains de piscine.

OBLADIS (États autrichiens, Tyrol). Dans une belle vallée des Alpes tyroliennes..Altitude: 3780 pieds. Deux sources.

L'une *ferrugineuse bicarbonatée.* Tempér.?

L'autre *sulfurée calcique.*

	Eau : un litre.	
	SAUERBRUNNEN.	SCHWEQUELLE.
	Gram.	Gram.
Carbonate de magnésie..........	0,721	0,619
— de chaux	0,244	0,417
— de fer	»	0,057
Chlorure de magnésium........• ⎱	0,432	»
— de calcium.......... ⎰		
Sulfate de soude..............	0,172	»
— de magnésie............	0,216	0,446
— de chaux..............	0,288	0,360
	2,073	1,899
	Cent. cub.	Cent. cub.
Gaz acide carbonique	828,0	50,0
Gaz hydrogène sulfuré	»	24,0

(ALBANEDER.)

Le *Sauerbrunnen*, la source la plus anciennement connue des deux, est employée en boisson. Le *Schwequelle* (source sulfureuse) sert plus particulièrement aux bains. On prescrit ces eaux dans les obstructions abdominales, les affections calculeuses, la goutte et l'hypochondrie. Il y a un établissement.

OCÉANIE. Aucune partie du monde ne renfermant un aussi grand nombre de volcans que l'Océanie, les sources thermales devaient s'y rencontrer également. Les voyageurs en ont cité quelques-unes, et vraisemblablement beaucoup d'autres ont échappé à leur attention. Dans l'île de Java et au Japon, il en est de remarquables [voy. JAVA. JAPON. PLATUNGAN. TAMBUNGAN]. Alibert cite les eaux brûlantes de l'île de Luçon, la principale des Philippines, comme étant très renommées et servant en boisson et en bains à la cure des rhumatisants et des lépreux. D'après cet auteur, l'île de Sumatra présente plusieurs sources très chaudes et parfaitement minéralisées. Leur composition n'est pas indiquée. De même en trouve-t-on à Harouko, dans l'archipel des Moluques. L'île de Tanna, parmi les Nouvelles-Hébrides, au milieu de productions volcaniques, comprend des sources dont Forster a évalué la température à 190 degrés du thermomètre de Fahrenheit (88° centigr.), et que la relation de l'expédition du capitaine Cook signale comme sulfureuses. Enfin, le docteur Comeiras, en parcourant les îles Marquises, a été frappé du grand nombre de sources minérales que l'on y rencontre, la plupart froides et ferrugineuses bicarbonatées. Les Nukuhiviens en font un grand usage, mais sans aucun discernement, ou du moins à peu près comme on use en Europe des eaux dites de table.

ODESSA (Russie d'Europe, gouv. de Cherson). Sur la mer Noire. *Bains de mer.* Avec établissement.

ŒDÈME. Voy. ANASARQUE.

ŒSEL (Russie d'Europe, gouv. de Livonie). Ile de la mer Baltique, où l'on trouve des *boues minérales*, riches en chlorure de sodium et en oxyde de fer, et dont l'usage est associé en applications topiques et en bains au traitement marin.

ŒYNHAUSEN (Prusse, Westphalie). Près des salines de Rehme, dans une belle vallée, entre Minden et Herford. Station du chemin de fer de Berlin à Cologne.

Chlorurée sodique. Tempér., 33° centigr.

	Eau : 16 onces.		Eau : un litre.
	Grains.		Gram.
Chlorure de sodium........	256,39	=	30,766
— de magnésium.....	8,28	=	0,993
Sulfate de potasse..........	0,36	=	0,043
— de chaux...........	22,99	=	2,758
— de magnésie........	19,99	=	2,398
Carbonate de chaux.......	6,67	=	0,800
— de magnésie......	3,85	=	0,462
— de fer	0,51	=	0,061
— de manganèse....	0,01	=	0,001
Acide silicique...........	0,35	=	0,042
	319,40	=	38,324
	Pouc. cub.		Cent. cub.
Gaz acide carbonique.......	10,97	=	438,8
			(BISCHOF.)

La source (*Thermalsoole*), dont nous donnons ici la composition a été obtenue par un forage artésien pratiqué en 1830 dans le muschelkalk. On estime son dégagement de gaz à 130 000 litres par minute, lesquels représentent pour 100 parties en volume : acide carbonique, 93,86, et air atmosphérique, 6,14.

Il est encore deux autres sources froides, le *Bülowbrunnen* et le *Bitterbrunnen*. Elles sont moins riches en chlorure de sodium que la précédente. La seconde contient une assez notable proportion de sulfate de soude. Il ne paraît pas qu'elles dégagent beaucoup de gaz acide carbonique. Leur emploi est réservé pour la boisson, tandis que le *Thermalsoole* sert exclusivement à l'usage externe. On prépare avec l'eau du *Bülowbrunnen* une eau mère qui est souvent mélangée avec le bain.

Un établissement pourvu de tous les appareils balnéaires désirables pour bains, douches, étuves, a été installé à OEynhausen. On s'est attaché en particulier aux applications du gaz acide carbonique sous toutes les formes. Une salle d'inhalation est disposée, au milieu de laquelle un jet d'eau minérale s'élance pour retomber à travers des fascines, s'y diviser à l'infini, et imprégner de particules salines l'atmosphère ambiante, déjà chauffée elle-même. On utilise encore l'air des bâtiments de graduation des salines voisines. Enfin, la cure du petit-lait y est pratiquée.

Les affections scrofuleuses constituent la principale spécialisation de cette station. On y joint la paralysie passive des membres inférieurs, le rhumatisme à forme torpide, et les cachexies reliées au lymphatisme.

Station fréquentée, malgré un climat variable.

OFEN ou **BUDE** (États autrichiens, Hongrie). Ville sur la rive droite du Danube, séparée par un pont de Pesth-Bude, capitale de la Hongrie. Altitude : 145 mètres. Chemin de fer de Vienne à Pesth. Service de bateaux à vapeur sur le Danube.

Sources nombreuses, sortant d'une chaîne de montagnes, dans un sol calcaire jurassique, au travers duquel pénètre le trachyte du Josefsberg. Parmi elles, il en est six principales, très rapprochées par leur composition, différant de température. On leur suppose une origine commune. A savoir :

1° *Kaiserbad* (bain de l'Empereur) .... 61°,3 cent.
2° *Lukasbad* (bain de Luc) .... 56°
3° *Königsbad* (bain du Roi) .... 50°
4° *Raitzenbad* (bain de Raitz) .... 42°
5° *Bruckbad* (bain du Pont) .... 42°,5
6° *Blocksbad* (bain du Bloc) .... 45°

Ces sources appartiennent à la classe des *bicarbonatées calciques*, et se recommandent par une thermalité remarquable.

La station d'Ofen possède en outre des sources *sulfatées*, parmi lesquelles on en signale de *ferrugineuses*. Ces eaux, dont la température ne s'élève pas au-dessus de 15° centigrades, ont fixé, plus particulièrement dans ces dernières années, l'attention des chimistes et des médecins.

Le tableau suivant réunit les analyses les plus importantes et les plus récentes publiées sur les sources d'Ofen :

1° Sources *bicarbonatées calciques.*

	KAISERBAD.	BLOCKSBAD.
	Gram.	Gram.
Sulfate de potasse................	0,123	0,061
— de soude................	0,042	0,368
— de chaux................	0,073	0,134
Crénate de soude................	0,011	»
Chlorure de sodium.............	0,089	0,264
— de magnésium..........	0,139	0,031
Phosphate de soude.............	0,005	0,014
— de chaux..............	0,004	traces
— de lithine.............	»	0,002
— d'alumine.............	0,005	0,013
Carbonate de fer................	0,002	0,005
— de lithine.............	0,033	»
— de chaux.............	0,388	0,537
— de magnésie..........	»	0,108
Silice........................	0,001	0,010
Barégine et bitume.............	0,053	0,010
	0,976	1,565
	Cent. cub.	Cent. cub.
Acide carbonique libre..........	305,1	492,2
— sulfhydrique............	traces	traces
Azote......................		54,0

(MOLNAR, 1849.)

2° Sources *sulfatées* et *ferrugineuses.*

Eau : un litre.	Élisabeth-quelle.	Hildegarde-quelle.	Bock's bitter-quelle.	Source ferrugineuse.
	gr.	gr.	gr.	gr.
Sulfate de potasse......	0,139	7,380	0,184	0,008
— de soude........	6,413	8,087	14,042	2,931
— de magnésie.....	2,506	6,870	9,186	4,430
— de chaux.......	0,517	1,045	0,947	1,024
Chlorure de sodium.....	0,803	1.448	1,248	»
— de magnésium..	»	»	»	0,376
Carbonate de chaux.....	0,112	0,208	0,050	0,530
— de magnésie...	0,103	»	0,018	0,055
— de fer.......	traces	»	0,006	0,060
— de manganèse.	»	»	»	0,072
Silice................	0,005	0,013	0,004	0,041
Alumine.............	0,015	0,013	»	0,004
Bitume.............	»	»	»	0,004
	10,615	25,066	25,686	9,539
	cc.	cc.	cc.	cc.
Acide carbonique libre...	0,936	62,37	4,40	15,98

(REDTENBACHER, 1853.) (MOLNAR, 1857.) (WAGNER, 1857.)

Eau : un litre.

	BITTERSALZQUELLE.	HAUSNERQUELLE.
	Gram.	Gram.
Sulfate de potasse............	0,0859	0,8966
— de soude............	8,4355	9,8873
— de chaux............	0,5610	1,3400
— de magnésie.........	3,9220	7,7222
Chlorure de sodium..........	0,5419	2,5444
Bicarbonate de chaux........	0,8671	0,3845
— de magnésie.......	0,2561	0,2410
Alumine et phosphate de fer...	0,0051	»
Alumine.................	»	0,0064
Silice..................	0,1059	0,0838
Acide carbonique libre.......	0,0634	0,4045
	14,8439	24,4207

(REDTENBACHER, 1854.)   (MORITZ SAY, 1854.)

Le groupe d'eaux bicarbonatées et thermales que nous signalons en premier lieu a conservé à la fois la réputation et les aménagements qu'il avait à l'époque de l'occupation de la Hongrie par les Turcs. C'est surtout dans les bains de l'Empereur, de Luc et du Roi, qu'on retrouve la disposition des édifices consacrés, en Orient, au bain en commun et aux pratiques qui l'accompagnent, et telles que nous les avons exposées ailleurs [voy. BAINS]. Toutefois une installation moderne permet aux classes aisées de trouver dans des cabinets distincts les conditions de propreté, de bonne hygiène et de calme, dont le public des piscines turques se soucie assez peu, à ce qu'il paraît. La plupart de ces établissements sont alimentés par plusieurs sources chaudes à la fois. On en compte onze au Kaiserbad par exemple, et il en est à peu près de même pour les autres bains. Nous n'ajouterons rien sur le mode balnéatoire suivi à Ofen. Il consiste, comme dans l'Orient, en séjour prolongé dans les piscines et dans l'atmosphère plus ou moins brûlante des salles, combinaison peu méthodique, généralement parlant, du bain et de l'étuve, et qui touche plus à l'hygiène qu'à la thérapeutique.

On a coutume de boire l'eau des sources du Kaiserbad et du Lukasbad, de demi-heure en demi-heure, et à la dose d'un à six verres, tous les matins, à jeun, soit pure, soit associée à du lait ou à du petit-lait. Les eaux *sulfatées* se prennent de la même manière. Il n'est pas nécessaire d'insister sur la propriété purgative de ces dernières, que leur composition a fait rapprocher des AMÈRES (EAUX) [voy. ce mot] de l'Allemagne. Quant aux eaux bicarbonatées, elles ne sauraient agir que par la quantité ingérée et par la chaleur à laquelle on en use, comme diurétiques et comme diffusibles. M. Rotureau (*Des princip. eaux de l'Europe*, 1857) fait d'ailleurs observer que jamais les malades ne suivent un traitement exclusivement interne aux sources d'Ofen. Le bain a la plus grande faveur dans cette localité, mais on y joint souvent la boisson.

Le rhumatisme chronique représente la spécialisation la plus formelle d'Ofen. La haute thermalité de ces eaux les approprie à ce traitement, sans qu'il y ait à redouter les effets trop stimulants d'une minéralisation relativement peu effective. Il a été remarqué, là comme en d'autres localités, qu'on guérit plutôt dans les piscines fréquentées par les derniers rangs de la population que dans les bains pris à part et organisés avec confortable. A côté des affections rhumatismales se placent les roideurs articulaires ou musculaires consécutives aux fractures et aux luxations, ou d'origine traumatique. Mais ces bains ont une très grande vogue dans la cure des maladies de la peau, principalement de celles qui se rattachent à la scrofule, le lupus, l'éléphantiasis, etc. Nous pensons, en conformité avec M. Rotureau, que les résultats obtenus dans ces affections tiennent surtout à une action substitutive qui s'exerce d'une manière plus ou moins durable, mais dont on ne saurait tenir compte que secondairement au point de vue de la diathèse prédominante.

Les médecins de Pesth-Bude n'emploient les eaux laxatives d'Ofen que dans les affections chroniques avec pléthore et torpeur abdominale (Rotureau). On commence à exporter ces eaux, à l'exemple de celles de Püllna et de Saidschutz.

Ofen, par la diversité de ses sources et par la proximité de la ville de Pesth, avec laquelle on la confond souvent, occupe la première place dans les stations thermales de la Hongrie. Ses établissements sont en partie des propriétés hospitalières et particulières, en partie sous la direction de l'administration autrichienne. Des restes nombreux de l'époque romaine, pendant laquelle elle portait le nom d'*Aquincum*, et de la domination du sultan Soliman le Magnifique, au XVI° siècle, témoignent de son ancienne importance.

OFFENAU (Allemagne, Wurtemberg). Dans le cercle et sur les bords du Neckar, à 12 kilomètres de Heilbronn.

Chlorurée sodique. Tempér., 13° centigr.

	Eau : un litre. Gram.
Sulfate de soude........................	1,219
— de chaux......................	0,168
Chlorure de sodium....................	2,635
— de magnésium...................	0,052
— de calcium.....................	0,515
Carbonate de fer.......................	0,105
— de magnésie..................	0,183
Silice.................................	0,083
Acide carbonique	0,128
	5,088

(Rieucher, 1845.)

En outre, des traces de brome et quelquefois d'acide sulfhydrique.

Ces eaux, dont l'usage est assez ancien, s'emploient en boisson et en bains, dans toutes les formes de la scrofule.

OGEN. Voy. SAINT-CHRISTAU-DE-LURBE.

OÏOUN-SCKHAKHNA, ou **FRAIS-VALLON** (Algérie, prov. d'Alger). A 3 kilomètres de cette ville, dans la Bou-Zarria.

Bicarbonatée mixte. Tempér., 17° centigr.

Sources nombreuses parmi lesquelles on en remarque une principale, renfermée sous un petit marabout, isolée de toutes les autres et circonscrite dans un puisard que surplombe un rocher.

Eau : un litre.

	Gram.
Chlorure de sodium........................	0,314
Sulfate de soude........................	0,046
Carbonate de soude....	0,061
— de chaux.... à l'état de bicarbonate	0,099
— de magnésie.	0,075
— de fer......	0,007
Silicate de chaux........................	0,030
	0,632

(MILLON, 1855.)

La proportion des gaz libres n'a pu être déterminée ; M. Millon n'y a pas constaté d'iode et d'arsenic. La source d'Oïoun-Sckhakhna possède un débit de 2520 litres par vingt-quatre heures. Le terrain d'où elle s'échappe est formé de micaschiste très feuilleté et se délitant très facilement ; elle porte aussi dans la localité le nom de *Frais-Vallon*.

Ces eaux sont très digestives, toniques, et assez ferrugineuses pour être utilement employées à ce titre. Elles sont plus employées à distance que sur place. Il n'y a aucune installation thermale.

OKMÈ (Afrique orientale, Nubie). Source thermale, à 40° centigr., exhalant une odeur sulfureuse et autour de laquelle le sol est recouvert d'efflorescences salines. C'est la seule source chaude de cette contrée qui tombe dans le Nil.

OLETTE (France, Pyrénées-Orientales, arrond. de Prades). Sur la rive droite du Tet.

Sulfurée sodique. Tempér., 27° à 78° centigr.

Plus de trente sources principales divisées en trois groupes, qui sont :

1° Le groupe de *Saint-André*, comprenant les sources inférieures voisines de la grande source de ce nom ; elles sont au nombre de onze, et leur température s'échelonne entre 30° et 75°.

2° Le groupe de l'*Exalada*, qui réunit les sources supérieures de l'est au nombre de sept, marquant depuis 36° jusqu'à 65°.

3° Le groupe de la *Cascade*, formé de l'agglomération des sources de l'ouest, dont la grande source de la Cascade est le type.

Angladâ avait distingué, sous les noms de sources de Thuès, de Canaveilles, de Nyer et d'En, les principales eaux minérales qui jaillissent dans cette partie de la France ; mais M. Bouis les a toutes réunies sous le nom de sources d'Olette, ou des *Graus d'Olette*.

Les sources d'Olette, sans parler des nombreux petits filets qui se font remarquer de distance en distance, ont un débit général évalué à 1 772 640 par vingt-quatre heures. Leur origine est évidemment commune, et leur composition et leur constitution à peu près identiques. On constate toutefois que la proportion de sulfure de sodium et des autres sels est d'autant plus grande, que les eaux sont à une température plus élevée ; aussi celles qui sont à peu près froides n'accusent-elles que des traces de principe sulfuré. Le tableau suivant fera connaître la composition des principales de ces sources.

Eau : un litre.

	Source St.-André, no 1. Temp. 75o cent.	Source de la Cascade, no 14. Temp. 78o cent.	Source St.-Louis, no 23. Plusieurs jets de 44° à 48o cent.
	Gram.	Gram.	Gram.
Sulfure de sodium..........	0,02829	0,03010	
Potasse...................	0,00821	0,00940	0,007
Soude	0,03542	0,03841	»
Chaux....................	0,00813	0,00733	»
Carbonate de soude	0,04785	0,03842	0,032
— de chaux	»	»	0,020
Sulfate de soude...........	0,06500	0,06200	0,070
— de magnésie........	»	»	0,008
— de chaux...........	»	»	0,019
Chlorure de sodium........	0,03160	0,03200	0,036
Silice....................	0,14300	0,16400	0,078
Alumine, fer, magnésie, iode...	0,03000	0,04200	»
Alumine, iode, acide borique. Fer, manganèse, cuivre.....	»	»	0,030
Composé azoté............	0,03400	0,03600	0,010
	0,43150	0,45966	0,310

(Bouis.)

Quoique la potasse et la soude soient inscrites dans ces analyses à l'état de liberté, M. Bouis les considère cependant comme en combinaison avec la silice.

L'installation balnéo-thérapique d'Olette se bornait jusqu'à ce jour à un très petit nombre de baignoires mal disposées et nullement en rapport avec l'abondance des sources, le degré de sulfuration des eaux et enfin leur situation. Mais aujourd'hui M. Bouis y fait élever un établissement thermal, ainsi qu'un vaste hôtel propre à recevoir des malades de toutes les classes.

Jusqu'à présent on n'a utilisé qu'un petit nombre de sources ; en majeure partie ce sont les eaux les moins sulfurées qu'on a expérimentées depuis sept à huit ans, en boisson, en bains et douches, dans un local provisoire et étroit, avec six baignoires. Il est à regretter que l'application des eaux riches en sulfuration n'ait pas encore été tentée d'une manière régulière. M. le docteur Puig a publié un grand nombre d'observations de rhumatismes, d'affections nerveuses générales, de rhumatismes nerveux, d'entorses et de luxations, de maladies des organes digestifs, d'affections dartreuses et des voies urinaires, guéries ou au moins considérablement amendées par l'emploi de ces eaux.

Celles-ci paraissent s'approprier très bien, en particulier, aux formes névropathiques des affections qui réclament les eaux sulfureuses. Leur température convient aux rhumatismes, et est également utilisée dans les affections scrofuleuses.

OLMITELLO. Voy. ISCHIA.

OLMÜTZ (États autrichiens, Moravie).

Sulfurée. Froide.

	Eau : 16 onces.		Eau : un litre.
	Grains.		Gram.
Sulfate de soude............	0,250	=	0,036
— de chaux............	0,066	=	0,009
Chlorure de sodium.........	0,149	=	0,021
Carbonate de soude.........	0,158	=	0,022
— de magnésie......	1,433	=	0,206
— de chaux.........	0,858	=	0,123
Acide silicique.............	0,016	=	0,002
Matière extractive..........	0,050	=	0,007
	2,980	=	0,426
	Ponc. cub.		Cent. cub.
Gaz hydrogène sulfuré........	2,224	=	88,9

(SCHROTTER.)

Il y a un établissement de bains appropriés particulièrement aux rhumatismes et aux maladies de la peau.

OLVERA (Espagne, prov. de Cadix). Source appelée encore *Baño de la sarna* (bain de la gale), *sulfureuse* froide, employée contre les ulcères de mauvais caractère et dans les maladies de peau.

ÖLVES (États autrichiens, Transylvanie). Village du comitat de Klausenburg.

Sulfatée magnésique. Tempér., 14° centigr.

	Eau : 16 onces.		Eau : un litre.
	Grains.		Gram.
Sulfate de magnésie.........	104,00	=	17,927
Chlorure de sodium.........	1,60	=	0,228
Carbonate de magnésie.......	2,80	=	0,403
— de chaux.........	1,70	=	0,244
Alumine..................	0,60	=	0,086
Matière extractive..........	0,40	=	0,057
	111,10	=	15,994
Gaz acide carbonique........	quant. indét.		

(PATAKY.)

Cette eau est rangée parmi les eaux AMÈRES (voy. ce mot) et, comme elles, passe pour purgative. La proportion du sulfate de magnésie est digne de remarque, et rend compte jusqu'à un certain point de ses propriétés.

OLYMPIAN SPRINGS (États-Unis, Kentucky).

Station thermale renommée, sans mention de la composition et de la température des eaux.

OMÈNE (Suisse, canton de Fribourg). Au fond d'une vallée, au-dessus du lac de ce nom, à 38 kilomètres de Fribourg. Altitude : 3240 pieds.

Chlorurée sodique. Tempér., 12° centigr.

Deux sources. Une analyse incomplète en a été publiée. Elles empruntent un caractère sulfureux à la proximité de marécages. On s'en sert en bains dans les affections scrofuleuses et les dermatoses. Établissement médiocrement installé.

ONTANEDA (Espagne, prov. de Santander). Village qui se confond avec celui d'Alceda.

Sulfurée calcique. Tempér., 33° centigr.

Eau : un litre.

	Gram.
Sulfate de chaux........................	1,770
— de soude.....................	1,347
— de potasse........................	0,486
Chlorure de sodium....................	0,980
— de magnésium..................	1,080
Carbonate de chaux....................	0,039
— de magnésie...................	0,024
Silice	0,011
Oxyde de fer......................	0,005
	5,742

(MANUEL RIOZ, 1849.)

Cent. cub.

Hydrogène sulfuré...................... 1,399

(SANCHEZ DE TOCA.)

Ces eaux sont très chargées de matières organiques et dégagent d'abondantes bulles de gaz azote. Elles reçoivent leurs applications dans un établissement bien installé, avec bains, douches et étuves. A proximité coulent les eaux complétement analogues d'*Alceda*, également tempérées et sulfureuses, mais mal aménagées. On les emploie toutes principalement dans les affections de la peau. On doit remarquer cependant que la proportion du principe sulfuré est très minime.

OPHTHALMIE. La médication hydrominérale ne saurait entrer dans le traitement des ophthalmies qu'autant qu'il s'agit de modifier des conditions constitutionnelles, originelles ou acquises. Il est désormais reconnu que si les caractères anatomo-pathologiques des inflammations de l'œil sont assez évidents pour marquer plusieurs d'entre elles d'une sorte de spécificité, aucun d'eux pris à part n'établit suffisamment la relation de cause à effet. C'est toujours, en pareil cas, ainsi que le prescrit M. Desmarres (*Traité théorique et pratique des maladies des yeux*, 1855), l'examen général du malade qui doit décider de la marche à suivre dans le traitement. Les eaux minérales n'excluent pas les moyens locaux dirigés contre l'inflammation. Mais elles interviennent avec d'autant plus d'avantage que celle-ci a pris un mode passif, et qu'il ne reste qu'à achever la cure en combattant le vice diathésique, ou à prévenir les récidives par l'amélioration ou un changement favorable de la constitution. On en référera donc sur cette question aux rapports possibles entre les diverses diathèses et les agents thérapeutiques dont nous nous occupons. [Voy. HERPÉTISME. LYMPHATISME. SCROFULE. SYPHILIS].

Certaines eaux fortement *sulfurées*, comme celles de *Schinznach* par exemple, ont été prescrites en applications topiques dans les conjonctivites chroniques ; mais elles n'agissent alors que par substitution, à la manière d'un collyre irritant.

OPPENAU (Allemagne, duché de Bade, cercle du Rhin moyen). Au pied du Kniebis.)

Ferrugineuse bicarbonatée. Tempér. ?

La source d'Oppenau, quoique très fréquentée, n'a encore été, que nous sachions, l'objet d'aucun examen chimique. Elle jaillit dans la cave de l'établissement, qui renferme douze cabinets de bains très bien installés. On y donne en outre des bains de bourgeons de sapins.

OPPORTUNITÉ. Nous avons exposé dans un article particulier les INDICATIONS des eaux minérales. La connaissance de ces dernières laisse encore indécise celle de l'*opportunité* : nous désignons ainsi l'époque convenable, ou *opportune* pour l'application du traitement thermal. Nous n'avons pas besoin d'insister sur l'importance de cette considération. Le résultat d'une médication dépend souvent du moment où elle est appliquée, et le traitement des maladies chroniques ne suppose pas sur ce sujet des règles moins sévères que celui des maladies aiguës.

L'opportunité du traitement thermal peut se définir par la formule suivante : *Les eaux minérales seront appliquées exclusivement dans les périodes stationnaires des maladies chroniques. — Leur emploi sera proscrit dans leurs périodes d'activité.*

Quelques autres remarques suffisent pour faire ressortir la signification et l'importance de cette formule.

Les maladies chroniques se présentent sous l'une ou l'autre des conditions suivantes : ou elles suivent une marche continue, ou elles se montrent sous forme de manifestations passagères.

La continuité de la marche des maladies chroniques ne suppose que rarement un état régulièrement uniforme ou une progression constante. Dans l'un et l'autre cas, on observe des temps d'arrêt, dus, soit à l'interruption des causes morbides, soit à une influence thérapeutique, soit à l'intervention de l'organisme lui-même. Une maladie indéfiniment croissante, et qui n'offre pas de ces temps d'arrêt, est en général absolument au-dessus des ressources de l'art.

Ce sont ces groupes stationnaires, où la cause pathologique semble sommeiller, où l'évolution morbide s'arrête, qu'il faut choisir pour l'application des eaux minérales. L'étude de la phthisie et de son traitement par les eaux minérales nous fournira ultérieurement les exemples les plus frappants, et en même temps les plus impérieux, de cette règle.

On comprend qu'en signalant des périodes d'*activité* des maladies chroniques, nous n'avons nullement entendu parler de l'état *aigu*, qui préside au développement d'un certain nombre de maladies chroniques, et dont la considération sert d'exemple banal aux contre-indications les plus formelles des eaux minérales. On comprend également que le point de vue actuellement exposé s'étend bien au delà des accidents aigus qui peuvent survenir dans le cours des maladies chroniques.

Les maladies chroniques ne procèdent souvent que par manifestations transitoires. C'est là le fait ordinaire d'affections diathésiques ou constitutionnelles : il en est ainsi de la goutte, des coliques néphrétiques dans la gravelle, des rhumatismes, des névroses, de certains exanthèmes, et même de certaines affections qui ne présentent pas le même caractère constitutionnel, telles que les catarrhes des muqueuses respiratoire ou urinaire en particulier, des calculs biliaires, coliques néphrétiques, etc.

L'opportunité du traitement thermal est encore plus facile à saisir dans les cas de ce genre. Elle est d'autant plus précise que la maladie est actuellement plus silencieuse, et qu'un temps plus long s'est écoulé après ses manifestations passées, ou pourra s'écouler, d'après les prévisions qu'il est permis d'établir, avant ses manifestations futures.

Nous pouvons assurer que de l'inobservance des règles que nous établissons dépendent presque constamment les résultats stériles, et surtout les résultats nuisibles, que l'on peut reprocher à l'emploi des eaux minérales, et que lorsqu'on voudra s'y soumettre avec exactitude, on ne manquera pas d'obtenir du traitement thermal tous les effets favorables que l'on sera en droit d'en attendre dans un cas donné.

ORB (Bavière, basse Franconie). Près de salines importantes, dans une vallée profonde. Deux sources de même composition, émergeant d'un terrain calcaire.

Chlorurée sodique. Tempér., 14° à 15° centigr.

	Eau : un litre.
	Gram.
Carbonate de magnésie....................	1,742
— de chaux......................	0,075
— ferreux	0,049
— de potasse....................	0,443
Sulfate de magnésie........................	2,092
— de potasse......................	0,045
Chlorure de sodium........................	26,335
— de magnésium	0,951
Silice	0,013
Iodure de magnésium......................	0,001
Bromure de magnésium.....................	0,003
Lithine, manganèse, alumine, acides crénique et borique, ammoniaque et perte...........	0,298
	32,047
	(RUMMEL.)

Ces eaux sont employées en boisson, en bains et en douches, dans un établissement bien installé. On leur associe pour l'usage interne du petit-lait de chèvre, et des eaux mères des salines voisines pour le traitement externe. L'inhalation se pratique aussi dans les bâtiments de graduation. Les affections scrofuleuses constituent leur principale spécialisation.

OREL (Russie d'Europe, gouvern. d'Orel). Deux sources inégalement minéralisées par les mêmes principes.

Chlorurée sodique. Froide.

	Eau : 16 onces.		Eau : un litre.
	Grains.		Gram.
Chlorure de sodium.........	16,500	=	1,749
— de magnésium......	3,500	=	0,371
Sulfate de magnésie........	12,000	=	1,272
— de chaux...........	5,250	=	0,556
Carbonate de chaux.........	1,250	=	0,132
Alumine...................	0,500	=	0,053
Matière humique..........	0,125	=	0,013
	39,125	=	4,146
			(GIESE.)

Osann assimile ces eaux aux eaux AMÈRES (voy. ce mot).

ORENSE (Espagne, prov. de même nom). Ville chef-lieu sur la rive gauche du Miño, sur le sol et aux environs de laquelle jaillissent de nombreuses eaux chaudes.

Bicarbonatée sodique. Tempér., 66° à 68°,5 centigr.

Trois sources principales, appelées *las Burgas* (les thermes), et ayant sensiblement la même composition. D'après le docteur Casares, leur analyse se résume ainsi qu'il suit :

	Eau : un litre.
	Gram.
Carbonate de soude....................	0,220
Chlorure de sodium....................	0,165
Acide silicique	0,157
	0,542

Il est à supposer cependant que ces eaux minérales présentent une constitution plus complexe. Aussi est-ce avec réserve que nous les plaçons dans les bicarbonatées sodiques.

Le gaz qui se dégage en grande abondance dans ces eaux est composé de 16 parties d'acide carbonique et de 86 d'azote.

Leurs propriétés médicales n'ont pas encore été suffisamment étudiées. Les habitants de la localité les font servir en grande partie aux usages domestiques. A l'époque romaine, elles étaient connues et fréquentées sous le nom d'*Aquæ calidæ Cilinorum*. Pas d'établissement.

OREZZA (Corse, canton de Piedicroce). A 30 kilomètres environ de Bastia, et à une petite distance de la mer.

Ferrugineuse bicarbonatée. Tempér., 15° centigr.

Plusieurs sources jaillissent à une petite distance les unes des autres dans la vallée d'Orezza, mais deux principales méritent seulement d'être signalées ici. La première, la moins importante, et qui n'a été l'objet d'aucun examen chimique attentif, est sulfurée et bicarbonatée : elle porte dans le pays le nom de *Source d'en haut* (*Sorgente soprana*).

La seconde, distante de 150 mètres de la précédente et nommée *Source d'en bas* (*Sorgente sottana*), est très abondante (144 000 litres environ par vingt-quatre heures), et très fréquentée par les malades pauvres et par les habitants aisés d'Ajaccio, de Bastia, de Calvi, etc., mais seulement usitée en boisson. On en exporte même au dehors une quantité très notable. Voici sa composition.

	Eau : un litre.
	Lit.
Air atmosphérique.........................	0,011
Acide carbonique libre et des bicarbonates......	1,248
	Gram.
Carbonate de chaux.......................	0,602
— de magnésie...................	0,074
— de lithine....................	traces
— de fer.......................	0,128
— de manganèse..................	traces
— de cobalt....................	traces
Sulfate de chaux........................	0,021
Chlorure de potassium....................⎫	0,014
— de sodium ....⎭	
Alumine	0,006
Acide silicique.........................	0,004
Acide arsénique..........................⎫	
Fluorure de calcium.....................⎬	traces
Matière organique......................⎭	
	0,849

(POGGIALE, 1853.)

C'est dans l'eau d'Orezza que l'on a vu inscrit pour la première fois le cobalt.

L'eau d'Orezza est particulièrement utile dans la chlorose, les engorgements des viscères abdominaux, les fleurs blanches, les affections anciennes du tube digestif, et généralement dans toutes les maladies qui proviennent de la faiblesse des organes.

ORGANIQUES (Matières). — En hydrologie, on donne le nom de matières organiques à des composés très divers, pour la plupart encore mal définis, mais ayant tous pour éléments constitutifs *essentiels*, de même que les autres substances de nature organique, du carbone, de l'oxygène, de l'hydrogène, le plus souvent de l'azote, quelquefois du soufre et d'autres principes minéraux; et ayant tous aussi, pour caractère chimique le plus saillant, la propriété de réduire, dans des circonstances déterminées, les sulfates en sulfures. On les rencontre dans les eaux, sous trois états différents : 1° en dissolution; 2° sous forme concrète, réputée anhiste; 3° présentant les signes non douteux d'une organisation tantôt végétale, tantôt animale. C'est sous ces trois caractéristiques principales que nous allons les considérer.

1° MATIÈRE ORGANIQUE EN DISSOLUTION. — Il est extrêmement rare qu'on puisse constater directement *de visu* la présence de cette matière dans l'eau; le microscope même n'en décèle point de vestiges; sa petite proportion, comparée à celle des principes minéraux, et surtout à la masse du liquide qui la dissout, rend naturellement compte de ce fait.— On ne peut citer, croyons-nous, que les eaux de Porla, dont la teinte jaunâtre ait été pour Berzelius un indice de son existence. — Quant aux réactifs proposés (chlorure d'or, tannin, etc.), ils sont impuissants à la mettre en évidence incontestable. Ordinairement elle ne se manifeste aux analystes que par la coloration jaunâtre, brune, noire ou grisâtre (suivant sa nature et ses proportions), qu'elle communique au résidu de l'évaporation de l'eau par la chaleur; quelquefois encore, quand on élève suffisamment la température, par une odeur de ses produits volatils, analogue à celle des substances végétales ou animales soumises à la même épreuve. Elle est susceptible d'être entraînée en partie par l'évaporation, même spontanée, des eaux, et son existence y est démontrée encore par les productions concrètes qu'elle dépose, sous la seule influence du refroidissement(?), sur les portes des galeries souterraines de certains établissements thermaux [voy. ATMOSPHÈRE THERMALE]. Cette matière n'est pas identique dans toutes les eaux; mais néanmoins l'impossibilité de l'isoler des autres substances auxquelles elle est mélangée, l'absence de données et de caractères suffisants pour déterminer, dans tous les cas, même approximativement, sa nature, font que les observateurs, qui ne l'ont pas négligée tout à fait, se sont contentés de la signaler sans en indiquer ni la composition exacte, ni l'origine. Chacun, suivant ses idées préconçues,

suivant la portée de-ses recherches, l'a inscrite, quelquefois pour des
eaux identiques, sous une dénomination différente dont la justesse est
rarement à l'abri des critiques. Voici quelques-uns des noms sous lesquels on la trouve désignée dans les analyses :

Matières organiques. — *Matière (ou substance) organique.*
  —   *pseudo-organique.*
  —   *organisée.*
  —   *organique azotée.*
  —   *organique azotée et sulfurée.*
  —   *organique albumineuse.*
  —   *organique animalisée.*
  —   *végéto-animale,* Dispan, Magnes, Lahens, etc.
  —   *végétale et animale.*
  —   *animale azotée.*
  —   *extractive.*
  —   *extractive végétale.*
  —   *extractive animalisée,* Barbut, Bonvoisin.
  —   *gommeuse.*
  —   *grasse.*
  —   *végétale grasse.*
  —   *grasse résineuse,* Lansberg.
  —   *subrésineuse.*
  —   *résiniforme.*
Résine et corps extractif.
Matière (ou substance bitumineuse), Pilhes, etc.
Bitume.
Matière organique de l'humus.
  —   *humique.*
Humus.
Substance colorante extractive, Fourcroy.
Glairine, Anglada, etc.
Glairine ou barégine.
Glairine rudimentaire, O. Henry.
Glairine { *matière organique soluble.*
     { *matière organique insoluble.*

Ajoutons que d'autres observateurs, se basant sur des considérations
d'un ordre différent, mais plus méthodique, ont proposé, pour la matière
organique en solution dans les eaux sulfurées des Pyrénées particulièrement, les noms suivants :

Glairigène, O. Henry.   *Sulfurose,* Lambron.
Pyrénéine, Fontan.   *Hydrose,* Lambron.
Sulfurhydrine, Cazin.

M. Lambron attribue la dénomination de *sulfurose* à la matière en
solution provenant, selon lui, de la décomposition de la sulfuraire
[voy. plus loin MATIÈRES ORGANISÉES], et l'appellation d'*hydrose* à la
matière organique des eaux potables et courantes, qui existerait également dans toutes les eaux minérales.

Est-il nécessaire de faire remarquer l'absence de fondement d'indications telles que *matière organisée, matière pseudo-organique, matière organique animalisée*, etc. ! Nous comprenons, à la rigueur, qu'on ait cru expliquer ainsi la présence de l'azote, mais comment admettre une *matière organique azotée et sulfurée?* comment s'est-on assuré que ce soufre appartenait à l'élément organique plutôt qu'aux éléments minéraux de l'eau elle-même ?

En présence de la confusion de langage dont nous venons de donner des exemples, il serait bien désirable, du moins jusqu'à ce que la science ait apporté des documents plus complets sur la nature réelle des variétés multiples de cette matière, que les chimistes se bornassent à l'inscrire dans leurs analyses, sous le nom de *matière organique*, en ajoutant *azotée* ou *non azotée*, d'après le renseignement qu'aura fourni l'essai par la chaux potassée [voy. HUMUS], et quand sa qualité bitumineuse ou humique n'est pas absolument hors de doute, comme pour le *bitume*, les *acides humique* ou *géique, crénique* et *apocrénique* [voy. ces mots]. Ils devraient, en outre, ne mettre en ligne qu'avec plus de réserve des composés tels que la substance amyloïde (?) de l'*Acqua acetosa*, si complaisante à se colorer en bleu par l'iode, tels que les acides *acétique, butyrique, propionique, formique*, de l'eau de Bruckenau [voy. ces mots], substances évidemment étrangères à la composition normale de l'eau, introduites par accident ou produites pendant les réactions analytiques.

Il est maintenant bien établi qu'il existe dans toutes les eaux naturelles, de quelque essence qu'elles soient, une matière organique en dissolution ; mais, pour ce qui regarde les eaux minérales, nous croyons· que cette matière peut être de nature et d'origine plus complexes. Ainsi, on peut admettre que les eaux de formation géologique, ou émergeant de terrains primitifs, ramènent une matière *primitive*, c'est-à-dire constituant avec elles un être unique, ayant pris naissance en même temps qu'elles et sous les mêmes actions par une association directe et simultanée de leurs éléments. D'un autre côté, les eaux ayant leur point de départ dans les terrains secondaires ou tertiaires, et par·conséquent provenant d'infiltrations des eaux supérieures, ne contiendraient qu'une matière *accidentelle* due vraisemblablement, soit à des actions chimiques diverses s'exerçant, à des températures et sous des pressions quelquefois considérables, entre des azotates, des composés ammoniacaux, et des minéraux d'origine organique (hydrocarbures, bitumes, lignites, etc.), soit tout simplement, comme pour les eaux douces, à la décomposition, sur ou au voisinage de la surface terrestre, de corps organisés récemment ou anciennement privés de vitalité, que les eaux super-

ficielles dissolvent et entraînent à travers les couches perméables et les
failles, soit enfin à toutes ces causes réunies. Si, en outre on réfléchit que
les eaux des terrains primitifs et celles des terrains secondaires peuvent,
dans leur trajet jusqu'à leurs points d'émergence, subir des mélanges,
non-seulement entre elles, mais aussi avec d'autres eaux de composition
diverse émanant directement des terrains superficiels, on s'expliquera
comment la nature de la matière organique doit varier à l'infini, et combien les proportions des mélanges, ainsi que leur température, doit
influer, concurremment avec l'intervention des agents atmosphériques,
sur sa composition et sur la manifestation des phénomènes ultérieurs.
Mais quel que soit le nom par lequel on désigne cette matière organique
dissoute, quelle que soit l'origine ou la composition qu'on lui attribue,
on ne saurait nier qu'elle ne soit le principal élément producteur des
matières concrètes, anhistes et organisées, dont nous allons parler.

   2° MATIÈRE ORGANIQUE CONCRÈTE, RÉPUTÉE ANHISTE. — Toutes les
eaux naturelles, et surtout les eaux minérales, après avoir reçu le contact
de l'air atmosphérique, abandonnent sur leur parcours, avec plus ou
moins d'abondance, suivant leur nature, des dépôts organiques, le plus
souvent azotés, onctueux, glaireux, de couleur blanche, grisâtre, gris
verdâtre, noirâtre, etc., qui, enduisant les corps solides immergés, ta-
pissent le fond et les parois des canaux et des bassins, ou, s'élevant à la
surface du liquide sous forme de magmas gélatineux, de pellicules, de
filandres, plus ou moins transparents et de coloration diverse, en rapport
avec les composés minéraux qui s'y fixent, s'accumulent contre les obstacles, finissent quelquefois par obstruer les conduits et par encombrer
les réservoirs servant à son aménagement. Disons tout de suite que, pour
plusieurs savants, le fait même de l'apparition de ces substances est
un indice probant qu'elles possèdent toutes un certain état d'organisation. Cette assertion, que Bory de Saint-Vincent et d'autres naturalistes
ont déjà exprimée, mais qui a été combattue ou dédaignée par quelques
observateurs, souvent peu compétents, il faut le dire, n'est pas encore
admise par la science comme un fait irrécusable. Cependant on s'accorde généralement à voir en elles au moins des formes de passage
entre la matière organique en dissolution et la matière organisée. « Un
ouvrage qui traiterait *ex professo* ce sujet difficile est fort désirable,
— écrivait récemment le plus savant de nos phycologistes, M. C. Montagne, — mais il n'est pas même ébauché. » De là vient que certaines
des productions organiques hydrominérales sont encore communément
regardées comme anhistes ; néanmoins quelques auteurs insistent sur
ce fait, que l'examen microscopique convenablement poursuivi n'a presque jamais manqué de déceler, dans des échantillons en apparence tout

à fait amorphes, des signes d'organisation (cellules ou filaments) la plus rudimentaire peut-être, mais en réalité incontestable. Il ne s'agit pas, bien entendu, de la partie mucoso-gélatineuse qui sert d'enveloppe protectrice et pour ainsi dire de gangue à presque toutes les Phycées, partie absolument *chaotique*.

Les matières organiques concrètes qui prennent naissance dans les eaux sulfurées, étant plus abondantes et plus singulières, ont été le sujet de recherches beaucoup plus nombreuses et plus approfondies que celles qu'on trouve dans les eaux bicarbonatées, sulfatées, chlorurées, etc. Il est arrivé souvent qu'on a conclu des unes aux autres, sans se donner davantage de peine ; aussi leur étude comparative reste presque tout entière à faire. Ce que nous allons dire s'appliquera donc principalement aux matières des eaux sulfurées, et plus particulièrement à celles des Pyrénées.

Ici aussi les dénominations foisonnent : les unes basées, ou sur les caractères objectifs, ou sur les propriétés présumées, ou sur la composition plus ou moins exacte ; les autres inspirées par la nature minérale, la chaleur de l'eau, par le nom de la région, ou même de la station balnéaire où on les rencontre, etc. C'est ainsi qu'on a dit :

Matière grasse.........⎫	
Graisse...............⎬	Bordeu, pour les Pyrénées.
Glaires...............⎭	
Substance glaireuse......⎱	
Flocons soyo-gélatineux...⎰	Bayen, pour Luchon.
Zoogène...............	Gimbernat, pour Ischia.
Matière animale........⎱	Vauquelin, Chaptal, Longchamp et autres, pour
Matière végéto-animale...⎰	les Pyrénées, Vichy, etc.
— *végétale*........	Berzelius, pour Karlsbad.
— *pseudo-organique.*	
— *amorphe*.......⎫	Turpin......⎫
— *chaotique*.......⎭	⎬ pour les Pyrénées.
Barégine (2 variétés).....	Longchamps...⎧
Glairine (6 variétés).....	Anglada......
Glairidine............	Boujean, pour Aix en Savoie.
Luchonine.............	A. Séguier, Barrau, pour Luchon.
Axine...............	Astrié, pour Ax.
Arline...............	pour Amélie-les-Bains (Bains près Arles).
Saint-salvérine.........	Fabas........⎫
Salvatorine...........	(?)..........⎬ pour Saint-Sauveur.
Pyrénéine déposée.......⎱	Fontau.......⎫
Substance gélatin. amorphe⎰	⎪
Sulfomucose...........⎱	Cazin........⎬ pour les Pyrénées.
Sulfodiphthérose........⎰	⎪
Sulfurine.............	Lambron......⎭
Géline..............	Aulagnier.....
Thermaline...........	Forichon......⎫
Nérisine.............	Richond des Brus⎬ pour Néris.

Une liste complète exigerait plusieurs pages.

. On remarquera qu'un certain nombre des noms cités ont déjà été enregistrés parmi ceux attribués à la matière organique en dissolution. C'est que, en effet, les expériences analytiques, lorsqu'on en a effectué, ont souvent fourni pour la matière concrète des résultats analogues à ceux obtenus par l'examen de la première, c'est-à-dire suffisants seulement pour établir leur essence organique, tenant tantôt de la substance végétale, tantôt de la substance animale, tantôt des deux à la fois. Notons pourtant qu'on n'y retrouve plus la résine, le bitume, l'humus, ni leurs dérivés, ce qui indique la présence plus habituelle de l'azote comme élément constituant. La plupart des dénominations, embrassant quelquefois des espèces très complexes, s'appliquent et à des espèces encore réputées amorphes, et à des individus reconnus aujourd'hui comme devant être à bon droit rangés parmi les Algues, et que, par suite de l'imperfection des méthodes et des instruments, sinon par suite de l'ignorance ou de l'inhabileté des observateurs, on a longtemps regardés aussi comme absolument anhistes, c'est-à-dire privés de tout vestige d'organisation.

Dans cette conviction, on expliquait la production de toutes les matières concrètes par des conjectures; la plus rationnelle admettait la coagulation de la matière organique dissoute par l'influence de la diminution de pression et de température, et surtout par la première action de l'air atmosphérique. C'est cette hypothèse qu'il faut accepter encore pour les espèces véritablement amorphes, s'il en existe. En tout cas, on a observé qu'elles n'apparaissent que dans des eaux de température modérée et ayant subi le contact de l'air; dans les eaux très chaudes, au-dessus de 50° centigr., elles ne se montrent qu'après que ces eaux se sont refroidies au-dessous de ce degré, soit naturellement, soit par le mélange d'un filet d'eau de température plus basse.

Leur coloration est, avons-nous dit, très variable selon les espèces, selon qu'elles sont plus ou moins anciennes, selon la température et la composition de l'eau, selon la durée de l'aération et le degré de la lumière. Lorsqu'elles revêtent une teinte brune, rouge ou verte, c'est l'indice à peu près certain qu'elles jouissent d'une organisation plus ou moins avancée.

Ces matières, en général, ont une consistance presque nulle; elles s'écrasent et se désagrégent sous la plus faible pression. Apparaissant et séjournant au milieu d'un liquide, elles en sont gorgées et fixent de cette manière, soit comme corps constituant dans leur substance, soit comme dépôts dans leurs replis et sur leur surface, les éléments minéralisateurs de l'eau, et même certains d'entre eux, le soufre par exemple, semblent être indispensables à la formation de quelques-unes.

3° MATIÈRE ORGANISÉE [voy. BOUES, *limon végétal*]. — Les matières organisées des eaux appartiennent aux degrés les plus inférieurs de l'échelle des êtres vivants ; la plupart sont microscopiques, et les grossissements des plus fortes lentilles peuvent seules les faire reconnaître. Chez un grand nombre, les caractères sont assez tranchés pour qu'on puisse facilement les classer, soit dans la série végétale, soit dans la série animale ; mais d'autres ne présentent que des signes douteux, mixtes, qui les font ranger par les naturalistes, tantôt d'un côté, tantôt de l'autre. C'est pour ceux-ci que Bory de Saint-Vincent avait créé son groupe des Psychodiaires. Bien que toutes les questions relatives à cette intéressante partie de l'histoire naturelle soient loin encore d'être résolues, la multiplicité des observations, le progrès des méthodes, les perfectionnements apportés au microscope, ont jeté peu à peu la lumière sur des points hier encore tout à fait obscurs, et ont favorisé l'institution de classifications rationnelles.

A. *Série végétale.* — Les végétaux qui naissent et se développent au sein des eaux constituent la classe des Phycées (ou *Algues submergées*), comprenant les Zoospermées, les Floridées, les Phycoïdées et les Diatomacées (Montagne), familles qui se subdivisent en tribus, sous-tribus et genres, et réunissaient déjà, il y a quinze ans, plus de deux mille espèces. Ce n'est pas ici le lieu d'entrer dans l'historique et les détails de cette nomenclature ; nous devons nous restreindre à parler brièvement des formes les plus singulières ou qu'on rencontre le plus ordinairement dans les eaux minérales. Mais avant d'aller plus loin, signalons, pour la blâmer, l'habitude prise par beaucoup d'hydrologistes de désigner sous le nom de *Conferves* les végétaux quelconques observés dans les eaux minérales. Les Conferves ne constituent qu'un seul genre dans une seule des nombreuses tribus et sous-tribus dont se compose la classe des Algues, lequel genre se caractérise comme il suit : « Filaments tubuleux, capillaires, cloisonnés de distance en distance, cylindriques ou légèrement étranglés au niveau des cloisons, simples ou rameux, de couleur le plus ordinairement verte ; flottant en masses plus ou moins volumineuses sur les eaux, ou bien fixées par l'une de leurs extrémités, soit aux pierres ou aux aspérités submergées, soit sur d'autres plantes. » Lors donc que le genre ou la tribu du végétal à énoncer n'est pas déterminée, on doit, pour éviter des erreurs préjudiciables aux progrès de la science, se borner à le désigner par la dénomination d'*Algue* ou de *Phycée*.

C'est sur les matières des eaux sulfurées, avons-nous dit, qu'on a fait les observations les plus anciennes et les plus nombreuses. Malgré cela, nous avons vu Longchamp et Anglada confondre, sous les noms de *baré-*

gine et de *glairine*, les agglomérations organiques si complexes des eaux des Pyrénées, en admettant l'un deux variétés, l'autre six, mais sans résultat pour leur classement définitif. M. Fontan, le premier, dégagea nettement la nature organisée de l'une d'elles, qu'il appela *sulfuraire*, en la rapportant aux végétaux confervoïdes. La science accepta alors la découverte de M. Fontan ; ce n'est pourtant que tout récemment que MM. Kutzing et Montagne, régularisant la position de cette algue, l'ont rangée parmi les *Leptomitus*, dans la tribu des Confervacées, sous le nom de *Leptomitus sulfuraria*, l'épithète devant servir à la fois de caractéristique du milieu où elle croît et rappeler la dénomination créée par l'observateur. Mais d'autres formes de ces matières restaient considérées encore comme amorphes, et l'on a continué à les englober sous les appellations de *glairine* et de *barégine*, comme si l'on avait eu affaire à une substance unique et toujours identique. Pour essayer de ramener les idées vers des habitudes plus rationnelles, M. Lambron proposa de leur attribuer la désignation de *sulfurine ;* M. Aulagnier imagina ensuite celle de *géline ;* M. Cazin (*Recherches sur les matières organiques des eaux de Luchon*, 1855-1858), en en décrivant ou indiquant cinq formes bien distinctes, et doutant aussi alors qu'elles fussent organisées, les a spécifiées sous les noms de *sulfomucose, sulfodiphthérose, sulfosébose, sulfosarcose* et *sulfothrycose*, voulant par là rappeler autant que possible leur origine et leurs aspects les plus saillants. Mais, depuis les examens répétés qu'il a poursuivis sur place et à Paris, sur des échantillons nombreux et recueillis à des époques différentes, cet observateur est arrivé à cette conviction, que quatre d'entre elles jouissent d'une organisation réelle (cellules ou filaments), et il les a réparties parmi les tribus des Phycées, dont leurs caractères les rapprochent le plus. Pour une seule, où les signes ne sont pas absolument nets, M. Cazin a provisoirement adopté la manière de voir de Bory de Saint-Vincent, en la plaçant dans un genre *Chaos*. On a donc désormais les correspondances suivantes, qui annulent ses premières dénominations :

Sulfomucose	= *Chaos sulfuraria,*	Chaodinées, Bory.
Sulfodiphthérose	= *Cryptococcus sulfuraria,*	Palmellées, Lyngbye.
Sulfosébose	= *Calothrix* (sp. ?),	Oscillariées, Bory.
Sulfosarcose	= *Leptothrix* (sp. ?),	Leptothrycées, Kutzing.
Sulfothrycose	= *Zygnema* (sp. ?),	Zygnémées, Duby.

C'est non-seulement, dit M. Cazin, parce que, comme la sulfuraire citée plus haut, les deux premières espèces paraissent être particulières aux eaux sulfurées, mais aussi parce que leur analyse élémentaire démontre la présence du soufre dans leur substance, qu'il a cru devoir joindre à leur appellation spécifique l'épithète attributive de *sulfuraria*.

Outre ces Algues, d'autres encore, surtout des Diatomées, signalées aussi par divers observateurs, se trouvent soit isolées, soit mélangées avec elles ; mais celles-ci se rencontrent dans des eaux de nature variable, et ne doivent pas arrêter notre attention. Ces agglomérations d'organismes multiples se présentant, le plus ordinairement au premier aspect, sous des formes principales décrites par les hydrologistes (magmas glaireux, membraneux, filamenteux, *sulfomucose, sulfodiphthérose, sulfuraire*, etc.), il est probable que l'on continuera de les désigner par les noms collectifs et commodes de *glairine* ou de *barégine*, qui sont maintenant d'un usage vulgaire.

Les eaux minérales autres que les eaux sulfurées ont aussi presque toutes, outre des Algues communes, des Algues qui leur sont particulières ; du moins les recherches qu'on a déjà effectuées rendent cette opinion fort probable. Les dimensions de cet article ne nous permettent pas d'énumérer toutes celles déjà acquises ; citons-en seulement quelques exemples extraits des *Annales de la Société d'hydrologie médicale* :

A Vichy, MM. Montagne, Petit et Haime ont déterminé l'*Ulothrix Vichyensis* et le *Navicula Vichyensis;* à Ems, M. Montagne a indiqué l'*Hygrocrocis Amisiana;* à Valdieri, on trouve le remarquable *Leptothrix Valderia* Delp., le *Sphærozyga Garelliana* Montg.; à Néris, l'algue, non encore nommée, mais si bien étudiée, quant à ses mœurs, et si bien décrite, quant à ses caractères apparents, par MM. de Laurès et Becquerel.

Peu de temps après qu'on les a séparées du milieu où elles se forment et mises en contact avec l'air atmosphérique, les matières organiques concrètes, organisées ou non, surtout celles qui sont azotées, sulfurées, s'altèrent, répandent une odeur très fétide, en rapport avec leur nature intime. Elles sont insolubles dans l'eau, l'alcool et l'éther. Les alcalis caustiques en séparent la cellulose insoluble, dissolvent l'albumine végétale et quelques-uns des principes minéraux qu'elles renferment. Les acides minéraux et l'acide acétique se comportent à peu près de la même manière : M. Filhol a trouvé, en outre, que l'acide nitrique formait des acides oxalique et xanthoprotéique avec la matière organique des eaux sulfurées des Pyrénées. Chauffées à une température assez élevée, elles dégagent de l'eau, puis des produits empyreumatiques et hydrocarbonés, du carbonate et du cyanhydrate d'ammoniaque, et laissent du charbon parmi le résidu. On observe, enfin, que la matière organique a la propriété très singulière de fixer l'iode et d'autres éléments minéralisateurs des eaux.

B. *Série animale.* — En dehors des ANIMAUX VIVANT DANS LES EAUX [voy. ces mots] qui ne peuvent se classer dans la matière organisée dont nous nous occupons, il existe dans les eaux minérales, au milieu des

Algues, une foule d'êtres essentiellement microscopiques, dont l'organisation et souvent même l'individualité ne sont pas toujours bien distinctes, mais dont cependant l'animalité est aussi réelle que pour les animaux les plus parfaits. Ces êtres sont compris dans la classe des *Vers nématoïdes* et dans celle des *Infusoires*. Bien qu'un article ait déjà été inséré sous ce dernier titre, dans ce Dictionnaire, nous croyons devoir y revenir ici pour modifier des assertions peut-être trop affirmatives relativement au *Gallionella ferruginea* et aux *Navicules*, et pas assez relativement aux *Oscillaires*. En effet, ces individus appartiennent incontestablement et définitivement à la classe des *Algues* : les deux premières espèces à la tribu des Diatomées, plantes à enveloppe siliceuse ; l'autre à la famille des Zoospermées. Sans entrer dans la discussion des opinions et des faits, disons seulement « qu'il faut d'autant plus facilement admettre la nature végétale des Diatomées, qu'elles ont incontestablement des affinités plus étroites avec les Desmidiées qu'avec les Infusoires, et que pour tous les naturalistes, Ehrenberg excepté, les Desmidiées sont bien des Algues. » Quant aux Oscillaires, la question est encore mieux jugée : de ce qu'elles sont animées de mouvements spontanés, ainsi que plusieurs autres genres d'Algues, et particulièrement certaines Diatomées, on avait conclu, pour elles aussi, non pas à leur animalisation, mais à un état mixte participant de l'animal et du végétal ; Bory de Saint-Vincent les avait fait entrer dans ses Psychodiaires. Depuis longtemps déjà phycologistes et zoologistes sont d'accord : « Les vrais Infusoires sont des animaux aquatiques très petits, *non symétriques*, sans sexes distincts, sans œufs visibles, sans cavité digestive déterminée ou permanente, *ayant tout ou partie de leur corps sans tégument résistant......* » (Dujardin.)

Voici les noms de quelques genres d'animalcules et d'Infusoires qu'on rencontre dans les eaux minérales :

Anguillule,	Leucophre,	Euglena,
Oncholaimus,	Vorticelle,	Bacterium,
Phanoglene,	Monas,	Vibrion.

Ceux de la première colonne sont des animalcules microscopiques ; les autres, des Infusoires vrais.

S'il est vrai que quelques-uns de ces êtres ne se produisent que dans les matières organiques en décomposition, on ne peut nier non plus qu'un certain nombre ne se trouve aussi au milieu d'Algues parfaitement saines et vivantes, et il ne nous répugne aucunement d'admettre qu'ils tirent leur origine et leurs moyens de développement de la matière organique soluble, puis des matières concrètes, de la même manière que les substances végétales.

Afin qu'on puisse se faire une idée de la multiplicité des corps organisés qu'on rencontre dans les eaux minérales, et de la variété de leur distribution, suivant la différence de composition des sources, nous donnons ici, pour exemples, le résultat des recherches de M. Montagne sur les eaux de Vittel et de Saint-Amand (Nord) (*Annales des sciences naturelles*).

CORPS ORGANISÉS DES EAUX MINÉRALES DE VITTEL.

1° Source Marie, sulfatée magnésienne calcaire; température, 13°,5 :

Spirogyra longata, Kg..........⎫
—   quinina, Kg..........⎭ Conjuguées.
Conferva bombycina, Ag .... Confervacées.
Closterium Leiblinii, Kg.......... Desmidiées.
Cocconema cymbiforme, Ehrenb... ⎫
Synedra fasciculata, Kg.......... ⎪
—   ulna, Ehrenb.......... ⎪
—   Nitzschii, Kg.......... ⎬ Diatomacées.
—   dissipata, Kg.......... ⎪
Melosira varians, Ag.......... ⎭

2° Grande source, ferro-magnésienne calcaire; température, 13° :

Spirogyra longata............⎫
—   quinina............⎭ Conjuguées.
Conferva bombycina............ Confervacées.
Cocconema cymbiforme......... ⎫
Epithemia zebra, Ehrenb........ ⎪
—   turgida, Ehrenb ...... ⎬ Diatomacées.
Navicula gracilis, Ehrenb....... ⎪
—   oblonga, Kg.......... ⎪
Synedra ulna............... ⎭
Sphærotilus ochraceus, Bréb..... ⎰ Développé dans le flacon seulement après deux mois!

3° Source des Demoiselles, ferrugineuse bicarbonatée; température, 12° :

Psichormium Vittelliense, Montg ..⎫
Conferva bombycina............⎭ Confervacées.
Spirogyra quinina............ Conjuguées.
Ulothrix varia, Kg............ Draparnaldiées.
Calothrix pulchra (?), Kg....... Oscillariées.
Vaucheria racemosa, Lyngb..... Vauchériées.
Melosira vagans .... ⎫
Synedra ulna............... ⎪
—   dissipata.............. ⎪
—   oxyrhynchus, Kg....... ⎪
—   cristallina, Kg.......... ⎬ Diatomacées.
—   sigmoidea, Nitzsch....... ⎪
Cocconema cymbiforme.......... ⎪
Gomphonema dichotomum (?), Kg.. ⎪
Navicula oblonga .... ⎭
Closterium Leiblinii............ Desmidiées.

4° Source du Régent :

Chœtophora pisiformis, Ag......,	Chœtophorées.
Oscillaria alba...............	Oscillariées.
Sphœrozyga oscillarioides, Menegh.	Nostochinées.

Epithemia turgida	
— *gibba*, Kg............	
Cyclotella operculata, Kg........	
Melosira varians..............	
Surirella solea, Bréb...........	
Synedra notata, Kg.............	
— *Vaucherii*, Kg..........	Diatomacées.
— *oxyrhynchus*...........	
— *ulna*	
— *splendens*, Kg.........	
Achnantidium flexellum (?), Bréb..	
Cocconema cymbiforme..........	
Gomphonema dichotomum........	
Navicula viridis, Kg...........	

Plus un Infusoire (*Euglena acus*), et deux *Anguillules*.

CORPS ORGANISÉS DES EAUX DE SAINT-AMAND (NORD), SULFUREUSES.

Conferva bombycina...........	Confervacées.
Leptomitus sulfuraria, Kg. et Montg.	
Cladophora fracta.............	
Oscillaria terebriformis, Ag......	Oscillariées.

Surirella solea...............	
Stauroneis legumen, Kg.........	
Synedra ulna	Diatomacées.
— *tenuissima*, Kg.........	
— *splendens*.............	
Achnantes minutissima, Kg......	

Dans les *boues* de la même localité ;

Leptomitus sulfuraria..........	Confervacées.
Oscillaria tigrina, Kg..........	Oscillariées.

Melosira varians..............	
— *subflexilis*, Kg.........	
Epithemia zebra.............	
Synedra ulna	
— *oxyrhynchus*...........	
— *cristallina*	
— *splendens*............	
Amphora ovalis, Kg...........	Diatomacées.
Coscinodiscus (Sp.?)	
Cryptodiscus (Sp.?)	
Cocconema cymbiforme.........	
Navicula attenuata, Kg........	
Gomphonema constrictum.......	
Surirella solea..............	
Plus, de la *glairine*	

En terminant cet article, trop étendu par la place qu'il occupe dans ce livre, trop court pour ce qu'il y aurait à dire, nous répéterons, avec l'auteur de l'*Etude sur les conferves des eaux de Valdieri et de Saint-Honoré-les-Bains :* « Savoir reconnaître et déterminer les individus rudimentaires qui occupent les degrés inférieurs de l'échelle des êtres organisés constitue un privilége exceptionnel qui ne s'acquiert qu'après des labeurs opiniâtres, et est l'apanage de rares adeptes!... (Cazin, *Annales de la Société d'hydrologie médicale*, t. V.)

Si l'histoire naturelle des matières organiques dans les eaux minérales réclame encore de nombreuses études, leur histoire thérapeutique est bien plus incomplète encore. Il s'agirait de savoir : 1° quelle part ces matières prennent à l'action thérapeutique des eaux qui les renferment en notable proportion ; 2° quelles propriétés il est permis d'attribuer aux matières organiques extraites des eaux minérales, et désignées généralement sous le nom de *conferves*.

Il n'est pas aisé de distinguer ce qui appartient en propre aux matières organiques (glairine, barégine, matières organiques en dissolution) considérées dans les eaux prises en bains ou à l'intérieur, au sujet des résultats thérapeutiques obtenus auprès de ces dernières. Il est probable qu'elles procurent à ces eaux quelque chose de sédatif, mais plutôt par simple contact que par action physiologique. En effet, les eaux infiltrées qui renferment le plus de matières organiques en dissolutions sont généralement moins excitantes que les autres, et possèdent même des propriétés sédatives vis-à-vis des dermatoses humides ou prurigineuses et vis-à-vis des états névropathiques. Il nous est difficile d'aller plus loin que cette simple considération ; celle-ci mériterait elle-même une étude plus rapprochée que celle dont ces matières organiques ont été l'objet jusqu'ici.

Les matières organiques en suspension, ou sous forme chaude, et les matières organisées (conferves.....) ont été séparées des eaux minérales et employées à part. Nous empruntons à un mémoire du docteur Aulagnier quelques renseignements sur les applications qui en ont été faites (*Bull. de l'Acad. impér. de méd.*, t. XXII, 1856-57).

Th. Bordeu, il y a un siècle, employait ce qu'il appelait les *glaires* des Eaux-Bonnes pour résoudre des tumeurs, pour déterger des ulcères ; il ne pouvait croire, disait-il, que ces glaires ne fussent bonnes à rien. Mais ses lettres ne mentionnent aucun résultat pratique. Il conseillait de prendre de la barégine ou substance à l'eau sulfureuse exportée. Il parle de malades auxquels on faisait prendre des flocons de barégine à Cauterets. Anglada déclare que la glairine des sources sulfureuses des Pyrénées-Orientales était fréquemment employée comme topique, soit pour calmer des éruptions herpétiques, soit pour fondre des tumeurs, ou guérir des ulcères calleux, des plaies anciennes (*Traité des eaux minér. et des eff. thérap. des Pyrénées-Orient.*, 1838). Le docteur Dumestre conseille la barégine en applications sur les fractures anciennes, sur des membres roidis ou contracturés. M. Balard attache une grande importance à la présence de la barégine dans les eaux de Baréges.

Ces documents sont très-vagues, et autorisent au moins les doutes que M. Aulagnier émet au sujet des vertus thérapeutiques de la *barégine*. La seule étude un peu explicite que nous connaissions sur ce sujet est due à MM. de Laurès et A. Becquerel, et a pour objet les *Conferves* des eaux de Néris. Mais l'analogie permet d'étendre à la généralité des matières organiques employées sous forme topique les remarques faites par ces observateurs. Voici ce qui paraît résulter de leurs recherches.

La matière organique est inerte par elle-même dans les applications topiques pour lesquelles elle est employée. C'est à l'eau minérale dont elle est productrice, et dont elle prolonge le contact, qu'il faut rapporter les effets obtenus. Il faut y ajouter, dans la pratique des frictions, l'action mécanique des cristaux renfermés dans les mailles de la matière organique, carbonate de chaux à Néris (de Laurès), soufre dans les eaux sulfurées (Cazin). Or, MM. de Laurès et A. Becquerel ont trouvé que l'application de ces conferves (de Néris) exerce non pas une action émolliente et calmante, comme on l'a souvent exprimé, mais une action excitante à des degrés divers. Ces applications possèdent des propriétés résolutives (*Ann. de la Soc. d'hydrol. méd. de Paris*, t. I, 1854-55). Ces conclusions, du reste, se rapprochent assez bien de ce que différents observateurs avaient signalé aux Pyrénées, mais d'une manière très vague. L'excitation paraît plus conforme que la sédation avec l'idée d'une action résolutoire.

On a proposé d'employer les matières organiques extraites des eaux minérales sous certaines formes médicamenteuses, pommades, opiats, pilules, etc. M. O. Henry fils reproduit la même idée (*Ann. de la Soc. d'hydrol. de Paris*, t. VI). Nous ignorons ce que l'on a observé à la suite de quelques tentatives déjà réalisées dans ce sens, mais de semblables essais ne nous semblent pas heureusement inspirés.

ORGANOLEPTIQUES (Propriétés). Il serait certainement très précieux, dans l'étude des eaux, de connaître d'une manière exacte quelles impressions chacune d'elles, prise en particulier, peut produire sur les organes du goût et de l'olfaction, et sur la peau par le contact. La plupart des monographies, ou même des ouvrages généraux qui traitent des sources minérales, s'attachent à fixer l'attention du lecteur sur leurs propriétés organoleptiques. Mais, en présence des données souvent contradictoires et parfois chimériques que nous rencontrons à ce sujet, il ne faut pas oublier combien les mots sont impuissants à rendre une impression quelconque de saveur, d'odeur, etc. D'ailleurs cette impression, ainsi que le faisait remarquer de Blainville à propos de l'application du même moyen à l'anatomie, varie non-seulement quant à son intensité, mais aussi quant à sa nature, selon les individus qui l'éprouvent et selon les dispositions du même individu. On aurait tort, dans la plupart des cas, de donner une valeur absolue à ces caractères qui ont été le point de départ de plus d'une erreur en hydrologie, et que, pour ce motif, nous n'avons admis qu'avec la plus grande réserve.

ORIGINE DES EAUX MINÉRALES. Les indications que renferment les articles GISEMENT, EAUX DE MINES, INFILTRATIONS, sur le mode de formation soit des eaux minérales froides dues à l'action directe des infiltrations superficielles, soit des eaux artésiennes dont l'émission ascensionnelle résulte de simples conditions de retour à niveau, nous dispensent d'entrer dans de nouveaux détails sur leur origine. Nous ne nous occuperons ici que de celle des eaux thermo-minérales, à température propre et à mouvement ascensionnel.

Depuis l'antiquité (voy. CALORIQUE NATUREL DES EAUX MINÉRALES), la température propre des eaux minérales a sollicité l'attention des naturalistes. En rapprochant le fait de cette température native de celui de l'émission ascensionnelle, on a été conduit à admettre la formation, et par suite la provenance souterraine. Les observations de Fourier et de M. Cordier sur l'accroissement de la chaleur du globe en raison de la profondeur ont corroboré cette manière de voir.

Après de nombreuses hypothèses plus ou moins hasardées, les géologues modernes en sont venus à considérer les eaux thermo-minérales, soit comme le résultat direct du travail plutonique souterrain, s'y produisant, en grande partie, de toutes pièces, et rejetées à la surface à la manière de toutes les éjections volcaniques actuelles, parmi lesquelles nous retrouvons sans cesse des eaux thermales ; soit comme l'effet médiat des infiltrations souterraines ou sous-marines, et qui, parvenues à une grande profondeur, feraient retour, d'abord à l'état de vapeur, puis à l'état liquide, sous l'influence combinée d'une température élevée, et d'une pression hors de toute proportion avec les limites supérieures que nous puissions atteindre.

Cette évolution, dont, on est porté à le croire, certains détails nous échappent encore et comme cause et comme effet, cette évolution, disons-nous, des infiltrations souterraines et sous-marines se résolvant en eaux minérales n'a point pour cause immédiate un retour à niveau, comme cela a lieu pour les eaux artésiennes. Le phénomène de l'émission ascensionnelle est plus complexe. On s'en est longtemps tenu à son assimilation au jaillissement artésien, parce qu'il répugnait de chercher les causes en dehors des faits connus. Si avant l'invention toute récente de l'appareil Giffard, on eût posé la question d'alimenter un générateur par l'action directe de la vapeur produite, elle eût été fort diversement appréciée.

Or, souvent on a comparé l'intérieur de notre globe à un vaste générateur. Pourquoi ne verrait-on pas, dans l'évolution des infiltrations de profondeur qui nous fournissent les eaux thermales, un fait plus complexe, on peut le croire, mais du moins offrant une certaine analogie avec l'évolution de l'eau et de la vapeur dans un générateur pourvu de l'appareil Giffard ?

On ne peut entendre la pénétration des infiltrations souterraines ou sous-marines à une grande profondeur, sans être conduit à y admettre l'existence de réactions multiples, dont celles de nos laboratoires ne sauraient nous donner une idée exacte, entre les éléments de l'eau et ceux des terrains ou des milieux traversés. De ces réactions, s'exerçant à une haute température, sous une pression très développée, doivent procéder des effets d'expansion auxquels viennent s'ajouter, soit dès le départ, soit dans le trajet, ceux dus à des gaz préexistants. On en trouve la preuve dans l'action si puissante qu'exerce l'acide carbonique comme propulsion des eaux bicarbonatées de la Limagne d'Auvergne et du bassin de Vichy.

La limite ouest du bassin houiller de Brassac est formée par un massif granitique pénétré par des dykes de roches porphyriques et volcaniques. Ce massif forme souterrainement une espèce de falaise contre laquelle reposent les couches tertiaires qui recouvrent la formation carbonifère. Les flancs de cette falaise granitique fournissent, en même temps que des eaux minérales, de notables quantités d'acide carbonique. Ce gaz pénètre suivant le sens de la stratification, et s'épand à l'intérieur et dans les vides des couches arénacées tertiaires. Voici la série des phénomènes présentés par le foncement d'un puits, près du village de Vergougnou (Haute-Loire).

Toutes les fois que l'on devait atteindre une couche arénacée, sa présence était annoncée par des sifflements dus au dégagement du gaz. Dans la profondeur, les sifflements étaient plus intenses : la calotte des terrains recouvrant la couche perméable se soulevait spontanément, et l'on avait le spectacle d'une roche que l'on déblayait à la poudre, devenue, par le fait de l'expansion du gaz, si meuble, que les ouvriers y enfonçaient jusqu'aux genoux. Une dernière et malheureuse explosion, qui fit abandonner le foncement à la main, eut lieu à 200 mètres de profondeur. Le bruit du gaz se produisit plus intense que le sifflet des plus fortes locomotives. Le fond du puits se souleva spontanément de

22 mètres de hauteur. En tenant compte de la résistance des terrains soulevés, on trouve que la pression expansive du gaz aurait dépassé 31 kilogrammes par centimètre carré, et cependant elle s'est manifestée à 200 mètres seulement, c'est-à-dire à une profondeur dont la température pour Paris ne serait que de 19 à 20 degrés. Sur quelle échelle dès lors doivent se mesurer les phénomènes de pression qui se passent aux profondeurs correspondant à nos eaux les plus chaudes, c'est-à-dire de 2000 à 2500 mètres, en n'admettant aucun refroidissement dans le trajet!

Nous nous sommes étendus à dessein sur ces détails qui témoignent l'influence expansive des gaz souterrains et le rôle important qu'ils jouent dans l'émission ascensionnelle des eaux thermales. Ils donnent l'explication de ce fait, qu'à Vichy tous les sondages ont donné de l'eau minérale par la rencontre, à différentes profondeurs, de couches arénacées perméables à l'eau et au gaz souterrain.

La profondeur de provenance des eaux thermales est encore un fait inconnu et impossible à apprécier. Cependant, si l'on considère que là où les roches cristallines, plutoniques ou volcaniques, se sont fait jour à la surface, il apparaît en même temps des eaux thermales, on voit qu'il y a, ainsi que nous l'avons indiqué dans le mot GISEMENT, des relations constantes, étroites, de position entre ces eaux et ces roches. Mais ces relations ne sont-elles que de position? n'impliquent-elles pas des rapports d'origine?

Si l'on étudie une chaîne de montagnes avec roches cristallines, plutoniques ou volcaniques visibles, on ne tarde pas à remarquer que les eaux de même nature sont groupées de la même manière que certaines roches éruptives. On observe également que, pour des eaux d'une nature déterminée, le voisinage de certaine roche y introduit des éléments propres à d'autres eaux thermales dont cette roche est congénère.

C'est ainsi que, dans les Pyrénées, on voit les sulfureuses liées soit aux roches cristallines, soit aux roches plutoniques les plus récentes qui se sont fait jour près des limites des massifs de roches cristallines; et que le voisinage des roches connues sous le nom d'ophites, invariablement liées de position aux eaux chlorurées et sulfatées, est accompagné d'une teneur plus forte en chlorures et iodures alcalins, pour les sulfureuses les plus rapprochées.

La permanence de cet ordre de faits permet de penser que non-seulement les dykes, les fusées souterraines des roches éruptives, ainsi que les limites des massifs cristallins, auraient fourni des canaux émissaires à l'ascension des eaux thermales, mais qu'il y aurait, en outre, des relations de position, des rapports d'origine, entre ces eaux et leurs roches congénères.

Les eaux thermales sont, en effet, de provenance plus profonde que ne semble l'accuser leur température à l'émergence. La sensibilité qu'elles témoignent à l'endroit des tremblements de terre, et surtout de tremblements de faible intensité, produits à une grande distance et non accusés sur les lieux d'émergence, la simultanéité de cette influence sur les sources similaires de totalité ou de partie d'une même chaîne, ne sauraient avoir leur raison d'être, si les eaux thermales n'étaient pas de grande profondeur, si elles n'avaient pas des rapports avec les régions souterraines de température élevée.

En résumé, nous pensons que les eaux thermo-minérales sont liées, non-seulement de position, mais encore d'origine, aux massifs cristallins, aux roches plutoniques ou volcaniques, leurs congénères ; que leur émission ascensionnelle n'est pas le fait d'un simple retour à niveau, comme pour les eaux artésiennes, mais bien le résultat de la force expansive des vapeurs et des gaz souterrains, agissant sous l'influence combinée d'une pression considérable et d'une température élevée, qui seraient à la fois cause et effet de réactions chimiques souterraines.

Ainsi considérées, les eaux thermales ont dû, aux premières périodes géologiques du globe, en raison de leur abondance très probable, jouer un rôle important comme véhicule des matières minérales vers l'extérieur. Ici n'est pas le lieu de déterminer jusqu'à quel point ce rôle est intervenu dans la formation des terrains sédimentaires. Nous nous bornerons à mentionner que dans l'Auvergne, dans le bassin de Vichy, les concrétions récentes sont de la même nature que les travertins anciens ; mais que la puissance relative de ces derniers accuse l'existence ancienne de sources minérales d'une abondance bien plus considérable que les sources actuelles.

ORIGNY (France, Loire, arrond. de Roanne). A 4 kilomètres environ de cette ville.

Ferrugineuse bicarbonatée. Froide.

Deux sources peu importantes jaillissent dans deux puits, à une petite distance l'une de l'autre, et à l'air libre. Elles alimentent neuf baignoires assez mal installées et desservies par de l'eau minérale échauffée à feu nu. Nous ne connaissons aucune analyse de cette eau minérale. Quelques malades de Roanne et des environs fréquentent cette station, surtout des dyspeptiques et des chlorotiques.

ORIOL (France, Isère, arrond. de Grenoble).

Ferrugineuse bicarbonatée. Tempér., 18°.

Deux sources ayant à peu près la même composition chimique.

Eau : un litre.

	Lit.
Acide carbonique libre.....................	0,084

	Gram.
Bicarbonate de chaux.....................	
— de magnésie.....................	1,150
— de soude........................	0,100
— de protoxyde de fer..............	0,046
— de manganèse	sensible
Principe arsenical et iode..................	non douteux
Sulfate de soude........................	
— de chaux	0,170
— de magnésie...................	
Chlorure de sodium......................	
— de magnésium.................	0,014
Silice, alumine.........................	
Matière organique......................	0,020
	1,500

(O. HENRY, 1859.)

M. Gueymard s'est livré au dosage des principes minéraux fixes contenus dans cette eau à différentes époques de l'année, et il a vu, comme on le constate du reste dans beaucoup de sources mal captées, que le degré de minéralisation était plus élevé en été qu'à l'époque des pluies et surtout de la fonte des neiges.

Il existe à Oriol un établissement thermal où bon nombre de malades du département de l'Isère se rendent chaque année.

Ces eaux sont surtout transportées et mériteraient un emploi plus répandu, en raison de la facilité avec laquelle l'estomac les tolère dans les états dyspeptiques et chloro-anémiques.

ORMAIZTEGUI (Espagne, prov. de Guipuzcoa).

Sulfureuse. Froide.

Cette source, d'après M. Sanchez de Toca, contient pour un quart de litre 1 2366 23 centimèlr. cubes de gaz hydrogène sulfuré. Elle est employée par les habitants de la contrée en boisson et en applications externes dans le traitement des affections cutanées.

OS (Maladies des). Il est une série d'altérations organiques des os qui ne sauraient être modifiées par le traitement thermal ou marin. Tels sont l'infiltration tuberculeuse des extrémités articulaires et du corps des os longs, l'ostéosarcome, les hydatides, les tumeurs sanguines, la raréfaction du tissu osseux, et ainsi de toute dégénérescence de nature hétéromorphe ou spéciale. Au contraire, dans les cas d'ostéites partielles et fistuleuses, avec carie et issue de fragments nécrosés, l'observation a démontré que les eaux minérales et la mer donnent les résultats les plus heureux. L'application de ce traitement se subordonne d'une part à l'état des parties malades, de l'autre à la diathèse qui prédomine dans ces

lésions et à la susceptibilité du malade. Le ramollissement des os, soit
qu'il atteigne ces organes dans l'enfance, avant que leur consistance soit
complète, soit qu'il représente une transformation du tissu normal,
tient à des conditions générales pour lesquelles la thérapeutique hydrominérale offre également de nombreuses ressources. Les indications relatives à ces questions de traitement sont exposées dans des articles distincts. [Voy. CARIE. NÉCROSE. RACHITISME. SCROFULE.]

OSCILLAIRES. Voy. INFUSOIRES et ORGANIQUES (MATIÈRES).

OSTENDE (Belgique). Ville à 22 kilomètres de Bruges, chemin de
fer de Bruxelles.

Bains de mer. Établissement élégant et très fréquenté.

OTORRHÉE. Voy. SCROFULE.

OUCHE (France, Cantal, arrond. de Saint-Flour). Près du village
d'Ouche, on remarque une source minérale *ferrugineuse bicarbonatée*
froide, désignée à tort par quelques auteurs sous le nom de *source
d'Outre.* Pas d'analyse ni d'emploi.

OURALS (Monts). Dans cette chaîne de montagnes de la Russie, dont
la base est formée de granit, tandis que les flancs sont schisteux et les
contre-forts calcaires, on trouve de nombreuses sources *sulfureuses* froides,
à côté de lacs salés et bitumineux. Pallas en a cité plusieurs, notamment
celles d'Alexejewsk, dans le gouvernement de Samara ; de Simbirsk, sur
la rive droite du Volga. Ces stations, assez mal aménagées, sont très fréquentées, au dire des voyageurs, entre autres de Humboldt.

OUTRANCOURT (France, Vosges, arrond. de Neufchâteau). A 2 kilomètres de Contrexéville.

Sulfatée calcique. Froide.

Eau : un litre.

Acide carbonique libre................ env. 1/12ᵉ du vol.

Gram.

Bicarbonate de chaux.....................	0,373
— de magnésie...................	0,103
— de protoxyde de fer............	traces
Sulfate de chaux.........................	0,940
— de magnésie....................	0,506
— de soude.......................	0,410
— de strontiane...................	traces
Chlorure de sodium (peu)...............	0,160
— de magnésium...............	
Silice, alumine	
Phosphate de chaux....................	
Sel de potasse et ammoniacal...........	0,040
Iodure, indices.......................	
Principe arsenical (sensible)............	
Matière organique de l'humus............	
	2,532

(O. HENRY, 1855.)

L'eau minérale d'Outrancourt est utilisée depuis longtemps par les
·gens de la localité contre les affections de l'estomac ; elle passe pour légèrement purgative, circonstance qu'elle doit à la notable proportion de
sels magnésiens qu'elle contient.

OVAIRES (Maladies des). Les ovaires sont quelquefois le siége de
congestions sanguines ou de douleurs névralgiques, qui font presque
toujours partie d'un état pathologique fixé sur l'ensemble de l'appareil
utérin. Comme la prédominance des symptômes ovariques n'apporte
point de particularité notable dans le traitement, nous renverrons à l'article UTÉRUS (MALADIES DE L').

Mais les engorgements chroniques des ovaires existent souvent isolés et
indépendants de toute altération actuelle, organique ou fonctionnelle, des
organes avoisinants. On rencontre fréquemment de ces engorgements à
des degrés très divers de volume, plus ou moins douloureux et sensibles
à la pression, et dont le point de départ paraît ordinairement se rattacher à une couche antérieure. Les eaux bicarbonatées ou chlorurées sodiques réussissent habituellement à en opérer la résolution. On observe
de pareils résultats à *Vichy*, à *Bourbonne*, à *Niederbronn*, à *Lamotte*, à *Kissingen*, etc. On tiendra compte cependant de l'action congestive que les eaux chlorurées sodiques fortes exercent communément
sur l'appareil utérin.

Quant aux kystes de l'ovaire, les eaux minérales n'en opèrent pas
plus la résolution que les autres agents de la thérapeutique. Cependant
leur emploi méthodique peut avoir pour résultat de ralentir leurs progrès et de les maintenir dans des limites qui les rendent plus tolérables
et permettent de retarder la ponction. On a constaté de pareils résultats
à *Vichy*. Les bains de piscine prolongés seront spécialement recom
mandés.

OXYDES. Voyez chaque métal en particulier.

OXYGÈNE. La découverte de l'oxygène dans les eaux minérales n'a ·
pu être établie d'une manière certaine qu'après les belles recherches de
Priestley, Scheele et Lavoisier, sur la constitution de l'air atmosphérique.

L'origine de ce gaz dissous dans les eaux, ou entraîné par elles avec
l'azote et l'acide carbonique, a été l'objet de plusieurs hypothèses. Pour
certains auteurs, l'oxygène se formerait par suite de la décomposition, à
une température et à une pression considérables, des matières organiques
enfouies dans l'intérieur du globe. Pour d'autres, qui nous semblent plus
dans le vrai, il provient de l'air atmosphérique qui circule incessamment
dans les fissures des rochers et les couches des terrains de toute nature.
D'après la théorie ingénieuse présentée par M. Saigey, l'air sortirait de

la terre par exhalaison et y rentrerait par absorption ; ce qui produirait un flux et un reflux perpétuel, ou mieux un mélange incessant entre l'atmosphère libre et l'atmosphère souterraine, et qui abandonne aux sources ses principes constitutifs d'après leur ordre de solubilité.

A part les eaux sulfurées, presque toutes les eaux renferment de l'oxygène et presque toujours aussi de l'azote, mais en proportions différentes que celles contenues dans l'air atmosphérique. Ce résultat s'explique par la différence de solubilité de l'azote et de l'oxygène dans l'eau. Comme un volume d'azote se dissout dans 62 volumes d'eau et un volume d'oxygène dans 27 volumes d'eau seulement, il en résulte que les eaux minérales sont plus riches en oxygène qu'en azote, comparativement à l'air ambiant. Quant aux eaux sulfurées, si l'analyse n'y constate pas d'oxygène, c'est qu'il se combine avec les principes sulfureux à mesure qu'il se trouve au contact des sources.

La recherche et le dosage de l'oxygène dans les eaux minérales s'effectuent en même temps que la séparation de l'AZOTE (voy. ce mot).

OZÈNE. Voy. SCROFULE.

P

PAINPOL (France, Côtes-du-Nord). A 45 kilom. de Saint-Brieuc. *Bains de mer.*

PAÏPA (Amérique du Sud, Nouvelle-Grenade, départ. de Bajaca). Près de la ville de Tunja.

Sulfatée sodique. Tempér., 56° à 73° centigr.

Plusieurs sources dont la plus chaude a donné :

	Gram.
Sulfate de soude	329,0
Chlorure de sodium......................	133,0
Bicarbonate de soude....................	007,0
Carbonate de chaux......................	001,0
	470,0

(BOUSSINGAULT, 1829.)

M. Boussingault a attiré l'attention sur la forte minéralisation de cette eau minérale, qui ne renferme que des sels de soude ou à peu près : aussi après quelques jours de sécheresse, le terrain se recouvre-t-il d'une efflorescence saline ou *salitre*, que les Indiens donnent au gros bétail pour le faire engraisser.

PALAIS (le) (France, Morbihan). Sur la côte de l'île de Fenmer. Chemin de fer de Nantes.

Bains de mer.

PALAZZO AL PIANO (Italie, Toscane). Dans le val d'Elsa.

Sulfurée calcique. Tempér., 16° centigr.

	Eau : 16 onces.		Eau : un litre.
	Pouc. cub.		Cent. cub.
Acide carbonique............	5,236	=	209,5
—. sulfhydrique...........	2,088	=	83,5
	Grains.		Gram.
Sulfate de magnésie.........	2,132	=	0,128
— de chaux...............	5,331	=	0,522
Chlorure de sodium.........	2,132	=	0,208
— de magnésium.......	0,533	=	0,052
— de calcium	0,533	=	0,052
Carbonate de magnésie.......	2,134	=	0,209
— de chaux.	7,997	=	1,033
— ferreux	0,533	=	0,052
	21,325	=	2,256
			(GIULI.)

Ces eaux sont employées en bains dans les maladies de la peau.

PANASSOU (France, Dordogne, arrond. de Sarlat).

Bicarbonatée ? Tempér., 14° centigr.

L'*Annuaire des eaux de la France* range l'eau de la source de Panassou parmi les sulfurées calciques, et cependant rien n'indique à la source l'existence d'un principe sulfuré quelconque. D'une autre part, une analyse qualitative a montré que cette source dégageait principalement de l'acide carbonique, de l'azote et de l'air. On a reconnu dans l'eau : de l'acide carbonique libre, des bicarbonates de chaux et de magnésie dominants, des sulfates calciques et alcalins, des chlorures de sodium et de magnésium, et peu de matière organique, toutes substances propres aux eaux bicarbonatées.

L'eau de Panassou est employée en bains et en boisson ; pour les bains, on la mélange avec la vase ou boue qui forme le fond de la source. Elle est en grande réputation dans le pays.

PANTELLARIA (Deux-Siciles). Ile de la Méditerranée, assez rapprochée de la côte d'Afrique, dans laquelle on signale des eaux *thermales*, occupant le cratère d'une montagne volcanique.

PARACUELLOS DE GILOCA (Espagne, prov. de Saragosse). Village à proximité de Calatayud.

Sulfurée calcique. Tempér., 13° à 17° centigr.

	Eau : une livre.		Eau : un litre.
	Grains.		Gram.
Sulfate de chaux...........	20,571	=	2,180
— de magnésie.........	78;572	=	8,428
— de fer.............	13,440	=	1,424
Chlorure de magnésium	34,285	=	3,634
	146,868	=	15,666
Gaz hydrogène sulfuré......	grande quant.		
Gaz acide carbonique......	1 pouce cub.	=	54 cent. cub.
			(MONCIN, 1850.)

Ces eaux, qui passent pour sulfureuses, jaillissent au pied d'une colline calcaire. Elles offrent l'exemple d'une minéralisation peu ordinaire, si l'analyse qui précède ne laisse rien à désirer. On les a longtemps employées exclusivement pour l'usage interne. Elles se prennent en bains dans des piscines. Leur spécialisation concerne surtout les maladies de la peau. On les exporte. Station très fréquentée.

PARAD (Hongrie, comitat de Heves). Village au milieu d'une vallée étroite, à 12 kilomètres d'Erlau, dans le rayon duquel on rencontre trois groupes distincts de sources minérales froides.

a. *Ferrugineuse bicarbonatée.* b. *Sulfurée calcique.*

c. *Ferrugineuse sulfatée* (alumineuse). Tempér., 11° centigr.

Nous reproduisons l'exposé de ces diverses sources d'après M. Seegen :

1° *Die Stahlquellen* (les *sources ferrugineuses*). On en compte deux, dont l'une sort d'une roche porphyritique.

Eau : un litre.

	SOURCE n° 1.	SOURCE n° 2.
	Gram.	Gram.
Carbonate de fer............	0,691	0,763
— de magnésie........	0,259	0,244
— de chaux..........	0,648	0,777
— de soude......:.....	»	0,201
Sulfate de soude............	traces	0,907
Chlorure de sodium...:.......	0,072	0,115
Silice....................	0,115	0,100
	1,785	3,107
	Cent. cub.	Cent. cub.
Gaz acide carbonique..........	1452	1548
		(MEISSNER.)

Ces eaux renferment une plus notable proportion de carbonate de fer qu'aucune source ferrugineuse connue. Elles déposent un sédiment ocracé très abondant. On en use en bains et en boisson, en particulier pour combattre les états chloro-anémiques. Elles se rapprochent sensiblement des eaux analogues de Spa et de Pyrmont, par exemple, avec une proportion plus considérable de gaz acide carbonique libre. Mais leur emploi à l'intérieur réclame beaucoup de prudence, comme stimulant très vivement les fonctions de l'estomac, et l'on a lieu de s'étonner, avec Lengyel, que les habitants de la localité en fassent leur boisson habituelle sans aucun mélange.

2° *Die Schwefelquellen* (les *sources sulfureuses*). Deux sources sortant, sur la rive d'un ruisseau, dans un sol bitumineux, au voisinage de roches micacées et ferrugineuses, à 2 kilomètres de Parad. Elles sont captées dans des réservoirs distincts.

Eau : un litre.

	SOURCE N° 1.	SOURCE N° 2.
	Gram.	Gram.
Sulfate de soude...............	0,547	0,360
Chlorure de sodium...........	0,259	0,187
Carbonate de soude...........	0,748	0,532
— de magnésie........	0,331	0,115
— de chaux..........	0,648	0,619
Silice	0,115	0,100
	2,648	1,913
	Cent. cub.	Cent. cub.
Gaz acide carbonique........	1260,0	136,0
Gaz hydrogène sulfuré........	84,0	432,0

(Meissner.)

Si l'on s'en rapportait à cette analyse, qui date déjà d'une trentaine d'années, il y aurait lieu de considérer la très notable proportion d'éléments gazeux qu'elle signale, en particulier du gaz hydrogène sulfuré. Nous pensons, avec M. Seëgen, que si l'examen de ces eaux était révisé à l'aide des procédés récemment introduits dans la science, leur classement subirait sans doute quelque modification.

On les emploie à l'intérieur, et aussi en bains administrés dans deux établissements convenables. On y pratique également l'inhalation de vapeurs mêlées de gaz hydrogène sulfuré. Leurs indications se partagent entre les affections catarrhales de l'appareil respiratoire et, en raison de leurs principes alcalins, les états relatifs à la pléthore abdominale.

3° *Die Alaunquellen* (les *sources alumineuses*). Ces sources émergent du porphyre alumineux, à un quart d'heure du village de Parad. On a établi une fabrique d'alun dans leur voisinage. L'analyse qualitative qui a été seulement publiée sur ces eaux les mentionne comme riches en sulfates de fer et d'alumine, y compris un peu de sulfate de soude. On les utilise en bains, de préférence, à cause de leurs propriétés astringentes; dans les écoulements sanguins ou blennorrhéiques à l'état passif, les affections dartreuses sèches et les ulcères atoniques.

La station de Parad, une des plus fréquentées en Hongrie, est pourvue d'établissements suffisamment installés, et elle offre des ressources variées de distraction, au milieu de sites pittoresques. Ses eaux sont transportées.

PARALYSIE. Nous avons exposé à l'article APOPLEXIE les conditions suivant lesquelles le traitement thermal est appelé à intervenir dans l'hémiplégie, eu égard à l'origine et à la durée de la maladie. Nous n'avons donc à nous occuper ici que du traitement de la paralysie elle-même, considérée en dehors des altérations organiques auxquelles elle se rattache. Il ne sera question dans cet article que de l'*hémiplégie* ou paralysie *cérébrale*. Nous renvoyons à l'article PARAPLÉGIE ce qui concerne les paralysies *spinales*.

Il ne faut pas seulement considérer, parmi les causes qui entretiennent les paralysies suite d'apoplexie, l'altération cérébrale, kyste, induration ou cicatrice. Il arrive aussi que les fonctions, profondément troublées au début de la maladie, ne se relèvent qu'incomplétement de l'atteinte qu'elles ont subie, et qu'il faille s'attaquer directement à elles pour leur rendre tout ce qu'elles sont susceptibles de récupérer, placées qu'elles se trouvent sous l'empire de lésions organiques persistantes. Le traitement ordinaire des paralysies suite d'apoplexie tient compte de ces circonstances. Or, les eaux minérales paraissent parfaitement propres à remplir cette indication, et l'on peut croire que la somme de torpeur qu'aura laissée après elle une apoplexie, soit dans l'action cérébrale elle-même, soit dans les nerfs considérés comme agents de transmission, soit enfin dans les muscles et dans l'épanouissement du système nerveux, cédera complétement à leur emploi : les eaux minérales agiraient alors spécialement comme stimulantes.

Les eaux *chlorurées sodiques* sont les eaux les plus spéciales dans le traitement des paralysies. Elles se présentent sous deux formes différentes :

Eaux chlorurées sodiques *fortes*, c'est-à-dire fort minéralisées (*Balaruc*, *Bourbonne*, *Bourbon-l'Archambault*, *Lamotte*, *Wiesbaden*, etc.).

Eaux chlorurées *faibles* (*Luxeuil*, *Bourbon-Lancy*, *Wildbad*, *Gastein*, etc.), paraissant agir spécialement par l'élévation de leur température, et dont se rapprochent, dans ce cercle particulier d'applications, des eaux faiblement minéralisées et appartenant à d'autres classes, telles que *Néris*, *Plombières*, le *Mont-Dore*, *Tœplitz*, etc.

Du reste, les indications que nous avons présentées, réclamant simplement une double action excitante, s'adressent aux propriétés les plus générales de la médication thermale, plutôt qu'à une action spéciale, propre à telle ou telle classe.

Ce n'est donc pas en vertu d'une spécialisation réelle que les eaux chlorurées sodiques et quelques autres s'appliquent utilement aux paralysies : c'est parce que, parmi toutes les eaux minérales, ce sont elles qui paraissent le mieux s'adapter aux conditions particulières dans lesquelles se présentent habituellement les hémiplégiques.

Les eaux *sulfureuses* sont rangées, en général, parmi les eaux minérales qui conviennent aux paralysies : mais nous pensons que c'est à tort. Le contraire semble résulter assez formellement de communications apportées à la *Société d'hydrologie médicale de Paris* (*Annales,*

t. II, 192), dans une discussion dont le traitement thermal des paralysies a été l'objet dans le sein de cette Société, ainsi que des réticences ou des déclarations précises rencontrées dans les monographies sur les eaux sulfureuses.

Les eaux *faiblement* minéralisées trouvent surtout à s'appliquer aux paralysies.

A quoi donc les eaux chlorurées sodiques fortes paraissent-elles devoir leur spécialité d'action dans les *hémiplégies* ou paralysies cérébrales, ou, pour parler des cas les plus ordinaires, les paralysies dépendantes d'une altération organique ?

Elles paraissent la devoir à leurs propriétés résolutives, qui les distinguent parmi les différentes classes des eaux minérales, et à leur mode excitant qui, tout en s'adressant très activement à la périphérie, réagit peu sur les centres nerveux, comme on peut le remarquer dans d'autres circonstances, en particulier à propos des maladies de matrice. Il n'en est pas de même des eaux sulfureuses qui sont des eaux très peu résolutives en dehors de certaines applications spéciales, et certainement plus stimulantes, du moins pour les eaux sulfurées actives. Il faut encore tenir compte de l'action purgative que les eaux chlorurées sodiques exercent à des degrés divers.

On trouvera aux articles BALARUC, BOURBON-L'ARCHAMBAULT, BOURBONNE, LAMOTTE, NIEDERBRONN, des renseignements sur les traitements particuliers suivis près de ces différentes stations. On remarquera qu'ils diffèrent généralement beaucoup entre eux. La plupart semblent se rapporter plutôt à une médication excitante qu'à une médication résolutive.

Dans trois d'entre elles, *Niederbronn*, *Balaruc* et *Lamotte*, l'action purgative des eaux est mise à profit, et paraît, à *Niederbronn*, constituer le fond même du traitement. Elle se combine, à *Lamotte*, avec des sudations. Ce n'est qu'à *Balaruc* que nous lui voyons prendre part à un traitement proprement dit.

A *Lamotte*, en effet, c'est un traitement hydrothérapique par l'eau chaude. La sudation dans le maillot suit le bain et la douche, comme dans l'hydrothérapie par l'eau froide. Seulement, dans celle-ci, la sueur s'obtient par l'effet d'une réaction consécutive qui n'a pas lieu dans le premier cas, où la sudation est la conséquence directe et immédiate des moyens usités.

A *Bourbonne*, on emploie surtout la douche ; l'usage de l'eau minérale en boisson paraît tout à fait secondaire. A peine peut-on dire que ce soit là un traitement thermal. Ce traitement est beaucoup plus complet à *Bourbon*, bien que la douche y tienne encore une grande place.

C'est à dessein que dans cet article nous ne nous étendons pas sur le traitement de la paralysie générale par les eaux minérales. On s'accorde à rapporter plutôt aux circonstances adjuvantes qu'au traitement thermal lui-même les améliorations passagères obtenues en pareil cas. Il y a de plus à redouter la suractivité que les pratiques balnéaires peuvent imprimer alors aux phénomènes de congestion cérébrale, et l'on ne saurait trop surveiller la direction de ces moyens, s'ils sont mis en usage. Les eaux douées de propriétés purgatives, en permettant une dérivation salutaire, nous semblent seules devoir être proposées dans la paralysie générale, qu'elle soit progressive ou non [voy. PURGATIVES (EAUX)].

PARAMO DE RUIZ (Amérique du Sud, Nouvelle-Grenade). Près du lieu où prend naissance le Guali et à une petite distance de plusieurs bouches volcaniques de Ruiz. Altitude : 3800 mètres.

Il existe dans cette partie de la Cordillère centrale une source d'eau minérale marquant 69°, dans laquelle l'analyse constate des proportions très notables d'acides sulfurique et chlorhydrique libres.

Eau : un litre.

	Gram.		Gram.
Acide sulfurique.....	5,181	Ou : Sulfate d'alumine......	1,66
— chlorhydrique..	0,881	— de fer.........	1,02
Alumine...........	0,500	— de magnésie	0,94
Chaux...............	0,140	— de chaux	0,34
Soude.............	0,360	Chlorure de sodium......	0,91
Silice.............	0,183	Silice.............	0,18
Magnésie..........	0,320	Acide sulfurique libre	2,55
Oxyde de fer.......	0,365	— chlorhydrique libre..	0,33
	7,930		7,93

(LEWY, 1847.)

M. Boussingault a exprimé l'idée que l'eau de Paramo de Ruiz pourrait servir à la préparation du sulfate de quinine, les quinquinas se trouvant précisément dans les environs de cette source, et cette opinion a été confirmée depuis par M. Lewy.

L'eau minérale de Paramo est encore plus riche en acides sulfurique et chlorhydrique libres que celle du RIO VINAGRE (voy. ce mot).

PARAPLÉGIE. Le traitement hydrominéral de la paraplégie, en tant qu'elle dépend d'une altération organique ou fonctionnelle du centre nerveux rachidien, se rattache aux considérations générales exposées dans un autre article [voy. MOELLE ÉPINIÈRE (MALADIES DE LA)]. On sait combien le diagnostic de ces affections est souvent difficile à préciser. Dans beaucoup de cas, les renseignements commémoratifs seuls servent de guide pour le choix et la direction de la médication. D'autres fois, c'est par les résultats curatifs qu'on arrive à juger de la nature de la paralysie. Il en est ainsi dans les indications des eaux minérales relatives à ces états morbides, et elles se résument comme il suit :

1° Les eaux minérales fortement minéralisées, sulfureuses ou chlorurées sodiques, et douées d'une haute thermalité, exercent sur les parties affectées une excitation qui, réveillant la sensibilité engourdie des nerfs périphériques, l'activité de la circulation capillaire, et les phénomènes de nutrition nécessaires à la libre action des organes musculaires, peut se propager jusqu'au point de départ de l'innervation et rétablir les conditions de dynamisme suspendues ou altérées. Ces eaux, par leur minéralisation, sont également propres à reconstituer l'économie, ou même réparer, en vertu de leurs propriétés effectives, un défaut partiel de développement dans une région condamnée à l'inaction. Nous citerons à cet effet : *Balaruc, Bourbonne, Bourbon-l'Archambault, Lamotte, Baréges, Luchon, Wiesbaden, Schinznach.*

2° Les eaux d'une minéralisation relativement inférieure à celle des précédentes s'en rapprochent dans leur action sur la paralysie des membres inférieurs par la mise en œuvre d'une température élevée et virtuellement puissante. Tels sont *Tœplitz* (Bohême), *Wildbad, Gastein, Pfeffers, Loèche, Neuhaus,* à l'étranger; et dans nos stations : *Aix* (Savoie), *Mont-Dore, Chaudes-Aigues, Plombières, Bourbon-Lancy, Néris, Luxeuil.* On comprend que les procédés balnéaires prennent alors une importance capitale, la plupart étant dirigés dans le but de provoquer des sudations abondantes et d'obtenir une révulsion salutaire.

Si maintenant nous envisageons la pathogénie des paraplégies, elle nous obligera à des distinctions tirées de l'expérience elle-même.

Les paraplégies d'origine *rhumatismale*, les plus fréquentes, il est vrai, parmi les paralysies qui s'adressent aux eaux, celles qu'on peut réellement rapporter à l'action du froid, sont très efficacement modifiées et très souvent guéries par la médication thermale. Si elles s'accompagnent d'abolition de la sensibilité, les sources minérales *fortes* et d'une chaleur élevée leur conviennent. Au contraire, quand les phénomènes d'hyperesthésie démontrent que l'action excito-motrice des nerfs sensitifs n'est pas entièrement abolie et tend plutôt à s'exagérer sous des influences morbides, il faut choisir de préférence les eaux *faibles*; l'administration du traitement se conformera à cette circonstance.

La paraplégie due à une intoxication *métallique*, saturnine, mercurielle ou arsenicale, réclame aussi, dans la majorité des cas, les eaux *chlorurées sodiques* et *sulfureuses*, à haute température. Aux stations que nous avons déjà énumérées, on peut joindre *Aix-la-Chapelle*, où le docteur Wetzlar a recueilli sur ce sujet des résultats remarquables.

Nous en dirons autant des paralysies des membres inférieurs produites par quelque cause *traumatique;* et dans ce cadre on doit faire rentrer, avec M. Schmeckles (*Tœplitz-gegen Lähmungen*, 1855), la paraplégie consécutive à l'accouchement, comme résultat de la pression de la tête fœtale sur un bassin étroit, soit qu'elle coïncide avec le travail ou qu'elle lui ait succédé au bout de plus ou moins de temps. Des observations très intéressantes ont été publiées en Allemagne, et le professeur Siebold a donné une grande réputation aux eaux de *Tœplitz* pour la cure de cette forme de paralysie. Dans tous ces cas, on a en vue, non-seulement de rappeler l'influx nerveux par une méthode excitante, mais encore de rendre aux parties qu'il doit animer de nouveau les conditions nécessaires de texture et d'aptitude fonctionnelle.

Comme toutes les paraplégies *névropathiques*, celle qui se relie à l'hystérie contre-indique les eaux trop actives, et, en se mettant au point de vue de l'*irritation spinale*, admise par beaucoup de pathologistes, c'est aux bains formellement sédatifs qu'on doit recourir pour les accidents caractéristiques de névrose essentielle (*Plombières, Néris, Bains, Ems, Landeck, Schlangenbad, Saint-Sauveur, Molitg*).

Nous ferons néanmoins une exception pour la *paraplégie* dite *essentielle de l'enfance*, laquelle, même ayant été précédée de symptômes convulsifs, peut céder facilement, comme l'un de nous en a observé des exemples, par l'emploi d'eaux chlorurées sodiques fortes. Tout porte à admettre qu'il s'agit en cela d'une lésion périphérique du système nerveux, dont la rétrocession, pas plus que l'origine, n'est facile à expliquer; mais cette cure est intéressante à rapprocher des résultats tout opposés de l'emploi des mêmes eaux dans la paralysie hystérique (Le Bret).

En ce qui regarde les paraplégies *par épuisement nerveux*, consécutives à des fièvres graves, à une convalescence prolongée ou à toute circonstance débilitante, telle que la cachexie scorbutique ou celle qui suit l'influence de mauvaises conditions hygiéniques, on est d'accord sur l'efficacité des eaux thermales à minéralisation effective. On a paru douter, dans une discussion élevée au sein de la Société d'hydrologie (*Annales*, II, 286), que celles consécutives aux *excès vénériens* fussent jamais modifiées par cette médication. Toutefois s'il en est ainsi lorsque les pertes séminales viennent compliquer la paralysie, il est bien certain que le simple affaiblissement nerveux se répare, concurremment avec la reconstitution de l'organisme, près des eaux et par les moyens qui s'approprient à cette restauration.

Enfin, chez les vieillards, alors que la paraplégie se prononce avec perte de contractilité des sphincters et d'autres symptômes de paralysie tendant à se généraliser, on a pu observer que les eaux chlorurées sodiques fortes, comme *Balaruc* et ses analogues, sont à même de restituer à l'économie pour ainsi dire le ressort qui va lui échapper, et de produire des résultats, temporaires sans doute, mais suffisants parfois pour prolonger l'activité fonctionnelle pendant un certain laps de temps.

Pour la paraplégie *syphilitique*, voyez SYPHILIS; pour celles qui sont symptomatiques d'une myélite, voyez MYÉLITE.

PARCHIM (Allemagne septentrionale, grand-duché de Mecklembourg-Schwerin). Ville sur l'Elde. Sources dans ses environs.

Ferrugineuse bicarbonatée. Tempér.?

	Eau : 16 onces.		Eau : un litre.
	Pouc. cub.		Cent. cub.
Acide carbonique...........	1,750	=	70,0
Azote	0,686	=	27,4
	Grains.		Gram.
Sulfate de magnésie........	0,121	=	0,015
— de chaux...........	0,156	=	0,019
Chlorure de sodium........	0,118	=	0,014
— de magnésium......	0,193	=	0,023
Carbonate de magnésie.......	0,004	=	0,001
— de chaux...........	0,505	=	0,062
— ferreux	0,383	=	0,047
Silice	0,200	=	0,024
Matière extractive.........	0,031	=	0,003
	1,711	=	1,208

(KRUGER.)

PARIS (Seine).

Sulfurées calciques. Froides.

Dans les 4e, 9e, 14e et 17e arrondissements de Paris, il existe cinq sources sulfurées, dont voici le nom et la position : pont d'Austerlitz, Batignolles, Belleville, les Ternes, rue Vendôme.

Toutes ces sources empruntent leurs principes sulfurés à la réaction des matières organiques sur la grande quantité de sulfate de chaux dissoute dans les eaux qui sourdent au pied des coteaux gypseux des environs de Paris.

1° *Source du pont d'Austerlitz.* — Près de la base de la culée droite, contiguë au quai de la Râpée, on a découvert, il y a quelques années, une nappe très abondante d'eau sulfurée marquant de 13° à 13°,5. Le 30 mars 1855, M. J. François, ayant fait mettre à découvert la face d'amont de la culée du pont, y constata, émergeant d'une couche d'argile noir bleuâtre, plusieurs naissants sulfureux dont la température était de 11°,60 à 12°,70, et dont la sulfuration marquait 34, 44, 32, et jusqu'à 143 degrés sulfhydrométriques, infiltrations provenant du courant latéral à la Seine. Des jaugeages de l'ensemble des eaux donnèrent 495 000 litres à 12°,10, marquant 4°,40 au sulfhydromètre (voy. le rapport de M. J. François, du 17 août 1855). En voici l'analyse :

Eau : un litre.

	Gram.
Acide sulfhydrique libre...................	0,004
Sulfhydrate de chaux.....................	0,037
Sulfate de chaux.........................	1,700
— de soude.......................	
— de magnésie....................	0,720
Chlorure de sodium et de magnésium..........	peu
Bicarbonate de chaux, dominant............	
— de magnésie	0,470
Silice, alumine..........................	
Sulfure de fer...........................	
Matière organique	0,040
Principe ammoniacal, traces sensibles.........	
	2,967

(O. HENRY, 1854.)

M. O. Henry a conclu de son analyse, que l'eau du pont d'Austerlitz peut un jour, par sa position dans la ville de Paris et en raison de l'abondance de sa source, rendre d'utiles services à la thérapeutique ; jusqu'à présent elle n'est d'aucun emploi.

2° *Source des Batignolles.* — Cette source se rencontre dans un puits faisant partie d'une propriété particulière, et situé sur le chemin des Batignolles à Clichy.

Eau : un litre.

	Lit.
Acide sulfhydrique libre...................	0,0011
— carbonique libre...................	0,1667
	Gram.
Bicarbonate de chaux.....................	0,4200
— de magnésie.................	0,1080
Sulfure de calcium......................	0,0054
Sulfate de chaux........................	0,9450
— de soude......................	
— de magnésie..................	0,5040
— de strontiane.................	traces
Chlorure de sodium.....................	
— de magnésium................	0,1440
Azotate de potasse......................	traces
Acide silicique.........................	
Alumine.............................	0,0150
Oxyde de fer (sulfure de fer sans doute).......	indices
Matière organique de l'humus, évaluée.......	0,0360
	2,1774

(O. HENRY.)

Cette eau est utilisée en boisson par quelques personnes.

3° *Source de Belleville.* — La source sulfurée de Belleville est située à peu de distance de la barrière qui séparait Paris de la ville de Belleville, et dans la cour d'une usine. Elle a été obtenue par un sondage de 49 mètres de profondeur. D'après M. J. François, qui en a étudié le régime en 1854 et 1855, elle débite 123 000 litres à 12°,10, et marque 9°,50 à 10° au sulfhydromètre.

Eau : un litre.

Lit.

Azote...	indét.
Acide carbonique.............................	
— sulfhydrique libre......................	0,0594

Gram.

Bicarbonate de chaux........................	0,0750
— de magnésie	0,0600
Sulfure de calcium...........................	0,0115
Sulfate de chaux.............................	1,8280
— de magnésie........................	0,5190
— de soude..........................	0,1600
— de strontiane......................	traces
Chlorure de sodium..........................	0,0420
— de magnésium et de calcium........	0,0250
Sel de potasse..............................	
Principe ammoniacal.........................	traces
Acide silicique, alumine....................	
Sulfure de fer, phosphate	0,1370
Matière organique azotée....................	

2,8575

(Chevallier, O. Henry et Baude.)

4° *Source des Ternes.* — Cette source, qui, d'après des vestiges d'ouvrages romains, est très anciennement connue, se trouve dans un parc des Ternes. Elle jaillit avec une température de 12°,5 à 13° et avec tous les caractères qui appartiennent aux eaux sulfurées calciques (*Enghien, Pierrefonds,* etc.)

Eau : un litre.

Gram.

Acide carbonique libre......................	indét.
— sulfhydrique libre...................	0,021
Sulfure de calcium, un peu polysulfuré......	
— de magnésium	0,093
Bicarbonate de chaux........................	
— de magnésie..................	0,480
Sulfate de chaux, dominant..................	
— de magnésie....................	
— de soude......................	
Chlorure de sodium..........................	
— de calcium et de magnésium........	
Sel ammoniacal.............................	2,327
Silice, alumine	
Phosphate de chaux	
Matière organique azotée....................	
Sulfure de fer.............................	

2,900

(O. Henry, 1855.)

On peut faire à cette analyse le reproche de représenter sous un seul nombre trop de principes à la fois, mais M. O. Henry se propose de reprendre ultérieurement ce travail.

On a installé à la source un appareil pouvant servir de buvette.

5° *Source de la rue Vendôme.* — Dans une propriété de la rue Vendôme on a découvert, en 1843, une source froide, très abondante, offrant les mêmes caractères que les précédentes.

Eau : un litre.

Acide carbonique libre.................... } — sulfhydrique libre.................. }	quant. indét.

Gram.

Bicarbonate de chaux .... } — de magnésie.................. }	0,420
Sulfure de calcium........................	0,131
Sulfhydrate d'ammoniaque.................	0,030
Sulfate de chaux........................	1,410
— de soude........................ } — de magnésie..................... }	0,480
Chlorure de sodium......................	0,320
— de calcium.................... } — de magnésium .... }	0,170
Acide silicique, alumine, oxyde de fer, etc.....	0,022
Matière organique azotée, brune.............	indét.
	2,983

(O. Henry et Chevallier.)

L'eau de la rue Vendôme n'est d'aucun emploi ; l'Académie de médecine a même refusé l'autorisation de cette source, parce qu'elle reçoit des infiltrations de fosses d'aisances.

PARTENKIRCHEN. Voy. KANITZ.

PAS-DE-COMPAINS (France, Cantal, arrond. d'Aurillac). A peu de distance de la route qui conduit de Vic-sur-Cère à Murat et à Pas-de-Compains, jaillit une source *ferrugineuse bicarbonatée* froide, non analysée, que quelques habitants de la localité utilisent comme emménagogue et tonique.

PASSY (France, Seine, Paris). Sur la rive droite de la Seine, et sur le bord de la route de Paris à Auteuil.

Ferrugineuse sulfatée. Froide (7°,5 à 8°).

Cinq sources désignées par les noms de *Sources anciennes* et de *Sources nouvelles*. Les premières n'étant plus utilisées, nous les passerons sous silence.

Les *Sources nouvelles*, au nombre de trois, se trouvent dans des galeries souterraines, à mi-côte d'une propriété appartenant à la famille Delessert. Celle portant le numéro 3 est beaucoup plus abondante que les numéros 1 et 2, aussi fournit-elle toute l'eau destinée à la boisson sur les lieux, ou à être transportée.

Ces eaux, lorsqu'elles arrivent à la surface du sol, sont très limpides, mais peu de temps après elles se couvrent d'une quantité très notable d'un sel basique de fer que M. O. Henry considère comme du sous-trito-sulfate ferrique. Afin de les dépouiller de leur grand excès de sel de fer et de les livrer à la consommation toujours très limpides, on est dans l'habitude de les laisser séjourner pendant un, deux ou trois mois, suivant la température, dans des jarres de terre cuite de la contenance de 80 à 100 litres chacune. M.-O. Henry a constaté qu'après leur *dépuration*, elles ne contenaient presque aucun indice de fer, opération très désavantageuse en ce qu'elle les prive de toutes leurs qualités ferrugineuses ; M. O. Henry en conclut avec juste raison que ces eaux ainsi dépurées ne présentent plus qu'un liquide lourd à l'estomac comme toutes les eaux de puits de l'intérieur de Paris. Voici leur composition au moment où elles jaillissent.

	SOURCES NOUVELLES.	
	N° 1.	N° 2.
Azote......................	indét.	indét.
Acide carbonique libre........	id.	id.
	Gram.	Gram.
Sulfate de chaux.............	1,5360	2,774
— de magnésie..........	0,2000	0,300
— de soude............	0,2800	0,340
— d'alumine...........	0,1100	0,248
Sulfate et sous-sulfate de protoxyde et de peroxyde de fer, représentant : peroxyde de fer.	0,0456	0,412
Chlorure de sodium......... } — de magnésium...... }	0,2600	0,226
Acide silicique.............	0,0800	0,060
Matière organique	indét.	indét.
	2,5116	4,360

(O. HENRY, 1832.)

Les eaux de Passy, dont le débit n'a pas été évalué, sont fréquentées par un très petit nombre de malades: on en exporte une quantité très notable. Elles sont employées dans la chlorose et l'anémie, mais elles sont beaucoup moins faciles à digérer que les ferrugineuses bicarbonatées.

PASTILLES ou **DRAGÉES D'EAUX MINÉRALES.** L'usage des pastilles ou dragées médicinales préparées avec un ou plusieurs principes des sources minérales, ne remonte pas au delà de l'année 1822. C'est vers cette époque que Darcet, considérant le bicarbonate de soude comme la substance essentielle et la plus active des eaux de Vichy, eut l'idée d'en faire préparer des pastilles qui reçurent dès lors le nom de pastilles de Vichy. Le Codex des pharmaciens, tout en accueillant la formule indiquée par Darcet, inscrivit cette préparation sous le nom beaucoup plus exact de *pastilles de bicarbonate de soude*.

La réputation toujours croissante des pastilles de Vichy, aidée en cela par l'industrialisme, ne pouvait tarder d'attirer l'attention de quelques propriétaires de sources, et alors on vit prôner sous le nom de pastilles et de dragées un grand nombre de médicaments dans lesquels on fit entrer des principes propres aux eaux minérales. Un mot ne sera peut-être pas de trop ici pour bien faire comprendre l'importance que la thérapeutique doit attacher à ces préparations. Mais d'abord nous laisserons de côté les pastilles de Vichy, parce que les moyens qui servent à les obtenir diffèrent essentiellement de tous les autres [voy. VICHY].

Les pastilles médicamenteuses sont, on le sait, des mélanges de sucre, d'eau, de gomme adragante, et d'une substance douée de propriétés quelconques. Il est reconnu qu'une partie de sucre exige, pour être convertie en pastilles, la dixième partie environ de son poids d'eau, soit 100 grammes de liquide pour 1000 grammes de sucre. Or, comme la proportion de principes naturels des eaux minérales serait, dans l'eau destinée à des pastilles, tout à fait insignifiante, on a imaginé de remplacer cette dernière par les dépôts spontanés des sources. De ce nombre sont les pastilles à base de fer.

Les personnes qui se livrent à ce genre d'industrie recueillent les dépôts rouges ocracés qui se sont formés sur les parois intérieures des puits ou des réservoirs des sources minérales ferrugineuses. Elles les dessèchent à une basse température, les mettent en poudre et les incorporent dans le sucre amené en consistance pâteuse au moyen d'un mucilage de gomme adragante. On obtient ainsi des pastilles rougeâtres qui sont *réputées* représenter le fer des eaux minérales: c'est là une erreur qu'il importe de faire disparaître. Les dépôts ocracés des sources n'ont d'abord pas une composition constante et surtout aussi simple qu'on le suppose *à priori*. Presque toujours on y constate, outre l'oxyde de fer qui en forme la partie dominante, de l'arséniate de fer, des carbonates de chaux et de manganèse, du sulfate et du phosphate de chaux, des quantités plus ou moins grandes de silice et de matière organique dans des états différents de ceux préexistant dans les eaux.

Sous le rapport particulier du fer, rien ne rapproche ces dépôts spontanés des eaux minérales elles-mêmes: dans les premiers, le fer est presque en totalité à l'état de sesquioxyde insoluble, et par conséquent difficilement assimilable ; dans les eaux, au contraire, le métal existe à l'état de bicarbonate de protoxyde soluble, et, partant, doué de propriétés actives. Quelques industriels trouvent même plus simple de préparer des pastilles d'eaux minérales ferrugineuses avec l'oxyde rouge de fer des pharmacies ou safran de Mars. Cette dernière manière de faire n'a pas besoin d'être commentée, il nous suffit de la signaler.

Est-il besoin d'ajouter que jusqu'à ce jour aucune expérience n'est venue démontrer, au point de vue médical, la supériorité de ces pastilles ou dragées sur les préparations ordinaires à base de fer?

Les eaux sulfurées elles-mêmes n'ont pas trouvé grâce devant l'impossibilité de faire entrer dans des pastilles quelques-uns de leurs principes avec toute leur intégrité. « On vend à Paris, dit l'*Annuaire des eaux de la France*, sous le nom de *pastilles d'Eaux-Bonnes*, des préparations qu'on dit faites avec le produit de l'évaporation de ces eaux minérales. Comme ce mode ne saurait fournir que les éléments minéralisateurs *tout à fait altérés* ou singulièrement *modifiés*, nous engageons les médecins à se mettre en garde contre de semblables produits, où l'analyse ne fait d'ailleurs reconnaître que du *soufre très divisé*. »

PATERNA (Espagne, prov. d'Almeria). Au pied d'une montagne de la Sierra-Nevada.

Ferrugineuse sulfatée. Tempér., 14° centigr.

	Eau : 50 livres.		Eau : un litre.
	Grains.		Gram.
Sulfate de chaux.............	26	=	0,055
— de magnésie...........	19	=	0,040
Carbonate de magnésie........	20	=	0,042
— de fer.............	16	=	0,033
Chlorure de magnésium........	10	=	0,021
Acide silicique...............	12	=	0,025
	103	=	0,216
Gaz hydrogène sulfuré........	petite proportion		
Gaz acide carbonique.........	quant. indét.		

(AYUDA.)

Ces eaux se prennent en boisson dans les affections dyspeptiques.

PATERNA DE LA RIVERA (Espagne, prov. de Cadix). Village à 4 kilomètres de Medina-Sidonia.

Sulfurée. Tempér., 19° centigr.

	Eau : un litre.
	Gram.
Chlorure de sodium.....................	5,076
Sulfate de magnésie	5,200
— de chaux.....................	3,298
Acide silicique.......................	0,773
Gaz hydrogène sulfuré.................	0,017
	15,364

(MEJIAZ, 1840.)

Cette source, appelée *Fuen Santa*, sort en grande abondance d'un terrain tertiaire. On l'emploie principalement dans les maladies de peau en bains, fomentations et autres applications externes, plus rarement en boisson. Il y a un établissement. Si l'analyse qui précède est exacte, cette eau minérale offre une constitution qu'on rencontre rarement.

PAUILLAC (France, Gironde). A 86 kilomètres de Bordeaux, sur la rive gauche de l'embouchure de la Gironde. Chemin de fer du Médoc, de Bordeaux au Verdon.

Bains de mer.

PAUTE (la) (France, Isère, arrond. de Grenoble). Dans la plaine des Sables, vallée de la Romanche.

Sulfurée calcique. Froide.

Eau : un litre.

	Litre.
Azote...............................	traces
Acide carbonique.........................	0,02928
Acide sulfhydrique libre ou combiné..........	0,00725

	Gram.
Carbonate de chaux.......................	0,028
— de magnésie....................	0,016
— de fer.......................	traces
Sulfate de soude.........................	0,138
— de chaux......................	0,029
— de magnésie....................	0,097
— d'alumine	traces
Chlorure de sodium......................	0,237
— de calcium.....................	0,007
— de magnésium..................	0,012
Iode et glairine..........................	traces
	0,564

(NIEPCE.)

La source de la Paute est peu abondante et se forme probablement, comme les eaux sulfurées calciques, par la réduction du sulfate de chaux sous l'influence des matières organiques. Elle n'a pas, que nous sachions, d'emploi et de valeur thérapeutique quelconques.

PAYS CHAUDS (Maladies des). On rassemble généralement sous cette désignation un groupe de phénomènes pathologiques paraissant dériver des fièvres intermittentes, des fièvres gastriques bilieuses, etc., de la dysenterie ou de l'hépatite, et aboutissant à un état véritablement cachectique, que l'on peut appeler *cachexie des pays chauds,* et dont le type le plus rapproché de nous a encore été dénommé *cachexie afri-caine* (possessions françaises du nord et de l'est de l'Afrique).

Quel que soit le rôle que l'on fasse jouer à l'élément *paludéen* (voy. Jacquot, Haspel, Armand, Dutroulau, etc.) dans la pathogénie de ces divers états morbides, des indications à peu près identiques se rapportent à chacun d'eux. Quand les malades sont parvenus à cette période commune qui constitue l'état *cachectique,* si la nécessité d'une médication résolutive se fait sentir (engorgements hépatiques, spléniques, abdominaux), ou d'une médication substitutive (diarrhée, dysenterie), ce qui domine, c'est l'indication d'une médication *reconstituante*.

Un grand nombre d'eaux minérales peuvent être utilement appropriées à cette dernière indication, surtout si l'on a plutôt affaire à une constitution altérée qu'à une affection locale persistante. Cependant nous devons reconnaître que, jusqu'ici, les eaux de Vichy sont celles qui ont acquis la notoriété la plus formelle au sujet de cet ordre de faits ; elles possèdent en effet des propriétés multiples et une constitution complexe qui leur permettent de remplir à la fois les diverses indications que nous avons signalées plus haut. On a beaucoup vanté, et avec exagération, les applications des eaux de Carlsbad aux engorgements hépatiques rapportés des Indes. Nous pensons que ces eaux devront être écartées alors qu'il existe un véritable état cachectique.

PEAU (Maladies de la). Sans entrer dans les questions de doctrine qui se sont renouvelées récemment à propos des maladies de la peau et qui, nous le croyons, aboutiront à fixer une étude du plus haut intérêt en médecine, il est possible de tirer de la pratique hydrominérale des indications précises et essentielles.

Nous rappellerons seulement qu'en présence d'un malade atteint d'une affection cutanée à l'état chronique, on doit rechercher s'il s'agit ou non d'une diathèse présidant à la production et à la marche de la dermatose, quelle forme particulière caractérise la lésion organique, et quels éléments ressortent de la constitution, des antécédents et des habitudes du sujet. Il s'y joint l'appréciation des circonstances accidentelles et celle des complications si fréquentes dans la pathogénie du tégument externe. Quelques-uns de ces points de vue demandent à être envisagés ici.

La disposition générale aux maladies cutanées existe d'une manière incontestable chez un certain nombre d'individus, sans qu'on découvre chez eux aucune autre influence diathésique. Des phénomènes morbides de nature variée se rattachent aux manifestations dont la peau est le siége ordinaire, et il ne reste point de doute sur la corrélation de ces expressions différentes d'une même cause, dénommée par les uns *vice dartreux*, par d'autres *diathèse herpétique* ou *herpétisme*. Nous avons exposé ailleurs comment la notion de l'herpétisme avait en quelque sorte ses répondants parmi les observations de la thérapeutique thermale ellemême [voy. HERPÉTISME]. Avec Alibert et MM. Hardy et Bazin, nous voyons dans les *dartres*, non pas seulement les produits d'une altération locale, mais un ensemble de caractères qui en font une famille très naturelle à inscrire au cadre nosologique. Peu importe, du reste, quelle signification théorique on attache à cette expression, réhabilitée aujourd'hui en

vertu d'une judicieuse synthèse. Les traits des affections idiopathique-
ment dartreuses sont suffisamment connus. L'hérédité, la récidive, la
tendance à s'étendre à la surface du corps, l'existence de démangeaisons, etc., les déterminent, concurremment avec le défaut de tout autre
état diathésique ou constitutionnel qui puisse rendre compte de ces manifestations. On ne saurait oublier toutefois que, dans un grand nombre
de cas, ainsi que le fait remarquer M. Hardy (*Leçons sur les maladies
de la peau*, 1858), la diathèse dartreuse est complétement latente et se
produit, même en dehors des moments d'éruption, par des caractères
particuliers, ou par des accidents protéiformes, occupant alternativement
ou simultanément les membranes muqueuses, la peau, le système nerveux, et même les organes viscéraux.

« Les mots *dartre* et *soufre*, dit M. Patissier (*Rapport académique*,
1854), se rencontrent presque toujours ensemble. »

C'est là l'opinion générale, celle que confirme la tradition appuyée sur
des faits recueillis avec le plus grand soin. Elle a soulevé cependant des
contradictions, soit dans le camp de ceux qui s'efforcent de caractériser
les conditions du vice dartreux, soit de la part de l'école anatomique de
Willan. Jusqu'à ce que ces dissidences soient mieux légitimées, on doit
regarder les eaux minérales *sulfureuses* comme la médication spéciale de
la diathèse herpétique et des maladies de la peau considérées en elles-
mêmes.

L'action des eaux sulfureuses s'exerce à un double titre dans le traitement des dermatoses. Leur usage interne, et c'est celui dont la valeur
est le plus discutée aujourd'hui, s'adresse à la disposition morbide. On
ne peut pas plus analyser les propriétés formelles de ce médicament, en
tant qu'altérant, que s'il était question d'un autre agent spécifique de
la matière médicale. Tout jugement exclusif ou précipité à cet égard
manque de bases certaines. Il est d'ailleurs assez remarquable que les
praticiens les mieux autorisés assignent une portée secondaire à l'emploi
des eaux sulfureuses en boisson, et les prescrivent surtout sous forme externe, en bains et en douches. Ces eaux se recommandent donc principalement par leur action topique sur l'enveloppe cutanée.

Est-ce à dire que la cure des affections dartreuses repose uniquement
sur un appel d'irritation substitutive, provoqué par la sulfuration et la
thermalité des bains minéraux? Nous ne le pensons pas; le sujet est plus
complexe qu'on ne semble vouloir le considérer en général. Il y a certainement dans les modifications produites à la surface de la peau par l'emploi des eaux sulfurées autre chose que des phénomènes de contact. Sans
invoquer des preuves imparfaites d'une absorption néanmoins admissible, on ne saurait contester que l'atmosphère d'hydrogène sulfuré dans

laquelle le malade est plongé journellement, que les changements opérés avec plus ou moins de rapidité sur l'étendue d'un appareil de sécrétion et d'émonction compléié par un réseau de capillaires et de filets nerveux, que cet ensemble de traitement *intus* et *extrà* ne constitue une thérapeutique antidiathésique, ou générale, comme on l'a appelée.

L'excitation joue un rôle important dans l'application des eaux sulfurées à la cure des maladies herpétiques. Cela né fait aucun doute ; mais, comme toutes les médications, celle-là non-seulement a ses convenances et ses contre-indications, mais encore elle doit se plier aux circonstances d'idiosyncrasie, de période ou de susceptibilité morbide dont aucune thérapeutique ne fait abstraction, la médecine thermale moins encore que d'autres. Cette exacerbation de l'affection cutanée par les eaux ne s'observe même pas constamment, et dans beaucoup de cas n'est pas nécessaire à la guérison. Il est donc un milieu à garder entre les opinions qui attribuent à ce mode de stimulation un caractère critique, indispensable au succès du traitement, et celles qui regardent le mouvement fluxionnaire imprimé à certaines dermatoses comme dangereux, quand il n'est pas éphémère et illusoire. La vérité consiste à ne point trop généraliser les particularités dans un sujet qui n'a été que trop souvent embarrassé et obscurci à force d'analyse.

Les affections tégumentaires dépendant franchement de l'herpétisme se distinguent suivant qu'elles sont *humides*, c'est-à-dire accompagnées d'une sécrétion séreuse, ou séro-purulente : eczéma, impétigo dartreux, etc. ; soit que la présence de squames ou de papules et l'absence de sécrétion humide les rangent parmi les dartres *sèches :* psoriasis, lichen, pityriasis, etc. Cette division, très ancienne, à coup sûr la plus rationnelle de toutes, sert à la fois à déterminer le choix des eaux minérales, l'administration du traitement, et à faire juger par avance des résultats qu'on peut en attendre. On sait, d'une manière générale, combien les maladies sécrétantes de la peau sont sujettes aux récidives, aux transformations et aux métastases, combien aussi elles développent plus facilement l'état cachectique de l'économie, que ne le font les dartres de production solide, plus tenaces à leur tour, prenant un caractère de chronicité très spécial, et réclamant par cela même des moyens énergiques et prolongés.

Les eaux sulfureuses, appropriées à la thérapeutique des manifestations de l'herpétisme, se rapportent aux trois catégories suivantes: 1° eaux *sulfurées sodiques ;* 2° eaux *sulfurées calciques ;* 3° eaux *chlorurées sodiques sulfureuses.*

M. Astrié (*Thèse*, Paris, 1852) fait observer que le plus souvent la tolérance des eaux sulfurées sodiques s'établit facilement. « Les dar-

» treux, dit-il (*loc. cit.*, p. 128), paraissent avoir pour ces eaux une
» tolérance particulière. Puis au vingtième ou quarantième bain, une
» exacerbation des accidents locaux se montre, la lésion herpétique
» s'étend, jette une quantité considérable de liquide séro-purulent ; la
» fluxion est douloureuse ; toute la poussée consécutive, critique, semble
» se porter sur elle. On modère ou l'on suspend le traitement, et les choses
» reviennent à l'état premier ; les bains sont repris, provoquent une
» nouvelle exaspération du mal. Le malade part mécontent et désespéré ;
» le calme revient, la dartre s'anime une ou deux fois, puis guérit. Dans
» d'autres cas, l'amélioration et la disparition de la dartre coïncident,
» vers la même époque, avec l'apparition de sueurs abondantes vis-
» queuses, de flux diarrhéique, d'un retour d'hémorrhoïdes ou d'un écou-
» lement menstruel plus abondant. » Ce tableau, que nous reproduisons
textuellement, résume la marche ordinaire du traitement des dermatoses
humides par les eaux de cette classe.

Les médecins observant près des sources ayant cette même composition
chimique la décrivent ainsi d'un commun accord. Tolérance d'une part,
et de l'autre nécessité de recrudescences dont on doit graduer et surveiller
la succession : telle est la caractéristique qu'il importe de signaler dans
l'action effective des eaux minéralisées par le sulfure de sodium.

Les affections squameuses, qui présentent en général des conditions
analogues aux précédentes, mais avec des phénomènes moins actifs, peuvent être adressées impunément à des eaux puissantes. M. Astrié (*loc.
cit.*) insiste avec raison sur la considération de la surface sur laquelle
on agit, et dont l'étendue et l'état de dénudation ou de siccité détermineront le mode de traitement. C'est à l'altération profonde du tissu cutané
que le bain thermal et fortement sulfuré s'attaquera avec avantage, pourvu
qu'il n'y ait aucune imminence de phlegmasie dartreuse. En pareil cas
même, cela se voit surtout dans la cure du psoriasis, on obtient un changement assez notable pour faire croire à des succès que les effets consécutifs sont loin de confirmer. A ces considérations près, les dartres sèches
se comportent comme les formes humides.

Au premier rang des stations thermales sulfurées qui se proposent pour
le traitement de l'herpétisme, on trouve *Luchon* et *Ax*, cette dernière
station inférieure à la première pour l'installation et l'aménagement. Ce
qui vaut à ces eaux une mention exceptionnelle parmi les thermes analogues, c'est non pas l'efficacité de principes qu'on ne rencontrerait pas
ailleurs, mais bien le privilége de sources nombreuses et variées, donnant la latitude d'accommoder le traitement aux exigences de la maladie
et de l'impressionnabilité individuelle. A côté de sources notoirement
excitantes, il en est dans ces localités qui empruntent une action relati-

vement sédative au fait de décomposition temporaire étudié sous le nom de *dégénérescence* (voy. ce mot). M. Alibert (*Traité des eaux d'Ax*) a revendiqué avec raison l'intérêt de cette sorte de gamme sulfureuse apte à remplir de nombreuses indications. Elle se retrouve d'ailleurs dans une autre station importante des Pyrénées, à *Cauterets*, où un groupe d'eaux, susceptibles d'altération et riches en matière organique, permet aussi de graduer l'activité des bains selon les besoins de la pratique.

Les Pyrénées offrent encore des ressources multiples pour le traitement qui nous occupe. C'est *Baréges*, d'un côté, où l'on ne doit adresser que les maladies de la peau à forme éminemment torpide, pour lesquelles les effets énergiques d'un modificateur sulfureux, remarquable par sa fixité même, ne sont pas à redouter. Dans un rayon plus ou moins éloigné, ce sont *Saint-Sauveur*, *Eaux-Chaudes*, *Molitg*. *La Preste*, sources faibles, relativement aux précédentes, ou dégénérées, et pour ce motif douées d'une action tempérante qu'elles partagent avec des eaux d'autres classes.

Quant aux sources d'*Amélie*, du *Vernet*, d'*Olette*, de *Bagnols* (Lozère), d'*Aix* (Savoie), toutes fort thermales, elles ont certainement des affinités marquées avec celles que nous venons de citer, mais leur application n'a pas été assez précisée jusqu'ici pour en tirer des indications positives.

Comme l'un de nous l'a énoncé (Durand-Fardel, *Traité thérapeutique des eaux minérales*, 1857), il serait difficile d'établir un parallèle exact entre le degré d'efficacité particulière aux deux divisions capitales des eaux sulfurées. On a bien attribué aux eaux *sulfurées calciques* un pouvoir de stimulation plus rapide sur les lésions de l'appareil dermique, comparé à l'action des eaux sodiques. Mais ces observations recueillies dans des conditions le plus souvent contradictoires n'ont rien que de spécieux, ou du moins la solution de cette question intéressante de médecine hydrologique reste encore pendante. Toujours est-il que dans cette autre série, les sources s'échelonnent encore d'après des degrés divers d'activité.

Celle de *Schinznach*, en Suisse, représente la plus excitante de toutes, peut-être plus encore par le mode de traitement usité dans cette station, où l'on attache une grande valeur à la production de la POUSSÉE (voy. ce mot), que par la composition des eaux. Dans l'acception des eaux d'énergie moyenne, et sans qu'il soit possible de subordonner entre elles des stations également bien pourvues et bien installées, nous avons à mentionner les eaux d'*Enghien*, de *Saint-Honoré*, d'*Allevard* et d'*Acqui*. On les distinguerait, néanmoins au besoin, d'après les qualités du climat afférentes à chacune d'elles en particulier.

Enfin, à la condition expresse de rapprocher des eaux sulfureuses celles qui, beaucoup plutôt sulfatées, ne présentent qu'une médiocre sulfuration, il faut nommer *Baden* (en Suisse) et *Saint-Gervais* dans la Savoie. Ces eaux se recommandent par l'absence de propriétés stimulantes, et leur indication dans les états névropathiques ou éréthiques se formule au même titre que celles de *Molitg* et de *Saint-Sauveur* dans les Pyrénées. Si elles interviennent dans la modification de la diathèse herpétique, ce n'est que d'une manière éloignée et sans jamais atteindre le fond de l'affection constitutionnelle.

Nous n'en dirons pas autant de la division des eaux *chlorurées sodiques sulfureuses*. Celles-là ont un caractère mixte qui rehausse leur importance. Ce n'est plus le vice herpétique seul qu'on a en vue en soumettant les affections cutanées aux eaux d'*Aix-la-Chapelle* ou à celles plus minéralisées d'*Uriage*. Il s'agit d'éléments nouveaux à combattre, et dont l'immixtion à l'évolution des dermatoses n'est que trop commune. Du lymphatisme, en effet, soit originel, soit acquis, et dont la physionomie des premiers âges de la vie garde souvent l'impression, ressortent des caractères de résistance et de propagation qui créent aux maladies de la peau de cette catégorie une pathogénie et une thérapeutique à part. Tout ce que nous avons émis de propositions sur l'utilité des eaux sulfureuses comme agent topique se renforce ici de la participation d'une minéralisation franchement et efficacement altérante. Aussi la combinaison des deux médications spéciales, chlorurée sodique et sulfureuse, réalise-t-elle, tantôt comme auxiliaire des moyens locaux dans ces sortes d'affections, tantôt comme modificateur général, le traitement le plus sûr non-seulement des dartres à racine lymphatique, mais encore de la scrofule cutanée dans toutes ses variétés.

Subsidiairement, si les eaux *chlorurées sodiques* proprement dites doivent figurer dans le traitement des dermatoses, c'est lorsque ces manifestations sont bien de nature scrofuleuse. Dans le choix à décider entre elles; comme pour les eaux sulfureuses par rapport à l'herpétisme, on se conformera à l'intensité des accidents et aux données individuelles du sujet. *Bourbonne, Bourbon-l'Archambault, la Bourboule, Lamotte* peuvent servir d'exemples sur ce point. A *Salins* en France, à *Kreuznach* et *Nauheim* en Allemagne, à *Lavey* en Suisse, l'association des eaux mères aux eaux salines a fourni les plus heureux résultats pour la guérison des dermatoses scrofuleuses. Nous mentionnerons que l'usage interne des eaux de *Niederbronn*, prescrites à dose laxative, paraît influencer très favorablement les sujets atteints de scrofulides.

Les *bains de mer* ne sauraient être considérés au point de vue d'une spécialité élective que personne n'a songé à leur attribuer. Leur minéra-

lisation peut avoir prise sur l'ensemble de l'organisme, et pour peu que
ses effets soient supportés, de la part de sujets peu irritables par exemple,
elle agira dans un sens très général. En sera-t-il de même de l'influence
du froid, partie intégrante du traitement marin ? On doit craindre les
conséquences d'une résolution trop promptement obtenue, comme l'immersion courte et répétée dans la mer peut la provoquer : ce seul inconvénient imposerait la plus grande réserve dans la prescription de ce
moyen.

Des eaux d'une minéralisation faible [voy. FAIBLES (EAUX)], ou du
moins assez peu significative, sont réputées comme propres à guérir les
maladies de la peau. Dans un certain nombre de cas, où l'on a affaire à
des troubles nerveux sympathiques de ces affections, l'indication de ces
eaux est très justifiable. On connaît la solidarité qui unit les fonctions du
tégument externe à celles de l'appareil digestif, et la médication sédative
suivie à *Néris*, *Plombières*, *Bains*, *Bourbon-Lancy*, *Gastein*, *Wildbad*,
peut rétablir un équilibre salutaire dans l'économie. Il en serait de même
si des complications survenaient à travers le cours d'une affection cutanée
et revêtaient un caractère éréthique, par localisation sur un organe donné,
ou par généralisation à tout un système. C'est ainsi que les eaux *bicarbonatées sodiques* conviennent dans les exanthèmes avec dyscrasie spécifique ; celles d'*Ems* et de *Schlangenbad*, comme étant moins fortes que
Vichy, ont pu être conseillées utilement, alors que la diathèse graveleuse
ou goutteuse se confondait avec le vice herpétique. *Vichy* même servira
à remédier à un état dyspeptique ou à quelque complication *abdominale*, comme traitement préparatoire à la médication véritablement spéciale.

Des stations où la méthode du bain prolongé est demeurée en grande
faveur, *Pfeffers* et surtout *Loèche*, reçoivent un certain nombre de cas
de maladies de peau et enregistrent des succès multipliés. On trouvera, à
l'article POUSSÉE, l'explication d'une action très remarquable d'ailleurs,
et qu'on peut certainement rapprocher des effets substitutifs rapportés
aux eaux sulfureuses. Nous ne croyons pas qu'il soit nécessaire de recourir à diverses hypothèses pour se rendre compte de ces résultats.
L'imbibition due à l'immersion prolongée du corps dans les piscines de
Loèche doit sans aucun doute modifier les conditions de vitalité de la peau,
et amener une heureuse issue, s'il ne s'agit que d'une exagération des
fonctions de l'appareil dermique. Ce procédé d'ailleurs a été mis à l'épreuve
ailleurs qu'aux eaux minérales. Nous en trouvons le témoignage dans la
clinique d'Hébra de 1852 (*Wiener Zeitschr.*, t. IX, 8 et 9), où, entre
autres observations, on en trouve deux d'eczéma chronique durant depuis
plusieurs années, et que le savant professeur a guéris en soumettant

pendant quinze semaines les malades à un bain simple de huit heures consécutives par jour.

Ces faits, garantis par une sérieuse autorité scientifique, éclaireraient au besoin ceux très comparables qu'on recueille dans beaucoup de stations thermales. Parmi les eaux, en effet, désignées par les Allemands sous le nom d'*indifférentes*, et que nous nommons *faibles* parce que leur activité n'est pas toujours en rapport exact avec leur constitution apparente, il n'en est presque pas où l'on ne traite les affections cutanées et où l'on n'en obtienne les effets les plus satisfaisants. *Néris, Bains, Bourbon-Lancy, Foncaude, Ussat,* pour ne parler que de ce qui se passe en France, ont la prétention de s'approprier souvent à cette cure. Il doit en être ainsi. Si l'influence diathésique prédomine dans la majorité des dermatoses, on conviendra que, pour un certain nombre de cas, il est beaucoup plutôt question de modifier le tégument externe dans sa constitution et, qu'on nous passe l'expression, dans ses habitudes, que de combattre une diathèse particulière, ou peu efficiente, ou réellement absente. Cela se voit principalement en présence des formes érythémateuses ou purement inflammatoires de la peau. Cette circonstance morbide peut se rencontrer aussi dans les dartres elles-mêmes, quoique avec moins de fréquence. Alors, bien entendu, une médication douce, graduelle, fondée sur l'alternance d'un double effet de sédation et de réaction modérée, a qualité pour ramener le fonctionnement régulier de l'enveloppe dermique, en même temps que celui-ci subit une action tonique évidente. A plus forte raison, en arrivera-t-il de la sorte, si à l'exanthème s'associe un état nerveux ou éréthique, que nous avons déjà dit céder aisément par l'emploi de ces mêmes eaux. Ainsi s'explique pour nous l'intervention, dans le traitement des maladies de la peau, de beaucoup d'eaux minérales qu'on n'eût pas cru devoir être indiquées de prime abord. Il est vrai encore que les moyens balnéothérapiques, à défaut d'une minéralisation caractéristique, prennent d'autant plus d'importance que celle-ci est moins développée. Objectera-t-on que la chimie n'a pas donné le dernier mot des analyses, et que les principes puissants, comme l'arsenic par exemple, découverts récemment dans une série de sources réputées peu minéralisées, rendent compte de leur efficacité? Nous ne le contestons pas; mais il est assez remarquable que beaucoup d'entre elles soient dépourvues de cet agent recherché avec le plus grand soin, et que celles-là précisément s'appliquent aussi bien à la guérison des affections cutanées que celles où l'on en a constaté des proportions notables. Cette analogie de résultats nous semble, jusqu'à plus ample démonstration, devoir confirmer notre manière de voir.

Les syphilides ne se séparant pas des symptômes consécutifs de la maladie syphilitique, le traitement de ces affections cutanées par les eaux minérales rentre dans ce que nous aurons à dire de la syphilis [voy. SYPHILIS].

A côté des maladies diathésiques de la peau, dont les recherches les plus récentes tendent à élargir le cadre, il en est qui constituent une lésion propre de l'enveloppe cutanée, sans relation évidente avec un état général quelconque. Les unes, représentant des difformités de la peau plutôt qu'une maladie, depuis la simple macule jusqu'à l'ichthyose, n'ont rien à attendre du traitement hydrominéral. La seconde classe admise par M. Hardy (*Leçons sur les maladies de la peau*, 1858) réunit des inflammations locales qui ne s'adressent aux eaux qu'à l'occasion d'un caractère fâcheux de permanence; il suffira de nommer l'érythème, l'urticaire, l'herpès, l'ecthyma. Les considérations relatives aux manifestations de l'herpétisme s'adaptent parfaitement au traitement de ces lésions élémentaires, mais qui n'en constituent pas moins parfois un véritable état morbide qu'il faut enrayer.

Des affections beaucoup plus locales, si l'on peut ainsi les appeler, dues à la présence d'un parasite animal ou végétal (gale, sycosis ou mentagre, herpès circiné, favus), commencent à être mieux étudiées et plus connues qu'elles ne l'avaient jamais été, grâce à la savante impulsion de MM. Bazin et Hardy. L'indication thérapeutique se résume en la destruction du parasite. L'expérience ayant rangé le soufre parmi les moyens les plus efficaces à cet égard, il est à présumer que les eaux sulfureuses seront un précieux auxiliaire de cette médication. Mais aucune observation n'a encore été publiée sur une matière qui mériterait de fixer l'attention des hydrologues.

PEIDE (Suisse, canton des Grisons). Hameau à 8 kilomètres de Ilauz. Altitude : 2400 pieds. Quatre sources semblables.

Sulfatée mixte. Tempér., 7° centigr.

	Eau : 16 onces.		Eau : un litre.
	Pouc. cub.		Cent. cub.
Acide carbonique..........	9,600	=	518,5
	Grains.		Gram.
Sulfate de soude.........,...,	5,936	=	0,854
— de magnésie........	2,310	=	0,332
— de chaux...........	10,150	=	1,461
Chlorure de magnésium	1,950	=	0,280
Carbonate de magnésie......	3,150	=	0,453
— de chaux........	7,520	=	1,082
— ferreux.........	0,230	=	0,033
Matière extractive.........	0,200	=	0,028
	31,446	=	4,523
			(CAPELLER.)

Ces eaux sont employées en boisson et en bains dans les états névropathiques et les affections cutanées. Établissement ancien et dans un mauvais état.

PELAGHE (Italie, Toscane). Dans le val di Cormia, à 2 milles de Monte-Rotondo.

Bicarbonatée mixte. Tempér., 37°,5.

	Eau : une livre.		Eau : un litre.
	Grains.		Gram.
Sulfate de chaux............	0,533	=	0,052
Chlorure de sodium.........	2,132	=	0,208
— de magnésium......	0,533	=	0,052
— de calcium.........	0,533	=	0,052
Carbonate de soude.........	1,066	=	0,104
— de magnésie......	0,266	=	0,027
— de chaux.........	1,066	=	0,104
— ferreux.........	0,266	=	0,027
	6,395	=	0,626

(GIULI.)

Cette analyse nous semble seulement approximative. Eaux faibles, employées en bains dans les affections rhumatismales, goutteuses et paralytiques.

PELAGO (Italie, Toscane). Bourg à 26 kilomètres de Florence et près de la rive droite du Vicano.

Sulfurée calcique. Tempér., 17°,5 centigr.

	Eau : 16 onces.		Eau : un litre.
	Pouc. cub.		Cent. cub.
Acide carbonique..........	0,522	=	20,8
— sulfhydrique..........	0,522	=	20,8
	Grains.		Gram.
Chlorure de sodium.........	0,533	=	0,052
— de calcium.........	traces		traces
Carbonate de soude.........	1,599	=	0,156
— de magnésie......	0,533	=	0,052
— de chaux.........	1,599	=	0,156
	4,264	=	0,416

(GIULI.)

On remarque dans cette analyse l'absence complète des sulfates, et cependant l'eau à laquelle elle se rapporte nous paraît appartenir aux sulfurées calciques. Ces eaux sont employées en boisson et en bains plus particulièrement, d'après Osann, dans le catarrhe vésical et la gravelle.

PEMPHIGUS. Les eaux minérales ne conviennent pas dans cette maladie éminemment cachectique, et où il est de précepte de s'abstenir non-seulement des bains, comme augmentant l'afflux du sang vers la peau, mais encore de toute action irritante du côté de la muqueuse intestinale.

PENAGUILA (Espagne, prov. d'Alicante).

Sulfurée sodique. Tempér., 18° centigr.

	Eau : une livre.		Eau : un litre.
	Grains.		Gram.
Sulfure de sodium...........	1,2	=	0,127
Sulfate de magnésie..........	1,0	=	0,106
— de chaux..............	0,4	=	0,042
Chlorure de sodium..........	1,1	=	0,116
— d'alumine	0,6	=	0,063
Perte	0,7	=	0,074
	5,0	=	0,528
	Pouc. cub.		Cent. cub.
Gaz hydrogène sulfuré........	1,7	=	57,78

(Lopez, 1847.)

Ces eaux sortent des anfractuosités d'une montagne calcaire. On les emploie seulement en boisson, seules ou associées à du lait.

PENNA (la) (Italie, Piémont). Dans la province de Gênes, à proximité de Voltri, source *sulfurée calcique.* Tempér., 21° à 25° centigr., employée surtout dans les affections cutanées. Son analyse, publiée par Deferrari et Mojon, est incomplète.

PENTICOSA (Espagne, province d'Aragon, au sud de Cauterets, et près de la frontière de France). Au fond de la belle vallée de Tena.

Sulfatée sodique, trois sources. Tempér., de 26° à 28° centigr.

Sulfurée sodique? une source. Tempér., 31° centigr.

La station de Penticosa possède quatre sources principales, dont trois sont sulfatées sodiques, et qui portent les noms de sources de l'*Higado* (28°), des *Herpes* (27°), de la *Lagune* (26°). Quant à la troisième, dite de l'*Estomac,* sa composition, comme nous le verrons plus bas, la rapproche autant des eaux sulfurées calciques que des eaux sulfurées sodiques.

Eau : un litre.

	Source DE L'HIGADO.	Source DES HERPES.
	Cent. cub.	Cent. cub.
Azote	710,8	473,8
	Gram.	Gram.
Sulfate de soude	0,054	0,051
Chlorure de sodium..........	0,018	0,021
— de magnésium........	0,003	0,004
Carbonate de chaux..........	0,003	0,004
Silice	0,014	0,012
	0,092	0,092

(Roiz, 1845).

La source de la *Lagune* ne diffère des précédentes que par une minime proportion d'acide carbonique au plus et par une minéralisation moins élevée.

SOURCE DE L'ESTOMAC.

Eau : un litre.

	Cent. cub.
Acide sulfhydrique	236,8
	Gram.
Sulfure de sodium	0,016
— de calcium	0,003
Sulfate de soude	0,046
Chlorure de sodium	0,025
Carbonate de soude	0,035
Silice	0,015
Glairine	0,022
	0,162

(Ruiz, 1845.)

Chacune de ces sources passe pour avoir des propriétés médicales différentes. Celle qui paraît la plus sulfureuse est affectée aux maladies de la peau, aux ulcères, aux douleurs rhumatismales et articulaires. Les autres se partagent le traitement des affections chroniques de l'estomac avec prédominance nerveuse, les obstructions abdominales et les maladies de l'utérus. Deux établissements de bains médiocrement installés.

PERAL (el) (Espagne, province de Ciudad-Real).

Ferrugineuse bicarbonatée. Tempér., 15° centigr.

L'analyse de cette source n'est pas publiée. Établissement de bains assez fréquenté. On transporte les eaux pour l'usage interne.

PÉRIMÈTRE DE PROTECTION. La loi du 14 juillet 1854 [voy. LÉGISLATION] établit, par ses articles 1 et 2, comme bases de la conservation des eaux minérales autorisées, contre des travaux offensifs à leur régime, la déclaration d'intérêt public et la fixation d'un périmètre de protection.

La déclaration d'intérêt public est toujours un préalable nécessaire de la fixation d'un périmètre. Les demandes se rapportant à l'obtention de ces deux mesures conservatrices peuvent se produire et être instruites soit séparément, soit simultanément.

La déclaration d'intérêt public ne paraît tout d'abord efficace, au point de vue de la conservation, que parce qu'elle est nécessaire à l'obtention d'un périmètre. Par elle-même, elle protège peu et temporairement. Elle peut écarter un danger prochain, amener la suspension, pendant six mois, d'un travail reconnu offensif (art. 5 et 6 de la loi de 1856). La suspension est prononcée par le préfet, sur l'avis de l'ingénieur des mines et du médecin inspecteur.

On comprendra que le degré d'action protectrice des sources minérales, résultant de la déclaration d'intérêt public, est borné. Les limites de cette action temporaire sont trop restreintes pour pouvoir toujours arriver utilement à l'obtention d'un périmètre. Le plus souvent, et cela s'est déjà rencontré, le mal pourrait se produire avant l'interdiction des travaux offensifs, si même ils sont reconnus tels. Toutefois la déclaration d'intérêt public n'est pas seulement un acheminement vers l'obtention du périmètre; elle établit des rapports et des devoirs réciproques entre l'exploitant et l'autorité locale, et, pour cette dernière, elle crée une action morale, des moyens de tutelle administrative, laquelle, bien comprise, bien remplie, doit être profitable à la conservation des eaux.

On peut dire que l'efficacité conservatrice de la loi de 1856 est dans le périmètre de protection; que là surtout est la loi. Et cependant telle est, en matière de périmètre, la jurisprudence de l'autorité supérieure, que son obtention ne paraît devoir résulter que d'un danger imminent, notoire et reconnu tel. Jusqu'à ce jour, il n'y a qu'un petit nombre de stations en France qui jouissent de ce privilége.

Mais, on doit l'espérer, cette jurisprudence, éclairée par les faits qui se produiront, tendra à se formuler suivant des vues plus larges et par des moyens rapides. Les questions relatives aux eaux minérales sont nouvelles encore, et l'on comprend une marche prudente et réservée dans les applications actuelles de la loi; mais il ne faut pas que l'esprit de cette dernière soit absolument entravé par de pures questions de forme.

Le périmètre se délimite autour des sources à protéger, comme on le fait pour les concessions de mines, par une série de lignes marquées par des points fixes, par des cours d'eau, par des crêtes. Ces limites forment dans leur ensemble un polygone fermé qui doit représenter ce que quelques hydrologues ont appelé la zone thermale, c'est-à-dire l'étendue superficielle au sous-sol de laquelle des travaux d'approfondissement souterrain (sondages, puits et galeries de mines) pourraient provoquer sur le régime normal des eaux une atteinte souvent irrémédiable.

Les considérations développées aux mots : GISEMENT. ORIGINE DES EAUX MINÉRALES. ROCHES CONGÉNÈRES. INFILTRATIONS. MINES (EAUX DE). RÉGIME DES EAUX MINÉRALES, paraissent pouvoir servir à l'étude des questions que soulève la fixation des périmètres. Cette fixation possible, assez souvent facile, pour les groupes thermaux de montagne (et c'est le très grand nombre de cas), présente des difficultés pour les groupes de plaine. Mais l'article 2 de la loi de 1856 a prévu ces difficultés, et rendu la tâche plus facile en inscrivant au paragraphe deuxième de cet article la possibilité d'extension ultérieure du périmètre, au cas où la nécessité en serait démontrée.

PERRIÈRE (la). Voy. BRIDES.

PERRUCHÈS ou **SAINT-JULIEN** (France, Cantal, arrond. d'Aurillac).

Dans la vallée de la Jordanne et très près du hameau de Perruchès, se trouve une source *ferrugineuse bicarbonatée*, froide, connue depuis très longtemps, car Buc'hoz la signale, et paraissant contenir, par litre, 2 grammes environ de carbonates de soude, de chaux et de fer et de chlorure de sodium. On l'utilise dans le pays comme tonique et emménagogue; à dose élevée, elle devient purgative.

PERSE (Asie occidentale). Cette contrée, remarquable par la grande proportion de chlorure de sodium dont son sol est imprégné et par la fréquence des sources de naphte sur son étendue, renferme aussi quelques sources thermales. Alibert, sur le rapport du voyageur Hanway, en cite, dans la péninsule d'Apchéron, ayant la température de l'eau bouillante et étant fréquentées pour leur efficacité, en boisson et en bains, dans les états de débilité générale.

PESTH (Hongrie). Cette ville capitale renferme plusieurs sources *ferrugineuses bicarbonatées*, froides, qui sont exploitées dans des établissements de bains privés et d'hydrothérapie. Le voisinage des sources célèbres d'Ofen ou Bude, dont elle n'est séparée que par un pont jeté sur le Danube, donne lieu à la désignation, souvent employée pour ces dernières, de *Pesth-Bude* [voy. OFEN].

PETERSTHAL (Allemagne, duché de Bade). A 3 kilomètres de Griesbach, 1 kilomètre de Freyersbach et à 12 kilom. de Rippoldsau.

Ferrugineuse bicarbonatée. Tempér., de 8° à 10°.

Quatre sources à peu près identiques jaillissant d'une roche de gneiss.

Eau : un litre.

	Source SOPHIE.	Source DE PIERRE.	Source SALINE.
	Gram.	Gram.	Gram.
Azote	0,0005	»	0,0010
Acide carbonique libre	2,5180	2,5243	2,6000
Bicarbonate de chaux	1,3773	1,5251	1,5078
— de magnésie	0,3872	0,4558	0,5840
— de fer	0,0440	0,0461	0,0451
— de lithine	0,0144	0,0060	0,0028
— de soude	0,0653	0,0600	0,0366
Chlorure de sodium	0,0304	0,0395	0,0456
Sulfate de soude	0,6721	0,7902	0,8525
— de potasse	0,0975	0,0746	0,0785
Alumine et acide phosphorique	0,0033	0,0071	0,0035
Silice	0,0892	0,0904	0,0885
Matières organiques et oxyde de manganèse	traces	traces	traces
	5,2992	5,6191	5,8459

(BUNSEN.)

La source *Sophie*, nommée encore source *gazeuse* ou *Gasquelle*, marque 8°,9. Elle est captée dans un réservoir de pierre que surmonte un élégant pavillon ; elle est de toutes les autres la plus abondante.

La source de *Pierre* ou *Stahlquelle* (source ferrugineuse) et *Trinkquelle* (source à boire), est à la température de 10°,3, et est la plus riche en fer.

La source *saline* (*Laxirquelle*), qui marque 9°,7, ne diffère des précédentes que par une proportion plus forte de principes minéraux.

La quatrième source, qui n'a pas été analysée, est le *Badquelle* (source des bains). Elle se confond par ses propriétés chimiques avec les trois premières.

Il existe à Petersthal un établissement thermal pourvu de nombreux cabinets de bains, d'appareils de douches variées. Les buveurs se réunissent tous les matins dans une vaste trinkhalle. Comme dans plusieurs établissements de la vallée de la Rench, on a installé à Petersthal une maison particulière où l'on administre des bains et des inhalations de bourgeons de sapins.

On emploie ces eaux particulièrement en boisson, à la dose de quatre à douze verres dans la matinée, et aussi en moyens externes. Leurs indications générales sont relatives à leurs principes ferrugineux, à la proportion de gaz acide carbonique qu'elles renferment, et aussi à la présence d'une notable quantité de sels neutres dans leur composition. Elles sont donc prescrites avec avantage pour remédier à l'appauvrissement du sang, dans la chlorose, l'anémie, et les diverses affections qui se rattachent à cette altération, l'aménorrhée, la dysménorrhée, la stérilité, les névropathies, etc. Elles s'adressent aux dyspepsies, surtout dans les cas de névroses de l'estomac, et à ce titre on peut les regarder comme d'utiles *eaux de table*. C'est aussi en vertu de leur action sur les secrétions gastro-intestinales, qu'elles facilitent les actes de la nutrition et s'approprient à diverses maladies de l'appareil digestif et de ses annexes.

L'eau de Petersthal se transporte.

PETIT-LAIT (Cure du). La cure du petit-lait (*Molken-Kur*) consiste dans l'emploi interne et externe de la partie séreuse du lait, qu'on obtient par séparation en faisant cailler artificiellement le lait de vache, de chèvre ou de brebis. Cette méthode a pris naissance en Suisse et s'est propagée en Allemagne. On la trouve dans ces deux pays élevée au rang d'un précieux moyen thérapeutique. Jusqu'ici elle ne semble pas avoir reçu beaucoup d'applications en France, ce qui tient peut-être à l'infériorité de nos pâturages, relativement à ceux d'autres régions, sinon au peu de crédit qui s'attache encore ici à ce prétendu agent médical.

Le plus souvent le petit-lait est administré seul dans des lieux de cure, spécialement affectés à son usage et où l'on trouve une organisation. identique avec celle de beaucoup de stations thermales. Tels sont, en Suisse, les établissements renommés d'Appenzell, Gais, Heinrischbad, Weisbad, Gonthen, Interlaken, etc. Au contraire, en Allemagne, l'association du petit-lait et des eaux minérales est très en faveur, et il est un grand nombre de localités où l'on fait suivre aux malades ce double traitement, soit alterné, soit combiné, selon les circonstances. En France, ce n'est que dans le Dauphiné, à Allevard et à Uriage, que le petit-lait s'utilise pour les besoins médicaux, plus particulièrement dans la première de ces stations. Encore ne saurait-on comparer une tentative imparfaite avec ce qui se pratique dans l'Oberland bernois, ou à Ischel par exemple, et dans les Carpathes.

Le petit-lait pris en boisson, à des doses variables, passe pour un médicament altérant et analeptique à la fois. M. le docteur Carrière, dans l'étude approfondie qu'il vient de publier sur cette matière, développe une théorie généralement en faveur parmi les médecins allemands et tendant à expliquer les propriétés du petit-lait par sa qualité de produit organique privé d'azote. L'interprétation de cette opinion appartient à un ordre d'idées étranger à notre sujet.

Les bains de petit-lait pris avec suite sont regardés comme résolutifs et fortifiants. On cite des résultats très heureux de leur emploi dans les états névropathiques liés à une faiblesse générale, ou à la chlorose, et dans toutes les formes morbides, analogues aux précédentes, suites de convalescences pénibles, d'épuisement nerveux, etc., où il s'agit de restaurer les forces radicales, sans produire d'excitation. Toutefois cette action hypersthénisante n'est pas confirmée par toutes les observations, puisque M. Niepce, à Allevard, aurait constaté que le pouls se déprime sous l'influence des mêmes bains qui le relèvent ailleurs. Pour M. Carrière (*Les cures du petit-lait et du raisin, etc.*, 1860), les bains de petit-lait constituent un excellent moyen de rétablir l'ordre dans l'organisme, soit en modérant l'impressionnabilité nerveuse, soit par le rappel d'une énergie perdue dans l'économie.

C'est en vertu des opinions précédentes qu'on a conseillé l'usage du petit-lait dans la phthisie commençante, et d'une manière spéciale dans celle qui coexiste avec le lymphatisme et la diathèse scrofuleuse ; dans les affections de l'appareil respiratoire étrangères à la tuberculisation ; dans la pléthore abdominale, telle qu'on l'entend en Allemagne, et les engorgements viscéraux qui s'y rattachent ; enfin dans les états chloro-anémiques avec prédominance d'hyposthénie.

Évidemment, les témoignages qui plaident la cause du petit-lait en

médecine sont trop sérieux, trop multipliés, trop anciens même, puisqu'ils remontent à Frédéric Hoffmann, pour qu'il soit permis de négliger ce génre de traitement. Mieux connu et plus vulgarisé qu'il
ne l'a été encore chez nous, il donnera sans doute des résultats aussi
favorables que ceux dont on parle en Allemagne et en Suisse. Ne
serait-ce qu'un adjuvant efficace de la médication thermale, propre
à tempérer ce que celle-ci peut avoir parfois de trop stimulant ou à
suppléer au défaut d'éléments adoucissants dans quelques eaux, qu'il
mériterait, nous le croyons, d'être pris en considération et apprécié
à une juste valeur.

PETRIOLO (Italie, Toscane). Dans le val di Merse.

Sulfurée calcique. Tempér., 45° centigr.

	Eau : 16 onces.		Eau : un litre.
	Pouc. cub.		Cent. cub.
Acide carbonique..........	0,522	=	28,8
— sulfhydrique.	1,829	=	76,6
	Grains.		Gram.
Sulfate de soude...........	4,268	=	0,418
— de chaux...........	2,132	=	0,208
Chlorure de sodium........	6,398	=	0,627
— de magnésium	1,066	=	0,104
Carbonate de magnésie......	1,066	=	0,104
— de chaux........	9,599	=	0,940
— ferreux	0,533	=	0,052
	25,064	=	2,453
			(Giuli.)

Ces eaux s'emploient en bains dans les rhumatismes, les paralysies et
les maladies de la peau.

PFEFFERS ou **PFÄFFERS** (Suisse, canton de Saint-Gall).

Bains situés dans un ravin étroit et sauvage, au fond duquel mugit un
torrent furieux, la Tamina, à 8 kilomètres du bourg de Ragatz. — Altitude : 2430 pieds. — De Zurich à Ragatz par le lac de Wallenstadt,
ou du Saint-Gothard à Coiré, en venant de la direction de l'Italie.

Bicarbonatée calcique. Tempér., 35° à 36° centigr.

	Eau : 16 onces.		Eau : un litre.
	Grains.		Gram.
Carbonate de cháux........	0,910	=	0,0546
— de magnésie.....	0,147	=	0,0015
— de fer...........	0,006	=	0,0006
Sulfate de soude..........	0,242	=	0,0256
— de potasse..........	0,004	=	0,0004
— de chaux...........	0,027	=	0,0028
Chlorure de sodium........	0,268	=	0,0284
— de magnésium.....	0,048	=	0,0050
Acide silicique...........	0,140	=	0,0014
	1,792	=	0,1203
			(Pagenstecher.)

Trois sources principales émergent, à côté l'une de l'autre, sur la pente de rochers, laissant entre eux un abîme dont on vante l'aspect saisissant. La supérieure, appelée *la Chaudière*, est la plus abondante et la seule dont on recueille les eaux. Sur un plan inférieur, presque au niveau du torrent, il s'en trouve une qu'on utilise dans certaines années où la précédente subit de notables intermittences. Ces eaux thermales sont d'une limpidité parfaite et n'offrent aucun caractère à l'odorat ni au goût.

Une abbaye, sécularisée en 1838, sert aujourd'hui d'établissement de bains, au bord même de la Tamina. Des baignoires à courant continu ; huit piscines pouvant contenir vingt personnes avec séparation absolue des sexes, et recevant de l'eau sans cesse renouvelée ; des douches ascendantes et descendantes bien organisées, constituent une installation très satisfaisante.

Les eaux de Pfeffers se rangent parmi les FAIBLES (EAUX) [voy. ce mot], eu égard à leur minéralisation peu significative. On remarquera qu'elles sont douées originairement d'une température très propre à l'usage du bain. Aussi leur réputation fort ancienne a-t-elle longtemps contre-balancé celle des longues *baignées* de Loèche [voy. LOÈCHE]. Les documents historiques veulent qu'à une certaine époque, il fut d'usage de laisser les malades au bain pendant plusieurs jours et plusieurs nuits de suite. Il y a à peine une dizaine d'années qu'on prescrivait de pratiquer graduellement cette immersion pendant huit à douze heures, jusqu'à ce que le phénomène de la POUSSÉE [voy. ce mot] se manifestât. Aujourd'hui le bain s'administre à Pfeffers comme partout ailleurs, d'une durée d'une demi-heure à une heure, mais on en prend deux par jour. L'éruption exanthémateuse s'obtient moins fréquemment que par l'ancienne méthode, sans que les médecins de la localité aient lieu de le regretter. Il n'est pas besoin, du reste, de recourir non plus à de prétendues propriétés stimulantes des eaux de Pfeffers qui, au sentiment de bien-être des premiers bains, feraient succéder de véritables symptômes critiques, précurseurs de la guérison. Le redoublement du bain relativement chaud, observé chaque jour pendant trois à quatre semaines que dure le traitement, explique assez ces effets communs à toute médication thermale.

On boit aussi les eaux à Pfeffers, depuis quatre à six verres jusqu'à quinze ou vingt. Leur température et la quantité ingérée agissent vraisemblablement, l'une par simple pénétration, à la manière des stimulants diffusibles, l'autre en faisant traverser les divers émonctoires de l'économie par un courant rapide et considérable de liquide.

D'après les données qui précèdent, on peut admettre que la spécialisation de Pfeffers s'étend aux maladies de l'innervation. On les recommande, en effet, dans les rhumatismes à forme névralgique, la sciatique, le tic douloureux de la face, dans les divers états névropathiques, hystérie, contractures spasmodiques, chorée, soit essentiels, soit concomitants d'autres affections, telles que les maladies de l'utérus, celles de la moelle épinière, etc. Il reste acquis, d'après tous les renseignements publiés sur ces eaux, qu'elles exercent une action formellement sédative. C'est d'ailleurs à ce titre, et eu égard à leur influence sur l'état général des malades, que nous comprenons leur intervention efficace dans beaucoup de dyspepsies, avec prédominance d'éléments nerveux. On voit alors se régulariser promptement les fonctions digestives, à mesure qu'une révulsion presque insensible s'établit à la surface de la peau soumise aux bains répétés. Quant aux catarrhes chroniques de la vessie contre lesquels les eaux de Pfeffers seraient fort utiles, il est permis de se demander, comme le fait le docteur Glover (*On miner*. *Waters*, 1857), si les bains d'eau réputée la plus simple ne produiraient pas un résultat identique.

Le site de Pfeffers a tout le pittoresque d'un défilé alpestre. Cette station, connue depuis le XIe siècle, est très fréquentée. Elle a une succursale dans le bourg voisin de RAGATZ, où une partie de l'eau des sources est conduite et alimente un établissement de bains, moins isolé que l'ancien couvent des bénédictins de Pfeffers.

PHARYNGITE GLANDULEUSE. Voy. GLANDULEUSE (ANGINE).

PHLEGMATIA ALBA DOLENS. On sait combien les infiltrations des membres inférieurs, consécutives à l'accouchement et attribuées à une lésion du système veineux ou lymphatique, sont quelquefois persistantes et rebelles à la thérapeutique ordinaire. On peut obtenir en pareil cas d'excellents résultats du traitement thermal. Les eaux qui conviennent sont les eaux spécialement résolutives, telles que les bicarbonatées sodiques, *Vichy*, *Vals*, *Ems* moins actif, et les chlorurées sodiques, *Bourbonne*, *Bourbon-l'Archambault*, *Wiesbaden*, *Kissingen*; etc. Ces dernières nous paraissent communément mieux indiquées, surtout chez les femmes lymphatiques. S'il y a de l'anémie et de la dyspepsie, les sources bicarbonatées sodiques ferrugineuses seront préférées.

PHOSPHATES. L'existence des phosphates dans les sources minérales, prévue depuis longtemps, n'a été bien établie expérimentalement que par Berzelius, au sujet de son travail sur les eaux de Carlsbad.

Ces sels ont été signalés dans les eaux minérales, sans distinction de classe et d'origine, en proportion très minime, mais cependant pondérable; on les trouve généralement inscrits dans les analyses à l'état de phosphates de soude, de chaux, d'alumine, ces deux derniers tenus en dissolution à la faveur d'un excès d'acide carbonique. Nous avons encore émis l'hypothèse que, dans les eaux minérales imprégnées d'ammoniaque, l'acide phosphorique pouvait exister à l'état de phosphate ammoniaco-magnésien, sel qui a la plus grande tendance à se produire et qui reste dissous.

Les phosphates se reconnaissent de la manière suivante. On fait évaporer plusieurs litres d'eau jusqu'à siccité; on reprend le résidu par de l'acide chlorhydrique étendu, et dans la liqueur filtrée on ajoute une solution de molybdate d'ammoniaque. Le mélange des liqueurs chauffé jusqu'à l'ébullition se colore en jaune foncé, et il se dépose un sel jaune-citron complétement insoluble, même dans l'excès d'acide chlorhydrique, si l'eau minérale était chargée de phosphate.

Ce mode opératoire, très sensible lorsque les phosphates sont seuls, le devient beaucoup moins si l'on agit avec une eau riche en fer. Dans ce cas, la solution chlorhydrique possède elle-même une teinte jaune, provenant du perchlorure de fer, qui se confond avec celle produite par le molybdate d'ammoniaque. Dans ce cas-là, on commence par séparer l'oxyde de fer au moyen de l'ammoniaque, en ayant le soin d'étendre la liqueur pour que le phosphate de chaux qui peut se former sous l'influence de l'alcali reste en solution. D'une autre part, M. Staedeler a vu récemment que plusieurs corps, tels que l'acide arsénique et, dans certaines circonstances, l'acide azotique, la silice, produisaient, avec le molybdate d'ammoniaque, une réaction tout à fait semblable à celle de l'acide phosphorique. Ce résultat peut donc, on le voit, induire souvent l'analyste en erreur, et lui faire supposer l'existence des phosphates là où ils n'existent réellement pas.

M. Leconte a indiqué un autre réactif qui nous paraît plus sûr : c'est l'acétate d'urane, qui, dans une eau contenant une fraction excessivement minime d'acide phosphorique, donne un précipité jaune de phosphate d'urane tout à fait insoluble dans l'eau.

On fait évaporer au tiers ou au quart avec un léger excès d'acide acétique un volume quelconque d'eau minérale, soit 2 ou 3 litres; après quoi, si le liquide est clair, on y verse quelques gouttes d'une solution d'acétate d'urane. Si le dépôt qui se produit est assez abondant, on le recueille, on le lave, et on le pèse après l'avoir chauffé à une température élevée; on déduit la proportion de l'acide phosphorique de la composition du phosphate d'urane qui est représenté par $2 (U^2O^3) + PHO^5$.

M. Bouquet a dosé de la sorte l'acide phosphorique de l'eau des différentes sources de Vichy.

On additionne chaque litre d'eau minérale de 4 à 5 grammes de carbonate de soude pur, et l'on fait bouillir le tout pendant deux heures au moins. Par ce moyen on sépare les carbonates terreux et l'on convertit les phosphates en phosphate de soude. La solution est filtrée bouillante; on sature le carbonate de soude par un excès d'acide chlorhydrique, et l'on chauffe afin d'expulser l'acide carbonique. L'excès d'acide chlorhydrique est sursaturé par l'ammoniaque, qui ne doit donner lieu à aucun précipité. On ajoute alors quelques gouttes d'une solution de sulfate de magnésie, qui, au bout de quelques minutes, précipite du phosphate ammoniaco-magnésien. Celui-ci est recueilli sur un filtre, lavé avec de l'eau ammoniacale, et enfin chauffé au rouge dans un creuset de platine pesé. On obtient alors du phosphate de magnésie, qui sert à connaître la proportion de l'acide phosphorique. Comme l'acide arsénique donne dans les mêmes circonstances un précipité d'arséniate ammoniaco-magnésien, on redissout le précipité dans de l'acide chlorhydrique, et dans la solution filtrée on fait passer un courant d'acide sulfhydrique. Ce réactif ne donne aucun précipité avec le phosphate de magnésie, et produit au contraire un dépôt jaune de sulfure d'arsenic avec l'arséniate de même base.

Nous avons mis ce procédé à exécution, et nous avons vu qu'en remplaçant le sulfate de magnésie par du chlorure de magnésium, le résultat était plus certain. En effet, si la solution contenait un peu de chaux, il se précipite du sulfate de chaux qui peut être confondu avec le phosphate ammoniaco-magnésien.

PHOSPHORIQUE (Acide). Voy. PHOSPHATES.

PHTHISIE LARYNGÉE. Voy. LARYNGITE CHRONIQUE. PHTHISIE PULMONAIRE.

PHTHISIE PULMONAIRE. L'étude de la phthisie s'adresse à trois éléments distincts : un état diathésique particulier, en vertu duquel le tubercule se développe ; la production tuberculeuse elle-même; des altérations pulmonaires, les unes superficielles (catarrhe), les autres profondes (engorgement).

Nous aurons à examiner dans cet article : 1° l'action que les eaux minérales peuvent exercer sur ces divers éléments; 2° les circonstances dans lesquelles on peut recourir à leur intervention ; 3° les eaux qu'il convient d'employer; c'est-à-dire, les *indications*, l'*opportunité* et le *traitement*.

Indications. — Ces indications sont de deux sortes : les unes s'adressent à des causes, les autres à des effets.

Les tubercules pulmonaires n'apparaissent qu'en vertu d'une prédisposition qui se lie généralement à une constitution déterminée, dont les caractères les plus habituels sont ceux de l'état lymphatique ou scrofuleux, ou encore l'affaiblissement de l'organisme, par suite de circonstances hygiéniques ou affectives, ou bien physiologiques, comme une maladie débilitante, etc.

Une fois que les tubercules ont apparu, leur marche est surtout favorisée par l'état fluxionnaire des poumons ou catarrhal des bronches, et semble quelquefois se placer très exactement sous la dépendance de ces états pathologiques.

Il résulte de là des indications très formelles :

Combattre ou éviter les causes qui peuvent engendrer ou entretenir l'état constitutionnel dont les tubercules dépendent, ou l'état local qui réagit sur eux ; traiter par des moyens appropriés cet état constitutionnel, dès qu'il apparaît, et ces accidents de catarrhe ou de fluxion lorsqu'ils se montrent.

C'est à cette double série d'indications que se rapportent effectivement la plupart, sinon la totalité, des moyens usités dans la phthisie, moyens hygiéniques ou thérapeutiques, les uns s'adressant au lymphatisme, ou à la scrofule, ou à l'anémie, ou à la débilité; les autres s'adressant au catarrhe bronchique ou à l'engorgement pulmonaire.

Dans tout cela, il n'est pas question du tubercule, parce que le tubercule paraît, en effet, hors de la portée des moyens que nous avons à notre disposition, tandis que ceux-ci ont prise sur les circonstances pathogéniques que nous venons d'énumérer ; et c'est par là que l'intervention de l'art n'est pas toujours stérile dans le traitement de la phthisie.

Maintenant, il y a des phthisies qui se développent dans des circonstances différentes. Les caractères constitutionnels ordinaires font défaut: ce sont des individus ou sanguins, ou névropathiques, ou sans caractère déterminé ; et quelquefois le tubercule se développe sans catarrhe et sans congestion pulmonaire appréciable.

Dans ces sortes de cas, les indications manquent, parce qu'il est impossible de définir, dans la maladie, des circonstances auxquelles la thérapeutique puisse s'attaquer.

Or, ces phthisies sont ou très partielles et peu graves, et guérissent toutes seules; ou bien, et c'est le cas le plus ordinaire, elles sont, au contraire, des plus graves, et elles suivent leur marche, ou d'une manière très aiguë, ou d'une manière plus lente, sans que l'on puisse en rien enrayer leur développement.

Si ces considérations sont exactes, la question de l'application des eaux minérales au traitement de la phthisie se trouve elle-même posée de la façon la plus nette et la plus précise.

Les indications, avons-nous dit, s'adressent, d'une part à la constitution ou à la diathèse d'où dérivent les tubercules, et d'une autre part aux phénomènes de catarrhe et d'engorgement dont les poumons sont le siége.

Les eaux minérales sont-elles propres à remplir ces indications ? Oui, sans contredit.

Les conditions constitutionnelles ou diathésiques auxquelles nous avons vu que la thérapeutique pouvait s'adresser avec quelque efficacité, lym-phatisme, scrofule, anémie, atonie, rentrent précisément dans le domaine de la médication thermale.

Sans doute la médication thermale, pas plus que les autres agents thé-rapeutiques, ne vient toucher la disposition tuberculeuse elle-même. Mais en modifiant un état général de l'organisme manifestement favorable au développement des tubercules, elle vient évidemment enrayer ce der-nier, et concourir aux efforts curatifs que l'organisme peut tenter par lui-même.

Nous dirons encore que les eaux minérales possèdent également une action très manifeste sur l'état catarrhal des bronches et sur les engor-gements du tissu pulmonaire. Sans doute, elles ne sauraient prétendre à une action directe sur le tuberculé ; mais en cela elles ne sont inférieures à aucune médication, et, en s'opposant à des conditions pathologiques locales qui concourent à un si haut degré à la production ou à l'accrois-sement des tubercules, elles exercent évidemment une action très effi-cace sur la marche et l'issue de la maladie.

Opportunité. — Cet examen nous amène naturellement à parler des indications du traitement thermal dans la phthisie, prises au point de vue de la marche de la maladie elle-même. Ce n'est rien que de savoir que telles ou telles eaux peuvent intervenir utilement dans le traitement de la phthisie. Dans une maladie aussi accidentée que celle-ci, considérée depuis ses périodes prodromiques jusqu'à ses périodes ultimes, il est certain que c'est la question d'opportunité qui domine les applications pratiques.

A quelle époque de la phthisie doit-on recourir aux eaux minérales ? Quelle sera la portée du traitement thermal, quels pourront être ses in-convénients ou ses avantages, pendant la première évolution des tuber-cules, ou pendant leur ramollissement, ou quand leur élimination est en voie d'accomplissement ? Quelle est la signification de l'hémoptysie, de la fièvre, des congestions actives du poumon, comme contre-indi-cations ?

La marche de la phthisie n'est généralement pas continue. Les progrès de la maladie font place, d'époque en époque, à des temps d'arrêt, quel-quefois très longs, presque toujours saisissables, et pendant lesquels le développement des tubercules semble cesser d'être en activité, et demeure stationnaire. C'est pendant ces temps d'arrêt que s'effectue le travail de curation spontanée dont la phthisie peut devenir l'objet à chacune de ses périodes classiques, et qui, s'il ne parvient pas à interrompre absolument le cours de la maladie, en ralentit du moins la marche, en atteignant quelques-unes de ses manifestations anatomiques. Or, c'est pendant ces temps d'arrêt que doit intervenir le traitement thermal.

Il interviendra alors avec le plus de chances d'efficacité possible, puisqu'il viendra se combiner avec la tendance réparatrice de l'organisme, tendance que l'on doit toujours supposer à un certain degré, faute de quoi le traitement thermal lui-même demeurerait certainement frappé d'impuissance. On pourra également, mais seulement alors, recourir à celui-ci avec sécurité, la médication ne devant pas rencontrer de ces phénomènes actifs dont son intervention pourrait troubler l'évolution, ou redoubler le développement.

Nous pouvons donc formuler de la manière suivante la question d'opportunité qui nous occupe :

On n'emploiera jamais les eaux minérales dans les périodes actives de la phthisie ; on n'aura recours à elles que lorsque la maladie paraîtra stationnaire, à quelque époque de son développement qu'elle se trouve d'ailleurs.

Ces deux propositions nous paraissent suffisamment significatives. Elles expliquent comment les eaux minérales ont pu être recommandées par les uns, déconseillées par les autres, soit dans la première période de la phthisie, soit dans la période de ramollissement des tubercules, soit dans la période ultime de la maladie. Les uns et les autres pouvaient invoquer des faits à l'appui de leur manière de voir. Mais peut-être avaient-ils tort d'envisager exclusivement la période anatomique de l'évolution des tubercules, au lieu de chercher s'il n'existait pas des conditions communes à ces diverses périodes, et desquelles pouvaient se déduire les indications et les contre-indications.

Maintenant, quelle est la portée curative des eaux minérales dans la phthisie ?

S'il est vrai que la phthisie tuberculeuse soit elle-même susceptible de guérison ; s'il est vrai, d'une autre part, que les indications assignées par nous aux eaux minérales soient légitimes, et conformes à l'observation (et ces deux propositions sont d'une exactitude incontestable), on peut affirmer, *à priori*, que les eaux minérales peuvent intervenir utilement dans le traitement de la phthisie, soit pour en ralentir les progrès, soit pour en déterminer la guérison.

Or, cette affirmation est d'accord avec l'expérience. Sans doute, dans une maladie aussi redoutable, l'influence bienfaisante d'une médication quelconque doit être assez limitée. Mais nous avons la conviction que, appliquées suivant les principes que nous avons exposés, c'est-à-dire avec *opportunité*, les eaux minérales peuvent être administrées sans danger, et avec un avantage quelconque, dans la grande majorité des phthisies pulmonaires.

Traitement. — Une fois l'*indication* des eaux minérales posée, l'*opportunité* de leur application déterminée, il s'agit de formuler le *traitement*.

Nous supposerons d'abord le type le plus ordinaire de la phthisie : marche lente, périodes distinctes, état lymphatique, dépression de l'organisme.

On devra naturellement s'adresser à des eaux minérales qui soient propres à remplir la double indication, relative à l'état général de l'organisme, et aux conditions locales de l'appareil pulmonaire. Deux classes d'eaux minérales paraissent propres à remplir cette double indication : les eaux *sulfurées* et les eaux *chlorurées sodiques*.

Cependant ces dernières semblent peu applicables au traitement de la phthisie ; sans doute, elles sont des mieux propres à modifier un état franchement scrofuleux, et nous ne nierons pas qu'elles peuvent être utilement employées dans quelques phthisies scrofuleuses. Mais la phthisie n'est pas l'apanage ordinaire de la scrofule ; et malgré les propriétés spéciales que l'on a attribuées au chlorure de sodium vis-à-vis de l'élément tuberculeux, ces eaux sont loin de posséder une action aussi directe que les eaux sulfureuses, sur l'état catarrhal des bronches, et même sur l'engorgement pulmonaire.

L'atmosphère *marine* représente peut-être la partie de la médication chlorurée sodique la plus efficace dans le traitement de la phthisie. Mais il est bien rare qu'elle puisse intervenir en dehors de circonstances que l'on doit considérer comme des contre-indications formelles (voy. AIR MARIN).

Nous ne connaissons qu'une station chlorurée où le traitement de la phthisie soit en vigueur : c'est *Soden*, en Nassau. Mais les résultats de cette médication, fort éloignée de nous, sont très contestés, et, au dire même d'une partie des observateurs qui en ont pu suivre les effets, la réputation de Soden serait due spécialement à des conditions climatériques exceptionnelles, et par conséquent étrangères à la médication elle-même.

C'est donc auprès des eaux sulfureuses que l'on trouvera à effectuer le traitement de la phthisie. Mais à quelle station faut-il s'adresser ?

Nous sommes très porté à croire que la plupart des eaux sulfurées peuvent être utilement employées dans la phthisie pulmonaire. Qu'elles soient à base de soude ou de chaux, froides ou thermales, leurs propriétés physiologiques appréciables sont partout assez semblables. Toutes faiblement minéralisées, l'hydrogène sulfuré s'en dégage toujours sous une forme identique, et il est assez difficile, dans l'espèce, de faire une part distincte à la base prédominante, calcique ou sodique. Nous devons même faire remarquer que les eaux sulfurées calciques, les moins notables dans la classe des sulfurées, et dans le groupe notamment applicable à la phthisie, présentent en général la plus forte proportion en chlorure sodique, dont la présence ne saurait assurément éloigner de l'application à la phthisie.

Cependant nous ne devons pas nous écarter d'une notoriété dont la raison échappe ; et c'est surtout en thérapeutique, et en particulier dans un pareil sujet, qu'il faut se garder de vouloir trop expliquer. Nous devons donc, pour le moment, laisser aux *Eaux-Bonnes*, à la Raillère de *Cauterets*, à *Amélie*, au *Vernet*, à *Allevard*, à *Enghien*, la spécialité d'application que l'usage leur a consacrée ; que ce soit dû à des conditions climatériques particulières, ou à une réelle supériorité dans l'action thérapeutique, ou à une simple tradition, nous ne pouvons encore que faire des réserves sur ces différents points de vue.

Il nous est également difficile d'établir des distinctions un peu précises entre ces différentes eaux minérales, au sujet de leur efficacité réelle, si ce n'est de leur réputation. Cependant les malades n'y rencontrent certainement pas des conditions précisément identiques.

L'éloignement, l'altitude, les circonstances climatériques, assignent aux stations des régions montagneuses, comme les *Eaux-Bonnes* ou *Cauterets*, ou bien à celles des régions de plaines, comme *Enghien*, des conditions qui doivent être fort différemment ressenties par les malades, suivant leur provenance. Les eaux froides d'*Enghien* favorisent moins l'hémoptysie que les eaux chaudes des stations pyrénéennes. Les eaux de la Raillère, à *Cauterets*, paraissent être moins excitantes que celles des *Eaux-Bonnes*, celles d'*Amélie* moins encore. En outre, les mêmes modes de traitement ne sont pas suivis près de ces diverses stations. A *Enghien*, on prend des bains en même temps que l'on boit l'eau minérale ; aux *Eaux-Bonnes*, les bains ne sont pas usités ; à la Raillère, on fait surtout usage de demi-bains, c'est-à-dire de bains limités à la moitié inférieure du corps. L'inhalation ne peut guère être usitée près des eaux froides d'*Enghien*. On n'y avait pas encore eu recours aux *Eaux-Bonnes* et à *Cauterets*, où ce mode s'introduit à peine. L'inhalation fait au contraire une partie importante du traitement à *Amélie* et à *Allevard*.

Si nous poussions plus loin cette analyse, nous arriverions sans doute à cette conclusion : que ces eaux minérales constituent une seule et même médication, dont les différences dépendent à peu près uniquement des circonstances particulières de localité et des modes variés d'application.

Cependant tous les phthisiques ne présentent pas les conditions générales auxquelles nous venons de faire allusion. La phthisie se développe moins souvent, mais quelquefois aussi, chez des individus offrant l'inverse de l'état de lymphatisme ou de dépression, et chez lesquels domine, au contraire, l'état névropathique ou pléthorique.

Les eaux sulfureuses conviennent peu à ces sortes de phthisiques. Les propriétés excitantes qui leur sont inhérentes, et qu'il faut toujours redouter vis-à-vis l'état pulmonaire, ne sauraient sans danger se trouver appliquées à de telles conditions constitutionnelles. Deux stations thermales sont indiquées alors, *Ems* et le *Mont-Dore*, *Ems* bicarbonatée et chlorurée sodique, le *Mont-Dore* à peine minéralisée, toutes deux d'une température élevée.

L'application de ces eaux minérales au traitement de la phthisie a été beaucoup moins étudiée que celle des eaux sulfureuses. Cependant nous devons admettre que les propriétés des eaux d'*Ems*, relatives au traitement du catarrhe pulmonaire, peuvent être parfaitement utilisées dans la phthisie ; et si l'on ne saurait attribuer à la médication que ces eaux représentent les qualités antidiathésiques propres aux eaux sulfureuses, une telle circonstance permet précisément à cette même médication d'être tolérée, dans des cas où les eaux sulfureuses ne seraient pas employées sans danger. Les eaux d'*Ems* disposent moins aux congestions hémorrhagiques ou aux engorgements phlegmasiques du poumon : elles agissent beaucoup moins activement sur la circulation sanguine et sur l'innervation.

Quant aux eaux du *Mont-Dore*, il est moins aisé d'en déterminer les indications. Nous ne connaissons leurs applications à la phthisie que par l'ouvrage de Bertrand, écrit à une époque où l'auscultation n'était point encore usitée, et ne pouvait par conséquent ajouter au diagnostic la certitude nécessaire. Nous ne méconnaissons pas l'intérêt que présente une série de faits observés près de cette station thermale. Cependant nous devons faire remarquer que le séjour du Mont-Dore, son altitude considérable et ses qualités climatériques, sont loin de présenter des conditions favorables par elles-mêmes à la phthisie, et nous ne voyons pas bien quelles circonstances pourront être de nature à décider la préférence à lui donner sur les *Eaux-Bonnes* ou *Cauterets* d'une part, ou sur *Ems* de l'autre.

PHYSIQUES (Caractères). Voy. EAUX MINÉRALES.

PIERREFONDS (France, Oise, arrond. de Compiègne). A 16 kilomètres de cette ville, à 87 kilomètres de Paris. Altitude : 84 mètres.

Sulfurée calcique. Tempér., 12° centigr.

Ferrugineuse bicarbonatée. Tempér., 9°,9 centigr.

SOURCE SULFURÉE.

Eau : un litre.

	Gram.
Acide sulfhydrique libre..................	0,0022
— carbonique et azote	peu
Sulfhydrate de chaux....................	0,0156
Sulfate de chaux...................... ⎱	
— de soude....................... ⎰	0,0260
Bicarbonate de chaux.................. ⎱	
— de magnésie................. ⎰	0,2100
Chlorures de sodium et de magnésium........	0,0220
Silice et alumine...................... ⎱	
Sels de potasse....................... ⎰	0,0500
Matière organique..................... ⎰	
	0,3336

(O. HENRY, 1846.)

Cette source acquiert sa minéralisation spéciale par son passage à travers des couches de terrain tertiaire imprégné de matières organiques. Elle a donc sous tous les rapports la plus grande ressemblance avec les sources d'Enghien.

SOURCE FERRUGINEUSE.

	Gram.
Acide carbonique libre...................	0,130
Bicarbonate de chaux................... ⎱	
— de magnésie................. ⎰	0,970
— de fer avec crénate.............	0,139
— de magnésie avec crénate.........	sensible
Arséniate de fer......................	très sensible
Sulfate de soude.................... ⎱	
— de magnésie..................	0,170
— de chaux.................... ⎰	
Chlorure de sodium................... ⎱	
— de magnésium	0,220
— de calcium .... ⎰	
Crénate alcalin et terreux.............. ⎱	
Silice, alumine.....................	
Phosphate terreux...................	
Iodure très douteux?.................. ⎰	0,080
Sel de potasse......................	
Sel ammoniacal.....................	
Acide crénique .... ⎰	
	1,709

(O. HENRY, 1857.)

La source sulfurée, dont la découverte ne remonte pas au delà d'une quinzaine d'années, jaillit au milieu du parc de l'établissement. Le trop-plein de la source se rend dans un bassin fermé dans lequel on puise l'eau pour l'exportation et pour la salle d'aspiration. De ce réservoir l'eau est conduite à l'aide d'un tuyau dans un autre bassin situé au bord du lac, et qui est destiné à alimenter les baignoires et les douches. L'eau est échauffée artificiellement dans des chaudières closes.

L'établissement comprend seize cabinets de bains, et huit salles de douches. Les bains se prennent soit avec l'eau sulfurée pure, soit avec l'eau mitigée ; dans ce dernier cas, on utilise l'eau douce d'une source venant d'une prairie voisine et amenée dans un réservoir spécial. Les eaux de Pierrefonds sont encore employées en inhalation suivant la méthode dite de *pulvérisation* [voy. INHALATION].

La source *ferrugineuse* de Pierrefonds, qui n'est considérée jusqu'à ce jour que comme un très petit accessoire de la médication sulfurée, se trouve dans la partie la plus reculée du parc. Elle est renfermée dans une espèce de guérite en planches, où quelques rares malades viennent y puiser.

Les eaux de Pierrefonds, qui se rapprochent de celles d'Enghien, présentent les applications ordinaires des eaux sulfurées faibles et froides. Nous ne retrouvons ici ni les ressources fournies par une haute thermalité, ni l'action excitante que les sulfurées sodiques les plus fixes des Pyrénées empruntent à leur propre sulfuration.

C'est dans les affections catarrhales de l'appareil respiratoire que les eaux de Pierrefonds paraissent avoir été le plus employées ou du moins le mieux étudiées. M. Sales Girons a publié sur ce sujet quelques observations intéressantes, et a insisté surtout sur l'inhalation sous forme de *pulvérisation* (*Traité des salles de respiration nouvelles*). Les eaux étaient employées concurremment en boisson et souvent en bains.

PIETRA (Italie, Toscane). Dans le Val-di-Chiana.
Ferrugineuse bicarbonatée. Tempér., 15° centigr.

	Eau : 16 onces.		Eau : un litre.
	Pouc. cub.		Cent. cub.
Acide carbonique..........	7,854	=	314,1
	Grains.		Gram.
Sulfate de magnésie..........	3,199	=	0,313
— de chaux..........	indét.		indét.
Chlorure de sodium........	2,132	=	0,208
— de magnésium......	1,066	=	0,104
— de calcium........	0,533	=	0,052
Carbonate de magnésie	4,268	=	0,418
— de chaux........	14,930	=	1,463
— ferreux	2,132	=	0,028
	28,260	=	2,766

(GIULI.)

Ces eaux sont prescrites en boisson dans la dyspepsie et les obstructions abdominales ; en bains et douches dans la leucorrhée.

PIETRAPOLA (France, Corse, canton de Prunelli). A 80 kilomètres de Bastia et 48 de Corte, au bord d'une petite rivière et dans une vallée très agréable.

Sulfurée sodique. Tempér., de 32 à 58° centigr.

Dix sources dont voici les noms avec la température de huit d'entre elles.

Grande source	55
Petite source	55,5
Source Pozzo Spiritolo......................	58
— de la Doccia........	57
— voisine de la Doccia................:....	43
— de la Leccia...........................	39
— du Plateau............................	35
— de l'Occhiera........:...................	43

Toutes ces sources, assez rapprochées les unes des autres, jaillissent du granit et ont sans doute la même origine. Leur débit est très abondant. L'analyse de l'une d'elles, exécutée à Paris avec de l'eau transportée, a donné, par litre :

	Gram.
Bicarbonates de chaux et de magnésie.........	0,200
Carbonate, silicate et sulfate de soude........	0,080
Sulfure de sodium.........................	0,021
Chlorure de sodium........................	0,060
Sel de potasse............................	traces sensibles
Acide silicique et glairine.................	0,020
	0,281

(O. Henry.)

La situation des sources de Pietrapola, leur nombre, la variété de leur température et enfin leur minéralisation qui se rapproche beaucoup de celle des eaux sulfurées pyrénéennes, font vivement désirer que l'on entreprenne sur les lieux une analyse suivie à leur égard, le travail de M. Henry pouvant être considéré seulement comme une indication.

Jusqu'à il y a une vingtaine d'années, ces eaux étaient restées sans installation, quoiqu'elles semblent connues depuis longtemps. On y trouve aujourd'hui un établissement bien organisé avec piscines, baignoires, appareils de douches, et bassin de réfrigération.

On combine l'usage interne et externe des eaux de cette station. Il est assez remarquable que les bains, pris plus souvent dans les baignoires que dans les piscines, où la température est relativement assez élevée, soient conseillés deux fois par jour, un le matin et l'autre le soir. La tolérance de cette pratique semble indiquer qu'on n'a pas à redouter les effets d'excitation très fréquents par l'emploi des eaux sulfurées sodiques, en général, et Pietrapola doit être mis sans doute au rang de *Saint-Sauveur*, *Molitg*, *La Preste*, etc., justement réputées par leurs propriétés sédatives. En effet, nous trouvons les états névropathiques, l'hystérie, la

chorée, les spasmes, les névroses du col utérin, parmi les principales indications de ces eaux. Elles conviennent encore dans le rhumatisme à
forme nerveuse. On comprendrait moins la réputation dont elles jouissent dans le traitement de la scrofule, si M. le docteur Carlotti ne faisait
observer qu'elles s'approprient surtout aux manifestations éréthiques de
cette diathèse et aux accidents dépendant de l'influence de la puberté. Il
en sera de même des affections cutanées et des paralysies, dans lesquelles
elles réussissent d'autant mieux qu'il s'agit de troubles de l'innervation
concomitants ou primordiaux. Enfin on les recommande comme résolutives dans les maladies des os et des articulations, reliées au lymphatisme. Elles agiront, comme toute médication sulfureuse, contre la cachexie syphilitique.

La saison la plus favorable pour prendre les eaux de Pietrapola est du
15 mai au 15 juillet. On en compte une seconde en automne.

Cette station, par l'importance de ses sources, mériterait plus de développement qu'elle n'en a reçu.

PIGNA (ancien comté de Nice). Dans la province de San-Remo, source
sulfurée sodique. Tempér., 22° centigr., que M. Abbene croit minéralisée par la décomposition des sulfates qu'elle contient. Le même chimiste y a soupçonné la présence d'iodures. Ces eaux sont employées dans
les maladies de la peau et les affections lymphatiques.

PIGNOL ou **PIGNIEN** (Suisse, canton des Grisons). Bains à 24 kilomètres de Coire. Altitude : 3230 pieds. L'analyse qualitative de ces
eaux y signale de la soude, de la magnésie, et du carbonate de fer.
Température non indiquée. On s'en sert en bains et en boissson. Établissement bien installé et fréquenté.

PILLO (Italie, Toscane). Dans le Val-d'Elsa, à proximité de Mon-
tajone.

Chlorurée sodique. Tempér., 14° centigr.

	Eau : 16 onces.		Eau : un litre.
	Pouc. cub.		Cent. cub.
Acide carbonique.........	9,424	=	508,8
	Grains.		Gram.
Sulfate de soude..........	10,660	=	1,044
— de chaux........	1,066	=	0,104
Chlorure de sodium.......	70,900	=	6,948
— de magnésie......	0,533	=	0,052
— de calcium.......	0.533	=	0,052
Carbonate de soude.......	23,450	=	2,298
— de chaux........	6,930	=	0,679
— ferreux.........	0,533	=	0,052
	114,005		11,229

(GIULI.)

Ces eaux, en raison d'une proportion de gaz acide carbonique qu'elles contiennent, sont facilement tolérées en boisson et s'emploient comme laxatif dans les maladies de l'appareil digestif. On les prescrit aussi contre la gravelle, et en bains, dans les maladies rhumatismales et goutteuses.

PILSEN (États autrichiens, Bohême).

Ferrugineuse sulfatée. Tempér., 10° centigr.

	Eau : 16 onces. Grains.		Eau : un litre. Gram.
Sulfate de magnésie........	1,0436	=	0,150
— de chaux.........	0,9064	=	0,130
— de soude........	0,1019	=	0,014
— de potasse.......	0,1736	=	0,024
— de fer..........	0,3979	=	0,057
— de manganèse....	0,0504	=	0,007
Chlorure de magnésium.....	0,0716	=	0,010
Silice	0,1714	=	0,022
	2,9168	=	0,414
			(PLEISCHL).

On remarque l'absence complète de l'acide carbonique dans cette analyse.

Ces eaux très abondantes, dégagent une odeur sulfureuse, due à la décomposition des sulfates. On les emploie comme toniques et reconstituantes dans la chloro-anémie et les affections qui s'y rattachent. Il y a un établissement de bains.

PINAC. Voy. BAGNÈRES-DE-BIGORRE.

PISCIARELLI (Deux-Siciles, roy. de Naples).

Ferrugineuse sulfatée. Tempér., 75° centigr.

Les sources de ce nom prennent leur origine à Montesecco, entre le lac d'Agnano et la Solfatare, dans les environs de Naples, au milieu d'un sol volcanique. L'eau en est reçue dans un bassin entouré d'un petit bâtiment, où elle n'a plus que 38° centigr. Cette eau, d'après Attumonelli et Ronchi, contient une proportion considérable de sulfate d'alumine, de fer, avec un peu de sulfate de chaux. Il s'y dégage également beaucoup de gaz acide carbonique, ce qui lui a fait donner le nom de *Bolla*, bouillonnement. On l'emploie en boisson, et associée à du lait, dans les cas de leucorrhée, d'hémorrhagies passives, et en général dans toutes les indications des eaux martiales, mais en tenant compte de ses propriétés styptiques et en ménageant les doses.

PISCINE. La piscine, *alveus*, *baptisterium* des anciens, est un bassin, entouré de gradins faisant siége, dans lequel plusieurs personnes prennent le bain en commun.

La balnéation en piscine a joué autrefois un rôle important. Les anciens ne pratiquaient pas autrement l'immersion plus ou moins prolongée. Nous avons indiqué au mot APPROPRIATION THERMALE comment, dans les périodes romaine et gallo-romaine, l'installation des piscines était hiérarchiquement appropriée aux institutions sociales.

La piscine des anciens affectait le plus souvent la forme rectangulaire. Quelquefois les extrémités en étaient rachetées par des contours semi-circulaires. Le pourtour était garni de gradins servant de siège. La construction était établie par massifs de béton dont les surfaces étaient revêtues, selon la destination, soit en marbre, soit en dalles jointives de calcaire compacte ou de schiste.

Un grand nombre d'anciennes piscines, qui ont résisté aux attaques des hommes et du temps, ont été utilisées au moyen âge, quelques-unes, jusqu'à nos jours (Amélie-les-Bains, Italie, Espagne, etc.).

Depuis le XVIIᵉ siècle, le bain en commun a fait successivement place à la piscine de dimension réduite (2 à 6 places) ou BAIN DE FAMILLE, puis à la BAIGNOIRE [voy. ces mots]. Mais il s'est perpétué sur un grand nombre de points (Plombières, Luxeuil, Bains, Néris, Amélie-les-Bains, bords du Rhin, Espagne, Suisse, Italie, Orient, etc.), soit par force d'habitude prise, soit par nécessité reconnue du traitement.

Depuis un certain nombre d'années, la *piscine* a repris une place sérieuse dans la balnéation. Elle a été introduite ou développée dans plusieurs stations (Luchon, Amélie, Aix-les-Bains, Néris, Louèche, etc.). Le *bain de famille* a également reçu quelques nouvelles applications. Ce mouvement tient à la remarque judicieusement faite par un grand nombre de praticiens, que, pour certaines variétés d'eau, comme pour l'immersion prolongée, la piscine présente des avantages marqués sur la baignoire.

Nous comptons aujourd'hui trois sortes de piscines, savoir :

La piscine ordinaire ;

Le bain de famille ;

La piscine gymnastique, ou bassin de natation.

La *piscine ordinaire* comprend de 15 à 25 places. Sa forme est quadrangulaire ou circulaire. Les plus anciennes portent au pourtour des gradins-siéges de 0ᵐ,30 à 0ᵐ,45 de hauteur, sur 0ᵐ,33 à 0ᵐ,50 de plat. D'autres, plus récentes, ont les gradins remplacés par un siége à dossier incliné, ou banquette ; on y accède par des marches. En développant ces marches, on réunit dans la même piscine les gradins et la banquette, afin d'aider les malades dans les déplacements et les poses obligés. La profondeur d'eau de la piscine ordinaire est de 0ᵐ,90 à 1ᵐ,10.

Les voûtes sont basses ou surélevées, suivant que l'on veut ou non déterminer une buée, que l'on règle d'ailleurs par une ventilation rapide.

Parmi les piscines nouvelles, on cite, pour leur commodité et leur bonne appropriation, celles de Luchon, d'Amélie-les-Bains, de Néris, de Royat.

Une des conditions essentielles de l'appropriation de la piscine, c'est la propreté de l'eau utilisée. Ici, le renouvellement constant, en quantité suffisante pour fournir une fois au moins le volume total pendant la moyenne d'une immersion, ou d'une série, est indispensable.

Le *bain de famille* ne diffère de la piscine ordinaire que par ses dimensions réduites, de manière à ne recevoir que de 3 à 6 malades par immersion.

La *piscine gymnastique*, ou *de natation*, affecte des dimensions beaucoup plus considérables et une profondeur d'eau plus grande que la piscine ordinaire. On doit, en effet, y réaliser l'immersion avec exercice du corps, en vue d'une indication toute spéciale.

Ce mode de piscine prend une place intéressante dans la médication hydrothermale et tend à se généraliser. On cite les bassins gymnastiques de Néris, de Luchon, d'Amélie-les-Bains, d'Aix-les-Bains, etc.

La forme du bassin gymnastique est presque toujours rectangulaire, les angles étant rachetés par des quarts de cercle. Les marches d'accès sont sur l'une des faces extrêmes. Le sol en est incliné de manière à faire varier la profondeur d'eau à laquelle on donne 1 mètre à $1^m,20$ au pied des marches d'accès, et $1^m,65$ à 2 mètres à l'extrémité opposée. La voûte en est surélevée, la ventilation facile pour éviter l'accumulation de la buée; car la température moyenne de l'eau n'y est que de 28 à 32 degrés centigrades.

Nous compléterons cet article en donnant le résumé d'une discussion qui a eu lieu à la *Société d'hydrologie médicale de Paris* (voy. *Annales*, t. 1), sur les piscines et leurs meilleurs modes d'application.

Le bain de piscine constitue un mode de la balnéation thermale qui peut, comme le bain en baignoire, rendre des services particuliers au point de vue, soit de la thérapeutique, soit de l'administration économique des eaux, et dont l'importance varie suivant la nature des eaux minérales et celle des maladies qu'on y traite.

Parmi les conditions qui, au point de vue thérapeutique, semblent appartenir spécialement aux piscines, il faut signaler, comme les plus certaines et les plus importantes, la prolongation du bain et la facilité de l'exercice dans le bain. La durée du bain, nécessairement limitée à un temps assez court, et par l'ennui et par des inconvénients plus sérieux, peut être prolongée suivant le besoin dans la piscine. Par l'exercice, il faut entendre non-seulement la natation là où elle sera possible, une gymnastique appropriée là où elle se trouvera indiquée, mais encore la liberté des mouvements résultant de l'espace dont les malades peuvent disposer, et des déplacements qu'ils peuvent effectuer dans l'eau.

Les piscines peuvent être utilisées pour l'assistance publique. Elles simplifient beaucoup le service dans un établissement thermal.

Quelques objections que l'on ait faites contre l'usage des piscines bien installées, à propos du dégoût que peut inspirer le bain en commun, on s'accorde à dire que ce mode de balnéation est généralement recherché par les différentes classes de la société. Les craintes relatives à la communication possible de germes nuisibles, par l'intermédiaire de l'eau, dans le bain en commun, sont purement théoriques et ne s'appuient sur aucun fait d'observation.

Les piscines ont l'inconvénient de soumettre un certain nombre de personnes à une température uniforme, qui peut ne pas convenir également à toutes; mais il est facile d'y remédier, soit en multipliant les piscines à faibles dimensions, soit en établissant dans les grandes piscines des compartiments qui permettent d'en varier la température.

Il convient d'imposer aux piscines une réglementation sévère, d'en éloigner, si ce n'est dans les établissements affectés spécialement au traitement des plaies ou des maladies de la peau, les personnes atteintes d'affections extérieures propres à inspirer l'inquiétude ou le dégoût, et de proscrire la réunion des deux sexes dans une même piscine.

PISE (Italie, Toscane). A 6 kilomètres de cette ville, bains de *San-Giuliano*, au pied du mont du même nom, d'où les eaux tirent leur origine.

Sulfatée calcique. Tempér., de 29 à 44° centigr.

Eau : un litre.

	THERMES. Cent. cub.	SOURCE FROIDE.
Acide carbonique..........	100,9	»
	Gram.	Gram.
Sulfate de soude...........	0,198	0,182
— de magnésie........	0,318	»
— de chaux..........	0,949	0,886
Chlorure de sodium.........	0,259	0,254
— de magnésium......	0,195	0,175
Carbonate de soude........	0,085	0,043
— de magnésie......	0,275	0,199
Silice	0,011	0,009
	2,290	1,748
		(SANTI.)

Plusieurs sources sont réunies et distribuées dans un établissement où l'on trouve des aménagements convenables, baignoires et appareils de douches. Ces eaux, très anciennement connues, et tour à tour vantées ou délaissées, s'emploient surtout dans les rhumatismes chroniques, les névroses et les névralgies essentielles, et les maladies de l'utérus reliées à un état névropathique.

PISTJAN ou **POSTÉNY** (Hongrie, comté de Neutra). Petite ville sur la rive de la Waag, et dans le voisinage des monts Karpathes. Altitude : 140 mètres. Chemin de fer de Vienne à Pesth.

Sulfurée calcique. Tempér., variable entre 57 et 63°,8 centigr.

Plusieurs sources, dont une principale dite la Hauptquelle.

Eau : un litre.

	Cent. cub.
Acide sulfhydrique......................	33,75
— carbonique libre....................	235,44
	Gram.
Sulfate d'ammoniaque....................	0,0230
— de soude.........................	0,3485
— de chaux........................	0,5310
Chlorure de sodium....................	0,0710
— de magnésium..................	0,0950
Carbonate de magnésie.................	0,0390
— de chaux......................	0,2030
Silice................................	0,0520
Phosphate de chaux et oxyde de fer.........	0,0013
	1,3688

(RAGSKY, 1856.)

La boue de Pistjan dont on fait un grand usage est ainsi constituée en 100 parties :

Silice................................	64,40
Carbonate de chaux....................	12,82
Oxyde de fer.........................	5,83
Magnésie............................	0,59
Alumine............................	14,50
Sulfate de chaux.....................	1,09
Acide phosphorique...................	0,37
Matières organiques..................	0,40
	100,00

(RAGSKY, 1856.)

L'installation de Pistjan n'est pas en rapport avec la fréquentation de ses bains, ni surtout avec les souvenirs de renommée florissante que leur a laissée la domination turque. D'ailleurs, comme cela a lieu dans les thermes de l'Orient, tous les aménagements sont restés affectés à l'usage externe des eaux. On trouve des bains privés et des piscines, des douches en pluie, latérales, ascendantes, etc. Il existe même dans cet établissement une douche de 15 mètres de hauteur, laquelle figure rarement au nombre des prescriptions médicales. Ces divers appareils sont, en général, mal organisés et peu entretenus. La situation de l'édifice des bains au milieu d'une île souvent menacée par les débordements de la rivière, la Waag, ajoute à ces conditions peu favorables, compliquées des inconvénients de brusques variations atmosphériques.

Les bains et les boues minérales de cette station se partageraient une série très nombreuse d'applications médicales, si l'on s'en rapportait aux écrits dont elles ont été l'objet, particulièrement de la part du professeur Dumreicher. Nous pensons que la thermalité et la minéralisation de ces eaux sulfureuses indiquent assez leur spécialisation. C'est d'une part dans les affections rhumatismales et surtout arthritiques, de l'autre, dans les maladies de la peau, rattachées d'une manière formelle à la diathèse herpétique, qu'elle se formule le plus nettement. Si les manifestations de la scrofule ont été enrayées par l'usage externe des eaux et de la boue de Pistjan, surtout alors qu'il s'agissait de gonflements articulaires, tumeurs blanches, caries et nécroses, il est vraisemblable que la médication substitutive a eu plus de part dans le succès que l'action des principes minéralisateurs eux-mêmes. Nous comprenons dans ce mode de traitement celui des ulcères à forme torpide, des plaies ou autres accidents d'origine traumatique, ainsi que la curation des fistules à l'anus, pour laquelle, dit-on, les bains de cette localité gardent une certaine réputation. Les autres considérations auxquelles ces eaux prêteraient, rentrent dans celles relatives aux SULFURÉES (voy. ce mot).

Quelque défectueux que soient les aménagements de Pistjan, cette station est une des plus fréquentées de la Hongrie.

PITELLI (Piémont, prov. de Gênes). Sources émergeant d'une roche de grès argileux arénacé en décomposition, au pied des collines de la partie orientale du golfe de la Spezzia. Tièdes en été, fumantes en hiver, elles contiennent des sels calcaires et magnésiens, du chlorure de sodium, beaucoup de soufre et un peu de fer, composition qui ne nous paraît pas suffisamment déterminée. Le voisinage de marais empêche d'y créer un établissement sanitaire.

PITKEATHLY (Écosse, comté de Perth). Sur les bords de la rivière de l'Earne, à 2 milles de Perth.

Chlorurée sodique. Tempér. ?

	Eau : un gallon.		Eau : un litre.
	Grains.		Gram.
Chlorure de sodium.........	114,5	=	1,346
— de calcium.........	170,0	=	2,001
Sulfate de soude...........	6,3	=	0,076
Carbonate de fer...........	5,7	=	0,067
	296,5	=	3,490
	Pouc. cub.		Cent. cub.
Gaz acide carbonique.........	9,5	=	62,7
Azote	1,5	=	8,2

Cette analyse, incomplète sous tous les rapports, a été publiée par le docteur Edwards, qui attribue aux eaux de Pitkeathly des propriétés purgatives, diurétiques, et vraisemblablement altérantes à doses répétées. On les administre en boisson et en bains dans les cas de pléthore abdominale et dans les affections scrofuleuses. Il y a un établissement, et, d'après M. Glover, il occuperait le premier rang parmi ceux de l'Écosse.

PITONS (Les). Voy. MARTINIQUE.

PITYRIASIS. Le traitement du pityriasis, particulièrement de celui dont on a fait un genre à part sous le nom de *pityriasis capitis*, se rapproche tout à fait de celui de l'eczéma. Les deux affections d'ailleurs présentent plus d'un point d'analogie. Les eaux minérales ne peuvent intervenir efficacement en ceci qu'à titre de médication générale et à l'encontre d'une diathèse souvent fort tenace. *Baréges, Luchon, Schinznach, Uriage, Aix-la-Chapelle, Aix-en-Savoie*, sont indiqués d'après les considérations que nous avons développées à l'article PEAU (MALADIES DE LA).

PIXIGUEIRO (Espagne. prov. d'Orense). Plusieurs sources signalées, sans mention d'analyse comme *sulfureuses*, température 32° centigr. On les emploie en bain, au milieu d'une excavation naturelle, dans les paralysies, l'aménorrhée et les affections lymphatiques.

PLAIES. Voy. BLESSURES DE GUERRE. ULCÈRES.

PLAINE (La). Voy. PRÉFAILLES.

PLAN (Le) (France, Haute-Garonne, arrond. de Muret). A 42 kilomètres de cette ville.

Ferrugineuse bicarbonatée. Froide.

Eau : un litre.

	Cent. cub.
Acide carbonique libre......................	61
Azote.......................................	23
Oxygène	2

	Gram.
Bicarbonate de chaux.......................	0,358
— de magnésie....................	0,015
Chlorure de sodium.........................	0,035
— de potassium....................	traces
Silice......................................	0,008
Oxyde de fer...............................	0,012
— de manganèse....................	0,005
Arsenic	traces
Iode	traces
Acide crénique.............................	0,020

0,453

(FILHOL, 1858.)

Cette source n'étant connue que depuis quelques années, nous manquons de renseignements sur sa température exacte, sa position, son débit et son emploi. M. Filhol constate seulement que cette eau minérale possède la qualité précieuse de ne pas laisser déposer dans les bouteilles le fer qu'elle contient, aussi est-il convaincu qu'elle ne le cède en rien aux meilleures eaux ferrugineuses exploitées jusqu'à ce jour.

PLANCHAMP (Savoie, Genévois). Source *ferrugineuse bicarbonatée* froide, sur le territoire de Thusy. Analysée par Beaumont, elle contient du gaz acide carbonique, du carbonate de chaux, du sulfate de magnésie, du chlorure de sodium, et une petite proportion de fer. On l'emploie en boisson dans les dyspepsies.

PLAN-DE-PHAZY (France, Hautes-Alpes, arrond. d'Embrun). Au-dessous du fort du Mont-Lion, à trente pas de la route d'Espagne en Italie.

Chlorurée sodique. Tempér. de 28 à 30° centigr.

Deux sources principales ayant la même origine et à peu près la même composition, source de la *Rotonde* et source des *Suisses*.

	Eau : un litre.
	Lit.
Acide carbonique.......................	0,76
Azote................................	0,18
	Gram.
Carbonate de chaux.....................	0,7333
— de magnésie....................	0,0500
— de protoxyde de fer.............	0,0163
— — de manganèse........	traces
— d'ammoniaque..................	traces
Sulfate de chaux.......................	1,8335
— de soude.......................	1,0185
— de magnésie....................	0,1227
Phosphate de chaux	0,0500
Chlorure de magnésium...................	0,4535
— de sodium....................	4,6028
Matières organiques, environ..............	0,0500
	8,8806
	(Tripier.)

MM. Leroy et Gueymard, qui se sont livrés depuis à l'analyse de l'eau des deux sources de cette station, sont arrivés à des résultats un peu différents. Ils n'ont pu entre autres découvrir de l'iode, du brome et de l'arsenic dans chacune d'elles.

Les sources du Plan-de-Phazy qui appartiennent à la commune, alimentent un établissement thermal très en vogue dans le département; il consiste en une rotonde construite, en 1826, contenant quatre piscines dans chacune desquelles quatre ou cinq personnes seulement peuvent se baigner à la fois. Nous manquons de détails sur la nature des affections qu'on y traite plus spécialement.

PLATTENSEE. Voy. FURED.

PLATUNGAN (Océanie, île de Java). Dans une vallée et dans le voi-sinage d'une source de pétrole.

Chlorurée sodique. Tempér., 44°.

Eau : un litre.

	Gram.
Acide carbonique	indéterminé
Chlorure de sodium.....................	2,551
— de potassium....................	0,076
Iodure de sodium.....................	traces
Bromure de sodium.....................	
Bicarbonate de soude....................	0,407
— de magnésie....................	0,406
— de chaux....	0,483
— de protoxyde de fer.............	0,023
— de manganèse................	traces
Sulfate de potasse.....................	traces
Silice	0,119
Alumine	traces
	4,065

(FRESENIUS, 1843.)

Applications non spécifiées.

PLAUE (Allemagne, principauté de Schwarzbourg Sondernhausen). *Chlorurée sodique.* Froide.

	Eau : 16 onces.		Eau : un litre.
	Grains.		Gram.
Chlorure de sodium........	26,00	=	3,236
— de potassium.......	0,02	=	0,002
— de magnésium......	0,50	=	0,062
Sulfate de chaux...........	3,24	=	0,401
— de soude...........	1,52	=	0,188
— de magnésie........	0,72	=	0,089
Carbonate de chaux	1,00	=	0,144
— de magnésie.......	0,04	=	0,004
	33,14.	=	4,126

Cette analyse est reproduite par Helfft et Seegen, sans nom d'auteur. Elle concerne une source unique, nommée *Riedquelle* (source du marais), dans laquelle il y a une assez notable proportion de gaz acide carbonique, d'après Helfft, pour rendre ses eaux très digestives. On les emploie à la dose de 4 à 6 verres, pures, ou mêlées à du lait, du petit-lait, de l'eau de Selters. Cette boisson est très souvent associée au traitement externe de la station voisine d'Arnstadt, dans les diverses formes de scrofule [voy. ARNSTADT].

PLENEUF-DAHOUET (France, Côtes-du-Nord, arrond. de Saint-Brieuc). A 26 kilomètres de Saint-Brieuc.

Bains de mer.

PLÉTHORE. La pléthore, à moins d'être portée à l'excès, n'est pas par elle-même une maladie, et ne se prête guère à quelque application utile des eaux minérales. Elle doit être seulement prise en considération dans le choix des eaux, alors qu'elle accompagne quelque affection qui les indique. Ainsi les eaux sulfureuses, ferrugineuses, les bains de mer, les eaux excitantes, l'application d'une haute thermalité seront généralement évités pour les pléthoriques. On recourra de préférence aux eaux purgatives ou aux eaux bicarbonatées sodiques modérément minéralisées.

PLÉTHORE ABDOMINALE. Voy. ABDOMINALE [PLÉTHORE].

PLEURÉSIE. Bien que la pleurésie ne paraisse pas rentrer habituellement dans le cercle des applications des eaux minérales, on peut admettre que celles-ci peuvent intervenir quelquefois utilement pour en activer la résolution. Il n'y a pas à penser que leur action résolutive entre directement en jeu à leur sujet. La médication thermale n'est point immédiatement salutaire dans les épanchements séreux ou purulents, et trouve plutôt dans leur existence une contre-indication habituelle. Cependant l'action reconstituante ou altérante de certaines eaux doit fournir à ce sujet d'utiles ressources, en modifiant des organes affaiblis ou des constitutions altérées. Les eaux du Mont-Dore ont été employées avec succès dans quelques cas de pleurésie, rapportés par M. Mascarel, et il est permis de penser que les effets diaphorétiques de ce traitement ont eu la plus grande part dans les résultats obtenus (*Annales de la Société d'hydrologie médicale de Paris*, t. V).

PLOMB. C'est seulement par exception que jusqu'à présent on a signalé l'existence du plomb dans une eau minérale. M. Will, analysant le dépôt de l'eau des sources de Ripoldsau, découvrit en effet des traces de ce métal et en même temps de l'étain et de l'antimoine. Tous ces métaux ont sans aucun doute pour origine des gîtes métallifères situés dans le voisinage des sources et que les eaux lessivent à la manière des minerais ferrugineux. Mais on s'explique moins facilement la présence du plomb dans l'eau de l'Océan indiqué par MM. Malaguti, Durocher et Sarzeau.

De ce que l'analyse découvre des traces de plomb dans les dépôts des sources, il ne faudrait pas toujours en conclure qu'il a été entraîné par les eaux des profondeurs du sol; il peut avoir aussi pour origine les tuyaux servant à conduire les eaux d'un point à un autre : tel est le cas du dépôt de la grande source de Neyrac qui contient des traces de plomb fourni par un corps de pompe qui élève l'eau de la source dans un réservoir en bois.

Pour isoler le plomb dans le dépôt spontané d'une eau minérale voici comment on opère.

La matière est traitée par l'acide chlorhydrique jusqu'à dissolution complète des alcalis et des métaux. La solution filtrée est soumise à un courant prolongé d'acide sulfureux, puis chauffée jusqu'à ce que toute trace d'odeur de cet acide ait disparu : par ce moyen on convertit le perchlorure de fer en protochlorure, on traite ensuite la liqueur par un courant d'acide sulfhydrique qui précipite du sulfure noir de plomb. Pour être assuré que celui-ci n'est pas du sulfure de cuivre, ou des sulfures d'antimoine et d'étain, on reprend le précipité par de l'acide nitrique bouillant, on sature exactement la solution et on y verse une ou deux gouttes d'acide sulfurique qui produit du sulfate de plomb insoluble.

Nous indiquons textuellement le procédé suivi par MM. Malaguti, Durocher et Sarzeau pour isoler le plomb des fucus qui croissent dans l'eau de la mer.

« On a incinéré dans une capsule de fonte 10 kilogrammes d'un mélange de plusieurs espèces de fucus secs, dans lequel dominaient le *serratus*, le *nodosus* et le *ceramoides*, fucus qui ont été recueillis sur la côte de Saint-Malo. Les cendres pesaient 1$^{kil.}$,700 : nous les avons lavées à grande eau, pour les dépouiller des parties solubles et notamment du sulfate de chaux qu'elles renferment en abondance ; la portion insoluble a été mise en contact avec la quantité d'acide nitrique strictement nécessaire pour opérer la dissolution à chaud : après plusieurs jours de repos, nous avons ajouté à la masse beaucoup d'eau de source ; pour toutes ces opérations, on s'est servi de capsules en porcelaine. Après filtration, le liquide a été introduit dans un flacon en verre ordinaire et on l'a saturé par de l'hydrogène sulfuré lavé ; la masse est devenue d'un gris sale, et il s'est formé immédiatement un précipité de sulfate de chaux très léger et très floconneux. Après plusieurs semaines de repos, nous avons filtré, et dès que le filtre a été sec, il nous a été facile, à l'aide d'une barbe de plume, d'enlever presque tout le sulfate de chaux, qui n'y adhérait que légèrement, sous la forme d'une masse neigeuse ; alors il ne restait sur le filtre qu'une masse excessivement mince d'une couleur brunâtre : ne pouvant pas la détacher, on a saisi le filtre avec une pince en platine et on l'a brûlé sur une capsule en porcelaine ; les cendres ont été dissoutes dans l'acide nitrique et la dissolution a été étendue d'eau, en sorte que son volume a été d'environ 200 centimètres cubes. Après filtration, on a aiguisé fortement le liquide par de l'acide sulfurique pur ; il y a eu un léger trouble, et au bout de douze heures de repos il s'est formé un dépôt blanc et très lourd, dont le poids a été trouvé égal à 0^{gr},047. Il nous a été facile de constater que le précipité n'était autre chose que du sulfate de plomb. »

Nous avons décrit avec détail ce mode analytique, parce qu'il peut aussi servir pour découvrir le plomb dans les dépôts naturels ou artificiels des eaux minérales.

PLOMBIÈRES (France, Vosges, arrond. de Remiremont). A 405 kilomètres de Paris : chemin de fer de l'Est. Altitude : 430 mètres.

Sulfatée sodique. Ferrugineuse bicarbonatée. Tempér., 11° à 71°.

Les sources de Plombières émergent du granit qui forme la cuvette et les berges de la vallée de l'Augronne. Les principales sources, les plus chaudes, apparaissent au sous-sol du thalweg ; on compte parmi ces sources celles du *Crucifix*, des *Capucins*, de *Bassompierre*, de l'*Étuve romaine* et les nouvelles découvertes. Sur la berge droite on rencontre la source *Muller* et celle de la *Maison Turck ;* sur la gauche, la source des *Dames,* les sources *Simon*, de la maison Lambinet et les nouvelles *Savonneuses.*

Enfin, sous la route de Remiremont, au milieu de l'avenue de la promenade des Dames, la source *ferrugineuse.*

Des substructions considérables attestent l'antique exploitation des eaux de Plombières. Ces dernières ont été depuis 1857 l'objet de travaux de captage et d'aménagement de la part de l'administration des mines, sous la direction de M. Jutier.

Température et débit des sources de Plombières (d'après M. Jutier).

Noms des sources.	Température.	Débit par minute.
	o	Lit.
Source ferrugineuse..................	13,50	6,40
— du Crucifix....................	42,30 à 45,50	5,35
— des Dames....................	51,80	21,05
— Muller (presque tarie).........	»	»
— Simon (presque tarie).........	»	»
— des Capucins.:..............	50,20	43,10
— n° 1 du Thalweg.............	54,60	47,00
— n° 2 id................	57,00	20,20
— n° 3 id.................	59,40	40,40
— n° 4 id.................	60,00	9,70
— n° 5 id.................	50,60	104,60
— n° 6 id.................	66,00	19,40
— n° 7 id.................	51,50	18,75
— Sous la rue.................	59,00	4,50
— Bassompierre...............	70,70	16,50
— du Puisard romain...........	70,00	5,64
— de l'Hypomulle	70,30	6,70
— n° 1 de la galerie des Savonneuses	20,00	6,80
— n° 2 id.................	31,50	7,70
— n° 3 id.................	23,80	8,60
— n° 4 id.................	28,20	3,20
— n° 5 id.................	44,00	5,60
— Fournié....................	39,00	3,53
— du Trottoir.................	26,50	10,80
— Lambinet...................	18,50	»
Débit total par minute.........		418,63

Principes minéralisateurs dans 1000 grammes d'eau (1 litre).	Source du Crucifix.	Source des Dames.	Source Sainte-Catherine.	Bain Romain.	Bain tempéré.	Bain Impérial
	gr.	gr.	gr.	gr.	gr.	gr.
Acide silicique (silice).........	0,0200	0,0116	0,0428	0,0210	0,0240	0,0150.
Alumine	0,0120	0 0100	0,0110	0,0130	0 0110	
Silicate de soude (1)...........	0,0518	0,0818	0,0316	0,0690	0,0560	0,0290
— de potasse..........	0,0080	0,0040				
— de chaux...............	0,0454	0,0320	0,0258	0,0390	0,0126	0,0140
— de magnésie...........						
Lithine silicatée probablement.	sensible	sensible	sensible	indices	indices	indices
Chlorure de sodium...........	0,0450	0,0360	0,0400	0,0500	0,0300	0,0100
— de potassium........						
— de calcium..........	»	»	»	»	»	»
Sulfate de soude (supposé anhydre)...................	0,0810	0,0820	0,1100	0,0510	0,0560	0,0500
Arséniate de soude...........	0,0006	0,0007	0,0006	supposé	supposé	supposé
Sesquioxyde de fer............	tra.sens.	tra. sens.	sensibles	indices	indices	indices
Iodure	indices	indices	indices	par	par	par
Phosphate.	très sens	très sens	très sens	analogie	analogie	analogie
Fluor ou fluate............	ind. dont	indices??	indices??	??	??	??
Acide borique (ou borate)....						
Matière organique azotée.....	0.0200	0.0200	0,0500	indéter.	indéter.	indéter.
Total.......	0,2838	0,2781	0,3118	0,2230	0,1896	0,0980

(1) Le silicate de soude a été calculé avec la formule $2SiO,3NaO$.

(O. HENRY et LHÉRITIER.)

La présence d'un fluorure représentée dans ces analyses d'une manière douteuse par MM. O. Henry et Lhéritier a été rendue plus tard très évidente par M. Nicklès; du reste M. Jutier, ingénieur des mines, a été à même de signaler un filon de spath fluor dans le bassin de Plombières, filon intercalé dans une roche de granite porphyroïde traversée par les sources qui alimentent l'établissement.

Toutes ces eaux offrent l'exemple d'une minéralisation spéciale : aussi la classe dans laquelle il convient de les placer est-elle très difficile à préciser, à moins d'en faire une division particulière sous le nom d'eaux *silicatées*. L'*Annuaire des eaux de la France* les a rangées parmi les eaux bicarbonatées; mais, à part la source ferrugineuse et sauf les sources savonneuses, toutes les autres sont absolument privées d'acide carbonique libre et même de carbonates, du moins d'après les analyses de MM. O. Henry et Lhéritier. L'un de nous a déjà montré (*Traité thérap. des eaux min.*, 1857) que, dans les eaux à très faible minéralisation, les prédominances s'effaçaient et alors le classement devenait artificiel. Comme, après l'acide silicique, c'est l'acide sulfurique qui prédomine, nous rangeons donc, mais provisoirement, toutes ces sources parmi les *sulfatées sodiques*, sauf la source ferrugineuse, que nous faisons rentrer dans la classe des *ferrugineuses bicarbonatées*.

Sources savonneuse et ferrugineuse.

Source savonneuse.

	Eau : un litre.
Acide silicique (silice)............	gr. 0,01800
Alumine..........................	0,01400
Silicate de soude.................	0,02700
— de potasse...............	0,00630
— de chaux................	
— de magnésie.............	
Bicarbonate de chaux.............	0,01010
— de magnésie..........	0,00400
Chlorure de sodium...............	0,01710
— de calcium..............	
— de magnésium...........	
Sulfate de chaux } supposés anhydres.	0,02200
— de soude }	
Iodure...........................	présumés
Phosphate........................	
Lithine..........................	sensibles
Arséniate de soude...............	0,00049
Sesquioxyde de fer...............	indices
Fluate et borate.................	? ?
Matière organique azotée.........	0,01000
Total......	0,12899

Source ferrugineuse de Bourdeille.

	Eau : un litre.	Observations.
Acide carbonique libre en volume....	lit. 0,0170	
Acide silicique et silicate de soude....	gr.	
— de chaux.....	0,05730	
— de magnésie....		
— de potasse....		
Alumine............................	0,00750	
Bicarbonate de chaux...............	0,01660	
— de magnésie...........		
— de protoxyde de fer.....	0,02350	Représentés par sesquioxyde 0,0132.
avec crénate......		
Arséniate ferreux..................	0,00004	
Chlorure de sodium.................	0,00450	
— de potassium...........		
Sulfate de soude (supposés anhydres).	0,01230	
— de chaux................		
Lithine............................	indices supposés p. analog.	
Iodure.............................	? ?	
Fluate, borate.....................		
Phosphate..........................	sensibles	
Matière organique azotée brune.....	indiquée	
(acide crénique sans doute)........		
Total......	0,12174	

(O. Henry et Lhéritier.)

Quoique ayant la même origine, les sources savonneuse et ferrugineuse de Plombières possèdent, comme on vient de le voir, une composition un peu différente de celle des sources thermales.

Il existe deux sources savonneuses, l'une dite de *Luxeuil*, l'autre des *Capucins*, mais la première est tout à fait abandonnée. Elles doivent leur nom à une matière blanchâtre ou rosée, quelquefois noirâtre, tachetée de fer oligiste, qui se rencontre vers leurs griffons. Cette substance, d'un aspect gras et doux au toucher, est composée, d'après MM. O. Henry et Lhéritier, de :

Acide silicique	30,01
Alumine	61,43
Carbonates terreux	5,71
Oxyde de fer	2,85
Chlorures et sels insignifiants	traces
	100,00

C'est donc un silicaté d'alumine analogue aux argiles.

La station de Plombières se compose de cinq établissements, savoir :

Le bain des Dames,
— Romain,
— Impérial,
— Tempéré,
— des Capucins.

Il y a en outre, en construction, un nouvel établissement, le bain Napoléon.

La consistance générale de ces bains est la suivante.

ÉTABLISSEMENTS.

	Bain Impérial.	Bain Romain.	Bain Tempéré.	Bain des Capucins.	Bain des Dames.	Bain des indigents.
Piscine	2	»	4	2	»	2
Places de piscine	40	»	60	40	»	30
Vestiaires de piscine	2	»	4	2	»	2
Bains simples	20	»	31	»	4	6
Bains avec douches	36	24	8	»	14	»
Douches spéciales	3	»	8	»	»	2
Douches ascendantes	4	»	1	»	»	1
Étuves	2	»	»	»	»	»
Bains locaux de vapeur	2	»	»	»	»	»
Chauffoirs	2	1	1	»	1	»
Totaux	103	25	117	44	19	43

La station thermale de Plombières a subi depuis 1856, par suite d'une haute initiative, une transformation complète.

Une compagnie locale a été substituée à l'État pour l'exploitation de ses eaux, par une loi de concession temporaire (85 ans). La création du bain Napoléon avec hôtels contigus, à l'aval de Plombières, est en voie

de·réalisation avancée. Les anciens bains seront améliorés. Des étuves
nouvelles vont être établies. L'Empereur a doté Plombières d'un parc
et de promenades magnifiques. Les abords et les traverses de la ville
sont entièrement remaniés. De beaux hôtels ont pris la place des plus
misérables quartiers.

Quant au bain Napoléon, il renfermera :

   10 Bains simples.
   20 Bains avec douches fortes.
   22 Bains avec douches moyennes.
    4 Bains de familles avec douche forte.
    8 Douches spéciales.
    2 Salles de douches verticales—de pluie—de cercle—de goutte.
    2 Salles de bains de siége et de pieds.
    2 Douches ascendantes fixes.
    5 Chauffoirs.
    2 Étuves à gradins.
    2 Caisses de vapeur.
    2 Douches générales de vapeur.
    2 Bains russes complets.

L'installation balnéaire·de ce bain est étudiée de manière à y réaliser
tous les perfectionnements de l'hydrothérapie minérale.

Les eaux de Plombières présentent un nombre assez considérable
d'applications notoires. Elles possèdent une activité incontestable, et
qui semble excessive pour quelques malades. Cependant leur composition chimique est des plus insignifiantes en apparence : elle est si peu
caractérisée que ces eaux ne peuvent que arbitrairement entrer dans quelqu'une des classes et des divisions admises pour les eaux minérales. Il
est vrai qu'elles renferment encore de la matière organique en proportion considérable, et de l'*arsenic*. C'est à ce dernier que M. Lhéritier
attribue à peu près exclusivement l'action thérapeutique de Plombières.

Dans un rapprochement ingénieux, cet auteur fait ressortir l'analogie
qui existe, pour le champ de leurs applications, entre l'arsenic et les
eaux de Plombières : fièvres intermittentes, dermatoses, rhumatisme,
paralysie. Si les eaux de Plombières jouissent, abstraction faite de l'arsenic qu'elles renferment, des propriétés des altérants généraux, elles
doivent à l'arsenic une propriété altérante élective, laquelle a le *système
nerveux* pour objet (*Eaux de Plombières ; du Rhumatisme*, 1853).

Mais les eaux de Plombières possèdent aussi une température très
élevée. Le traitement qu'on y suit est principalement un traitement externe, bains de piscine, douches, étuves. La part faite à cette température, dans l'application thérapeutique, est considérable. C'est même à
elle que M. Lhéritier attribue les propriétés altérantes générales de ces
eaux, considérées comme *véhicule* du calorique. C'est à elle que nous
attribuons l'exaspération que les gastralgies et les névropathies subissent

quelquefois à Plombières, bien que M. Turck assure que les bains tièdes peuvent par eux-mêmes stimuler violemment et la peau et l'économie tout entière (*Du mode d'action des eaux minérotherm. de Plombières*, 1837).

On fait à peu près exclusivement usage, en boisson, de l'eau des *Dames* et du *Crucifix*. Ces eaux ne produisent en apparence rien de plus que de simples boissons chaudes. Elles sont généralement bien tolérées. L'eau *savonneuse* et l'eau *ferrugineuse*, cette dernière additionnée de gaz carbonique, sont prises seulement au repas.

Les bains sont administrés frais, tièdes ou très chauds, et ne déterminent point d'effets physiologiques apparents en dehors de leur température particulière. Nous en dirons autant des douches et des étuves, qui sont administrées à des températures très élevées.

Chez quelques personnes, le traitement détermine des sueurs ou des urines abondantes, quelques éruptions insignifiantes. En dehors de l'action inévitable d'un traitement de ce genre sur la transpiration cutanée, beaucoup n'éprouvent aucun phénomène critique; quelques-uns ne ressentent les effets favorables du traitement qu'un certain temps après sa terminaison. On voit que rien de tout cela n'est caractéristique.

Cependant le trait général que les différents observateurs ont saisi dans ce traitement est le suivant : *excitation* sous la première influence des agents les plus actifs de la médication, puis affaiblissement, atonie, *hyposthénisation*, comme l'ont écrit plusieurs, lorsque l'application en a été prolongée. Nous ferons remarquer que tels sont les effets habituels des agents balnéothérapiques employés à haute température : excitation, débilité. Nous ajouterons seulement que c'est à l'arsenic contenu dans ces eaux que les auteurs les plus récents s'accordent à rapporter la seconde partie de ces effets, l'hyposthénisation. Quoi qu'il en soit, on comprend qu'en l'absence d'une direction intelligente et méthodique, la prédominance inopportune des effets excitants ou hyposthénisants ait pu, dans bien des circonstances, détourner les eaux de Plombières du sens favorable.

On peut observer près de bien d'autres eaux minérales cette succession d'effets, et on les trouvera décrits dans plus d'un de nos articles. Cependant il faudrait se garder de prendre leur énoncé comme une formule suffisante de l'action thérapeutique de ces eaux. En effet, si l'on reconnaît plusieurs points de rapprochement entre les propriétés des eaux de Plombières et celles de Néris par exemple, ou de Bains, et dans leurs applications, spécialement dans leur application élective aux désordres du système nerveux, nous trouvons néanmoins quelques-unes de ces dernières qui témoignent de spécialisations bien distinctes.

Telles sont les affections de l'appareil digestif, qui constituent une partie considérable de la pratique de Plombières.

On sait combien sont vagues les dénominations relatives aux troubles fonctionnels dont cet appareil est le siége, gastrite, gastralgie, dyspepsie, etc. Nous devons nous reporter aux définitions dogmatiques que nous avons adoptées et exprimées dans les articles spéciaux de cet ouvrage. Or, si Vichy nous représente le type du traitement de la dyspepsie proprement dite, Niederbronn de l'état muqueux des premières voies ou dyspepsie muqueuse ou catarrhale, Plombières peut être considéré comme le type du traitement de la *gastralgie* douloureuse ou de la gastro-entéralgie. Ce n'est pas, dans un ordre de faits si étendu, l'intensité des troubles fonctionnels qui dirigera sur Plombières, c'est l'intensité des phénomènes douloureux. Les douleurs cardiaques indépendantes des aliments ou successives aux repas, continues ou habituelles, surtout chez des individus névropathiques ou rhumatisants, trouveront en général à Plombières une médication très salutaire. Seulement il faut se garder d'abuser de la thermalité, qui, lorsqu'elle n'est pas ménagée avec prudence, exaspère quelquefois l'état général et les accidents douloureux.

Mais c'est surtout dans les affections *intestinales* que les eaux de Plombières fournissent des résultats intéressants : dans les *entéralgies*, et surtout dans cette série variée d'accidents auxquels on donne le nom d'*entérite chronique*. Il importe de faire remarquer que, dans les cas de ce genre, ce n'est pas à la prédominance de la diarrhée que se rattache l'indication des eaux de Plombières : c'est au contraire à la prédominance des phénomènes douloureux, et de ce que l'on peut appeler *dyspepsie intestinale*, avec constipation, ou alternative de diarrhée et de constipation. Là, comme ailleurs, le traitement des affections intestinales sera surtout un traitement externe, et les excellentes méthodes traditionnelles à Plombières revendiquent certainement une part importante dans les résultats obtenus. Seulement il faut n'user qu'avec modération de la thermalité et des moyens hydrothérapiques. Nous devons ajouter que, malgré l'importance et la notoriété de ce sujet, les auteurs qui ont écrit sur Plombières ont gardé, jusqu'ici, un silence à peu près complet sur les applications de ces eaux aux maladies des intestins.

Les eaux de Plombières sont employées dans les maladies du *foie;* chez les rhumatisants, les individus affaiblis et névropathiques, dans les coliques hépatiques purement nerveuses, on pourra les préférer aux eaux minérales plus spéciales dans les cas de ce genre, Vichy ou Karlsbad. Mais, à part ces circonstances spéciales, qui pourront dominer l'indication, leurs propriétés résolutives vis-à-vis l'engorgement hépatique et les concrétions biliaires, considérés en eux-mêmes, sont fort inférieures à celles des stations que nous venons de citer.

Le *rhumatisme* trouve à Plombières une médication très appropriée. Les rhumatismes *sans matière*, qu'ils occupent les articulations, les muscles ou des organes divers, sont ceux que réclament les eaux de Plombières. Nous empruntons à M. Lhéritier quelques données sur le mode d'administration des eaux de Plombières. Quand le rhumatisme est voisin de l'état aigu, les articulations très douloureuses, le malade très excitable, on prescrit les bains tempérés et à durée soigneusement mesurée. Quand le calme est rétabli, et que le symptôme *douleur* a à peu près disparu, on donne les bains plus chauds et plus longs, puis les douches et les étuves. Si le rhumatisme est devenu chronique, ou tel dès le principe, il est rare que l'excès de la douleur s'oppose à l'emploi immédiat des bains chauds et *courts*, des douches et des étuves. Cependant, même alors, il convient souvent de procéder par une progression ménagée dans la chaleur et la durée des bains (*Eaux de Plombières ; du Rhumatisme*, 1853). Il résulte de ces sages prescriptions que les eaux de Plombières, considérées en elles-mêmes, n'agissent dans le rhumatisme que comme un *sédatif*, et qu'il faut recourir à leur thermalité pour obtenir une action *curative*. Quant aux rhumatismes avec engorgement des tissus, les eaux de Plombières ne présentent à leur sujet que des ressources insuffisantes.

On traite beaucoup de *paralysies* à Plombières. Les résultats incomplets obtenus dans toutes les *hémiplégies*, à moins qu'elles ne soient très récentes, ressemblent fort à ceux que l'on observe à Balaruc, Bourbonne, Bourbon, stations spécialement consacrées à cette thérapeutique. Le traitement des *paraplégies* offre un plus grand intérêt. M. Lhéritier a publié un grand nombre d'observations de paraplégies traitées par les eaux de Plombières, observations très intéressantes pour la pathologie, mais dont l'auteur a complétement négligé de tirer des déductions thérapeutiques (*Eaux de Plombières; des Paralysies*, 1854). Comme il s'agit de faits très-dissemblables, il est difficile de suppléer à cet oubli. On remarque que dans le cas même de lésions organiques, carie des vertèbres, gibbosité, le traitement peut amener quelque amélioration dans les fonctions de sensibilité et de mouvement. Très peu de guérisons formelles sont constatées. Les résultats les meilleurs sont relatifs aux cas de paraplégie rhumastismale ou de paraplégie attribuée à une simple congestion de la moelle ou de ses enveloppes.

On traite à Plombières des *maladies de la peau*, comme auprès de la plupart des eaux faiblement minéralisées et à haute thermalité. Nous reproduisons le passage suivant emprunté à Biett, et déjà cité par

M. Lhéritier. « Il est rare que les maladies de la peau, de quelque nature qu'elles puissent être, soient dirigées aux eaux de Plombières ; et
cependant ces eaux agissent évidemment sur les fonctions exhalantes de
l'enveloppe tégumentaire. Employées avec soin et avec persévérance,
elles pourraient être utiles dans les formes papuleuses graves qui laissent
toujours à leur suite une sécheresse et un épaississement notables du
derme. J'ai eu occasion de voir plusieurs cas de ce genre modifiés d'une
manière très marquée chez des personnes qui avaient été à Plombières
pour des phlegmasies chroniques du tube alimentaire. La peau s'est as-
souplie, les rides transversales se sont effacées, et les surfaces desséchées
se sont peu à peu humectées par la transpiration insensible.

» J'ai vu les mêmes résultats dans plusieurs cas de *psoriasis diffusa*.
La résolution a été plus difficile à obtenir dans d'autres formes. Dans
le *psoriasis guttata* et la *lepra vulgaris*, je n'ai vu que des modifications passagères ; mais j'ai observé deux cas de modifications complètes
du *psoriasis diffusa*.

» J'ai aussi vu des effets utiles des bains de Plombières dans les formes
eczématiques, surtout lorsqu'elles occupent les organes sexuels externes.
Je suis convaincu que les eaux de Plombières pourraient avoir une efficacité réelle dans les maladies du système dermatoïde. »

M. Lhéritier vante beaucoup l'efficacité des eaux de Plombières contre
les *fièvres intermittentes* rebelles, et ne manque pas d'attribuer ces
propriétés remarquables à l'arsenic qu'elles contiennent. Nous ne pouvons nier que les anciens auteurs ne leur aient attribué de semblables
propriétés. Mais nous ferons remarquer que la plupart des auteurs modernes les passent sous silence. Si les eaux minérales plus formellement
reconstituantes que Plombières constituent une médication très active
des suites des fièvres intermittentes, et de la cachexie paludéenne en
particulier, nous avons de la peine à admettre que la médication thermale fournisse des ressources directes contre la fièvre elle-même. Si
cette propriété des eaux de Plombières était formellement constatée,
elle constituerait à nos yeux, au moins jusqu'à preuve nouvelle, une
véritable exception.

Les eaux de Plombières sont très fréquentées. Leur célébrité remonte
à une époque reculée. Des restes de fondations et de constructions romaines donnent une idée de l'importance et de la magnificence de cet
antique établissement thermal. On trouve dans plusieurs écrivains du
XVIe siècle des éloges en l'honneur des bains de Plombières, et il paraîtrait que même au moyen âge cette station était en vogue parmi les
populations allemandes. La présence du roi de Pologne, Stanislas, en
Lorraine, fut une époque de régénération pour Plombières. Une grande

impulsion lui est donnée de nos jours. L'agrément des sites qui l'entourent, les facilités d'existence qu'on y trouve, concourront, avec la valeur médicale de ses sources et les améliorations d'installation qui leur sont préparées, à confirmer une renommée déjà acquise.

PNEUMONIE [voy. POUMON (MALADIES DU)].

POGGIBONZI (Italie, Toscane). Station du chemin de fer de Florence à Sienne.

Chlorurée sodique. Tempér., 7° centigr.

	Eau : 16 onces. Grains.		Eau : un litre. Gram.
Chlorure de sodium........	5,331	=	0,522
— de magnésium......	0,266	=	0,026
— de calcium........	0,266	=	0,026
Sulfate de magnésie........	2,132	=	0,208
— de chaux...........	1,066	=	0,104
Carbonate de chaux........	1,599	=	0,156
— de magnésie.......	0,533	=	0,052
— de fer...........	traces		traces
	11,193	=	1,094
			(GIULI.)

Ces eaux sont employées, à la dose de huit verres, comme laxatives dans les affections saburrales du tube digestif.

POGROMNAÏA (Russie méridionale). Source minérale citée par Pallas comme très renommée parmi les Bouriates, et qu'on peut croire fort riche en gaz acide carbonique d'après les symptômes d'ivresse observés chez ceux qui en boivent à l'excès.

POIZOU (France, Vienne, arrond. de Loudun). Près du village d'Arçay.

Sulfurée calcique. Tempér. 9°.

	Eau : un litre. Gram.	cc.
Acide sulfhydrique..................	0,0189 en vol.	12,240
Sulfure de calcium..................	0,0355	
Chlorure de sodium.................	0,1811	
— de magnésium............	0,0301	
— de calcium..............	0,0012	
Sulfate de soude...................	0,1321	
— de chaux.......	0,0671	
Carbonate de chaux.................	0,2732	
— de magnésie..............	0,0148	
Alumine..........................	0,0330	
Silice............................	0,1175	
Matières organiques................	0,0020	
Chlorure d'aluminium, traces........		
Nitrate de potasse, traces..........	0,0124	
Perte		
	0,9000	

(POIRIER, 1857.)

Cette source n'est pas captée et se trouve tout à fait abandonnée; elle mérite cependant, dit M. Poirier, de fixer l'attention des thérapeutistes.

POJAN. (États autrichiens, Transylvanie).

Ferrugineuse bicarbonatée. Tempér., 12° centigr.

	Eau : 16 onces.		Eau : un litre.
	Grains.		Gram.
Carbonate de soude...........	12,80	=	1,844
— de chaux...........	6,00	=	0,864
— de magnésie........	1,60	=	0,230
— de fer...........	0,80	=	0,115
Sulfate de soude...........	2,00	—	0,288
Chlorure de sodium.........	1,40	=	0,201
Silice	0,20	=	0,028
	24,80		3,570
	Pouc. cub.		Cent. cub.
Gaz acide carbonique........	44,80	=	1792,0

(PATAKY.)

Ces eaux sont usitées en boisson seulement comme digestives et diurétiques.

POLOGNE. On cite dans ce pays de plaines des sources minérales *ferrugineuses*, à *Nalenczew*, à *Kurow*, *Gozdzikou* et *Siekerki*, près de Varsovie, et une eau *chlorurée sodique* à *Busko*, dans le gouvernement de Cracovie [voy. BUSKO].

POLZIN (Prusse, Poméranie). Ville dans laquelle on trouve plusieurs sources minérales, très semblables entre elles. La principale, *Friedrichsquelle*, a la composition suivante :

Ferrugineuse bicarbonatée. Tempér., 8° centigr.

	Eau : 16 onces.		Eau : un litre.
	Grains.		Gram.
Carbonate de chaux........	1,660	=	0,199
— de magnésie......	0,220	=	0,026
Oxyde de fer.............	0,110	=	0,013
Soude.................. ⎞			
Chlorure de sodium........ ⎪			
Matière extractive........ ⎬	0,500	=	0,060
— organique........ ⎠			
Acide phosphorique........ ⎱	traces		traces
Oxyde de manganèse....... ⎰			
Silice...................	0,220	=	0,026
	2,710	=	0,324

(JOHN, 1824.)

Analyse incomplète sous tous les rapports.

On signale encore une faible proportion de gaz acide carbonique dans ces eaux, qui s'appliquent aux états atoniques et névropathiques. Des établissements les desservent.

POLYSULFURÉES (Eaux). Voy. DÉGÉNÉRÉES (EAUX).

POMPE. Voy. ÉLÉVATION DES EAUX. PUISEMENT.

PONTAILLAC (France, Charente-Inférieure). A 4 kilomètres de Royan.

Bains de mer.

PONTANE. Voy. ISCHIA.

PONT-GIBAUD (France, Puy-de-Dôme, arrond. de Riom). A 2 kilomètres de cette ville.

Bicarbonatée mixte. Froide.

On confond sous le nom de *Pont-Gibaud*, les sources de *Bromont*, de *Chapdes-Beaufort* et d'*Ours* ayant toutes la plus grande analogie, mais appartenant à des communes différentes.

Les sources de *Bromont* sont au nombre de deux, les sources *Javelle* et de *Chalusset* marquant 13° et qui sont abandonnées aujourd'hui.

Les sources de *Chapdes-Beaufort* comprennent les eaux de *Chateaufort*, de *Barbecot* et de *Pulvérière* ou de *Vareilhe*, tempér. 10°.

Enfin dans les environs du village de Saint-Ours on trouve une source marquant 10°,5, désignée aussi par les anciens auteurs sous le nom de source de la *Fronde*. Les eaux des sources *Javelle* et de *Chateaufort*, considérées ici comme types, renferment :

Eau : un litre.

	Source de JAVELLE.	Source de CHATEAUFORT.
	Lit.	Lit.
Acide carbonique libre..........	0,128	0,270
Azote	indéterminé	indéterminé
	Gram.	Gram.
Bicarbonate de soude.........	0,879	0,571
— de chaux.........	0,449	0,733
— de magnésie.......	0,169	0,546
Sulfate de soude.............	0,132	0,204
Chlorure de sodium..........	0,120	0,158
— de potassium........	traces	traces
Acide silicique..............	0,085	0,060
Oxyde de fer................	traces	traces
Matière organique azotée.......	0,105	»
	1,939	2,272

(BLONDEAU et O. HENRY, 1831.)

Les analyses qui précèdent nous semblent loin d'être définitives, et il est certain que, si elles étaient contrôlées, on obtiendrait une proportion pondérable d'oxyde de fer, car ces sources laissent sur le sol un dépôt très apparent de sédiment rougeâtre, caractère propre, comme on sait, aux eaux ferrugineuses.

M. Nivet fait remarquer que la source de *Barbecot* avoisine un filon de plomb argentifère, et qu'il ne faudrait pas en prescrire l'usage sans l'avoir analysée, attendu qu'elle pourrait contenir des sels de plomb.

Les eaux de Pont-Gibaud sont indiquées pour les chlorotiques, les dyspeptiques, enfin pour les affections qui réclament l'emploi des ferrugineux et des bicarbonates; ajoutons enfin qu'elles ne sont connues que des habitants de la contrée.

PONTIVY. Voy. NAPOLÉONVILLE.

PONT-DE-BARRET. Voy. DIEU-LE-FIT.

PONTS (Les) (Suisse, canton de Neufchâtel).

Sulfurée calcique. Tempér., 9° centigr.

Eau : un litre.

	Gram.
Sulfate de chaux.........................	0,0911
Sulfure de calcium......................	0,0098
Chlorure de calcium.....................	0,0050
Phosphate de chaux..	0,0044
Hyposulfite de chaux....................	0,0014
Carbonate de chaux.....................	0,2150
— de magnésie..................	0,1263
— de fer.......................	0,0040
Alumine................................	0,0010
Silice..................................	0,0324
Matières organiques....................	0,0096
	0,5000
Hydrogène sulfuré libre.................	4 cent. cub.

(KOPP, 1860.)

Trois sources émergent dans cette localité, au milieu de marais. Celle dont nous donnons la composition est captée et s'emploie en boisson et en bains, dans les rhumatismes et les maladies de la peau. On transporte l'eau dans le village à proximité, et dans lequel se trouvent les aménagements nécessaires. Station fréquentée.

PORLA (Suède, district. d'OErebro). Entre Naricke et Westmanland dans les terres de Bolwin.

Ferrugineuse bicarbonatée. Tempér., 9° centigr.

Eau : un litre.

	Gram.
Carbonate de chaux	0,212
— de potasse...................	0,066
Sulfate de potasse.....................	0,013
Chlorure de potassium.................	0,053
Oxyde de fer...........................	0,159
Silice	0,278
Matière extractive......................	0,318
	1,099

(BERZELIUS, 1806.)

L'eau de Porla a une teinte jaune prononcée, et c'est en voulant se rendre compte de cette coloration que Berzelius, en 1832, reconnut pour la première fois l'existence de deux acides organiques nouveaux, qui reçurent le nom d'acides *crénique* et *apocrénique*.

Ces eaux s'emploient en bains et en boisson. C'est surtout leur usage interne qui est utilisé dans les états chloro-anémiques, certaines formes éréthiques de rhumatisme et de scrofule. On les a recommandées contre les fièvres intermittentes : la cure du ténia leur est attribuée également sans faits probants à l'appui. Établissement fréquenté.

PORNIC (France, Loire-Inférieure, arrond. de Paimbœuf). A 1 kilomètre environ de Pornic et à Malmy proche la pointe de Gourmalon.

Ferrugineuse bicarbonatée. Tempér. 15° centigr.

	Eau : *un litre.*
Acide carbonique.......................	quant. indét.
	Gram.
Carbonate de chaux.....................	0,007
— de magnésie...................	0,063
— de fer.......................	0,014
Sulfate de chaux.......................	0,007
Chlorure de sodium.....................	0,189
— de magnésium.................	0,014
Acide silicique........................	0,028
Matière extractive.....................	0,014
	0,336

(Hectot, 1809.)

Le débit de la source est évalué à 950 litres par vingt-quatre heures.

L'eau ferrugineuse de Pornic est fréquentée par quelques malades qui font usage des bains de mer.

PORNIC (Loire-Inférieure, arrond. de Paimbœuf). A 22 kilomètres de cette ville.

Bains de mer. Établissement appartenant à une société.

PORRETTA (Italie centrale). On cite parmi les stations thermales fréquentées de l'Italie centrale les bains de Porretta, situés au pied d'une montagne, près de Bosco-Longo et au midi du petit lac de Saffajolo. Ces eaux passent pour très onctueuses, qualité qu'elles doivent sans doute à la présence de matières organiques. Nous manquons d'autres renseignements.

PORRIGO. Voy. PEAU (MALADIES DE LA).

PORTA (Corse, arrond. de Bastia). Au pied du mont San-Piétro.

Ferrugineuse bicarbonatée. Tempér., 15° centigr.

	Eau : *un litre.*
	Gram.
Acide carbonique libre	traces
Bicarbonates de chaux et de magnésie........	0,490
— de fer.....................	0,020
Sulfates de soude et de chaux..............	0,271
Chlorures de sodium et de magnésium........	0,310
Silice, alumine, matière organique...........	0,080
Azotate	traces
	1,171

(Henry.)

Cette source jaillit d'un terrain granitique avec un débit de 4,330 litres par vingt-quatre heures environ.

Applications des eaux ferrugineuses. Pas d'établissement.

PORT BUSH (Irlande, comté de Londonderry).

Bains de mer.

PORT-EN-BESSIN (France, Calvados). A 8 kilomètres de Bayeux, Chemin de fer de Cherbourg.

Bains de mer.

PORTRIEUX (France, Côtes-du-Nord, arrond. de Saint-Brieuc). A 493 kilomètres de Paris. Chemin de fer de l'Ouest.

Bains de mer.

PORT STEWART (Irlande, comté de Londonderry).

Bains de mer.

PORT THAREAU (France, Nièvre). A 8 kilomètres de Decize.

Ferrugineuse bicarbonatée. Froide.

	Eau : un litre.
	Gram.
Carbonate de soude......................	3,307
— de chaux........................	0,040
— de magnésie......................	0,027
— de fer.........................	0,079
Sulfate de soude.........................	0,106
Chlorure de sodium......................	0,455
Silice...................................	0,048
	4,062
	(BERTHIER.)

L'analyse qui précède peut être considérée seulement comme approximative, car M. Berthier n'a eu à sa disposition que le produit de l'évaporation de plusieurs litres d'eau. La source est, du reste, peu connue.

PORTUGAL. Cette contrée montagneuse, dont le sol est volcanique dans quelques parties, renferme un grand nombre de sources minérales et thermales. Leur température atteint pour plusieurs d'entre elles 77 et même 84° centigr. Il résulte d'un tableau de ces sources, publié en 1810 par le docteur Francisco Tavarés, qu'elles appartiennent pour la plupart à la classe des *sulfurées*. Les eaux *chlorurées sodiques* y sont assez fréquentes, et quant aux eaux *martiales* leur abondance est telle que la nomenclature de Tavarés en a négligé une majeure partie.

Nous ne possédons que peu de renseignements sur la composition et les applications thérapeutiques des sources minérales du Portugal. Il paraîtrait aussi que leur installation n'a pas encore reçu les développements désirables. Du moins n'en cite-t-on que quelques-unes assez fréquentées et dignes de leur réputation ; ce sont CALDAS-DA-RAINHA, CALDAS DE GEREZ, ALCAFUCHE, MONCHIQUE (voy. ces noms). Plusieurs autres, dont l'analyse est publiée, ont été signalées par nous.

PORTUGOS (Espagne, prov. de Grenade).

Ferrugineuse bicarbonatée. Tempér., 17° centigr.

	Eau : 50 livres.		Eau : un litre
	Grains.		Gram.
Carbonate de fer............	17,50	=	0,037
— de magnésie......	7,00	=	0,014
— de chaux...........	5,00	=	0,010
Sulfate de magnésie........	12,00	=	0,025
— de chaux...........	10,00	=	0,021
Chlorure de magnésium......	10,00	=	0,021
Acide silicique	12,00	=	0,025
	73,50	=	0,153
Gaz acide carbonique........	en grande proportion.		
		(AYUDA.)	

Ces eaux, très renommées dans la contrée, s'emploient uniquement en boisson. Dans leur voisinage, on signale des exhalaisons abondantes de gaz acide carbonique à travers le sol.

POSCHIAVO (Suisse, canton des Grisons).

Bains, dans le district de Bernina, au milieu de la vallée et sur le lac de même nom. Altitude : 3000 pieds.

Sulfurée. Tempér., 8° centigr.

L'analyse qualitative de ces eaux a été publiée par M. Wittstein et y signale, outre le gaz hydrogène sulfuré et du gaz acide carbonique, des sels magnésiens en assez notable proportion. Elles s'emploient en boisson et en bains, dans les affections herpétiques de la peau et des muqueuses, et dans le rhumatisme. Établissement récemment installé et bien organisé.

POSTDAM (Prusse). A proximité de Berlin.

Ferrugineuse bicarbonatée. Froide.

	Eau : 16 onces.		Eau : un litre.
	Grains.		Gram.
Carbonate de chaux........	4,032	=	0,483
— de magnésie......	0,184	=	0,022
— de fer et de mangan.	0,676	=	0,081
Chlorure de sodium........	1,252	=	0,150
— de calcium........	0,320	=	0,038
— de magnésium......	0,252	=	0,030
Silice	0,088	=	0,001
Matière extractive..........	4,560	=	0,547
	15,364	=	1,352
	Pouc. cub.		Cent. cub.
Gaz acide carbonique........	8,420	=	336,8
		(SCHRADER.)	

Établissement de bains.

POSTÉNY. Voy. PISTJAN.

POTASSE. L'existence de la potasse, prévue depuis longtemps, n'a été bien établie que depuis les travaux de Wollaston et de Marcet sur les eaux des mers. C'est qu'on ne connaissait pas auparavant le moyen de séparer cette base de la soude. Les indications fournies par ces chimistes ne tardèrent pas à être suivies, et peu de temps après on mit hors de doute que les sources minérales contenaient, comme les eaux des mers, de la potasse.

L'origine de cet alcali est des plus faciles à comprendre, du moment qu'on sait qu'il fait partie du plus grand nombre des terrains. On est même surpris que les eaux minérales ne contiennent pas davantage de potasse que de soude, les silicates de toutes les formations géologiques étant considérés jusqu'à présent comme plus riches en potasse qu'en soude.

Dans les analyses d'eaux minérales, la potasse est inscrite hypothétiquement à l'état de bicarbonate, de sulfate, de chlorure, de bromure, d'iodure, quelquefois même de silicate ; pour la doser voici le procédé qu'on suit.

On fait bouillir pendant une demi-heure environ 1 ou 2 litres d'eau avec un excès d'eau de baryte. On sépare par le filtre les carbonates de baryte, de chaux et de magnésie, le sulfate de baryte, qui se sont formés, et dans la liqueur refroidie on verse une solution saturée de carbonate d'ammoniaque qui précipite tout l'excès de baryte. La liqueur, filtrée de nouveau, est évaporée jusqu'à siccité avec addition d'acide chlorhydrique afin de convertir la soude et la potasse en chlorures de sodium et de potassium. Ces sels sont dissous dans une petite quantité d'eau distillée, et on verse dans la solution du chlorure de platine. On fait évaporer au bain-marie jusqu'à siccité, et le résidu broyé est placé dans un flacon avec de l'alcool pur et concentré. Le chlorure de platine et de sodium se dissout dans l'alcool, tandis que le chlorure de platine et de potassium reste sous la forme d'une poudre jaune. Celle-ci, suffisamment lavée par décantation, est jetée sur un filtre taré, séchée à l'étuve et enfin pesée ; connaissant le poids du chlorure de platine et de potassium il est alors facile de déterminer la proportion de la potasse.

Le plus souvent le dosage de la potasse est complémentaire de celui de la SOUDE (voy. ce mot).

POUGUES (France, Nièvre, arrond. de Nevers). A 15 kilomètres de cette ville, 225 de Paris. Chemin de fer de Lyon par le Bourbonnais.

Bicarbonatée calcique. Tempér. 12° centigr.

Deux sources dont une seule, celle de *Saint-Léger*, la plus ancienne et la plus abondante, est utilisée en boisson. La deuxième, découverte en 1833, se mêle avec une partie de la première et sert aux bains et aux douches après avoir été échauffée par la vapeur.

Source Saint-Léger.

Eau : un litre.

	Lit.
Acide carbonique.....................	0,33

	Gram.
Bicarbonate de chaux.....................	1,3269
— de magnésie....................	0,9762
— de soude avec traces de sel de potasse.	0,6362
— de fer.....................	0,0206
Sulfate de soude.....................	0,2700
— de chaux.....................	0,1900
Chlorure de magnésium....................	0,3500
Matière organique soluble (glairine)............	0,0300
Phosphates de chaux et d'alumine...........	traces
Acide silicique et alumine.................	0,0350
	3,8349

(Boullay et O. Henry, 1837.)

Cette source exhale une odeur sulfureuse assez prononcée, ce qui tient sans doute à la décomposition des sulfates par de la matière organique.

M. Mialhe y a constaté, depuis, une proportion très notable d'iode. L'eau de Pougues présente de l'analogie, sauf une plus forte minéralisation, avec celle de Contrexéville.

Il existe à Pougues un établissement thermal composé de vingt-six cabinets; treize ont deux baignoires; deux autres, une pour chaque sexe, contiennent les ajutages pour l'administration des douches, y compris les douches de vapeur. Il y a en outre un service hydrothérapique complet et des appareils de gymnastique pour les enfants scrofuleux et les jeunes personnes chlorotiques.

On exporte de cette station une quantité considérable d'eau minérale puisée à la source *Saint-Léger*. Mais, comme elle arrive trouble à la surface du sol, on a pris, depuis quelques années, l'habitude de la sursaturer de gaz carbonique provenant de la source. Malgré cette précaution, et après avoir séjourné pendant quelque temps dans des bouteilles, elle laisse déposer une proportion sensible de carbonate terreux.

Les eaux de Pougues, légèrement purgatives à dose élevée, sont généralement bien tolérées, même par les estomacs irritables ou douloureux. Leur usage détermine quelques phénomènes d'excitation qui nous paraissent analogues à ceux qu'occasionnent toutes les boissons gazeuses. Elles développent l'appétit, excitent légèrement les organes urinaires et, dans quelques circonstances, amènent de l'agitation, de l'insomnie. De Crozant nous paraît avoir exagéré les phénomènes de ce genre, à la portée physiologique desquels il a cru devoir attribuer l'action thérapeutique des eaux de Pougues, et c'est à tort qu'il a rangé celles-ci parmi les eaux *excitantes*. Ce sont des eaux digestives, peu actives du reste, et plutôt *sédatives*, comme le prouvent leurs applications les plus spéciales.

Celles-ci se rattachent à deux ordres de faits : les *gastralgies* ou *dyspepsies gastralgiques*, c'est-à-dire *douloureuses*, et les *catarrhes des voies urinaires*. Les eaux de Pougues réussissent très bien en effet dans les affections gastralgiques et douloureuses de l'estomac, accompagnées de troubles plus ou moins prononcés dans la digestion. C'est dans les cas de ce genre que les eaux bicarbonatées sodiques fortes, et particulièrement Vichy, si salutaires aux dyspepsies non douloureuses, deviennent mal applicables. (V. les observations rapportées par de Crozant dans : *De l'emploi des eaux min. de Pougues*..... 1846, et le livre de M. F. Roubaud : *Pougues, ses eaux minérales*, 1860.)

Les eaux de Pougues sont employées avec avantage dans la gravelle, mais spécialement dans les gravelles phosphatiques, accompagnant les affections catarrhales de l'appareil urinaire. Elles s'accommodent parfaitement à l'état douloureux des reins et surtout de la vessie, et modifient assez bien l'état catarrhal. Mais elles sont beaucoup moins efficaces vis-à-vis la gravelle urique diathésique que les eaux bicarbonatées sodiques.

Elles peuvent être utilisées encore dans les coliques hépatiques non calculeuses, ou bien lorsque la fréquence des attaques ou l'état habituellement douloureux de la région cystique rend difficile l'application d'un traitement plus actif. Elles ne se trouvent indiquées contre les engorgements du foie que lorsqu'il existe encore un état subaigu, ou que l'engorgement est douloureux, de date peu éloignée, ou que l'état des voies digestives les réclame préférablement à des eaux plus fortement minéralisées ou plus excitantes.

Les eaux de Pougues ont en outre été vantées contre la scrofule. De Crozant a publié sur ce sujet des observations intéressantes (*Union méd.*, 1857). M. Roubaud signale également des succès dans le traitement des manifestations scrofuleuses. Mais l'hydrothérapie, immersions et bains froids, douches froides, frictions, ont été combinées avec l'usage des eaux, et nous croyons avec M. Patissier (*Rapport à l'Ac. de méd. sur le service des établiss.*, 1854), que la part de ces dernières dans les résultats du traitement a été très faible.

Il faut noter qu'il s'agissait d'enfants appartenant à l'assistance publique, et très propres à subir facilement une influence superficielle, sinon radicale, de la part d'un semblable traitement.

Enfin ces eaux sont encore usitées dans le catarrhe utérin, les fièvres intermittentes, le diabète. Mais on pourra rencontrer, dans la plupart des cas de ce genre, des médications mieux appropriées et plus actives.

POUILLON (France, Landes, arrond. de Dax). A 10 kilom. de cette ville et à 46 de Bayonne.

Chlorurée sodique. Tempér., 20°.

Eau : un litre.

	Gram.
Chlorure de sodium........................	1,359
— de magnésium..................	0,043
Carbonate de chaux.......................	0,057
Sulfate de chaux.........................	0,492
	1,951

(MEYRAC.)

L'analyse qui précède peut être considérée seulement comme approximative.

La source, très abondante, est reçue dans un bassin où les malades de la contrée viennent se baigner ; elle est réputée très salutaire contre les fièvres intermittentes, les gastralgies, les scrofules, les rhumatismes chroniques et les ulcères invétérés. L'eau se prend en boisson à la dose de deux à trois verres dans la matinée; prise en plus grande quantité, elle devient légèrement purgative.

POULIGUEN (Le) (France, Loire-Inférieure). A 52 kilom. de Savenay, chemin de fer de Nantes.

Bains de mer.

POUMON (Maladies du). C'est surtout dans le CATARRHE PULMONAIRE et dans la PHTHISIE (voy. ces mots) que les eaux minérales sont usitées. Cependant l'action résolutive qu'elles témoignent vis-à-vis les engorgements dont les poumons des phthisiques sont le siége, donnent lieu de penser qu'elles peuvent rendre d'utiles services dans la *pneumonie chronique*.

La pneumonie chronique est rare chez les jeunes sujets, en dehors de la tuberculisation. C'est chez les vieillards surtout qu'on la rencontre : mais nous ne connaissons pas d'application des eaux minérales à cette maladie, chez des individus avancés en âge.

L'indication des eaux sulfureuses, telles que *Eaux-Bonnes, Cauterets, Le Vernet, Allevard*, peut être considérée comme formelle, malgré l'absence de documents précis sur ce sujet. Les eaux d'*Ems* pourraient sans doute y suppléer dans le cas d'une irritabilité trop vive pour permettre l'emploi des eaux sulfureuses.

MM. Pointe, Vogt et Jonquières ont vanté beaucoup les eaux de *Weissembourg* dans la pneumonie chronique, et ont avancé sur ce sujet des assertions assez explicites pour qu'il y ait lieu d'en tenir un compte sérieux. (Jonquières, *Essai sur l'action thérap. des eaux de Weissembourg*, 1848; Pointe, *Monogr. des thermes de Weissembourg*, 1853.)

Le docteur Spengler nous apprend, dans le *Balneologische Zeitung*, t. VI, qu'il a employé l'eau du *Kesselbrunnen* (source d'Ems) dans la pneumonie catarrhale et la pneumonie lobaire, à l'exclusion de tout autre médicament et à la dose d'un verre à vin toutes les heures ou toutes les deux heures. Sous l'influence de ce traitement, la dyspnée diminuait, la toux se calmait, l'expectoration devenait facile. L'action salutaire de l'eau se faisait surtout remarquer quand la pneumonie avait passé au second degré. Bien que ceci ressorte complétement des applications propres aux eaux minérales, nous n'avons pas cru devoir passer sous silence cette particularité thérapeutique, dans laquelle il ne faudrait pas trop se hâter, du reste, de voir un exemple à suivre.

POURVILLE (France, Seine-Inférieure, arrond. de Dieppe).

Bains de mer. Etablissement particulier.

POUSSÉE. La poussée (*haut-ausschlag* des Allemands) consiste en une éruption accidentelle de la peau, à formes variables, que l'on à signalée dans certaines stations thermales comme inhérente aux conditions du traitement et dont le caractère prétendu essentiel est souvent invoqué en médecine hydrologique.

Des eaux d'une minéralisation bien différente, les unes sulfatées comme *Loèche*, *Baden* (Suisse) et *Pfeffers*, rangées dans la catégorie des FAIBLES (eaux) [voy. ce mot], les autres très sulfureuses, comme *Schinznach*, sont réputées pour les effets de la poussée. C'est même en grande partie à cette circonstance que les trois premières sources doivent leur fort ancienne réputation.

L'immersion et le séjour dans le bain paraissent favoriser l'apparition de la poussée. Son premier symptôme, d'après le tableau reproduit par M. Chenu (*Essai prat. sur l'action thérap. des eaux minér.*, 1840), est une démangeaison plus ou moins vive dans une ou plusieurs parties du corps, accompagnée de piqûres, semblables à de légers coups d'épingles ou à la secousse de faibles étincelles électriques. A la démangeaison succède bientôt une cuisson incommode et même une légère brûlure; les parties qui en sont affectées présentent des plaques rouges semblables à celles de la rougeole, de la scarlatine ou de l'urticaire. Quelquefois la peau s'enflamme et se gonfle dans une grande étendue, son aspect est celui d'un érysipèle phlegmoneux qui occupe tous les membres. La rougeur et la douleur qui accompagnent cette éruption peuvent être comparées à celle que détermine l'application d'un sinapisme. On a observé, en outre, qu'à l'égal de certains erythèmes, la poussée commence presque toujours au voisinage des articulations, avant de s'étendre sur la continuité des membres. Elle occupe rarement le tronc, et presque jamais la figure, la plante des pieds et la région palmaire des mains.

Enfin les jambes et les cuisses sont ordinairement plus fluxionnées que les membres supérieurs.

Des prodromes caractérisés par un léger état fébrile, avec sensation de lassitude, accélération et plénitude du pouls, ardeur, sécheresse et hyperesthésie de la peau, peuvent annoncer la période du développement de l'exanthème. Cette fièvre se prolonge parfois au delà de l'éruption, ou paraît avec elle, si elle n'a pas eu lieu, et son intensité est en raison de l'étendue de la poussée. M. Payen (*Essai sur les eaux de Loèche*, 1828) assure que, chez quelques baigneurs, celle-ci est assez forte pour constituer une véritable maladie ; ils n'éprouvent, dit-il, de soulagement que par le séjour dans l'eau, quoique l'immersion soit très pénible, et l'on a quelquefois été obligé, dans l'intervalle des bains, d'envelopper les malades d'un drap mouillé, dans leur lit, pour calmer les douleurs. A cette période d'excitation, que compliquent souvent des troubles gastriques, succède celle de desquamation, sous forme de poussière ou d'écailles furfuracées, avec cessation du prurit et des sensations douloureuses. La peau recouvre ses fonctions normales et l'équilibre se rétablit dans l'économie.

Mais les traits de la poussée ne sont pas toujours aussi chargés que nous venons de les reproduire presque textuellement d'après des témoignages très autorisés. On pourrait même taxer cet exposé du défaut reproché à la plupart des descriptions analogues en pathologie. Elles ont en effet pour unique but de représenter en quelque sorte la plus haute expression des phénomènes morbides qu'elles concernent, abandonnant à l'appréciation du praticien les différences individuelles ou adventives. Or, depuis la plus simple efflorescence jusqu'à la forme erysipélateuse, la poussée offre des degrés variés. A Schinznach, un usage régulier des bains produit, au bout de deux ou trois jours, une irritation cutanée qui se manifeste par la rougeur de la peau, pendant la durée du bain. Chez les personnes pléthoriques, cette coloration devient écarlate ; mais hors du bain, elle fait aussitôt place à des taches blanchâtres qui s'étendent graduellement, et, en peu de minutes, la peau a repris sa teinte naturelle (Amsler ; *les bains de Schinznach*, 1854). Le docteur Foissac (*Notice sur les propriétés médic. des eaux de Loèche*, 1836) a observé, dans les bains de Loèche, chez les sujets gras, à peau fine et délicate, ce qu'il appelle la poussée *simple*, par opposition avec le type d'éruption fluxionnaire dont il s'est agi plus haut. C'est alors une ébullition sur les épaules, les avant-bras et la poitrine, telle que la chaleur atmosphérique ou des sueurs abondantes en provoquent facilement. M. Payen (*loc. cit.*) fait remarquer aussi que le plus souvent la poussée est modérée, et que quelquefois elle se montre sur quelques parties isolées, pour s'effacer aussitôt et ne laisser aucune trace. Dans d'autres cas, ce sont des furoncles, ou des pustules éparses d'acné, voire même une simple rugosité des papilles du derme, qui constituent la poussée. A ce compte, il n'y aurait presque pas d'eau thermale, et bien dûment minéralisée, qui ne la déterminerait ; la réaction du bain de mer coïncide fréquemment, chez beaucoup de sujets, avec des productions éruptives, tout-à-fait comparables à celle-ci.

La durée et l'intensité de la poussée de Loèche sont très variables chez les divers malades. Elle se prolonge avec des phases d'augmentation. et de diminution, pendant dix, quinze et quelquefois vingt jours. Sa persistance ne dépasse par ordinairement une semaine (Foissac, *loc. cit.*). De pareilles observations ont été faites à Baden, à Pfeffers, sans qu'il ait paru possible aux médecins de préciser la marche constante de ces accidents. Les idiosyncrasies jouent un très grand rôle dans leur développement. On a même cité des années où la poussée, dans une localité thermale donnée, affectait sans exception la forme psydraciée, comme si elle était sous la dépendance de quelque constitution médicale. Selon M. Foissac, des personnes ont fait à plusieurs reprises usage des bains de Loèche sans jamais avoir la poussée ; elle ne se déclare pas tous les ans chez quelques autres qui l'ont déjà éprouvée, et des personnes qui n'y étaient pas sujettes pendant la cure des eaux, ont ressenti, plus ou moins longtemps après, du prurit et des rougeurs en diverses parties du corps. Il est évident que toute prédisposition herpétique servira d'appel à cette suractivité de l'appareil cutané.

En laissant de côté les eaux sulfureuses de Schinznach, où les bains ne sont donnés ni très chauds, ni de longue durée, on remarquera que la notion de la poussée et de son importance a pris naissance, en vertu d'une véritable tradition, dans des thermes où, de vieille date, se pratique l'immersion prolongée dans les piscines en commun. Si cette pratique est tombée en désuétude ailleurs, elle n'a que très peu perdu de sa vogue en Suisse, et Loèche, particulièrement, revendique encore les *baignées* de huit à dix heures dans une même journée, l'eau étant maintenue à une température de 37° centig. Rien ne démontre jusqu'ici que le défaut de matière organique, comme on en trouve dans les sources de Néris et de Plombières par exemple, contribue à développer l'éruption de la poussée, ni que ces eaux, d'une minéralisation relativement faible, ne pussent la produire, si elles étaient appliquées suivant la méthode des bains de Loèche. La stimulation progressive de la peau, basée sur le choix et la graduation du mode balnéaire, résumait toute la pratique de Bertrand père, au Mont-Dore, et l'on sait quel parti ce savant praticien en a tiré. Nous pourrions multiplier ces comparaisons. D'ailleurs,

pour ne pas quitter le terrain de la poussée, depuis qu'à Bade et à Pfeffers la durée du bain a été réduite à une heure, même avec répétition
dans le courant du jour, la poussée n'est plus à beaucoup près aussi
fréquente, sans que les effets obtenus des eaux en paraissent amoindris.
Quant à l'opinion qui s'est produite pour rapporter l'origine de la poussée à l'usage unique de l'eau de Loèche en boisson, sans la participation
du bain, nous croyons devoir attendre que l'expérience ait prononcé
d'une manière formelle sur ce point litigieux. [Voy. LOÈCHE.]

De tout ce qui précède, il résulte que les caractères de l'exanthème
qualifié de *thermal* par quelques hydrologues et désigné, en général,
sous le nom de *poussée*, ne présentent ni régularité ni permanence ;
que si la poussée se manifeste plutôt dans certaines stations que dans
d'autres, on n'est pas suffisamment fondé à leur en attribuer le privilége,
et que les conditions de durée et de thermalité du bain réalisent là ce
qu'une minéralisation effective seule ou associée à des procédés hydrothérapiques provoquerait ailleurs.

Reste à savoir si la poussée a une valeur significative en thérapeutique, en un mot, si elle peut passer pour une crise favorable ou non.
Avant tout, il est de précepte très légitime d'en respecter l'évolution, de
mettre le malade à l'abri de toute cause de répercussion fâcheuse, et de
modérer l'intensité des accidents auxquels il est soumis. Mais nous
avons vu que la poussée manque souvent ou parfois est incomplète, et
néanmoins on ne dit pas que la cure s'en soit ressentie. M. Foissac (*loc.
cit.*) lui reconnaît, et nous l'accordons volontiers, une grande puissance
de dérivation, retentissant sur l'organisme entier ; il y voit une nouvelle
énergie d'émonction contractée par la peau, très efficace dans beaucoup
d'affections chroniques ; mais, ajoute-t-il, la poussée n'est pas indis=
pensable au traitement, et l'on cite plusieurs guérisons obtenues en l'absence de toute éruption. A Bade et à Pfeffers, on revient à cet avis.
M. le docteur Kottmann, de Bade, a voulu y voir, sinon une crise, du
moins le signe de la saturation produite par les bains et l'avant-coureur
de la guérison. M. Amsler, de Schinznach, discute cette façon absolue
d'envisager la signification de la poussée. Pour lui, elle n'est pas une
condition exclusive du succès. Celui-ci peut s'obtenir sans l'intervention
d'aucune éruption. Bien plus, « dans les cas où il suffit de rendre du ton
» et de ramener des forces perdues à la suite de maladies aiguës ou
» chroniques, la poussée n'est ni désirable, ni nécessaire » (Amsler,
loc. cit.). Pour ce médecin, qui cite au même propos une opinion conforme du professeur Harless, c'est surtout dans un sens révulsif qu'agit
l'exanthème thermal, opinion, ce nous semble, la plus admissible. Nous
ajouterons que la poussée peut, en certaines circonstances, se substituer

utilement à des éruptions cutanées de nature dartreuse ou scrofuleuse et transformer l'état local, en même temps qu'elle modifie les fonctions générales. A plus forte raison devra-t-elle être favorable près des eaux capables d'influencer un état diathésique sous la réserve des ménagements et de la surveillance indispensables qu'elle réclame. Dans d'autres cas, il est permis de supposer que cette plus ou moins vive surexcitation du tégument externe contrarie plutôt le traitement qu'elle ne lui vient en aide.

Comme M. Amsler, nous pensons qu'il y aurait intérêt à étudier les causes et les phases de la poussée sous le rapport physiologique. Jusqu'à ce jour, on s'est borné à constater l'augmentation d'activité dans les capillaires sanguins et le réseau nerveux de la peau, et la réorganisation successive de l'épiderme. Les côtés pratiques de la question nous ont paru mériter une attention spéciale, sans préjudice de ce que l'observation tient encore en réserve à cet égard.

POUZZOLE (Italie, Deux-Siciles). A 11 kilomètres de Naples, sur le golfe de Baïa, au voisinage de la Solfatare, bains fameux à l'époque romaine, sous le nom de *Puteolana Balnea*, aujourd'hui bien négligés.

On compte cinq sources à Pouzzole, *chlorurées sodiques* thermales, savoir :

1° *Acqua della Pietra,*   33° centigr.
2° *Acqua dei Cavalcanti,*   38°   »
3° *Acqua dei Subvenini Uomini,*   39°   »
4° *Acqua del Cantarello,*   31 à 32°   »

Ces sources sortent dans la dépendance de la Solfatare elle-même et participent à l'origine plutonique de la contrée. Il en est une cinquième, celle du *Temple de Sérapis*, qui se divise en plusieurs griffons au milieu de ruines fameuses. La température de ces eaux varie entre 38 et 39° centigr. Nous donnons leur composition, d'après l'ouvrage de M. Davet de Beaurepaire sur les bains de l'Italie :

Eau : un litre.

	Gram.
Chlorure de sodium	40,174
Carbonate de soude.....................	22,450
— de chaux..........:.........)	
— de magnésie.................}	8,380
— d'alumine et de fer...........)	
Sulfate de chaux......................	0,510
Silice................................	0,120
Acide carbonique libre..................	7,474
	76,108

Parmi ces sources, il en est une appelée *dei Lipposi*, parce qu'employée en collyre on l'a trouvée utile contre certaines ophthalmies chroniques. Elle jouit encore à cet égard de quelque célébrité. Il y a aussi dans la même enceinte une source froide, contenant à peu près les mêmes principes que la précédente.

Une trentaine de baignoires, mal entretenues, et une piscine publique sont établies sur les vestiges de l'un des établissements thermaux les plus magnifiques fréquentés par les Romains, et que les bouleversements volcaniques du sol, autant que l'incurie des hommes, ont détruit.

POZO-AMARGO (Espagne, prov. de Séville).

Sulfureuse. Tempér., 22° centigr.

Analyse quantitative non publiée. Ces eaux se prennent en bains dans les affections cutanées. Installation médiocre, malgré une ancienne renommée.

PREBLAU (Etats autrichiens, Carniole, cercle de Laibach).

Bicarbonatée sodique. Tempér., 10° centigr.

	Eau : 16 onces.		Eau : un litre.
	Grains.		Gram.
Carbonate de soude.........	21,00	=	3,024
— de chaux.........	1,66	=	0,239
— de fer...........	0,05	=	0,007
Chlorure de sodium.........	0,44	=	0,063
— de magnésium......	0,44	=	0,063
Sulfate de soude...........	0,66	=	0,095
— de chaux...........	2,66	=	0,303
Silice	0,50	=	0,072
	27,41	=	3,946
	Pouc. cub.		Cent. cub.
Gaz acide carbonique........	66	=	2640,0

(HOLLESCHEIG.)

Pas d'établissement. Ces eaux se transportent et sont prescrites de préférence, comme usage externe, dans les affections catarrhales de la vessie.

PRÉCHAC (France, Landes, arrond. de Dax). Sur la rive gauche de l'Adour et à 2 kilomètres de Préchac.

Chlorurée sodique ? Froide.

	Eau : un litre.
	Gram.
Chlorure de sodium....................	0,334
— de magnésium....................	0,116
Carbonate de chaux....:.................	0,011
Sulfate de soude......................	0,318
— de chaux......................	0,292
Silice..........................	0,016
	1,087

(THORE et MEYRAC.)

L'eau minérale de Préchac, si l'on s'en rapporte exclusivement à l'analyse de MM. Thore et Meyrac, pourrait être aussi bien classée parmi les sulfatées que parmi les chlorurées. Du reste, le travail de ces chimistes mérite d'être répété, car on n'y voit pas figurer plusieurs principes propres à toutes les eaux minérales.

Il existe à Préchac un établissement thermal de construction récente où les eaux sont employées seulement en bains dans les rhumatismes chroniques, les douleurs articulaires, les maladies de la peau, les paralysies, les névralgies, les gastrites chroniques (Verdo, *Précis sur les eaux min. des Pyrénées*, 1855).

PRÊCHEUR (Source du). Voy. MARTINIQUE.

PRÉFAILLES (France, Loire-Inférieure, arrond. de Paimbœuf).

Ferrugineuse bicarbonatée. Tempér., 15°.

1 litre d'eau a fourni 46^{cc},34 de gaz composé de la manière suivante (pour 100 volumes) :

Acide carbonique..................	55,40
Azote.........................	34,00
Oxygène.......................	10,60
	100,00

Avec la même quantité de liquide, les auteurs de cette analyse ont obtenu 0^{gr},401 de résidu salin qui a offert la composition suivante :

Matière organique......................	7,20
Silice...............................	7,60
Acide sulfurique......................	8,00
Chlore..............................	3,80
Magnésium	2,90
Alumine.............................	traces
Sodium	18,00
Calcium.............................	3,72
Protoxyde de fer dissous à la faveur de l'acide carbonique........................	3,09
Acide carbonique et oxygène en combinaison....	5,69
	60,00

(BOBIERRE et MORIDE, 1850.)

Nous donnons cette analyse à titre de renseignement, ses auteurs n'ayant pas fait connaître le mode probable de combinaison des acides avec les bases; aussi la thérapeutique médicale n'a-t-elle pas un grand parti à en retirer. Tout ce qu'on peut dire, c'est que l'eau minérale de Kirouan appartient aux eaux ferrugineuses bicarbonatées, et jouit sans doute des propriétés communes aux sources de ce genre.

MM. Bobierre et Moride ont reconnu dans le dépôt que l'eau abandonne sur le sol des traces non douteuses d'arsenic.

La source jaillit dans la commune de la Plaine, aussi MM. Bobierre et Moride supposent-ils que la source désignée dans quelques ouvrages sous le nom de *la Plaine* est la même que celle de Préfailles.

L'*Annuaire des Eaux de la France* donne ainsi la composition de la source de *la Plaine* :

	Lit.
Acide carbonique	0,035

	Gram.
Carbonate de magnésie.................	0,016
— de fer.....................	0,013
Sulfate de chaux.....................	0,010
Chlorure de sodium...................	0,045
— de magnésium...............	0,053
Acide silicique.....................	0,010
Alumine...........................	0,007
Matière huileuse.....................	0,007
	0,161
	(Hector.)

PRELO (Espagne, prov. d'Oviedo).

Sulfurée calcique. Tempér. 18° centigr.

	Eau : 10 azumbres.		Eau : un litre.
	Grains.		Gram.
Sulfate de chaux..............	34	=	0,090
— de magnésie.............	18	=	0,047
Sulfure de magnésium...........	10	=	0,026
— de sodium.............	8	=	0,021
Carbonate de chaux...........	12	=	0,031
Silice.....................	6,50	=	0,016
Fer.......................	traces	=	traces
	88,50	=	0,231
	Pouc. cub.		Cent. cub.
Gaz hydrogène sulfuré........	110	=	148,5
Azote....................	20	=	27,0

(Trabanco, 1851.)

M. Rubio n'accorde pas une confiance entière à cette analyse. Les eaux sortent de roches granitiques. On les emploie presque exclusivement en boisson. Pas d'installation suffisante.

PRENZLAU. Voy. ÉLISABETHBAD.

PRÉPARATOIRE (Traitement). Les eaux minérales n'étaient jamais administrées autrefois sans un traitement préparatoire, qui consistait à peu près uniformément dans les purgatifs et la saignée. Si le caractère systématique de semblables pratiques doit assurément les faire rejeter, nous devons dire cependant que le défaut de toute précaution en vue d'un traitement thermal nous paraît être fâcheux dans un grand nombre de circonstances.

Beaucoup d'individus passent sans transition d'une vie sensuelle, ou fatigante sous des points de vue divers, à l'usage d'une médication qui n'est pas toujours sans exercer sur l'économie inaccoutumée quelque action perturbatrice, et qui, dans tous les cas, aurait besoin d'être reçue par un organisme reposé, et préservé surtout des complications acciden- telles que peut créer tel ou tel état actuel de la santé. La régularité dans le régime, une certaine sévérité dans la diète devraient être la règle. L'usage interne serait heureusement préparé par quelque laxatif, lors- qu'il existe un état saburral. Une légère émission sanguine, ou un régime rafraîchissant, pourrait quelquefois prévenir l'effet trop excitant de la médication thermale.

Nous ne voyons pas de prescriptions générales à formuler à ce sujet ; mais nous voudrions que l'attention des médecins qui prescrivent les eaux minérales fût éveillée dans ce sens. Et nous sommes certains que les effets que l'on en retire seraient souvent beaucoup plus complets, que les inconvénients qui en peuvent résulter seraient souvent prévenus, si l'on prenait plus à tâche de placer l'économie dans les meilleures condi- tions possibles, avant de procéder à leurs applications.

PRÉ-SAINT-DIDIER (Piémont, duché d'Aoste). Village à une petite distance de Courmayeur. Deux sources.

Bicarbonatée calcique. Tempér., de 34 à 35°. centigr.

Eau : un litre.

	Source supérieure.	Source inférieure.
	Cent. cub.	Cent. cub.
Acide carbonique............	1,6	1
Oxygène	1,6	1,6
Azote	5	4,6
	Gram.	Gram.
Chlorure de sodium..........	0,036	0,050
— de magnésium .... ⎰	0,046	0,060
— de calcium....... ⎱		
Bromure et iodure...........	traces	traces
Sulfate de chaux...........	0,040	0,060
— de soude......... ⎰	0,134	0,270
— de potasse, traces... ⎱		
Carbonate de chaux.........	0,197	0,310
— de magnésie...... ⎰	0,049	0,077
Alumine, traces........... ⎱		
Oxyde de fer.............	0,006	0,010
— de manganèse........	0,002	0,003
Silice	0,016	0,020
Matière organique.........	0,034	0,040
	0,560	0,900

(ABBÈNE, 1846.)

Il existe à Pré-Saint-Didier un établissement de bains. On a prescrit ces eaux dans les affections rhumatismales, la goutte, les paralysies et les maladies de la peau, mais sans que leur minéralisation suffise pour expliquer ces spécialisations.

PRESSBURG (Hongrie, comitat de ce nom). Station du chemin de fer de Vienne à Pesth.

Ferrugineuse bicarbonatée. Tempér., 12° centigr.

	Eau : 16 onces.		Eau : un litre.
	Grains.		Gram.
Carbonate de soude........	0,1329	=	0,019
— de magnésie	0,0429	=	0,006
— de chaux........	0,6284	=	0,090
— de fer	0,3894	=	0,056
Chlorure de sodium........	0,0504	=	0,007
Alumine.................	0,0389	=	0,005
Silice	0,3028	=	0,043
Matière extractive........	traces		traces
	1,5857	=	0,225
	Pouc. cub.		Cent. cub.
Gaz acide carbonique.......	2,026	=	81,0

(BACHMANN.)

On emploie ces eaux en boisson et en bains. Il y a un établissement.

PRESSION ATMOSPHÉRIQUE. L'influence des phénomènes météorologiques extérieurs, tels que la pression barométrique, les vents, l'état du ciel, sur le régime de certaines eaux minérales, notamment sur les acidules diverses, a été constatée depuis longtemps. L'état de la science ne permet pas encore de faire la part de cette influence à chacune de ces trois causes le plus souvent concomitantes, si même elles ne sont corrélatives les unes des autres.

Bertrand (du Mont-Dore) signale cette influence : il en a fait l'objet d'un examen attentif. On sait combien il en tenait compte dans sa thérapeutique thermale. A Vichy elle était remarquée depuis longues années.

Les oscillations rapides du baromètre, surtout si elles accompagnent un temps orageux et par les vents du sud-est sud et sud-ouest, s'accusent sur les sources acidules par un dégagement tumultueux d'acide carbonique. Les intermittences dans le débit se succèdent plus rapidement : et en somme le débit de l'eau est réduit, tandis que le volume du gaz dégagé est beaucoup plus abondant.

Des expériences de quatorze mois, faites sur le puits Brosson (source du Parc) à Vichy, par MM. H. Batillat et J. François, ont indiqué que le débit de l'eau varie en sens inverse de celui de l'acide carbonique. Le débit de l'eau croît ou s'affaiblit, suivant que le baromètre monte ou descend. L'augmentation est, toutes choses égales d'ailleurs, plus sensible par les vents du nord et du nord-est, plus réduite par les vents du sud-est, sud et sud-ouest. Par un temps serein, le régime de la source est plus réglé, les intermittences, le débit de l'eau et le dégagement des gaz plus réguliers que par un temps couvert.

L'influence de la pression barométrique, de l'état du ciel et des vents se remarque également sur les eaux sulfureuses. On l'a déjà signalée au mot EMBOUTEILLAGE. Les premières observations sont dues à M. Filhol. Ce savant professeur, opérant sur les sulfurées sodiques de Luchon, avait observé des relations manifestes, des variations, dans le même sens, entre le titre sulfhydrométrique et la hauteur du baromètre. M. J. François, poursuivant les observations de M. Filhol, en collaboration de ce dernier, remarqua que l'influence des vents et de l'état du ciel s'exerçait aussi sur le titre sulfhydrométrique des sources de Luchon.

Ces deux observateurs organisèrent un système d'expériences quotidiennes à des heures déterminées du jour et quelquefois de la nuit. Les expériences se prolongèrent pendant trois années. Elles ont fourni les indications suivantes sur le régime des sources de Luchon.

1° Dans les variations et les oscillations régulières, non tourmentées, du baromètre, le titre sulfhydrométrique varie dans le sens de la pression. Les oscillations du titre sulfhydrométrique sont consécutives de celles du baromètre.

2° Les vents du nord, nord-est et est élèvent le titre. Ceux du sud-est, sud, sud-ouest et ouest l'abaissent. Ce dernier effet est également produit par les bourrasques et les ouragans, qui, dans les Pyrénées du moins, concordent le plus souvent avec les minima de la période barométrique diurne. Un temps orageux déprime également le titre sulfhydrométrique ; quelquefois fait blanchir l'eau (Luchon, Allevard).

3° Un ciel serein élève le titre, qui s'abaisse par un ciel nuageux, par l'apparition d'un brouillard. L'effet sur le titre est consécutif ; il se manifeste environ une heure à une heure et quart après la cause, et atteint rapidement son maximum qui, pour certaines sources (Bayen, la Reine), s'élève jusqu'à 12 à 15 pour 100 du titre le plus élevé.

4° Les sources les plus élevées en température, celles qui sont les plus altérables au contact de l'air, toutes circonstances de température égales d'ailleurs, sont aussi celles qui éprouvent le plus rapidement et de la manière la plus marquée l'effet des phénomènes extérieurs.

Bientôt, rapprochant les faits observés avant eux et avec eux, MM. Filhol et François purent se rendre compte des variations dans la conservation des sulfureuses de Luchon, dans le blanchiment de certaines d'entre elles, variations déjà remarquées, mais non expliquées. Ils arrivèrent, comme cela a lieu pour la mise en bouteilles des vins, à indiquer qu'il ne fallait pas puiser les eaux sulfureuses pour expédition par un ciel brumeux, par un temps orageux, par les vents du sud-ouest, sud, sud-est et ouest ; qu'il fallait choisir un ciel serein et calme, un vent d'est à nord-est ; en un mot, éviter de puiser sous l'influence des circonstances météorologiques qui font descendre le titre sulfhydrométrique.

Des phénomènes du même ordre, à Allevard, à Cauterets et aux Eaux-Bonnes, ont corroboré ces résultats, d'un caractère aussi nouveau que remarquable. A quel ordre de faits se rattachent-ils ? Quelles conséquences en déduire, à l'égard du régime souterrain des eaux minérales ? Nous pensons, avec les auteurs des observations relatées ci-dessus, que le moment de généraliser les faits n'est pas encore venu, et qu'il est plus prudent et plus rationnel à la fois de multiplier les expériences. Ainsi, ne serait-il pas intéressant de rechercher les variations des gaz natifs, et notamment de l'oxygène, qui correspondent à celles de l'élément sulfureux ? On pourrait peut-être arriver à rattacher ces variations aux mouvements de l'air atmosphérique dans les couches du globe, indiqués par Saigey (*Revue scientifique et industrielle*, t. V, p. 178 à 182).

Il n'en reste pas moins acquis que le régime souterrain de certaines eaux thermo-minérales subit l'influence de la pression barométrique, de l'état du ciel et des vents. Les eaux minérales simples paraissent rester en dehors de cette action.

PRESSION HYDROSTATIQUE. Nous avons indiqué, aux mots CAP-TAGE et INFILTRATIONS, la *pression hydrostatique* comme un moyen très propre à l'isolement et au captage des griffons émergeant de terrains perméables et noyés par des sources froides, ou par des infiltrations de surface. Ce moyen, employé pour la première fois à Ussat (Ariége) par M. J. François, a reçu de cet ingénieur de fréquentes applications, et notamment à Luchon et à La Malou le haut. Voilà en quoi il consiste.

Admettons un grand nombre de griffons thermaux solidaires, épars et noyés par des infiltrations ou par des sources froides, sortant par émission ascensionnelle de roches ou de terrains très perméables. La réunion de ces griffons et leur isolement des infiltrations pourront s'opérer de la manière suivante.

On recherchera, sur l'étendue du terrain occupé par ces griffons, les points de moindre résistance à leur mouvement ascensionnel, c'est-à-dire, de plus facile émergence. On dégagera ces points, selon le relief et la nature du sol, par des travaux d'approfondissement, ou par des travaux de niveau souterrains, ou à ciel ouvert. Ensuite on enveloppera ces points réunis, ou séparés, au moyen d'enceintes fermées en béton ou en maçonnerie hydraulique, de cuvelages en bois ou en tôle; ou bien on établira sur ces points, soit des colonnes de prise en brique et ciment, en poterie, soit des tubes de tôle, de fonte ou de cuivre, consolidés par des massifs de béton. La paroi de ces enceintes, cuvelages, colonnes ou tubes, sera percée et recevra une conduite bien isolée, munie soit d'un robinet de remou, soit d'un coude articulé, destiné à faire varier le niveau de l'eau à l'intérieur et sur les points de plus facile émergence. Enfin à l'aval des travaux on opérera la retenue des eaux froides, et l'on se ménagera le moyen d'en faire varier le niveau par une vanne à déversoir mobile.

Ces dispositions prises, et après avoir convenablement réglé l'orifice des conduites d'évacuation de l'intérieur des enceintes, tubes ou cuvelages, si l'on vient à relever graduellement le niveau de l'eau froide destinée à noyer le terrain à l'extérieur, bientôt on voit l'eau minérale apparaître à l'intérieur des ouvrages. La température, le volume et la minéralisation augmentent progressivement jusqu'à une certaine limite, au delà de laquelle la température diminue, le volume continuant à croître. Cette limite correspond à un état d'équilibre entre l'eau minérale intérieure aux ouvrages d'une part, et d'autre part l'eau froide extérieure, ou de pression. Au delà, il y a mélange d'eau froide accusé par la diminution de la température.

Le maintien de l'eau de pression à son niveau normal a pour résultat d'accroître progressivement le débit de l'eau minérale par le refoulement des griffons épars de l'extérieur à l'intérieur des ouvrages. Ce travail de concentration exige plus ou moins de temps, selon la nature du sol.

Les ouvrages d'enceinte, de cuvelage, ne sont généralement approfondis que de $0^m,80$ à $1^m,4$ au-dessous du plan de niveau normal, c'est-à-dire du niveau de pression extérieure qui correspond au maximum de température de l'eau minérale, ainsi qu'au maximum d'agrégat minéral.

Ce qui est indiqué ci-dessus admet que l'on peut disposer sur place d'une quantité suffisante d'eau de pression. Au cas d'insuffisance de cette eau, on fait un emprunt par dérivation aux sources ou aux cours d'eau les plus voisins, comme cela a été pratiqué à Luchon et à Ussat.

A Luchon, on a procédé par enceintes fermées et par tubages. L'eau de pression a ramené à l'intérieur de ces ouvrages des griffons épars sur une grande surface occupée par des micaschistes très perméables. Les enceintes comprennent des dykes de pegmatite et de granit à mica palmé (ici roches congénères des sulfureuses), au sein et aux limites desquels sont les cheminées naturelles des sources minérales.

Avant les travaux (1837 à 1840), les variations de la température des sources, à la suite de pluie ou de fonte des neiges, s'élevaient jusqu'à $9°,40$, $12°,60$ et même 22 degrés. Le débit et la sulfuration présentaient les oscillations les plus anormales. Depuis le captage par pression hydrostatique, les limites supérieures des variations de la température des mêmes sources ont été de $0°,20$, $0°,40$, $1°,40$. La sulfuration est restée sensiblement fixe. Le débit s'est montré constamment supérieur, toutes circonstances égales d'ailleurs. Il est en effet d'observation générale qu'une source bien captée, aménagée de manière à ne pas être noyée après les pluies, ou après la fonte des neiges, présente, à l'époque des grandes eaux, un débit supérieur, la température et l'agrégat minéral restant les mêmes, ou se montrant supérieurs. Ce phénomène se remarque même sur des sources non aménagées. C'est ainsi qu'à Brig-Baden (en Valais), les eaux qui pendant les saisons d'automne et d'hiver ont 34° à 35°, s'élèvent jusqu'à 45° à 50° quand les pâturages qui les surmontent sont arrosés par suite de la fonte des glaciers de la Yung frau (Filhol, *Eaux des Pyrénées*, p. 82,83). Des faits analogues se passent sur plusieurs des sources de Luchon, de Cauterets, d'Ax, de Carcanières, etc., les unes captées, les autres non aménagées.

A Ussat, l'application de la pression hydrostatique, pour captage des sources, a été réalisée, en 1840, sur une grande échelle. Les eaux sulfatées, qui y sont exploitées, émergent du pied d'une montagne calcaire. L'ensemble des sources a été compris dans une enceinte fermée de 287 mètres de développement, solidement fixée par les extrémités au pied de la montagne, dans des galeries de roche.

On s'est procuré l'eau de pression extérieure au moyen d'une dérivation de l'Ariége pratiquée à 2 kilomètres à l'amont des sources à conserver. L'enceinte y est formée par une maçonnerie reposant sur une semelle de béton. Ce dernier ne descend qu'à $0^m,85$ en moyenne au-dessous du niveau normal des sources, et vers $1^m,20$ au-dessous du sol des bains. Il porte sur des alluvions très perméables (sables et graviers) qui descendent jusqu'à 17 mètres de profondeur.

Avant les travaux, et d'après les observations de Figuier, Magnes, Fontan, J. François, de 1808 à 1838, la limite supérieure de la température des sources s'est successivement abaissée de 37°,5 à 35° : la limite inférieure a varié de 33°,75 à 29°,10. L'agrégat minéral par litre était de $0^{gr},899$ à $0^{gr},862$. On disposait d'un volume journalier total de 135 mètres cubes, qui, à l'époque des basses eaux, descendait à 34 mètres cubes. Après les pluies, ou par les crues de l'Ariége, les bains étaient envahis par les infiltrations froides. Mais à l'invasion, on remarquait un remous de l'eau minérale, accompagné d'une augmentation de température et de volume. La température s'élevait en certains points à 38°, et le débit atteignait jusqu'à 370 mètres cubes. Cette remarque fut pour M. l'ingénieur J. François le point de départ de l'application du captage par pression extérieure.

Depuis la recherche, l'aménagement et l'isolement des eaux d'Ussat, on y dispose de 820 mètres cubes, dont 520 à la température de 34°,50 à 36°,25 aux bains, et 33° à 40° aux sources, plus 300 mètres cubes à 33°.

L'agrégat minéral est aujourd'hui de $1^{gr},276$ par litre, soit $0^{gr},414$ de plus qu'avant les travaux. Ce résultat est indépendant de la température de l'eau de pression qui varie de 9° à 18°, selon les saisons (Dieulafoy,

Rapport à l'Académie des sciences de Toulouse, 1853 ; — Filhol, *Eaux des Pyrénées*, 1853 ; *Analyse des eaux d'Ussat*, 1856). Dans ces deux derniers ouvrages, M. Filhol s'exprime ainsi :

« Il n'est pas exact de dire que les travaux d'Ussat ont produit des in-
» filtrations permanentes... Certes, ce n'est pas avec des infiltrations
» froides (9° à 18°) que l'on produit de tels résultats d'accroissement de
» température...

» Les résultats de l'analyse prouvent jusqu'à l'évidence que ces tra-
» vaux ont amélioré la qualité de l'eau minérale en éloignant les infiltra-
» tions superficielles qui se mêlaient autrefois à l'eau des bains.

» Il est incontestable que l'eau des sources d'Ussat est aujourd'hui
» plus chaude, plus riche en acide carbonique et en matières salines, et
» par conséquent plus pure qu'à l'époque où Figuier en fit l'analyse. »

A La Malou le haut, les bains sont à cheval sur le thalweg d'un ruisseau dont l'eau a été dérivée. Ils sont assis sur un massif de micaschiste recoupé par des filons de quartz, desquels émergent les eaux (bicarbonatées ferrugineuses). Les griffons d'amont, destinés à alimenter les bains, ne pouvaient se relever ; ils se déplaçaient bientôt et paraissaient épars à l'aval de l'établissement.

Dans ces conjonctures (1845), un barrage fut établi à cet aval, en même temps que l'on ménageait des vénelles latérales entre la construction thermale et les berges de l'ancien lit, de manière à former ceinture de pression à l'aval et sur les côtés. On refoula les griffons d'eau minérale et les dégagements d'acide carbonique, et l'on put relever les sources d'amont. La température, par suite de cette application, s'éleva de 29° à 31°,20, et le débit de 110 à 280 mètres cubes. Il y a plus, un trou de sonde de 29 mètres de profondeur ayant été percé, en 1858, en recoupement de filons aquifères, et ayant fourni une source jaillissante débitant 395 mètres cubes à 34°,50, la suppression temporaire de la ceinture de pression provoqua l'intermittence ; chaque reprise d'écoulement de dix-sept à dix-neuf minutes était suivie d'un temps mort de douze à quatorze minutes. La température n'avait pas varié, mais le débit s'était affaibli des deux cinquièmes environ. Le rétablissement de la ceinture de pression fit reparaître l'écoulement constant et le débit antérieur.

Nous nous sommes étendus sur les résultats des trois applications qui précèdent, faites, la première sur des sources sulfureuses, la seconde sur des sulfatées, et la troisième sur des bicarbonatées, afin d'accuser plus complétement l'efficacité du procédé en dehors duquel le captage des eaux éparses dans des terrains perméables, et noyées par les froides, présenterait souvent des impossibilités. Ces applications ont quinze à vingt années de fonctionnement : le procédé, ou le principe des pressions hydrostatiques réciproques, a donc fait ses preuves. Il nous reste à en examiner le mode d'action.

Deux eaux différentes, soit par la densité, soit par l'agrégat minéral, soit seulement par la température, tendent à se séparer. Qu'un griffon d'eau thermale surgisse au fond d'une tranchée noyée par des froides, l'action des rayons solaires y détermine des effets de lumière qui permettent d'en suivre la marche. Il sirupe au travers des froides, s'étale à la surface, ou bien reste au fond, selon sa densité relative. Le mélange ne se produit que très lentement. Plusieurs sources minérales s'élèvent du fond de la mer sur les côtes d'Italie, dans les îles Ioniennes, dans la Malaisie, etc. L'eau de ces sources se mêle difficilement à celle de la mer, qui leur fait gaîne. On cite la source du golfe de la Spezia qui, à plusieurs brasses de profondeur, accuse la même température qu'à la surface. Sur les côtes des Bouches-du-Rhône et du Var, des sources sous-marines d'eau douce, provenant du littoral, ne se mêlent à l'eau de mer qu'à de grandes distances. Le Gulfstream, selon le capitaine Maury, se sépare nettement des eaux de l'Océan qui lui forment un véritable lit. Près des bords du courant, dont la vitesse s'élève jusqu'à 8 kilomètres à l'heure, la diminution de la température du Gulfstream n'est que d'un demi-degré pour un parcours de cent lieues marines, malgré un écart de 12° à 17° entre l'Océan et le courant.

La difficulté du mélange entre les deux eaux que nous considérons devient plus grande encore si, au lieu d'être libres, elles gisent dans les vides d'un terrain ou d'une roche perméable, l'une s'élevant par émission ascensionnelle, l'autre coulant de haut en bas.

Cela posé, mettons-nous en présence d'une eau minérale isolée par pression hydrostatique dans une enceinte fermée et maintenue à son niveau normal. Si le terrain est très perméable, comme à Ussat, l'enceinte se comporte très sensiblement comme le diaphragme qui sépare deux liquides de densités différentes ; les hauteurs des eaux à l'intérieur et à l'extérieur de l'enceinte sont à peu près en raison inverse de ces densités. A mesure que le coefficient de perméabilité du terrain diminue, le niveau normal correspond à une surélévation de l'eau de pression extérieure. Cette circonstance explique les résultats favorables signalés ci-dessus, et dus à l'action spontanée des grandes infiltrations sur les sources captées et sur d'autres non aménagées.

Mais l'obstacle, ou le diaphragme de l'enceinte, nous l'avons dit, pour fonctionner régulièrement, n'a pas besoin de descendre à plus de $0^m,80$ à $1^m,20$ de profondeur au-dessous du niveau normal. D'ailleurs le résultat est d'autant plus accusé que le terrain sur lequel repose l'enceinte est plus perméable. Dès lors l'action des pressions réciproques ne s'arrête pas à la limite de hauteur de l'enceinte, elle se poursuit plus profondément. C'est qu'au-dessous du radier de l'enceinte se trouvent mises en jeu les causes qui tendent à maintenir la séparation. des deux eaux, telles que la différence de température, de densité, d'agrégat minéral, l'émission ascensionnelle de l'eau minérale, les obstacles naturels du terrain. C'est là ce qui caractérise essentiellement le captage par pression hydrostatique. Son action descend spontanément et pénètre dans la profondeur, aussi bien qu'elle s'épand latéralement à l'enceinte. N'est-ce pas ainsi que l'on peut expliquer comment cette action finit par ramener à l'intérieur de l'enceinte les griffons épars et perdus à l'extérieur ?

Ce procédé a eu ses détracteurs. On se fait difficilement à l'idée d'accroître débit, température, agrégat minéral par réaction immédiate d'eau froide. Mais des faits existent, déjà anciens, corroborés par d'autres faits naturels, qui répondent assez aux objections qui se sont produites.

PRESTE (la) (France, Pyrénées-Orientales, arrond. de Céret). Sur le plateau qui domine la vallée de la Tech, à 20 kilomètres d'Amélie-les-Bains, à 56 de Perpignan, sur la route de Perpignan à Amélie.

Sulfurée sodique. Tempér., de 37° à 44°,60.

Quatre sources.

	Température.	Débit par 24 heures.
	o	Lit.
Grande source (source d'Apollon).	44,60	284 000
Source nouvelle (source de Diane).	44	216 000
Source des Lépreux.............	43,80	172 800
Petite source.................	37	129 600
		802 400

Voici l'analyse de la source d'*Apollon*, qui est seule utilisée pour l'alimentation de l'établissement :

Eau : un litre.

	Gram.
Carbonate de soude......................	0,0397
— de potasse.....................	traces
— de chaux et de magnésie..........	0,0011
Sulfure de sodium......................	0,0127
Sulfate de soude......................	0,0206
— de chaux......................	0,0007
Chlorure de sodium.....................	0,0014
Acide silicique.......................	0,0421
Barégine ou glairine...................	0,0103
Perte..............................	0,0051
	0,1337

(Anglada.)

M. Roux, qui s'est livré au dosage du sulfure de sodium contenu dans l'eau de la source d'*Apollon* et dans celle des *Lépreux*, a obtenu pour l'une et pour l'autre 0^{gr},0156.

L'établissement, restauré récemment, contient des baignoires de marbre blanc tiré des carrières environnantes. L'eau minérale jaillit d'une jolie fontaine ornée de colonnes de stalactites, et se rend ensuite dans les cabinets de bains.

Les eaux de la Preste peuvent se prendre en général impunément à dose élevée. Elles augmentent l'appétit et se digèrent très bien. Cependant il convient d'apporter quelque ménagement dans leur usage, surtout dans les affections urinaires; on les coupe même souvent avec du lait ou de l'eau d'orge. Même à petite dose, elles paraissent assez manifestement diurétiques. L'urine perd rapidement ses qualités acides, mais elle devient rarement alcaline (Ferran, *Thèse cit.*). Les bains à température indifférente déterminent des sueurs abondantes, sans affaiblir.

Ces eaux sont employées avec avantage dans les affections catarrhales de l'appareil pulmonaire, dans les dermatoses, sèches en particulier, dans le rhumatisme. Mais elles sont surtout recommandées dans les catarrhes de l'appareil urinaire et dans la gravelle phosphatique. Mieux tolérées en général que les bicarbonatées sodiques, elles calment l'état douloureux de la vessie, et amoindrissent rapidement les sécrétions muqueuses. Leurs appropriations se rapprochent en ce sens de celles de Contrexéville ; mais nous sommes assez portés à leur attribuer une action curative plus prononcée. Les eaux de la Preste peuvent être utilement administrées dans la gravelle urique, accompagnée surtout de coliques néphrétiques, mais nous pensons que c'est par suite d'une analogie trompeuse qu'on leur a attribué (Ferran) une action directe sur l'état diathésique qui domine la gravelle urique et la goutte. On assure encore que les eaux de la Preste sont très salutaires dans les pollutions nocturnes et les pertes séminales involontaires. Mais ceci reste à démontrer, et il y a d'ailleurs bien des distinctions à établir dans cet ordre de faits.

PRIMITIVES et **PRIMORDIALES** (**Eaux**). Voyez SULFURÉES (EAUX).

PRINCIPES MINÉRALISATEURS. Sous les noms de *principes* ou d'*éléments minéralisateurs, constituants, salins* ou de *substances minéralisantes*, on confond généralement l'ensemble des gaz, des sels et des matières organiques que les sources entraînent avec elles des profondeurs de la terre. Nous croyons cependant utile, pour apporter un peu de clarté dans ces différentes dénominations, de classer les matières contenues dans les eaux en deux parties. Par *principes élémentaires*, nous entendons parler des substances simples ou binaires que l'analyse sépare les unes des autres, telles que les corps simples, les gaz, les acides, les alcalis et les oxydes. Nous appelons au contraire *principes minéralisateurs* les sels tels qu'on les suppose exister tout formés dans les eaux, ou tels qu'ils résultent de la combinaison des acides avec les bases et avec les oxydes par la voie empirique. Les principes élémentaires sont l'expression de l'analyse pratique, et les principes minéralisateurs de l'analyse théorique.

Nous n'avons pas à parler ici de l'origine et de la nature des principes *élémentaires* et *minéralisateurs*, ces renseignements devant trouver naturellement leur place aux articles ACIDES, BASES, SELS DANS LES EAUX et MINÉRALISATION.

Les qualités thérapeutiques des eaux minérales sont nécessairement sous la dépendance de la nature des principes qu'elles renferment. Mais on ne saurait affirmer qu'elles se trouvent toujours en rapport direct avec la proportion absolue de ces principes.

Nous avons distingué, au point de vue de cette proportion, des eaux FORTES et des eaux FAIBLES (voy. ces mots). Les eaux *fortes* ou très minéralisées présentent toujours une prédominance relative très prononcée d'un principe quelconque. Dans les eaux *faibles*, cette prédominance relative tend à s'effacer au contraire. Mais si elles perdent à cela une caractéristique facile à déterminer, il faut reconnaître qu'elles n'en possèdent pas moins, dans certaines circonstances, une activité absolue très notable.

On sait que l'activité physiologique et thérapeutique des médicaments est loin de se trouver toujours en raison directe de leur proportion, et que les différences dans les doses entraînent souvent des changements plus saisissables dans le caractère que dans le degré de leurs effets. Vis-à-vis des composés aussi complexes que les eaux minérales, et en considérant le défaut de certitude de nos connaissances relativement à la nature et à l'existence même des éléments dont peuvent dépendre leurs propriétés, nous devons nous imposer une grande réserve touchant les conclusions à tirer de la proportion de leurs principes constituants au sujet de leurs qualités respectives.

Les classes dans lesquelles on range les eaux minérales sont déjà un indice de la proportion de leurs principes minéraux. En général, on remarque que, dans les eaux sulfurées sodiques, cette proportion s'élève rarement au-delà d'un gramme, tandis que les eaux sulfurées calciques contiennent depuis $0^{gr},5$ jusqu'à 3 et 4 grammes par litre. Aucune règle n'est applicable aux eaux sulfatées qui renferment depuis un gramme jusqu'à 25 ou 30 grammes de principes minéralisateurs ; c'est dans ces dernières qu'on retrouve surtout les sulfates alcalins. Il en est de même des eaux minérales bicarbonatées, soit sodiques, soit calciques, qui sont peut-être de toutes celles dans lesquelles la proportion des principes minéraux varie le plus. Quant aux eaux franchement chlorurées sodiques, elles sont presque toujours les plus chargées de principes minéralisateurs : il nous suffit de citer, à ce sujet, les eaux des salines et des mers.

PRODERSDORF (Hongrie, comitat d'Oldenburg).

Sulfurée calcique. Tempér., 25° centigr.

	Eau : 16 onces.		Eau : un litre.
	Grains.		Gram.
Sulfate de soude............	2,212	=	0,326
— de magnésie.........	3,000	=	0,432
— de chaux............	4,452	=	0,641
Chlorure de sodium...........	0,422	=	0,060
— de magnésium......	0,420	=	0,058
— d'aluminium........	0,115	=	0,016
— de calcium.........	0,515	=	0,074
Carbonate de soude.........	0,017	=	0,024
— de magnésie.......	0,237	=	0,034
— de chaux.........	3,835	=	0,552
— de fer...........	0,002	=	0,002
Silice	0,347	=	0,049
Acide crénique............	0,545	=	0,078
	16,139	=	2,346
	Pouc. cub.		Cent. cub.
Gaz acide carbonique........	6,682	=	267,2
Gaz hydrogène sulfuré........	1,952	=	78,5

(Joss.)

Ces eaux, très analogues à celles de Baden (Autriche), sont employées en boisson et en bains dans les rhumatismes, les paralysies et les maladies de la peau. Renommées depuis longtemps dans la localité, elles ont reçu assez récemment une installation.

PROPHYLACTIQUE (Action). Il ne saurait être inutile d'appeler l'attention sur l'action prophylactique que les eaux minérales sont propres à exercer, à propos d'un grand nombre d'états morbides possibles à prévoir et à prévenir. La portée des eaux minérales dans ce sens sera facilement saisie, si l'on veut se reporter aux articles CHRONIQUES (MALADIES), CONSTITUTION, MÉDICATION THERMALE, dans lesquels nous avons cherché à donner une idée du mode de leur intervention dans les phénomènes de l'organisme.

S'il est vrai que les maladies chroniques dépendent en général, ou de la prédominance de quelque état constitutionnel, ou de conditions hygiéniques vicieuses, ou de ces deux ordres de causes réunies ; s'il est vrai, d'un autre côté, que les eaux minérales appropriées soient le meilleur moyen de modifier ces constitutions viciées, ou de corriger les effets d'habitudes hygiéniques irrégulières, et constituent souvent les seules ressources que l'on possède à ce sujet, on comprend aisément que l'usage préventif de ces eaux minérales, représentant la partie hygiénique de leurs applications, doit être propre à prévenir l'éclosion et le développement d'une foule d'états pathologiques. Telle est notre conviction. Et bien qu'une telle proposition soit de nature à être appuyée par la déduction plus que par une démonstration directe, une observation de tous les jours a rendu frappant à nos yeux ce qu'un peu de réflexion ne saurait laisser à l'état de doute dans aucun esprit.

Nous ne jugeons nécessaire d'entrer dans aucun détail touchant les applications auxquelles il convient de recourir dans un tel ordre d'idées. Comme la direction d'un traitement préventif sera toujours basée sur un ensemble de phénomènes constitutionnels ou de troubles fonctionnels déterminés, on trouvera dans les articles correspondants un guide suffisant à ce sujet.

PROPIAC (France, Drôme, arrond. de Nyons).

Sulfatée calcique. Tempér., 16°.

Sept sources, dont une seule, source *Daniel*, est autorisée, ayant une origine commune et des proportions à peu près identiques de principes minéralisateurs. Elles sourdent du pied des masses gypseuses exploitées et avec une grande abondance.

Eau : un litre.

	Source Daniel.	Source Fréd. Gamet.	Source Louis Gamet.	Source Dufour.
Acide carbonique.....	quant. ind.	quant. ind.	quant. ind.	quant. ind.
	gr.	gr.	gr.	gr.
Bicarbonate de chaux..	0,15	0,100	0,172	0,200
Sulfate de chaux.....	1,00	0,420	0,840	0,820
— de soude.....	0,35	0,355	0,385	0,300
— de magnésie...		0,160	0,130	0,280
Chlorure de sodium...	0,05	0,410	0,270	0,430
— de magnésium	0,17			
Acide silicique	0,15	0,020	0,045	0,040
Alumine...........				
Sesquioxyde de fer....				
Principe arsenical	»	0,017	0,020	0,011
Matière organique.....	0,13			
	2,00	1,482	1,862	1,981

(O. Henry, 1835, 1847, 1854.)

Les propriétés thérapeutiques de ces eaux sont loin d'être caractérisées, et M. Loubier est disposé à croire que le séjour à Propiac a la plus grande part dans les guérisons qu'il a constatées.

Il y a un établissement thermal, dit de *Château-Salins*, fort incomplet. L'eau d'une source *salée*, voisine des sources précédentes, est souvent mêlée à l'eau des bains, dans les dermatoses. On traite également à Propiac beaucoup d'affections fonctionnelles de l'appareil digestif, et de rhumatismes (Patissier, *Rapport à l'Acad. de méd. sur le service des établ. therm.*, 1854).

PROPIONATE. L'acide propionique, composé qui prend souvent naissance dans plusieurs réactions chimiques, et surtout par l'action des acides et des alcalis caustiques sur différentes substances hydro-carbonées, a été annoncé avec les acides acétique, formique et butyrique, dans le produit de la distillation des résidus des eaux minérales de Bruckenau et de Weilbach avec l'acide sulfurique. On peut jusqu'à un certain point en inférer que cet acide organique s'est formé de toutes pièces aux dépens de la matière organique et sous l'influence de l'acide sulfurique. L'un de nous a donné ailleurs (*Traité de chimie hydrologique*, page 502) le moyen de séparer l'acide propionique des trois autres acides organiques [voy. ACÉTIQUE, BUTYRIQUE, FORMIQUE (ACIDES)].

PROPIONIQUE (Acide). Voy. PROPIONATE.

PROSTATE (Engorgement de la). L'engorgement de la prostate indique les eaux minérales résolutives, et en particulier les eaux bicarbonatées sodiques, qui ont l'avantage de se trouver généralement bien appropriées à l'état catarrhal des voies urinaires, qui l'accompagne ordinairement. Mais on doit reconnaître que les plus actives d'entre elles, Vichy par exemple, sous toutes les formes qui peuvent se trouver indiquées, fournissent en général des résultats incomplets et peu satisfaisants. On a écrit que les eaux de Contrexéville convenaient dans l'engorgement de la prostate. Ce n'est certainement pas à titre de résolutif. Il arrive seulement alors qu'elles corrigent, momentanément au moins, certains désordres fonctionnels que présentent si souvent les individus affectés de tels engorgements.

PROVINS (France, Seine-et-Marne). À 86 kilomètres de Paris. *Ferrugineuse bicarbonatée.* **Froide.**

	Eau : un litre.
	Lit.
Acide carbonique.......................	0,069
	Gram.
Carbonate de chaux.....................	0,5525
— de magnésie....................	0,0225
Oxyde de fer...........................	0,0760
Manganèse..............................	0,0170
Chlorure de sodium.....................	0,0425
— de calcium....................	traces
Acide silicique........................	0,0250
Matière grasse.........................	inappréciable
	0,735

(VAUQUELIN et THENARD, 1813.)

Il existe à Provins plusieurs sources d'eaux minérales jaillissant aux portes mêmes de la ville : la principale est celle de *Sainte-Croix*, dont nous donnons ici la composition ; elle est seulement utilisée en boisson.

Il n'y a pas d'établissement ; les mois de mai et de septembre sont spécialement consacrés à l'usage des eaux d'après une habitude traditionnelle.

On traite surtout à Provins la chlorose, puis la dyspepsie, la leucorrhée, la dysménorrhée. Les fièvres intermittentes rebelles pourraient guérir, d'après M. Dores, dans l'espace de vingt à vingt-cinq jours. Ce médecin dit encore avoir traité avec succès deux cas d'affection cérébrale produite par l'abus des liqueurs alcooliques, et pense que ce traitement pourrait être généralisé dans le *delirium tremens* (Patissier, *Rapport à l'Acad. de méd. sur le service des eaux thermales*, 1854).

PRUGNES (France, Aveyron, arrond. de Saint-Affrique). A un kilomètre et demi de Camarès.

Ferrugineuse bicorbonatée. Froide.

Eau : un litre.

	Lit.
Acide carbonique libre......................	1,50
	Gram.
Bicarbonate de soude......................	0,340
— de chaux......................	0,545
— de magnésie......................	0,265
— de protoxyde de fer...............	0,075
Sulfate de soude......................	0,130
— de chaux......................	traces
Chlorure de sodium......................	0,085
— de calcium......................	0,085
Alumine et matière organique...............	0,035
	1,550

(Laurens.)

Il existe à Prugnes un petit établissement où l'eau minérale est seulement utilisée en boisson et par les habitants des environs.

Cette station est souvent confondue à tort par les auteurs sous le nom de *Camarès* ou d'*Andabre*.

PRUNIER (France, Maine-et-Loire, arrond. d'Angers).

Ferrugineuse bicarbonatée. Froide.

La source se divise en deux filets peu abondants et porte le nom de *Source du grand tertre.*

Eau : un litre.

Acide carbonique......................	indét.
Azote......................	
	Gram.
Bicarbonate de chaux......................	0,020
— de magnésie......................	0,030
— de fer......................	0,033
Sulfate de chaux......................	0,067
— de magnésie......................	0,025
— d'alumine......................	0,017
Chlorure de sodium......................	0,025
— de calcium......................	0,017
Silice......................	0,017
Matière organique azotée...............	traces
	0,251

(Ménière et Godefroy.)

Ces chimistes ont en outre reconnu l'arsenic dans le dépôt de l'eau minérale.

PRURIGO. Le prurigo peut être symptomatique, et son traitement ne se sépare pas alors de la cause à laquelle il se rattache. Mais souvent il constitue un état hyperesthésique de la peau et des muqueuses, dont l'intensité peut devenir excessive et produire des troubles très variés dans l'économie. C'est alors que les malades sont adressés de préférence aux sources minérales. Il est de fait que les eaux *sulfurées* (*Luchon, Aix en Savoie, Uriage, Saint-Sauveur*) peuvent être d'un grand secours pour combattre les variétés du prurigo, empruntant un caractère pénible à leur siége : tels sont le *prurigo podicis,* le *prurigo pudendi muliebris.* Dans ces circonstances, le traitement est approprié aux données idiosyncrasiques. On se trouve bien, en général, de fomentations chaudes pratiquées avec l'eau minéro-thermale sur les régions affectées. M. Hardy (*Leçons sur les maladies de la peau,* 1859) se loue beaucoup de la *poussée* obtenue à *Loèche,* et des effets substitutifs auxquels il a vu alors le prurigo céder facilement. Dans les cas de prurigo avec troubles gastriques, les eaux d'*Ems* et de *Schlangenbad* ont fourni de bons résultats.

PRUSE. Voy. BROUSSE.

PRUSSE. Osann a donné un aperçu des sources minérales que renferment les États prussiens. Elles sont nombreuses ; on peut les ranger en quatre groupes principaux.

1° *Sources de la Silésie et du comté de Glatz.* — Les principales d'entre ces sources se trouvent situées dans les nombreux embranchements des monts Sudètes et émergent à des altitudes assez considérables. On remarque que, conformément aux vues du professeur Bischoff, la plupart de ces eaux, qui sont froides et riches en acide carbonique et en sels de soude, prennent naissance dans le voisinage de roches volcaniques, tandis que les chaudes sortent des montagnes primitives, et les sources froides et plus faibles dans les plaines et les terrains d'alluvion.

Le gaz acide carbonique est abondant dans les sources froides des montagnes, surtout dans celle de Cudowa. Cette eau, avec celle de Salzbrunn, est aussi la plus chargée en principes fixes. Les carbonates de soude, de chaux, de fer, et les sulfates sont les plus fréquents. Le chlorure de sodium est en très petite quantité, malgré les dépôts salins très considérables qui se trouvent dans les pays situés à l'est de la Silésie. L'oxyde de manganèse est signalé dans presque toutes ces sources.

Les stations les plus fréquentées sont les suivantes : *Salzbrunn, Altwasser, Charlottenbrunn, Flinsberg, Warmbrunn, Cudowa, Reinerz, Landeck, Niederlangenau.*

2° *Sources du grand-duché du Bas-Rhin.* —Les sources de cette partie de la rive gauche du Rhin se rencontrent à une élévation barométrique moindre que celles de la Silésie, mais elles montrent bien plus évidemment que celles-ci leur nature volcanique, tant dans les conditions de leur origine que dans leur composition chimique. Elles se distinguent particulièrement par la proportion considérable d'acide carbonique libre et de bicarbonate de soude qu'elles contiennent ; on y trouve en outre du carbonate de fer, du chlorure de sodium, du sulfate de soude, des carbonates, des sulfates de chaux et de magnésie, des chlorures de calcium et de magnésium, et de la silice. M. Bischoff les a assimilées aux sources de l'Auvergne et de la Bohême. Il y a également de l'analogie entre les sources de la rive gauche du Rhin et celles de la rive droite. La montagne de l'Eifel est surtout riche en sources importantes.

Nous citerons avec Osann : *Aix-la-Chapelle, Borcette, Bertrich, Roisdorf, Lamscheid, Tonnistein, Brohl, Draitchsbrunnen, Kreuznach, Heilstein, Malmédy, Heppingen,* indépendamment d'autres nombreuses sources moins importantes.

3° *Sources de la Westphalie.* —Cette partie de la Prusse a des sources ferrugineuses, d'autres chlorurées sodiques, très importantes ; elle possède aussi des eaux sulfureuses très énergiques, mais elle manque totalement d'eaux thermales. Les nombreuses eaux minérales de ce pays prennent naissance dans la chaîne de montagnes secondaires qui le traverse, et offrent tous les principes minéralisateurs caractérisant la composition des mêmes sources. Le chlorure de sodium prédomine dans un grand nombre d'entre elles ; l'acide carbonique est abondant dans celles de la rive gauche du Weser ; il existe en moindre proportion dans les régions plus occidentales, sur les rives de l'Ems et de la Lippe. Telles sont : *Driburg, Godelheim, Unna, Fiestel, Tattenhausen, Schwelm, Gripshofen,* etc.

4° *Sources des provinces de Brandebourg, de Saxe, de Poméranie et de la Prusse orientale.* —Ces sources sont, en général, froides, peu riches en principes fixes et gazeux. Leur composition dépend beaucoup des influences extérieures, parce qu'elles ne se forment que fort près de la surface du sol, qui est un terrain d'alluvion. Les sources ferrugineuses bicarbonatées et calciques sont les plus fréquentes ; les sources sulfurées sont assez rares. La rive gauche de l'Elbe offre plusieurs sources chargées de chlorure de sodium. Dans le Brandebourg, les plus employées sont celles de *Freienwalde, Muskau, Gleissen, Francfort-sur-l'Oder,* etc. La province de Saxe comprend les sources salines d'*Elmen,* de *Halle,* de *Kosen* et d'*Artern,* et quelques eaux ferrugineuses. Quant aux provinces de Poméranie et de Prusse, elles sont pauvres en eaux minérales ; mais il y a plusieurs établissements pour les bains de mer, à *Swinemunde*, *Putbus*, *Rügenwalde*, *Zoppot* et *Kranz*.

PSCÉ (France, Vienne, arrond. de Loudun). A 15 kilomètres de cette ville, au bas du village de Saint-Léger.

Sulfurée calcique. **Froide.**

Eau : un litre.

Gram.

Acide sulfhydrique...................	0,0005 en vol. 0,349
Sulfure de calcium...................	0,0038
Chlorure de calcium..................	0,0887
— de magnésium................	0,0651
Sulfate de magnésie.................	0,0294
— de chaux....................	0,0266
Carbonate de potasse	0,0040
— de chaux...................	0,1484
— de protoxyde de fer..........	0,0074
Alumine............................	0,0235
Silice.............................	0,0240
Glairine { matière organique soluble.......	0,0020
— — insoluble.....	0,0100
Perte..............................	0,0011

0,4340

(Poirier, 1850.)

Cette source ne paraît être d'aucun emploi ; elle n'est du reste pas captée, aussi reçoit-elle facilement les eaux pluviales.

PSORIASIS. Le psoriasis, une des maladies dartreuses les plus communes et aussi celle qu'il est le plus fréquent de rencontrer dans les conditions régulières de l'état de santé, réclame une médication énergique. On doit préférer pour le traitement de cette affection les eaux à minéralisation effective, soit sulfurées (*Baréges, Schinznach, Ax, Luchon, Cauterets, Enghien, Aix en Savoie, Gréoulx*), soit chlorurées sodiques (*Bourbonne, Kreuznach, Nauheim*), et parmi ces dernières celles qui joignent l'élément sulfureux aux principes salins (*Uriage, Aix-la-Chapelle*). Il est en effet important, pour combattre une dermatose aussi tenace, et dont la marche essentiellement chronique en fait une véritable affection constitutionnelle, d'associer la propriété altérante des eaux minérales à l'action modificatrice qu'elles peuvent exercer sur la lésion locale. Au point de vue de la médication substitutive, les phénomènes d'éruption artificielle, connus sous le nom de POUSSÉE (voy. ce mot), qu'on provoque par l'emploi de bains prolongés, comme à *Loèche*, sont un précieux auxiliaire des moyens généraux dirigés contre le psoriasis.

Les observations recueillies près des diverses stations que nous venons de désigner s'accordent à démontrer l'utilité d'une surexcitation vive de la peau dans cette affection squameuse. On convient aussi généralement que la guérison s'obtient rarement, ou du moins que, si, à la fin de leur traitement thermal, les sujets porteurs de psoriasis peuvent s'applaudir d'une amélioration caractérisée par la diminution d'épaisseur de la couche épidermique anormale et par la décroissance notable de la teinte des squames elles-mêmes, bientôt des récidives fâcheuses dissipent cette illusion. Néanmoins M. Astrié a fait remarquer avec raison que, s'il en est ainsi pour la lèpre *vulgaire* ou *psoriasis inveterata*, dans les variétés *guttata* et *diffusa* on obtient plus facilement un succès durable. Dans tous ces cas, le traitement n'offre de chance de réussir qu'à la condition d'être prolongé, puis répété pendant un certain nombre d'années, selon que la constitution et les autres conditions du sujet le permettent. Très souvent aussi il est de toute nécessité de combiner l'emploi d'autres agents de la matière médicale avec celui des eaux. On s'est demandé si les eaux réputées comme *faibles*, et dans lesquelles un principe arsenical a été découvert, n'agiraient pas efficacement sur la plus opiniâtre des dartres en vertu des proportions d'arsenic qu'elles contiennent. La question reste encore à l'étude.

En ce qui regarde les *bains de mer*, nous ne les croyons que très secondairement indiqués [voy. PEAU (maladies de la)].

PUBERTÉ. La période de puberté dans les deux sexes comporte à la fois des conditions physiologiques et des prédispositions morbides qui servent à la caractériser. Les traits significatifs du passage de l'enfance à l'adolescence sont assez unanimement reconnus pour que nous n'ayons pas à en reproduire le tableau. Ils empruntent d'ailleurs une grande partie de leur manière d'être aux premiers âges de la vie, et les considérations tirées du tempérament et de l'impressionnabilité des enfants, à un point de vue général, s'appliquent encore au traitement des pubères [voy. ENFANCE]. Nous rappellerons seulement, avec Hippocrate, que les maladies qui, ayant persisté dans l'enfance, ne se terminent point à la puberté chez les garçons, ou à la première éruption des règles chez les filles, deviennent plus tenaces et tendent à devenir des maladies habituelles (*Aphorismes*, sect. III, 28). A cet égard, comme relativement aux changements organiques et fonctionnels qui signalent le développement de la sexualité, les ressources de la thérapeutique hydro-minérale ne sauraient être contestées.

Deux ordres de faits très connexes prédominent dans ce sujet, l'un comprenant la diathèse lymphatique originelle, telle qu'elle se présente si souvent à l'observation et dont les influences de climat, d'éducation et d'habitudes sociales semblent multiplier les manifestations de plus en plus ; l'autre, exprimé par l'appauvrissement des globules sanguins qui constitue la chloro-anémie, fréquemment reliée au lymphatisme, et que déterminent des causes accidentelles, convalescence de fièvres graves,

régime débilitant, croissance rapide, onanisme, impressions morales, etc.
Par quelque côté qu'ils se rapprochent ou se distinguent, ces états constitutionnels ou morbides réclament une même médication, également
urgente et efficace, à savoir celle qui contribue à modifier la constitution
primitive ou acquise, en donnant une nouvelle activité aux fonctions de
nutrition, en favorisant les mouvements de composition et de décomposition nécessaires au libre jeu de l'organisme, et finalement en restaurant
les forces radicales de l'économie.

Ces données sont communes aux deux sexes. Nous devons y joindre
la complication qu'elles présentent, en bien des cas, de dispositions névropathiques que n'excluent, chez les garçons comme chez les jeunes
filles, ni une apparence de constitution forte, ni l'extérieur apathique
propre à beaucoup de jeunes lymphatiques. Il faut tenir compte des
indications inhérentes à une susceptibilité nerveuse, entraînant presque
constamment l'imminence de sérieux désordres fonctionnels, et comman-
dant la plus grande réserve dans l'administration des agents thermaux
ou marins.

Enfin, l'évolution menstruelle prend, dans la crise de la puberté chez
les femmes, un rôle éclairé par les découvertes modernes, et sur lequel
l'attention des praticiens reste suffisamment fixée. Il n'est pas toujours
facile de savoir si l'apparition ou le retard des règles à l'âge nubile tient
sous sa dépendance les diathèses morbides concomitantes avec cette
époque, telles que la chlorose, la scrofule, le rachitisme ; ou si celles-ci
exercent une influence plus ou moins prononcée sur la déclaration formelle de la puberté. Mais en réservant le côté théorique de la question,
on peut dire que l'établissement et le retour de la menstruation chez les
jeunes filles concordent toujours avec la réparation des forces. A mesure
que les actes digestifs reprennent leur type normal, on voit se dissiper les
signes d'affaiblissement qu'avait amenés une détérioration antérieure de
la constitution, et qui s'annonçaient par de la pâleur, de l'amaigrissement,
et un défaut remarquable de résistance aux agents extérieurs. La venue
des règles, si elle ne juge pas ces accidents, suivant l'opinion de M. Ràci-
borski (Du rôle de la menstruation, 1856), du moins complète sans aucun
doute leur guérison.

Les eaux minérales s'offrent en grand nombre pour remédier aux difficultés de la puberté. Parmi elles, en ne considérant que les avantages
de la minéralisation effective, c'est la classe des CHLORURÉES SODIQUES
(voy. ce mot) qui, en raison de sa spécialisation pour la diathèse lymphatique et la scrofule, fournit les indications capitales. Nous citerons à ce
propos les stations de *Nauheim, Kreuznach, Soden, Aix-la-Chapelle,
Uriage, Bourbonne.*

Les eaux SULFURÉES (voy. ce mot) viendraient en seconde ligne, comme exerçant une action plutôt sur les fonctions sécrétoires et perspiratoires de la peau et des muqueuses, que sur le principe de la diathèse elle-même. Néanmoins on trouve dans leur nombre des sources qui ont subi une sorte de DÉGÉNÉRESCENCE (voy. ce mot) et qui, par suite de ce phénomène, s'approprient très convenablement à la condition de névropathie dont nous parlions plus haut : ainsi *Saint-Sauveur*, *Molitg*, *La Preste* devront être préférées alors à *Luchon*, *Cauterets*, *Schinznach*, *Aix-en-Savoie* qui, dans des circonstances opposées, sont à même de rendre de réels services.

Si les troubles de l'innervation sont portés à un degré qui menacerait de devenir excessif, c'est aux sources FAIBLES (voy. ce mot) qu'il faut envoyer les jeunes malades (*Néris*, *Plombières*, *Bains*, *Bourbon-Lancy*, *Gastein*, *Wildbad*).

Les eaux *ferrugineuses*, comme médication interne, peuvent revendiquer une large part pour le traitement des accidents de la puberté (*Passy*, *Forges*, *Orezza*, *Spa*, *Pyrmont*, *Schwalbach*). Dans les stations où, comme à *Luxeuil*, à *Spa*, le traitement externe et interne est réuni, les résultats n'en sont que plus immédiats.

Les bains de mer agissent différemment, en général, selon qu'il s'agit de garçons ou de jeunes filles. Chez les premiers, il n'est pas douteux que les qualités de l'air des côtes, l'exercice, la natation, associés à des immersions graduelles, ne corrigent en très peu de temps de fâcheuses dispositions de langueur. L'accoutumance aux réactions franches et totales les prémunit certainement contre le rappel de cet état et leur imprime un nouvel essor. Les exemples de pareils succès sont nombreux. S'il peut en être ainsi dans certains cas de puberté maladive chez les jeunes filles, il faut bien distinguer les effets du MARIN [TRAITEMENT] (voy. ce mot) comme hygiène et comme médication. C'est ainsi que l'action perturbatrice et congestive du bain de mer devrait faire redoubler de précautions et de surveillance en présence d'un organisme débilité, menacé du *molimen* menstruel, et que la moindre surexcitation inopportune peut jeter dans un trouble profond.

D'ailleurs qu'il s'agisse de la médication thermale ou du traitement marin, les prescriptions, comme les procédés, doivent se subordonner entièrement à l'appréciation de la situation physiologique et morbide. Nous en dirons autant du choix de la localité à déterminer dans le même sens.

PUDA (La) (Espagne, prov. de Barcelone). Plusieurs sources jaillissant d'un terrain tertiaire à proximité du bourg d'Esparraguera et que leur odeur hépatique a fait dénommer ainsi.

Sulfurée calcique. Tempér., 29° centigr.

	Eau : 44 livres.		Eau : un litre.
	Grains.		Gram.
Chlorure de sodium........	383,32	=	0,923
— de magnésium.....	14,64	=	0,035
— de calcium........	3,86	=	0,008
Sulfate de chaux..........	176,17	=	0,424
— de soude..........	84,18	=	0,202
— de magnésie........	44,08	=	0,106
Carbonate de chaux........	186,36	=.	0,429
— de magnésie.....	28,24	=	0,067
	920,85	=	2,194
	Pouc. cub.		Cent. cub.
Gaz hydrogène sulfuré......	21,97	=	26,5

(MORENO, 1845.)

L'origine de ces eaux est rapportée aux effets du tremblement de terre de Lisbonne en 1755. Elles s'emploient en boisson et en bains, contre les maladies de la peau, vraisemblablement reliées au lymphatisme et à la scrofule. On les recommande encore dans les affections catarrhales des bronches, mais lorsqu'elles présentent une forme passive ou atonique. Il y a un établissement bien installé, ouvert seulement du mois de juillet à la fin de septembre à cause des influences palustres du voisinage. Un hôpital est réservé aux indigents. Station pittoresque, très fréquentée. Les eaux de la Puda se transportent en grande quantité dans la Catalogne.

PUENTE NANSA (Espagne, prov. de Santander).

Sulfureuse. Tempér., 27° centigr.

Établissement de bains récemment installé. Pas d'analyse publiée.

PUENTE VIESGO (Espagne, prov. de Santander). Bourg dans la belle vallée de Toranzo, sur la route de Burgos.

Chlorurée sodique. Tempér., 35° centigr.

	Eau : une livre.		Eau : un litre.
	Grains.		Gram.
Chlorure de sodium........	7,86	=	0,833
— de magnésium......	1,68	=	0,178
— de calcium........	0,91	=	0,096
Carbonate de magnésie........	2,00	=	0,212
— de chaux..........	1,07	=	0,113
Sulfate de soude..........	2,02	=	0,214
— de chaux...........	1,45	=	0,153
— de magnésie.........	1,08	=	0,114
Acide silicique...........	0,07	=	0,007
		=	1,920
Gaz acide carbonique........	petite quantité.		
Azote................	quantité indéterminée.		

(HERRERO et INIGUEZ.)

Ces eaux, très anciennement connues, s'emploient en boisson et en bains, particulièrement dans les affections rhumatismales. Il y a un établissement assez fréquenté.

PUERTOLLANO (Espagne, prov. de Ciudad-Real). Près du bourg de ce nom, trois sources de même composition.

Ferrugineuse bicarbonatée. Tempér., 17 à 20° centigr.

	Eau : *une livre de Castille.*		Eau : *un litre.*
	Grains.		Gram.
Carbonate de chaux............	1,70	=	0,180
— de fer............	0,45	=	0,047
— de magnésie........	5,50	=	0,583
— de soude..........	0,56	=	0,059
Chlorure de sodium.............	1,49	=	0,157
		=	1,026
	Pouc. cub.		Cent. cub.
Gaz acide carbonique.........	28,67	=	774,0

(MORENO, 1832.)

Ces eaux sont employées, de très ancienne date, en bains et surtout en boisson, dans les états dyspeptiques et quelques affections de l'utérus, spécialisation à laquelle on joint les maladies de la peau, sans déterminer leur nature. Il s'en exporte une très grande quantité. Établissement médiocrement installé au milieu d'agréables conditions de résidence.

PUISEMENT. Le puisement des eaux minérales s'opère soit pour l'analyse, soit pour l'expédition. Nous avons déjà indiqué à l'article AUTORISATION (voy. ce mot) les précautions à prendre pour que les eaux minérales destinées aux *analyses* soient puisées avec toutes les garanties de pureté possible. Nous n'y reviendrons donc pas.

Quant au puisement pour *expédition*, il est tellement lié à l'opération du *transport* sur les lieux d'emploi que nous réunirons ici ce qui concerne cette dernière opération.

Le puisement pour expédition s'est jusqu'à présent pratiqué par remplissage de bouteilles ou de cruchons, de 250, 500, 800, 900 et 1000 grammes.

Dans quelques localités on puise encore par immersion du vase dans le bassin de la source. Le plus souvent on use du robinet. A Vichy, sur l'indication de M. J. François, on a pratiqué sur la Grande-Grille le puisement par propulsion à la pompe foulante immergée dans le bassin de la source. L'immersion du vase à remplir dans la source, l'emploi du robinet de remplissage présentent l'inconvénient de produire de l'intumescence dans l'intérieur du vase et de multiplier le contact de l'eau avec l'air qui y est contenu. On a, depuis plusieurs années (O. Henry), conseillé l'adaptation d'un tube plongeur en prolongement du bec du robinet de remplissage. Ainsi, le vase se remplit de bas en haut ; l'intumescence est réduite et le contact de l'eau et de l'air limité à la section transversale du vase. Le tube plongeur est encore peu employé. D'abord il a été fixe et rigide, en verre ou métal étamé. On lui a substitué (O. Henry) le tuyau plongeur en caoutchouc avec lest à son extrémité.

De tous les moyens employés, le plus convenable est sans contredit le puisement à la pompe foulante immergée, ou à piston plongeur déprimé. La pompe refoule l'eau dans une caisse ou cloche hermétique sur le pourtour de laquelle on pique un ou plusieurs robinets de remplissage. On a observé que le puisement sous pression est conservateur de l'eau minérale.

Pour les eaux dites de profondeur, qui ne s'élèvent pas spontanément à la surface, on a imaginé différents appareils de puisement. Ainsi la pompe aspirante, la pompe pneumatique, élèvent l'eau dans des vases intermédiaires sur lesquels s'opérerait le puisement (O. Henry, Boulomié). Ces appareils qui exercent une aspiration ne s'appliquent avec avantage que sur les eaux à principes fixes; ils favorisent trop le départ des gaz natifs. Pour les eaux de profondeur, mieux est de recourir à la pompe simplement élévatoire et plutôt à la pompe foulante à tige avec cloche, ou réservoir intermédiaire.

Pour les ferrugineuses, les bicarbonatées diverses, pour les sulfureuses, on s'est préoccupé depuis plusieurs années du départ préalable de l'air contenu dans les vases à remplir. On a proposé l'introduction dans ces vases d'un gaz inerte, tel que l'acide carbonique pour les ferrugineuses, pour les bicarbonatées; l'hydrogène ou l'azote, pour les sulfureuses. Les procédés pratiques propres à ce moyen conservateur sont encore en expérimentation.

Au double point de vue de la conservation des eaux et de l'économie dans le puisement et le transport, si importantes l'une et l'autre alors que l'usage des eaux minérales à distance des sources tend à se généraliser et à se diversifier, on a cherché à opérer le puisement non plus en bouteilles et en cruchons, mais en vases de capacité plus considérable.

En 1849, pour l'approvisionnement de la buvette d'eau de Labassère, installée à Bagnères, à 14 kilomètres de la source, MM. J. François et Soubies ont successivement employé les tourils de porcelaine, puis les barriques de merrain de chêne fin, préalablement dégorgé. Le bouchage se fait avec des bondes de caoutchouc. Le robinet de prise est muni d'un tube plongeur.

C'est surtout avec les vases de capacité que le remplacement préâlable de l'air qu'ils renferment par un gaz inerte acquiert de l'intérêt. M. Porret a présenté à cet effet un appareil, encore en expérimentation, au moyen duquel le puisement à la source se ferait en barriques pour transporter l'embouteillage sur les lieux mêmes de l'emploi (*Gazette des eaux*, t. III, 1860). Reste à savoir si, dans la pratique, le transport en barrique, qui donne de bons résultats pour une faible distance et pour un emploi presque immédiat, comme à Labassère, se comporterait de même dans le transport sur des points éloignés de la source et pendant un temps plus ou moins long. L'expérience prolongée, faite en toutes saisons de l'année, par toutes les conditions météorologiques, peut seule prononcer. On sait en effet que les vases à parois en bois n'ont qu'une imperméabilité relative et qu'ils sont pénétrables par les gaz. Les tourils de verre, de grès, leur seraient supérieurs sous ce rapport.

Depuis l'application de certaines eaux minérales à des bains et douches de vapeur, à l'alimentation de buvettes éloignées de la source, à l'inhalation, à la pulvérisation, aux bains d'eau divisée (hydrofère de M. Mathieu de la Drôme), enfin depuis l'extension si remarquable prise par l'usage des eaux dites de table, le besoin plus pressant d'économie dans le puisement et dans le transport a fait diriger les recherches vers l'usage de vases de capacité propres à conserver l'eau dans son intégrité native et à transporter l'embouteillage sur les lieux mêmes de l'emploi. C'est dans ce but que MM. Henry ont proposé des vases en tissu imperméable et inattaquable, de forme cylindrique, se fermant à soufflet et se remplissant dans le bassin même de la source par l'écartement des deux bases du cylindre (voy. *Traité d'analyse chimique des eaux minérales*, 1858, p. 205 à 207). Nous ne sachions pas que ce moyen ait encore été mis en pratique. La forme de ces vases, qui serait celle des lanternes chinoises, ne permet pas l'expulsion complète de l'air intérieur. Le remplissage à la source n'y est pas sans difficulté et nécessite des manœuvres spéciales.

Nous regardons comme préférables les outres de caoutchouc purifié que proposent MM. Debosque et J. François, et pour la réussite desquelles ils se sont livrés à de longues et intéressantes recherches. Il fallait arriver à l'imperméabilité la plus complète, à une grande résistance, à une durée soutenue, à une innocuité entière. Si nous sommes bien informés, ces vases se comporteraient déjà avec un succès complet pour plusieurs variétés d'eaux minérales.

Ces vases, en forme d'outre vide, sont entièrement privés d'air. Ils se remplissent par simple gonflement, soit sous la pression au robinet de puisement, soit avec une pompe foulante. Ils se vident par simple compression et par retour à leur forme première à l'état vide. Dès lors, pas le moindre contact de l'air extérieur, pas d'air à expulser préalablement. Ils tendent à réaliser la source transportée à distance. Leur poids est

limité et ne représente pas au delà de 80 à 100 grammes par litre effectif d'eau transportée, alors que dans l'expédition en bouteilles et cruchons le poids de la bouteille et de la caisse (paille et bois) s'élève jusqu'à 1100 à 1300 grammes pour un litre d'eau expédiée.

Nous faisons des vœux pour la réussite pratique de ce moyen aussi
simple qu'ingénieux, que nous croyons appelé à rendre les services les
plus importants à l'usage à distance des eaux minérales. Ce moyen a en
effet pour lui le bon marché. Une outre, arrivée à destination et pourvue
de son robinet de puisement, devient une véritable buvette à laquelle,
par simple immersion au bain-marie ou par étuvée dans un courant
d'air chaud, on attribue la température d'élection.

On y trouve tout à la fois économie dans la main-d'œuvre à la source,
et dans le transport. Dans la main-d'œuvre, car on y supprime de fait la
bouteille, le bouchon, le capsulage ou le goudronnage, la caisse et l'emballage, tels qu'ils se pratiquent actuellement pour l'expédition ; dans le
transport, car on s'affranchit du port de la bouteille et de la caisse pour
y substituer celui d'un vase très léger.

Que l'on admette, pour les grands centres de consommation, un matériel spécial de vases de distribution, faisant retour au magasin central,
comme on le pratique depuis longtemps, on supprime de fait la bouteille, le bouchon, l'emballage et la caisse, et l'on réalise une économie
notable sur le prix de revient et surtout sur celui de vente.

PUITS. Quelques sources d'eaux minérales ne peuvent s'élever spontanément jusqu'à la surface du sol et restent aménagées dans des puits.
Ce sont les eaux dites *de profondeur*. Nous avons conseillé pour leur
élévation l'usage de la pompe foulante sans aspiration, quand on ne
peut en rendre possible et facile le puisement à la main.

On désigne souvent ces sources sous le nom générique de *puits*,
suivi d'un nom propre.

Cette désignation s'est étendue dans le bassin de Vichy à plusieurs
sources résultant de sondages. C'est ainsi que l'on dit : Puits Lardy
et Puits Larbaud, pour désigner les sources Lardy et Larbaud. Cette
désignation paraît provenir, à Vichy du moins, de la dénomination de
puits forés donnée aux sondages.

PUITS DE LA POIX [voy. CLERMONT].

PÜLLNA (Etats autrichiens, Bohême). Village à proximité de Sedlitz et de Saidschütz.

Sulfatée magnésique. **Froide.**

Il n'y a pas d'établissement thermal. Ces eaux ne sont point usitées
sur place : on en fait usage seulement à distance, à titre de médicament
purgatif.

Eau : un litre.

	Gram.
Acide carbonique libre......................	0,068
Sulfate de magnésie.......................	33,556
—— de soude..........................	21,889
— de chaux..........................	1,184
Chlorure de sodium......................	3,000
— de magnésium...................	1,860
Carbonate de magnésie....................	0,540
— de chaux......................	0,010
— de fer.......................	0,001
Matière extractive.......................	0,400

$$\overline{62,508}$$

(Barruel.)

M. Struve a aussi analysé l'eau de Pullna, et les résultats qu'il a obtenus diffèrent peu de ceux de Barruel. Cette eau a un goût amer, qui se développe d'autant plus qu'on en élève la température. Ses propriétés ont été attribuées à la combinaison des sulfates et des chlorures qu'elle contient. Les sels magnésiens prédominent sans doute dans cette action qui s'exerce surtout sur les sécrétions muqueuses du tube digestif. Deux à trois verres suffisent pour obtenir les effets évacuants, et l'eau de Pullna figure à bon droit en tête des eaux AMÈRES (voy. ce mot) appropriées à la médication purgative.

La manière dont le puisement de ces eaux s'effectue est remarquable. Les puits dans lesquels elles se trouvent ne sont pas des puits naturels ; ils sont creusés par les paysans qui ne boivent pas d'autre eau que celle qu'ils en tirent. Dans les années de sécheresse, on en augmente le nombre en en creusant de nouveaux. Dans les premiers jours, l'eau qui se montre dans ces puits à 30 ou 36 mètres de profondeur, n'a aucune amertume ; mais elle devient amère au bout de quelques semaines de séjour, et c'est alors qu'elle acquiert ses vertus médicamenteuses. Le sol dans lequel ces puits sont creusés consiste principalement en basalte et en *klingstein* ou phonolite (Granville). Les eaux de Pullna peuvent donc être assimilées aux eaux minérales dites de *lixiviation.*

PURGATIVES (Eaux). Un certain nombre d'eaux minérales empruntent des propriétés purgatives à la prédominance de chlorure de sodium ou de sels neutres, tels que le sulfate de soude ou le sulfate de magnésie. C'est donc dans la classe des chlorurées et dans celle des sulfatées que l'on trouve des eaux purgatives, surtout parmi celles où dominent les bases magnésiques.

Il existe une série d'eaux minérales dans lesquelles la proportion de sulfates neutres est telle que la qualité purgative y prédomine exclusivement, telles sont les eaux de Seidlitz, de Saidchütz, de Pullna, en Bohême. Ces eaux n'appartiennent pas à proprement parler à la médication thermale : elles sont seulement usitées à distance à titre de médicaments purgatifs. Nous ne leur trouvons d'analogues en France que celle de Montmirail : mais l'usage de cette dernière est souvent combiné sur place avec celui d'une source sulfureuse appartenant à la même localité. Nous ne nous occuperons pas davantage des eaux minérales de cette catégorie.

La qualité purgative des eaux sulfatées ou chlorurées est généralement peu prononcée et toujours très infidèle. Il est souvent nécessaire, alors qu'on tient à l'obtenir, d'y aider au moyen de l'administration de sels neutres. Elle est en outre ordinairement passagère, c'est-à-dire qu'elle cesse de se montrer au bout de quelques jours de l'usage des eaux.

On n'obtient du reste les effets purgatifs avec quelque certitude, qu'en administrant les eaux minérales d'une certaine façon, en élevant ou en rapprochant les doses, ou en laissant refroidir les eaux chaudes, une thermalité un peu élevée étant loin d'être favorable à leur manifestation.

Il résulte de là que, près de la plupart des stations de ce genre, on met en œuvre une *méthode purgative*, en opposition avec la *méthode altérante*; celle-ci s'adressant plutôt aux propriétés médicamenteuses inhérentes à l'eau minérale elle-même, en dehors de sa qualité purgative. C'est surtout près des chlorurées sodiques qu'une telle distinction offre de l'importance.

La méthode altérante est généralement plus recherchée aujourd'hui que la méthode purgative. Celle-ci, en effet, n'offre pas une grande valeur, en tant qu'elle ne représente qu'un traitement symptomatique. C'est ainsi qu'elle n'offre que de faibles ressources contre la constipation considérée en elle-même. Celle-ci ne fait souvent que redoubler après l'administration des eaux minérales purgatives.

Mais la qualité purgative de certaines eaux minérales concourra souvent à remplir des indications plus complexes, auxquelles l'ensemble de leurs propriétés permet de les adresser. C'est ainsi que des effets purgatifs s'ajoutent très utilement à l'action résolutive des eaux chlorurées sodiques, dans la pléthore abdominale (obstructions, congestion hémorrhoïdaire). Ces mêmes effets pourront exercer une dérivation salutaire dans le traitement des paralysies cérébrales, par les eaux de la même classe. Dans certaines affections du foie avec dyscrasie bilieuse, polycholie, les qualités purgatives de Karlsbad suffiront pour rendre ces eaux préférables à celles de Vichy.

Il n'est guère d'eaux minérales près desquelles des effets purgatifs ne puissent s'observer assez fréquemment, mais sans qu'on doive les attribuer à une action médicamenteuse propre. La quantité de liquide introduite, le défaut de tolérance, les circonstances accessoires du régime rendent parfaitement compte de semblables effets. Il faut tenir compte également de la saison et de la température. Il est telle station thermale où, dès que les chaleurs vives du mois de juillet et surtout du mois d'août surviennent, l'on observe des effets purgatifs de l'eau minérale tout à fait inconnus jusque là. Une remarque analogue a été faite à propos des orages qui, près des stations bicarbonatées surtout, mais ailleurs aussi, déterminent quelquefois une superpurgation immédiate chez la grande majorité des individus soumis au régime thermal.

PUTBUS (Prusse, Poméranie, île de Rügen). Dans la Baltique.

Bains de mer très fréquentés.

PUYS (France, Seine-Inférieure, arrond. de Dieppe). A 2 kilomètres de Dieppe.

Bains de mer. Etablissement particulier.

PUZZICHELLO (Corse, arrond. de Corte). A 80 kilomètres d'Ajaccio, près du chemin de ceinture qui longe la côte orientale de la Corse.

Sulfurée calcique. Tempér., 16 à 17°.

	Eau : un litre.
Azote......................................	indét.
	Gram.
Acide sulfhydrique	0,0473
Bicarbonate de chaux.......................	0,3110
— de magnésie.....................	0,1515
Sulfate de chaux...........................	0,0999
— de magnésie	0,0407
— de soude.........................	0,1314
Chlorure de sodium........................	0,0692
— de magnésium..................	0,0124
Silice.....................................	0,0099
Matière bitumineuse.......................	0,0043
Glairine..................................	indét.
	0,8273
	(LOETSCHER.)

M. O. Henry a fait connaître une autre analyse de l'eau de cette source, mais moins complète, en ce qu'elle a été exécutée avec de l'eau transportée.

Il existe à Puzzichello deux sources principales très rapprochées l'une de l'autre, ayant la même origine et à peu près la même composition. Elles alimentent un établissement thermal où l'eau est échauffée artificiellement et qui dessert dix-sept baignoires, une piscine, une douche ascendante. L'eau froide est administrée en boisson, et enfin un local est réservé pour les bains de limon.

A une petite distance des sources sulfurées, on rencontre une source ferrugineuse utilisée par les habitants du voisinage.

On possède peu de documents sur les applications de ces eaux qui paraissent douées d'une activité notable. Nous empruntons à MM. Petrequin et Socquet (*Traité gén. prat. des eaux min.*, 1859) l'exposé suivant : Ces eaux sont actives et un peu excitantes ; les bains portent à la peau. Ils réussissent dans les maladies cutanées ; on signale leur efficacité dans les cas où il y a complication d'ulcérations atoniques et serpigineuses. Les paysans des environs les emploient pour déterger les ulcères de leurs bestiaux. A la dose de plusieurs verres, ces eaux purgent légèrement ; elles finissent par congestionner le plexus hémorrhoïdal. On en vante l'emploi dans les anciens flux supprimés, surtout celui des hémorrhoïdes.

PUZZOLA DI PIENZA (Italie, Toscane). Dans le val d'Oria.

Ferrugineuse sulfatée? Froide.

	Eau : 16 onces.		Eau : un litre.
	Grains.		Gram.
Sulfate de fer............	13,850	=	1,468
— de chaux..........	3,199	=	0,339
— de magnésie........	2,132	=	0,225
— d'alumine.........	8,530	=	0,904
	27,711	=	2,936
	Pouc. cub.		Cent. cub.
Gaz acide carbonique.......	3,758	=	202,9
Gaz hydrogène sulfuré.....	quant. indét.		quant. indét.

(GIULI)

On emploie ces eaux en boisson et en bains, mais avec les ménagements que réclame leur minéralisation. Nous ne croyons pas les résultats annoncés par M. Giuli comme définitifs, d'autant plus que nous ne voyons pas figurer dans cette analyse plusieurs principes propres à toutes les eaux minérales, comme la soude, la potasse, la silice, l'acide chlorhydrique, etc.

PYÉLITE. Nous avons signalé à l'article NÉPHRITE la part spéciale qui revenait à la *pyélite* dans le traitement des maladies du rein ; nous en dirons autant au sujet des catarrhes urinaires. Sous l'un et l'autre point de vue, la pyélite tiendrait une place à part relativement à l'action que les eaux minérales appropriées ont à exercer sur elles. C'est au moins un sujet d'étude à recommander.

PYRAWARTH (Autriche, cercle du Manhartsberg-Inférieur). Village à trois relais de Vienne.

Ferrugineuse bicarbonatée. Tempér.; 11° cent.

	Eau : 16 onces.		Eau : un litre.
	Grains.		Gram.
Sulfate de chaux............	3,211	=	0,462
— de soude...............	1,538	=	0 221
— de magnésie.........	1,275	=	0,183
Chlorure de sodium..........	1,712	=	0,246
— de magnésium......	0,517	=	0,074
Carbonate de soude.........	2,910	=	0,419
— de chaux;.........	1,216	=	0,175
— de fer...........	0,741	=	0,106
— de manganèse.....	0,084	=	0,012
Alumine....................	0,092	=	0,013
Silice	0,517	=	0,074
Perte....................	0,047	=	0,006
	13,860	=	1,991
	Pouc. cub.		Cent. cub.
Gaz acide carbonique........	1,963	=	79,3

L'analyse précédente est reproduite par Helfft sans nom d'auteur. Seegen déclare qu'on n'a pas la composition exacte de ces eaux. Elles sont surtout employées en bains dans les états chloro-anémiques avec complication de névropathies. Etablissement bien installé et fréquenté.

PYRÉNÉES (Chaine et groupe thermal des). La chaîne des Pyrénées s'étend, sur une longueur de 418 kilomètres, suivant N. 70° à 72° O., depuis le cap Cerbère (Méditerranée) jusqu'au cap du Figuier (Océan). Le versant septentrional présente une largeur moyenne de 41 kilomètres. Il domine la contrée qui se prolonge, sous le nom de bassin sous-pyrénéen, du golfe du Lion à celui de Gascogne. L'étendue totale du versant et de la partie du bassin sous-pyrénéen qui renferme des sources minérales n'a pas moins de 26,000 kilomètres carrés. Elle coïncide en grande partie avec l'ancienne Aquitaine (*Aquas tenens*), et s'étend sur huit départements, savoir :

Pyrénées-Orientales, Aude, Ariége, Haute-Garonne, Hautes-Pyrénées, Gers, Basses-Pyrénées, Landes.

A la chaîne des Pyrénées se rattachent, au point de vue hydrologique, celle du Canigou (Pyrénées-Orientales) et celle des Corbières (Aude), qui lui sont postérieures. Ces chaînes secondaires courent selon N. 58° à 60° E., et se soudent aux Pyrénées proprement dites par les montagnes et par le plateau supérieur de la Cerdagne, de Costa-Bonne au massif de Puypédrix et de Lanoux. Le prolongement oriental des Pyrénées, qui s'étend de la soudure de Costa-Bonne au cap Cerbère (67 kilomètres), suivant N. 78 E., porte le nom de chaîne des Alberts.

Les Pyrénées, depuis leur origine qui remonte à la période géologique immédiatement postérieure aux terrains de transition, ont subi de nombreux cataclysmes, dus aux soulèvements successifs des roches cristallines (granite gris compacte, pegmatites diverses, leptinites, etc.), puis des eurites, des amphybolites, des pétrosilex, etc., enfin des ophites. La conformation actuelle de la chaîne se rapporte au soulèvement qui a suivi le dépôt des terrains crétacés supérieurs (N. 70° à 72° O.).

Le Canigou et les Corbières sont d'origine plus récente, ils auraient suivi le dépôt de l'étage miocène (Dufrenoy, Leymerie).

La chaîne des Pyrénées est, du moins sur le versant français, une de celles où les roches cristallines et plutoniques ont manifesté de la manière la plus marquée leur présence à la surface. Il en est de même du Canigou. Quant aux Corbières, elles offrent relativement peu d'affleurements de roches éruptives. Aussi, dans ces montagnes, les eaux minérales y sont bien moins fréquentes et moins diverses que dans les Pyrénées proprement dites. Cette remarque se rapporte, mais à un degré moins accusé, au versant espagnol, sur lequel les roches cristallines sont moins développées et se trouvent recouvertes par des formations secondaires très puissantes. Aussi n'y trouve-t-on que les sulfurées calciques de Penticosa, de Venasque, de Caldas de Bohi, des Escaldas d'Andorre, des Escaldas de Cerdagne et de Dorres, liées aux rares massifs primordiaux de ce versant.

Les eaux minérales des Pyrénées comprennent, savoir :

Des sulfurées sodiques, des sulfurées calciques, des chloro-sulfatées sodiques et calciques, des chlorurées sodiques et magnésiques, des sulfatées mixtes, des bicarbonatées sodiques et ferrugineuses, des ferrugineuses carbonatées, sulfatées et crénatées.

Les sulfurées sodiques se rapportent aux granites les plus récents, tels que la pegmatite, le granite à mica palmé (Forbes, L. Marchand, N. Boubée, J. François, Leymerie, Lambron), aux gneiss et aux pétrosilex qui se sont fait jour à la limite des massifs primordiaux (granite porphyroïde, granite gris compacte) de la haute chaîne (Vignemale, Oo, Crabioule, Maladetta, montagnes de Caldas, d'Ax, de la Cerdagne, du pays de Saulx et de Molitg). Tantôt ces eaux gisent dans les granites anciens (Carcanières, Husson, Molitg), tantôt elles sourdent au sein ou au voisinage des granites plus récents ou des roches plutoniques, soit qu'ils touchent aux massifs anciens, soit qu'ils aient percé au travers des terrains de transition métamorphiques, qui avoisinent toujours les roches cristallines et plutoniques (Ax, Luchon, Barèges, etc.).

Ces derniers terrains, fréquemment pénétrés par les roches éruptives, sont injectés de pyrites de fer plus ou moins arsenicales, dont la décomposition, sous l'action des infiltrations, produit les ferrugineuses sulfatées avec ou sans crénate (Luchon, Gouaux, Visos, Waitchis, etc., etc.).

Les sulfurées calciques [(Cambo, Salies (Garonne), Bagnères (Pinac)], ainsi que les sulfatées mixtes, les chloro-sulfatées, les chlorurées et les ferrugineuses carbonatées sont invariablement liées de position aux ophites (J. François, *Aperçu sur la géologie de l'Ariége*, avril 1841; Leymerie, *Mémoires de l'académie de Toulouse*, 3ᵉ série, t. V.; Lambron, *les Pyrénées de Luchon*, 1859).

Si la diversité des sulfurées sodiques des Pyrénées peut un jour être expliquée par la diversité de leurs roches congénères et des terrains traversés, cette explication devra s'étendre aux variétés d'eaux chlorurées et sulfatées que nous venons d'énumérer. Les ophites, qui leur sont congénères, au sein et au voisinage desquelles on les retrouve constamment, présentent en effet de notables différences d'âge et de position sur le versant ou au pied de la chaîne. En outre, elles sont fréquemment accompagnées de roches métamorphiques, telles que sel gemme, gypse plus ou moins magnésien et salifère, calcaires dolomitiques, etc. (Dufrenoy, *Mémoires sur les Pyrénées*).

Les roches ophitiques, les lertzolites, les diorites ont joué un rôle important dans la structure actuelle de la chaîne. On les rencontre dans presque toutes les formations sédimentaires.

Dans les hautes vallées de Bonnes, de Gabas, d'Urdos, de Baigory, d'Aulus, on voit les lertzolites pénétrer les terrains de transition, surtout au voisinage des formations secondaires (jurassiques). Les ophites abondent dans les formations secondaires et notamment aux limites supérieure et inférieure de la dernière période crétacée. Aussi, depuis la Méditerranée (Fitou, Salces) jusqu'au voisinage du golfe de Gascogne (Dax, Bayonne) forment-elles sur le versant et au pied de la chaîne une zone non interrompue d'affleurements, dont l'allure générale correspond, dans l'ensemble et dans les détails, avec les eaux salines diverses. Elles ont produit sur les formations secondaires de puissants effets de métamorphisme. Leur apparition paraît se rapporter à la période des dernières formations crétacées et s'étendre jusqu'à l'époque tertiaire miocène.

C'est surtout vers le pied de la chaîne que l'ophite se trouve accompagnée soit de sel gemme, soit de gypse, et par suite des eaux sulfatées, chloro-sulfatées et salées, ainsi que des sulfatées, sulfurées calciques (Salies-Garonne, Salies-Béarn, Oraas, Camarade, etc.).

Sur le versant espagnol, où les formations crétacées s'avancent et s'élèvent bien plus que chez nous, ce phénomène se rapproche beaucoup plus de la haute chaîne.

Il est à remarquer que quelques sulfurées sodiques, voisines des ophites, telles que Bonnes, Gazost, Labassere, Germs, paraissent en avoir subi l'influence par une teneur plus accusée en chlorure et par des traces plus sensibles d'iodure alcalin et même de sulfure calcique.

Le versant nord des Alberts fournit, depuis Reynès jusqu'à Collioure, une ligne d'eaux bicarbonatées sodiques et de bicarbonatées sodiques et ferrugineuses. On cite notamment les sources bicarbonatées sodiques ferrugineuses du Boulou, de la Roque, de Saint-Martin et de Sorrède.

Ces eaux, qui, exceptionnellement dans les Pyrénées, rappellent celles de l'Auvergne, sortent des terrains de transition métamorphiques, non loin de là limite du massif granitique des Alberts. Pour expliquer par analogie la qualité bicarbonatée de ces eaux, nous y avons recherché la présence de roches d'origine volcanique. Ces recherches ont été vaines jusqu'à ce jour. Cependant nous avons remarqué qu'une ligne, reliant les centres des affleurements volcaniques de Castel-Follit (Catalogne) d'une part, et d'Agde d'autre part, passait par le groupe de Saint-Martin et du Boulou, et par la dépression de Bellegarde. Cette ligne court suivant N. 16° à 18° E., c'est-à-dire sur une direction sensiblement perpendiculaire à l'axe général des Pyrénées. Il n'y a là encore que des remarques et des inductions sur le mode de gisement.

La chaîne du Canigou ne présente guère que des sulfurées sodiques et des sources alcalines depuis longtemps considérées comme des sulfureuses dégénérées (Anglada, Bouis, Fontan, Filhol). Elles sont rangées au S.-E. et au N.-O. du massif central, le long des deux lignes de fracture du Tech et de la Têta. D'un côté, sur la Têta et ses affluents, Thuez, Olette, Vernet, Nier-Molitg, Vinça ; de l'autre, sur la Tech, la Preste, Amélie-les-Bains, Reynès. Elles sortent à la limite des roches cristallines (granite et gneiss porphyroïde), ou près de cette limite dans les terrains de transition métamorphiques.

Il est à remarquer que les sulfureuses du Canigou présentent une teneur en carbonates sodiques et terreux que l'on ne rencontre pas dans celles des Pyrénées proprement dites, si ce n'est dans les sulfurées sodiques les plus voisines, telles que les Escaldes et Dorres (Pyrénées-Orientales), Ax, Carcanières, Husson (Ariége). Anglada avait remarqué cette alcalinité développée ; M. Bouis l'avait rendue manifeste ; M. Filhol l'a fait ressortir dans un travail de comparaison des sulfureuses des Pyrénées et du Canigou (*Mémoires de l'Académie de Toulouse*, 5e série, t. III).

La chaîne des Corbières ne présente qu'un nombre assez restreint de sources, savoir :

Les sulfatées de Ginoles (Aude), de Saint-Paul-de-Fenouillat, sur l'Agly (Pyrénées-Orientales) ;

Les chlorurées sodiques de Salces, au pied oriental de la chaîne, sur la Méditerranée ;

Les ferrugineuses bicarbonatées de Rennes, de Campagne et d'Alet, dans la vallée de l'Aude ;

Enfin les chlorurées sodiques de Bugarach et de Sougraines.

Elles se rattachent aux affleurements d'ophites et de diorites qui courent de Quillan à Leucate, soit par la vallée de l'Agly, soit au travers du massif des Corbières. Elles se rencontrent surtout vers les limites des étages crétacés.

Nous nous sommes étendu à dessein sur l'exposé des.conditions de gisement des eaux minérales des Pyrénées, non-seulement parce que cette étude présente, dans l'espèce, une série de faits remarquables, mais aussi en raison de l'importance tout exceptionnelle de ce groupe, qui n'a pas d'analogue en sulfurées sodiques, comme nombre et comme diversité, qui comprend des stations telles que Baréges, Bonnes, Cauterets, Luchon, Molitg, Amélie-les-Bains, La Preste et Vernet, et qui compte parmi ses sources sulfatées Bagnères, Capvern, Ussat, etc.

Afin de résumer les indications qui précèdent sur le gisement des sources des Pyrénées, du Canigou et des Corbières, et de faire ressortir l'importance relative de ce groupe, l'un des plus importants de l'Europe, nous allons indiquer dans les tableaux qui suivent la répartition des sources, quant au gisement, entre les différents terrains et formations, ainsi que le nombre des variétés d'eaux minérales dont nous y avons constaté l'existence.

Tableau du gisement des sources dans les différents terrains et formations.

	INDICATION DES CHAÎNES.		
	Pyrénées proprement dites.	Canigou.	Corbières.
Terrains cristallisés et roches plutoniques............	137	90	»
Terrains de transition......	79	19	5
Formations secondaires....:	128	17	16
Terrains tertiaires.........	25	6	»
Alluvions................	39	3	»
	408	135	21

Dans ce tableau se trouvent comprises les sources de Lez, Artiès et Salardu (vallée d'Arran), qui gisent sur le versant septentrional de la chaîne.

Quant aux différentes variétés d'eaux minérales, aux stations et aux établissements thermaux du groupe, leur consistance est indiquée aux tableaux suivants :

	Pyrénées.	Canigou.	Corbières.		
Stations thermales.....	53	10	5	=	68
Établissements thermaux.	83	16	7	=	106

Tableau par nature d'eau minérale.

NATURE DES EAUX.	NOMBRE DES SOURCES.	
	Exploitées	Connues non exploitées.
Sulfurées sodiques.........................	221	89
Sulfurées calciques........................	9	5
Chlorurées sodiques et magnésiques (salées)......	2	7
Chloro-sulfatées, sulfatées calciques (salines mixtes).	87	48
Ferrugineuses carbonatées, sulfatées et crénatées...	44	29
Bicarbonatées sodiques ferrugineuses..........	4	9
	367	187

554

PYRÉNÉINE. Voy. ORGANIQUES (MATIÈRES).

PYRMONT (Allemagne occidentale, principauté de Waldeck). Sur l'Emma, à 45 kilomètres de Hanovre. Altitude, 112 mètres.

1° *Ferrugineuse bicarbonatée.* Tempér., de 10°,5 à 17°,5 centigr.

2° *Chlorurée sodique.* Tempér., 12°,5 centigr.

Six sources qui se subdivisent en un plus grand nombre de griffons, ce sont : 1° pour les sources ferrugineuses bicarbonatées, le *Trinkbrunnen* ou *Stahlbrunnen* (12°,5) ; la *Brodelbrunnen* (12°,5) ; l'*Augenbrunnen* (17°,5) ; la *Neubrunnen* (10°,5) ; la *Saüerlingbrunnen* (12°,5) ; et 2° pour les sources chlorurées, le *Salzbrunnen* qui porte aussi les noms de *Salzwasser* et de *Hauptbadquelle*.

Eau : un litre.

	TRINKBRUNNEN.	BRODELBRUNNEN.	NEUBRUNNEN.
	Cent. cub.	Cent. cub.	Cent. cub.
Acide carbonique libre.....	777	555	689
	Gram.	Gram.	Gram.
Bicarbonate de chaux......	1,0477	1,2257	1,2375
— de magnésie....	0,0171	0,1168	0,0124
— d'ammoniaque .	0,0003	traces	traces
— de fer........	0,0576	0,0536	0,0457
— de manganèse..	0,0044	0,0359	0,1012
Sulfate de potasse........	0,0233	0,0311	0,0498
— de chaux..........	0,9054	0,7419	0,0473
— de magnésie.......	0,3888	0,6171	0,2950
— de soude..........	»	0,2043	0,2219
Chlorure de sodium	0,0514	0,1588	0,8908
— de lithium.......	0,0026	0,0021	0,0013
— de magnésium....	0,0696	»	»
Nitrate de soude.........	traces	traces	traces
Silice..................	0,0026	0,0233	0,0287
Alumine	0,0011	0,0089	0,0132
Matières organiques.......	traces	traces	traces
Acide arsénieux..........	»	traces	traces
	2,5719	3.2195	2,9538

(WIGGERS, 1857.)

SALZBRUNNEN.

	Eau : un litre.
	Gram.
Chlorure de sodium......................	6,5498
— de magnésium...................	1,2076
Sulfate de soude......................	1,2246
— de potasse.....................	traces
— de chaux......................	0,5516
— de strontiane..................	traces
— de lithine....................	0,0087
Carbonate de chaux..................	0,6920
— de soude..................	0,6538
— de fer....................	0,0065
Matière hydro-carbonée	0,1000
	10,9946
	Cent. cub.
Acide carbonique libre..................	707,13

(BRANDIS et KRUGER.)

Parmi les eaux ferrugineuses de cette station, c'est le *Brodelbrunnen* (source du Tourbillon) qui alimente exclusivement l'établissement des *Bains de la ville*. On lui a donné cette destination à cause du dégagement considérable de gaz acide carbonique qu'elle présente, et qui la rend moins propre que ses analogues à l'usage en boisson. Il y a aussi une installation de bains pour la source salée, le *Salzbrunnen*. L'organisation de ces deux établissements, les seuls qui existent à Pyrmont, est complète et parfaitement entretenue. Mais il ne paraît pas que la médication externe soit en faveur dans cette station, quelque variété d'agents qu'on puisse y mettre en œuvre. Ainsi, comme nous l'apprend M. Rotureau (*Des princip. eaux minér. de l'Europe*, 1858), on avait tenté, dès 1740, d'utiliser en bains généraux et en douches l'immense quantité de gaz acide carbonique que contient le *Brodelbrunnen*. Cette méthode, renouvelée aujourd'hui dans différentes stations de l'Europe, est moins employée à Pyrmont qu'autrefois. Il est à craindre qu'il n'en arrive de même pour les autres pratiques balnéaires, y comprise l'importance plus traditionnelle que méthodique attachée par les habitants de la localité à l'application topique sur les paupières et le globe oculaire de l'eau de la source, dénommée pour ce motif *Augenquelle* (source des yeux).

On boit surtout les eaux de Pyrmont, qu'elles soient ferrugineuses ou chlorurées sodiques ; mais les sources martiales bicarbonatées ont fondé la réputation déjà ancienne de cette station. Kreysig (*De l'usage des eaux minér.*, etc., 1829) insiste sur la richesse de ces eaux en acide carbonique et en fer, et proclame leur réputation d'efficacité dans tous les cas de vraie débilité, comme bien fondée. Il avait remarqué que quelques verres d'eau de Pyrmont pris successivement à la hâte produisent des symptômes d'une sorte d'ivresse passagère et que, si on en ingère une certaine quantité, elles provoquent fréquemment des évacuations alvines plus abondantes et favorisent l'excrétion urinaire. Aujourd'hui il est d'usage de prescrire un mélange de la source ferrugineuse du Trink-brunnen avec l'eau chlorurée sodique du Salzbrunnen. Les effets de ces eaux, loin de se contrarier, concourent au même résultat, à savoir de suractiver les fonctions digestives et finalement de favoriser la restauration des forces générales. Nous n'avons pas besoin d'insister sur l'importance thérapeutique de cette médication, singulièrement facilitée par la tolérance de l'estomac pour des eaux, gazeuses en assez notable proportion. Tantôt elles se boivent pures, tantôt on les associe à du lait ou du petit-lait, soit à jeun, soit vers le soir, autant de circonstances qui, ainsi que celles du régime assez rigoureux d'ailleurs à Pyrmont, se subordonnent à l'appréciation du médecin traitant.

La spécialisation de Pyrmont s'étendra à tous les états dépendant de l'altération des éléments du sang, et que l'expression de chloro-anémie caractérise suffisamment. On ne séparera pas de ce cadre les diverses névropathies qui s'y rattachent, gastralgie, hystérie, hypochondrie, etc., ni la débilité succédant aux fièvres graves, à la spermatorrhée ou à toute cause d'épuisement nerveux. Il en est de même pour les troubles de la menstruation, la leucorrhée, les affections de l'utérus rattachées à un état diathésique, enfin la stérilité qu'on retrouve partout où elle est dominée par un affaiblissement de constitution. Quant à la scrofule, ce n'est que secondairement qu'elle s'adresse à Pyrmont, alors qu'il y a en Allemagne des eaux beaucoup plus autorisées par leur minéralisation effective dans le traitement de cette diathèse.

Les eaux de Pyrmont s'exportent en quantité considérable. On évalue cette consommation du dehors à plus de 300,000 bouteilles par an.

Quoiqu'elle n'ait plus, à beaucoup près, la vogue dont elle a joui au XVIe siècle et même jusqu'au nôtre, cette station se recommande encore par les bonnes conditions de son site et de ses aménagements.

Q

QUEDLINBOURG (Prusse, prov. de Saxe).
Ferrugineuse bicarbonatée. Froide. Cette source est signalée comme fréquentée.

QUEZ (France, Pyrénées-Orientales). Dans la vallée de Carol.
Sulfurée sodique. Tempér., 16°,8 centigr.

La source sulfurée de Quez, au rapport d'Anglada est peu abondante; elle jaillit du granit dans une prairie sur la rive gauche de la rivière de

Carol, à dix pas de ses bords. Ses eaux coulent sous forme de fontaine et se rendent dans un petit bassin où les habitants de la vallée viennent l'utiliser en boisson contre les maladies de la peau.

D'après une analyse qualitative, Anglada considère l'eau de cette source comme notablement sulfurée. Sa position et sa température élevée font supposer à Anglada qu'elle provient du même foyer d'élaboration que les sources de *Dorres*.

QUIÉVRECOURT (France, Seine-Inférieure, arrond. de Neufchâtel).

Ferrugineuse bicarbonatée. Froide.

Cette source, qui porte le nom de *Cramillon*, est peu connue ; on sait seulement qu'elle dégage de l'acide carbonique et que le fer y est à l'état de bicarbonate de protoxyde.

QUINCÉ (France, Maine-et-Loire, arrond. d'Angers).

Ferrugineuse bicarbonatée. Froide.

Deux sources : *Grange ferrée* et *Hôtel des voyageurs*, toutes deux utilisées par quelques personnes ; la première est très abondante.

Eau : un litre.

	Source Grange ferrée.	Source de l'Hôtel des voyageurs.
Acide carbonique.......... } Azote.................... }	indét.	indét.
	Gram.	Gram.
Bicarbonate de chaux.........	0,025	0,017
— de magnésie	0,067	0,033
— de fer...........	0,025	0,017
— de manganèse......	»	0,017
Sulfate de chaux............	0,067	0,088
— de magnésie..........	0,008	0,022
— de manganèse.........	traces	»
— de fer..............	0,003	»
— d'alumine............	0,100	0,033
Chlorure de sodium..........	0,033	0,117
— de calcium..........	0,022	0,133
Silice	0,058	0,067
Matière organique azotée.......	0,017	0,023
	0,567	0,425

(MENIÈRE et GODEFROY.)

L'eau de la source *Grange ferrée* forme un dépôt ferrugineux dans lequel on a signalé des traces d'arsenic.

QUINCIÉ (France, Rhône, arrond. de Villefranche-sur-Saône). Source *ferrugineuse bicarbonatée.* Froide, sans importance et sans analyse connue.

QUINTA-DO-TOMAZINI (Portugal, prov. d'Estramadure). Près de Centra, source indiquée comme *ferrugineuse sulfatée*, sans mention de température et d'analyse.

QUINTO (Espagne, prov. de Saragosse). Bourg sur la rive droite de l'Èbre. *Sulfatée calcique.* Tempér., 17 à 22° centigr.

	Eau : une livre de Castille.		Eau : un litre.
	Grains.		Gram.
Sulfate de chaux............	16,600	=	1,759
— de soude............	4,700	=	0,498
— de magnésie.......	2,900	=	0,307
Chlorure de magnésie.......	0,140	=	0,014
— de calcium.........	0,055	=	0,005
— de sodium..........	0,090	=	0,009
Acide silicique............	0,100	=	0,010
	24,585	=	2,602

(Moreno et Lletget, 1846.)

Deux sources, voisines l'une de l'autre, alimentent un établissement suffisamment installé. Leur température varie suivant les saisons et s'élève particulièrement en automne. On n'emploie ces eaux qu'en boisson dans les affections gastro-intestinales et la cachexie syphilitique. Station très fréquentée.

R.

RABBI (États autrichiens, Tyrol). Dans le Val-di-Rabbi, à 40 kilomètres de Trente.

Ferrugineuse bicarbonatée. Tempér., 9° centigr.

	Eau : une livre.		Eau : un litre.
	Grains.		Gram.
Carbonate de soude..........	4,84	=	0,696
— de chaux..........	2,30	=	0,331
— de magnésie.......	0,28	=	0,040
— de fer............	0,67	=	0,096
Chlorure de sodium..........	1,59	=	0,228
Sulfate de soude............	0,06	=	0,008
Silice	0,10	=	0,011
Ammonium	0,01	=	0,001
Gaz acide carbonique........	9,42	=	1,356
	19,27	=	2,770

(Ragazzini, 1836.)

Ces eaux déposent un sédiment ocracé abondant, dans lequel on a signalé des traces d'acide crénique et apocrénique. On les emploie en boisson et en bains dans les états chloro-anémiques, les maladies de l'utérus, les troubles de la menstruation, dans la gravelle et les affections calculeuses. Établissement fréquenté.

RACHITISME. Le rachitisme, maladie des premiers âges rattachée aujourd'hui à un trouble de la nutrition générale, figure dans le cadre des applications de beaucoup d'eaux minérales. Il reste douteux que cet état morbide y ait toujours été indiqué d'après sa signification exacte ; mais on doit admettre que toutes les eaux capables par leur minéralisation effective de modifier l'organisme, sont aptes au traitement des enfants rachitiques. Parmi elles, pour des motifs que nous avons développés ailleurs [voy. ENFANCE], les eaux *chlorurées sodiques* occupent le premier rang. *Balaruc, Bourbonne, Uriage, Salins, Kreuznach, Nauheim*, en sont les types. Les conditions hygiéniques que présentent ces localités détermineront encore le choix d'une station. Nous en dirons autant des *bains de mer*, l'air des côtes, comme celui des montagnes, apportant un concours précieux pour le but de reconstitution qu'on se propose.

RAGATZ (Suisse, canton de Saint-Gall). Bourg à 1 kilomètre du Rhin et à 8 kilomètres de Pfeffers, dans une large vallée. Altitude : 150 pieds. Établissement de bains qui est en quelque sorte une succursale de celui de Pfeffers, l'eau des sources qui alimentent ce dernier y étant amenée par des conduits. Mêmes indications médicales (voy. PFEFFERS).

RAISIN (Cure du). Les médecins allemands associent très souvent la cure du raisin (*Traubenkur*) au traitement par les eaux minérales. Elle consiste à faire, plusieurs fois par jour, des repas uniquement composés de raisin. « Ces repas, dit M. Carrière (*Les cures de petit-lait et de » raisin*, etc., 1860), ajoutés aux autres, donnent pour la journée une » somme de produits assez grande pour satisfaire les sujets les plus en » appétit. On commence par une livre, et progressivement, on augmente » jusqu'à deux, trois, et même six ou huit, limite à laquelle on s'arrête » le plus ordinairement ; il y en a peu qui en consomment de plus » grandes quantités. » Des préceptes plus ou moins rationnels réglementent cette pratique, laquelle doit se prolonger pendant cinq à six semaines environ.

C'est surtout en vertu d'opinions théoriques, soutenues par de très recommandables autorités, que l'emploi médical du raisin a pris faveur en Allemagne et en Suisse. On s'est efforcé de trouver dans la composition de ce fruit des raisons suffisantes pour ses applications thérapeutiques. La matière fibreuse végétale, le mucilage, les acides végétaux, et surtout le sucre qu'il renferme, sont tour à tour invoqués à cet égard. Le docteur Lersch (*Einleitung in die Mineralquellenlehre*, 1857) va plus loin ; il établit un parallèle entre le raisin et les eaux minérales, et de sa comparaison résulte une sorte d'infériorité chimique pour ces dernières, à l'avantage du produit organique. Ce que cet auteur et avec lui Schulze (*Die Weintraubenkur*, 1847) ont mieux établi, c'est l'action physiologique d'une cure de raisin méthodiquement faite. Nous empruntons à M. Carrière (*loc. cit.*) le tableau de ces effets, dressé d'ailleurs par lui sur les observations des monographes allemands. « Après les pre- » mières journées... la circulation s'active, les vaisseaux se distendent, » la coloration de la face et de la peau en général se prononce, et un sen- » timent de bien-être et de force se répand dans l'économie ; les sécré-

» tions augmentent, les excrétions deviennent plus liquides et plus fon-
» cées ; il arrive même qu'un flux intestinal plus ou moins abondant se
» manifeste, mais pour se calmer dans un temps court, sans qu'il soit
» nécessaire d'interrompre le régime. » Ces premiers phénomènes ne
tardent pas à donner lieu à un commencement d'embonpoint qui, dans
la plupart des cas, se développe assez pour caractériser par lui-même
les résultats de la cure de raisin. Lersch assure qu'alors le sang subit
une transformation profonde. M. Carrière fait remarquer de plus que la
suractivité imprimée à la circulation, jointe aux nouvelles conditions de
plasticité du fluide sanguin, peut favoriser l'imminence de mouvements
congestionnels chez les sujets qui y sont prédisposés.

Comme méthode substitutive, on comprend que ce régime ait été conseillé efficacement dans les diarrhées chroniques et les troubles digestifs
qui se rattachent à cette affection. Ce sera encore un dérivatif salutaire
dans la stase vasculaire et les engorgements viscéraux, décrits sous le
nom de pléthore abdominale. Quant aux maladies diathésiques, scrofule,
phthisie pulmonaire, goutte, dermatoses, qu'on soumet volontiers à la
cure du raisin, rien ne démontre que la part d'amélioration ne revienne
pas surtout aux conditions de climat, d'hygiène, et aux autres circonstances adjuvantes que les malades trouvent dans les localités consacrées à cette sorte de médication.

« Les lieux de cure, dit encore M. Carrière, sont répandus depuis la
» Suisse et le Rhin jusqu'au Tyrol et à la Hongrie, avec une sorte de
» prodigalité. Le malade peut choisir. Quelque province de l'Allemagne
» qu'il visite, il est assuré d'y trouver une station plus ou moins fré-
» quentée où se pratiquent les traitements par le fruit de la vigne. »
Dans la vallée du Rhin, on cite : Armenhausen, Bingen, Boppart, Laub-
bech, Rüdesheim ; en Bavière, Gleisweiler et Durkhéim ; en Silésie,
Grunberg ; en Hongrie, Pressburg ; en Tyrol, Méran. La Suisse compte
Veytaux, Montreux et Aigle, parmi ses stations en vogue. Mais Vevey,
dans le canton de Vaud, se recommande entre toutes par sa position exceptionnellement belle au bord du lac Léman et au centre des vignobles
les plus estimés de cette contrée. M. le docteur Curchod publie en ce
moment une étude très intéressante sur les effets thérapeutiques que sa
longue pratique lui a permis de recueillir, parmi les nombreux malades
que Vevey attire, chaque année (Curchod, *Essai théor. et prat. sur la
cure des raisins*, etc., 1860).

Nous n'avons en France aucune localité affectée spécialement à la cure
du raisin, laquelle, soit à titre de traitement, soit simplement comme
régime, est appelée à remplir un rôle complémentaire dans la thérapeutique hydrominérale.

RAJECZ (Hongrie, comitat de Trentschin).

Ferrugineuse. Tempér., 35° centigr.

Ces sources, très fréquentées, ne sont pas autrement indiquées, quant à leur composition. Elles alimentent plusieurs piscines et s'emploient contre les affections rhumatismales, les écoulements chroniques et les maladies de la peau.

RAMLOSA (Suède, gouv. de Malmö). Bourg à proximité de Helsingborg.

Bicarbonatée calcique (ferrugineuse). Tempér. ?

	Eau : une livre.		Eau : un litre.
	Grains.		Gram.
Carbonate de chaux........	0,4224	=	0,044
— de magnésie.....	0,1129	=	0,011
— de fer..........	0,1206	=	0,012
— de manganèse....	0,0176	=	0,001
Sulfate de chaux..........	0,1981	=	0,020
Chlorure de sodium........	0,2173	=	0,023
— de potassium......	0,0299	=	0,002
Alumine................	0,0115	=	0,001
Acide silicique...........	0,1797	=	0,019
	1,3100	=	0,133

(BERLIN, 1847.)

On signale encore une notable proportion de gaz acide carbonique dans ces eaux, employées dans la dyspepsie, la chloro-anémie, et les divers états névropathiques qui s'y relient, indépendamment d'une grande extension d'appropriations. On y associe des bains de mer voisins, et l'usage de boues minérales en applications topiques. Station fréquentée, mais sans établissement proprement dit.

RAMOLLISSEMENT DU CERVEAU. Il est admis aujourd'hui, surtout depuis les recherches dues à l'un de nous (Durand Fardel, *Traité du ramollissement du cerveau*, 1843 ; et *Traité des maladies des vieillards*, 1853), que le ramollissement cérébral peut suivre une marche identique avec celle de l'hémorrhagie cérébrale, et déterminer des attaques soudaines d'apoplexie, suivies d'une tendance graduelle à la résolution. Par suite de la difficulté, et souvent de l'impossibilité d'établir un diagnostic différentiel entre ces deux altérations, on doit présumer que, parmi les hémiplégies apoplectiques que l'on traite près des établissements thermaux appropriés, il doit se rencontrer des ramollissements de ce genre. Nous n'avons aucune raison d'admettre que les effets du traitement doivent être différents dans l'un et l'autre de ces cas.

Quant au ramollissement cérébral à marche progressive, nous ne pensons pas que l'intervention des eaux minérales puisse être aucunement justifiée à son occasion.

RAMSGATE (Angleterre, comté de Kent). Sur la côte de l'île de Thanet.

Bains de mer. Fréquentés.

RANHALDOS (Portugal, prov. de Beira).

Sulfureuse. Tempér., 42° centigr.

RANÇON (France, Seine-Inférieure). À 3 kilomètres nord-est de Caudebec et dans la vallée de Rançon ou de Brébecq.

Ferrugineuse bicarbonatée. Froide.

Eau : un litre.

	Gram.
Carbonate de chaux......................	0,202
— et crénate de fer.................	0,024
Chlorure de magnésium....................	0,006
— de calcium....................	0,011
Sulfate de chaux.........................	0,015
Silice............................... ⎫	
Acides crénique et apocrénique............ ⎬	traces
Matière organique...................... ⎭	
	0,258

(GIRARDIN et PEISSER, 1842.)

Il existait autrefois trois sources très renommées qui sont réduites maintenant à une seule et très peu fréquentée. Lepecq de la Cloture les a vantées contre le plus grand nombre des affections qui réclament l'emploi des ferrugineux, il cite même deux guérisons de paralysie opérées par ces eaux.

RAPPENAU (Allemagne, grand-duché de Bade). Saline près de laquelle on a établi des bains.

RAPPOLANO (Italie, Toscane). Dans le val d'Ombrone, quatre sources, dont deux principales :

1° *Sulfurée calcique.* Tempér., 39° centigr.

2° *Ferrugineuse bicarbonatée.* Tempér., 25° centigr.

Eau : 16 onces.

	1re SOURCE.	2e SOURCE.
	Gram.	Gram.
Sulfate de chaux..............	0,422	0,395
— de magnésie..........	0,119	0,119
— de soude.............	0,056	0,119
Chlorure de sodium...........	0,452	0,508
— de magnésium.......	0,028	0,056
— de calcium.........	0,028	0,056
Carbonate de chaux..........	0,678	0,564
— de magnésie.......	0,141	0,253
— de fer............	0,028	0,028
	1,952	2,098
	Cent. cub.	Cent. cub.
Gaz acide carbonique.........	84,5	282,7
Gaz hydrogène sulfuré........	202,9	

(GIULI.)

La composition des deux autres sources se rapproche beaucoup des analyses précédentes.

Ces eaux, très anciennement connues, sont employées, les unes dans les affections de la peau, les autres dans le traitement du catarrhe vésical et de la gravelle.

RASTENBERG (Allemagne, duché de Saxe-Weimar).

Ferrugineuse bicarbonatée. Tempér., de 13 à 14° centigr.

	Eau : 16 onces.		Eau : un litre.
	Grains.		Gram.
Carbonate de chaux.........	0,300	=	0,037
— de magnésie	0,450	=	0,055
— de fer............	0,400	=	0,049
Chlorure de calcium	0,250	=	0,031
— de magnésium......	0,250	=	0,031
Humus......,..........	0,400	=	0,049
Matière extractive..........,	0,300	=	0,037
	———		———
	2,350	=	0,289
			(HOFFMANN.)

Ces eaux ont eu longtemps une grande vogue qui les abandonne aujourd'hui.

RATE (Engorgement de la). L'engorgement de la rate, assez volumineux pour descendre jusque dans la région iliaque, d'une dureté particulière, et datant de plusieurs années, peut être considéré comme au-dessus des ressources de la médecine thermale. Celle-ci a certainement plus de prise sur les engorgements hépatiques, alors qu'ils se présentent dans des conditions analogues.

Dans des circonstances moins défavorables, et surtout alors que ces engorgements se trouvent encore sous l'influence virtuelle de l'état périodique ou du miasme paludéen, on obtient, au contraire, des eaux chlorurées et des bicarbonatées sodiques, des résultats satisfaisants. Du reste ce traitement se confond avec celui des suites de la FIÈVRE INTERMITTENTE (voy. ce mot), si ce n'est qu'il convient d'insister sur une action fortement résolutive, en même temps que sur une médication reconstituante.

Les eaux de *Vichy* et leurs sources ferrugineuses sont très appropriées aux cas de ce genre. Celles de *Karsbad* sont également très employées : mais elles n'offrent pas les mêmes ressources que les précédentes, comme agent de reconstitution.

RATZES (Etats autrichiens, Tyrol). Bains à cinq heures de Botzen et une heure et demie de Castelruth, alimentés par une source signalée comme *ferrugineuse* et *sulfurée*, sans autre mention. Etablissement dans un site alpestre.

RECAIRE (France, Gironde). A quelques kilomètres de Bazas. *Sulfurée calcique*. Tempér., 12° centigr.

Eau : un litre.

	Gram.
Acide carbonique...............................	0,0135
Air atmosphérique	0,0013
Acide sulfhydrique.............................	traces
Carbonate de chaux............................	0,1950
Sulfate de chaux..............................	0,0430
Chlorure de sodium............................	0,0670
Silice et oxyde de fer.........................	0,0160
Matière organique alumineuse..............	0,0040
	0,3400

(FAURÉ, 1853.)

La source de Recaire, dit M. Fauré, jouit d'une certaine réputation dans la localité ; l'eau a une odeur sulfurée très prononcée à la source, mais qui disparaît promptement à l'air. Son débit est assez abondant.

RECHERCHE DES EAUX MINÉRALES. La recherche ou mise à découvert d'une source minérale est le premier des quatre termes qui composent sa mise en valeur, les trois autres étant, dans l'ordre naturel, le CAPTAGE, L'AMÉNAGEMENT, L'APPROPRIATION (voy. ces mots). Comme au mot GISEMENT, nous diviserons, pour la recherche, les eaux minérales en trois classes :

1° Les eaux minérales provenant des infiltrations superficielles ;

2° Les eaux thermo-minérales ;

3° Les eaux artésiennes.

Les premières se présentent soit avec le régime des eaux de surface dont elles procèdent, soit en nappes sous-jacentes (Belleville, Pêcherie-d'Enghien, Vittel, etc.). Dans le premier cas, la mise à découvert s'opérera, selon le relief du sol, par galeries, tranchées, saignées ou drains, dirigés vers les points de provenance présumés, soit transversalement au cours souterrain probable. Dans le second cas, on procédera par travaux d'approfondissement (puits avec ou sans cuvelage, sondage).

A l'égard des eaux thermo-minérales, le principe de la mise à découvert repose sur l'ouverture de points de moindre résistance à l'émission ascensionnelle. Au cas de présomption d'existence en nappes souterraines, dans des terrains stratifiés, comme pour celui d'eaux probables au thalweg, l'ouverture de tranchées, le foncement de puits, l'usage de la sonde sont recommandés.

Pour les eaux des berges de vallées, on recourra aux ouvrages de niveau : par des galeries, on reconnaîtra et on dégagera les limites de la roche en place, celles des roches congénères, les failles, les filons, les limites séparatives de terrains de nature ou de formation différente. En principe, les travaux d'allongement devront précéder ceux d'entrée en roche auxquels d'ailleurs ils servent le plus souvent de reconnaissance.

Si la dissémination des griffons y oblige, on drainera la roche par des ouvrages de recoupement dirigés surtout transversalement à la direction des couches ou des pseudo-strates (Luchon, Cauterets, Aix-les-Bains, Ussat, etc.).

Pour les eaux artésiennes, pour les gaz souterrains, la sonde est d'un usage spécial et fort ancien.

RECOARO (Italie, Vénétie, délég. de Vicence, district de Valdagno). A 30 kilomètres de Vicence, près de la source de l'Agno. Altitude, 313 mètres.

Ferrugineuse bicarbonatée. Tempér., de 9 à 15° centigr.

Quatre sources dites : *Fonte Regia* ou *Lelia* (9 à 11°), *Fonte Mariana del Capitallo* (15°), *Fonte di Giausse* (12°,5), *Fonte Prato di Crovole*. Voici la composition des deux premières.

	Eau : un litre.	
	Gram.	Gram.
Sulfate de soude	0,025	0,052
— de magnésie	0,565	0,244
— de chaux	1,072	0,025
Chlorure de sodium	»	0,004
— de magnésium	»	0,002
Carbonate de soude	»	0,004
— de magnésie	0,059	0,041
— de chaux	0,582	0,449
Protoxyde de fer	0,025	»
Carbonate de protoxyde de fer	»	0,105
— de peroxyde de fer	»	0,010
Silice	0,169	0,033
Matière extractive	0,004	0,069
	2,501	1,038
	Cent. cub.	Cent. cub.
Acide carbonique	1342,0	971,4
	(MELANDRI, 1830.)	(CENEDELLA, 1831.)

Les eaux de Recoaro sont employées à la fois comme toniques et laxatives. Cette dernière propriété se rapporterait à la proportion de sels magnésiens qu'elles renferment. On les prescrit dans les dyspepsies, et en général dans les affections reliées à l'état chloro-anémique, névropathies, trouble de la menstruation, leucorrhée, etc. Elles sont recommandées encore pour le traitement du catarrhe vésical et de la gravelle.

Les conditions très favorables d'air et de site de cette station n'ont pas peu contribué à établir sa renommée. Le gouvernement autrichien y entretient un établissement militaire.

Les eaux de la source *Lélia* se transportent.

RÉFRIGÉRATION (Appareils et bassins de). Dans un grand nombre d'établissements on ne dispose que d'eaux trop chaudes pour administrer directement les eaux en boisson, en douches et en bains.

Si les eaux sont à principes fixes, inaltérables à l'air, si l'espace ne fait pas défaut, on peut recourir à des bassins de faible profondeur et à grande section horizontale, comme à Néris, Evaux, Bourbon-l'Archambault, Bourbon-Lancy, Bourbonne, etc., etc.

Mais si l'on a à refroidir des eaux à éléments instables, comme les sulfurées, les ferrugineuses, etc., l'usage des bassins de réfrigération entraîne des altérations trop profondes pour que l'on puisse y recourir. Dans ce cas, on doit employer la réfrigération par serpentinage.

Ou bien on fait passer l'eau à refroidir dans un serpentin métallique immergé au bas d'un bassin dans lequel on admet *per descensum* un courant constant d'eau froide; ou bien on dispose le serpentin le long d'un radier noyé par un courant d'eau froide. Il est de bonne règle de disposer ce radier soit en pente forte, soit mieux en gradins droits étagés, formant bassins et cascades successifs. L'eau froide s'y divise et, par sa division, produit des phénomènes de vaporisation active, et par suite, de refroidissement, dont les effets s'ajoutent à l'action directe de l'eau réfrigérante. On doit disposer les choses de telle sorte que, suivant la longueur du radier, l'eau froide s'échappe et se renouvelle à de faibles distances.

C'est par de semblables dispositions qu'aux thermes militaires d'Amélie-les-Bains, M. J. François est parvenu, avec de l'eau sulfureuse à 63° d'une part, et de l'eau réfrigérante à 22°, à obtenir une température de 19° sans altération aucune du principe sulfureux.

La nature du serpentin varie selon celle des eaux. Les tuyaux de cuivre rouge sont à préférer avec certaines eaux chlorurées. Pour les sulfureuses, on doit employer les tuyaux de plomb étamé. Le zinc pur est d'un emploi économique, quand il est compatible avec la nature des eaux.

La réfrigération par serpentinage est d'un emploi à rechercher pour l'appropriation de buvettes à température déterminée, et pour le puisement à basse température.

RÉGIME. Voy. ALIMENTAIRE (RÉGIME). HYGIÉNIQUES (CONDITIONS).

RÉGIME DES EAUX MINÉRALES. On entend par *régime* d'une eau minérale l'ensemble de ses conditions d'existence, dont les principales, au point de vue scientifique et pratique, sont la température, la minéralisation, le débit et le niveau d'émergence.

Une source est à son *régime normal* quand, soit naturellement, soit par un captage bien entendu, elle présente minéralisation et température natives, débit maximum indépendant de l'action des eaux froides ambiantes, et quand son niveau d'émergence est mis en rapport avec les lieux d'emploi.

Les causes qui peuvent influencer le régime des eaux minérales à température propre provenant, soit de l'action directe des infiltrations superficielles, soit des réactions produites par ces dernières sur les terrains traversés, paraissent se résumer dans la plus ou moins grande abondance des pluies, des neiges, dans la durée plus ou moins prolongée des gelées et de la sécheresse. Ainsi, pour plusieurs sulfurées calciques, la sulfuration croît à la suite des gelées et surtout de la sécheresse d'été; elle diminue au contraire sous l'influence de pluies prolongées. Pour quelques eaux calcaires ou ferrugineuses, les incrustations, les dépôts ou travertins peuvent en faire varier l'émergence, et par suite en affecter le débit, ainsi que la minéralisation. Les variations de la température de ces sources ont les mêmes causes et se produisent dans le même sens que celles des sources ordinaires.

À l'égard des eaux artésiennes proprement dites, les observations font défaut sur les variations de leur régime.

Mais pour les eaux thermales, le régime peut être affecté par diverses causes, les unes accidentelles, comme les tremblements de terre [voy. TREMBLEMENT DE TERRE], les autres permanentes, comme l'incrustation, les dépôts ou travertins, la solidification ou cimentation des terrains ambiants, les réactions réciproques des eaux sur ces mêmes terrains; d'autres temporaires, successives, telles que les conditions météorologiques extérieures, l'état du ciel, les vents, les pluies, la gelée, la sécheresse.

L'action des vents, de l'état du ciel, n'a été encore observée que sur les eaux bicarbonatées et les sulfureuses; nous l'avons exposée au mot PRESSION ATMOSPHÉRIQUE. On y a vu qu'elle réagit sur le débit et la minéralisation; son influence sur la température n'a pas été recherchée.

Les effets provenant de l'incrustation et des dépôts travertins, pour un grand nombre de bicarbonatées, portent souvent une grave atteinte à leur régime. Il en résulte de notables diminutions dans la température et dans le débit. Les sources du Puits-Carré et de la Grande-Grille de Vichy en offrent des exemples frappants.

Au commencement du siècle (1808), la Grande-Grille débitait vers 17 000 litres à 41°; en 1819, MM. Berthier et Puvis n'y trouvèrent que 15 500 litres à 40°; en 1829, le débit n'était plus que de 12 000 litres à 37° 1/2; enfin, de 1843 à 1853, le volume s'abaissa de 4200 à 3400 litres, pendant que la température se réduisait de 34°,30 à 33°,65 (J. François, Bouquet). L'incrustation progressive de la cheminée de cette source avait déterminé cette altération du régime. En effet, dans l'hiver de 1853-1854, M. J. François, en fouillant les abords, mit à découvert, au milieu d'une couche de sable ferrugineux, une colonne de travertin (arragonite) au sein de laquelle s'élevait la Grande-Grille et formée par cette source. Le simple recepage de cette colonne ramena le débit à 68 000 litres et la température à 41°,80. L'œil de la cheminée s'était spontanément réduit à 2 1/2 centimètres carrés.

Le Puits-Carré s'élevait par une cheminée maçonnée de 8600 centimètres carrés de section. Les travaux de dégagement de cette source (1846) mirent à découvert en travers de cette cheminée un diaphragme de travertin de 0m,40 d'épaisseur moyenne, au centre duquel la source n'avait conservé que deux passages étroits, n'ayant ensemble pas plus de 9 centimètres carrés d'ouverture. On le voit, le Puits-Carré s'incrustait comme la Grande-Grille (H. Batillat, J. François).

Par un travail semblable, la source Lucas (Vichy), dans l'intervalle de 1784 à 1845, avait diminué de 12 000 à 1400 litres.

On connaît les effets remarquables produits par l'incrustation sur les eaux de Hammam-Meskoutine (Algérie). Chaque griffon y détermine sur l'émergence un cône concentrique de travertin, au sein duquel s'élève la source. Mais bientôt, sous l'influence de l'accroissement de pression, le griffon se déplace pour former au voisinage un nouveau cône de travertin.

A Royat (Puy-de-Dôme), en 1854, les eaux s'échappaient d'un dick conique de travertin, reposant sur un massif également de travertin formé par ces eaux (bicarbonatées calciques et sodiques). On disposait d'un débit journalier de 240 litres par minute. Un coup de sonde à trépan foncé sur l'axe du dick, détermina un jaillissement abondant qui débitait jusqu'à 1200 litres à la minute. Les pertes latérales se réduisirent immédiatement à 55 litres.

La solidification, ou la cimentation des terrains par les éléments de certaines sources, est une cause non moins grande de perturbation dans le régime. Ses effets s'observent notamment sur les sulfurées sodiques des Pyrénées. Un grand nombre de ces sources jaillissent à la limite divisoire de roches pyritifères et des attérissements produits par les débris de ces roches. Ces attérissements renferment du fer oxydé, de la chaux, de la magnésie, de l'alumine, etc. D'un autre côté, les sulfurées renferment du sulfure et du silicate sodiques, avec plus ou moins de silice libre. Le sulfure alcalin réagit sur l'élément ferrugineux des attérissements et y produit, par voie humide, un sulfure de fer doué de propriété cimentante ; tandis que, de leur côté, le silicate alcalin et la silice libre, en présence des bases terreuses, y donnent naissance à des hydrosilicates multiples, cimentant comme une pouzzolane énergique (Bayen, Filhol, J. François).

Sous ces influences combinées, les attérissements se solidifient, barrent les eaux qui les produisent, en relèvent insensiblement le niveau, jusqu'à ce que les sources, mises sous trop forte pression, se créent des voies souterraines pour disparaître complétement. M. J. François a constaté sur les groupes de Bordeu et du Pré, à Luchon, un relèvement de plus de 15 mètres de hauteur. C'est après la découverte de puissants massifs d'attérissement ainsi solidifiés, que cet ingénieur, présumant l'existence antérieure de sources sulfureuses au sud des thermes de Luchon, entreprit les grandes recherches du sud qui ont rétabli une pléiade de sources magnifiques (les groupes du Bosquet, de Sengez, de Bordeu, du Pré) qui font aujourd'hui, la fortune de cette station, et qui depuis une époque inconnue avaient entièrement disparu par des voies souterraines.

Des faits semblables se sont manifestés à Ax, aux Eaux-Chaudes, à Cauterets, aux Eaux-Bonnes, etc., dont cet ingénieur a su tirer un effet utile.

Si l'incrustation et la cimentation produisent sur le régime des eaux minérales des effets perturbateurs, elles sont souvent, entre certaines limites de développement, un agent de conservation contre l'action des infiltrations de surface.

Les réactions réciproques des eaux thermales sur les terrains voisins, considérées comme cause perturbatrice du régime, exercent une influence remarquable. En altérant les roches, en les cariant, les délitant, les ramollissant, elles appellent les infiltrations d'une part, entraînent d'autre part des pertes latérales et déterminent altération et modification de l'agrégat minéral.

C'est par suite du concours de ces actions qu'autrefois la Reine et la Grotte, à Luchon, se noyaient après les pluies, et de là l'origine de l'ancienne Blanche. Ces sources formaient alors un groupe ; chacune d'elles sortait des fentes d'un dick de pegmatite tellement altérée du fait des sulfureuses, donnant naissance à de l'acide sulfurique à l'intérieur de ces fentes, qu'elle était réduite à l'état de kaolin pâteux et présentait par suite l'accès le plus facile aux infiltrations et favorisait les pertes latérales.

L'action de l'acide sulfurique, provenant de l'altération des sulfureuses, sur les roches voisines, est très développée sur plusieurs sources d'Olette (Pyrénées-Orientales) (J. Bouis).

Certaines eaux chlorurées ou sulfatées, telles que Borcette (Prusse), Salut, source extérieure (Bagnères), deviennent sulfurées après les chaleurs et la sécheresse de l'été, qui y développeraient des réactions analogues à celles desquelles procèdent les sulfurées calciques froides.

Les infiltrations sont, dans un très grand nombre de cas, la cause de profondes altérations dans le régime (débit, température et minéralisation). Il est peu de sources qui, à la suite de grandes pluies ou de fonte des neiges, n'en subissent plus ou moins l'influence. Dans le plus grand nombre de cas, il y a accroissement du débit, diminution de la température et altération dans l'agrégat minéral. Nous avons vu à l'article PRESSION HYDROSTATIQUE que, pour certaines sources, l'abondance des infiltrations détermine accroissement du débit, la température augmentant ou restant stationnaire. Ce résultat se produit surtout après le captage ou après la solidification spontanée des terrains ambiants.

Les effets des gelées et de la sécheresse sont inverses de ceux provenant des infiltrations.

Les tremblements de terre agissent par accroissement momentané du débit; la température subit de notables variations temporaires; la diminution de la thermalité est beaucoup plus fréquente que l'augmentation.

Les hydrologues ont fait de nombreuses recherches pour reconnaître si, en dehors des causes perturbatrices que nous venons d'examiner, le régime des sources thermales aurait subi des modifications. Les résultats de ces recherches n'ont encore pu aboutir à des indications précises, par la raison que l'on ne s'est pas toujours suffisamment affranchi des variations temporaires, soit qu'on les ait ignorées, soit qu'on n'ait pu le faire.

Toutefois, à l'égard du débit, on est porté à penser, en présence des grandes masses d'anciens travertins, qu'à certaines périodes géologiques, les eaux minérales auraient joué un rôle actif dans l'origine de certaines formations sédimentaires, ce qui entraîne la présomption d'existence antérieure de sources puissantes, très chaudes et fortement minéralisées.

Les causes de trouble dans le débit sont, on l'a vu, si diverses et si actives que l'on ne peut aucunement établir, d'après les jaugeages recueillis depuis le commencement du siècle, s'il y a eu, en dehors d'elles, variation finale. La diminution d'un grand nombre de sources, qui leur est propre, est incontestable; mais les nombreuses recherches faites depuis vingt à vingt-cinq ans ont amplement et au delà compensé cette diminution. Les observations faites à l'occasion de ces travaux témoignent combien il importe de défendre les sources contre les causes incessantes de trouble à leur régime.

Les variations que la température des eaux thermales pourrait subir en dehors des causes de dégradation que nous avons indiquées, ont été l'objet de recherches nombreuses (Anglada, Bouis, Legrand, Forbes, Filhol, Lefort, etc.). Les causes d'erreurs dans les observations sont si nombreuses, les rapprochements authentiques si rares que, sur ce sujet, on connaît jusqu'à ce jour bien peu de chose avec une précision suffisante.

En 1819, Anglada a rapproché les résultats obtenus par Carrère en

1754 sur huit sources sulfureuses des vallées de la Têta et du Tech (Pyrénées-Orientales). Le tableau correctif de M. Legrand paraîtrait indiquer une diminution, faible à la vérité, mais néanmoins sensible (0°,40 à 1°,50). — En 1770, Becker et, en 1822, Berzélius trouvent la même température de 59° au Sprudel de Carlsbad, tandis qu'en 1791, Klaproth n'avait constaté que 55°,1/2. — Boussingault et Rivero, en 1822, ont trouvé l'eau de Mariara (Venezuela) à 64°; en 1808, Humboldt n'y avait constaté que 59°,30 (*Annales de chimie et de phys.*, t. XXII). — MM. Forbes, Filhol, J. François ont trouvé des variations discordantes et inverses, de 1835 à 1858, sur les sources de Luchon, de Baréges, de Cauterets, d'Amélie-les-Bains, etc., variations qui oscillent en plus ou en moins de 1 à 3 degrés.

De l'ensemble de ces observations on pourrait, nous le pensons, conclure à la non-invariabilité de la température des sources thermales. Mais le sens de ces variations est-il toujours le même? Rien à cet égard n'est constaté. Y a-t-il oscillations entre certaines limites et par conséquent constance? ou bien les variations annuelles et séculaires sont-elles régulièrement en moins? Nous sommes à cet égard dans le doute le plus complet, faute d'observations suffisantes et authentiques.

Quant aux variations de la minéralisation, en dehors des causes de dégradation signalées ci-dessus, on manque également de données suffisantes. Nous pensons avec MM. Lecoq et de Sénarmont que les eaux thermales et minérales ont puissamment agi à de certaines périodes géologiques, dans la formation de terrains sédimentaires et dans le remplissage de filons. Les faits analogues que l'on observe de nos jours l'indiquent; mais en même temps ils témoignent de la part de ces eaux une action antérieure très puissante, qui impliquerait l'existence ancienne de sources soit plus nombreuses et plus abondantes, soit plus fortement minéralisées.

Mais de nos jours, la minéralisation varie-t-elle? M. Lefort (*Traité de chimie hydrologique*, p. 126-127) indique que, d'après Berzelius, des sources de Tœplitz ont perdu de leur agrégat minéral; que les eaux de Rippoldsau n'ont pas donné à Sultzer des sels de soude et de magnésie, indiqués par Klaproth; que, d'après Hermann, la magnésie aurait remplacé la plus grande partie de la chaux contenue dans les eaux de Halle; qu'à Schœnnleck, le sulfate de soude disparaît progressivement.

D'après ces données, il n'y aurait pas invariabilité de la minéralisation. C'est ce qui d'ailleurs résulte de l'examen des couches successives de travertins produits par certaines bicarbonatées et sulfatées calcaires et ferrugineuses. Il est remarquable combien dans la composition de

ces couches varient successivement les éléments calcaire et ferrugineux. L'élément siliceux y éprouve également des variations notables. M. Filhol a fait les mêmes observations sur les sources de Bagnères non-seulement par l'examen des travertins, mais encore par le
rapprochement de ses analyses avec les recherches antérieures. Reste
encore à connaître dans quelle proportion les variations de composition des travertins sont indépendantes des causes de dégradation périodiques, telles que les infiltrations oscillant avec la sécheresse et les
pluies. Les observations manquent également ici pour conclure avec
précision.

RÈGLEMENT. Voy. LÉGISLATION.

REHBURG (Allemagne, Hanovre). Petite ville près de laquelle, au
pied de la montagne du même nom, on trouve deux sources, de composition analogue.

Bicarbonatée calcique. Tempér., 13° centigr.

	Eau : 16 onces.		Eau : un litre.
	Grains.		Gram.
Carbonate de chaux..............	3,120	=	0,386
— de fer.............	0,031	=	0,003
Sulfate de chaux.............	2,000	=	0,248
— de magnésie.........	1,600	=	0,198
— de soude.............	0,500	—	0,062
Chlorure de calcium.........	0,100	=	0,012
— de magnésium......	0,155	=	0,019
— de sodium.........	0,056	=	0,006
Acide silicique..............	0,200	=	0,024
	7,860	=	0,958
	Pouc. cub.		Cent. cub.
Gaz acide carbonique........	18,50	=	999,0
			(WESTRUMB.)

Ces eaux déposent un sédiment ocracé abondant. On les emploie en
boisson dans les affections des organes digestifs, en bains et en douches
à titre de médication fortifiante. Les boues qu'elles déposent et dont
l'analyse, également donnée par Westrumb, se rapporte à celle de l'eau
elle-même, sont utilisées en applications topiques et en frictions.

Dans le voisinage de cette localité, se trouve la source de *Winslar*,
sulfurée calcique froide, souvent associée à l'emploi de celles de
Rehburg.

REHME. Voy. OEYNHAUSEN.

REICHENHALL (Allemagne, Bavière). Salines très importantes, au
milieu de hautes montagnes, à proximité de Salzburg. Altitude : 440 mètres. Une source, *Edelquelle*, est employée à des usages médicaux.

Chlorurée sodique. Tempér., 14 à 17° centigr.

	Eau : 16 onces.		Eau : un litre.
	Grains.		Gram.
Chlorure de sodium........	1717,325	=	212,948
— de magnésium	12,838	=	1,591
— de potassium	0,461	=	0,057
Sulfate de chaux	22,118	=	2,742
— de soude...........	18,586	=	2,304
— de magnésie........	9,446	=	1,171
Carbonate de chaux........	2,140	=	0,265
— de magnésie......	0,998	=	0,123
Quartz, gypse, aluminatées..	0,845	=	0,104
Perte....................	7,680	=	0,952
	1792,498	=	222,257

(Most.)

On a signalé encore des bromures dans ces eaux. Elles sont employées, par mélange avec de l'eau douce, dans les affections lymphatiques et scrofuleuses.

REINE. Voy. BAIN DE LA REINE.

REINERZ (Prusse, Silésie). Ville de la régence de Breslau. Altitude : 560 mètres. Sources nombreuses émergeant du gneiss, parmi lesquelles il en est trois particulièrement usitées : 1° *Kaltequelle* (source froide ; 2° *Lauequelle* (source tiède) ; 3° *Ulrikenquelle* (source d'Ulrich).

Bicarbonatée mixte. Tempér., de 9 à 17° centigr.

Eau : un litre.

	KALTEQUELLE.	LAUEQUELLE.	ULRIKENQUELLE.
	Gram.	Gram.	Gram.
Carbonate de chaux......	0,418	0,754	0,379
— de magnésie....	0,124	0,214	0,086
— de soude.......	0,087	0,511	0,249
— de fer.........	0,010	0,033	0,015
Sulfate de soude........	0,020	»	»
— de potasse.......	0,117	0,076	0,057
Chlorure de sodium......	0,008	0,014	»
— de potassium....	0,010	»	»
Acide silicique	0,032	0,058	0,074
	0,826	1,660	0,860
	Cent. cub.	Cent. cub.	Cent. cub.
Gaz acide carbonique.....	1120	1080	1080

(Duflos.)

De ces trois sources, celle qui passe pour tiède (*Lauequelle*) est aussi la plus chargée en principes ferreux ; on la prescrit dans les affections catarrhales de l'appareil respiratoire, principalement aux sujets débiles et anémiques. Mais, suivant la remarque de M. Seegen, les conditions climatologiques d'une localité montagneuse contribuent beaucoup à ce traitement. On y associe la cure du petit-lait. Les états névropathiques, la chlorose et les maladies qui en dépendent, sont également du ressort de Reinerz. Établissement bien installé et fréquenté pendant l'été.

REINS (Maladies des reins). Voy. HÉMATURIE. NÉPHRÉTIQUES (COLIQUES). NÉPHRITE.

REISCHSHOFFEN (France, Bas-Rhin, arrond. de Wissembourg). A 32 kilomètres de cette ville.

M. Daubrée a signalé dans la banlieue de Reischshoffen et à peu de distance des forges de Rauzchendwasser, une source abondante qui a de l'analogie avec celle de Niederbronn, mais qui n'est pas captée ni utilisée. Comme elle reçoit constamment les eaux douces superficielles, cette eau minérale n'a pu être encore analysée.

RÉMOLLON (Hautes-Alpes, arrond. d'Embrun).

Bicarbonatée calcique. Tempér., 14° centigr.   *Eau : un litre.*

	Lit.
Acide sulfhydrique...........................	0,00127
Acide carbonique.............................	quant. indét.
	Gram.
Carbonate de chaux..........................	4,567
— de magnésie.......................	0,089
— de fer.............................	0,007
Sulfate de chaux............................	0,521
— de magnésie........................	1,248
Phosphate de chaux..........................	0,301
Silicate d'alumine..........................	0,704
Matière organique...........................	traces
	7,437

(NIEPCE.)

L'eau minérale de Rémollon est incrustante, et, chose digne de remarque, elle ne contient pas de chlorures. Elle est remarquable, parmi les eaux minérales des Alpes, par le degré de sa minéralisation, particulièrement en sels magnésiens.

RENAISON (France, Loire, arrond. de Roanne). A 10 kilomètres environ de Saint-Alban et de Saint-Galmier.

Bicarbonatée mixte. Froide.   *Eau : un litre.*

	Lit.
Acide carbonique libre......................	0,560
Azote et oxygène............................	traces
	Gram.
Bicarbonate de chaux........................	0,663
— de magnésie........................	0,135
— de soude...........................	0,240
— de potasse.........................	0,171
Sulfate de soude............................	
— de chaux...........................	0,020
— de potasse.........................	
Chlorure de sodium..........................	
— de potassium.......................	0,103
Azotate.....................................	traces
Silicate alcalin et alumineux...............	0,200
Fer, manganèse et matière organique.........	0,009
	1,541

(O. HENRY, 1851.)

L'eau minérale de Renaison a la plus grande analogie avec l'eau de Saint-Galmier. Comme cette dernière elle est surtout utilisée en boisson. On en exporte une assez grande quantité, autant comme eau de table que comme eau médicinale.

Il est certain qu'elle contient un volume plus considérable d'acide carbonique que ne l'indique l'analyse précédente, car M. O. Henry n'a pu examiner que l'eau transportée.

RENDEMENT DES SOURCES. Voy. DÉBIT. RÉGIME.

RENNES-LES-BAINS (France, Aude, arrond. de Limoux). A 22 kilomètres de cette ville, sur les deux rives de la Salz. Altitude : 319 mètres.

Chlorurée sodique. Tempér., 12 à 40° centigr.

Ferrugineuse bicarbonatée. Tempér., 51° centigr.

Cinq sources : 1° Bain fort, 51° ; Bain doux, 40° ; Bain de la Reine, 31° ; Eau du Pont, 12° ; Eau du Cercle, 12°.

Eau : un litre.

	Bain-fort.	Bain-doux	Bain de la Reine	Eau du Pont.	Eau du Cercle.
	lit.	lit;	lit.		
Acide carbonique..........	0,162	0,148	0,155	indéter.	indéter.
— sulfhydrique	»	»	traces	»	»
	gr.	gr.	gr.	gr.	gr.
Carbonate de chaux........	0,250	0,140	0,120	0,140	0,060
— de magnésie......	0,070	0,030	0,100	0,070	
Chlorure de sodium........	0,071	0,181	0,185	0,060	0,050
— de magnésium.....	0,280	0,244	0,320	0,150	0,140
— de potassium......	traces	traces	traces	indéter.	indéter.
Sulfates de soude et de magnésie	0,090	0,120	0,200	0,120	0,100
— de chaux...........	0,162	0,180	0,170	0,025	0,084
— de fer.............	»	»	»	»	0,015
Acide silicique, alumine, phosphate d'alumine ou de chaux.	0,049	0,037	0,040	0,050	0,017
Oxyde de fer carbonaté et sans doute crénaté	0,031	0,002	0,006	0,003	0,002
Manganèse...............	traces	»	»	»	»
Matière organique.........	0,040	0,020	0,020	0,030	indéter.
	1,043	0,954	1,161	0,648	0,468

(O. HENRY, 1839).

Il existe à Rennes un établissement thermal composé de trente-trois baignoires et douches.

Par suite d'une circonstance très heureuse, on se sert pour mitiger l'eau des bains et celle utilisée en boisson, de l'eau de la rivière de Salz qui baigne l'établissement. Cette eau courante (voy. SALZ) est elle-même très minéralisée, et ne contient pas moins de deux grammes de chlorures de sodium et de magnésium et une même quantité de sulfates de soude, de chaux et de magnésie.

Les eaux de Rennes sont fort difficiles à classer, du moins d'après les analyses existantes. Elles sont presque également chlorurées, bicarbonatées et sulfatées. Faiblement minéralisées, elles doivent être rattachées aux chlorurées, moins peut-être à cause d'une prédominance qui n'offre rien d'absolu, qu'à cause de la part faite, dans leur emploi, au mélange de la rivière de Salz. Les eaux de Rennes sont rangées habituellement parmi les ferrugineuses ; mais cette désignation ne convient qu'à une de leurs sources, le *Bain fort*, la plus chaude il est vrai, 51°, circonstance très rare pour une eau ferrugineuse.

Nous empruntons à un rapport de M. Patissier (d'après M. Cazaintre), les renseignements suivants sur leurs applications.

Les eaux minérales de Rennes agissent en excitant les sécrétions et les excrétions ; leur action se manifeste, suivant les individualités, par un flux abondant d'urines, des sueurs, des évacuations alvines ou des efflorescences cutanées ; en général, les effets diurétiques sont fréquents, les effets purgatifs sont rares.

L'action médicatrice des eaux varie suivant les sources. Le *Bain doux* convient dans cette sorte d'excitation des organes que laissent quelquefois les maladies aiguës, dans certaines névralgies, les métralgies, les aménorrhées spasmodiques, et dans des cas de rhumatisme aigu ; en général, ce bain est un excellent moyen préparatoire pour passer à des bains plus actifs. Le *bain de la Reine* compte un assez grand nombre de succès dans le traitement des tumeurs blanches des articulations, des engorgements glanduleux, dans la leucorrhée passive, etc., chez les tempéraments lymphatiques. Si cette source est plus fondante, plus résolutive que les autres, c'est parce qu'elle contient une plus grande quantité de chlorure de sodium. Le *Bain fort* est plus tonique que les précédents, aussi se montre-t-il plus favorable dans le traitement des rhumatismes anciens, de la paralysie, des fausses ankyloses.

REQUENA (Espagne, prov. de Cuença).

Sulfatée mixte. Tempér., 20° centigr.

Une analyse qualitative de ces eaux a seule été publiée. On les emploie en boisson dans la chlorose, et en applications locales dans les plaies et les ulcères de mauvaise nature.

RÉSERVOIR. Très rarement les sources minérales sont d'un débit suffisant pour pouvoir alimenter directement l'emploi. Il y a donc nécessité de les approvisionner dans des réservoirs pendant les temps morts du service.

L'assiette des réservoirs doit se combiner avec celle des établissements qu'ils doivent alimenter. Dans leur installation on devra tenir compte du volume des sources, de la différence de niveau entre l'émergence et les lieux d'emploi.

. Les réservoirs doivent être construits de manière à combattre les causes de refroidissement et d'altérations consécutifs. Quand on le pourra faire, on devra les asseoir sur les griffons même des sources. C'est l'installation à préférer ; les gaz natifs à dégagement spontané, en modifiant le milieu aériforme supérieur à l'eau, ajoutent à sa conservation. Ainsi pour les carbonatées ferrugineuses, on obtient un matelas d'acide carbonique qui oscille avec l'eau et la conserve. Les sulfureuses profitent de cette disposition par appauvrissement en oxygène de l'air supérieur, dû au gaz sulfhydrique qui se dégage.

En France, les exploitations thermales les plus importantes s'exercent sur des sulfurées sodiques ou calciques, et des bicarbonatées, plus ou moins ferrugineuses. Pour les sulfureuses surtout il serait intéressant, au plus haut degré, de combattre l'altération qui se produit par le séjour en réservoir. MM. Chambert, Filhol et J. François avaient, en 1848, proposé pour Luchon l'emploi d'un gazomètre à azote mis en communication avec l'ensemble des réservoirs. Ce projet adopté pour Labassère a été ajourné pour Luchon.

Depuis, des études ont été poursuivies par MM. Filhol, J. François, O. Henry, Chevalier, pour conserver les sulfureuses en réservoir. On a essayé l'hydrogène, l'azote et l'acide carbonique. L'hydrogène a été rejeté comme d'une conservation difficile dans les appareils. L'acide carbonique, bon pour les ferrugineuses, n'est pas d'une innocuité satisfaisante pour les sulfureuses. L'azote, par sa nature passive, par sa densité sensiblement voisine de celle de l'air, est le gaz qui paraît devoir être préféré : M. Filhol a tenté, en 1858 et 1859, des essais pour sa production économique avec le sulfure de calcium.

Des essais se préparent pour arriver à la production rapide et économique de l'azote, en vue d'appliquer régulièrement ce gaz, contenu dans un gazomètre, à la conservation des eaux en réservoir. On comprendra toute l'importance qui s'attache à cette recherche, si l'on remarque que l'oscillation permanente du niveau d'eau des réservoirs y introduit sans cesse de l'air nouveau, dont l'action altérante est d'autant plus prononcée qu'elle s'adresse à des eaux plus chaudes.

D'un autre côté, il est telles stations thermales où l'approvisionnement journalier devient insuffisant depuis quelques années, par suite de l'augmentation considérable des malades qui en font usage.

Ce ne sont plus seulement des réservoirs d'alimentation journalière, que l'on distingue sous le nom de réservoirs de distribution, qui sont nécessaires. On tend à aller plus loin et l'on étudie dans plusieurs stations l'établissement de réservoirs, ou bâches de réserve, destinés à approvisionner des eaux avant la pleine saison, ainsi que, depuis quelques années, on le pratique à Vichy.

La construction des réservoirs, au point de vue du choix des matériaux, n'a pas de règles formulées. Elle est soumise aux ressources en matériaux dont on peut disposer, et aux règles qu'impose l'approvisionnement de masses liquides. Il existe des réservoirs en bois, avec ou sans revêtement de plomb. Il en est en tôle; dans le plus grand nombre de cas, ils sont en maçonnerie. On établit selon les cas, les maçonneries en pierre de taille, en moellon ou en béton; les enduits intérieurs au ciment. L'emploi de chaux hydraulique ou hydraulisée est toujours à rechercher.

RÉSIDU DES EAUX MINÉRALES. L'usage a depuis longtemps consacré le nom de résidu aux dépôts que les eaux minérales abandonnent lorsque, par la voie artificielle, on soustrait tout le véhicule qui maintient les gaz, les sels et les matières organiques en dissolution.

Un *résidu* diffère d'un *dépôt spontané* en ce que le premier contient tous les sels et la matière organique de l'eau minérale, tandis que le second n'est formé que de sels insolubles et d'une partie seulement de la matière organique [voy. DÉPÔT].

Il ne peut jamais représenter les principes minéralisateurs tels que les eaux minérales les fournissent, par les raisons suivantes.

Toutes les fois qu'une eau minérale est soumise à l'action de la chaleur et avant qu'elle soit arrivée au degré de l'ébullition, l'oxygène, l'azote, l'acide sulfhydrique et l'acide carbonique libres se volatilisent. Les affinités que la nature avait en quelque sorte assignées aux sels se trouvent interverties, les bicarbonates se décomposent, des sels solubles nouveaux apparaissent en dissolution, tandis que d'autres sels insolubles se précipitent : voici pour l'action mécanique.

Mais pendant la concentration de l'eau minérale, l'action chimique ne tarde pas à se faire sentir. L'oxygène de l'air intervenant, oxyde le protoxyde de fer, détruit plus ou moins complétement les sulfures et modifie dans de certaines limites la matière organique. Après l'élimination complète du liquide, on obtient alors tous les sels solubles et insolubles qui constituent par leur ensemble le *résidu*.

Ces renseignements étaient nécessaires pour montrer l'erreur dans laquelle les anciens chimistes étaient tombés, lorsqu'ils concluaient à la présence des sels contenus dans les eaux minérales, d'après la nature des résidus qu'ils en obtenaient, et enfin pour faire voir que jamais, même en chauffant les eaux à une température aussi peu élevée que possible, on ne peut en retirer ces sels sous le même état qu'ils sont fournis par les sources. Nous aurons du reste l'occasion de revenir sur ce point important au sujet des sels de Vichy.

La manière de procéder à la détermination du résidu salin d'une eau minérale est loin de procurer des résultats exacts, à moins qu'on ne s'entoure de certaines précautions que l'un de nous a déjà fait connaître (*Traité de chimie hydrologique*, p. 505).

Suivant la proportion des sels, on fait évaporer à la température du bain de sable et dans une capsule de platine dont on a pris très exactement le poids à l'avance, 125, 250 à 500 centimètres cubes et même jusqu'à un litre d'eau minérale. Comme cette opération exige un temps assez long on garantit la capsule des poussières qui voltigent dans l'air ou qui proviennent du fourneau, en maintenant au-dessus de celui-ci un cerceau recouvert d'une feuille de papier joseph. Lorsque tout le liquide destiné à ce genre d'analyse a été évaporé, on porte la capsule de platine sur le plateau de la balance, et on n'arrête l'expérience que lorsque les pesées deviennent invariables.

Le dosage du résidu salin ne peut être qu'approximatif, ou bien servir de terme de comparaison lorsqu'on a à analyser plusieurs eaux d'un même groupe, d'abord parce qu'on n'est jamais sûr d'avoir évaporé toute l'eau d'interposition et de combinaison des sels, ensuite parce qu'il se volatilise toujours quelques portions des principes salins, et enfin, parce que le chlorure de magnésium se décompose, partiellement il est vrai, en acide chlorhydrique et en magnésie.

C'est pour éviter ces divers inconvénients que nous avons proposé le premier de faire évaporer l'eau minérale jusqu'à siccité sans le concours de la chaleur.

Nous choisissons des capsules en verre très mince, des fonds de ballon par exemple, dont nous prenons le poids à un demi-milligramme près, puis nous y mettons de 30 à 60 centimètres cubes d'eau minérale. Les capsules sont placées sous des cloches, au-dessus d'un vase contenant de l'acide sulfurique et à côté on met quelques fragments de chaux vive ; les appareils sont ainsi abandonnés dans une chambre ayant une température modérée. En renouvelant l'acide sulfurique et la chaux, de temps à autre, on peut dans l'espace d'une à deux semaines, selon la saison, faire évaporer tout le liquide, et à la fin il ne reste plus qu'un dépôt dont on apprécie le poids à l'aide de la balance.

Par ce moyen, les bicarbonates de chaux et de fer sont convertis, il est vrai, en carbonate neutre de chaux et en oxyde de fer, mais au moins tous les autres sels sont inaltérés et ils conservent leur eau de constitution.

RÉTHEL (France, Moselle). A 1 kilomètre de Sierck et 17 de Thionville.

Chlorurée sodique. Tempér., 12° centigr.

Eau : un litre.

	Lit.
Acide carbonique	0,038
Azote	0,015
Oxygène	0,004

	Gram.
Carbonate de chaux	0,280
— de magnésie	0,040
— de protoxyde de fer	0,025
Sulfate de soude	0,480
— de chaux	0,120
Chlorure de sodium	2,145
— de magnésium	0,110
Bromure et iodure de magnésium	traces sensibles.
	3,200

(LANGLOIS.)

RETORBIDO (Italie, Piémont). Village de la prov. de Voghera.
Sulfurée calcique. Tempér., 17° centigr.

Eau : 100 livres.		*Eau : un litre.*	
	Pouc. cub.		Cent. cub.
Gaz hydrogène sulfuré	90,816	=	48,8
Gaz acide carbonique	136,050	=	73,5
	Grains.		Gram.
Carbonates de chaux, de magnésie.... ⎞			
Chlorures de calcium, de magnésium.. ⎬	152	=	0,161
Sulfates de chaux, de magnésie....... ⎠			
Sulfure de calcium	quant. indét.		quant. ind.

(BARENGHI.)

Analyse très incomplète.

Les sources, au nombre de trois, sont recueillies dans des piscines. Leur emploi médical s'étend à une foule de maladies, parmi lesquelles les affections cutanées tiennent le premier rang. Station fréquentée, quoique dépourvue d'installation.

RÉUNION (Ile de la) ou île BOURBON (Afrique française). Cette île de la mer des Indes est essentiellement volcanique ; elle renferme des sources minérales et thermales, dont la découverte ne remonte qu'à un petit nombre d'années : deux d'entre elles sont utilisées.

1° Sources de *Salazie*, jaillissant d'une roche volcanique, sur les bords de la ravine du Bras-Sec. Altitude : 909 mètres.

Bicarbonatée mixte. Tempér., 32°,5 centigr.

Eau : un litre.

	Gram.
Carbonate de soude......................	0,500
— de magnésie	0,430
— de chaux......................	0,180
— de fer......................	0,020
Chlorure de sodium......................	0,007
Sulfate de soude......................	0,030
Silice......................	0,160
Perte......................	0,023
	1,350

	Gram.
Gaz acide carbonique......................	1,250

(MARCADIEU).

Ces eaux sont prescrites en boisson et en bains dans les dyspepsies, gastralgies, entéralgies et constipation, particulièrement consécutives aux fièvres d'accès, dans les coliques sèches des pays chauds, les engorgements du foie et de la rate, les obstructions abdominales, la goutte et la gravelle (Petit et Gauden). Des travaux de captage et un établissement ont été entrepris dans cette localité en 1853.

2° Sources de *Cilaos*, non loin des précédentes, sur un versant du Piton des Neiges. Elles passent pour avoir une composition analogue à la précédente, pour être plus chaudes et plus chargées en acide carbonique que celles de Salazie. On n'y a pas encore créé d'établissement, mais elles sont fréquentées pour l'usage en bains qu'on prend dans des installations particulières.

REUTLINGEN (Allemagne, Wurtemberg).

Bicarbonatée mixte. Tempér., 12 à 13° centigr.

	Eau : 16 onces.		Eau : un litre.
	Grains.		Gram.
Sulfate de soude...........	0,49	=	0,060
Carbonate de soude........	0,93	=	0,098
— de chaux........	0,35	=	0,043
— de magnésie	1,05	=	0,130
— de fer...........	0,02	=	0,002
Chlorure de sodium........	0,40	=	0,049
Silice	0.15	=	0,018
Matière organique et carbonée.	0,57	=	0,070
	3,96	=	0,470
	Pouc. cub.		Cent. cub.
Gaz hydrogène sulfuré.........	0,029	=	0,061
Gaz acide carbonique........	0,087	=	0,183
Azote....................	0,015	=	0,034
Gaz hydrogène carboné......	0,021	=	0,045

(VOHRINGER.)

Ces eaux sont employées en boisson et en bains dans les affections catarrhales des organes respiratoires. Établissement médiocrement installé.

REVAL OU REVEL (Russie d'Europe). Sur le golfe de Finlande. *Bains de mer.* Fréquentés.

REVAUTE (La) ou **LES RIBAUTES** (France, Cantal, arrond. de Mauriac).

Sur le territoire de la commune de Menet, dit M. Nivet (*Eaux minérales du Cantal*), sourd une source minérale *ferrugineuse bicarbonatée* froide, qui convient dans l'anémie, la chlorose et l'embarras gastrique. Pas d'analyse qui vienne confirmer ces effets physiologiques.

REYRIEUX (Ain, arrond. de Trévoux). A 4 kilomètres de cette ville.

Ferrugineuse bicarbonatée. Tempér., 13°,5.

Eau : un litre.

	Cent. cub.
Oxygène	traces
Azote	10
Acide carbonique	indét.
Acide sulfhydrique	1,0
	Gram.
Bicarbonate de soude	0,01082
— de chaux	0,28806
— de magnésie	0,00299
— de fer	0,06420
Chlorure de potassium	0,00392
— de sodium	0,00899
Sulfate de chaux	0,00987
— de magnésie	0,01262
Alumine	0,00586
Silice	0,01251
Matières organiques	0,00578
	0,42562

(FERRAND, 1859.)

La source de Reyrieux, de découverte toute récente, est en ce moment l'objet de travaux qui doivent lui assurer un débit plus considérable ; on pense en effet, en réunissant plusieurs filets qui coulent dans son voisinage, en élever le débit jusqu'à 900 litres par vingt-quatre heures. Pas d'établissement. La spécialisation de ces eaux reste à caractériser. M. Ferrand croit que ces eaux sont diurétiques et laxatives, qu'elles conviennent dans tous les cas qui réclament l'emploi des ferrugineux, et enfin que la petite proportion d'acide sulfhydrique qu'elles renferment la rend propre aux affections de la peau.

RHUMATISME. Le traitement du rhumatisme considéré en lui-même, ce qui ne veut pas dire sous une forme abstraite, mais dans des conditions aussi simples que possible, présente ceci de particulier, qu'il est à peu près indépendant de la qualité des eaux elles-mêmes, ou de leur minéralisation propre. Il exige seulement la réunion de deux circonstances : 1° une haute thermalité; 2° l'intervention d'agents hydrothérapiques suffisants.

La thermalité est donc la première condition exigée dans le traitement du rhumatisme. On ne peut douter que la thermalité artificielle ne jouisse exactement des mêmes propriétés que la thermalité naturelle. Cependant celle-ci sera toujours préférée, puisque la première ne peut être obtenue sans entraîner quelque altération dans la constitution des eaux elles-mêmes.

Cependant si la nature même de la minéralisation n'offre pas grande importance vis-à-vis le rhumatisme simple, il n'en faudrait pas déduire que les eaux minérales agissent exclusivement par leur thermalité. On ne saurait précisément obtenir, des eaux douces élevées à une égale température, des effets semblables à ceux qu'on en obtient. C'est que les eaux minérales, et les moins minéralisées d'entre elles, offrent cette particularité que leur application détermine toujours un certain degré d'excitation des fonctions cutanées, et une tonicité particulière, qui les distinguent parfaitement des eaux douces. Ainsi thermalité jointe à une minéralisation quelconque, voici le premier terme de cette question thérapeutique.

Mais les manifestations rhumatismales ne cèdent pas toujours à l'unique emploi de la thermalité, même accompagnée d'une minéralisation active.

Elles réclament souvent des pratiques toutes particulières, qui nécessitent l'intervention des agents dits balnéothérapiques, tels que douches, étuves. Une station ne conviendra donc spécialement au rhumatisme qu'autant qu'elle joindra à une thermalité élevée un développement convenable dans le sens de l'installation balnéothérapique.

Aussi les eaux les mieux appropriées au rhumatisme, considéré d'une manière générale, sont-elles des eaux très peu minéralisées, ou très peu caractérisées par leur minéralisation. La raison est que, douées de qualités médicamenteuses très faibles, et souvent problématiques, elles ont dû chercher dans le développement des pratiques balnéothérapiques une compensation à leurs qualités négatives, et nous offrent ainsi les exemples des meilleures installations ; et d'une autre côté, ne possédant par elles-mêmes qu'une activité physiologique très restreinte, on peut sans inconvénient les utiliser aux températures élevées qui appartiennent à la plupart d'entre elles.

Il n'en est pas de même des eaux fortement minéralisées, et auxquelles leur propre constitution prête une activité physiologique déterminée. Ici, l'emploi d'une thermalité élevée est beaucoup plus délicat et ne peut s'appliquer qu'à des cas très restreints ; en outre, les installations balnéothérapiques n'y occupent souvent qu'une place assez secondaire.

Il résulte de tout cela que les eaux minérales spéciales dans le rhumatisme, considéré dans son plus grand état de simplicité, sont des eaux faibles et à haute température, telles que: *Plombières, Néris, Bains, Luxeuil, Bourbon-Lancy, Chaudesaigues, Pfeffers, Tœplitz, Aix* (en Savoie), que sa faible sulfuration rapproche des précédentes, etc. Et nous ajouterons que, à part les circonstances de localité, le choix entre ces différentes stations peut être considéré comme à peu près indifférent.

Pour ce qui est des eaux plus minéralisées et à haute thermalité, on va voir que leur indication dans le rhumatisme se rapporte à des cas mieux déterminés.

Lorsque nous avons parlé du rhumatisme à l'état de simplicité, nous avons entendu : forme régulière, absence de lésions appréciables de tissu, siége dans les couches fibreuses des membres ou du tronc, conditions générales de constitution ou de santé moyennes ou indifférentes.

Mais il n'en est pas toujours ainsi.

A côté du rhumatisme peuvent exister des conditions constitutionnelles ou diathésiques qui dominent l'indication thérapeutique, ou bien des affections locales organiques ou constitutionnelles qu'il n'importe pas moins de prendre en considération. Ou bien le rhumatisme peut occuper quelque point inusité ou irrégulier, dans tel ou tel appareil d'organes ; ou bien enfin il peut avoir déterminé quelques lésions de tissu, épaississement, engorgement, dégénération même.

C'est dans ces diverses circonstances qu'un choix judicieux d'eaux minérales appropriées, doit remplacer les indications un peu banales que nous avons exposées à propos du rhumatisme simple.

A côté des constitutions moyennes, on voit souvent dominer, chez un grand nombre de rhumatisants, les caractères d'une constitution soit lymphatique, soit névropathique. Ce sont là deux types qui comprennent la grande majorité des cas, et qui nous conduisent par degrés, l'un jusqu'à ces rhumatismes scrofuleux qui déterminent de véritables tumeurs blanches, l'autre jusqu'au rhumatisme nerveux, l'une des formes les plus opiniâtres et les plus difficiles des névroses.

Chez les individus à constitution molle, lymphatique, on emploiera de préférence les eaux sulfurées sodiques thermales et actives, comme *Baréges, Luchon, Cauterets, Ax, Olette, Amélie, Bagnoles* (Lozère), *Piétrapola*, etc., ou les chlorurées sodiques fortes, telles que *Bourbon-l'Archambault, Bourbonne, Uriage, Aix-la-Chapelle*, etc.

Les rhumatismes réclameront d'autant plus les eaux de ce genre que les caractères du lymphatisme seront plus développés chez eux, et que l'opiniâtreté du rhumatisme paraîtra se rattacher à l'état constitutionnel.

Si, dans cet ordre de faits, il faut recourir aux eaux les plus actives, aux températures les plus élevées, et quelquefois aux modes d'administration les plus énergiques, il en est tout autrement chez les individus névropathiques, et surtout alors que le rhumatisme vient à revêtir lui-même les caractères de mobilité et d'excitabilité extrêmes qui appartiennent aux névroses.

C'est alors qu'il faut s'en tenir scrupuleusement à ces sortes d'eaux peu minéralisées que nous avons énumérées au début de cet article. Mais, tandis que dans le rhumatisme simple on mettait à profit toutes les ressources offertes par la thermalité et les agents balnéothérapiques, ici ce n'est qu'avec une extrême réserve qu'il faut en user. Le point de départ du traitement sera l'emploi le plus simple possible des eaux, température moyenne, faible durée, point de douches ; puis accroissement graduel dans l'énergie du traitement.

Néris offre le type de semblables traitements. *Luxeuil, Bains, Aix* (en Provence), *La Malou, Bagnères-de-Bigorre, Foncaude, Ussat* (ces trois dernières sulfatées calciques), s'y prêtent également. *Gréoulx, Saint-Sauveur* et les sulfurées dégénérées riches en matières organiques des Pyrénées-Orientales, *Olette, Molitg, La Preste*, fournissent encore une excellente balnéothérapie aux cas de ce genre.

On rencontre des rhumatismes singulièrement tenaces, sans que les caractères de la constitution semblent en rendre compte. Mais les digestions se font mal ; il y a de la faiblesse, de la tendance à l'anémie, à la névropathie, souvent des douleurs entéralgiques ou cardialgiques. L'indication imminente paraît alors de rétablir les fonctions digestives, et c'est à peu près la seule circonstance où les eaux bicarbonatées aient à intervenir formellement dans le traitement du rhumatisme. Ces rhumatismes se guérissent à *Ems*, à *Vichy*, à *Pougues*, à *Saint-Alban : Ems* et *Vichy* seront préférés pour leur température élevée.

Lorsque le rhumatisme s'est fixé sur une ou plusieurs jointures, et y a développé quelques altérations organiques, les bases d'indications que nous venons de poser demeurent les mêmes.

Nous avons, il est vrai, une distinction à établir. Lorsque le gonflement articulaire est seulement ou surtout déterminé par un épanchement de liquide, que l'hydarthrose domine, les eaux très peu minéralisées réussissent parfaitement. Il faut généralement alors user largement de la thermalité et quelquefois des douches. C'est ainsi qu'à *Néris* on voit guérir d'une manière remarquable des hydarthroses rhumatismales.

Mais, lorsque le gonflement des articulations est surtout produit par l'épaississement des tissus qui les environnent ou les constituent, il faut plutôt recourir aux eaux fortement minéralisées, et *Bourbonne, Bour-*

bon-l'*Archambault*, *Aix-la-Chapelle* seront préférés à Néris et à ses analogues.

On remarquera que les indications que nous exposons ici sont tout à fait en rapport avec celles qui ont précédé. L'hydarthrose se montre de préférence chez les individus à tendance névropathique, et les épaississements de tissus chez les individus à disposition lymphatique. Il nous paraît inutile de nous étendre sur toutes les applications qui peuvent être déduites de semblables données : on s'en fera facilement une idée.

Le rhumatisme atteint quelquefois des organes viscéraux. C'est ordinairement sous forme de gastralgie, d'entéralgie, ou sous des formes moins communes et plus difficiles à saisir. Toutes les eaux applicables aux rhumatismes névropathiques sont indiquées alors. La direction du traitement est importante ici, mais se trouve trop en rapport avec les cas particuliers, pour que nous puissions entrer dans des détails à ce sujet.

Dans ces rhumatismes irréguliers, lorsqu'il y a eu déplacement évident de la manifestation rhumatismale, lorsqu'il y a indication formelle de rappeler celle-ci à son siège primitif, les eaux du *Mont-Dore* et le mode de traitement qui y a prévalu jusqu'ici, offrent une médication très énergique. Sans doute beaucoup d'autres eaux peuvent être employées avec succès dans le même sens et suivant un mode semblable : mais nous exprimons ici une des spécialisations les plus notables des eaux du Mont-Dore.

Bien que l'opportunité des eaux minérales dans le traitement du rhumatisme se montre surtout dans l'état chronique et dans les périodes où les manifestations s'en trouvent le plus affaiblies, cependant on paraît avoir opposé certaines eaux avec succès à des rhumatismes aigus persistants, ainsi *Néris*, *La Malou*, *Foncaude*. On n'emploie alors que de faibles températures, des bains peu prolongés, enfin un traitement éminemment sédatif.

RHUMATISME GOUTTEUX. Le rhumatisme goutteux est un genre mal défini en pathologie. N'est-ce qu'une des formes du rhumatisme? Mais il s'en distinguerait par la tendance aux altérations articulaires, en l'absence des conditions diathésiques que nous avons signalées dans l'article précédent. N'est-ce autre chose que la goutte chronique? Mais il s'en distingue par une habitude plus douloureuse, par de moindres déformations, par la part plus grande que la tension des synoviales prend aux gonflements articulaires. Il y a là un ordre de faits tout particulier à élucider.

On voit également réussir, dans les cas de ce genre, des eaux peu minéralisées comme *Néris*, bicarbonatées sodiques comme *Vichy*, chlorurées sodiques comme *Bourbonne*. L'état des fonctions digestives et celui de la constitution générale guideront dans le choix de ces eaux. On prendra également en considération le degré d'endolorissement des jointures. Lorsque les douleurs ne sont pas très vives, qu'il y a plutôt une apparence de déformation articulaire que d'épanchement dans la synoviale, que les petites articulations sont surtout entreprises, Vichy réussit bien. Néris sera préféré si les douleurs sont vives, la constitution névropathique; Bourbonne, chez les individus mous et lymphatiques.

RIBAS (Espagne, prov. de Gerona).

Sulfatée magnésique. Tempér., 14° à 20° centigr.

	Eau : une livre.		Eau : un litre.
	Grains.		Gram,
Sulfate de magnésie.....	de 10 à 15	=	1,061 à 1,592
Chlorure de calcium.....	6 à 8	=	0,636 à 0,848
Carbonate de magnésie..	3 à 4	=	0,318 à 0,424

(BACH, 1830.)

Une analyse, faite à Paris en 1841, a confirmé la précédente, et cependant elle nous semble incomplète sous tous les rapports.

Ces eaux se prennent en boisson dans les affections dyspeptiques.

RIETENAU (Allemagne, Wurtemberg). Dans une vallée, à 4 kilomètres de Backnang.

Sulfatée sodique. Tempér., 13° centigr.

	Eau : 16 onces.		Eau : un litre.
	Grans.		Gram.
Sulfate de chaux..........	44,875	=	0,564
— de magnésie........	8,410	=	1,042
— de soude...........	2,919	=	3,619
— de potasse.........	0,396	=	0,049
Chlorure de magnésium.....	2,761	=	0,342
Carbonate de chaux (avec traces de matière organique, de phosphate calcaire, de fluorure de calcium et d'oxyde de fer)...............	16,406	=	2,034
Silice, avec un peu d'oxyde de fer................	1,375	=	0,170
Matière extractive........	quant. indét.		quant. indét.
	77,144	=	12,810
	Pouc. cub.		Cent. cub.
Gaz acide carbonique.......	21,873	=	1092,5

(ZWINK, 1836.)

On n'emploie ces eaux qu'en bains. La proportion notable de sulfate de chaux qu'elles contiennent paraît s'opposer à leur usage interne. On les prescrit surtout dans les états névropathiques, la leucorrhée et les troubles menstruels. Il y a un établissement.

RIEUMAJOU (France, Hérault, arrond. de Saint-Pérès). A 2 kilomètres de la Salvetat et à 80 de Montpellier.

Bicarbonatée calcique. Tempér., de 14 à 16°.

Onze sources abondantes ayant à peu près la même constitution et la même origine.

Eau : un litre.

	Lit.
Acide carbonique libre......	0,739

	Gram.
Carbonate de chaux.....................	0,770
— de soude.....................	0,214
— de magnésie....................	0,060
Sulfate de soude......................	0,029
Chlorure de sodium....................	0,007
Acide silicique......................	0,071
Oxyde de fer......................	0,031
Alumine...........................	traces
Matière organique et perte................	0,048
	1,230

(MIALHE et FIGUIER, 1847.)

Le captage des sources, très anciennement connues, ne remonte pas au delà de l'année 1846, et c'est sur les indications de M. J. François qu'on est parvenu à les retirer d'un marécage tourbeux. Il y a un établissement de création récente. Ces eaux paraissent devoir être utilisées dans les dyspepsies, et dans les affections de l'appareil urinaire.

RIO. Voy. ELBE (île d').

RIO-MAYOR (Portugal, Estramadure). A 17 kilomètres de Santarem, source réputée *chlorurée sodique* froide, et la seule eau médicinale de cette classe située en Portugal.

RIO-REAL (Portugal, Estramadure). Source *sulfureuse*. Tempér., 24° centigr.

RIO-TINTO (Espagne, prov. de Huelva). Mines riches en pyrites de fer et de cuivre, où émerge une eau exploitée pour un but industriel.

Ferrugineuse sulfatée. Tempér., 23° centigr.

Eau : un litre.

	Gram.
Acide sulfurique libre...: .... }	0,061
— arsénieux libre..................... }	
Sulfate de fer......................	4,287
— de cuivre.....................	0,531
— de zinc.....................	0,212
— de glucyne.....................	0,237
— d'alumine.....................	0,266
— de chaux.....................	0,131
— de magnésie.....................	0,306
— d'yttria	0,318
— de cerium.....................	0,092
— de lithine.....................	0,300
	6,819

(MORENO, 1849.)

On remarque dans cette analyse plusieurs corps que l'on n'est pas habitué à rencontrer dans les eaux minérales ; sous ce rapport, le résultat du travail de M. Moreno mériterait d'être confirmé, avant d'être définitivement acquis à l'hydrologie. Il est vrai que ce sont des eaux de mines.

Ces eaux, d'une coloration vert-azur, fortement styptiques, ne sont guère employées thérapeutiquement qu'à des usages vétérinaires. M. Rubio pense qu'elles pourraient être utilisées en traitement externe dans des affections cutanées et carcinomateuses.

RIO-VINAGRE (Amérique du Sud, Nouvelle-Grenade, départ. du Cauca).

A la hauteur de 3230 mètres du versant nord-ouest du volcan de Puracé, au pied duquel est bâtie la ville de Popayan, jaillit une source marquant 72°,8 et qui, par trois cascades pittoresques, va se jeter à quelques milles au delà dans le Rio Cauca.

Avant son mélange avec les eaux douces, cette eau minérale offre une acidité très remarquable et en tous points comparable, quoique à un moindre degré, avec celle de PARAMO DE RUIZ (*voy. ce mot*). En voici la composition :

	Eau : un litre.
Acide sulfurique.........................	1,11
Acide chlorhydrique......................	0,91
Alumine	0,40
Chaux	0,13
Soude	0,12
Silice.	0,20
Oxyde de fer, magnésie..................	traces
	2,87

(BOUSSINGAULT, 1831.)

Le débit de la source, d'après l'auteur de cette analyse, est, par vingt-quatre heures, de 34,784,64 mètres cubes d'eau, qui contiennent :

38,611 kilogr. d'acide sulfurique.

31,654 kilogr. d'acide chlorhydrique.

Aussi, dit de Humboldt, du point où il reçoit cette petite rivière jusqu'aux embouchures du Pindamon et du Palacé, c'est-à-dire sur une distance de deux à trois milles, le Rio Cauca ne nourrit aucun poisson (*Cosmos.*, t. IV, p. 230).

L'eau du Rio Vinagre porte encore le nom de *Pasambio*.

RIPPOLDSAU (Allemagne, grand-duché de Bade). Au pied du Kniebiss. Altitude : 592 mètres.

Ferrugineuse bicarbonatée. Tempér., de 8 à 10°.

Quatre sources : *source de Léopold* (8° centigr.); *source de Wenzel* (9°,8); *source de Joseph* (10°); *source des Bains* (8°).

Eau : un litre.	Source de Léopold.	Source de Wenzel.	Source de Joseph.	Source des Bains.
	gr.	gr.	gr.	gr.
Acide carbonique libre...	2,0814	1,9796	1,9448	1,9968
Oxygène libre..........	0,0000456	»	»	»
Azote libre...........	0,0004	0,002674	0,000436	»
Bicarbonate de chaux....	1,9470	1,4541	1,6847	1,6566
— de magnésie..	0,3760	0,1042	0,0707	0,0733
— ferreux.....	0,0592	0,1229	0,0514	0,0455
— manganeux..	0,0102	0,0030	0,0043	»
Sulfate de chaux.......	0,0174	0,0576	0,0557	0,0210
— de magnésie.....	0,0195	0,1822	0,2430	0,1400
— de soude	0,8814	1,0588	1,2130	1,3666
— de potasse......	0,0353	0,0464	0,0605	0,0675
Chlorure de magnésium..	0,0437	0,0687	0,0847	0,0603
Alumine.............	0,0026	0,0173	0,0044	0,0046
Silice..............	0,0863	0,0973	0,0572	0,0588
Lithine.............	traces	»	»	»
Arsenic.............	id.	traces	traces	traces
Acide phosphorique.....	»	id.	»	id.
Bicarbonate manganeux..	»	»	»	id.
Matières organiques.....	traces	traces	traces	id.
	5,5781456	5,194774	5,474836	5,4910

(Bunsen, 1855.)

M. Will a encore constaté, dans les dépôts ocracés des sources, des traces de plomb, d'antimoine et d'étain.

L'établissement de Rippoldsau se compose de dix bâtiments reliés ensemble et parfaitement disposés pour la commodité des baigneurs.

Ces eaux s'emploient en boisson, bains et douches. Il y a aussi à Rippoldsau des bains de gaz acide carbonique. Enfin la cure du petit-lait s'y applique sur une grande échelle. L'usage interne de l'eau forme la partie capitale du traitement. Son action est tonique et légèrement laxative. On commence par boire deux verres et on en élève graduellement la dose jusqu'à huit ou dix, sans dépasser cette limite, pour diminuer ensuite successivement. M. Robert fait remarquer avec raison que la minéralisation relativement très effective des sources de Rippoldsau, et la proportion de gaz carbonique qu'elles contiennent, réclament des ménagements dans leur emploi. Elles sont indiquées spécialement contre les affections dyspeptiques, dépendant d'un état atonique des organes digestifs, la chlorose et les désordres qui s'y rattachent, l'anémie et la faiblesse générale. On y joint les maladies des voies urinaires, calculeuses ou catarrhales, les rhumatismes, la goutte, vraisemblablement dans des formes torpides, etc. Enfin ces eaux passent dans le pays pour un vermifuge assuré (Robert).

Site très pittoresque au milieu de hautes montagnes boisées.

RITA (La). [Voy. ISCHIA.]

RIVERA (Espagne, prov. de Jaen). Village à 2 kilomètres de Frailes.

Sulfurée calcique. Tempér., 19° centigr.

	Eau : 4 livres.		Eau : un litre.
	Grains.		Gram.
Gaz hydrogène sulfuré.......	10,76	=	0,285
Gaz acide carbonique.........	1,80	=	0,047
Sulfate de chaux...........	3,40	=	0,090
— de magnésie.........	4,32	=	0,114
Carbonate de chaux.........	4,20	=	0,111
— de magnésie........	2,80	=	0,074
Chlorure de magnésium......	1,50	=	0,039
Acide silicique.............	0,20	=	0,005
Matière extractive..........	0,26	=	0,006
	29,24	=	0,771
			(BARRACA.)

Ces eaux sont employées contre les affections cutanées. On les prend en bains dans une piscine.

RIVIÈRE DE SALZ. Voy. SALZ.

ROANNE (France, Loire). Entre la Loire et les sources de Renaison, émanant des terrains tertiaires. Découverte en 1836.

Ferrugineuse bicarbonatée. Froide.

	Eau : un litre.
	Gram.
Acide sulfhydrique......................	traces
— carbonique.......................	quant. indét.
Sulfate de soude.....................	0,0073
Chlorure de sodium..................	0,0062
Carbonate et crénate de soude..............	0,0007
Acide crénique.....................	0,0559
Protoxyde de fer...................	0,0147
Magnésie........................	0,0098
Chaux..........................	0,0031
	0,0977
	(BARRUEL.)

L'analyse qui précède peut être considérée seulement comme approximative; du reste cette eau, qui semble être un mélange d'eau minérale et d'eau douce de source, est très peu utilisée et très peu connue.

ROBINETTERIE. Par le mot générique de *robinetterie*, on désigne l'ensemble des engins et appareils de bronze, de cuivre jaune, de zinc qui relient les réservoirs aux conduites de distribution ; qui règlent le mouvement des eaux dans ces conduites; qui, à l'arrivée de ces dernières sur les lieux d'emploi (buvette, bains, douches, piscines, étuves, etc.), servent à régler la prise et l'usage des eaux sous toutes les formes réclamées par la pratique médicale ; qui enfin servent à régler leur évacuation et la vidange.

Il ne saurait être dans notre intention de décrire ici ces appareils de forme et de nature très variables, soit avec leur destination, soit avec la nature des eaux. Nous dirons seulement que, comme pour les conduites, le choix de la matière qui doit composer la robinetterie est du plus haut intérêt pour une bonne appropriation. Il faut en effet que la robinetterie ne nécessite pas de réparations incessantes et onéreuses, mais encore que son maniement et son entretien soient faciles.

Le cuivre jaune n° 1 et n° 2 est d'un bon usage pour les sulfatées et les chlorurées, et pour les ferrugineuses calciques. Pour les bicarbonatées sodiques ou ferrugineuses, on doit admettre le bronze ordinaire n° 2.

Quant aux sulfureuses, leur action dégradante sur la robinetterie est très variable. Généralement les sulfurées d'altération rapide rongent facilement même le bronze n° 1 (Luchon, Ax, etc.); il en est de même de certaines eaux hydrosulfuriquées, comme Aix-les-Bains. Avec les sulfureuses les plus fixes, comme Baréges, on emploie avec avantage le bronze n° 1. Mais avec les sulfureuses corrosives, on doit recourir à l'emploi du zinc pur, adouci par addition de cuivre et de plomb.

Les appareils en grès, en porcelaine ou en cristal, ne sont pas d'une bonne pratique. Ils nécessitent un entretien incessant.

ROCCABIGLIERA (ancien comté de Nice), sur la rive gauche de la Vesubia.

Plusieurs sources *sulfurées calciques*. Tempér., 28° centigr.

Des analyses approximatives ont seules été publiées à leur propos. On trouve de nombreux vestiges de thermes antiques autour d'elles.

ROCHE-CARDON (La) (France, Rhône). A 4 ou 5 kilomètres de Lyon, dans la partie supérieure de la vallée de la Roche-Cardon.

Ferrugineuse bicarbonatée. Froide.

Eau : un litre.

	Gram.
Acide carbonique......................................	traces
Bicarbonate de chaux	0,350
— de magnésie.....................	0,017
— de protoxyde de fer..............	0,031
— de manganèse...................	0,021
Chlorure de sodium.....................	
Hyposulfite alcalin.....................	
Alumine	0,055
Phosphate alcalin........................	
Matière organique.......................	
	0,474

(LAMBERT et POUMARÈDE.)

La source n'est pas encore régulièrement captée. Elle est très abondante, car le débit d'un jet a été évalué à 4800 ou 5000 litres par vingt-quatre heures. C'est celui que l'on emploie en boisson.

Il n'y a pas d'établissement thermal.

Applications des eaux ferrugineuses en général.

ROCHE CONGÉNÈRE. Dans les mots GISEMENT, ORIGINE DES EAUX MINÉRALES, EAUX DE MINES, INFILTRATIONS, etc., nous avons employé l'expression nouvelle de *roche congénère*, pour désigner les roches d'origine éruptive ou autres qui ont des relations reconnues de position et d'origine avec des eaux thermales ou minérales.

Une roche est *congénère* d'une eau minérale toutes les fois qu'il y a permanence démontrée dans les rapports de gisement entre l'eau et la roche.

C'est ainsi que, dans les Pyrénées, par exemple, l'eau de Luchon a pour congénère la pegmatite et ses variantes ; que l'eau de Barèges a pour congénère un pétrosilex chlorité. C'est ainsi également que les schistes métamorphiques pyritifères sont les congénères, par voie d'infiltrations supérieures, des eaux ferrugineuses sulfatées ; que les ophites avec gypse et sel gemme sont congénères des chloro-sulfatées, par voie d'émission ascensionnelle ou bien par action des infiltrations supérieures.

ROCHE-CORBON (France, Indre-et-Loire, arrond. de Tours).

Aux environs de Roche-Corbon, on trouve une source minérale froide ne contenant que des proportions très minimes de carbonates de chaux, de silice, d'alumine, de magnésie et de matière organique, d'après une analyse très ancienne et incomplète de Margueron. Cette source a reçu dans la localité le nom de *Fontaine de Jouvence*.

ROCHE-POSAY (La) (France, Vienne, arrond. de Chatellerault). A 22 kilomètres de cette ville dans un site des plus agréables.

Sulfatée? Tempér., froide.

Il existe à la Roche-Posay trois sources abondantes qui jaillissent les unes à côté des autres et qui portent les noms de *source Est, source Sud, source Ouest.* Au sortir de leurs griffons, les eaux se rendent dans un réservoir général où l'on vient les puiser pour le service des établissements et des hôtels.

Ces eaux minérales, malgré la vogue dont elles ont joui autrefois, sont peu connues dans leur composition chimique ; aussi est-ce sous forme dubitative que nous les rangeons parmi les sulfatées, l'odeur trop peu sulfureuse qu'elles répandent à leur lieu d'émergence permettant difficilement de les classer parmi les *sulfurées*. On sait seulement qu'elles sont à peine chargées de principes minéraux. Ainsi, d'après MM. Boul-

lay et O. Henry, un litre d'eau de chacune des trois sources renfermerait :

Eau de la source Est......................... 1,20
—   Sud...................... 0,52
—   Ouest....................... 0,52

Ces trois sources mélangées dans le réservoir général donnent, par
litre, 1ᵍʳ,40.

Cette station possède un établissement thermal assez mal disposé, ne
renfermant qu'un petit nombre de baignoires en bois. Mais les trois
principaux hôtels se partagent 25 à 30 baignoires où l'eau minérale qui
les alimente est échauffée artificiellement et par des moyens qui laissent
beaucoup à désirer.

Les habitants de la Vienne, des Deux-Sèvres, d'Indre-et-Loire et de
l'Indre constituent la population flottante de cette station. Les trois derniers départements y envoient même leurs indigents. On y traite plus
spécialement les affections de la peau bénignes et quelques variétés du
rhumatisme. On y utilise en outre les boues ou limon végétal sous la
forme de cataplasmes.

La position de la Roche-Posay, au centre de la France et dans une région où les sources minérales sont peu abondantes, fait vivement désirer
que l'on entreprenne enfin des recherches suivies sur la nature et la
proportion des principes qui minéralisent ses eaux. D'après le docteur
Vidal (de Poitiers), l'eau de la source *Ouest* serait sensiblement diurétique,
caractère qui ne se présente pas avec les sources *Est* et *Sud*.

ROCHES (Les). Voy. ROYAT.

RODNA (États autrichiens, Transylvanie). Village sur les frontières
de la Moldavie, dans une vallée profonde.

Ferrugineuse bicarbonatée. Tempér., 13° centigr.

	Eau : 16 onces. Grains.		Eau : un litre. Gram.
Carbonate de soude.........	25,60	=	3,686
— de chaux.........	11,20	=	1,612
— de magnésie	5,10	=	0,734
— de fer...........	0,90	=	0,129
— de manganèse.....	0,30	=	0,043
Sulfate de soude	2,40	=	0,345
Chlorure de sodium........	7,20	=	1,036
Silice	0,10	=	0,014
Matière extractive.........	0,02	=	0,001
	52,82	=	7,600
	Pouc. cub.		Cent. cub.
Gaz acide carbonique.......	32,9	=	1316,0
			(PATAKI.)

Ces eaux, remarquables par la proportion d'éléments ferreux et de
gaz acide carbonique libre qu'elles renferment, sont employées en boisson
et en bains, dans les affections catarrhales en général, particulièrement

dans celles de l'estomac et des organes génito-urinaires, dans la gravelle et la goutte, et surtout dans les diverses formes de dyspepsie. Sous ce dernier rapport, on les compare à celles de Fachingen et de Bilin. Il s'en exporte une grande quantité.

Établissement bien installé, connu encore sous le nom de DOMBHAT.

ROGGENDORF (États autrichiens, provinces Danubiennes).

Sulfatée sodique. Froide.

	Eau : une livre de Vienne.		Eau : un litre.
	Grains.		Gram.
Sulfate de soude............	44,048	=	6,342
— de magnésie.........	31,887	=	4,591
— de potasse...........	4,185	=	0,602
Chlorure de sodium..........	1,075	=	0,154
Carbonate de magnésie......	6,785	=	0,977
— de fer...........	0,184	=	0,026
Alumine.................	0,146	=	0,021
Acide silicique.............	0,230	=	0,033
Phosphates et matière organiq.	traces		traces
Acide carbonique libre.......	8,148	=	1,173
	96,688	=	13,919

(NORICSANY et SPANGLER.)

Ces eaux sont rangées parmi les eaux AMÈRES et, à ce titre, employées comme purgatif.

ROHITSCH (États autrichiens, Styrie). Dans une vallée des Alpes Noriques, sur la frontière de la Croatie, bains appelés encore *Sauerbrunnen*. Les sources émergeant d'un sol calcaire sont très nombreuses. Cinq desservent l'établissement, et parmi elles le *Tempelbrunnen* est la plus importante. Nous donnons son analyse.

Sulfatée sodique. Tempér., 12° centigr.

	Eau : 16 onces.		Eau : un litre.
	Grains.		Gram.
Sulfate de soude	15,54	=	2,237
Carbonate de chaux..........	11,87	=	1,709
— de magnésie.......	9,93	=	1,429
— de soude..........	5,83	=	0,839
— de fer...........	0,06	=	0,008
Chlorure de sodium..........	0,72	=	0,103
Alumine..................	0,34	=	0,048
Silice...................	0,14	=	0,020
	44,14	=	6,393
	Pouc. cub.		Cent. cub.
Gaz acide carbonique libre...	25	=	1000

(SCHROTER.)

Une autre source, *Ignatzbrunnen*, est signalée comme très riche en bicarbonate de soude.

La spécialisation de ces eaux se partage entre les formes atoniques de dyspepsie et les affections catarrhales des muqueuses de l'estomac et des organes génito-urinaires. On y joint la pléthore et les engorgements spléniques. La proportion de gaz acide carbonique libre et de sels neutres qu'elles renferment permet cette diversité d'applications.

Établissement bien installé dans d'excellentes conditions de site et de climat, et très fréquenté pendant l'été.

ROIGHEIM (Allemagne, Wurtemberg). Village du Cercle du Neckar. *Sulfurée calcique?* Tempér., 12 à 13° centigr.

	Eau : 16 onces. Grains.		Eau : un litre. Gram.
Sulfate de chaux............	0,437	=	0,051
— de soude............	0,343	=	0,042
— de magnésie.........	0,340	=	0,041
Carbonate de chaux........	1,781	=	0,220
— de magnésie......	0,311	=	0,038
Chlorure de sodium........	0,246	=	0,030
— de magnésium......	0,049	=	0,006
— d'aluminium.......	0,006	=	0,001
Oxyde de fer.............	0,031	=	0,003
Alumine avec traces d'acide phosphorique............	0,050	=	0,010
Silice.....................	0,046	=	0,005
Matière organique..........	0,045	=	0,005
Matière extractive	0,093	=	0,011
Oxyde de manganèse........	traces		traces
	3,783	=	0,466
	Pouc. cub.		Cent. cub.
Gaz hydrogène sulfuré......	0,27	=	13,5
Gaz azide carbonique........	1,00	=	50,0

(HAUFFEL, 1832.)

On utilise encore des boues minérales prises dans cette source. Les affections rhumatismales, les paralysies, les contractures, les maladies de la peau, forment sa spécialisation.

ROISDORF (Prusse, prov. rhénane, rég. de Cologne, cercle de Bonn). Station du chemin de fer de Cologne à Rolandseck.

Bicarbonatée mixte. Tempér., 8°,5.

Plusieurs sources, dont l'une dite *Roisdorfferbrunnen*, très anciennement connue, est ainsi composée :

	Eau : un litre.
	Lit.
Acide carbonique libre......................	0,583
	Gram.
Chlorure de sodium.......................	1,066
— de calcium.......................	0,084
Sulfate de soude.........................	0,290
— de chaux.........................	0,290
Carbonate de soude.......................	0,885
— de chaux........................	0,081
— de magnésie.....................	0,702
Silice.................................	0,010
	3,408

(PETAZZI, 1811.)

Ces eaux, désignées aussi sous le nom d'eaux d'*Alfter*, sont d'un usage fort agréable ; on les boit comme celles de Seltz, soit à titre d'eau de table, soit contre les affections des organes digestifs et urinaires. Il s'en exporte une grande quantité.

ROLLE (Suisse, canton de Vaud). Sur le bord du lac de Genève, escale de bateaux à vapeur.

Ferrugineuse bicarbonatée. Froide.

M. Peschier a signalé dans ces eaux du sulfate de fer.. Elles sont employées comme reconstituantes. Il y a un établissement de bains appelé *Fontaine de Jouvence*, et fréquenté surtout par les femmes pour des motifs d'hygiène.

ROMAGNA (Bagno-in) (Toscane, province de Florence). Bourg à 25 kilomètres de Sarsina.

Bicarbonatée sodique. Tempér., de 40 à 44° centigr.

Eau : un litre.

	Gram.
Carbonate de soude.....................	6,626
— de chaux.....................	0,188
— de magnésie....................	0,094
Chlorure de sodium	1,509
Sulfate de soude.....................	0,804
Silice et matière extractive................	0,165
	9,386

	Cent. cub.
Acide carbonique.......................	6,63
Air atmosphérique	11,49
Azote en excès........................	1,87

(Targioni Tozzetti.)

Ces eaux, déjà connues des Romains, sont très fréquentées. On les emploie en boisson, en bains et en applications de boues.

ROMBOLE (Toscane, val d'Ombrone).

Sulfurée calcique. Tempér., 38° centigr.

Giuli, en donnant l'analyse de ces eaux, exprime le regret de voir leur usage limité par un mélange de la source avec une argile fangeuse. Il les compare sous le rapport de leurs propriétés à celles de Monte-Alceto, moins riches en gaz hydrogène sulfuré.

RÖMERBAD. Voy. TUFFER.

ROMERBAD ou **ROEMERBAD** (Suisse, canton d'Arogovie). Près de Zofingue, sur la route de Lucerne, source *bicarbonatée calcique* froide, exploitée sur les fondements d'un bain romain, découvert en 1826. Établissement fréquenté.

ROMEYER (France, Drôme, arrond. de Die). À 5 kilomètres de cette ville.

Il existe à Romeyer une source *sulfureuse froide* qui attire pendant la belle saison quelques malades des localités voisines. Pas d'analyse ni de spécialisations définies.

RONNEBURG (Allemagne, duché de Saxe-Altemburg). A proximité de Géra. Plusieurs sources, dont deux principales indiquées ci-dessous.

Ferrugineuse bicarbonatée. Froide.

Eau : un litre.

	EULENHOFER.	URQUELLE.
	Cent. cub.	Cent. cub.
Acide carbonique libre........	1833,0	1141,0
	Gram.	Gram.
Chlorure de potassium........	0,010	0,009
Potasse (crénate?)...........	0,007	0,019
Magnésie (id.)...............	»	0,003
Sulfate de magnésie..........	0,008	0,021
— de chaux..............	0,004	0,013
Bicarbonate de chaux..........	0,166	0,299
— de magnésie.......	0,067	0,050
— ferreux...........	0,038	0,017
Protoxyde de manganèse.......	traces	traces
Matière organique............	0,001	0,003
Silice	0,011	0,010
	0,312	0,444

(RICHARD.)

Ces eaux sont employées en boisson et en bains comme médication reconstituante.

RONNEBY (Suède, gouv. de Carlskrona). Sur la rive orientale de la rivière qui unit le lac de Rotnen à la mer Baltique.

Sulfatée sodique? Tempér.?

Eau : un litre.

	Gram.
Chlore........................	0,018
Acide sulfurique..............	1,409
Protoxyde de fer..............	0,499
— de manganèse...........	0,012
Oxyde de zinc.................	0,006
Soude	0,061
Potasse	0,007
Ammoniaque	0,014
Terre argileuse...............	0,165
— siliceuse	0,115
— calcaire.................	0,140
— talqueuse	0,059
	2,505

(BERZELIUS, 1827.)

La manière dont Berzelius a représenté le résultat de son analyse, permet difficilement de connaître la classe dans laquelle cette eau minérale peut être rangée, et nous croyons que d'autres recherches à ce sujet conduiraient à des résultats bien différents.

La source de Ronneby passe pour être très fréquentée. Mais ses applications thérapeutiques ne sont pas spécifiées.

ROSELAOUI (Suisse, canton de Berne). Bains à 13 kilomètres de Grindelwald, dans un ravin, au pied du glacier de même nom. Altitude : 1351 mètres. L'analyse qualitative de ces eaux les signale comme *chlorurées* et *sulfatées sodiques*. Pas d'indication de température. On les utilise en boisson dans les obstructions abdominales, en bains dans les rhumatismes et les engorgements lymphatiques.

ROSELLE (Italie, Toscane). Bains à 4 milles de Grosseto.

Sulfatée mixte. Tempér., 37° centigr.

L'analyse qualitative de ces eaux est seule indiquée. Un établissement les dessert, construit sur les ruines de thermes romains importants.

ROSENAU (Hongrie, comitat de Gomor). Plusieurs sources dans le voisinage de mines de fer et de hauts fourneaux.

Ferrugineuse sulfatée. Tempér., 13° centigr.

Une analyse très incomplète et qui a trait seulement aux principes ferrugineux attribue à cette eau 0,053 de carbonate et 0,096 de sulfate de fer par litre d'eau, d'après M. Marikovsky.

L'usage interne de ces eaux est rendu difficile par la forte proportion de principes ferriques qu'elles renferment. On les emploie souvent en bains, comme médication tonique et reconstituante.

ROSENHEIM (Allemagne, Haute-Bavière). Bourg, sur l'Inn, à 60 kilomètres de Salzbourg et à proximité de Kreuth.

Sulfurée calcique. Tempér. ?

	Eau : 16 onces.		Eau : un litre.
	Grains.		Gram.
Sulfate de soude...........	0,080	=	0,009
Chlorure de sodium........	0,010	=	0,001
Carbonate de chaux........	1,010	=	0,125
— de soude......	0,060	=	0,007
— de magnésie......	0,050	=	0,006
— de fer..........	0,010	=	0,001
Acide silicique...........	0,010	=	0,001
Humus................	0,010	=	0,001
	1,240	=	0,151
	Pouc. cub.		Cent. cub.
Gaz hydrogène sulfuré......	0,100	=	4,4
			(VOGEL.)

Les eaux de cette localité émergent dans un sol à la fois calcaire et marécageux.

Outre la source qui est utilisée dans un établissement pour les usages médicaux, on exploite à Rosenheim des salines dont les eaux mères sont associées aux bains, soit sur place, soit dans la station voisine [voy. KREUTH]. On y suit également la cure du petit-lait.

ROSHEIM (Bas-Rhin, arrond. de Schelestadt). A 30 kilomètres de cette ville et 24 de Strasbourg.

Bicarbonatée calcique. Tempér., 13° centigr.

Eau : un litre.

	Lit.
Acide carbonique......................	0,015
	Gram.
Carbonate de chaux.....................	0,1594
— de soude.....................	traces
— de magnésie.................	0,0736
— de lithine.................	0,0114
Sulfate de lithine.....................	0,0028
— de magnésie.................	0,0177
Nitrate de magnésie.................	0,0093
— de potasse.................	0,0085
Chlorure de sodium....................	
Silice................................	0,0090
Matière organique.....................	0,0012
	0,2929

(Cose, Persoz et Fargeaud, 1836.)

Cette eau minérale est peut-être la seule dans laquelle l'analyse ait constaté une proportion aussi considérable de lithine.

La source, renfermée dans un pavillon couvert et captée dans un réservoir de pierres de taille, alimente un établissement situé dans la partie la plus élevée de la ville. De vastes baignoires, des douches de toutes espèces, de construction récente, sont mises à la disposition des malades qui appartiennent principalement au département du Bas-Rhin et aux départements circonvoisins. Elle jaillit du terrain d'alluvion avec un débit évalué à 166 750 litres par vingt-quatre heures. Il existe encore plusieurs autres sources dans le voisinage de la source principale.

ROSSEAU. Voy. Saint-Barthélemy.

ROSTOCK (Suède, district d'Elfsborg).

Bicarbonatée mixte. Tempér. ?

	Eau : 16 onces.		Eau : un litre.
	Grains.		Gram.
Carbonate de chaux.........	0,112	=	0,011
— de soude.........	0,087	=	0,008
— de magnésie......	0,023	=	0,002
— de fer...........	0,091	=	0,009
— de manganèse.....	0,022	=	0,002
Sulfate de chaux...........	0,056	=	0,005
Phosphate d'alumine.........	0,029	=	0,002
Chlorure d'aluminium.......	0,096	=	0,009
— de calcium	0,028	=	0,002
— de sodium........	0,047	=	0,004
Acide silicique	0,039	=	0,003
Acide carbonique...........	quant. indét.		quant. indét.
	0,627	=	0,057

(Svangren et Olbers.)

Ces eaux qui se font remarquer par leur faible minéralisation, sont prescrites dans les affections rhumatismales, névropathiques et la chlorose. Il y a un établissement de bains alimenté par deux sources.

ROTHENBACH (Allemagne, Wurtemberg). Près de Nagold, dans le cercle de la forêt Noire.

Bicarbonatée calcique. Tempér., 11 à 12° centigr.

	Eau : 16 onces.		Eau : un litre.
	Grains.		Gram.
Carbonate de chaux.........	1,460	=	0,181
— de magnésie.....;.	0,086	=	0,010
Sulfate de magnésie.........	0,560	=	0,069
— de chaux	0,320	=	0,039
Chlorure de magnésium......	0,072	=	0,008
Perte..................	0,100	=	0,012
	2,598	=	0,319

(ZELLER, 1839.)

On emploie ces eaux en bains dans les affections goutteuses, rhumatismales et cutanées.

ROTHENBRUNN (Suisse, canton des Grisons). Bains, dans la vallée de Domlesch, à 8 kilomètres de Coire, alimentés par une source *ferrugineuse*, froide.

ROTHENBURG - SUR - TAUBER (Bavière, Franconie - Moyenne). Deux sources.

Ferrugineuse bicarbonatée. Tempér. ?

	Eau : un litre.	
	MINERALWASS.	STAHLWASS.
	Gram.	Gram.
Sulfate de chaux..............	0,900	0,576
— de magnésie..........	0,390	0,390
— de soude.............	0,003	»
Carbonate de chaux...........	0,660	0,750
— de magnésie.........	0,030	0,060
— de fer.............	traces	0,006
Chlorure de magnésium........	0,060	0,030
Acide silicique..............	0,030	»
Humus..................	0,018	0,018
	2,091	1,830
	Cent. cub.	Cent. cub.
Gaz acide carbonique.........	232,0	178,2
Gaz hydrogène sulfuré........	traces	»

(VOGEL.)

Ces eaux sont desservies par un établissement.

ROTHENFELDE (Prusse, Westphalie). Salines à 3 milles d'Osnabrück et 4 de Munster.

Chlorurée sodique. Tempér., 19° centigr.

	Eau : 16 onces.		Eau : un litre.
	Grains.		Gram.
Chlorure de sodium.........	431,297	=	51,755
— de magnésium.......	15,053	=	1,806
Sulfate de chaux...........	30,141	=	3,616
— de soude...........	7,993	=	0,959
— de potasse..........	1,627	=	0,195
Carbonate de chaux.........	17,545	=	2,105
— de magnésie......	1,813	=	0,217
— de fer..........	0,452	=	0,054
— de manganèse.....	0,128	=	0,015
Bromure de magnésium......	0,020	=	0,002
Iodure de magnésium........	0,001	=	0,0004
Silice....................	traces		traces
	506,049	=	60,7241
	Pouc. cub.		Cent. cub.
Gaz acide carbonique.........	17,232	=	689,2

(WIGGER.)

Ces eaux sont employées en bains, mais par mélange avec de l'eau douce. Un établissement bien organisé et pourvu de divers appareils balnéaires existe depuis peu dans cette localité. L'inhalation se pratique dans les bâtiments de graduation. Traitement des scrofules.

ROTHENFELS (Allemagne, grand-duché de Bade). A un demi-kilomètre environ de Bade et à 2 de Wildbad, dans la vallée de la Murg, une des plus pittoresques de cette contrée, commençant dans la forêt Noire. Station de Muggensturm. On ne compte qu'une seule source, l'*Elisabethquelle*, qui donne souvent son nom à la localité thermale.

Chlorurée sodique. Tempér., 20° centigr. environ.

	Eau : un litre.
	Gram.
Chlorure de sodium.....................	4,2507
— de calcium....................	0,4522
— de magnésium.................	0,1835
— de potassium..................	0,1535
Sulfate de soude......................	0,1324
— de magnésie...................	0,0320
— de chaux.....................	0,2874
Carbonate ferreux.....................	0,0105
— de manganèse.................	traces
— de magnésie..................	0,0362
— de chaux.....................	0,1450
— de soude.....................	0,0396
Silice hydratée.......................	0,0064
Phosphate de chaux...................	⎫
Bromure de magnésium................	
Alumine hydratée.....................	⎬ traces
Acide sulfhydrique...................	
Acide crénique.......................	⎭
	5,7291

(WALCHNER, 1841.)

Quoique M. Walchner n'indique pas dans son analyse l'existence de l'acide carbonique libre, et qu'il inscrive les carbonates à l'état de sels neutres, il est certain néanmoins que cette eau minérale contient une proportion notable de gaz carbonique, et que les carbonates y sont à l'état de bicarbonates, car la source dégage un grand nombre de bulles d'acide carbonique et d'azote.

La source de Rothenfels, découverte en 1839, est captée dans un bâtiment adossé contre une montagne boisée. Une trinkhalle, des cabinets de bains et de douches, composent l'aménagement bien entendu de cet établissement.

D'après M. Robert, l'eau de l'*Elisabethquelle* est résolutive; en même temps, elle relève un peu l'activité intestinale et celle des organes urinaires. On l'administre en boisson dans les affections lymphatiques et scrofuleuses, dans les engorgements ganglionnaires et viscéraux, l'hypochondrie; en bains, dans les stases sanguines, les maladies rhumatismales, quelques névralgies et paralysies peu avancées, et les affections cutanées reliées au lymphatisme.

A l'action salutaire des eaux s'ajoutent les avantages d'excellentes conditions hygiéniques, les agréments d'un beau site, et de nombreuses ressources qui font rechercher ce séjour.

ROTHESAY (Écosse, comté et île de Bute). Au fond du golfe de la Clyde.

Bains de mer.

Dans cette localité, on a découvert une source émergeant dans le sable du rivage même, et qu'une analyse publiée, en 1831, par M. Thomson, signale comme *sulfureuse*. Il ne paraît pas qu'elle ait reçu d'appropriations médicales. Sa minéralisation, d'ailleurs, doit être vraisemblablement rapportée à des circonstances accidentelles.

ROTWEIL (Wurtemberg, cercle de la forêt Noire). Saline dont les produits sont employés à des usages médicaux.

Chlorurée sodique. Tempér., 22° centigr.

	Eau : un litre.
	Gram.
Chlorure de sodium	245,53
— de calcium	3,91
— de magnésium	0,32
Sulfate de soude	4,98
	254,74

Osann indique cette analyse sans nom d'auteur. Il y a un établissement de bains. Traitement des scrofules.

ROUCAS-BLANC (France, Bouches-du-Rhône). Dans les environs de Marseille.

Chlorurée sodique. Tempér., 22°.

Eau : un litre.

	Gram.
Bicarbonate de chaux	
— de magnésie	0,470
Sulfate de soude	
— de magnésie	
— de potasse	2,100
— de chaux	
Chlorure de sodium	20,530
— de potassium	0,600
— de magnésium	2,000
Bromure	0,025
Iodure	0,005
Acide silicique	
Alumine	
Phosphate alumineux ou calcaire	0,200
Lithine	
Oxyde de fer où de manganèse	
Matière organique	
	25,930

(O. Henry.)

On suppose l'origine de ces eaux, non autrement signalées, en rapport avec les efflorescences salines de la Camargue.

ROUEN (France, Seine-Inférieure). Dans la ville de Rouen.

Ferrugineuse bicarbonatée. Froide.

Deux sources, l'une la source *Saint-Paul* jaillit dans l'enclos de ce nom et au pied de la montagne Sainte-Catherine avec la température de 13°,5 ; l'autre, la source de la *Maréquerie*, sort à l'est du quartier Martainville dans un jardin fréquenté par les personnes qui la boivent.

Eau : un litre.

	Source SAINT-PAUL.	Source DE LA MARÉQUERIE.
	Lit.	Lit.
Acide carbonique libre	0,001	0,002
	Gram.	Gram.
Carbonate de chaux	0,068	0,079
— de magnésie	»	0,011
— de fer avec crénate	0,069	0,094
Chlorure de calcium	0,046	0,087
— de magnésium	0,028	0,041
Sulfate de chaux	0,003	0,012
— de magnésie	0,006	0,008
— de fer	traces	0,001
— d'alumine	traces	»
Acide silicique	0,002	0,003
Matière organique bitumineuse.		
Acides crénique et apocrénique.	0,002	0,007
Perte	0,003	0,343
	0,332	0,343

(GIRARDIN et PEISSER, 1842.)

Les auteurs de ces analyses n'ont pas constaté dans les résidus de ces deux sources l'existence de l'arsenic ni du cuivre.

Ces eaux sont utilisées en boisson par quelques personnes de la ville de Rouen et dans les cas qui réclament l'emploi des ferrugineux.

ROUZAT (France, Puy-de-Dôme, arrond. de Riom). A 7 kilomètres nord de cette ville, près du village de Beauregard-Vandon.

Ces eaux sont désignées sous le nom de *Beauregard-Vandon*, par M. Nivet, dans son *Diction. sur les eaux min. du Puy-de-Dôme.*

Ferrugineuse bicarbonatée. Tempér. froide et thermale (30° à 31°).

Deux sources dont une seule (la source thermale) est utilisée.

	Eau : un litre.
	Cent. cub.
Oxygène et azote.........................	3
	Gram.
Acide carbonique libre	0,724
Bicarbonate de soude....................	0,109
— de chaux	1,098
— de magnésie.................	0,756
— de protoxyde de fer	0,036
Sulfate de soude.......................	0,303
— de strontiane.....................	0,006
Chlorure de sodium	0,887
— de potassium.....................	0,179
Iodure de sodium	traces
Phosphate de soude....................	0,019
Arséniate de soude....................	traces
Silice	0,106
Alumine	traces
Matière organique....................	traces
	4,227

(LEFORT, 1859.)

Il existe à Rouzat un établissement thermal où l'eau est échauffée d'une manière très défectueuse. Il se compose de deux petites piscines, de douze cabinets de bains et de douches.

Les eaux de Rouzat sont employées surtout dans les affections rhumatismales et scrofuleuses. Mais c'est principalement à titre d'eaux *ferrugineuses* qu'elles nous paraissent offrir quelque valeur.

ROYAN (France, Charente-Inférieure). A 504 kilomètres de Paris, à l'embouchure de la Gironde.

Bains de mer fréquentés.

ROYAT ET CHAMALIÈRES (France, Puy-de-Dôme, arrond. de Clermont-Ferrand). A 2 kilomètres de cette ville, dans la vallée de Tiretaine. Altitude : 450 mètres.

Bicarbonatée mixte (ferrugineuse). Tempér., de 19°,5 à 35°,5.

Quatre sources : 1° source thermale de l'*Établissement* 35°,5 ; 2° source.

des bains de *César*, 29° ; 3° source *Saint-Mart*, 31° ; 4° source des *Roches* 19°,5.

Eau : un litre.

	NOMS DES SOURCES.			
	Royat.	César.	St-Mart.	Les Roches.
	lit.	lit.	lit.	lit.
Acide carbonique libre............	0,377	0,620	0,532	0,831
	gr.	gr.	gr.	gr.
Bicarbonate de soude.............	1,349	0,392	0,421	0,428
—, de potasse............	0,435	0,286	0,365	0,312
— de chaux.............	1,000	0,686	0,953	0,822
— de magnésie..........	0,677	0,397	0,611	0,514
— de fer.............	0,040	0,025	0,042	0,042
— de manganèse	traces	traces	traces	traces
Sulfate de soude................	0,185	0,115	0,163	0,123
Phosphate de soude..............	0,018	0,014	0,007	0,005
Arséniate de soude	traces	traces	traces	traces
Chlorure de sodium.............	1,728	0,766	1,682	1,165
Iodure et bromure de sodium........	indices	indices	indices	indices
Silice	0,156	0,167	0,102	0,089
Alumine.....................	traces	traces	traces	traces
Matière organique	indices	indices	indices	indices
	5,724	4,067	5,396	5,146

(LEFORT, 1857.)

Les deux premières sont situées dans la commune de Royat, et les deux dernières dans la commune de Chamalières.

La source de l'*Établissement*, de toutes la plus importante, jaillit en face de l'édifice thermal sur la rive gauche du ruisseau de Tiretaine, et sur le bord de la route de Clermont au village de Royat. Son griffon est renfermé dans un vaste réservoir en maçonnerie chargé de distribuer l'eau minérale aux différents services de l'établissement et aux buvettes. C'est de toutes les sources de l'Auvergne la plus abondante, et son jet ne s'élève à une assez grande hauteur ; on a calculé qu'elle débitait 1,440,000 litres d'eau par vingt-quatre heures.

La source des *Bains de César* est située sur la rive gauche du ruisseau de Tiretaine, et à 30 mètres environ de l'établissement ; elle jaillit dans un puits carré, au rez-de-chaussée d'un moulin, avec un débit de 35 à 36,000 litres par vingt-quatre heures.

La source de *Saint-Mart* a son émergence à 25 mètres de l'établissement ; son débit est évalué à 21,600 litres par vingt-quatre heures. Actuellement elle n'est d'aucun usage.

La source des *Roches*, connue encore sous le nom de source de *Beaurepaire*, est située comme la principale source de Royat, à droite de la rivière de Tiretaine et à 1 kilomètre seulement de la ville de Clermont. Son débit est évalué de 29 à 30,000 litres d'eau par vingt-quatre heures. Elle est captée dans un puits renfermé dans un élégant bâtiment au-devant duquel sont placés quatre robinets ou buvettes. Au sortir du puits, l'eau minérale se rend dans un réservoir recouvert d'un chapiteau métallique qui permet de recueillir le gaz carbonique qui s'en dégage. Celui-ci sert ensuite à la préparation des limonades et des eaux de Seltz artificielles. L'eau minérale des Roches est seulement utilisée en boisson; on en exporte une quantité considérable pour le département du Puy-de-Dôme et les localités voisines.

L'établissement thermal de Royat, dont la construction remonte à l'année 1852 seulement, contient deux belles piscines en pierre de volvic dans lesquelles l'eau minérale se renouvelle incessamment. Des vestiaires et deux cabinets de bains avec baignoire et appareils de douches sont annexés à chacune de ces piscines.

Au rez-de-chaussée et sous un vestibule grandiose s'ouvrent, à droite et à gauche, les galeries qui renferment chacune vingt-quatre cabinets munis de baignoires en lave de volvic, et un cabinet contenant deux baignoires en marbre. Les bains sont alimentés par de l'eau minérale tempérée et par de l'eau minérale amenée par serpentinage à la température de 60°, ce qui permet de donner des bains à toutes les températures; en outre chaque malade voit son bain se renouveler peu à peu et se maintenir au même degré au moyen d'un double filet d'eau minérale naturelle et d'eau minérale échauffée.

Les douches s'administrent à Royat dans deux bâtiments annexes : dans le premier où l'on vaporise l'eau minérale qui alimente les bains de vapeur et les salles d'aspiration, il y a six cabinets; et dans le second, placé derrière la galerie des dames, douze cabinets précédés de vestiaires.

Les salles d'*aspiration*, mal dénommées, ne sont autre chose, suivant M. Nivet, que de véritables *sudatoria*, et cet observateur a reconnu qu'il n'y pénétrait à peu de chose près que de la vapeur d'eau et des gaz dissous. La vapeur, élevée d'abord à 75 ou 80°, présente dans la salle d'aspiration, suivant les hauteurs correspondantes aux gradins, les températures suivantes : à l'étage inférieur (au niveau du sol) de 30 à 31°; au deuxième étage, de 35 à 36° ; au troisième étage, de 38 à 40°, un peu moins qu'au Mont-Dore. Les malades laissent leurs vêtements dans un vestiaire, et s'enveloppent dans un peignoir de flanelle; ils y restent d'une demi-heure à une heure, transpirent dans le vestiaire pendant deux ou trois quarts d'heure, s'habillent et vont se coucher dans un lit bassiné.

Les salles d'*aspiration*, dit M. Nivet, prescrites en même temps que les eaux prises en boisson à dose modérée, agissent d'une manière puissante dans les phlegmasies chroniques des muqueuses nasale, pharyngienne et pulmonaire ; elles guérissent ou améliorent d'une manière rapide et presque constante les maux de gorge, les coryzas, les catarrhes pulmonaires et les asthmes humides; nous les avons prescrites avec succès dans les rhumatismes invétérés. Elles ont, en outre, l'avantage de rendre les personnes faibles de complexion, qui les prennent avec persévérance, moins sensibles à l'action des causes qui déterminent les rhumes de toute espèce.

L'établissement du *Bain de César* contient 8 cabinets de bains, où les baignoires reçoivent l'eau minérale par leur partie inférieure. On y administre aussi des douches écossaises. Enfin la source est fréquentée par un petit nombre de buveurs qui lui attribuent, très gratuitement, des propriétés particulières.

Les eaux de Royat, suivant M. Nivet, sont toniques emménagogues, et même un peu excitantes; appliquées sous la forme de bains, elles exercent une action dérivative et stimulante très prononcée du côté de la peau.

Les maladies traitées avec succès à Royat comprennent, dit le même auteur, toutes les affections morbides invétérées qui sont entretenues par un état d'affaiblissement général, par l'anémie, par une prédominance du tempérament lymphatique ou lymphatico-nerveux ; toutes les affections chroniques qui sont liées aux vices rachitique, scrofuleux ou tuberculeux ; au vice rhumatismal ou goutteux. On y voit figurer les catarrhes pulmonaires chroniques, les dyspepsies, les gastralgies et les entéralgies subaiguës, les atonies du tube digestif, les maladies anciennes de la muqueuse génito-urinaire, les leucorrhées et les engorgements indolents de l'utérus, la chlorose et l'anémie, les engorgements simples qui suivent les fractures et les luxations, les gonflements scrofuleux des jointures, les ankyloses, les hémiplégies incomplètes, les rhumatismes nerveux et musculaires internes et externes, les rhumatismes articulaires simples ou goutteux.

Le lien de parenté qui rapproche ces états morbides est pour le plus grand nombre, l'atonie et l'anémie ; pour les autres, le vice rhumatismal (Nivet, *Nouv. rech. sur les eaux de Royat*, 1857).

Nous avons reproduit cette longue énumération, parce que le seul document que nous possédions sur les applications des eaux de Royat ne fournit pas de renseignements plus explicites. Mais nous avons plusieurs réserves à exprimer à son sujet.

Les eaux de Royat, comme toutes les eaux peu caractérisées par leur minéralisation, peuvent s'appliquer à des cas très divers en apparence, parce qu'elles exercent leur action plutôt sur certaines conditions générales de l'économie, que sur tel état morbide en particulier. M. Nivet a justement caractérisé par l'*atonie* et l'*anémie* les conditions communes qui président aux applications de Royat ; il aurait pu y ajouter l'état *névropathique*, auquel ces bains tempérés et à courant continu conviennent parfaitement. Mais la prédominance lymphatique y trouve déjà une appropriation moins déterminée, et surtout le rachitisme et la scrofule. Ce serait se faire une fausse idée de cette station, que de la considérer comme indiquée spécialement dans de pareilles circonstances. Il faut se garder de confondre certains effets salutaires, mais superficiels, qu'on peut y obtenir, avec une modification réelle et curative de la diathèse, que d'autres eaux minérales atteignent plus directement.

Le *rhumatisme* trouvera également une médication plus conforme à sa nature, près d'autres eaux formellement thermales, sauf le rhumatisme *nerveux*, que Royat peut plus justement revendiquer, bien que nous doutions qu'il lui fournisse une médication aussi bien appropriée que Néris, Bains, Luxeuil, Foncaude. Nous rapprocherons plutôt à ce sujet Royat de Lamalou, pour les cas en particulier où l'anémie réclame une part spéciale dans l'indication.

Nous ne saurions encore accepter le rapprochement que M. Nivet essaye d'établir entre Royat et le Mont-Dore. Jamais Royat ne se prêtera à la médication énergique et spéciale que le Mont-Dore doit à l'heureux emploi de sa thermalité ; et si le Mont-Dore était uniquement usité sous les formes auxquelles se prête seule la constitution des eaux de Royat, on verrait aussitôt changer le champ si remarquable de ses applications.

Quant aux résultats obtenus dans les salles d'aspiration de Royat, pour les affections de l'appareil respiratoire, nous devons attendre des documents plus explicites, avant de les comparer à ceux revendiqués par le Mont-Dore.

En résumé, nous pensons que les propriétés thérapeutiques des eaux de Royat gagneraient à être mieux définies et plus circonstanciées qu'on ne l'a fait jusqu'ici.

RUBENA (Espagne, prov. de Burgos).

Ferrugineuse bicarbonatée. Tempér., 13° centigr.

L'analyse qualitative seule est indiquée. On emploie ces eaux en boisson dans les états chloro-anémiques, en lotions sur les ulcères indolents.

RÜGENWALDE (Prusse, Poméranie). Dans la Baltique.

Bains de mer.

RUHLA (Allemagne). Bourg sur la limite du duché de Saxe-Weimar et de celui de Saxe-Cobourg-Gotha.

Ferrugineuse bicarbonatée. Tempér. ?

	Eau : 16 onces.		Eau : un litre.
	Grains.		Gram.
Carbonate de chaux.........	0,75	=	0,093
—, de fer...........	0,50	=	0,062
Sulfate de chaux............	0,12	=	0,014
Chlorure de calcium........	0,25	=	0,031
Matière extractive..........	0,07	=	0,008
	1,69	=	0,208
	Pouc. cub.		Cent. cub.
Gaz acide carbonique........	2,40	=	120,0

(HOFFMANN.)

Quatre sources, d'une composition analogue à la précédente, desservent un établissement de bains et s'appliquent aux affections rhumatismales et névropathiques.

RUILLÉ (France, Sarthe, arrond. du Mans).

Chlorurée sodique. Froide.

	Eau : un litre.
	Lit.
Acide carbonique.....................	0,035
Air atmosphérique...................	0,013
	Gram.
Carbonate de chaux..................	0,097
Sulfate de chaux....................	0,042
Chlorure de sodium..................	0,159
— de calcium..................	0,183
Acide silicique et oxyde de fer......	0,027
Alumine	0,014
Matière animale.....................	0,024
	0,546

(DESSAIGNE et GENDRON, 1807.)

Cette source qui porte dans le pays le nom de *Tortaigne*, est peu connue.

RUNCORE (Angleterre, comté de Lancastre).

Bains de mer.

RUSSE (Bain). Le bain russe entre comme pratique complémentaire dans le traitement thermal. Ainsi que sa désignation l'indique, il est emprunté aux coutumes des peuples du Nord [voy. BAINS]. On peut le regarder comme une combinaison de l'étuve et des procédés hydrothérapiques. Il se compose, en effet: 1° de l'immersion générale du baigneur dans la vapeur, portée à une température plus ou moins élevée, simple ou minéralisée, qu'il aspire horizontalement couché sur une banquette du *vaporarium;* 2° des frictions ou du massage; 3° des immersions, des affusions, ou des arrosements, administrés avec l'eau froide ou tiède, sur la totalité du corps. Habituellement la température de l'étuve est maintenue entre 43 et 50° centigr. Au-dessous, la vapeur ne serait pas assez énergique, et au delà on pourrait redouter des accidents de malaise, de dyspnée et de congestion. Quand, après un séjour plus ou moins prolongé dans cette atmosphère humide, la transpiration s'établit franchement, il est procédé aux frictions. Suivant le mode employé en Russie, ces frictions se font avec un faisceau de fines branches de bouleau garnies de leurs feuilles, ramollies dans l'eau très chaude et enduites de savon. On y joint les manœuvres du massage [voy. MASSAGE]. Les affusions tièdes ou froides terminent le bain.

On sait combien les sujets les plus impressionnables s'habituent à ces divers temps du bain russe, caractérisés à la fois par une rapide alternance des sensations de chaleur et de froid, et par la succession des phénomènes de sudation et de réaction. Il en résulte même pour la plupart un effet de détente et de bien-être général, joint à une suractivité nouvelle des fonctions de la peau, autour de conditions favorables dont on a dû profiter en hygiène et en thérapeutique. S'il est prouvé que, dans les contrées septentrionales, cette méthode, commune à toutes les classes et à tous les âges, accroît la résistance aux intempéries atmosphériques et entretient l'équilibre de la santé, elle trouve aussi son application dans la cure des affections rhumatismales, dans celle des névropathies non éréthiques, de certaines formes essentielles d'affections de la peau, et à l'occasion de cachexies dont on vient à bout en stimulant l'économie.

RUSSIE Le vaste empire de Russie, dont la constitution géologique varie en raison de son étendue, renferme beaucoup de sources minérales. La plupart appartiennent aux classes des *sulfurées* et des *chlorurées sodiques*. A l'exception de celles du Caucase et de la Sibérie, elles ne sont point thermales. On cite parmi les stations les plus fréquentées: *Baldon, Druskeniki, Kemmern, Litpetzk, Slawjansk, Ssergiewsk*. Il est à regretter que très peu d'analyses de ces eaux aient été publiées. Nous les avons consignées dans des articles distincts. Une description spéciale est consacrée aux eaux du Caucase, sur lesquelles l'attention du gouvernement russe a porté d'une manière particulière [voy. CAUCASE].

On trouve encore en Russie de nombreux lacs ou marais salants qui remplissent les steppes au nord de la mer Caspienne et dans la Sibérie. La boue minérale dont le sol de ces marécages est imprégnée sert aux habitants de la contrée, en bains ou en applications topiques, pour la cure de diverses maladies [voy. ASTRAKAN, ARENSBURG, SAK (lac de)].

S

SABLES D'OLONNE (Les). (France, Vendée). A 463 kilomètres de Paris. Chemin de fer d'Orléans.

Bains de mer.

SACEDON ou **LA ISABELLA** (Espagne, prov. de Guadalajara). Bains à 4 kilomètres de la ville de ce nom, dans une vallée agréable.

Sulfatée calcique. Tempér., 29° centigr.

	Eau : 5 livres. Grains.		Eau : un litre. Gram.
Sulfate de chaux..............	17,9	=	0,355
— de magnésie..........	9,6	=	0,188
Carbonate de chaux..........	2,3	=	0,045
Chlorure de sodium..........	4,1	=	0,080
— de magnésium........	1,9	=	0,020
— de calcium..........	0,1	=	0,001
Silice, matière organ. et résineuse.	traces		traces
Perte.....................	2,7	=	0,053
	38,6	=	0,742
	Pouc. cub.		Cent. cub.
Gaz acide carbonique	2	=	21,5
Gaz hydrogène sulfuré........	traces		traces

(Manso et Palacios, 1844.)

On emploie ces eaux, en boisson et en bains, dans les affections rhumatismales, névropathiques, cutanées. Il s'en exporte une notable quantité pour l'usage interne. Un établissement, dépendant du domaine royal et bien organisé, les dessert.

Station très fréquentée, dont la réputation remonte aux époques romaine et arabe.

SÄCKINGEN (Allemagne, duché de Bade). Ville sur la rive droite du Rhin. Station du chemin de fer de Bâle à Waldshut.

Chlorurée sodique. Tempér., 26° centigr.

	Eau : 16 onces. Grains.		Eau : un litre. Gram.
Chlorure de sodium........	0,210	=	0,022
— de calcium........	0,010	=	0,001
— de magnésium,.....	0,027	=	0,003
Carbonate de chaux........	0,010	=	0,001
			(Keller.)

Analyse incomplète sous tous les rapports.

Ces eaux sont rangées parmi les eaux FAIBLES, et employées principalement en bains dans les affections névropathiques et rhumatismales. Un petit établissement les dessert. Station moins fréquentée qu'autrefois.

SAHILA (France, Pyrénées-Orientales). A une petite distance de Glorianes.

Ferrugineuse bicarbonatée.

Anglada signale dans le terrain de Sahila une source qui coule dans
la montagne, à travers une roche schisteuse, et qui porte dans le pays
le nom de *Fon-Roubillouse.* Elle est fréquentée par quelques habitants.
Pas d'analyse même approximative.

SAIDSCHÜTZ ou **SEIDSCHÜTZ** (États autrichiens, Bohême).

Village du cercle de Leitmertz, à 2 milles et demi de Bilin. Nombreuses sources émergeant d'un sol marneux consistant en basalte décomposé, en carbonate et sulfate calcaires.

Sulfatée magnésique. Tempér., 10° centigr.

	Eau : un litre. Gram.
Sulfate de magnésie	10,959
— de potasse........................	0,533
— de soude....	6,494
— de chaux.........................	1,312
Nitrate de magnésie.....................	3,277
Chlorure de magnésium.................	0,282
Crénate de magnésie....................	0,138
Carbonate de magnésie..................	0,649
Silice	0,004
Brome, iode, fluor, ammoniaque...........	traces
	23,648

(W. Stein.)

L'eau de Saidschütz, rangée parmi les eaux AMÈRES, en a les propriétés laxatives, moins actives toutefois que celles de Püllna et de Sedlitz.
On en prescrit l'emploi, à la dose d'un à deux verres, matin et soir, pour
entretenir la liberté du ventre. Il s'en fait une exportation considérable.

SAIGNES OU SAGNES (France, Cantal, arrond. de Mauriac). A
1 kilomètre sud de Saignes et à 100 mètres nord du village d'Oliac, jaillit
une source *ferrugineuse bicarbonatée* froide, non analysée ni utilisée.

SAIL-LÈS CHATEAUMORAND ou **SAIL-LÈS-BAINS** (France,
Loire, arrond. de Roanne). A 16 kilomètres de Roanne et à 9 de Lapalisse, au fond du petit vallon de Sail.

Six sources, dont trois *bicarbonatées mixtes,* une *ferrugineuse bicarbonatée* et deux *sulfureuses,* qui sortent du porphyre quartzifère. Voici
leurs noms avec leur température :

	Température. o
1° Source *Duhamel* ou *du Saule*.............	34
2° — *d'Urfé*......................	26,5
3° — *des Romains*.................	27
4° — *Bellety*	10 à 11
5° — *sulfureuse*....................	23
6° — *ferro-sulfureuse*.................	26,4

Eau : un litre.	Source Duhamel.	Source d'Urfé.	Source des Romains.	Source sulfureuse.	Source ferro-sulfureuse.
Azote presque pur	petite quantité	peu	peu	peu (cc.)	peu (cc.)
Acide carbonique libré	»	»	»	»	0,262
— sulfhydrique				0,612	
Silicates { de soude / de potasse (gr.)	0,1032	0,1001	0,0816	0,0830	0,0890 / 0,0350
Bicarbonates { de soude / de potasse	0,0482	0,1357	0,0490	0,0360	0,0940
Sulfate de soude	0,0800	0,1440	0,0460	0,1280	0,1200
Chlorures { de sodium / de magnésium	0,0903	0,0400	0,0720	0,0950	0,1260
Bicarbonates { de chaux / de magnésie	0,1122	0,0700	0,1830	0,1880	sensible
Iodure alcalin	éval. 0,0030	sensible	fort sensible	éval. 0,0020	éval. 0,0250
Alumine { silicatées	éval. 0,0100	éval. 0,0300	éval. 0,0300	éval. 0,0250	0,0150
Lithine {					
Nitrate, oxyde de fer	éval. 0,0070	»	»	»	»
Matière organique azotée	»	»	»	»	»
	0,4539	0,5198	0,4616	0,3570	0,5040

(O. Henry, 1850.)

La source *Duhamel*, captée depuis l'année 1847, jaillit avec un débit évalué à 1,150,000 litres par vingt-quatre heures ; elle se trouve sous une voûte qui communique à la piscine ; l'eau est utilisée à l'intérieur et à l'extérieur. La source d'*Urfé* a son point d'émergence dans un jardin, et dans un puits, à ciel ouvert, à un demi-mètre au-dessous du sol ; elle est couverte à volonté et enfermée dans une petite tonnelle en treillage ; l'eau d'Urfé n'est utilisée qu'en boisson et elle passe pour purgative. La source des *Romains* jaillit à l'entrée de l'établissement thermal, et s'élève à un mètre au-dessous du sol par sa force ascensionnelle ; elle dessert avec la source *Duhamel* et la source ferro-sulfureuse les bains et les douches, enfin elle est utilisée en boisson. Les sources *sulfureuse* et *ferro-sulfureuse*, employées surtout en boisson, se trouvent dans l'intérieur de l'établissement et coulent dans un bassin.

La source *Bellety*, ou source ferrugineuse, jaillit à l'extrémité du parc, et dans un terrain un peu marécageux. Elle est utilisée uniquement en boisson.

SOURCE BELLETY.

	Eau : un litre.
	Lit.
Acide carbonique libre	0,104
	Gram.
Bicarbonate de chaux......................	0,110
— de magnésie.....................	0,040
Sulfate de chaux, alumine et silice............	0,030
Sels de potasse et d'ammoniaque	indices
Chlorure alcalin..........................	0,012
Carbonate et crénate de fer..................	0,078
Manganèse...............................	traces
Matière organique	0,045
	0,335

(O. Henry.)

Il existe à Sail-lès-Châteaumorand un établissement thermal très bien installé composé de vingt-quatre à vingt-cinq cabinets de bains munis de douches variées, un appareil de chauffage à la vapeur pour élever la température des eaux : au dehors, et dans un bâtiment spécial on a établi une vaste piscine où vingt personnes peuvent nager sans difficulté.

Les sources *Duhamel* et du *Saule*, les plus importantes de cette station, situées un peu plus loin que l'établissement thermal, alimentent encore plusieurs cabinets de bains et des douches assez bien installées. Enfin chaque source présente une buvette.

La nature variée de ces sources, leur abondance, la température que quelques-unes d'entre elles atteignent, l'installation complète de l'établissement, semblent assigner à cette station une importance qu'elle n'a pas encore atteinte dans la pratique. Les maladies que l'on y soigne se partagent entre les dermatoses, la gastralgie, les affections utérines et les rhumatismes. Il nous est difficile, d'après le petit nombre de documents publiés à ce sujet, de spécifier au juste dans quelles circonstances ces eaux devront être particulièrement recherchées. Suivant M. Merle-Desisle, elles conviennent aux sujets phlegmatiques, à fibre molle, et possèdent des propriétés résolutives assez prononcées. Elles passent pour notablement diurétiques.

SAIL-SOUS-COUZAN (France, Loire, arrond. de Montbrison). Dans le village de Sail et sur les bords du Chagnon.

Bicarbonatée mixte. Froide (13°).

Une source qui se divise en six jets et qui donne 2160 litres par vingt-quatre heures.

Eau : un litre.

Acide carbonique libre.......	1/4 du vol. env.
	Gram.
Bicarbonate de soude	0,527
— de potasse....................	0,237
— de chaux	0,589
— de magnésie..................	0,311
— de strontiane,................	traces
— de protoxyde de fer............	0,008
— de manganèse.................	traces
— de lithine	traces
Sulfate de soude......................	0,140
— de chaux	0,012
Chlorure de sodium....................	0,120
— de potassium..................	
— de magnésium.................	0,030
Silicate de soude.....................	0,185
— de chaux et d'alumine...........	
	———
	2,159

(O. Henry, 1842.)

La source de Sail-sous-Couzan, appartenant à la commune, est seulement utilisée à l'intérieur ; les habitants du pays en font même leur boisson habituelle. Elle est fréquentée par un assez grand nombre de malades contre la chlorose, la dyspepsie, les engorgements récents des viscères abdominaux, la gravelle, la suppression des flux hémorrhoïdal et menstruel. On lui attribue encore quelques propriétés contre certaines maladies de la peau. L'eau minérale s'administre par deux ou trois verres, et en augmentant d'un verre par jour, on va par gradation jusqu'à dix ou quinze au plus. Elle s'expédie au dehors.

SAINT-ALBAN (France, Loire, arrond. de Roanne). A 12 kilomètres de cette ville.

Ferrugineuse bicarbonatée. Tempér., 17° centigr.

Quatre sources ayant une origine commune et une composition identique jaillissent dans le milieu d'une prairie située à la base du village de Saint-Alban et d'une fente qui isole, sur ce point, le grès à anthracite du porphyre quartzifère, elles portent les noms de *puits de César* ou *Ancien grand puits*; de *puits d'Antonin*; de *puits Neuf* ou *Ancien puits Rond*; et de *puits de Faustine* ou *puits de la Pompe*. Voici la composition de deux d'entre elles.

Eau : un litre.

	PUITS DE CÉSAR OU GRAND PUITS.	PUITS DE FAUSTINE OU PUITS DE LA POMPE.
	Gram.	Gram.
Acide carbonique libre......	1,9499	1,9400
Bicarbonate de soude........	0,8561	0,8508
— de potasse.......	0,0834	0,0838
— de chaux........	0,9382	0,9542
— de magnésie......	0,4577	0,4443
— de protoxyde de fer.	0,0233	0,0231
Chlorure de sodium..........	0,0301	0,0318
Iodure de sodium........... } Arséniate de soude........ }	traces	traces
Silice	0,0451	0,0443
Matière organique.........	traces	traces
	4,3838	4,3723

(LEFORT, 1859.)

On remarque dans ces analyses l'absence complète de sulfates.

Les eaux de Saint-Alban sont l'objet d'une exportation considérable dans toute la France, et l'on se sert pour cela de l'eau des quatre puits qui est conduite à l'usine où on la met en bouteilles. On y fabrique en outre sur une grande échelle des eaux gazeuses simples et des limonades gazeuses avec le gaz des sources; pour cela de vastes chapiteaux en cuivre recouvrent parfaitement les puits, et l'on force ainsi le gaz carbonique à se rendre à l'aide de tuyaux dans des gazomètres. On en sature ensuite de l'eau douce ou sucrée à l'aide d'une machine dite à *eau de Seltz*, perfectionnée par M. l'ingénieur Virollet.

La station de Saint-Alban est la première en France où l'on ait institué le traitement par l'acide carbonique. Négligé depuis, pendant un certain nombre d'années, il est aujourd'hui l'objet d'applications nouvelles et l'on se propose d'en faire une installation complète en bains, douches et aspirations, motivée par l'extrême pureté du gaz.

Les eaux de Saint-Alban se prennent en bains, en douches et en boisson. On espère que l'établissement balnéaire sera prochainement l'objet d'une réinstallation fort nécessaire.

Ces eaux sont apéritives et diurétiques. Lorsque l'on en fait usage en bains et en boisson, on ne tarde pas en général à éprouver quelques phénomènes d'excitation, et en particulier une éruption à la peau, soit miliaire, soit plus discrète et pustuleuse.

Les troubles fonctionnels, surtout avec prédominance névropathique, de l'estomac, les maladies de l'appareil urinaire et celles de la peau, constituent les applications les plus spéciales de ces eaux.

Très digestives, faciles à tolérer, elles conviennent à toutes les formes de la *dyspepsie*, spécialement dans la dyspepsie par atonie de l'appareil digestif, sans perversion spéciale des sécrétions (dyscrasie). Nous ferons ressortir leur appropriation aux gastralgies douloureuses, dans lesquelles des eaux plus actives, et Vichy en particulier, ne sont point tolérées. La proportion de fer qu'elles renferment les indique surtout dans les gastralgies accompagnant la chlorose et l'anémie, ainsi dans la chlorose de la puberté ou encore de l'âge critique.

Les eaux de Saint-Alban sont usitées avec grand avantage dans les néphrites chroniques, surtout les néphrites calculeuses, dans les catarrhes vésicaux. Si nous les comparons à une série d'eaux minérales applicables aux cas de ce genre, nous trouvons qu'elles sont plus médicamenteuses que Contrexéville, et ne se prêtent qu'à des doses infiniment moindres que ces dernières; qu'elles sont beaucoup plus toniques et plus actives qu'Evian; que leur qualité notablement ferrugineuse les distingue des eaux de la Preste et de Molitg.

Une certaine notoriété est depuis longtemps attachée aux eaux de Saint-Alban, dans le traitement des dermatoses, sans que la constitution de ces eaux paraisse en rendre aisément compte. M. le docteur Gay nous a communiqué sur ce sujet une note qui nous paraît très propre à éclairer ce sujet.

Si les eaux de Saint-Alban sont très salutaires dans certaines dermatoses, c'est alors que celles-ci tiennent à quelqu'une des affections auxquelles ces eaux sont le plus directement appropriées. Ainsi l'*impetigo figurata*, qui est toujours sous la dépendance d'une affection gastrique, se guérit aussi toujours à Saint-Alban. C'est même probablement cette maladie si apparente dont la guérison rapide a le plus contribué à répandre et à étendre outre mesure l'appropriation de Saint-Alban aux maladies de la peau.

Bon nombre d'eczémas, des varus, des herpès circinnés et furfuracés, se montrent dans des circonstances analogues, et disparaissent quand les digestions sont rétablies. Enfin les bains de Saint-Alban, et le traitement tonique dont ils font partie, font disparaître facilement un certain nombre de scrofulides. Mais nous ne saurions attribuer à cette station l'importance que quelques auteurs ont paru lui attacher dans le traitement de la scrofule ou du lymphatisme.

Les observations recueillies par M. Gay, au sujet de l'emploi de l'acide carbonique, concernent surtout l'asthme nerveux, la fatigue du larynx, chez les prédicateurs et les chanteurs par exemple, les angines chroniques, les aphonies asthéniques. De bons résultats ont été obtenus dans tous les cas de ce genre, et l'on a surtout remarqué la rapidité avec laquelle des accès d'asthme se trouvaient enrayés. M. Gay s'est encore très bien trouvé de l'emploi de douches de gaz carbonique dans les blépharites chroniques scrofuleuses [voy. CARBONIQUE (ACIDE)].

SAINT-ALLYRE. [Voy. CLERMONT.]

SAINT-AMAND (France, Nord, arrond. de Valenciennes). A 12 kilomètres de Valenciennes, 24 de Lille et 19 myriamètres de Paris. Trois sources principales qui se trouvent à 2 kilomètres de Saint-Amand et qui portent les noms de *Fontaine-Bouillon*, de *Pavillon-Ruiné* et de *Fontaine de Vérité* ou de *l'Archevêque d'Arras*.

Sulfatée calcique. Tempér., 19°,5.

Eau : un litre.

	FONTAINE-BOUILLON ET PAVILLON RUINÉ.	FONTAINE DE VÉRITÉ.
	Lit.	Lit.
Acide carbonique libre et combiné....	0,19	0,32
	Gram.	Gram.
Carbonate de chaux...............	0,066	0,045
— de magnésie.............	0,079	0,101
Sulfate de soude	0,234	0,170
— de chaux.................	0,870	0,841
— de magnésie..............	0,152	0,128
Chlorure de sodium..............	0,018	0,018
— de magnésium...........	0,095	0,077
Acide silique....................	0,020	0,028
Matière organique et fer...........	traces	traces
Acide sulfhydrique ou sulfuré de sodium.	»	traces
	1,534	1,408

(KUHLMANN.)

Ces sources jaillissent du terrain tertiaire où elles empruntent, du moins en partie, leur minéralisation. On rencontre autour d'elles une multitude de petits filets d'eau qui, en délayant la couche la plus superficielle du sol, composée d'humus et d'autres débris végétaux, forment des boues dont on tire à Saint-Amand un grand parti [voy. BOUES].

L'établissement de Saint-Amand se compose d'un grand nombre de cabinets ou cases de bains de boue, de cabinets de bains et d'appareils de douches. L'eau minérale y est aussi administrée en boisson.

Les eaux de Saint-Amand ne s'emploient guère en dehors des *boues* qui ont fait la renommée de cette station et qui la caractérisent réellement. Nous avons fait connaître à l'article BOUES le mode d'installation que l'on a consacré à ces dernières, ainsi que leurs principales applications. Il ne nous reste que peu de choses à ajouter sur ce sujet.

C'est au *rhumatisme* qu'il faut rapporter presque exclusivement les maladies traitées à Saint-Amand. Mais ce n'est pas le rhumatisme lui-même, le rhumatisme en puissance que l'on y traite, ainsi qu'on le fait à Aix (Savoie), à Chaudesaigues, à Néris, à Plombières, etc.; ce sont les altérations que cette maladie détermine dans les organes ou dans les tissus organiques qu'elle affecte. C'est donc une action simplement résolutive que l'on recherche à Saint-Amand.

Cette action est très puissante et n'est peut-être pas assez souvent invoquée. Cependant nous devons faire remarquer qu'elle est incomplète, en ce sens que, si l'application des boues de Saint-Amand constitue une médication locale très énergique, elle n'offre que peu de ressources au sujet du traitement général, si souvent indiqué dans les cas de ce genre. Lors donc qu'il s'agit de combattre un état scrofuleux ou lymphatique dont la prédominance paraît commander la persistance des altérations locales, il vaut mieux recourir à des médications plus propres à le modifier, ainsi Bourbonne, Kreuznach, Uriage, les bains de mer, etc. Mais alors les boues de Saint-Amand viennent très efficacement compléter ce premier traitement, lorsque tout en améliorant la santé générale on n'aura point obtenu la résolution complète des lésions articulaires et autres.

Nous pensons que les eaux de Saint-Amand peuvent rendre encore de grands services dans les paralysies cérébrales ou autres, dans l'atrophie musculaire progressive ; mais cet ordre de faits y a été beaucoup moins étudié que celui dont nous venons de parler.

La découverte des eaux de Saint-Amand remonte à un temps immémorial. On sait qu'elles furent connues des Romains, à en juger par des vestiges de cette époque.

L'établissement, après avoir appartenu à l'Etat, est devenu la propriété du département. Il est à regretter qu'il n'offre pas de ressources suffisantes de distraction pour les malades que son ancienne réputation attire.

SAINT-AMANT-ROCHE-SAVINE (France, Puy-de-Dôme, arrond. d'Ambert).

Trois sources *ferrugineuses bicarbonatées*, froides, qui jaillissent à une distance assez éloignée les unes des autres et avec un débit peu considérable. Elles sont fréquentées par quelques malades du pays. Pas d'analyse; les eaux ne sont même pas captées.

La première se trouve au milieu des prairies, au sud-ouest et très près du bourg de Saint-Amant. La seconde, dite source de *Chennailles*, a son point d'émergence dans un pré et donne naissance à quelques conferves. La troisième, appelée source de la *Fayolle*, est au bord d'un chemin vicinal et très près du hameau qui porte le même nom. Sa température est de 8° (Nivet).

SAINT-ANTOINE DE GUAGNO. [Voy. GUAGNO.]

SAINT-BARTHÉLEMY (France, Maine-et-Loire, arrond. d'Angers).

Ferrugineuse bicarbonatée. Tempér., 10°.

	Eau : un litre.
Acide carbonique et azote..................	indét.
	Gram.
Bicarbonate de chaux.....	0,075
— de magnésie..................	0,060
— de fer......'...............	0,015
— de manganèse	traces
Sulfate de chaux.............'........	0,075
— de fer...................'.........	0,008
— d'alumine	0,108
Chlorure de calcium	0,100
— de magnésium	0,142
Silice...............................	0,042
Arsenic............................	traces
Matière organique azotée...............	0,025
	0,650

(MÉNIÈRE et GODEFROY.)

Cette source porte dans la localité le nom de *Source de Rosseau*. On a constaté dans le dépôt de cette eau minérale la présence de l'arsenic. Applications thérapeutiques non caractérisées.

SAINT-BONNET (France, Hautes-Alpes, arrond. de Gap). A 200 mètres environ du bourg de Saint-Bonnet.

Sulfurée calcique. Tempér., 33°.

Une source jaillissant de roches calcaires voisines d'un gisement abondant de gypse et de dolomie, avec un débit évalué à 1000 hectolitres par vingt-quatre heures.

	Eau : un litre.
	Lit.
Azote...............................	0,00837
Acide carbonique......................	0,08913
	Gram.
Carbonate de chaux........'.........	0,327
— de magnésie.................	0,031
Sulfure de calcium.....................	0,043
Sulfate de chaux......................	0,207
— de soude	0,052
Chlorure de sodium	0,207
— de calcium....................	0,002
— de magnésium	traces
Iode................................	traces
Azotate de potasse.....................	0,023
— de chaux....................	0,041
Glairine et matière organique.............	indét.
	0,933

(NIEPCE.)

Pas d'établissement thermal. Les habitants du pays emploient beaucoup ces eaux dans les maladies cutanées.

SAINT-CHRISTAU DE LURBE (France, Basses-Pyrénées, arrond.
d'Oloron). A 8 kilomètres au sud de cette ville, sur la rive droite du
gave d'Aspe et au pied du mont Binet.

Sulfatée. Tempér., de 12 à 15°.

Les sources de cette station sont au nombre de cinq. On les connaît
sous les dénominations suivantes :

> Source du Pré ou de la Rotonde.
> — des Dartres.
> — de la Prairie.
> — du Pêcheur.
> — des Arceaux.

Il n'a encore été entrepris aucune analyse suivie sur ces eaux. M. Pommier a seulement annoncé que l'eau de la source du *Pêcheur* contenait
du sulfure de potassium, des carbonates de chaux et de magnésie, une
très petite quantité de sulfate de chaux, une matière extractive et point
de chlorures.

Les eaux sont administrées en bains, en douches et en boisson dans
deux établissements distincts dits, l'un, *du Pré* ou *de la Rotonde*, et
l'autre *des Bains-Vieux* ou *Bains des Dartres*. Elles conviennent surtout dans les maladies de la peau, et il paraîtrait que cette spécialisation
leur appartiendrait d'ancienne date. On les supporte d'ailleurs facilement.
Il est à désirer que leur emploi soit plus formellement déterminé et
mieux connu.

SAINT-CHRISTOPHE-EN-BRIONNAIS (France, Saône-et-Loire,
arrond. de Charolles). A 21 kilomètres de cette ville.

Ferrugineuse bicarbonatée. Froide.

Une source appartenant à la commune, et dont la découverte ne remonte qu'à l'année 1851.

	Eau : un litre.
Acide carbonique	1/12 du vol.
	Gram.
Bicarbonate de chaux.....................	0,040
— de magnésie....................	traces
Carbonate et crénate de fer.................	0,070
Manganèse.............................	traces
Sulfate de chaux.....................	0,020
Chlorure de sodium.....................	0,022
Silice et alumine.....................	0,011
Matière organique......................	traces
Principe arsenical reconnu dans le dépôt.......	traces
	0,163

(O. Henry, 1851.)

Ces eaux ont été surtout employées dans la chlorose et l'anémie, la
dysménorrhée, la gastralgie et la dyspepsie. Elles fournissent une boisson

de table tonique et très agréable, mais on a jugé convenable, pour en rendre la conservation plus facile, d'y introduire un excès d'acide carbonique (Bachelet, *Les eaux min. ferr. gazéifiées de Saint-Christophe*, 1859).

Les bains de Saint-Christophe sont amenés à un degré convenable au moyen de mélange avec de l'eau douce chauffée; on les administre à une température aussi basse que possible. Ils déterminent à la peau une sensation prononcée d'excitation, de fourmillements, d'astriction, et produisent des effets notables de tonicité.

SAINT-DENIS-LÈS-BLOIS (France, Loir-et-Cher, arrond. de Blois). Au bas du coteau sur lequel est bâti le village de Saint-Denis.

Ferrugineuse bicarbonatée. Tempér., de 12 à 14°,5.

Trois sources dites de *Médicis* (12°), *Renaulme* (13°,5 à 14°), *Saint-Denis* (14°,5).

Eau : un litre.

	Source MÉDICIS.	Source RENAULME.	Source SAINT-DENIS.
Acide carbononique libre.......	1/8 du vol.	1/8 du vol.	1/6 du vol.
	Gram.	Gram.	Gram.
Bicarbonate de chaux...........	0,134	0,150	0,370
— de magnésie........	0,027	0,030	0,050
Sulfates de soude et de chaux....	0,018	0,070	0,035
Carbonate et crénate de fer......	0,045	0,057	0,056
Chlorure de sodium...........	0,026	0,170	0,162
Iodure alcalin..............	traces	traces	traces
Azotate.................	indices	indices	indices
Crénates de potasse et de chaux...	0,054	0,034	0,060
Carbonate d'ammoniaque.......	indices	indices	indices
Silice et alumine............	0,007	0,007	0,044
Principe arsenical...........	indices	indices	indices
	0,311	0,518	0,777

(O. HENRY, 1851.)

Ces eaux ne sont fréquentées que par un petit nombre de malades appartenant à la localité, et cependant elles ont joui d'une certaine vogue à l'époque de Marie de Médicis.

Elles peuvent revendiquer les applications ordinaires des eaux gazeuzes et ferrugineuses, au sujet des désordres de la digestion, en particulier chez les sujets anémiques ou chlorotiques.

SAINT-DIÉRY (France, Puy-de-Dôme, arrond. d'Issoire). M. Nivet signale sur les bords de la couze d'Issoire, en face du Moulin-Neuf, une source *ferrugineuse bicarbonatée*, froide, que quelques paysans fréquentent pendant la belle saison. Pas d'analyse.

SAINT-DIEY (France, Vosges). Au pied de la montagne Saint-Martin.

M. Patissier signale dans cette localité deux sources *ferrugineuses*, froides, qui n'ont été l'objet d'aucun examen chimique.

SAINT-DIZIER (France, Haute-Marne). Dans une forêt située à 2 kilomètres de la ville de Saint-Dizier.

Ferrugineuse bicarbonatée.

Eau : un litre.

	Gram.
Gaz acide carbonique......................	0,1627
Gaz hydrogène sulfuré....................	0,0216
Carbonate de chaux......................	0,0201
— de magnésie....................	0,0232
Sulfate de soude........................	0,0300
— de chaux........................	0,0297
— de magnésie.....................	0,0480
— de potasse......................	0,0320
Chlorure de magnésium..................	0,0320
Phosphate d'alumine....................	0,0200
Sésquioxyde de fer......................	0,1100
Manganèse..............................	
Silice.................................	traces
Strontiane, brome, iode, cuivre	

0,5293

(LEGRIP.)

L'analyse qui précède peut être considérée seulement comme approximative, car, suivant l'opinion judicieuse de M. O. Henry, il est difficile d'admettre la concomitance de l'hydrogène sulfuré avec le bicarbonate de fer, sans qu'il se produise du sulfure noir de fer. M. O. Henry, d'après l'examen qu'il a fait de cette eau, n'a pas trouvé une proportion de fer aussi considérable que celle indiquée par M. Legrip. Enfin le mode opératoire suivi par ce dernier chimiste met hors de doute qu'il y a eu erreur dans le dosage de l'hydrogène sulfuré.

L'eau de Saint-Dizier serait donc une eau ferrugineuse bicarbonatée, riche en matière organique et par cela même très altérable. Elle est connue depuis très longtemps et fréquentée seulement par les gens de la localité; on lui donne le nom de *Fontaine Marin* ou *Marina*.

SAINT-DOMINGUE (Amérique centrale, île d'Haïti).

On trouve à Saint-Domingue, dans le quartier du Port-à-Piment, les sources de *Boynes*, au nombre de sept, réputées *sulfureuses*, d'après d'anciennes analyses, et dont la température varie de 49° à 53° centigr. Elles émergent au milieu d'un terrain bourbeux, où l'on raconte qu'un nègre, gardeur de bestiaux, s'enfonça soudainement avec son cheval et découvrit de la sorte ces eaux thermales. L'administration française, en 1770, les réunit dans un établissement bien organisé et qui jouit longtemps d'une certaine célébrité. Alibert (*Précis sur les eaux minér.*, 1826) cite cette station, d'après les docteurs Chervin et Dalmas, comme très importante. Un hôpital militaire thermal y était alors entretenu par les soins du gouvernement. Les rhumatismes, les paralysies, les affections arthritiques de nature strumeuse, rentrent dans la spécialisation des eaux de Boynes qui paraissent surtout agir par leur thermalité.

On signale encore, à proximité des sources précédentes, celles de *Banique*, également *sulfureuses*, mais moins chaudes (28° à 29° cent.). Plus loin, le docteur Bally a fait mention des eaux de *Santiago de los Cavalleros*, de composition analogue, assez fréquentées, et suffisamment installées pour le traitement des maladies de peau et des affections rhumatismales.

SAINT-DONAT (France, Puy-de-Dôme, arrond. d'Issoire). Près du hameau du Sac jaillit une source minérale de composition et de température inconnues jusqu'à ce jour, et à laquelle les habitants du pays attribuent une foule de propriétés thérapeutiques.

SAINT-FÉLIX-DES-PAILLIÈRES (France, Gard, arrond. du Vigan).

Ferrugineuse bicarbonatée. Froide.

	Eau : un litre.
Azote.................................	indét.
Acide carbonique......................	1/10 du vol.
	Gram.
Bicarbonate de chaux..................⎱	
— de magnésie.................⎰	0,088
— de soude....................	0,021
— de fer......................	0,046
— de manganèse................	traces
Crénate de fer.......................	0,003
— et silicate de soude............	0,103
Sulfates de soude et de chaux................	0,030
Chlorure de sodium	0,085
— de potassium et de magnésium.......	0,005
Silicates de chaux et d'alumine..............	0,025
Matière organique.....................	traces
	0,406

O. HENRY, 1844.)

SAINT-FLORET (France, Puy-de-Dôme, arrond. d'Issoire).

Ferrugineuse bicarbonatée. Tempér., 15 à 16° centigr.

M. Nivet signale dans cette localité deux sources qui s'échappent à la base de la tour de Saint-Ramband et qui forment une grande quantité de travertins ou incrustations. Pas d'analyse ; ces eaux ne paraissent pas avoir été utilisées jusqu'à présent.

SAINT-GALMIER (France, Loire, arrond. de Montbrison). A 20 kilomètres de cette ville. Chemin de fer de Paris à Lyon (ligne du Bourbonnais).

Bicarbonatée calcique. Froide.

Trois sources dites de *Fonfort*, *André* et *Badoit*, ayant la même origine et à peu près la même constitution : elles sortent de la faille qui limite le granit du Beaujolais, du côté du Forez.

Eau : un litre.

	Source FONFORT.	Source ANDRÉ.	Source BADOIT.
	Lit.	Lit.	Lit.
Air riche en oxygène........	»	q. inapp. }	
Acide carbonique libre.......	1,20	1 vol. 1/2 }	1 vol. 1/2
	Gram.	Gram.	Gram.
Bicarbonate de chaux.......)	1,037	0,9343	1,0200
— de magnésie....)		»	0,4200
— de soude	0,238	0,3450	0,5600
— de potasse.......	»	0,0100	0,0200
— de strontiane.....	0,007	inapp.	indiqué
— de fer..........)	0,009	»	»
— de manganèse ....)		»	»
Sulfate de soude..........	0,079)	0,3100	0,2000
— de chaux..........	0,180)		
Azotate alcalin...........	»	0,0620	0,0550
— de magnésie........	0,060	»	»
Chlorure de sodium........	0,216	0,4300)	
— de magnésium.......	»	» }	0,4800
— de calcium.........	»	»)	
Phosphate soluble.........	traces	»	»
Silice et alumine..........	0,036	0,0200	0,1340
Oxyde de fer.............	»)	indices	indices
Matière organique.........	0,024)		
	1,886	2,1113	2,8890

(O. HENRY, 1839 et 1846.)

La source *Fonfort*, la plus anciennement connue, est captée dans un puits, et son volume est évalué à 28 ou 29,000 litres par vingt-quatre heures; elle appartient à la ville de Saint-Galmier. A quelques mètres de la source Fonfort se trouve la source *André* qui n'est qu'une branche de la source mère; elle a un débit de 20,000 litres par vingt-quatre heures, et sa découverte remonte à l'année 1843.

La source *Badoit* a la même origine que la source Fonfort, et elle a été isolée en 1845.

On a remarqué que les sources *André* et *Badoit* sont plus minéralisées que la source *Fonfort*, ce qu'il faut attribuer à ce que celle-ci reçoit des eaux douces.

Les eaux de Saint-Galmier ne sont guère utilisées que transportées, et encore plus souvent à titre d'eaux digestives que d'eaux médicamenteuses. Elles constituent une boisson très agréable, légèrement stimulante, qui éveille l'appétit, ranime les digestions languissantes, et peut ainsi concourir utilement au traitement hygiénique ou médicamenteux d'affections diverses. Quant aux applications de ces eaux aux dermatoses, au rhumatisme, à la chlorose même, nous ne saurions y attacher la même importance que M. Ladevèze (*Essai sur les eaux minérales de Saint-Galmier*, 1845). Nous admettons plus volontiers que leur usage habituel agisse efficacement sur les gravelles urique ou phosphatique, d'autant plus qu'elles peuvent être prises à doses assez élevées.

SAINT-GENIS (Italie, Piémont). Dans la province de Turin, à 225 mètres de Castagnetto, à 2 myriamètres de Turin.

Chlorurée sodique (sulfureuse). Tempér., 12 à 14° centigr.

Eau : un litre.

Gram.

Chlorure de sodium.......................	2,1034
Carbonate de soude......................	0,2733
— de chaux.......................	0,0535
Sulfate de soude.......................	0,0151
Iodure de sodium.......................	0,0136
Oxyde de fer.......................	0,0066
Silice.......................	0,0254
Alumine.......................	0,0015
	2,4924

Cent. cub.

Gaz acide carbonique.......................	19,5
Gaz hydrogène sulfuré.......................	05,0
Azote.......................	17,5
	42,0

(Lavini, 1830.)

Ces eaux se prennent en boisson et se transportent, pour le traitement des affections scrofuleuses et des obstructions abdominales. A Turin, on les recommande pour la guérison du goître, en particulier.

SAINT-GEORGES-DES-MONTS (France, Puy-de-Dôme).

Près de Saint-Georges-des-Monts, il existe une source minérale *ferrugineuse bicarbonatée* froide, qui porte dans la localité le nom de fontaine de *Bourdelles*. Pas d'analyse ni de renseignements sur son utilité.

SAINT-GERAUD (France, Cantal, arrond. de Mauriac). A 5 kilomètres de cette ville, deux fontaines minérales *ferrugineuses bicarbonatées*, marquant 12°,5 environ, se rencontrent à l'extrémité nord de la commune d'Ally, sur la rive gauche de l'Auze. Les eaux au sortir de leurs griffons creusés dans le gneiss se rendent dans des bassins entourés d'arbres.

On n'a pas encore entrepris d'analyse suivie sur les eaux de Saint-Geraud ; on sait seulement qu'elles renferment de l'acide carbonique, et des carbonates de chaux, de magnésie et de fer. On les prescrit dans l'aménorrhée, la chlorose et les affections scorbutiques.

Malgré la difficulté des abords, dit M. Nivet, elles sont très fréquentées.

SAINT-GERVAIS (Savoie). Village à 8 kilomètres de Sallanches, à 44 de Genève, à l'une des extrémités du Mont-Blanc, à l'entrée de la vallée de Chamouny. Altitude : 856 mètres.

Chlorurée sodique, sulfureuse. Tempér., de 20 à 42° centigr.

Eau : un litre.

	Source pour la boisson. 39° c.	Source du milieu. 42° c.	Source du Torrent. 39° c.	Source ferrugineuse. 20° c.
	gr.	gr.	gr.	gr.
Sulfure de calcium..........	0,00420	0,00801	0,02385	»
Carbonate de chaux........	0,17333	»	»	0,17166
Bicarbonate de chaux.......	0,23133	0,23300	0,21130	»
Sulfate de chaux..........	0,84208	0,86000	0,05600	0,87156
Carbonate de soude........	»	»	0,08568	»
Sulfate de soude..........	2,03492	2,00094	0,82162	1,97320
Chlorure de sodium........	1,60337	1,66274	1,79456	1,97320
Sulfate de potasse.........	0,06591	0,06218	»	0,08548
Chlorure de magnésium.....	0,11623	0,12267	0,12490	0,12486
Silice....................	0,04250	0,04600	0,03700	»
Alumine..................	0,00400	0,00400	0,00700	0,04000
Oxyde de fer.............	»	»	»	0,00625
	5,14488	4,99153	5,04627	5,23621
	cent. cub.	cent. cub.	cent. cub.	cent. cub.
Gaz hydrogène-sulfuré.....	0,00081	0,00159	0,00316	

(BOURNE, 1849.)

M. Grange a reconnu de plus la présence de bromures et d'iodures alcalins dans chacune de ces sources.

Nous rangeons ces eaux parmi les chlorurées sodiques sulfureuses, malgré la prédominance apparente du chiffre des sulfates. Mais cette détermination nous a paru plus concordante avec la constitution réelle et les propriétés de ces eaux, d'autant que les chiffres fournis par l'analyse sont jusqu'à un certain point hypothétiques.

On compte sept sources minérales à Saint-Gervais, assez rapprochées entre elles. Elles coulent à proximité d'un torrent, fourni par la fonte des neiges, et elles ont pour réservoir apparent une masse granitique qui s'appuie sur des couches de calcaire dolomitique et de gypse. M. Payen (*Notice sur les eaux minér. de Saint-Gervais*, 1854) suppose que quelque banc de sel gemme, comme il s'en rencontre dans les terrains secondaires, leur fournit des chlorures, et il attribue à la décomposition de sulfates calcaires par des matières organiques un caractère sulfureux qu'elles prennent temporairement. C'est ainsi qu'on voit du soufre se déposer sur les parois des conduits de quelques-unes. Enfin ces eaux renferment en abondance de la glairine, qui n'apparaît pas au sortir de la roche, mais seulement au contact de l'air, et se dépose sous forme de plaques gélatineuses d'un jaune grisâtre, qui sont un mélange de glairine et de soufre (Payen).

Un établissement avec cabinets de bains, appareils de douches et étuves, et suffisamment installé pour recevoir les malades s'élève, à vingt minutes de distance du village, dans un site alpestre.

Les eaux de Saint-Gervais prises à l'intérieur et à jeun, à la dose de quatre à six verres, bus à un quart d'heure d'intervalle, produisent des effets laxatifs, variables toutefois d'après les impressionnabilités individuelles. La source ferrugineuse est prescrite pour l'indication contraire. En général, elles stimulent vivement l'estomac. Leur emploi doit donc être surveillé. M. Payen recommande, dans quelques cas de dyspepsie, d'alterner l'eau minérale avec l'eau très pure et très aérée du torrent voisin. Outre les effets évacuants dont il a été parlé plus haut, le même observateur assure qu'on obtient une action diurétique très marquée, et l'expulsion des graviers, quand ils existent.

Les bains n'offrent rien de spécial, sinon qu'ils procurent à la peau une souplesse et une onctuosité, que l'on fait dépendre de la présence d'une proportion notable de matière organique dans les eaux de Saint-Gervais. Cette circonstance doit, en effet, être prise en considération eu égard à la spécialisation rapportée à ces thermes. On ne remarque ni sudation, ni phénomènes comparables de loin ou de près à ceux de la poussée, consécutivement aux bains. Toute propriété substitutive semble donc étrangère à l'action de ces eaux par rapport au tégument externe et à ses altérations. Quant aux douches, elles servent d'auxiliaire au traitement hydrominéral de Saint-Gervais, comme partout ailleurs. L'usage de l'étuve y est à peu près abandonné.

Effets dérivatifs d'une part, au moyen de l'eau en boisson; action sédative et topique, de l'autre, dans le bain; telle paraît pour nous la caractéristique formelle de la cure suivie à Saint-Gervais. M. Payen (loc. cit.) insiste avec raison sur le double privilège de ces eaux, d'être moins stimulantes que les eaux exclusivement sulfureuses, et moins purgatives que les eaux chlorurées sodiques fortes. Pour peu qu'il s'agisse d'états névropathiques ou de phénomènes d'éréthisme, complications également fréquentes dans la marche et le développement des dermatoses, on trouvera à Saint-Gervais une thérapeutique efficace. Nous ne pensons pas que la minéralisation de ces sources les approprie positivement au traitement de la diathèse elle-même, herpétique ou scrofu-

leuse; mais elle peut beaucoup sur les manifestations de l'affection cutanée, et souvent il suffit d'une atténuation dans les accidents locaux
pour rompre le cercle vicieux de la maladie. C'est là une des nombreuses
questions d'opportunité soulevées par la pratique hydrologique. Saint-
Gervais, dont la réputation s'étend à propos des maladies de la peau,
nous semble mériter une attention particulière au point de vue qui vient
d'être signalé.

Pour des motifs analogues, on conseillera les mêmes eaux dans les
troubles des fonctions digestives, alors qu'il s'agit de vaincre l'inertie des
organes et de combattre une constipation opiniâtre, dépendant d'un état de
faiblesse générale. Certains rhumatismes viscéraux, à forme névralgique,
ont cédé promptement à Saint-Gervais.

Nous devons mentionner, sur le témoignage de M. le docteur Payen,
l'efficacité de ces eaux contre le vers solitaire. Des faits nombreux existent de l'expulsion de l'entozoaire, en tout ou en partie, sous leur influence.

Un air pur, des habitudes d'existence calme, concourent à l'heureuse
influence du séjour de Saint-Gervais. On doit toutefois se précautionner
contre l'humidité assez habituelle dans cette région. Aussi les deux mois
chauds de l'été sont-ils préférables pour y suivre un traitement.

La découverte des sources de cette station ne remonte pas au delà de
1808. Depuis lors, elles sont fréquentées.

SAINT-HIPPOLYTE-D'ENVAL (France, Puy-de-Dôme, arrond. de
Riom). Sur la rive droite du ruisseau d'Embène, dans une belle vallée
dite le *Bout-du-Monde*.

Ferrugineuse bicarbonatée. Tempér., de 13 à 18° centigr.

Deux sources assez abondantes dont l'une, la plus chaude, est renfermée dans une cabane en maçonnerie. Voici la composition de celle-ci.

Eau : un litre.

	Gram.
Bicarbonate de soude	0,0682
— de magnésie	0,2730
— de chaux	0,7329
— de fer	0,0346
Sulfate de soude	0,0782
Chlorure de sodium	0,0900
Acide silicique	0,0550
Matière organique	traces
Perte	0,0530
	1,3849

(NIVET.)

Les eaux d'Enval, dit M. Nivet, sont très en vogue dans le canton de
Riom ; on les ordonne aux personnes affectées de chlorose, de dyspepsie,

de gastralgie et de gastrite chronique ; elles conviennent aussi dans les inflammations subaiguës et invétérées de la muqueuse génito-urinaire.

SAINT-HONORÉ (France, Nièvre, arrond. de Château-Chinon). A 40 kilomètres d'Autun et à 64 de Nevers, à 13 kilomètres de Paris, ligne de Nevers.

Sulfurée sodique. Altitude : 272 mètres. Tempér. 26 à 31° centigr.

Saint-Honoré, situé dans un pays riant et pittoresque, est la seule station thermale sulfureuse du centre de la France.

Les eaux de Saint-Honoré se divisent en deux groupes. Le premier est composé de la source de la *Marquise* et des anciens *Puits-Romains*, dont la température aux griffons est de 31°. Le second, plus sulfureux, marquant 26°, comprend les sources de la *Crevasse* et de l'*Acacia*. Il y a en outre la source de la *Grotte*, vers l'angle S.-E. de l'établissement.

Les sources, qui donnent un débit de 970,000 litres d'eau minérale par vingt-quatre heures, jaillissent à la limite du porphyre rouge quartzifère et de calcaires et schistes liassiques métamorphiques. Près des anciens puits, un dick de pétrosilex chlorité paraît être la roche congénère de ces eaux.

L'analyse la plus récente des eaux de Saint-Honoré est celle de M. Ossian Henry, faite avant les travaux de captage des eaux et à l'époque où elles se mélangeaient et recevaient les infiltrations étrangères. Aussi ce travail a-t-il besoin d'être refait pour chacune des sources. M. Henry a trouvé pour 1000 grammes (1 litre) d'eau de Saint-Honoré prise à l'émergence :

	Cent. cub.
Acide sulfhydrique libre............................	0,70
— carbonique libre...............	1/9 vol.
Azote....................................... }	indéterminés.
Traces d'oxygène............................ }	
	Gram.
Bicarbonate de chaux........................ }	0,098
— de magnésie................... }	
— de soude et potasse.............	0,040
Silicate de potasse.......................... }	0,034
— de soude........................... }	
— d'alumine..........................	0,023
Sulfure alcalin..............................	0,003
Sulfate de soude............................	0,132
— de chaux...........................	0,032
Chlorure de sodium..........................	0,300
— de potassium évalué.............	0,005
Iodure alcalin..............................	traces
Lithine....................................	traces
Oxyde de fer, matière organique..............	0,007
Manganèse.................................	indices
Matière organique.......................... }	indéterminées
— glairine rudimentaire............... }	
	0,674

M. Henri a en outre analysé les bulles de gaz qui viennent crever à la source, il les a trouvées ainsi composées :

Acide sulfhydrique.......	fort peu, mais sensible.
Acide carbonique.......	
Azote...............	environ les 4/5 du volume d'eau.
Oxygène.............	très peu.

La prédominance des bases sodiques et la très minime proportion des bases terreuses, la présence des silicates en notable quantité, et du sulfate de soude, nous portent à penser que ces eaux sont plutôt sodiques que calciques. L'étude des conferves thermales qui y vivent tend à confirmer encore notre opinion. Il est à désirer qu'une analyse nouvelle vienne éclairer ce sujet.

L'établissement, construit depuis quatre ans seulement sous la direction de M. François, peut être considéré comme un modèle d'architecture thermale. Il se compose de deux ailes latérales consacrées aux bains et aux douches. Les salles d'inhalation sont placées entre les deux galeries et sur une place plus reculée. Une buvette de chacune des sources est placée dans la salle médiane. L'installation des douches est très complète ; des appareils de tous les genres permettent d'y faire de l'hydrothérapie froide. Une usine à vapeur est affectée au service des vapeurs et à la caléfaction de l'eau nécessaire à l'administration des bains et des douches.

L'aménagement des vapeurs se dégageant naturellement des sources constitue la partie la plus intéressante de l'établissement de Saint-Honoré, et, si l'on peut s'exprimer ainsi, sa spécialité thermale. « La salle d'inhalation de Saint-Honoré, dit M. Allard, est une grande salle de 8 mètres de longueur sur 9 de largeur, assise sur le réservoir des anciens puits, au milieu de laquelle deux ouvertures en forme de puits de 1^m,50 de largeur sur 2 mètres de profondeur reçoivent les jets en cascades des sources. Une roue hydraulique horizontale, à palettes héliçoïdes, tournant sans cesse au fond de chacun de ces puits sous l'impulsion d'un jet continu d'eau sulfureuse venant directement de la source, désulfure l'eau à sa température naturelle en la battant avec l'air, et imprime à la vapeur sulfureuse naissante un courant ascendant jusque dans la salle, 24 et 27° centigr. On éprouve en entrant dans la salle une sensation d'odeur sulfureuse qui n'a rien de désagréable et une chaleur douce générale. Il n'est pas nécessaire d'y revêtir des vêtements ad hoc; on peut y lire, y écrire, sans autre inconvénient que celui de voir le papier mouillé au bout de quelque temps. L'expectoration, d'abord facilitée, quelquefois même augmentée dans une courte période de légère excitation, ne tarde pas à diminuer et même à se supprimer quelquefois. Les malades s'y trouvent bien à ce point, que l'on voit des gens atteints de catarrhe bronchique ou des asthmatiques y passer sept et huit heures par jour, non-seulement avec avantage, mais même sans ennui (Allard, *Esquisse d'une monographie des eaux de Saint-Honoré*, 1859).

L'action physiologique des eaux de Saint-Honoré est celle de toutes les eaux médiocrement sulfurées. Ces eaux paraissent se rapprocher par cette condition commune des Eaux-Bonnes, de Saint-Sauveur, de Weilbach. M. Allard a appelé l'attention sur l'action hyposthénisante des eaux de Saint-Honoré. Cette action paraît à ce médecin devoir être attribuée surtout au mode topique interne ou externe de l'eau minérale, quand l'application n'en est pas trop prolongée; dès que l'imprégnation sulfureuse de l'organisme dépasse une certaine limite, l'excitation spéciale ne tarde pas à se montrer. L'apparition de ces derniers phénomènes varie, d'ailleurs, suivant les individus et suivant les conditions météorologiques du moment.

Nous pouvons répéter, pour l'action thérapeutique de ces eaux, ce que nous venons de dire de leur action physiologique : elle est celle de toutes les eaux sulfurées faibles. Aussi cette station thermale doit-elle être recommandée aux malades atteints de *phthisie pulmonaire* au début ou à la deuxième période, et encore ces malades ne doivent-ils demander aux eaux que l'amélioration ou la guérison de leur catarrhe. M. Allard établit, relativement à l'action thérapeutique des eaux de Saint-Honoré, une distinction entre la phthisie tuberculeuse essentielle et la phthisie scrofuleuse : la première est rebelle à l'action sulfureuse, la seconde seule est modifiée souvent avec avantage; l'eau de Saint-Honoré peut être employée à toutes les périodes de cette maladie. M. Bazin professe que le tubercule est un produit commun à la diathèse tuberculeuse et à la scrofule. Ce produit morbide ne subirait, selon M. Allard, une influence heureuse du traitement sulfureux que lorsqu'il est de nature scrofuleuse. Aussi d'autres eaux lui paraissent-elles mieux indiquées dans ce cas (*De la thérapeutique hydrominérale des maladies constitutionnelles*, in *Ann. de la Société d'hydrologie méd. de Paris*, t. VI). M. Allard, dans le t. V de ces *Annales*, a précisé l'indication des eaux de Saint-Honoré contre les *catarrhes scrofuleux* des bronches ou du larynx. On insiste à Saint-Honoré sur les moyens hydrothérapiques autres que l'eau sulfureuse elle-même; vapeurs, inhalation, bains, douches révulsives dans le traitement des catarrhes de nature rhumatismale.

Les eaux de Saint-Honoré guérissent les *scrofulides* bénignes et peuvent être employées dans certains cas où ces affections conservent encore une légère subacuïté. D'une manière générale, on peut dire que les eaux de Saint-Honoré sont indiquées dans le traitement de toutes les affections

séro-purulentes de la peau ; les affections sèches ou herpétiques n'en subissent qu'un effet nul ou défavorable.

On traite encore avec succès à Saint-Honoré certains *catarrhes vésicaux, utérins* ou *vaginaux*, que M. Allard envisage sous le même point
de vue que les affections dont nous venons de parler. Dans une certaine
mesure on peut en dire autant de la dyspepsie dont on observe de nombreux cas de guérison à Saint-Honoré.

Les moyens hydrothérapiques très complets dont est muni l'établissement de Saint-Honoré, permettent d'y traiter certaines maladies contre
lesquelles les eaux sulfurées ne sont pas *spécialement* indiquées, la *chlorose*, les douleurs *rhumatismales*, les *paralysies*, etc.

M. Allard ne croit les contre-indications formelles que dans le cas de
fièvre hectique tuberculeuse, d'hémoptysie fréquente et abondante. Les
affections rhumatismales ou dartreuses constitutionnelles n'y trouvent
pas leurs médications spéciales et sont aggravées si les malades dépassent
une certaine limite de saturation sulfureuse.

On y trouve des débris antiques, des restes de voies romaines qui ont
permis à des archéologues distingués de fixer à cette place les anciennes
Aquæ Nisinæi.

SAINT-JEAN-DE-CEYRARGUES. Voy. EUZET.

SAINT-JEAN-DE-GLAINE. Voy. GLAINE-MONTAIGUT.

SAINT-JEOIRE (Savoie). Source *sulfureuse* froide, dont la composition paraît se rapprocher de celle des eaux de Challes, à proximité desquelles elle sourd, sur un revers de la même montagne à calcaire marneux, bitumineux, appartenant à l'oxford-clay, formation jurassique qui
constitue la base des montagnes de Chambéry (Calloud). Un captage a été
entrepris pour ces eaux, désignées encore sous le nom de *la Boisserette*.

SAINT-JULIEN. Voy. PERRUCHÈS.

SAINT-JULIEN. (France, Hérault, arrond. de Saint-Pons).
Ferrugineuse bicarbonatée. Froide.

Eau : un litre.

	Gram.
Carbonate de chaux	0,500
— de magnésie	0,200
— de fer	0,020
Chlorure de sodium	0,320
— de potassium	
Silice et alumine	0,080
	1,120

(SOUBEYRAN.)

Source connue depuis très longtemps, mais peu fréquentée maintenant, si ce n'est par quelques malades de la localité.

SAINT-LANDELIN (Allemagne, grand-duché de Bade). Bain dans la commune de Munchterthal, au milieu d'une vallée pittoresque, à 4 kilomètres d'Ettenheim. Altitude : 625 pieds. La source jaillit du grès bigarré : elle est limpide, sans odeur ni saveur, et les analyses chimiques n'y ont démontré aucune substance minérale prédominante. On emploie son eau à l'intérieur et en bains, dans les névroses, les rhumatismes à forme névropathique, les hémorrhoïdes et les maladies de la peau. Connu depuis longtemps, ce petit bain a perdu de son renom. M. Robert en attribue le délaissement à un défaut d'installation.

SAINT-LAURENT-LES-BAINS (France, Ardèche, arrond. de Largentière). Au centre du village et au pied d'une montagne granitique.
Bicarbonatée sodique. Tempér., 53°,5.

Une seule source, débitant 54,000 litres d'eau par vingt-quatre heures, alimente trois établissements munis de plusieurs piscines, d'un grand nombre de baignoires, de douches et d'étuves.

	Eau : un litre.
	Gram.
Carbonate de soude........................	0,505
Sulfate de soude.........................	0,040
Chlorure de sodium.......................	0,085
Silice et alumine........................	0,052
	0,682
	(Bérard.)

Analyse incomplète et qui aurait besoin d'être reprise, d'autant plus que cette station est assez fréquentée par les malades du département de l'Ardèche et des localités voisines.

Ces eaux sont très usitées contre les affections rhumatismales. Les premiers bains réveillent ou exaspèrent les douleurs. Les névralgies rhumatiques cèdent ou s'améliorent sous l'influence des douches et des étuves ; les bains seraient plutôt nuisibles qu'utiles (Patissier, *Rapport sur les établissements thermaux*, 1854). On traite encore avec avantage beaucoup de scrofuleux à Saint-Laurent : mais ce ne doit-être qu'un traitement fort palliatif. Le rapport cité plus haut mentionne également le traitement, quelquefois avantageux, de paralysies hémiplégiques ou paraplégiques, la plupart *traumatiques*, et observées chez des mineurs. Les faits de ce genre auraient besoin d'être mieux définis.

SAINT-LOUBOUER (France, Landes, arrond. de Saint-Sever). A 19 kilomètres de cette ville.
Sulfurée calcique. Tempér., de 16 à 19° degrés.

Trois sources désignées sous les noms de *source de la Grande-Maison* (19° centigr.), de *source du Bois* (19° centigr.) et de *source Nicolas* (16° centigr.), se rencontrent à une distance de 200 à 300 mètres et jaillissent d'un terrain argilo-marneux calcaire, la première sur le territoire de la commune de Saint-Loubouer et les deux autres sur celui de la commune d'Espérons.

Le débit total des trois sources s'élève à 92,000 litres par vingt-quatre heures, répartis ainsi :

	Lit.
Source de la Grande-Maison................	67,000
— du Bois.........................	12,300
— Nicolas	12,900

Ces eaux, analysées d'une manière très approximative, ont donné par litre.

	Source de la GRANDE-MAISON.	Source du BOIS.	Source NICOLAS.
	Gram.	Gram.	Gram.
Sulfure de calcium..........	0,0034	0,0039	0,0076
Bicarbonates de chaux et de magnésie..			
Sulfate de chaux et de soude..			
Silice et alumine	0,2566	0,2361	0,2234
Chlorure de sodium, dominant.			
Sel de potasse et ammoniacal..			
Matière organique..........			
	0,2600	0,2400	0,2400

(O. Henry, 1858.)

Il existe à Saint-Loubouer un établissement où les eaux sont utilisées en boisson, en bains et en douches. L'eau minérale est échauffée au moyen d'un appareil particulier : ces eaux ont été appliquées dans des cas de rhumatisme, de bronchite chronique et de dermatoses.

SAINT-MALO (France, Ille-et-Vilaine). A 376 kilomètres de Paris. Chemin de fer de l'Ouest.

Bains de mer.

SAINT-MARD (Somme, arrond. de Mont-Didier). A 1 kilomètre ouest du village de Roye et sur les bords de l'Aon.

Ferrugineuse bicarbonatée. Tempér., 12° centigr.

Eau : un litre.

	Gram.
Acide carbonique libre et air...............	indéterminés.
Carbonate de chaux.....................	0,100
— de soude.....................	0,025
— de magnésie...................	0,025
Chlorure de calcium....................	0,020
— de sodium....................	0,100
— de magnésium.................	0,040
Silice.............................	0,150
Alumine ....'.............	0,040
Oxyde de fer........................	0,029
Matière organique....................	0,080
	0,609

(Coët, 1859.)

Le débit de la source est évalué à 1440 litres par vingt-quatre heures : elles sort des terrains secondaires supérieurs, et a pour origine, d'après M. Coët, les eaux pluviales qui s'infiltrent à travers des terrains argileux. Ses applications thérapeutiques rentrent dans celles des eaux martiales.

SAINT-MART. Voy. ROYAT.

SAINT-MARTIN-DE-FENOUILLA. Voy. BOULOU (le).

SAINT-MARTIN-VALMEROUX (France, Cantal, arrond. de Mauriac). A 16 kilomètres de cette ville.

Ferrugineuse bicarbonatée. Tempér., 10°.

A 1 kilomètre ouest du bourg de Saint-Martin, jaillit d'un rocher en bouillonnant une source qui porte le nom de *Font-Sainte* ou de source de Mont-Joly.

D'après M. Mourguye elle contient plus de 4 grammes de sels par litre, et le bicarbonate de fer et l'acide carbonique en forment les éléments thérapeutiques les plus actifs. Mais on ne connaît pas la nature et la proportion des autres principes constituants.

Ces eaux attirent tous les ans un assez grand nombre de buveurs. On les conseille à la dose de six à huit verres contre les atonies et les névropathies de l'estomac et du tube digestif, dans la chlorose, l'anémie et la convalescence des fièvres intermittentes ; à très haute dose elles deviennent purgatives.

SAINT-MATHÉIS (Prusse). Près de Trèves.

Ferrugineuse bicarbonatée.

Eau : un litre.

	Gram.
Chlorure de magnésium	0,0279
— de sodium	0,0476
Carbonate de soude	0,1070
— de chaux	0,1700
— de strontiane	traces
— ferreux	0,0090
Alumine	0,1272
Silice	0,0102
Matière organique et perte	0,0275
	0,5224

(LOHR, 1845.)

Nous manquons de détails sur la position exacte de cette source et sur le parti qu'on en tire.

SAINT-MAURICE (France, Puy-de-Dôme, arrond. de Clermont-Ferrand). Sur la rive droite de l'Allier, tout près d'une petite chapelle dédiée à Sainte-Marguerite.

Ferrugineuse bicarbonatée. Tempér., 16 à 34° centigr.

Sources nombreuses dont plusieurs ne sont pas captées et qui paraissent avoir toutes la même constitution ou à peu près. Voici l'analyse de l'eau qui alimente l'établissement.

Eau : un litre.

	Gram.
Bicarbonate de soude	2,9699.
— de magnésie.................	0,3336
— de fer.....................	0,0498
— de chăux...................	0,9197
Sulfate de soude......................	0,2010
Chlorure de sodium.....................	2,0300
Sels de potasse......................	traces
Alumine..............................	traces
Silice.............................	0,1600
Matière organique	tracés
Perte................................	0,1230
	6,7870

(NIVET, 1844.)

Les sources de Saint-Maurice, très connues autrefois, sont encore désignées sous les noms de *Sainte-Marguerite* et de *Vic-le-Comte*. Elles appartiennent à la commune de Saint-Maurice.

Établissement contenant deux piscines et deux baignoires.

Les eaux sont utilisées en boisson et en bains dans les fièvres intermittentes rebelles, les affections de l'estomac, la chlorose, les scrofules et le rachitisme.

SAINT-MORITZ (Suisse, canton des Grisons). Dans le vallon de la Haute-Engadine. A 2 kilomètres du village de Saint-Moritz et au pied du Mont-Rosatsch. Altitude : 1856 mètres

Ferrugineuse bicarbonatée. Tempér., de 4°,3 à 5°,6 centigr.

Deux sources, dites *Grande source* marquant 5°,6 et débitant 31,680 litres d'eau par vingt-quatre heures, et l'autre *Petite source*, ou *Source nouvelle* qui marque 4°,3 et débite 3,312 litres.

Eau : un litre.

	GRANDE SOURCE.	PETITE SOURCE.
	Gram.	Gram.
Acide carbonique libre.......	2,5441	3,2780
Bicarbonate de chaux........	1,0460	1,2832
— de magnésie......	0,1911	0,2412
— ferreux	0,0327	0,0454
— manganeux......	0,0057	0,0059
— de soude........	0,2694	0,2935
Chlorure de sodium........	0,0389	0,0404
Sulfate de soude	0,2723	0,3481
— de potasse...........	0,0164	0,0205
Acide silicique.............	0,0381	0,0495
Acide phosphorique.........	0,0004	0,0006
Alumine.................	0,0003	0,0004
Brome, iode, fluor..........	traces	traces
	4,4554	5,6067

(PLANTA et KEKULÉ, 1855.)

Ces eaux minérales sont remarquables par la grande quantité d'acide carbonique qu'elles renferment et par leur basse température.

Mises en renom par Paracelse au XVIe siècle, elles sont appropriées au traitement des dyspepsies, des états chloro-anémiques et des névropathies qui en dépendent. On les emploie en boisson et en bains. L'établissement et la localité n'offrent pas beaucoup de ressources, et le climat y est fort variable.

SAINT-MYON (France, Puy-de-Dôme, arrond. de Riom). A 12 kilomètres de cette ville et à 4 kilomètres d'Aigueperse.

Ferrugineuse bicarbonatée. Tempér., 14°.

Une seule source émergeant sur la rive droite de la rivière de Morge, et à une petite distance du village de Saint-Myon.

Eau : un litre.

	Cent. cub.
Oxygène et azote.............................	11

	Gram.
Acide carbonique libre....................	0,942
Bicarbonate de soude.....................	1,914
— de potasse......................	0,170
— de chaux........................	0,915
— de magnésie.....................	0,291
— de protoxyde de fer.............	0,022
Sulfate de soude..........................	0,355
— de strontiane....................	0,006
Chlorure de sodium	0,423
Iodure de sodium.........................	traces
Arséniate de soude.......................	traces
Phosphate de soude.......................	0,001
Silice....................................	0,096
Alumine et matière organique.............	traces
	5,135

(LEFORT, 1859.)

Il n'existe pas d'établissement à Saint-Myon. L'eau minérale utilisée seulement en boisson par les habitants des localités voisines est indiquée dans tous les cas qui réclament l'emploi des eaux ferrugineuses et bicarbonatées sodiques. On peut aussi, dit M. Nivet, les donner avec avantage aux personnes affectées d'engorgement de la rate et de fièvres intermittentes rebelles, et à celles dont les digestions sont lentes et pénibles.

SAINT-NECTAIRE (France, Puy-de-Dôme, arrond. d'Issoire). A 28 kilomètres de cette ville. Chemin de fer du centre. Altitude : 784 mètres.

Bicarbonatée mixte. Tempér., de 18 à 40°,9.

Sources nombreuses disposées dans les deux parties du village dites de Saint-Nectaire-le-Haut et de Saint-Nectaire-le-Bas, et éloignées d'un kilomètre environ les unes des autres. Elles alimentent trois établissements principaux qui sont :

1° L'*établissement du mont Cornador* à Saint-Nectaire-le-Haut. Deux sources, l'une dite, *du Bassin chaud* (38°,4 centigr.), l'autre *Source intermittente* du tuyau (36° centigr.). La première débite 78,880 litres par vingt-quatre heures.

2° L'*établissement Boette* situé à Saint-Nectaire-le-Bas. Trois sources connues sous les noms de *Source thermale* ou *Petite source chaude* (40°,9) ; de *Tempérée* ou de *Grande source* (38°,2) ; *Froide* (21°). Le débit de la source *chaude* est évalué à 51,600 litres par vingt-quatre heures, et celui de la source *tempérée* à 42,000 litres dans le même espace de temps.

3° L'*établissement Mandon* à Saint-Nectaire-le-Bas. Deux sources principales, l'une *thermale* (37°,5) ; l'autre *froide* ou *tempérée* (24°). Le débit de la première est de 86,000 litres par vingt-quatre heures.

Parmi les autres sources utilisées pour la thérapeutique, nous signalerons encore la *Source rouge* qui coule sur le bord du chemin de Saint-Nectaire-le-Bas à Saint-Nectaire-le-Haut, et que l'on conseille quelquefois en boisson, et la source *Pauline* qui se trouve à Saint-Nectaire-le-Bas, en face l'établissement de Mandon. Cette dernière est employée en injections contre les affections de l'utérus.

Eau : un litre.

	Source du mont Cornador.	Source chaude Boette.	Source tempérée Boette.	Source thermale Mandon.	Source tempérée Mandon.
	gr.	gr.	gr.	gr.	gr.
Acide carbonique libre..........	0,9464	0,8600	1,0599	1,5308	1,2946
Oxygène et azote...............	indét.	indét.	indét.	indét.	indét.
Chlorure de sodium	2,1464	2,7633	2,7743	2,4148	2,4921
Iodure de sodium	traces	traces	traces	traces	traces
Bicarbonate de soude............	2,0001	1,9511	1,8564	2,0881	1,9776
— de potasse ..;........	0,0646	0,0471	0,0450	0,0407	0,0471
— de chaux...........	0,6480	0,6590	0,6722	0,7060	0,6842
— de magnésie........	0,4384	0,4684	0,4930	0,4815	0,4745
— de protoxyde de fer....	0,0122	0,0115	0,0128	0,0097	0,0226
Sulfate de soude...............	0,1309	0,1609	0,1639	0,1781	0,1401
— de strontiane	0,0070	0,0070	0,0080	0,0070	0,0070
Arséniate de soude	traces	traces	traces	traces	traces
Phosphate de soude.............	id.	id.	id.	id.	id.
Alumine	0,0171	0,0230	0,0214	0,0205	0,0196
Silice........................	0,1044	0,1128	0,1009	0,1036	0,0884
Matière organique bitumeuse......	traces	traces	traces	traces	traces
	6,5155	7,0642	7,2070	7,5808	6,2378

(Lefort, 1859.)

Toutes ces sources, qui émergent des roches granitiques, ont une origine commune, aussi leurs propriétés physiques et chimiques sont-elles à peu de choses près les mêmes, comme on peut le voir par le tableau ci-dessus :

Les sources de Saint-Nectaire ont été examinées par Thenard, mais seulement au point de vue de l'arsenic qu'elles contiennent. Ce chimiste avait trouvé qu'elles renfermaient 0 milligr., 66 d'arsenic métallique en moyenne. Mais l'un de nous vient de montrer récemment que cette proportion, déjà très minime en apparence, était encore trop élevée.

Ces eaux sont, comme celles de Saint-Allyre et de Gimeaux, très incrustantes : aussi met-on cette propriété à profit pour fabriquer à Saint-Nectaire des incrustations qui forment une branche de commerce importante. Elles sont utilisées à l'intérieur et à l'extérieur.

Les trois établissements comprennent un certain nombre de baignoires dont l'installation laisse beaucoup à désirer, des appareils de douches d'eau et de gaz carbonique. On a essayé depuis peu d'y administrer le gaz en inhalation.

Les eaux de Saint-Nectaire sont généralement faciles à digérer. Elles augmentent l'appétit et déterminent de la soif. Elles constipent habituellement. M. Basset assure qu'elles rendent promptement l'urine alcaline. Ceci aurait besoin d'être vérifié de nouveau. Elles ne déterminent pas de sueurs prononcées. Prises à doses élevées, elles amènent de l'embarras gastrique, souvent de la diarrhée.

Les bains ont l'avantage de pouvoir être pris à des températures variées et natives. Ils sont fortifiants; très excitants à haute température. Mais M. Vernière fait à ce sujet une remarque intéressante : Lorsqu'on surexcite le malade, dit-il, ce n'est pas à la périphérie que l'action des eaux vient retentir principalement : les eaux de Saint-Nectaire n'ont pas d'effet expansif. Elles se rapprochent sous ce rapport plutôt des bicarbonatées que des chlorurées, ce qui ne saurait manquer de fixer l'attention, la composition de ces eaux semblant les rattacher à peu près également à l'une et à l'autre de ces classes.

Les eaux de Saint-Nectaire sont très employées dans les affections atoniques de l'appareil gastro-intestinal, alors surtout, dit M. Vernière, que la langue est restée humide, si la pression sur l'épigastre ne produit pas de douleurs et si l'appétit n'est pas absolument éteint. Elles réussissent très bien dans les gastralgies caractérisées par des crises périodiques (crampes d'estomac), de même que les eaux de Vichy.

Le *rhumatisme* est une des affections le plus communément traitées à Saint-Nectaire. On emploie les bains de 35 à 38°, et les douches. Nous avons exposé ailleurs les observations faites près de cette station à propos des affections cardiaques rhumatismales [Voy. CŒUR (AFFECTIONS DU)]. M. Basset vante beaucoup leurs effets dans les *névralgies* et en particulier dans la *sciatique* (*Étude sur les eaux de Saint-Nectaire*, 1860) ; on emploie alors les bains à température modérée.

La *leucorrhée* est traitée avec beaucoup de succès par la combinaison des modes ordinaires d'administration des eaux et d'irrigations où le gaz carbonique tient une grande place.

Les scrofules représentent avec la diathèse rhumatismale les applications les plus spéciales des eaux de Saint-Nectaire. C'est ainsi que celles-ci conviennent dans toutes les affections catarrhales, alors qu'elles procèdent du principe rhumatismal, scrofuleux ou des gourmes (Vernière). Il en est de même des dermatoses scrofuleuses.

M. Vernière insiste sur l'action altérante de ces eaux, sur leur action interne, sans *crises*, et même sans phénomènes physiologiques prononcés. L'expérience lui a appris qu'il faut s'attacher plutôt à modérer qu'à développer les effets excitants inhérents à un traitement de ce genre.

SAINT-OURS (France, Puy-de-Dôme, arrond. de Riom). A 20 kilomètres de cette ville.

M. Nivet signale dans les environs du village de Saint-Ours, au bord d'un petit ruisseau, une source, dite de la *Fronde*, appartenant à la classe des eaux *ferrugineuses bicarbonatées* et marquant 10°,5.

Pas d'analyse connue. Les habitants de la campagne viennent boire l'eau de cette source dans toutes sortes de maladies chroniques.

SAINT-PARDOUX (France, Allier, arrond. de Montluçon). A 12 kilomètres sud-est de Bourbon-l'Archambault, et à 3 kilomètres de Theneville. Altitude : 310 mètres.

Ferrugineuse bicarbonatée. Tempér., 12°,80.

Une seule source qui jaillit d'un sol argilo-siliceux avec un débit de 4800 litres par vingt-quatre heures.

	Eau : un litre.
Acide carbonique libre...................	7/6 du vol.
	Gram.
Bicarbonate de chaux ....⎱	0,0287
— de magnésie ....⎰	
— de soude......................	0,0254
Sulfate de soude.........................⎱	0,0100
— de chaux.......................⎰	
Chlorure de sodium......................⎱	0,0300
— de magnésium..................⎰	
Silicate de chaux et d'alumine.............	0,0700
Crénate de fer...........................	0,0200
	1,1841

(O. HENRY.)

L'eau de Saint-Pardoux a la plus grande analogie avec celles de Saint-Alban, Saint-Galmier et Chateldon ; aussi est-elle considérée comme une excellente eau de table. On en exporte une grande quantité au dehors et l'on en fait généralement usage à Bourbon-l'Archambault, pendant le cours du traitement thermal.

Elle ne s'administre qu'en boisson, depuis un verre jusqu'à trois ou quatre litres par jour ; bue à jeun et à dose élevée, elle a une action incisive très marquée. C'est pourquoi on l'emploie avec succès dans les engorgements des viscères abdominaux, suites de fièvres intermittentes. Elle a même été vantée dans diverses hydropisies (Regnault). Mais nous ne pensons pas qu'il faille attacher une grande valeur à leur emploi dans des affections de ce genre, offrant une véritable gravité. Elle nous paraît plutôt de nature à être utilisée dans les maladies atoniques de l'appareil urinaire.

SAINT-PARIZE (France, Nièvre, arrond. de Nevers). A 20 kilomètres de cette ville.

M. Patissier signale à Saint-Parize une source, dite *Font-Bouillant*, que les habitants des environs utilisent contre les fièvres intermittentes rebelles. Pas d'analyse. Un examen superficiel a seulement montré à Hassenfratz que l'eau minérale, froide, contenait de l'acide carbonique, des sulfates de chaux et des carbonates de chaux et de magnésie.

SAINT-PIERRE-D'ARGENSON (France, Hautes-Alpes, arrond. de Gap). A 33 kilomètres de cette ville.

Ferrugineuse bicarbonatée. Tempér., 13°,1.　　*Eau : un litre.*

	Lit.
Acide carbonique libre et demi-combiné........	0,792

	Gram.
Carbonate de chaux......................	0,792
— de magnésie..................	0,068
— de fer......................	0,053
Sulfate de soude........................	0,059
— de chaux.....................	0,160
— de magnésie..................	0,023
Chlorure de sodium.....................	0,032
Silicates de fer et d'alumine................	0,140
Perte..............................	0,040
	1,367
	(NIEPCE.)

L'eau de cette source a joui autrefois d'une certaine réputation sous le nom de *Fontaine-Vineuse.*

SAINT-PRIEST-LA-ROCHE (France, Loire).

A quelques mètres de la Loire et dans un ravin profond, il existe une source *ferrugineuse bicarbonatée*, froide, captée dans un petit puits carré, mais qui ne sera sans doute jamais exploitée, en raison de sa position et de son faible débit. Pas d'analyse.

SAINT-QUENTIN (France, Aisne).

Ferrugineuse bicarbonatée. Tempér., froide.

Eau : un litre.

	Lit.
Acide carbonique........................	0,08

	Gram.
Bicarbonate de chaux ....⎫	0,460
— de magnésie...................⎭	
— ferreux avec crénate.............	0,012
— de manganèse.................	indices
Sulfates de chaux et de soude..............	0,040
Chlorure de sodium et de calcium...........	0,028
Silice et alumine........................	0,030
Principe arsenical.......................	traces légères.
Matière organique (de l'humus sans doute)......	indét.
	0,570

(O. Henry, 1860.)

Quoique cette eau minérale appartienne à la classe des ferrugineuses bicarbonatées, l'Académie de médecine, appelée récemment à donner son avis sur l'autorisation d'exploiter, a cru devoir l'ajourner, d'abord parce que la source n'est pas régulièrement captée et ensuite parce qu'elle contient une proportion très minime de fer (*Bulletin de l'Académie impériale de médecine*, 1860, t. XXV, p. 450).

SAINT-RÉMY-LA-VARENNE (France, Maine-et-Loire, arrond. d'Angers). Sur le bord de la route de Saint-Mathurin à Alençon et près la *Fosse-Saint-Aubin*.

Ferrugineuse bicarbonatée. Froide.

Eau : un litre.

	indét.
Acide carbonique et azote.................	indét.

	Gram.
Bicarbonate de chaux	0,045
— de magnésie..................	0,082
— de fer.....................	0,020
— de manganèse................	0,017
Sulfate de chaux........................	0,033
— de magnésie.....................	0,033
— de fer.....................	traces
— d'alumine	0,042
Chlorure de sodium......................	0,050
— de calcium..................	0,037
Silice................................	0,063
Matière organique azotée..................	0,017
	0,439

(Ménière et Godefroy.)

Cette source est fréquentée par quelques malades pour lesquels on conseille l'emploi des ferrugineux. Elle porte dans le pays le nom de source de la *Fosse-Saint-Aubin*.

SAINT-ROMAIN-LE-PUY (France, Loire, arrond. de Montbrison). Près Saint-Etienne.

Bicarbonatée sodique. Froide.

Deux sources contiguës ayant entre elles la plus grande analogie et qui jaillissent au pied de la butte basaltique de Saint-Romain-le-Puy.

Eau : un litre.

Gram.

Acide carbonique libre....................	1,710
Bicarbonate de soude.....................	3,010
— de potasse....................	0,450
— de magnésie....................	0,640
— de chaux....................	0,540
— de fer	0,011
— de manganèse..................	traces
Chlorure de sodium.................... } de magnésium.................... }	0,170
Iodure alcalin	sensible
Sulfates alcalins	0,007
Silicate de soude....................	0,160
Principe arsenical....................	indices
Silice, alumine.................... } Phosphates.................... }	0,040
Matière organique....................	indét.

4,468

(O. HENRY, 1858.)

L'une de ces sources est un peu moins riche en acide carbonique libre et a une proportion de sels fixes légèrement supérieure.

Nous manquons de détails sur l'installation, le débit et l'emploi de ces sources, découvertes depuis quelques années seulement.

SAINT-SANTIN (France, Orne).

On trouve, dit M. Patissier, dans le bourg de Saint-Santin et dans une vallée, une source minérale *ferrugineuse*. L'analyse n'en est pas indiquée. Cette source, à en juger par l'article étendu que lui consacre Buch'oz (in *Diction. minéralog. et hydrolog. de la France*, 1772) avait autrefois une grande réputation.

SAINT-SAUVEUR (France, Hautes-Pyrénées, arrond. d'Argelin). A 805 kilomètres de Paris, dans la vallée de Luz, sur la rive gauche du Gave de Pau ou de Gavarnie. Chemin de fer de Bordeaux et Midi. Altitude : 770 mètres.

Sulfurée sodique. Tempér., 19° à 35°.

La station de Saint-Sauveur, dont l'importance ne remonte pas au delà du siècle dernier, renferme cinq sources, savoir :

La source des Bains....................	35°
— de la maison Fabas (non exploitée)	18°
— de la maison Dufau (dito)............	23°
— du Ruisseau mensonger..............	»
— de la Hontalade....................	22°

Ces sources émergent des schistes et caleschistes chlorités, métamorphiques.

Eau : un litre.

	Source DE SAINT-SAUVEUR. Gram.	Source DE HONTALADE. Gram.
Sulfure de sodium	0,0218	0,0199
Chlorure de sodium	0,0695	0,0780
Sulfate de soude...........	0,0400	0,0430
Silicate de soude...........	0,0704	0,0701
— de chaux........,...	0,0062	0,0034
— de magnésie........	0,0031	0,0028
— d'alumine..........	0,0070	0,0060
Matière organique..........	0,0320	0,0310
Acide borique et iode........	traces	traces
	0,2500	0,2562
		(FILHOL.)

La source des *Bains*, dont le débit est de 145 000 litres, alimente
l'établissement de Saint-Sauveur proprement dit. Cet établissement,
propriété de la vallée de Baréges, renferme seize baignoirs, une buvette
et une douche.

D'après les ordres de l'Empereur, il va être amélioré et agrandi sur
les plans de l'ingénieur J. François.

L'établissement de la *Hontalade*, construit en 1857 par M. Guillemin,
sur les indications de M. le docteur Hédouin et de M. J. François pour l'appropriation médicale, renferme onze cabinets de bains, une buvette et une
grande douche, pourvue d'un bassin hydrothérapique et d'un appareil à jet froid. Situé dans une position des plus ravissantes, au milieu
de belles prairies, il est entouré de ruisseaux et de cascades d'eau froide
dont l'emploi pour le traitement hydrothérapique est depuis longtemps
indiqué.

La station thermale de Saint-Sauveur va se trouver dans des conditions de développement marqué par suite de l'ouverture de la promenade Eugénie et du pont gigantesque jeté sur le Gave à plus de 80 mètres
au-dessus du Thalweg. Ces beaux travaux, dus à l'initiative et à la munificence de l'Empereur, vont relier Saint-Sauveur à la berge droite du
Gave et en faire un lieu de passage très fréquenté.

Les eaux de Saint-Sauveur sont, d'après M. Fabas (*Nouvelles observations*, etc., 1852), vulnéraires, détersives, savonneuses, fondantes,
antispasmodiques, toniques, diurétiques et dépuratives. Cet énoncé
comprend les propriétés générales des eaux minérales, et en particulier
des eaux sulfurées douces. Le même auteur dit ailleurs que ces eaux
sont douces, sédatives, hyposthénisantes. Ceci se rapproche davantage de la spécialisation des eaux de Saint-Sauveur, et peut servir à la

déterminer. En effet, aux caractères généraux de la médication sulfurée, caractères un peu affaiblis chez elles, il faut ajouter qu'elles sont *sédatives.*

Cette circonstance est tout à fait digne d'attention. Elle démontre, suivant la remarque de M. Filhol, que le degré d'excitation produit par les eaux sulfureuses n'est pas en rapport avec la quantité de sulfure qu'elles renferment. Les eaux de Saint-Sauveur sont notablement sulfurées, et un bain d'eau de la *Reine,* à Luchon, mis à la température de 35°, contient moins de sulfure qu'un bain de Saint-Sauveur et pourtant il est beaucoup plus excitant (*Eaux minér. des Pyrénées,* 1853). La proportion de matières organiques, le degré d'alcalinité présentés par les eaux de Saint-Sauveur, n'expliquent pas leurs qualités sédatives. La température peu élevée à laquelle les bains sont administrés, se prête aux propriétés que nous leurs reconnaissons, mais ne saurait non plus en donner par elle-même l'explication.

M. Charmasson a concentré dans un cercle assez restreint la spécialité de Saint-Sauveur : les maladies des femmes, les maladies nerveuses ou névroses, et quelques états intestinaux (*Eaux de Saint-Sauveur, leurs spécialités,* 1860). Cela ne signifie pas que ces eaux ne soient pas applicables à une série de cas qui rentrent dans les applications ordinaires des eaux sulfureuses, mais que c'est dans cet ordre de faits particuliers qu'elles se distinguent des eaux de la même classe.

M. Charmasson étudie, dans les affections utérines, la congestion, l'inflammation chronique, la leucorrhée et les névralgies utérines. La congestion utérine et la leucorrhée trouvent facilement d'autres médications efficaces, parmi toutes sortes d'eaux minérales, les bains de mer, l'hydrothérapie. Mais c'est dans la métrite chronique en particulier qu'elles offrent des ressources précieuses, et le caractère de la médication qu'elles représentent à son sujet permet de déterminer les conditions dans lesquelles elle est applicable aux autres états pathologiques de l'appareil utérin.

Les eaux de Saint-Sauveur seront spécialement conseillées chez les femmes faibles, lymphatiques, et en même temps névropathiques. C'est plutôt l'excitabilité nerveuse que l'excitabilité congestive ou inflammatoire qui les fera rechercher. Leurs propriétés résolutives s'exercent beaucoup plutôt sur l'état catarrhal que sur l'utérus lui-même : mais une fois le catarrhe utérin et l'état névropathique modifiés d'une manière effective, cet organe entre plus facilement dans une ère de réparation, soit spontanément, soit sous l'influence de moyens thérapeutiques qui, impuissants jusqu'alors, auront retrouvé leur efficacité accoutumée. L'indication de ces eaux ne dépend du reste nullement du caractère ni du degré des altérations locales.

Les eaux de Saint-Sauveur conviennent parfaitement dans des états de santé mal définis, excessivement difficiles à traiter, suites fréquentes de grossesses ou de couches laborieuses, ou de lactations fatigantes, ou de circonstances hygiéniques ou affectives défavorables et surtout dépressives. La constitution présente alors un mélange d'état névropathique, douleurs viscérales utérines, névralgies intercostales ou mammaires, phénomènes hystériformes, enfin variété infinie des accidents par lesquels se traduit *l'état nerveux*, avec de la faiblesse, anorexie ou appétits capricieux, dyspepsie ou gastralgie, langueur des fonctions et surtout de celles de la peau, calorification imparfaite, difficulté de la marche par faiblesse ou douleurs. Saint-Sauveur est surtout indiqué quand un pareil état se développe chez des femmes lymphatiques plutôt qu'anémiques.

M. Charmasson pense que les eaux de Saint-Sauveur sont utilement employées dans certains cas de flux intestinaux, analogues aux catarrhes du vagin ou de l'utérus où l'on voit ces mêmes eaux réussir habituellement. Les faits de ce genre auraient besoin d'être mieux définis.

Les eaux de Saint-Sauveur ont été jusqu'ici surtout employées sous forme externe. Celles de la source *Hontalade* étaient exclusivement usitées en boisson. Aujourd'hui les unes et les autres sont administrées sous toutes les formes. M. Hédouin recommande particulièrement ces dernières dans la dyspepsie (*Des eaux de Saint-Sauveur*, 1858), et il paraît résulter de ses observations que les eaux de Hontalade se distinguent parmi les eaux sulfureuses par leurs appropriations à cette maladie.

SAINT-SIMON (Savoie). A 1 kilomètre d'Aix.

Source *Raphy*, dans un joli site, émergeant d'un terrain d'alluvion, qui recouvre des calcaires marneux secondaires.

Bicarbonatée calcique. Tempér., 19 à 20° centigr.

	Eau : un litre ?
Carbonate de chaux.....................	0,235217
— de magnésie.................	0,161620
Oxyde magnésique.....................	0,014797
Chlorure de magnésium.................	0,000298
Sulfate de magnésie...................	0,011241
— de potasse....................	0,003914
— de soude.....................	0,008899
Acide silicique.......................	0,008256
Alumine, fer.........................	0,001722
Matière organique....................	0,020626
Perte................................	0,002626
	0,323750
Gaz acide carbonique........	quant. indét.

(Kramer, 1853.)

M. Pétrequin a signalé des traces d'iode dans ces eaux. Elles sont apéritives et diurétiques et, comme telles, recommandées à Aix dans les dyspepsies, les catarrhes vésicaux, la gravelle et les affections goutteuses. Station bien aménagée.

SAINT-THOMAS (France, Pyrénées-Orientales). A 500 mètres du hameau de Saint-Thomas, dans une gorge sur la rive gauche de la Tet.

Sulfurée sodique. Tempér., de 48 à 59°,4.

Trois sources désignées sous les noms de *Grande-Source*, de *Source du Bain* et de *Source de la Prairie.*

	Température.	Volume par 24 heures.	Sulfure de sodium par litre.
Grande-Source....	59°,4	86,400	0,02736
Source du Bain...	57°,2	11,152	0,02480
Source de la Prairie.	48°,7	2,880	0,02114

	GRANDE-SOURCE.	Eau : un litre.
		Gram.
Sulfure de sodium......................		0,0222
Soude		0,0210
Carbonate de soude......................		0,0478
Chlorure de sodium......................		0,0150
Sulfate de soude........................		0,0110
Sulfate de chaux.........................}		0,0200
Chaux, magnésie.........................}		
Silice..................................		0,0620
Matière azotée.........................		0,0600
		0,2590

(Bouis, père.)

Dans cette analyse, la soude, la chaux et la magnésie, quoique inscrites à l'état de liberté, sont néanmoins supposées en combinaison avec la silice dans les eaux.

– La *Grande-Source*, la plus abondante et la plus chaude, jaillit d'une fissure d'un rocher; la source du *Bain*, la seule utilisée, sourd exceptionnellement entre le schiste et le granit, et à 8 mètres de la première; enfin la source de la *Prairie* est à 50 mètres de la Grande-Source et à 20 mètres de la rivière.

Il existe à Saint-Thomas un petit bâtiment contenant quelques baignoires; mais il est peu fréquenté, renfermé qu'il est entre des établissements mieux installés, tels que ceux du Vernet, de Molitg et d'Escaldas. Disons aussi que la place que les sources occupent se prête peu à une installation régulière.

SAINT-ULRICH (France, Bas-Rhin, arrond. de Schelestadt). Près de Barr.

Ferrugineuse bicarbonatée. Froide.

Il existe dans cette localité une source qui sourd par trois orifices, dont deux donnent ensemble 5760 litres par vingt-quatre heures. Pas d'analyse complète. M. Kirschleger a trouvé que cette eau minérale contenait, par litre, $0^{gr},344$ de matières salines, dont $0^{gr},320$ de carbonate de chaux et le reste de carbonate de fer, de silice et de chlorure de calcium. Elle sourd du calcaire et alimente un petit établissement fréquenté par les malades de la localité.

SAINT-VALERY-EN-CAUX (France, Seine-Inférieure, arrond. d'Yvetot). A 30 kilomètres d'Yvetot, à 180 kilom. de Paris.

Bains de mer fréquentés.

SAINT-VALERY-SUR-SOMME (France, Somme, arrond. d'Abbeville). A 20 kilomètres d'Abbeville, 177 kilom. de Paris.

Bains de mer fréquentés.

SAINT-VALLIER (France, Vosges, arrond. de Mirecourt). A 12 kilomètres N.-O. d'Épinal.

Il existe dans cette localité une source minérale utilisée autrefois dans les mêmes cas que celle de Contrexéville et paraissant minéralisée par les mêmes principes, ou à peu près. Elle est actuellement très peu fréquentée.

SAINT-VINCENT (Italie, Piémont, prov. d'Aoste).

Bicarbonatée mixte. Tempér., 13° centigr.

Cette source sort d'une roche micacée et dépose un sédiment ferreux. Elle paraît très chargée en gaz acide carbonique. On a exagéré ses applications, qui concernent surtout la dyspepsie et la gravelle. L'usage en boisson en est très répandu.

SAINT-YORRE (France, Allier, arrond. de Lapalisse). A 7 kilomètres de Vichy, sur la rive droite de l'Allier et à une petite distance de la route de Nîmes.

Bicarbonatée sodique. Tempér., de 12 à 15° centigr.

Deux sources, l'une naturelle, l'autre artésienne. Voici la composition de l'eau de la première, qui vient d'être régulièrement captée et autorisée dernièrement.

Eau : un litre.

	Gram.
Acide carbonique libre	1,549
Bicarbonate de soude	4,838
— de potasse	0,337
— de magnésie	0,274
— de strontiane	0,007
— de chaux	0,683
— de protoxyde de fer	0,010
— de protoxyde de manganèse	traces
Sulfate de soude	0,280
Phosphate de soude	traces
Arséniate de soude	0,002
Borate de soude	traces
Chlorure de sodium	0,555
Silice	0,035
Matière organique bitumineuse	traces
	8,570

(BOUQUET, 1860.)

M. Bouquet n'a pas obtenu, en ce qui concerne la recherche de l'iode, des résultats assez tranchés pour se croire en droit d'affirmer l'existence d'un iodure dans l'eau de cette source. Indépendamment de cette source, il existe à Saint-Yorre une source artésienne, mais nous ne sachions pas que cette dernière ait été l'objet d'une analyse chimique.

Les eaux de Saint-Yorre appartiennent au même régime que les eaux de Vichy et sont indiquées dans les mêmes circonstances. Elles sont peu employées sur place, mais on en exporte au dehors.

SAINTE-ADRESSE (France, Seine-Inférieure, arrond. du Havre). A 3 kilomètres de cette ville.

Bains de mer fréquentés.

SAINTE-CATHERINE (Amérique du Nord, Canada).

A proximité des chutes de Niagara, établissement de bains réputé pour le traitement des rhumatismes et des affections dyspeptiques, sans mention de la composition et de la température des eaux.

SAINTE-CLAIRE. [Voy. CLERMONT.]

SAINTE-LUCIE (Antilles anglaises). Cette île possède des sources d'eaux thermales dans plusieurs de ses parties, réputées d'origine volcanique, notamment dans un vallon, à 4 kilomètres du bourg de la Soufrière. En cet endroit, que la description du docteur Puguet indique comme un cratère mal éteint, la chaleur des eaux dépasserait 100° centigr. Le même observateur, cité par Alibert (*Précis histor. sur les eaux minér.*, 1826), a trouvé que ces eaux thermales contiennent des sulfates de soude, de fer, du chlorure de sodium, de la chaux et de l'alumine, et laissent dégager une grande quantité de gaz acide carbonique. Elles sont employées à l'intérieur et à l'extérieur, dans les rhumatismes, les affections cutanées et strumeuses, et les maladies atoniques.

SAINTE-MADELEINE-DE-FLOURENS (France, Haute-Garonne, arrond. de Toulouse). A 4 kilomètres de cette ville.

Ferrugineuse bicarbonatée. Froide.   *Eau : un litre.*

	Lit.
Acide carbonique	0,060
	Gram.
Carbonate de chaux	0,3128
— de magnésie	0,0151
— de fer	0,0812
Sulfate de soude	0,0773
— de chaux	0,0202
Chlorure de sodium	0,1935
— de magnésium	0,0208
Acide silicique	0,0117
Matière bitumineuse	0,0078
— végétale	0,0106
	0,7510

(PAILHÈS, LAMOTTE, TARBES.)

SAINTE-MARGUERITE. Voy. SAINT-MAURICE.

SAINTE-MARIE (France, Cantal, arrond. de Saint-Flour). Près du hameau de Ravelès.

Ferrugineuse bicarbonatée. Tempér., froide.

Deux sources dites, l'une, *Source Vieille* ou *Source Vidalenc*, l'autre *Source Teisset*.

L'eau de la première, analysée d'une manière approximative, a donné à M. Nivet :

Eau : un litre.

	Grm.
Carbonate de soude......................	0,270
— de chaux.......................	0,085
— de magnésie...................	traces
— de fer......................	0,045
Chlorure de sodium..................	0,080
Sulfate de soude......................	traces
Silice et apocrénate de fer..............	0,040
	0,520

L'eau de la *Source Vieille*, qui jaillit, comme la suivante, d'une roche primitive, se divise en deux filets qui sont reçus chacun dans un petit bassin creusé dans la roche schisteuse ; le plus considérable fournit à la consommation des buveurs, l'autre sert de collyre dans les ophthalmies chroniques.

La *Source Vidalenc*, qui a son point d'émergence à quelques pas de la précédente, n'est pas captée et se trouve souvent mélangée aux eaux pluviales.

Cette station est fréquentée par un assez grand nombre de malades appartenant aux départements du Cantal, de la Lozère et de l'Aveyron, mais qui y manquent des premières ressources de la vie, à ce point qu'ils sont obligés de transporter dans les maisons du pays leurs vivres et leurs lits. C'est un spectacle curieux, dit M. Dessauret, de les voir tous les matins s'acheminant par troupes vers le ravin, où ils se résignent à aller chercher la santé par des sentiers affreux et malgré la chaleur du jour.

On conseille ces eaux dans les cas d'atonie du tube digestif, dans certaines inflammations chroniques de l'appareil génito-urinaire, dans la chlorose et l'aménorrhée (Bonniol). La dose est de six à huit verres tous les matins.

SAINTE-MARIE (France, Hautes-Pyrénées, arrond. de Bagnères-de-Bigorre). A 48 kilomètres de Bagnères, à 20 de Luchon.

Sulfatée calcique. Tempér., 17°.

Quatre sources, dont deux alimentent un petit établissement thermal, où l'eau minérale est échauffée artificiellement.

Eau : un litre.

	Lit.
Acide carbonique	0,160
	Gram.
Sulfate de chaux......................	1,430
— de magnésie....................	0,580
Carbonate de magnésie.................	0,020
— de chaux.....................	0,370
	2,400

(SAVE.)

Analyse très incomplète et qui mérite d'être recommencée.

Les eaux minérales de Sainte-Marie, fréquentées par un petit nombre de baigneurs, ont paru réussir dans certaines maladies et spécialement contre les éphélides hépatiques. On les conseille encore dans les embarras gastriques, les engorgements du foie, de la rate, du pancréas, du mésentère, etc. (voy. SIRADAN).

SAINTE-QUITERIE-DE-TARASCON. Voy. TARASCON.

SAISON. Le mot *saison*, en langage hydrologique, est employé comme synonyme de *traitement*. On envoie un malade faire une ou deux saisons quelque part ; on dit qu'on a fait une bonne saison, ou une longue saison. Cette expression incorrecte serait avantageusement remplacée par le mot *cure*, emprunté aux Allemands.

On se sert encore du mot de *saison* pour exprimer l'époque à laquelle on a restreint arbitrairement l'usage des eaux minérales. On dit la *saison thermale*, et cette expression s'applique en réalité au temps pendant lequel un établissement thermal reçoit des malades.

Il nous paraît plus intéressant de prendre le mot *saison* dans son sens littéral, et d'examiner ici quelles sont les saisons les plus favorables à l'administration du traitement thermal.

C'est une croyance généralement répandue, que les eaux minérales ne doivent être prises qu'à des époques déterminées, généralement assez restreintes et à propos desquelles on confond trop aisément l'usage médical des eaux, avec les convenances administratives des établissements, ou bien avec le cortége de distractions et de plaisirs qui, dans beaucoup de localités thermales, font partie intégrante de la question hygiénique et thérapeutique.

Au point de vue de l'action thérapeutique des eaux considérée en elle-même, il est évident que la saison qu'il fait ne saurait changer en aucune façon la manière dont elle s'exerce. Quelque idée que l'on se fasse de l'action intime et moléculaire des eaux, on ne saurait admettre que cette action change suivant la saison et se trouve soumise elle-même aux influences atmosphériques.

Mais il est des circonstances relatives au mode d'administration des eaux minérales, ou bien aux conditions particulières des malades, qui ne sont pas aussi indépendantes de la saison. Ainsi une saison froide se prêtera mal à l'usage de bains, douches, étuves. Le traitement à peu près exclusivement externe de Néris, Luxeuil, Plombières, Bourbon-Lancy, ne sera donc convenablement administré que pendant l'été, tandis qu'un traitement surtout interne, comme celui de Vichy ou de Karlsbad, pourrait sans inconvénient être suivi à n'importe quelle époque de l'année.

Les relations de convenance entre la saison et la maladie qu'il s'agit de traiter offrent plus d'intérêt encore, parce qu'elles ont à être prises en considération dans des circonstances plus fréquentes.

D'accord avec les principes posés dans notre article OPPORTUNITÉ, nous établirons la proposition suivante : Les malades doivent être envoyés près des stations thermales dans les saisons les plus favorables à l'affection dont ils sont atteints ; c'est-à-dire que l'on choisira pour les rhumatisants, les scrofuleux, les diabétiques, les moments les plus chauds de l'année, et que l'on évitera au contraire ces mêmes époques pour les individus atteints d'affections du foie ou des intestins. Ces exemples suffiront pour faire comprendre la portée d'une telle recommandation, fort éloignée, comme on le voit, de la règle banale et non raisonnée qui préside à la recherche uniforme des établissements thermaux pendant les mois les plus chauds, juillet et août.

Il importe encore de tenir compte des circonstances de climat ou de localité, qui ne permettent quelquefois l'abord d'une station thermale que pendant un temps fort limité, ainsi pour Baréges, le Mont-Dore et en général les stations situées à une altitude considérable.

SAK (Lac de) (Russie d'Europe, Crimée).

Ce lac salé est très renommé pour les vertus médicinales de ses bains.

SALA (France, Isère, arrond. de Grenoble). A 48 kilom. de cette ville. *Chlorurée sodique.* Tempér. 13°.

Une source découverte en 1839 et peu abondante.

	Eau : un litre.
	Lit.
Acide sulfhydrique	0,0031
	Gram.
Chlorure de sodium	3,107
— de calcium	0,003
— de magnésium	traces
Carbonate de chaux	0,122
— de magnésie	0,007
Sulfate de chaux	0,005
— de magnésie	0,128
Bromure alcalin	traces
	3,372

(NIEPCE.)

SALAH-BEY (Algérie, prov. de Constantine). A 6 kilomètres de cette ville.

Ferrugineuse bicarbonatée. Tempér., 27°,5 centigr.

Les eaux de Salah-Bey font partie des nombreux groupes de sources minérales qui jaillissent dans la banlieue et dans la province de Constantine. Jusqu'à présent elles n'ont été l'objet d'aucun examen chimique, mais M. A. Bertherand, se fondant sur des conditions géologiques, ne paraît pas éloigné de croire qu'elles ont sensiblement la même composition que les eaux de HAMMA (voy. ce mot.)

Ou trouve à Salah-Bey, ancienne demeure d'été du dey d'Alger, des restes de thermes romains qui sont encore utilisés par les indigènes. Ce sont des auges ou baignoires monolithes renfermées dans des cellules et qui reçoivent l'eau d'un bassin central. Quant à leurs applications, elles n'ont pas été, que nous sachions, nettement spécifiées.

SALCES (France, Pyrénées-Orientales, arrond. de Perpignan). A 8 kilomètres nord-est de cette ville.

Chlorurée sodique. Tempér., 18 à 20°.

Deux sources, dites *Font-Estramé* et *Font-Dame*, qui surgissent près de la grande route de Narbonne et à un kilomètre l'une de l'autre. Leur abondance est telle qu'elles servaient autrefois à mettre en mouvement plusieurs usines.

FONT-ESTRAMÉ.

Eau : un litre.

Acide carbonique	1,50
	Gram.
Carbonate de chaux	0,066
Sulfate de soude	0,096
— de chaux	0,169
— de magnésie	0,075
Chlorure de sodium	1,727
— de magnésium	0,516
Silice	0,010
	2,659

(ANGLADA.)

La Font-Dame est minéralisée par les mêmes principes, mais en proportion moindre. Ces eaux sont fréquentées tous les ans par un très petit nombre de malades appartenant à la localité et aux communes voisines et pour des cas non spécifiés jusqu'à ce jour.

SALÉES (Eaux). Bien que l'expression d'eaux *salées* ne soit pas usitée en langage hydrologique, elle pourrait assez justement s'appliquer aux eaux particulièrement minéralisées par le sel marin. Cette expression serait préférable à celle d'eaux *salines*, laquelle, bien que spécialement affectée aux eaux chlorurées, comprend habituellement les eaux sulfatées en même temps, et ne présente par elle-même aucune signification [voy. EAUX-MÈRES, t. I, p. 580 et t. II, p. 715]. Mais du moment que l'on dénomme les classes des eaux minérales par leur principe dominant, ces sortes de désignations n'offrent plus d'intérêt.

SALEICH (France, Haute-Garonne, arrond. de Saint-Gaudens). A 24 kilomètres de cette ville.

Sulfatée calcique? Tempér.?

Eau : un litre.

	Cent. cub.
Azote,.................................	4
Oxygène..............................	15

	Gram.
Acide carbonique........................	0,4100
— silicique...........................	0,0300
— sulfurique..........................	0,2424
— phosphorique........................	
— crénique...........................	traces
— apocrénique........................	
Chlore...............................	0,0024
Iode................................	traces
Soude...............................	0,0140
Potasse..............................	traces
Chaux...............................	0,2252
Magnésie.............................	0,0074
Alumine.............................	traces
Oxyde de fer..........................	0,0050
— de manganèse......................	0,0022
— de cuivre..........................	traces
	0.9986

(FILHOL.)

SALÉON (France, Hautes-Alpes, arrond. de Gap). A 40 kilomètres de cette ville.

Chlorurée sodique. Tempér., 17° environ.

Une seule source, abondante, mais qui ne paraît pas captée, car elle subit l'influence des eaux pluviales.

Eau : un litre.

	Gram.
Acide carbonique........................	quant. indét.
Chlorure de sodium......................	3,250
— de calcium...	0,067
— de magnésium	0,400
Carbonate de chaux......................	0,223
— de magnésie......................	0,061
Oxyde de fer..........................	traces
Sulfate de soude.......................	0,082
— de chaux.........................	0,137
— de magnésie.......................	0,248
Matières organiques.....................	traces
	4,468

(NIEPCE.)

Applications non spécifiées.

SALERNE (Deux-Siciles, princip. Citérieure).

Ferrugineuse bicarbonatée. Tempér., 23° centigr.

L'analyse qualitative de cette source y signale du gaz acide carbonique libre, des carbonates de fer, de magnésie et d'alumine, du chlorure de calcium et des sulfates de soude et de magnésie.

SALES (Italie, Piémont, prov. d'Alexandrie).

Chlorurée sodique..Froide.

Cette eau, dont l'analyse qualitative seule a été publiée, émerge au fond d'un puits. On la transporte aux environs et dans le Milanais, pour le traitement interne des affections scrofuleuses.

SALIES (France, Basses-Pyrénées, arrond. d'Orthez). A 15 kilomètres de cette ville.

Chlorurée sodique. Froide.

	Eau : un litre.
Densité...............................	1,198
	Gram.
Chlorure de sodium....................	216,020
— de potassium	2,080
— de calcium	non appréciés
— de magnésium....................	
Sulfate de soude.....................	
— de potasse	
— de magnésie....................	9,750
— de chaux.......................	
Iodure alcalin	traces fort légères
Bromure alcalin......................	1,050
Phosphate, silice, alumine.............	
Oxyde de fer (traces) et matière organique...	5,500
Bicarbonates de chaux et de magnésie......	
	233,400

(O. Henry, 1857.)

Cette source, connue depuis longtemps sous le nom de *Fontaine de Salies*, est utilisée pour l'extraction du sel marin. Elle a été autorisée, depuis l'année 1857 seulement, au point de vue médical.

Les eaux de Salies sont employées avec avantage chez les scrofuleux et chez les lymphatiques, ainsi que dans le rhumatisme chronique. Les premières applications sont certainement celles qui représentent leur spécialisation la plus formelle. Elles sont douées d'une action reconstituante qui paraît agir spécialement sur la peau et sur l'appareil digestif. M. Nogaret, dans une note inédite sur cette station, insiste particulièrement sur l'action sédative que ces eaux exerceraient sur le système sanguin, ce qui les rendrait très salutaires chez les individus à tempérament pléthorique exagéré, et disposés aux congestions sanguines. Les hémorrhoïdes actives seraient très notablement modifiées, et pourraient disparaître sans inconvénient, le traitement portant son action sur les conditions de la circulation générale qui leur ont donné naissance.

SALIES (France, Haute-Garonne, arrond. de Saint-Gaudens). A 26 kilomètres de cette ville.

Deux sources froides, l'une *sulfurée calcique*, l'autre *chlorurée sodique*, qui jaillissent dans le voisinage de carrières de plâtre et à une petite distance l'une de l'autre.

La source sulfurée est peu abondante et non utilisée. Elle emprunte son principe caractéristique à la réduction du sulfate de chaux par les matières organiques.

Eau : *un litre.*

	Gram.
Carbonate de chaux........................	0,1405
— de magnésie....................	0‘0220
Sulfure de calcium.......................	0,1435
— de magnésium...................	traces
Sulfate de chaux.........................	1,2142
— de magnésie.....................	0,2750
— de soude........................	traces
Chlorure de sodium......................	traces
Silice...................................	0,0150
Alumine.................................	traces
Matière organique.......................	indét.
	1,7802

(FILHOL.)

M. Filhol croit que c'est à tort qu'on néglige cette source, que sa constitution rapproche des eaux sulfurées calciques les plus riches, et qui pourrait sans doute rendre à la thérapeutique autant de services qu'aucune d'elles. Il y aurait d'autant plus d'intérêt à voir se développer une installation thermale, que le voisinage de la source chlorurée sodique permettrait d'effectuer une très heureuse combinaison.

La source chlorurée sodique se trouve sur le bord de la route qui conduit de Salies à Saint-Martory, à une petite distance de la petite ville de Salies. Elle n'est pas exploitée au point de vue médical, et cependant, dit M. Filhol, on pourrait en tirer un excellent parti en bains et en douches, ainsi que l'attestent quelques cures remarquables opérées à diverses reprises.

Eau : *un litre.*

	Gram.
Chlorure de sodium......................	30,073
— de magnésium....................	0,438
— de potassium....................	0,060
Sulfate de chaux........................	3,372
Carbonate de chaux......................	0,035
Silicate de chaux.......................	0,062
Alumine.................................	0,025
Bromure de magnésium...................	traces
Oxyde de fer...........................	traces
	34,065

(FILHOL, 1849.)

SALINES (Eaux minérales). L'expression d'eaux minérales *salines* n'offre par elle-même aucune signification particulière, puisque toutes les eaux minérales sont à proprement parler salines. Aussi toutes sortes d'eaux minérales différentes se trouvaient-elles confondues autrefois sous cette dénomination (Patissier, *Manuel des eaux min.*, 1837).

Les auteurs de l'*Annuaire des eaux de la France* se sont contentés de faire du mot *salines* une qualification, bien inutile, de deux de leurs classes, salines sulfatées, salines chlorurées. MM. Pétrequin et Socquet ont reproduit cette logomachie, mais en l'aggravant, et en faisant de nouveau des eaux salines une classe à part, divisée en salines sulfatées et en salines chlorhydratées. Cette expression d'eaux *salines* doit être bannie de la nomenclature hydrologique, où elle n'a jamais servi qu'à introduire de la confusion.

SALINS (France, Jura, arrond. de Poligny). A 400 kilomètres de Paris, par le chemin de fer de Paris à Lyon et Méditerranée. Altitude : 340 mètres.

Chlorurée sodique. Tempér., 12°,5.

Sources nombreuses renfermées dans des voûtes très spacieuses dont la construction remonte, dit-on, au X° siècle, et qui empruntent leur minéralisation au sel gemme dispersé dans le terrain keupérien situé de 220 à 230 mètres de la surface du sol.

Une seule de ces sources est exploitée pour l'usage médical et toutes les autres servent à la préparation du sel commun. Voici la composition de l'eau de la première.

Puits à Muire, source de la grotte A :

Eau : un litre.

Degré aréométrique	4
Densité	1,024
	Gram.
Carbonate de chaux	0,093
— de magnésie	0,004
Chlorure de magnésium	0,222
— de potassium	0,390
— de sodium	27,417
Sulfate de chaux	0,573
— de magnésie	0,873
— de potasse	0,035
— de soude	0,307
Bromure de potassium	0,067
	29,990

(DESFOSSES, 1845.)

Dans les autres puits, la proportion des principes fixes s'élève depuis 44 jusqu'à 215 grammes par litre d'eau.

L'eau du puits à Muire, grotte A, marque à la source 11°,5. Elle jaillit avec un débit évalué à 2400 litres par jour. Des pompes aspirantes l'élèvent et la conduisent dans des bassins d'évaporation ; là elle abandonne une grande quantité de chlorure de sodium qu'on livre à la consommation générale, et une partie des eaux mères qu'on en retire sont utilisées pour la thérapeutique. Ces dernières sont ainsi constituées:

Chlorure de sodium......................	15,798
— de magnésium....................	3,175
— de potassium....................	3,109
Bromure de potassium....................	0,170
Sulfate de soude........................	6,447
— de magnésie......................	1,989
— de potasse	1,014
Eau....................................	68,228
	100,000

(Favre.)

Il existe à Salins un établissement très bien installé qui contient 45 cabinets de bains, 6 cabinets de douches ordinaires et 4 de douches écossaises, plus une belle piscine dans laquelle l'eau se renouvelle incessamment, et enfin un appareil hydrothérapique complet où l'on administre soit l'eau salée, soit l'eau pure.

Les eaux de Salins sont surtout intéressantes en ce qu'elles permettent d'effectuer un traitement par les eaux mères, que, jusqu'à ces dernières années, on n'avait rencontré qu'en Allemagne près de Kreuznach et de Nauheim en particulier. La forte minéralisation de l'eau et le défaut d'acide carbonique ne permettent de l'administrer à l'intérieur qu'en très faible proportion. On en facilite l'usage en y introduisant artificiellement de l'acide carbonique.

Ces eaux représentent une médication essentiellement altérante, très tonique et facilement excitante. Sa spécialisation la plus formelle est la scrofule, le lymphatisme, l'atonie. Toutes les manifestations de la scrofule, pourvu qu'elles se présentent sous une forme torpide, rentrent dans l'application de ces eaux. Les engorgements ganglionnaires, les tumeurs blanches, les caries, les scrofulides, rencontrent à Salins une médication très active et qui leur est très appropriée. La scrofule paraît atteinte non-seulement dans ses manifestations, mais encore dans sa constitution diathésique.

On traite encore à Salins des paralysies, des rhumatismes ; mais ce ne sont là que des applications très secondaires de cette station thermale.

SALINS (Savoie, Tarentaise). Village dans une étroite vallée, au milieu de montagnes calcaires, à 1 kilomètre environ de Moûtiers. Deux sources.

Chlorurée sodique. Tempér., 38° centigr.

Eau : un litre.

	Gram.
Gaz acide carbonique	0,68
Chlorure de sodium.......................	10,22
— de magnésium	0,30
Sulfate de chaux........................	2,40
— de magnésie.......................	0,52
— de soude........................	0,98
Carbonate de chaux......................	0,75
— de fer........................	0,15
Bromure de sodium	quant. indét.
	16,00

(BERTHIER.)

M. Reverdy a signalé dans ces eaux une petite quantité de sels de potasse; elles contiendraient un iodure, d'après M. Calloud, qui y a constaté également la présence de l'arsenic.

Leurs propriétés thérapeutiques sont en rapport avec la remarquable composition qui leur assigne un rang élevé parmi les eaux de la même classe. Elles s'adressent surtout à la scrofule et à ses manifestations, subsidiairement aux rhumatismes, aux affections arthritiques, aux états chloro-anémiques et aux troubles menstruels dépendant du lymphatisme, aux maladies cutanées d'un ordre analogue. Toute disposition aux congestions et aux névropathies les contre-indique.

Un établissement thermal, avec bains et piscine, dessert les sources chaudes de Salins depuis 1840.

Il est à remarquer qu'à deux reprises les tremblements de terre, celui de Lisbonne en 1755, et une autre secousse arrivée en 1848, ont fait varier leur régime. Le premier les a taries pendant quarante-huit heures, leur direction a été changée en second lieu.

Station agréable et digne d'intérêt.

SALLES (France, Haute-Garonne). Dans la vallée de Luchon et à moitié chemin de Juzet à Salles.

Ferrugineuse bicarbonatée. Tempér., 15°.

Source qui jaillit par plusieurs ouvertures, au milieu d'attérissements, et fréquentée par un petit nombre de malades qui suivent le traitement de Luchon. Pas d'analyse.

Au-dessus du village de Salles, M. Lambron signale une autre source qu'il croit minéralisée par du crénate de fer, et qui marque 11°,5.

SALSBRONN. Voy. SARREGUEMINES.

SALT-EN-DONZY (France, Loire). Au centre du village, dans la cour d'une maison et au bord de la Loyse.

Ferrugineuse bicarbonatée. Tempérée.

La source de Salt jaillit au pied de coteaux granitiques, mais elle n'est pas captée. Pas d'analyse, et cependant elle était très utilisée autrefois; elle est maintenant à peu près délaissée.

SALZ (France, Aude).

Chlorurée sodique.

Quoique l'eau dont nous parlons ici ne provienne pas de sources, du moins directement, et qu'elle ne soit qu'une eau courante, la proportion et la nature des sels qu'elle contient lui donnent un tel caractère d'étrangeté que l'on ne peut s'empêcher de la considérer d'abord comme une eau minérale, ensuite de la classer parmi les *chlorurées* les mieux définies. Elle emprunte ses principes minéralisateurs, en très grande partie du moins, aux sources salées de Sougraines et Bugarach qui lui sont affluentes.

La Salz est une petite rivière qui se trouve à une courte distance des eaux thermales de Rennes (Aude) et qui baigne même une partie de l'établissement des *Bains-Forts*. On utilise et sa proximité et la nature spéciale de ses principes minéralisateurs pour en composer des bains et des douches, et souvent la mélanger avec l'eau thermale du *Bain-Fort*. Voici sa composition :

	Eau : un litre.
Acide carbonique	traces
Carbonate de chaux........................ }	0,750
— de magnésie........................ }	
Sulfates de soude et de magnésie............	1,030
— de chaux........................	1,010
Chlorure de sodium .... }	2,020
— de magnésium........................ }	
— de potassium........................	indét.
Silice, alumine........................ }	0,050
Phosphate d'alumine ou de chaux............ }	
Carbonate ou crénate de fer................	inapp.
Matière organique........................	indét.
	4,860

(O. HENRY, 1839.)

D'après M. Cazaintre, le débit par vingt-quatre heures de l'eau de la Salz serait de 8,000 hectolitres environ.

Depuis plusieurs années on a eu l'idée d'administrer cette eau en boisson ; prise à la dose de huit à dix verres, elle est purgative.

Pour ce qui concerne le mode d'administration de cette eau salée, elle est amenée dans les cabinets de bains de manière à pouvoir être mêlée à l'eau thermale. A cet effet, trois robinets sont adaptés à chaque baignoire, l'un pour l'eau minérale refroidie, l'autre pour l'eau thermale à sa température naturelle, et le troisième robinet pour l'eau salée ; il en est de même pour les douches.

L'observation a prouvé qu'elle secondait puissamment l'action des eaux de Rennes. Ainsi elle est douée de propriétés résolutives très marquées, et elle est très efficace pour fortifier la constitution des enfants et combattre les engorgements de nature scrofuleuse chez les individus lymphatiques (docteur Cazaintre, *Gazette des eaux*) [voy. RENNES].

SALZBRUNN (Prusse, Silésie, rég. de Breslau). Village dans une jolie vallée, sur le Salzbach. Altitude : 1200 pieds.

Les sources, au nombre de dix, sortent du grauwacke, que traversent des roches basaltiques et porphyriques ; deux sont principalement employées en boisson, l'*Oberbrunnen* et le *Mühlbrunnen* ; nous donnons leur composition.

Bicarbonatée sodique. Tempér., 8 à 9° centigr.

Eau : un litre.

	OBERBRUNNEN. Gram.		MUHLBRUNNEN. Gram.
Carbonate de soude........	1,057	=	0,970
— de chaux........	0,242	=	0,254
— de magnésie......	0,120	=	0,225
— de fer...........	0,008	=	0,004
Sulfate de soude...........	0,477	=	0,313
Chlorure de sodium........	0,134	=	0,074
Acide silicique............	0,028	=	0,036
	2,066	=	1,876
	Cent. cub.		Cent. cub.
Gaz acide carbonique........	153	=	140

(FISCHER.)

On utilise en bains deux autres sources, le *Sommer-Kramer* et le *Heilbrunnen*, lesquelles renferment une proportion infiniment moindre de principes fixes et sont surtout minéralisées par des sels calciques et magnésiens. La cure du petit-lait s'associe à ces divers moyens sur une grande échelle.

C'est surtout dans les affections catarrhales des organes respiratoires que Salzbrunn est recommandée. Si leur emploi ne peut-être considéré comme antidiathésique à proprement parier, du moins il s'applique à certains cas de phthisie que prédomine un état névropathique ou pléthorique. On attribue aussi à ces eaux une action légèrement dérivative sur la muqueuse intestinale, qui en indiquerait l'emploi dans les troubles dyspeptiques tenant à la stase ou pléthore abdominale. Il est à remarquer que, si l'altitude de cette localité lui assure une grande pureté d'air et de bonnes conditions hygiéniques, elle participe trop souvent aussi aux intempéries du climat des montagnes pour convenir à tous les sujets atteints de lésions pulmonaires.

Station bien aménagée et très fréquentée.

SALZHAUSEN (Allemagne, Hesse, Darmstadt). Salines dans le Wetteran.

Chlorurée sodique. Tempér., 15° centigr.

Eau : un litre.

	Gram.
Chlorure de sodium......................	9,433
— de calcium......................	0,087
— de magnésium...................	0,800
Sulfate de chaux.......................	0,803
Carbonate de chaux....................	0,567
— de fer......................	0,016
Silice.................................	0,011
Bromure de sodium....................	0,000334
Chlorure de lithium, phosphate d'alumine.... ⎫	
Acides crénique et apocrénique .... ⎬	traces
Matière organique.................... ⎭	
Acide carbonique......................	0,271
	11,988334

(LIEBIG, 1844.)

Ces eaux sont administrées en boisson, à la dose de quatre à six verres, soit pures, soit associées à du lait. On les mêle à de l'eau pure pour le bain ; dans certains cas, il y a addition d'eaux mères. Des appareils de douches et d'inhalation complètent les ressources du traitement dans l'établissement de Salzhausen. Les scrofules forment la spécialisation de cette station.

SALZSCHLIRF (Allemagne, élect. de Hesse-Cassel). Près de Fulda, dans une vallée entourée de montagnes où prédominent les roches basaltiques, le keuper et le grès bigarré.

Chlorurée sodique. Tempér. ?

Eau : un litre.

	Gram.
Acide carbonique	1,6457
Chlorure de sodium....................	10,1163
— de magnésium.................	1,0896
— d'ammonium	traces
Iodure de magnésium..................	0,0049
Bromure de magnésium.................	0,0047
Sulfate de potasse....................	0,1602
— de soude......................	0,1521
— de chaux	1,5733
Carbonate de chaux....................	0,6533
— de magnésie..................	0,0085
— ferreux.....................	0,0096
Silice.................................	0,0114
Chlorure de lithium, phosphate de chaux...... ⎫	
Carbonate de manganèse, acides crénique et ⎬	traces
apocrénique, matières organiques......... ⎭	
	15,4296

(FRESENIUS et WILL, 1845.)

Il y a un établissement de bains, nommé aussi *Augustenbad.*

SALZUNGEN (Allemagne, duché de Saxe-Meiningen). Salines dans une belle vallée du Thüringer-Walde, à proximité d'Eisenach. On y compte quatre sources employées aux usages médicaux. Nous donnons la composition de la *Trinkquelle,* réservée pour l'usage interne.

Chlorurée sodique. Froide.

	Eau : 16 onces. Grains.		Eau : un litre. Gram.
Chlorure de sodium.........	233,342	=	28,934
— de potassium.......	0,886	=	0,109
— de calcium.........	1,600	=	0,198
— de magnésium......	4,723	=	0,585
Bromure de magnésium......	traces		traces
Sulfate de soude...........	0,167	=	0,020
— de chaux...........	5,778	=	0,716
— de magnésie........	0,382	=	0,047
Carbonate de chaux........	1,080	=	0,133
— de magnésie......	0,075	=	0,009
— de fer	traces		traces
Silice...................	0,025	=	0,003
Iodure de magnésium, chlorure de lithium, alumine, manganèse, matière organique...	traces		traces
	248,058	=	30,754
	Pouc. cub.		Cent. cub.
Gaz acide carbonique........	2,962	=	159,9
			(Bernhardi.)

Un établissement bien installé permet d'administrer des bains, des douches et des inhalations variés. On leur associe les sources voisines de *Liebenstein* (ferrugineuses bicarbonatées).

D'après Seegen, le Bernhardtsbrunnen et le Neuebohrbrunnen contiennent 254 et 248 grammes des mêmes principes pour un litre d'eau; elles servent à la composition des bains.

Les eaux mères renferment par litre 260 grammes de principes parmi lesquels: chlorure de sodium, 204 grammes, et bromure de magnésium, 0gr,365. Il est digne de remarque que les eaux des précédentes sources contiennent autant de principes fixes que ces eaux mères.

Traitement des scrofules.

SAN-ADRIAN Y LA LOSILLA (Espagne, prov. de Léon).
Ferrugineuse bicarbonatée. Tempér., 37° centigr.

	Eau : 16 onces. Grains.		Eau : un litre. Gram.
Carbonate de magnésie.......	22,40	=	2,195
— de soude.........	13,30	=	1,303
Sulfate de magnésie.........	5,70	=	0,558
— de fer.............	0,90	=	0,088
Chlorure de calcium.........	0,68	=	0,066
— de sodium........	0,75	=	0,073
Matière organique.........	5,30	=	0,519
	4,039	=	4,802
			(Canon.)

Ces eaux, après avoir été utilisées par les Romains, restèrent délaissées jusqu'à la construction récente d'un établissement. Elles sont remarquables par la proportion de carbonate magnésique qu'elles renferment.

SAN-BERNARDINO (Suisse, canton des Grisons). Village sur le versant méridional du mont Bernardin, à proximité de la route de Coire à Bellinzone. Altitude : 1754 mètres.

Sulfatée calcique. Tempér., 10° centigr.

	Eau : une livre.		Eau : un litre.
	Grains.		Gram.
Sulfate de chaux............	11,90	=	1,261
— de soude............	5,13	=	0,543
Carbonate de chaux.........	3,93	=	0,416
— de magnésie.......	1,37	=	0,145
— de fer............	0,21	=	0,022
Chlorure de magnésium......	0,75	=	0,079
Matière extractive	0,20	=	0,021
	23,49	=	2,487
	Pouc. cub.		Cent. cub.
Gaz acide carbonique........	17,5	=	945,0

(CAPELLER.)

Ces eaux s'emploient surtout en boisson, comme toniques et apéritives, dans les affections dyspeptiques. On en use rarement en bains. Établissement bien installé et fréquenté.

SAN-DIEGO. Voy. CUBA.

SANDROCK. Voy. WIGHT (île de).

SAN-FILIPPO (Italie, Toscane). Dans le val d'Orcia, près du mont Amiata, d'origine volcanique, cinq sources de température différente. Nous donnons la composition de la plus chaude et de la plus froide.

Ferrugineuse bicarbonatée et *sulfurée calcique.* Tempér., 19-33-48-50° centigr.

	Eau : un litre.	
	SAN LEOPOLDO.	DEL BAGNO.
	Gram.	Gram.
Sulfate de chaux.............	0,169	0,169
— de magnésie............	0,395	0,056
Carbonate de chaux..........	0,508	1,469
— de magnésie........	0,107	0,107
— de fer............	0,052	»
Chlorure de sodium..........	0,339	0,052
— de calcium..........	0,107	0,018
— de magnésium.......	0,052	0,037
	1,729	1,908
Gaz acide carbonique.........	405,6	14,5
Gaz hydrogène sulfuré........	»	203,3

(GIULI.)

Ces sources sont célèbres pour leurs propriétés incrustantes, et, dans un étang où elles se déversent, on a pu calculer qu'en vingt années à peu près elles avaient déposé une.masse calcaire de neuf mètres d'épaisseur. Des circonstances locales leur donnent sans doute un caractère sulfureux qui les rend propres, sous forme de bains, au traitement des affections rhumatismales, des paralysies et des maladies de peau, à la fois.

SAN-GERMANO. Voy. AGNANO.

SAN-GIAGOMO (Italie supérieure. Lombardie). Dans la vallée du Pô, source *ferrugineuse bicarbonatée,* nommée encore *Bagnolino.*

SAN-HILARIO-SACALM (Espagne, prov. de Gerona).

Ferrugineuse bicarbonatée. Tempér, 18° centigr.

Ces eaux, utilisées en boisson, se transportent.

SAN-JUAN DE AZCOITIA (Espagne, prov. de Guipuzcoa). A 16 kilomètres de Tolosa, au milieu de terrains d'alluvion.

Sulfurée calcique. Tempér., 17° centigr.

	Eau : 20 livres.		Eau : un litre
	Grains.		Gram.
Sulfate de chaux	129,73	=	0,635
— de magnésie	48,70	=	0,238
— de soude	64,17	=	0,314
— d'alumine	14,80	=	0,072
Carbonate de chaux	85,24	=	0,417
— de magnésie	44,14	=	0,216
Chlorure de magnésium	36,50	=	0,178
Acide silicique	4,74	=	0,023
	428,02	=	2,093
	Pouc. cub.		Cent. cub.
Gaz hydrogène sulfuré	86	=	215,0
Gaz acide carbonique	traces		traces

(RAJAS et HEREDIA.)

Ces eaux sont principalement employées, en boisson et moyens externes, dans les maladies de la peau. Il y a un établissement.

SAN JUAN DE CAMPOS (îles Baléares, Majorque). Près de la ville de Campos, à six heures de Palma.

Sulfureuse? Tempér., 48° centigr.

	Eau : 3 livres.		Eau : un litre.
	Grains.		Gram.
Chlorure de calcium	169	=	5,520
— de magnésium	164	=	5,357
— de sodium	117	=	3,821
Sulfate de chaux	142	=	2,634
— de soude	21	=	0,686
Carbonate de chaux	9	=	0,291
Acide silicique	24	=	0,784
	646	=	19,093

Acides sulfhydrique et carbonique. quant. indét.

(ESTELRICH, 1844.)

Ces eaux, dont la constitution est digne de remarque, sont employées en boisson, en bains, douches et étuves, dans les affections rhumatismales et les maladies de la peau. Un établissement les dessert, mis en régie par le gouvernement de la province.

SAN-MARTINO (Lombardo-Vénétie, Valteline). Bains à proximité de Bormio, près de la source de l'Adda. Altitude : 1445 mètres.

Sulfatée mixte. Tempér., 41° centigr.

	Eau : 12 livres.		Eau : un litre.
	Grains.		Gram.
Sulfate de chaux............	13,50	=	0,119
— de soude...........	14,00	=	0,123
Carbonate de chaux.........	7,50	=	0,066
— de magnésie.......	4,00	=	0,034
Silice..................	0,95	=	0,008
	39,95	=	0,350
			(DEMAGRI.)

L'emploi de ces eaux en boisson et en bains n'est pas suffisamment déterminé. Malgré une installation très défectueuse et l'inconstance des conditions atmosphériques, elles sont très fréquentées par les habitants du Tyrol et de la Valteline.

SAN-MARTINO (Sardaigne, prov. de Sassari). Près du village de Cargieghe.

Froide.

	Eau : 1000 parties.
Chlorure de sodium.....................	000,42
Sulfate de magnésie....................	000,21
Carbonate de chaux....................	000,08
Gaz acide carbonique..................	1/3 du volume.
	(MAJON.)

L'analyse qui précède, incomplète sous tous les rapports, rend difficilement compte de la nature de cette eau minérale.

Le même chimiste a analysé un dépôt de cette source et y a trouvé sur 100 parties :

Peroxyde de fer........................	24
Carbonate de chaux	36
— de fer.......................	22
— de magnésie.................	18
	100

Ces eaux sont employées en boisson dans les états dyspeptiques et les affections qui s'y rattachent. On utilise leur dépôt comme résolutif. Une piscine naturelle sert aux bains.

SAN-MONTANO. Voy. ISCHIA.

SAN-PEDRO DO SUL (Portugal, prov. de Beïra). Source *sulfureuse,* renommée. Tempér., 67° centigr. Pas d'autre mention.

SANTA-AGUEDA (Espagne, prov. de Guipuzcoa). Dans le village de Guesalibar, dont ces eaux prennent aussi le nom. Deux sources très semblables.

Sulfurée calcique. Tempér., 14° centigr.

	Eau : une livre de Castille.		Eau : un litre.
	Grains.		Gram.
Sulfate de chaux............	5,64	=	0,552
— de soude.............	1,45	=	0,142
— de magnésie..........	0,75	=	0,073
Chlorure de sodium	2,78	=	0,272
— de magnésium.......	0,81	=	0,007
Carbonate de chaux	1,89	=	0,185
— de magnésie.......	0,60	=	0,054
	13,92	=	1,285
	Pouc. cub.		Cent. cub.
Gaz hydrogène sulfuré........	0,87	=	46,9
Gaz acide carbonique........	0,95	=	51,3

(MORENO, 1826.)

D'après un examen sulfhydrométrique fait par M. Sanchez (de Toca), la plus importante de ces sources contient : hydrogène sulfuré, 8,7432 centimètres cubes.

Ces eaux s'administrent en boisson, bains, douches et étuves. Il y a un établissement bien organisé et même élégant.

Les maladies de la peau forment leur principale spécialisation.

Station fréquentée.

SANTA-BARBARA (États-Unis, Californie). Près de cette ville, source *sulfureuse.* Tempér., 38° centigr.

SANTENAY (France, Côte-d'Or, arrond. de Beaune). Près du pont de Chely, et à une petite distance de Santenay.

Chlorurée sodique. Tempér. ?

	Eau : un litre.
	Gram.
Chlorure de sodium....................	4,4185
— de calcium	0,2618
— de magnésium..............	0,1342
Carbonate de chaux	0,4400
Sulfate de soude....................	3,2463
— de chaux..................	0,2200
Matière animale et perte..............	0,0800
	8,8008

(MASSONFOUR.)

Cette analyse aurait besoin d'être révisée.

La source de Santenay jaillit dans un pré. Elle est fréquentée par un petit nombre de malades appartenant au département de la Côte-d'Or ; mais ses applications ne sont pas encore nettement spécifiées.

SAN-VIGNONE (Italie, Toscane). Dans le val d'Orcia, à peu de distance de Radifocani, à proximité de la route de Sienne à Rome, bains fort anciens qu'alimente une source abondante, *sulfatée* et *carbonatée calcique*. Tempér., 44° centigr.

L'analyse qualitative de ces eaux les signale comme composées de beaucoup de sulfate et de carbonate de chaux, d'un peu de sulfate de soude et de chlorure de calcium, d'oxyde de fer et de silice. Elles sont très incrustantes et fournissent un travertin considérable dans toutes leurs dépendances. On les emploie presque exclusivement en bains, en douches et sous forme de vapeurs, dans le traitement des faiblesses et paralysies des membres, des affections rhumatismales, arthritiques, et cutanées. Il y a une source, de composition analogue à celle du bain, mais froide et plus chargée de gaz acide carbonique libre, qu'on utilise en boisson, comme tonique et apéritive. Cette station était connue du temps de Montaigne, qui en parle dans son *Journal de Voyage* (II; 470).

SARATOGA SPRINGS (États-Unis d'Amérique, État de New-York, comté de Saratoga). A 38 mètres nord d'Albany.

Chlorurée sodique. Tempér., de 9 à 12° centigr..

Sources nombreuses parmi lesquelles on signale en première ligne celle du *Congrès*, appartenant spécialement aux chlorurées sodiques, et ensuite les sources *Colombien*, du *Rocher-plat*, du *Grand-Rocher*, *Hamilton*, du *Président*, et *Monroe*, qui sont particulièrement *ferrugineuses bicarbonatées*. Nous donnons la composition de la première (*source du Congrès*).

Eau : un litre.

Acide carbonique.........................	1 vol. 1/2
	Gram.
Chlorure de sodium......................	3,050
Iodure de sodium.......................	0,062
Carbonate de soude.....................	0,226
— de chaux	0,108
— de magnésie....................	0,027
Oxyde de fer...........................	0,006
Silice et alumine......................	petite quantité.
	3,479
	(STEEL, 1819.)

Cette analyse mériterait d'être répétée.

Il existe à Saratoga un établissement thermal, le plus fréquenté du continent américain. Ces eaux étaient célèbres à l'époque antérieure à la conquête. Les Indiens leurs donnaient le nom de *Source de Santé*.

On les emploie en bains, mais surtout en boisson, comme étant à la fois laxatives, diurétiques et toniques. Leurs applications ont trait surtout aux états dyspeptiques, aux obstructions abdominales, aux affections calculeuses, aux manifestations de la scrofule et aux diverses formes de débilité.

SARCEY (France, Rhône, arrond. de Lyon). À 28 kilomètres de cette ville.

Ferrugineuse bicarbonatée. Froide.

Eau : un litre.

Acide carbonique libre	1/6 du vol.
	Gram.
Bicarbonate de chaux	
— de magnésie	0,067
— de fer un peu crénaté	0,049
— de manganèse	traces
Sulfate de chaux	
— de soude	
— de magnésie	0,040
Chlorures alcalins et terreux	0,030
Alumine, silice, phosphate, matière organique...	0,060
	0,246

(O. Henry, 1856.)

M. O. Henry n'indique cette analyse que comme approximative.

La source de Sarcey, connue depuis un petit nombre d'années seulement, jaillit à un mètre environ au-dessous du niveau du sol dans un pré et d'un terrain argileux. Son débit est de 800 à 900 litres par vingt-quatre heures, elle a du reste la plus grande analogie avec celle de la Charbonnière située dans le département du Rhône. On l'utilise en boisson et pour les affections qui réclament l'emploi des ferrugineux.

SARDAIGNE (Ile de). Cette île, généralement couverte de montagnes, présente un noyau de terrains primitifs, autour duquel se sont successivement groupés différents terrains de formations postérieures ; les traces de volcans éteints et de matières volcaniques y abondent ; les sources minérales y sont fort nombreuses. La plupart de ces eaux, quoique ayant une renommée ancienne, sont dépourvues d'installation. On signale seulement aujourd'hui celles de *Castel-Doria, Fordongianus, Benetutti, Saint-Martin.* Plusieurs d'entre elles appartiennent à la classe des SULFURÉES et sont thermales.

SARDARA (Sardaigne, div. du cap Cagliari). Village qui doit sa réputation à des sources *sulfureuses ?* Tempér., 60° centigr., recueillies dans une piscine commune, sans installation convenable, quoique cette station soit une des plus fréquentées de l'île. On a signalé une grande proportion de gaz acide carbonique dans ces eaux. À l'époque romaine, elles étaient célèbres sous le nom d'*Aquæ Lesitanæ, Neapolitanæ.*

SARRE. Voy. SARREGUÉMINES.

SARREGUÉMINES (France, Moselle).

Il existe dans l'arrondissement de Sarreguemines plusieurs sources *chlorurées sodiques* froides, qui sont :

1° La source de *Salsbronn*, dans le canton de Sarralbe ;

2° La fontaine de la *Sarre*, vis-à-vis du lac de Sarreguemines ;

3° Les sources de *Cocheren* dans le canton de Forbach.

La source de Salsbronn, d'après M. Tripier, est employée comme purgative par les habitants. Elle contient 5ᵍʳ,5 de principes fixes par litre, composés de 1ᵍʳ,1 de sels insolubles représentés presque exclusivement par du carbonate et du sulfate de chaux, et 4ᵍʳ,4 de sels solubles qui consistent surtout en chlorure de sodium.

La source ou fontaine de la Sarre est moins minéralisée, car M. Tripier n'y a pas trouvé plus de 1ᵍʳ,7 de principes fixes par litre, composés de 0ᵍʳ,3 de sels insolubles et 1ᵍʳ,4 de sels solubles. Les sources de Cocheren, au nombre de deux et dites *grande* et *petite source*, ont une odeur sensible d'acide sulfhydrique. L'eau de la grande source a donné par litre un résidu de 7ᵍʳ,6 et celle de la petite source un résidu de 7ᵍʳ,2, composé surtout de chlorure de sodium (*An. des eaux min. de la France*).

SATURATION. Lorsque l'on a fait usage d'une eau minérale sous une forme quelconque, pendant un certain temps, celle-ci cesse d'être tolérée, et il arrive une série de troubles fonctionnels en rapport avec les circonstances. On a donné le nom de *saturation* à la condition créée dans l'économie par l'usage, arrivé à l'excès, des eaux minérales. Cette expression est mauvaise. Elle a d'abord conduit à admettre une véritable *saturation chimique* de l'économie ; et bien qu'une pareille condition soit physiologiquement impossible à réaliser, au moins dans l'ordre des faits qui rentrent dans la pratique, beaucoup de médecins se sont laissés aller, par irréflexion sans doute, à admettre la saturation dans le sens littéral de ce mot.

Comme aucune expérimentation ni aucun fait d'observation sérieuse n'ont été invoqués pour démontrer la saturation chimique de l'économie, nous ne croyons pas nécessaire d'insister sur ce sujet. Il n'est pas nécessaire en particulier de faire remarquer que l'alcalinité de l'urine, près des eaux propres à la déterminer, ne saurait être un signe de saturation, comme on en a émis la singulière idée. On sait, en effet, que l'alcalinité de l'urine est un résultat très rapide et souvent immédiat, de l'ingestion des boissons sodiques, et ne saurait par conséquent offrir aucune signification dans ce sens (voy. URINES). Nous nous contenterons de faire remarquer : que les phénomènes dits de *saturation* se montrent aussi bien près des eaux à peine minéralisées, et dont on fait un usage surtout ou exclusivement externe, que près des eaux les plus formellement médicamenteuses.

S'il n'existe pas de *saturation chimique*, alcaline, sulfureuse, etc., il existe une *saturation physiologique*, s'il est permis de rapprocher ces deux mots. C'est-à-dire que les phénomènes dits de *saturation* rentrent dans un ordre de phénomènes qui surviennent dans le cours de toute espèce de médication, alors que la *tolérance* a cessé d'exister. Chacun des modes de l'action physiologique des eaux minérales, et chacun des éléments de leur application, peut en devenir le point de départ. Ce sera tantôt leur action médicamenteuse propre, tantôt leur thermalité, tantôt leur usage interne, tantôt la balnéation, les vapeurs, les douches, etc., de même que l'époque de leur apparition et les formes qu'ils revêtent dépendent de toutes sortes de circonstances relatives à la constitution, à l'état physiologique comme à l'état pathologique de chaque individu, ou bien de circonstances extérieures, telles que la saison, la constitution régnante, etc. (voy. TOLÉRANCE).

SAUBUSE (France, Landes, arrond. de Dax). A 1 kilom. de Saubuse. *Chlorurée sodique.* Tempér., 33°,75.

Eau : un litre.
Gram.

Sulfate de chaux	0,048
Chlorure de sodium	0,080
— de calcium	0,095
— de magnésium	0,047
Matière gélatineuse	0,010
	0,280

(THORE et MEYRAC.)

Analyse incomplète et qui mérite d'être revisée.

Les eaux de Saubuse jaillissent d'un bourbier ayant à peine un mètre d'eau et dans lequel les malades viennent se baigner ; elles portent dans la localité le nom de *Bains de Joanin*. Quelques habitants des pays voisins fréquentent ces bains contre les engorgements articulaires et les rhumatismes chroniques, les suites d'entorses et de fractures.

SAUCATS (France, Gironde, arrond. de Bordeaux).
Ferrugineuse bicarbonatée. Froide.
Une seule source assez abondante qui dépose à l'air de l'oxyde.

Eau : un litre.
Lit.

Acide carbonique	0,0100
Air atmosphérique	0,0020

Gram.

Carbonate de chaux	0,217
— de fer	0,012
Crénate de fer	0,032
Sulfate de chaux	0,058
Chlorure de sodium	0,047
Silice et matière organique	0,012
	0,378

(FAURÉ, 1853.)

Applications non spécifiées.

SAULCE (La) (France, Hautes-Alpes, arrond. de Gap). A 17 kilomètres de cette ville.

Chlorurée sodique. Tempér.; de 15 à 23°.

Une source peu abondante jaillissant des terrains métamorphiques.

	Eau : un litre:
	Gram.
Chlorure de sodium......................	2,135
— de calcium	0,072
— de magnésium......................	0,035
Bromure alcalin.......................	traces
Carbonate de chaux.....................	0,237
— de magnésie.....................	0,008
Oxyde de fer...........................	0,010
Silice.................................	0,019
Matière organique......................	traces
	2,516
	(NIEPCE.)

Applications non spécifiées.

SAULT (France, Vaucluse, arrond. de Carpentras). Près du faubourg de la Loge.

Sulfurée calcique. Tempér., froide.

	Eau : un litre.
	Gram.
Acide sulfhydrique......................	0,01
Sulfure de calcium.....................	0,02
Sulfate de chaux.......................	1,70
— de soude et de magnésie..............	0,30
Bicarbonates de chaux et de magnésie.........	0,40
Chlorures de sodium et de calcium...........	
Silice, alumine, oxyde de fer (sesquioxyde)......	0,07
Matière organique......................	
	2,50
	(O. HENRY, 1860.)

Quoique le caractère minéral de l'eau de la source de Sault soit bien reconnu, néanmoins l'Académie de médecine n'a pas cru devoir accorder encore l'autorisation d'exploiter, par le motif que le degré de sulfuration est très peu élevé.

SAULX (France, Nièvre). A 2 kilomètres et demi environ de Decize.

L'*Annuaire des eaux de la France* signale la source de Saulx qui jaillit au milieu d'un pré, et qui, d'après une ancienne analyse, ne contiendrait pas moins de 6 grammes de principes fixes, constitués par du sulfate de soude, des bicarbonates de soude, de chaux, de magnésie et de fer.

Nous manquons de détails précis sur la constitution, la nature et l'emploi de cette eau minérale.

SAUTE-VEAU (France, Cantal, arrond. de Murat). A 35 kilomètres de cette ville.

Ferrugineuse bicarbonatée. Tempér.; 11°,75:

Bicarbonatée sodique. Froide.

À un kilomètre est du bourg Condat et dans un lieu appelé *Saouto-Vedel* ou *Sauté-Veau*, jaillissent à une petite distance les unes des autres trois sources, dont deux sont *ferrugineuses* et la troisième *bicarbonatée sodique.*

Il n'existe pas encore d'analyse de l'eau de ces sources; M. le docteur Mourgüye y a seulement constaté la présence d'une certaine quantité d'acide carbonique, et de 4 grammes 20 centigrammes de sels qui se composent de sulfates de soude et de magnésie, de carbonates de chaux, de magnésie et de fer (Nivet, *Eaux minérales du Cantal*).

L'eau minérale de Sauté-Veau, qui porte encore le nom d'eau de Condat, est utilisée par un certain nombre de malades appartenant à la localité, contre les engorgements des viscères abdominaux et dans les diverses affections que l'on combat ordinairement par les eaux bicarbonatées sodiques et ferrugineuses, dérangements de la digestion, anémie, etc.

SAUXILLANGES (France, Puy-de-Dôme, arrond. d'Issoire). À 1 kilomètre nord-ouest de Sauxillanges près du chemin de Flat.

Bicarbonatée sodique. Froide.

Une seule source qui porte le nom de *la Réveille.*

	Eau : un litre:
	Gram.
Bicarbonate de soude.......................	2,0577
— de magnésie	0,0910
— de fer......................	traces
— de chaux...................	0,3448
Sulfate de soude........................	0,0200
Chlorure de sodium.....................	0,0600
Silice.................................	0,0350
Perte.................................	0,1300
	2,7385

(NIVET; 1845.)

M. Nivet indique cette analyse comme approximative, n'ayant pas puisé l'eau lui-même à la source; il considère celle-ci comme utile dans les digestions lentes et pénibles, la goutte, la gravelle, et dans la chlorose, l'anémie, les engorgements du foie ou de la rate.

SAVERGNOLLES (France, Cantal, arrond. de Mauriac).

M. Nivet signale dans la commune de Champagnac, et sur la rive gauche de la Dordogne, une source qui jaillit du gneiss, recherchée par les chlorotiques et les personnes atteintes de dyspepsies, de migraines, etc. Pas d'analyse: nous supposons néanmoins que l'eau appartient aux *ferrugineuses bicarbonatées* froides.

SAVEUR DES EAUX MINÉRALES. Voy. ÉAUX MINÉRALES.

SAVOIE (Ancienne province de). La Savoie renferme beaucoup de sources minérales, dont on a évalué récemment le nombre à quarante-deux. Une remarquable collection de vingt-huit échantillons de ces eaux figurait à l'Exposition universelle de 1855. Depuis lors, M. Calloud, qui avait procédé avec soin à leur classement, constata l'existence de douze nouvelles sources dignes d'intérêt. Sur la proposition de ce savant chimiste, la Société médicale de Chambéry a fait dresser une carte de l'hydrologie minérale de la Savoie, rapprochant les variétés des eaux avec leur situation géologique respective. Nous empruntons aux comptes rendus des travaux de cette compagnie, publiés en 1859, la plupart des détails qui vont suivre, sauf les changements de désignations que nous croyons devoir mettre en harmonie avec la classification que nous avons adoptée.

La Savoie est couverte par des rameaux détachés des Alpes. Dans la division de la basse Savoie, comprenant la chaîne sous-alpine, se trouvent les terrains thoarcien, oxfordien, oolithique, néocomien, nummulitique, mollassique et diluvien. C'est dans cette zone que se rencontrent toutes les eaux *bicarbonatées* et la presque totalité des sources *sulfurées*. Dans la division de la haute Savoie, formant le grand massif de la chaîne alpine, on remarque les terrains liasique, métamorphique, anthracifère, talqueux et granitique. C'est dans ce massif que se trouvent les eaux *chlorurées* et les *sulfatées*. Quant aux eaux *ferrugineuses*, elles abondent dans les deux divisions géologiques.

Sur les quarante-deux sources rassemblées dans un nouveau groupement, il y a deux ans, par la Société médicale de Chambéry, on n'en compte que 12 *thermales*, appartenant aux *sulfurées*, aux *chlorurées* et aux *sulfatées;* les trente autres sont *froides*, soit 10 *sulfurées*, 2 *chlorurées*, 4 *sulfatées*, 4 *bicarbonatées*, 12 *ferrugineuses*.

M. Calloud, entre autres remarques générales, a constaté un dégagement très abondant de gaz acide carbonique dans les eaux qui sourdent au milieu des terrains liasiques et cristallisés des vallées de la Maurienne, de la Tarentaise, de la haute Savoie et du haut Faucigny. Dans celle-ci la proportion des sulfates et des chlorures dépasse considérablement celle des carbonates. Ce fait s'observe même dans les eaux *froides* à faible minéralisation, qui n'ont pas parcouru les terres à une grande profondeur. Le sulfate de chaux et le chlorure de sodium prédominent parmi les sels que contiennent ces eaux. Cette circonstance, nous l'avons déjà énoncé (Voy. ALPES), tiendrait, d'après M. J. François, aux rapports de voisinage des gisements de gypse plus ou moins salifère et des eaux minérales qui s'observent de l'Isère au massif du Mont-Blanc et au delà, près des limites du schiste talqueux.

L'existence de l'arsenic est attestée encore par les recherches de M. Calloud dans toutes les eaux chlorurées, sulfatées et ferrugineuses, soit thermales, soit froides, du massif des terrains liasiques et anthracifères métamorphiques. Les eaux de Salins en contiennent plus que les autres. Au contraire, on n'en découvre plus dans les eaux de la zone des terrains s'étendant des limites du lias supérieur jusqu'aux dernières formations sédimentaires.

Une matière organique, composée en majeure partie de la substance azotée connue sous le nom de *glairine*, se trouve dans les eaux *bicarbonatées*, comme dans les eaux *sulfurées* thermales ou froides. M. Calloud a remarqué que la glairine, organisée à l'état membraneux et filamentaire, apparaît de préférence dans les sources qui contiennent le plus d'acide carbonique libre.

Comme on en jugera par cet aperçu, la Savoie offre de précieuses ressources à la médecine hydrologique. Jusqu'à ce jour, la majeure partie de ces eaux minérales sont restées inexploitées. Il existe seulement huit établissements thermaux proprement dits, savoir: *Aix-les-Bains* et *Marlioz* en Savoie propre : *Saint-Gervais* et *La Caille* en Genévois; *Brides* et *Salins* en Tarentaise ; *Amphion* et *Evian*, en Chablais. Des installations provisoires qu'on trouve à *Bonneval*, *Echaillon*, *Chamounix* et *Bromines*, ne pourraient pas être citées au même titre. Un grand nombre de sources recommandables par leur minéralisation attendent une nouvelle impulsion; telles sont celles de *Challes*, notablement chargées en bromures et iodures alcalins, de *Coise*, réputées pour la guérison du goître, ou d'autres dont le site offre les plus heureuses conditions, les sources sulfureuses *Châtel*, dans la vallée d'Abondance, celles de *Talloires*, sur les bords du lac d'Annecy, de *Saint-André* près de Rumilly, du *Petit-Bornand* en Faucigny. De magnifiques pâturages permettraient d'associer, auprès de plusieurs d'entre elles, la cure du petit-lait au traitement hydrominéral.

Des restes de constructions gallo-romaines témoignent que quelques-unes des sources précédentes étaient anciennement appropriées à des usages thermaux.

Les plus importantes des eaux de la Savoie font l'objet d'articles spéciaux dans ce dictionnaire.

SAXE (Royaume de) (Confédération germanique). Le sol de ce royaume se compose de gneiss, mica, schiste et grès. On y compte de nombreuses sources minérales, mais d'une température peu élevée, et dans la composition desquelles les éléments ferriques prédominent. Les plus renommées sont celles d'AUGUSTUSBAD, ELSTER, SCHANDAU, THARAND (voy. ces mots).

SAXON (Suisse, canton du Valais). A 8 kilomètres de Montigny et 16 de Sion. A la base d'une montagne dite *Pierre-à-voir*.

Bicarbonatée calcique (bromo-iodurée?). Tempér., 25° centigr.

Une source qui jaillit par deux ou trois griffons au fond d'un bassin.

Eau : un litre.

Acide carbonique libre..........................	traces légères.
Acide sulfhydrique libre ou combiné........	sensible, mais inapp.
	Gram.
Bicarbonate de chaux........................	0,3200
— de magnésie....................	0,0290
Iodures de calcium et de magnésium........	0,1100
Bromures de calcium et de magnésium.......	0,0410
Chlorure de sodium........................	0,0190
Sulfate de soude...........................	0,0610
— de chaux...........................	0,0200
— de magnésie.......................	0,2900
Sel de potasse.............................	0,0040
Silice et alumine..........................	0,0500
Phosphate terreux.........................	traces sensibles.
Principe arsenical et manganèse............	indiqué et sensible
Sel ammoniacal...........................	indiqué
Sesquioxyde de fer........................	0,0040
Matière organique azotée (acide crénique?)....	très sensible
	0,9480

(O. HENRY, 1855.)

M. Pyr. Morin a montré que l'eau de Saxon contenait de l'iode d'une manière discontinue et intermittente, sans qu'on puisse établir de régularité dans cette intermittence. On remarque que la roche dolomitique d'où jaillit l'eau minérale répand une odeur très prononcée d'iode, et il se peut que ce soit l'eau qui communique à la roche l'iode que l'analyse y constate en abondance.

Le débit de la source varie selon les saisons (172 000 à 676 800 litres par vingt-quatre heures), et aussi la constitution de l'eau minérale, d'après les expériences de M. Pyr. Morin. Voici, en ce qui concerne l'iode, les variations trouvées à diverses époques de l'année :

Iode par litre d'eau.

	Gram.
15 novembre 1856.....................	0,2257
—	0,0328
—	0,0292
17 mai 1856.......................	0,00002
8 juin 1856.......................	0,0259
—	0,000006
—	0,0094
—	0,0282
—	0,0251
Fin de 1856.......................	0,0000005
Mai 1857..........................	0,0524
Septembre 1858....................	0,0070
—	0,0353
19 octobre 1852...................	0,1485

M. Morin n'a pu découvrir de traces de brome ni d'acide sulfhydrique.

Il existe à Saxon un établissement où l'eau minérale est chauffée à 40 ou 50° par serpentinage, et le dépôt qui se forme, constitué par des carbonates terreux, est utilisé comme topique, après avoir été délayé et réchauffé. Le bâtiment des bains réunit un grand nombre de cabinets de bains, des piscines dans lesquelles l'eau minérale peut se renouveler sans cesse et à des températures variables, enfin des appareils de douche.

La valeur thérapeutique des eaux de Saxon n'a pas encore été suffisamment précisée, eu égard à la minéralisation qu'on leur attribue. Toutefois, dans un aperçu des cures obtenues par leur emploi qu'a publié M. le docteur Claivaz en 1855, nous trouvons une fréquence d'affections lymphatiques et strumeuses très conforme à la caractéristique chimique en question. Ce sont particulièrement les engorgements ganglionnaires, les tumeurs blanches, les ulcères de mauvaise nature, et d'une manière générale, les maladies de la peau, des muqueuses et du tissu osseux dépendant de la scrofule, qui ont fourni de bons résultats à Saxon, par la combinaison de l'usage interne et externe des eaux. Il s'y joint la chlorose, diverses cachexies, telles que celle consécutive aux affections syphilitiques ou à l'emploi des mercuriaux, des engorgements viscéraux et enfin le rhumatisme chronique, principalement à forme arthritique. Dans ces limites, la proportion d'iode et de brome que contiendrait la source de Saxon serait en rapport avec les effets qu'on en obtient.

Cette eau se transporte.

SCARBOROUGH (Angleterre, comté d'York). Ville à 48 kilomètres d'York, sur la mer du Nord, dans une belle baie. Chemin de fer Grand-Septentrional.

Bains de mer et deux sources minérales de même composition.
Sulfatée magnésique (ferrugineuse). Froide.

Eau : un litre.

	NORTHWELL.	SOUTHWELL.
	Gram.	Gram.
Sulfate de magnésie.........	18,304	23,884
— de chaux.............	11,024	11,713
Chlorure de sodium..........	2,611	3,140
Carbonate de chaux..........	5,115	5,066
— de fer.............	0,195	0,192
	37,249	43,995
	Cent. cub.	Cent. cub.
Azote	340,0	405,0

(PHILLIPS, 1840.)

Il est probable qu'il y a eu une erreur dans cette analyse, car le sulfate et le carbonate de chaux ne sont pas solubles dans ces proportions.

Ces eaux, dont la réputation remonte au XVIIe siècle, sont employées comme laxatives et toniques. On en associe l'usage à celui des bains de mer, pour lesquels la station de Scarborough est particulièrement fréquentée. A proximité de cette localité se trouve la source de FILEY (voy. ce mot).

SCEY (France, Haute-Saône, arrond. de Vesoul). A 17 kilomètres de cette ville.

Bicarbonatée mixte. Tempér., froide.

Eau : un litre. [1]

	Lit.	Gram.
Acide carbonique libre	0,605	1,198
Bicarbonate de soude.		1,038
— de potasse		0,003
— de chaux		0,454
— de magnésie		0,149
Sulfate de soude. . . . . }		
— de chaux . . . . }		0,095
— de magnésie. . . . . }		
Chlorures de sodium et de potassium.		0,837
Chlorure de calcium.		0,020
Iodure . . . . }		traces
Azotaté. . . . . }		
Silice		0,033
Oxyde de fer (sesquioxyde)		0,005
		3,832

(O. HENRY, 1859.)

La source de Scey, autorisée dans le cours de l'année 1859 seulement, jaillit du calcaire marno-schisteux par deux griffons, mais qui fournissent de l'eau d'une composition sans doute identique. Elle se trouve dans le boulingrin de l'ancien château de Scey.

SCHANDAU (Allemagne, Saxe, cercle de Dresde). Village dans une situation pittoresque, sur la rive droite de l'Elbe. Station du chemin de fer de Dresde à Prague.

Ferrugineuse bicarbonatée. Tempér. 9° centigr.

Eau : un litre.

	Gram.
Carbonate de chaux.	0,24913
— de magnésie.	0,00832
— de fer.	0,01456
Sulfate de chaux.	0,01087
— de potasse.	0,00431
Chlorure de potassium. . . . . }	
— de sodium. . . . . }	0,00786
Silice.	0,01391
Matière organique.	0,00331
	0,31227

(WACKENRODER, 1852.)

Ces eaux s'emploient en boisson et en bains, comme médication tonique et reconstituante, dans les états chloro-anémiques et les affections qui s'y rattachent. On trouve à Schandau un établissement et de bonnes installations.

SCHEVENINGEN (Hollande). Sur la mer du Nord, à 12 kilomètres de la Haye.

Bains de mer. Etablissements très fréquentés.

SCHINZNACH (Suisse, canton d'Argovie). Village sur l'Aar, dans une jolie vallée, à 8 kilomètres de Baden et 12 d'Arau, sur la route de Berne à Schaffouse.—Altitude : 1100 mètres.

Sulfurée calcique? Tempér., 36° centigr.

Eau : un litre.

	Gram.
Sulfate de chaux...........................	0,850
— de soude...........................	0,160
— de magnésie...........................	0,357
Carbonate de chaux...........................	0,189
— de magnésie...........................	0,011
Chlorure de sodium...........................	0,870
— de potassium et d'ammonium........	0,011
Alumine...........................	0,008
Acide silicique...........................	0,015
	2,471
Sulfure de calcium, fluorure, iodure et bromure de sodium...........................	quant. indét.
	Cent. cub.
Gaz hydrogène sulfuré...........................	63,544
Gaz acide carbonique...........................	94,522

(Lœwig, 1844.)

La source de Schinznach est unique, très abondante ; on la suppose, entre autres hypothèses sur son origine, provenant des masses de gypse de la montagne le Habsberg, dont les crevasses lui donnent jour. Très limpide à son griffon, elle répand une forte odeur de gaz hydrogène sulfuré, et devient verdâtre au contact de l'air. On trouve le couvercle et les conduits du réservoir recouverts d'un dépôt de soufre pulvérulent ou cristallisé. Parfois le soufre est mélangé à une sorte de terre argileuse appelée *Badstein* (pierre de bain), en grande partie composée, d'après Bauhof, de carbonates calcaires, magnésiens, de sulfate de chaux et d'oxyde de fer. Il est parlé de matière organique dans ces eaux, mais sans qu'on en ait déterminé suffisamment les caractères.

De vastes bâtiments, servant à la fois d'hôtel et d'établissement thermal, se développent près de cette source. L'eau y est distribuée, soit chauffée, soit à sa température native, dans de nombreux cabinets de bains, dont quelques-uns offrent des appareils de douches. Des étuves reçoivent les vapeurs sulfureuses amenées par un système de ventilation.

Le traitement se fait d'une manière simple à Schinznach. On y com-

bine l'usage interne avec les moyens externes. Ces derniers prédominent
toutefois, l'eau en boisson provoquant souvent de la répugnance au goût
et à l'odorat. On commence par de petites doses l'ingestion des verres
d'eau et l'on va rarement par progression jusqu'à six ou sept verres au
plus. Quant aux bains, ils sont administrés à des températures variables,
et on en élève la durée depuis quinze minutes jusqu'à une, deux et
deux heures et demie, en les répétant matin et soir. Les douches et les
étuves se règlent suivant les circonstances. Nous remarquerons qu'il est
d'usage à Schinznach de s'exposer à la vapeur mêlée de gaz hydrogène
sulfuré qui remplit les cabinets au moment où l'on prépare les bains,
et constitue de la sorte un mode très réel d'inhalation. Comme cela se
pratique ailleurs, l'eau minérale, soit pure, soit associée à diverses solutions, sert sous forme de lavements, d'injection ou de fomentation pour
divers pansements.

Le bain constituant la pratique fondamentale de cette station, on a
étudié ses effets avec soin, et, comme la minéralisation très effective de
Schinznach le faisait pressentir, on a vu ce mode d'emploi d'eaux éminemment sulfureuses exercer une action tonique et stimulante sur la
peau, modifier non-seulement le tissu cutané, mais encore ses propriétés
perspiratoires et son activité vasculaire, et consécutivement exciter vivement toute l'économie.

Un usage régulier des bains de Schinznach produit des phénomènes
décrits sous le nom de *poussée* et qui, rapprochés de symptômes analogues
que provoquent d'autres eaux, méritent une mention particulière [voy.
POUSSÉE]. C'est à proprement parler un exanthème dont le développement a lieu d'une manière variable, tantôt simple érythème, d'autres
fois éruption de forme érysipélateuse, presque toujours accompagné d'un
malaise général, plus ou moins intense, et qui, vers le onzième ou le
douzième jour de son apparition, aboutit à la période ultime de desquamation. M. le docteur Amsler (*Les bains de Schinznach*, 1854) fait observer que, si l'éruption est un phénomène constant et essentiel aux eaux
de Schinznach, et qu'un seul bain tiède par jour suffit pour déterminer,
ce n'est cependant pas une condition absolue de guérison. Nous croyons,
comme nous l'avons démontré ailleurs, qu'il y a surtout dans le fait de la
poussée obtenue ainsi, une action substitutive plutôt que critique, qu'il
faut respecter et surveiller en même temps, et qui présente une utilité
thérapeutique incontestable en beaucoup de cas.

Ces données nous amènent à la spécialisation formelle de Schinznach ;
les maladies de la peau la constituent entre toutes. On trouve en effet dans
ces eaux, si chargées d'hydrogène sulfuré, des conditions importantes à un
double point de vue pour la cure des dermatoses, celui de la stimulation

de l'organisme et de ses fonctions, et en même temps une action topique exercée sur le tégument externe. C'est au soufre ici que revient la plus grande part des applications thérapeutiques, et il est hors de doute que la suractivité imprimée aux membranes secrétoires et excrétoires concoure avec les modifications subies par la peau à la cure des affections cutanées, sans parler des changements opérés dans la constitution par la prolongation d'un traitement énergique.

Parmi les dartres adressées avec le plus de chance de succès à Schinznach, on trouve les éruptions humides, sécrétantes; au premier rang. L'eczéma surtout a fourni des observations pleines d'intérêt. Nous rappellerons seulement que sa nature franchement herpétique, sans prédominance ou association de diathèse scrofuleuse, le rend d'autant plus facile à traiter par ces eaux. Quant aux affections dartreuses sèches et invétérées, psoriasis, lichen, etc., elles résistent aussi bien à Schinznach qu'ailleurs ; seulement nous pensons que la méthode consistant à déterminer et à entretenir la *poussée* substitutive doit être très efficace contre ces formes tenaces de maladies de la peau, et nous appelons l'attention sur sa valeur à cet égard.

Ces mêmes eaux conviendront dans la scrofule, hors de toute période d'accidents aigus, et si l'on a affaire à des sujets flegmatiques dont l'ensemble revêt un caractère torpide. Il est essentiel alors de surveiller les manifestations locales, et, dans les cas d'ulcérations et surtout de carie et de nécrose, d'aviser à ce que la limite d'une inflammation modérée ne soit jamais dépassée. Nous en dirions autant des lésions articulaires qui peuvent se rencontrer dans cette catégorie de malades.

Le rhumatisme, et à plus forte raison la goutte, ne rentreront dans le ressort de Schinznach que lorsqu'il s'agira de constitutions empreintes d'un lymphatisme très déterminé, et mises à l'abri de tout élément de douleur ou de prédisposition névropathique. A ces conditions, on comprend l'utilité de la révulsion opérée sur la peau par l'emploi des bains dont il a été parlé précédemment.

Viennent enfin les états de faiblesse générale ou locale, dépendant de dyscrasies et de cachexies, originelles ou acquises, chlorose, intoxication paludéenne, mercurielle, infection syphilitique, etc., autant de circonstances où une vive stimulation de l'organisme peut intervenir avec utilité.

Les contre-indications de Schinznach se déduisent de sa caractéristique : telles sont le tempérament pléthorique, les imminences de mouvements fluxionnaires ou congestifs, le défaut de résistance radicale, la susceptibilité nerveuse et les altérations organiques.

Cette station se recommande dans la classe des eaux sulfurées par une composition exceptionnelle et qui, à l'étranger principalement, lui a créé des attributions qu'on chercherait en vain près d'autres sources. Il est même vraisemblable que son cercle d'application devra s'étendre par la suite. De favorables conditions de localité ajoutent à ces gages d'avenir. Des routes bien entretenues partent de Schinznach dans toutes les directions et en sillonnent les environs, riches en sites intéressants. Des jardins, une forêt, avoisinent l'établissement, lequel est fréquenté pendant les mois de juin, juillet et août, comme étant les plus favorables à la cure.

A proximité de Schinznach se trouve la source de WILDEGG [voy. ce mot], dont l'usage interne est souvent associé à celui des bains sulfureux.

SCHLANGENBAD (Allemagne, duché de Nassau). Village dans une vallée profonde, sur le versant méridional du Taunus. Altitude : 900 pieds. Huit sources principales, également minéralisées.

Bicarbonatée calcique. Tempér., de 28 à 32° centigr.

	Eau : 16 onces.		Eau : un litre.
	Grains.		Gram.
Carbonate de chaux........	0,250	=	0,0310
— de soude........	0,079	=	0,0097
— de magnésie......	0,047	=	0,0058
Chlorure de sodium........	1,825	=	0,2263
— de potassium......	0,004	=	0,0005
Sulfate de potasse........	0,091	=	0,0112
Phosphate de soude........	0,004	=	0,0005
Silice.................	0,258	=	0,0319
	2,558	=	0,3169
	Pouc. cub.		Cent. cub.
Gaz acide carbonique libre...	0,668	=	26,0

(FRESENIUS)

Ces sources, très abondantes, servent à peu près exclusivement à l'usage en bains. Deux établissements les desservent, et l'on y trouve d'excellentes installations, bains, appareils de douches, et surtout piscines spacieuses propres à la natation. La cure du petit-lait y est également organisée.

Les eaux de Schlangenbad ont été rangées parmi les *acratothermes* de Vetter, c'est-à-dire comme étant chimiquement très pures; on les a encore placées au nombre des eaux INDIFFÉRENTES [voy. ce mot]; mais elles se distinguent de la plupart des sources de cette classe par leur peu de thermalité. On est obligé de les réchauffer, soit par coupage, soit au moyen d'un courant de vapeur, pour l'emploi du bain. Les habitants du pays les font servir à plusieurs destinations domestiques.

Il ne semble pas que, prises à l'intérieur, elles exercent une action spéciale, autre que celle qui dépend de la quantité d'eau ingérée. D'ailleurs ce mode d'administration est à peu près abandonné aujourd'hui.

Les moyens externes, et particulièrement le bain, prédominent dans le traitement de Schlangenbad. En général, on ne prescrit pas les bains prolongés au delà d'une heure. On attribue à ce moyen des effets calmants et déprimants sur le système nerveux, en vertu desquels les eaux de Schlangenbad ont acquis une réputation très formelle de médication sédative. Les indications négatives de l'analyse chimique semblent du moins la confirmer.

Schlangenbad, dit M. Seegen, est surtout le bain des femmes. Les névroses et les états névropathiques propres à la sphère sexuelle y trouvent un soulagement notable. C'est l'hystérie, sous ses diverses formes, qui constitue la spécialisation de ces eaux. On y comprend encore tous les troubles nerveux caractérisés par de l'éréthisme, à quelque dyscrasie ou à quelque lésion organique qu'ils se rattachent. Ainsi le rhumatisme, la goutte, les maladies de la vessie, ont pu être traités efficacement à Schlangenbad dans des circonstances déterminées. Les affections cutanées, pour peu qu'elles s'accompagnent d'hyperesthésie, ou si elles ne consistent qu'en une altération locale, sans influence diathésique, rentrent dans cette catégorie. Nous ajouterons que, sur la foi de témoignages sérieux, de Hufeland en particulier, les mêmes bains passent pour entretenir la fraîcheur de la peau et pour enrayer les infirmités de l'âge ; ce n'a pas été un des moindres éléments de leur succès.

Cette station jouit d'un climat tempéré et constant, qui, associé aux bonnes conditions de site et d'aménagement, en fait un séjour agréable.

SCHMALKALDEN (Allemagne, électorat de Hesse-Cassel). Sur les bords de la rivière de ce nom, dans une vallée du Thüringer-Walde. Altitude : 1000 pieds.

Chlorurée sodique. Tempér., 19° centigr.

	Eau : 16 onces. Grains.		Eau : un litre. Gram.
Chlorure de sodium............	71,08	=	8,813
— de potassium	5,85	=	0,725
— de calcium.........	0,91	=	0,112
— de magnésium......	2,81	=	0,348
Sulfate de chaux............	22,13	=	2,744
— de soude............	0,80	=	0,099
— de magnésie.........	0,25	=	0,031
Carbonate de fer............	0,11	=	0,013
— de manganèse.....	0,02	=	0,002
Bromure de magnésium......	0,05	=	0,006
Silice et silicates	0,25	=	0,031
Crénates.................	0,05	=	0,006
Humus.................	0,55	=	0,068
	104,86	=	10,998
	Pouc. cub.		Cent. cub.
Gaz acide carbonique........	3,74	=	201,9
			(BERHARDI.)

Cette source, due à un forage artésien pratiqué au milieu du lit même de la Schmalkalde, est employée en boisson et en bains de piscine à eau courante, dans un établissement bien installé. Traitement de la scrofule.

SCHMECKSZ (Hongrie, comitat de Zipse). Bains à 3 milles de Keszmark, dans une vallée des Karpathes. Quatre sources *ferrugineuses bicarbonatées*, froides, dont l'analyse qualitative a été indiquée par Kitaïbel, coulent abondamment en cet endroit; l'une d'elles sort du granit. Elles dégagent beaucoup de gaz acide carbonique libre. Un établissement les utilise, mais surtout dans un but d'hydrothérapie. Elles s'emploient encore comme eaux de table et on en exporte.

SCHMECKWITZ (Allemagne. Saxe). Village entre Kameng et Bauzen. *Sulfurée calcique.* Tempér. 14° centigr. Plusieurs sources, sortant d'un terrain granitique. Établissement peu important, désigné encore sous le nom de *Marienborn.*

SCHMERIKON (Suisse, canton de Saint-Gall). Bains près du lac de Zurich.

Ferrugineuse bicarbonatée. Froide.

	Eau : 16 onces. Grains.		Eau : un litre. Gram.
Carbonate de chaux..........	2,50	=	0,265
— de magnésie	1,00	=	0,106
— de fer.............	1,30	=	0,137
Sulfate de soude............			
— de magnésie.........			
— de chaux..........	1,00	=	0,106
Chlorure de sodium.........			
Matière extractive..........			
Silice	0,20	=	0,021
	6,00	=	0,635
Gaz acide carbonique........	quant. indét.		

(HUTTENSCHMIDS, 1825.)

Ces eaux sont employées comme toniques en bains et en boisson.

SCHÖNEBECK (Prusse, prov. de Saxe). Station du chemin de fer de Magdebourg à Leipzig.

Chlorurée sodique. Tempér.?

	Eau : 16 onces. Grains.		Eau : un litre. Gram.
Chlorure de sodium........	739,00	=	88,680
— de magnésium......	6,37	=	0,764
Sulfate de soude...........	19,12	=	2,294
— de magnésie........	0,92	=	0,110
— de chaux...........	26,03	=	3,123
Carbonate de chaux........	1,99	=	0,238
— ferreux	0,07	=	0,007
	793,50	=	95,216

Ces eaux, provenant de salines importantes, sont employées comme celles d'ELMEN (voy. ce mot) qu'elles avoisinent, dons le traitement des scrofules, soit en bains salés, soit à titre d'eaux mères.

SCHONGAU (Suisse, canton de Lucerne). Bains à 24 kilomètres de Lucerne, nommés encore *Mädchenbad* (bain des filles), alimentés par une source *bicarbonatée calcique* froide, assez fréquentés.

SCHOOLEY-MONTAGNE (Etats-Unis d'Amérique, New-Jersey).

Sources indiquées comme *thermales* et minéralisées par de l'oxyde de fer et des sels de soude et de magnésie. Etablissement de bains très fréquenté.

SCHULS (Suisse, cant. des Grisons, district d'Inn). Sur la rive gauche de la rivière de ce nom, à 8 kilomètres de Coire. Sources nombreuses dont la plus importante est exploitée.

Bicarbonatée sodique (Ferrugineuse). Tempér., 8°,12 centigr.

	Eau : un litre.
	Grom.
Acide carbonique	1,7139
Bicarbonate de soude....................	4,1683
— de chaux	2,0381
— de magnésie..................	0,8614
— de protoxyde de fer............	0,0186
Chlorure de sodium.....................	2,8874
Sulfate de soude.......................	1,5595
— de potasse......................	0,2828
Silice................................	0,0240
	13,5540

(DE PLANTA, 1858.)

L'eau minérale de Schuls, par la nature et la proportion de ses principes fixes, a sans doute la même origine que celles de TARASP [voy. ce mot] appartenant à la même localité. Elle jaillit d'un bassin carré taillé dans le roc, avec un dégagement très notable de gaz carbonique, azote et oxygène. Ces eaux sont à peine aménagées et s'utilisent en boisson sur place. Leur spécialisation n'est pas déterminée.

SCHWALBACH (Allemagne, duché de Nassau). Ville nommée aussi *Langenschwalbach*, à 8 kilomètres d'Ems et 12 de Wiesbaden, dans une vallée du Taunus, au milieu de hautes montagnes. Dix sources dont quatre principalement employées.

Ferrugineuse bicarbonatée. Tempér., 9 à 10° centigr.

L'eau de ces quatre sources est limpide et dépose un sédiment ocracé ; elle a une saveur d'encre. Des conduites en fer l'amènent dans un établissement bien installé. Chaque baignoire est munie d'un double fond, dans lequel on fait arriver de la vapeur pour l'échauffement du bain. Il y a encore à Schwalbach plusieurs entreprises particulières de bains, et les habitants de la ville ont le droit de donner dans leurs maisons des bains avec les eaux du Stahlbrunnen et du Weinbrunnen qu'on réchauffe par coupage.

Ces eaux s'emploient sous les deux modes interne et externe. Le gaz acide carbonique qu'elles renferment, non-seulement en rend l'ingestion très tolérable, mais encore contribue à stimuler les fonctions de la peau.

Les indications de Schwalbach se déduisent de la composition même de ces sources. Elles ont trait à tous les états de faiblesse, dépendant soit d'une altération dans les éléments du sang, soit d'une déperdition de l'influx nerveux. Cette médication essentiellement tonique et reconstituante représente la spécialisation formelle des eaux ferrugineuses. Aussi Schwalbach sert-il souvent de cure complémentaire consécutivement à l'usage des eaux peu minéralisées et sédatives, à l'aide desquelles on a pu atténuer une névropathie éréthique, et alors qu'il ne reste plus qu'une dépression des forces à combattre.

Eau : un litre.

	Wein-brunnen.	Stahl-brunnen.	Paulinen-brunnen.	Rosen-brunnen.
Température............	8° R. = 10° c.	8°,32 r. = 10°,4 c.	8° r. = 10° c.	7°,36 r. = 9° c.
Poids spécifique...........	1,0011	1,0007	1,0006	1,0008
	gr.	gr.	gr.	gr.
Bicarbonate de fer...........	0,0576	0,0838	0,0674	0,0596
— de manganèse......	0,0090	0,0184	0,0119	0,0111
— de chaux..........	0,5703	0,2213	0,2155	0,2898
— de magnésie........	0,6051	0,2122	0,1692	0,2016
— de soude..........	0,2456	0,0206	0,0174	0,0189
Sulfate de potasse...........	0,0074	0,0037	0,0041	0,0034
— de soude............	0,0062	0,0078	0,0063	0,0081
Chlorure de sodium..........	0,0086	0,0067	0,0066	0,0002
Acide silicique..............	0,0465	0,0321	0,0260	0,0274
Phosphate de soude..........	traces	traces	traces	traces
Matière organique..........	id.	id.	id.	id.
	cc.	cc.	cc.	cc.
Gaz acide carbonique libre.....	1,7414	1,9198	1,5276	1,4703
	3,2982	2,5264	2,0520	2,0984

(FRÉSÉNIUS, 1856.)

Il s'exporte une quantité considérable d'eau de Schwalbach.

Les conditions hygiéniques et matérielles de cette localité sont aussi favorables que possible. Station fréquentée.

SCHWALHEIM (Allemagne, Hesse-Électorale). A 2 kilomètres de Nauheim, près de Francfort-sur-le-Mein.

Bicarbonatée mixte. Tempér., 10° centigr

Eau : un litre.

	Gram.	Gram.
Bicarbonate de chaux........	0,7188	0,6540
— de magnésie.....	0,0750	0,2140
— de soude........	»	0,0560
— de protoxyde de fer.	0,0124	0,0083
Sulfate de soude..........	0,0720 }	0,1880
— de chaux..........	» }	
Chlorure de sodium........	1,3020 }	1,3280
— de potassium........	» }	
— de magnésium......	0,1180	0,1100
Iodure................	traces	traces très manifestes
Bromure...............	traces	traces très manifestes
Silice.................	0,1180 }	
Alumine...............	» }	
Phosphate	» }	0,0590
Lithine...............	» }	
Matière organique azotée....	» }	
Acide carbonique libre......	2,4100	4,9373
	4,8254	4,9373

(Liebig.) (Mialhe et O. Henry.)

Cette source sort du basalte et conserve une fraîcheur et une limpidité parfaites. Elle a une saveur agréable. Aussi l'emploie-t-on surtout comme *eau de table.* Elle peut être prescrite avec avantage dans certaines formes de dyspepsie, avec atonie de l'estomac, et dans les cas où il faut raviver l'appétit. Il s'en transporte une quantité considérable.

SCHWELM (Prusse, Westphalie).

Ferrugineuse bicarbonatée. Tempér., 9° centigr.

	Eau : 16 onces.		Eau : un litre.
	Grains.		Gram.
Carbonate de chaux........	0,904	=	0,108
— de magnésie......	0,098	=	0,011
— de fer..........	0,470	=	0,056
— de manganèse.....	0,040	=	0,004
Sulfate de chaux..........	7,380	=	0,885
— de magnésie........	0,613	=	0,074
Chlorure de sodium........	0,110	=	0,013
— de magnésium......	0,050	—	0,005
	9,665	=	1,156
	Pouc. cub.		Cent. cub.
Gaz acide carbonique.......	9,0	=	486

(Stücke.)

Ces eaux sont employées en boisson et extérieurement comme médication fortifiante. Il y a un établissement.

SCHWOLLEN. [Voy. Birkenfeld.]

SCIACCA (Italie, Deux-Siciles). Sur la côte méridionale de la Sicile, non loin des ruines de Selinunte.

Il existe à Sciacca trois sources, l'une *sulfurée*, marquant 56°, l'autre *ferrugineuse*, peu distante de la source sulfurée et un peu moins chaude, enfin la troisième, un peu plus froide, contient une notable proportion de sulfate de magnésie, aussi est-elle purgative.

La source ferrugineuse, d'après une analyse ancienne d'Alfio Ferrara, contient une proportion notable d'acide sulfhydrique et de sulfate de fer.

SCIATIQUE (Névralgie). La névralgie sciatique rentre dans les attributions d'eaux de différentes classes. On cite des cures heureuses de cette affection près de beaucoup de stations thermales et aux bains de mer. C'est que la nature et le degré de la sciatique ne sont pas uniformes, indépendamment des conditions individuelles propres à chaque sujet. S'il s'agit d'une douleur à caractère rhumatismal, sans prédominance formelle d'état névropathique, les eaux à minéralisation effective et douées d'une thermalité puissante, conviendront : *sulfurées*, comme *Luchon* et *Ax*, avec leur diversité de sources, *Aix-en-Savoie*; *Guagno*; *chlorurées sodiques* (*Lamotte, Saint-Nectaire*); *bicarbonatées sodiques* (*Mont-Dore, Chaudes-Aigues*). Dans ces établissements on a soin de combiner les effets relatifs à la température des eaux avec l'intervention plus ou moins énergique des principes minéralisateurs. Mais il est un groupe fort remarquable formé en France de *Néris, Plombières, Bains, Bourbon-Lancy* et *Luxeuil*, et représenté à l'étranger par les eaux dites INDIFFÉRENTES (voy. ce mot), lequel s'approprie plus spécialement à la névropathie, et où l'on trouve réunis les avantages d'une virtualité sédative, accrue par la richesse de ces eaux en matière organique, et ceux des procédés balnéaires les plus variés. *Bagnères-de-Bigorre* et *La Malou* s'ajoutent à cette série, et *Schlangenbad*, en Allemagne, passe pour un type analogue. Enfin, il est fréquent de voir la névralgie sciatique ou lombo-sacrée, reliée à des troubles de la menstruation, ou à quelque donnée diathésique; ces circonstances dirigeront dans le choix et l'application du traitement. Alors surtout on préférera les eaux d'une composition peu fixe à celles dont l'énergie est définie ; telles sont, parmi les sulfureuses, *Saint-Sauveur, Olette, Eaux-Chaudes*, certaines source du *Vernet*, et *Bagnols*.

Ce qu'il importe de ne pas perdre de vue, c'est que dans tous les cas de ce genre il est nécessaire de procéder avec ménagement. Si les modes d'emploi des eaux, bains, immersions, douches, étuves, doivent être diversifiés conformément à la marche de la maladie et aux résultats obtenus, il est de toute nécessité de ne point pousser ces moyens au delà de la capacité de résistance de l'économie.

Les *bains de mer* n'ont été proposés qu'à titre de médication tonique, dans les circonstances où la disparition des douleurs névralgiques laisse après elle un affaiblissement local ou une débilité amenée par des souffrances prolongées. Ils agissent à la manière des procédés hydrothérapiques, en relevant les forces. Mais il y a à redouter l'exaspération du mal, pour peu qu'il sommeille, et son rappel même, en certains cas. Le traitement marin ne peut donc être que rarement conseillé.

SCLAFANI (Italie, Sicile). Dans le val de Mazzara.

Sulfurée calcique. Tempér., 33°.

	Eau : un litre.
	Cent. cub.
Acide sulfhydrique......................	333,7
	Gram.
Acide carbonique.......................	0,252
Carbonate de chaux.....................	0,275
Chlorure de calcium....................	1,415
— de sodium......................	0,084
— de magnésium...................	0,133
	2,159

(FURITANO, 1825.)

Alfio Ferrara qui a également analysé l'eau de cette source, lui attribue une température bien supérieure (62 à 63° centigr.), et plusieurs sels différents de ceux signalés par Furitano ; le travail de ce dernier mériterait donc d'être repris.

SCORBUT. On trouve le scorbut inscrit parmi les maladies rangées naguère indistinctement dans le ressort des eaux minérales. Il serait admissible du moins d'opposer l'emploi des eaux *ferrugineuses* à un état morbide dont l'altération des qualités du sang fait le principal caractère. Les événements militaires des dernières années ont permis d'étudier les effets des eaux sur la cachexie scorbutique. L'un de nous en a fait l'objet d'un mémoire, relatant des observations nombreuses recueillies à l'hôpital thermal de *Balaruc*, en 1855, sur des malades de l'armée d'Orient (*Annales de la Société d'hydrologie médicale*, III, 194). Des faits analogues ont été recueillis à *Bourbonne, Amélie-les-Bains, Vichy* et *Guagno*. Il résulte de cette expérience que l'action reconstituante de la médication hydrominérale s'exerce aussi efficacement dans la période de dépérissement consécutive au scorbut que dans toute autre cachexie acquise. On remarquera que les stations dans lesquelles on a traité des scorbutiques avec succès appartiennent à des eaux de classes différentes, *chlorurées sodiques, sulfurées, bicarbonatées sodiques*. Quoique le relevé des guérisons n'ait pas été donné partout de manière à permettre un examen comparatif, il est certain que la thermalité d'une part, la minéralisation de l'autre, y compris les différents modes balnéaires et l'influence des circonstances hygiéniques, ont atteint un but uniforme, celui de la réparation de l'économie, de la disparition des traces de la cachexie, et du retour des forces générales.

SCROFULE. Que l'on regarde la scrofule comme une constitution morbide ou comme l'expression d'un état diathésique, elle n'en occupe pas moins le premier rang dans le cadre des maladies chroniques. Ses manifestations, ses périodes et ses formes sont distinctes, mais avec une constance de caractères sur lesquels il n'y a pas à se méprendre. Les affections scrofuleuses se compliquent souvent de symptômes appartenant à d'autres maladies ; elles-mêmes peuvent empiéter sur la marche d'accidents qui leur sont étrangers. Ce sont là autant de considérations qui, concurremment avec l'examen de l'âge, du sexe, du tempérament, de l'idiosyncrasie, des antécédents, des habitudes du sujet, serviront à déterminer le choix et la direction de la médication hydrominérale.

En premier lieu, les eaux minérales s'adressent-elles directement à l'état général de l'organisme qui représente la scrofule, à ce qu'on entend, d'un avis assez unanime, par *diathèse scrofuleuse ?* Une savante discussion engagée sur cette question à la *Société d'hydrologie médicale de Paris*, nous semble l'avoir résolue. La thérapeutique des eaux minérales réunit les deux moyens effectifs à opposer aux progrès, on pourrait presque dire les seuls correspondant à la nature de la scrofule, à savoir : les agents hygiéniques d'une part, et de l'autre de véritables médicaments.

Nous n'avons pas à insister sur les effets salutaires des conditions d'aération, de régime, d'exercice, que les scrofuleux sont à même de trouver sur divers points des pays de montagnes ou des côtes. Il a été démontré d'ailleurs qu'on aurait tort d'attribuer à ces circonstances, quelque favorables qu'elles puissent être, pour un certain nombre d'individus, une intervention capitale dans le traitement. Beaucoup de malades appartenant aux classes pauvres et habitant un rayon très rapproché des stations thermales, ne subissent pas, en venant séjourner dans celles-ci, de changements appréciables, quant à leur manière d'être et de vivre. On constate néanmoins chez eux autant, sinon plus de beaux résultats, que dans d'autres catégories de scrofuleux. Il faut bien reconnaître que le déplacement ne suffit pas pour modifier une maladie constitutionnelle, et que, si l'on parvient non-seulement à en atténuer ou guérir les manifestations, mais encore à rendre l'économie plus résistante à cette mystérieuse influence qu'elle subit depuis un temps plus ou moins long, c'est qu'une puissante médication a été mise en œuvre et s'exerce avec sûreté.

Les eaux CHLORURÉES SODIQUES répondent formellement à l'indication de la scrofule. Leur composition intime, bien plus que les propriétés excitantes et reconstituantes dont elles font preuve en certains cas, leur crée en quelque sorte une action spéciale. C'est ce qui ressort de l'expé-

rience et des faits pleins d'intérêt qu'a produits la discussion déjà citée
(*Annales de la Société d'hydrologie médicale de Paris*, t. V, 62 et suiv.).
Nous aurons l'occasion plus loin de mettre ces eaux en parallèle avec
celles d'autres classes; mais, sans sortir du point de vue général, il
est urgent de bien poser la règle suivante de pratique : toutes les fois
qu'il s'agira de remédier à des affections scrofuleuses confirmées et profondes, et par conséquent empreintes du degré le moins contestable de
constitutionnalité, c'est aux eaux fortement minéralisées par le chlorure
de sodium qu'on devra recourir. La pratique de l'Allemagne nous a de-
vancés à cet égard ; les observations recueillies et poursuivies à *Kreuznach*, *Kissingen*, *Nauheim*, *Hombourg*, *Soden*, *Wiesbaden*, ne laissent
aucun doute, depuis longtemps, sur l'appropriation de ces eaux, remarquablement riches en chlorures, au traitement de la scrofule. En France,
l'attention des médecins s'est fixée assez tardivement sur les ressources
que nous possédons à un titre égal, sinon supérieur, à l'étranger. *Balaruc*, *Bourbonne*, *Bourbon-l'Archambault*, *Niederbronn*, *La Bourboule*,
Lamotte, peuvent certainement soutenir la comparaison avec les eaux de
la Prusse et du duché de Nassau. Si la moindre proportion de sels qu'elles
renferment semble leur assigner une certaine infériorité, il ne faut
pas oublier qu'au delà d'une quantité déterminée de principes, et souvent minime, l'organisme n'accuse et ne ressent vraiment plus d'impression de l'agent thérapeutique. Aussi est-il le plus ordinairement difficile
de juger la valeur efficiente des eaux minérales par le chiffre de leur analyse. Ajoutons que, contrairement aux sources allemandes, celles que
nous avons signalées parmi les nôtres sont presque toutes thermales à un
haut degré, circonstance dont on doit tenir grand compte à certains
égards, et que quelques-unes, comme *Bourbonne*, *Bourbon-l'Archambault* et *Balaruc*, sont notablement bromurées, même un peu iodurées.
Enfin, il est démontré que l'association des EAUX MÈRES à l'emploi des
eaux salines accroît l'efficacité de la médication vis-à-vis des scrofules;
et de même qu'on l'applique à *Lavey*, en Suisse, depuis les savantes ex-
périmentations de M. Lebert, à *Kreuznach*, à *Nauheim*, et dans beaucoup de stations de la Suisse et des bords du Rhin, l'établissement de
Salins, dans le Jura, réalise les mêmes données; au besoin, les marais
salants de l'ouest et du midi de la France contribueraient à l'extension
d'un moyen qui promet beaucoup [voy. EAUX MÈRES].

Les eaux SULFUREUSES ne viennent qu'au second plan dans le traitement de la forme constitutionnelle générale dont nous nous occupons. Il
est exact de dire avec Astrié (*Thèses de Paris*, 1852, p. 162) qu'elles ne
guérissent pas directement les scrofules comme les dartres, mais qu'elles
modifient heureusement l'ensemble de l'organisme et mettent la maladie

en voie de guérison ; Bordeu avait fait la même remarque. Elles agissent alors en vertu de la suractivité qu'elles impriment aux organes et aux fonctions, et par le mouvement réparateur consécutif à leurs effets. Vainement à côté du principe sulfureux, caractéristique de ces eaux, voire même en ayant égard aux sels alcalins qu'elles contiennent, sulfates et bicarbonates sodiques, silicates, chercherait-on l'explication de leur utilité vis-à-vis de la scrofule dans des proportions relativement insignifiantes de chlorures, énoncées par l'analyse chimique, ou dans le peu d'iode propre à la matière organique, glairine ou sulfuraire. La médication par les eaux sulfurées n'est point altérante à vrai dire ; et si elle sort de son rôle de méthode excitante et substitutive, c'est sinon exceptionnellement, du moins le plus souvent, d'une manière lente et infiniment moins décisive que par l'emploi bien dirigé des eaux chlorurées sodiques. L'expérience établit de plus en plus cette ligne de démarcation. Sans doute ce n'est pas sans raison que les monographies sur les eaux sulfureuses énumèrent de véritables succès obtenus par elles chez les scrofuleux ; elles ont le seul tort de ne pas préciser la signification de cette application et de ces résultats (Durand-Fardel, *Traité thér. des eaux min.*, 1857).

Dans un savant travail sur la thérapeutique hydrominérale des maladies constitutionnelles (*Annales de la Soc. d'hydrol. médic.*, **VI**, 203 et suiv.), M. le docteur Allard a cherché à combler la lacune de ses devanciers. Il s'appuie sur l'action élective qu'exercent les eaux sulfureuses par rapport au tégument externe ou interne, et il pose en fait que, si la diathèse scrofuleuse ne doit pas dépasser ces limites, comme cela s'observe chez beaucoup de sujets, il y a déjà un parti très avantageux à tirer d'une pareille propriété. De plus, nous le reconnaissons avec lui, on n'a pas pris en considération suffisante, soit pour approuver soit pour rejeter l'usage des eaux sulfureuses, la période de la scrofule à laquelle elles conviennent. Il y a des divisions à admettre dans l'évolution de cette maladie constitutionnelle. Celles que M. Bazin a établies (*Leçons théor. et cliniq. sur la scrofule*, 1858) nous semblent répondre le mieux aux besoins de notre étude. La première période caractérisée principalement par des affections superficielles tégumentaires, éruptions cutanées et affections catarrhales, trouvera dans l'élément sulfureux sa médication spéciale. M. Allard (*loc. cit.*) a démontré l'importance de ce point de vue, la confirmation qu'il reçoit des nombreuses observations recueillies près des diverses sources sulfurées, et la confusion qu'on aurait pu éviter en l'adoptant à l'endroit d'une foule d'affections indifféremment traitées comme scrofuleuses ou dartreuses, et qui en dernière analyse représentent une première phase, définitive ou non, de la scrofule. *Baréges, Luchon, Cauterets, Schinznach*, peuvent être proposées alors, pourvu que cette période ne prenne pas une marche subaiguë, auquel cas, parmi les eaux sulfurées sodiques ou calciques, on préférerait *Saint-Sauveur, Amélie, Molitg, Olette, Saint-Honoré, Enghien, Allevard, Aix* (Savoie). M. Allard insiste même pour que ces eaux à minéralisation moins active soient employées toutes les fois que la scrofule initiale s'accompagne d'une tendance inflammatoire. Mais à mesure que la maladie constitutionnelle fait des progrès, et que l'affection tégumentaire ne représente plus qu'un symptôme secondaire, les eaux chlorurées sodiques, bromurées et iodurées, acquièrent une supériorité irrécusable sur la classe des sulfurées.

Ici se placent des eaux d'une nature mixte, celles qui, comme *Aix-la-Chapelle* en Prusse, *Uriage* en France, réunissent le double privilège d'être fortement chlorurées et de contenir une proportion de principes sulfureux qui les classe au niveau des sources de sulfuration moyenne, et leur assigne déjà, comme sulfureuses, une activité considérable. Ces eaux constituent en quelque sorte le trait d'union entre les deux ordres de spécialisation que nous venons de passer en revue. *Uriage* surtout, beaucoup plus riche en chlorures que la première, possédant un caractère sulfureux plus constant, et devant en outre des propriétés assez énergiquement purgatives à la présence d'une quantité importante de sulfates dans sa composition, s'adapte à des indications bien diverses de la scrofule, que ses manifestations à forme maligne soient circonscrites ou étendues, ou qu'elles soient par-dessus tout invétérées. Action topique, médication altérante, ces eaux comprennent en elles une des plus formelles concordances qu'on puisse rencontrer en matière médicale.

Après avoir signalé les eaux minérales spéciales pour le traitement de la scrofule, prise à l'état simple, et esquissé les titres de cette spécialisation, nous devons mentionner celles des autres classes qui peuvent passer pour d'utiles auxiliaires.

Telles sont les eaux *iodurées*, désignées plutôt relativement à une qualité subsidiaire qu'à un véritable caractère de classification. Ainsi les eaux sulfurées sodiques, en même temps chargées en bromures et en iodures, de *Challes* (Savoie) ; celles, chlorurées sodiques, de *Wildegg*, et les eaux, carbonatées calciques, de *Saxon*, en Suisse, toutes deux remarquablement iodurées, la seconde surtout, et qu'on a lieu de croire douées de propriétés résolutives. La valeur de ces eaux dans le sens curatif n'a pas encore été suffisamment sanctionnée par l'expérience pour qu'on puisse juger si, par elles-mêmes, elles peuvent enrayer la marche de la scrofule, ou si l'on doit les regarder uniquement comme des adjuvants du traitement thermal.

Les eaux *ferrugineuses* interviendront dans des circonstances particu-

lières, lorsque l'anémie compliquera ou suivra la scrofule et qu'il faudra
remédier directement à l'appauvrissement du sang (*Spa, Pyrmont,
Schwalbach, Orezza, Bussang, Passy*).

Nous en dirons autant des eaux propres aux états névropathiques
(*Plombières, Ussat, Schlangenbad*) ou à la dyspepsie (*Vichy, Ems,
Saint-Galmier, Pougues, Vic-sur-Cère*). Mais ce n'est plus de la scrofule proprement dite qu'il peut être question dans l'appropriation de ces
eaux, soit sulfatées, soit bicarbonatées, à quelque minéralisation, énergique ou faible, qu'elles appartiennent. Et si dans certaines stations où
la pratique balnéaire tient le plus de place (*Loèche, Baden*, Suisse), on
a revendiqué le traitement des scrofuleux, ce ne saurait être qu'en
raison des effets généraux obtenus d'immersions prolongées, par manière
de révulsion à la surface de la peau. Il n'y a rien en ceci qui doive être
assimilé à une cure antidiathésique.

Les *bains de mer*, au contraire, se rapprochent beaucoup de l'emploi
des eaux chlorurées sodiques, et l'on conçoit que la scrofule entre dans
leurs attributions. Nous ferons observer seulement que les éléments dont
se compose le traitement marin sont très complexes, inhalation de l'air
des côtes et de la mer, bain froid ou chaud, eau de mer en boisson.
L'appréciation de son mode d'action ne peut donc avoir que des points
de contact avec ce qui précède. Nous dirons plus : si les *bains de mer*
peuvent produire à eux seuls des modifications notables dans certaines
formes de la scrofule, alors que la constitution diathésique n'est pas encore tout à fait déterminée, ou bien qu'il s'agit de relever un organisme
épuisé, il reste douteux qu'il en soit de même dans les localisations invétérées et dans les périodes d'entier développement de la maladie. Du
moins c'est ce que les observateurs les plus autorisés dans cette question ont
déclaré d'un commun accord [voy. t. I, p. 35 et MARIN (TRAITEMENT)].

Envisagée, ainsi que nous venons de le faire, comme une entité morbide, la scrofule a pu revêtir aux yeux de beaucoup de médecins une
forme tantôt éréthique, tantôt torpide, et l'on a tiré de ces circonstances
différentes propositions d'indication qui se retrouvent à chaque pas dans
les études de médecine thermale. Mais il est à craindre que souvent
l'acuité ait été prise pour synonyme d'éréthisme, et la chronicité comme
l'indice de l'asthénie. Nous partageons à cet égard les opinions émises
par M. Sée (*Annales de la Soc. d'hydrol.* V, 255). Tous les scrofuleux, suivant lui « quels qu'aient été leurs attributs extérieurs, devien-
» nent égaux devant la maladie qui nivelle pour ainsi dire les forces et
» les tempéraments plus ou moins rapidement, selon la gravité inhérente
» aux diverses manifestations locales. » On doit, dans le choix et pour
l'application des eaux minérales prendre en sérieuse considération les

différences de constitution et d'organisation apparente ou réelle, propres aux individualités qu'on leur soumet. Cette vue se relie d'une manière intime à celle de la marche de la maladie ; mais les caractères essentiels de la diathèse scrofuleuse n'en subsistent pas moins toujours les mêmes, et les indications que nous avons déjà données leur restent applica, bles, sous quelque aspect qu'ils se présentent.

Il en est de même des symptômes de dyspepsie, d'anémie, et de l'état nerveux, rattachés souvent sous la qualification des scrofules à un ordre distinct d'idées et de vues thérapeutiques et qui n'offrent cependant rien de spécial, ni sous le côté nosologique, ni dans le sens de la cure minérothermale, telle que nous l'enseigne l'observation.

Les seules affections scrofuleuses sur lesquelles il importe de fixer l'attention, outre la diathèse, celles qu'on reconnaît faire partie intégrante de l'étude de la scrofule, ce sont les localisations de cette maladie constitutionnelle, à savoir : la scrofule des ganglions, des muqueuses, de la peau, des os et des viscères ; aussi dans le sein de la *Société d'hydrologie*, ont-elles été l'objet d'un examen particulier. Nous empruntons à cette discussion (*loc. cit.*) les principaux traits de notre exposé.

Affections ganglionnaires. — Les eaux *chlorurées sodiques* ont une supériorité marquée, comme médication résolutive, dans le traitement des adénopathies scrofuleuses, et c'est aux sources le plus fortement minéralisées qu'on doit s'adresser (*Bourbonne, Balaruc, Bourbon-l'Archambault, La Bourboule, Lamotte, Uriage; Nauheim, Kreuznach, Kissingen, Soden*). Si les engorgements sont de nature subinflammatoire, ils offrent plus de chances de guérison. M. Hérard a démontré par des faits probants que la matière tuberculeuse elle-même des bubons scrofuleux était susceptible de résolution. L'emploi des *eaux mères*, l'usage interne des eaux *iodo-bromurées* (*Challes-Saxon, Wildegg*), sont autant de compléments du traitement hydrothermal, sur lequel à ce propos nous nous sommes plus longuement expliqué ailleurs [Voy. GANGLIONNAIRES (tumeurs)]. Des observations nombreuses témoignent que près des sources *sulfurées*, à *Enghien*, et surtout à *Luchon*, à *Ax*, il s'obtient des résultats satisfaisants pour la cure des tumeurs glandulaires, mais la spécialisation des eaux chlorurées sodiques est beaucoup plus déterminée.

Affections de la peau et du tissu cellulaire. —Pour l'école actuelle de l'hôpital Saint-Louis, les affections cutanées dans la scrofule marquent une phase d'évolution de cette unité pathologique, et cette période elle-même varie dans ses degrés d'intensité comme dans ses progrès (Bazin, Allard, *loc. cit.*). Mais, suivant la remarque de M. Gerdy (*Annales*, V, 122), le principe dartreux se joint aux éléments de la diathèse scrofuleuse dans un bon nombre de cas, et joue un grand rôle alors dans le développement des accidents.

Les eaux *sulfureuses* exerceront une action élective sur cette forme d'affections. C'est sur un pareil terrain que leurs applications ont pu prendre faveur par rapport aux scrofulides, mais la distinction des manifestations et de l'état diathésique, sur laquelle nous avons insisté, est ici plus nécessaire que jamais. En effet, les observations confirmatives se multiplient dans la classe des *chlorurées sodiques* pour appuyer le traitement de la scrofule cutanée, soit qu'elle se montre, comme l'a constaté M. Gerdy à *Uriage*, sous la forme de plaques croûteuses, où la peau se transforme, sans ulcération et par une destruction interstitielle, en cicatrices ; soit qu'elle se manifeste sous la forme d'ulcérations superficielles, succédant aux lésions élémentaires des éruptions pustuleuses ; soit qu'elle se développe sous la forme d'un engorgement de la peau et du tissu cellulaire sous-jacent ; soit qu'elle se présente sous la forme d'abcès de l'épaisseur du derme.

Le lupus, rangé par M. Bazin (*Leçons théor. et cliniq. sur la scrofule*, 1858), au nombre des scrofulides malignes, et comme essentiellement caractérisé par le tubercule fibro-plastique, résiste avec une ténacité opiniâtre à l'action des eaux minérales, comme à toute autre médication. Néanmoins cette affection, malgré sa marche lente, sa durée fort longue, et le caractère phagédénique qu'elle prend souvent, n'est pas complétement réfractaire à un traitement basé sur des propriétés altérantes, à la condition d'apporter à ce traitement le temps et la persévérance convenables, précepte qui concerne la cure des scrofules plus encore peut-être que celle d'autres états constitutionnels. On voit l'extension du lupus s'arrêter, ses symptômes se modifier et s'améliorer notablement, et il y a des exemples assez nombreux de guérisons obtenues même dans des cas désespérés. Bien entendu, la médication topique prescrite dans les formes malignes de la scrofule s'associe très bien à l'emploi des eaux.

Quant aux collections purulentes, étendues ou non, avec la forme d'engorgements froids, leur résorption complète s'observe rarement. Si la suppuration est établie, l'excitation générale communiquée à l'organisme et la suractivité imprimée localement aux tissus malades peuvent avoir pour effet d'amener les parties lésées à un degré de phlogose suffisant pour hâter l'évacuation du pus et favoriser une prompte guérison. M. Gerdy, qui a traité ce point de la question avec soin (*Annales, loc. cit.*), est d'avis qu'il faut laisser au traitement thermal son entière intervention et ne pas se hâter d'ouvrir les abcès scrofuleux. Lorsque ceux-ci étaient ouverts, qu'il existait des clapiers, des décollements assez étendus, des amincissements de la peau, il a constaté une influence moins directe de la médication, mais dérivant en ces circonstances des effets réparateurs obtenus dans l'état constitutionnel.

Affections des muqueuses. — Ce qui s'entend de la peau, en fait de scrofules, se retrouve d'une manière très analogue dans les affections des muqueuses ; flux muqueux, muco-séreux ou muco-purulents des fosses nasales et du sac lacrymal, du conduit auditif externe, des bronches, de la vulve, du vagin et de l'utérus, des intestins ; éruptions vésiculeuses et pustuleuses de la pituitaire, de la conjonctive et du bord des paupières, de la muqueuse vulvo-vaginale, etc. ; hypertrophies des amygdales, avec ou sans propagation de l'état fluxionnaire à la trompe d'Eustache et altération de l'ouïe. Ces diverses affections empruntent à leur date et aux circonstances individuelles, autant qu'à la diathèse qui les prédomine, une résistance plus ou moins prononcée d'après laquelle la pratique se formule, et nous ne pourrions que retomber dans des redites à cet égard. Nous insisterons seulement sur les succès que fournit l'ophthalmie scrofuleuse, d'une manière particulière, chez les enfants soumis à l'influence des eaux *chlorurées sodiques* (*Nauheim, Kreuznach, Uriage*). L'engorgement chronique des amygdales et la surdité qui l'accompagne fréquemment sont plus difficiles à faire disparaître. L'ozène offre également une opiniâtreté que la prolongation et la répétition du traitement pourraient seules surmonter. Ce que nous avons dit de la part que prennent les eaux *sulfureuses* à la cure des scrofules s'approprie aux catarrhes bronchiques, liés à cette même diathèse, mais ne dépassant pas ses premières périodes. Plus tard, les progrès de l'affection générale réclament la médication spéciale. Il en est de même pour toutes les altérations de muqueuses du même ordre, et dans tous les cas c'est la maladie constitutionnelle qu'il importe d'atteindre par les agents dont on dispose.

Affections osseuses. — Les eaux minérales, comme on l'a déjà vu, exercent dans la scrofule une action à la fois reconstituante de l'état général et modificatrice des lésions locales. Qu'elles ne semblent pas, ainsi qu'il a été objecté, porter une influence directe sur ces dernières, là n'est pas le vrai côté de la question. C'est dans la combinaison d'une thérapeutique altérante d'une part, et excitante ou substitutive de l'autre, que réside leur raison d'emploi et de réussite. On trouvera dans la discussion, souvent invoquée par nous sur ces sujets complexes, la relation de faits et de preuves à l'appui des ressources qu'offrent diverses stations thermales, aussi bien que les bains de mer, pour le traitement de la scrofule des os. M. Gerdy (*Annales, loc. cit.*), a montré comment la périostite strumeuse, qu'elle soit à la période d'engorgement ou à la période de suppuration, se guérit en général très bien par des eaux réellement médicamenteuses. Il en est de même pour l'ostéite siégeant dans le tissu spongieux des os longs ou des os courts, ou pour celle de la diaphyse. La guérison est surtout en pareil cas une question de temps et de soins, pourvu qu'aucune complication de lésions locales ou générales ne rende tout secours impuissant. Le mal de Pott ne fait pas exception. Un traitement thermal convenable et de suffisante durée rend d'incontestables services dans les maladies du système osseux, dont nous ne séparons pas celles des articulations. Ce traitement, indépendamment des indications précédentes, comporte d'ailleurs des remarques conditionnelles [voy. CARIE, NÉCROSE, MAL VERTÉBRAL DE POTT].

Affections des viscères. — Les affections abdominales et thoraciques, engorgements viscéraux, altérations tuberculeuses ou simples congestions temporaires qui se rattachent à la marche de la scrofule, rentrent dans l'ensemble des considérations auxquelles la diathèse peut prêter.

L'état scrofuleux lui-même figure fréquemment comme complication de diverses dyscrasies ou d'états morbides qui ne semblent avoir qu'un rapport éloigné avec lui, et auxquels il imprime néanmoins certains traits qu'on ne saurait négliger dans la direction du traitement. Nous nous en référons sur ce sujet à ce que la plus haute expression de la maladie constitutionnelle nous a fourni d'indications.

Enfin, on ne saurait douter que la scrofule, à son début ou à une période peu avancée, représente comme une exagération du lymphatisme. Les eaux minérales et le traitement marin apportent à ce degré des moyens de prophylaxie que l'expérience justifie sur une notable échelle. C'est surtout chez les enfants et les pubères qu'il devient utile d'en disposer, en vue de prévenir ou d'arrêter, à l'aide de puissants modificateurs, le développement des manifestations encore peu actives. C'est aussi à ces époques de la vie que la constitution subit des changements salutaires, auxquels la thérapeutique hydrominérale communique un mouvement énergique.

Les modes du traitement se conformeront aux conditions variées des scrofuleux. Il est nécessaire d'y apporter parfois des ménagements et une sage méthode, en harmonie avec la nature des lésions, l'âge, l'impressionnabilité et la force de résistance du sujet. L'appropriation des procédés balnéaires conserve alors une importance réelle et à laquelle on ne saurait trop s'attacher, non-seulement pour arriver au but curatif, mais encore pour s'expliquer comment des sources d'une minéralisation relativement faibles ont pu enregistrer des succès dus en grande partie au mode d'emploi de ces eaux et aux circonstances adjuvantes. L'hydrothérapie témoigne dans ses résultats à l'endroit de la scrofule de ce que l'on peut obtenir par des moyens perturbateurs et révulsifs bien appliqués.

Mais il est un point essentiel qui n'échappe pas à l'appréciation médicale et dont les malades seuls ne se rendent pas toujours un compte
exact. Nous voulons parler de la nécessité de donner au traitement une
durée suffisante et de le répéter à plusieurs reprises, pendant plusieurs
années même, s'il le faut, pour arriver à la transformation décisive d'un
état constitutionnel déterminé. La fâcheuse tradition des prétendues
saisons de vingt et un jours a des inconvénients qu'il suffit de signaler
pour en montrer l'abus et les remplacer par une pratique plus éclairée.

Le choix des eaux minérales et des bains de mer se réglera encore,
selon les avantages de climat et d'aération que chaque station peut offrir. On comprend que l'altitude, l'atmosphère des montagnes ou des
plaines, le littoral du midi ou du nord importent à considérer, lorsqu'il
s'agit d'opposer un concours efficace de conditions hygiéniques et médicatrices à une des diathèses les plus rebelles entre toutes.

SCROFULIDES. Voy. SCROFULE.

SEBASTIANWEILER (Allemagne, Wurtemberg). Entre Tubingue
et Hechingen, deux sources d'égale composition, sortant du lias.

Sulfatée sodique. Tempér., 17° centigr.

	Eau : 16 onces.		Eau : un litre.
	Grains.		Gram.
Sulfate de soude............	4,51	=	0,541
— de magnésie..........	1,61	=	0,193
Chlorure de sodium..........	0,59	=	0,060
— de magnésium........	0,23	=	0,027
Carbonate de chaux..........	3,72	=	0,446
— de magnésie........	0,41	=	0,049
— de fer	0,06	=	0,007
Silice	0,18	=	0,019
Matière humique..........	0,02	=	0,002
	11,33	=	1,344
	Pouc. cub.		Cent. cub.
Gaz hydrogène sulfuré......	4,33 p. 100	=	233,8
Azote, hydrogène carboné...	3,07	=	165,7

(SIGWART.)

Un établissement bien installé permet d'utiliser ces eaux sous toutes
les formes. Elles passent pour laxatives et diurétiques.

SECONDAIRES (Eaux). Voy. ACCIDENTELLES (EAUX).

SÉDATIVES (Eaux). Les eaux minérales sont généralement *excitantes;* et lorsque M. Léon Marchant a invoqué l'excitation qu'elles déterminent pour expliquer leur action thérapeutique, il a rattaché d'une
manière trop exclusive leurs effets à une des circonstances les plus générales de leurs applications (*Rech. sur l'action thérap. des eaux min.,*
1832).

Ce serait cependant une erreur de considérer les phénomènes d'excitation qui s'observent si habituellement sous l'influence du traitement thermal, comme dépendant uniquement des propriétés inhérentes aux qualités mêmes des eaux minérales, ou à leur minéralisation. C'est à leurs modes particuliers d'administration, et spécialement à leur thermalité, qu'il convient de les rattacher pour une grande partie. On peut même établir en principe que l'on détermine à volonté tel ou tel degré d'excitation, suivant le degré de thermalité que l'on met en usage.

Cependant il est une série d'eaux minérales qui semblent posséder par elles-mêmes, des propriétés relativement *sédatives*, ce sont les eaux faiblement minéralisées de toutes les classes, les eaux à base calcique et surtout les eaux sulfatées de cette base. Nous ne saurions trop appeler l'attention au sujet de l'influence que la nature des bases, ou *calciques* ou *sodiques*, exerce sur les eaux minérales les plus rapprochées par leur principe acide, relativement à leurs propriétés excitantes ou sédatives.

L'action sédative des eaux minérales offre ceci de particulier qu'elle n'est jamais débilitante, et qu'elle accompagne en général un certain degré d'action reconstituante, tonique en définitive. On la recherche chez les individus excitables, sujets aux congestions actives ou névropathiques, dans les névroses, dans les maladies utérines ou des voies urinaires, les affections de l'utérus ou de la vessie s'accompagnant en général d'une excitabilité particulière des organes malades ou de tout le système dans certaines dermatoses, etc.

SÉDIMENTS. Voy. DÉPÔTS.

SEGORBE (Espagne, prov. de Castellon de la Plana). Source *chlorurée sodique sulfureuse*. Tempér., 23° centigr. On l'emploie seulement en boisson, dans les affections herpétiques et scrofuleuses. Pas d'analyse quantitative.

SEGRAY (France, Loiret, arrond. de Pithiviers).
Ferrugineuse bicarbonatée. **Froide.**

Eau: un litre.
Gram.

Acide carbonique libre	0,161
Bicarbonate de chaux	0,214
— de magnésie	0,065
— de fer	0,008
Chlorure de magnésium	
— de sodium	0,025
— de calcium	
Sulfate de magnésie	0,016
— de chaux	0,012
Silice et alumine	0,027
Matière organique non azotée	0,016
	0,544

(O. HENRY, 1839.)

Cette source est assez fréquentée par les habitants du Loiret et des départements voisins. Il n'y a pas d'établissement thermal.

SEGRÉ (France, Maine-et-Loire). Dans la ville de Segré et sur le bord de l'Oudon.

Ferrugineuse bicarbonatée. Froide.

Eau : un litre.
Gram.

Bicarbonate de chaux.	0,042
— de magnésie.	0,025
— de fer.	0,017
— de manganèse.	traces
Sulfate de chaux.	0,075
— de magnésie	0,058
Chlorure de calcium.	0,075
— de magnésium.	0,075
Silice.	0,058
Matière organique azotée.	0,033
	0,458

(MÉNIÈRE et GODEFROY.)

Analyse sans doute incomplète en raison de l'absence des alcalis (soude et potasse) qui ne sont pas signalés.

La source de Segré qui porte aussi le nom de *la Rivière* est fréquentée journellement par les malades du pays.

SEGURA DE ARAGON (Espagne, prov. de Teruel).

Sulfatée calcique. Tempér., 24° centigr.

	Eau : une livre. Grains.		Eau : un litre. Gram.
Sulfate de soude.	1,027	=	0,100
— de magnésie.	0,061	=	0,006
— de soude.	0,045	=	0,004
Chlorure de sodium.	0,075	=	0,007
— de magnésium.	0,003	=	0,001
Acide silicique.	petite quant.		petite quant.
Gaz acide carbonique.	1,237	=	0,121
	2,448	=	0,239

(JABALL, 1819.)

Ces eaux sont employées en boisson et en bains, étant chauffées pour ce dernier usage. Traitement des maladies rhumatismales. Établissement de médiocre importance.

SELMAS (Perse). Ville au nord du lac d'Ourmiah, dans laquelle on signale des eaux *sulfureuses* thermales.

SELS DANS LES EAUX MINÉRALES. Les sels que les sources apportent avec elles forment la base autour de laquelle gravitent la plupart de nos connaissances hydrologiques ; c'est qu'en effet les propriétés physiques, chimiques et médicales des eaux minérales dépendent, du moins pour la plus grande partie, de la nature et de la proportion des matières salines qu'elles contiennent.

Il n'y a pas plus d'un demi-siècle, les chimistes n'inscrivaient dans leurs analyses que sept à huit sels qui étaient les carbonates de soude, de magnésie et de chaux, les sulfates de chaux, de soude et de magnésie, et enfin les chlorures de sodium et de magnésium. Mais depuis cette époque le cercle s'est considérablement agrandi, et actuellement on n'en compte pas moins de quarante à cinquante variétés qui se rapportent tous aux types suivants :

Carbonates neutres et bicarbonates,	Sulfhydrates de sulfures,
Sulfates,	Silicates,
Nitrates,	Borates,
Phosphates,	Crénates et apocrénates,
Arsénites et arséniates,	Chlorures,
Hyposulfites,	Bromures,
Sulfites,	Iodures,
Sulfures,	Fluorures,

Nous ne rangeons pas parmi les sels des eaux minérales l'acétate, le butyrate, le formiate et le propionate de soude, indiqués dans ces derniers temps, parce que rien ne nous prouve qu'ils ne sont pas des produits formés aux dépens de la matière organique avec les acides servant à les reconnaître.

Nombreuses et variées sont les formes sous lesquelles les sels se trouvent dissous dans les eaux minérales appartenant à la même classe et quelquefois à un même groupe. Les propriétés thérapeutiques particulières que l'on attribue assez souvent à une ou plusieurs sources comprises parmi plusieurs autres sources ayant en apparence des propriétés physiques et chimiques identiques, ne sont peut-être pas dénuées autant de fondement qu'on le suppose *à priori*, et cela probablement parce que les acides et les bases ne sont pas combinés de la même manière.

A part les sulfites et les hyposulfites qui ne sont que des produits de décomposition des sulfures, tous les autres sels se maintiennent dans un certain état de fixité à mesure que les eaux abandonnent leur foyer d'élaboration ; mais, quoique minéralisées par les mêmes causes, on se demande si, la proportion des sels changeant, les acides et les bases affectent dans leur mode de combinaison toujours le même rapport ; voilà où commence l'incertitude. Dans les eaux sulfurées sodiques d'un seul groupe, par exemple, le soufre est-il uni au sodium en totalité ou en partie ? Dans les eaux bicarbonatées, l'acide carbonique a-t-il produit avec les alcalis et avec les oxydes terreux un seul ou plusieurs bicarbonates ? Enfin dans les eaux sulfatées, l'acide sulfurique a-t-il saturé la totalité ou une portion de la chaux, de la magnésie, de la soude ou de la potasse ? Ce sont là autant d'écueils devant lesquels vient échouer l'analyse chimique pratique. Tout ce que nous pouvons croire c'est que dans les eaux à forte minéralisation, la plus grande partie des acides dominants est unie avec la plus grande partie des alcalis et des oxydes également dominants. Mais quant au partage des autres acides entre les autres bases, l'analyse chimique théorique est seule capable de nous renseigner, mais d'une manière très approximative. (Voy. MINÉRALISATION DES EAUX. PRINCIPES MINÉRALISATEURS.)

SELS DE VICHY. Voy. VICHY (SELS DE).

SELTERS ou **SELTZ** (Allemagne, duché de Nassau). Près du village de Niederselters, à 12 kilomètres de Limbourg-sur-la-Lahn et à 40 de Mayence, source abondante, jaillissant dans une jolie vallée du Taunus.

Chlorurée sodique. Tempér., 17°,50 centigr.

Eau : un litre.

	Gram.
Bicarbonate de soude	0,979
— de chaux	0,551
— de magnésie...........................	0,209
— de strontiane...........................	traces
— de fer...........................	0,030
Chlorure de sodium...........................	2,040
— de potassium	0,001
Sulfate de soude	0,150
Phosphate de soude	0,040
Silice et alumine...........................	0,050
Bromure alcalin, crénates de chaux et de soude, matières organiques...........................	traces
Acide carbonique libre...........................	1,035
	5,105

(O. Henry.)

L'eau de Selters est fraîche, acidule, piquante, d'une saveur ferrugineuse, un peu alcaline et légèrement salée. Il s'en dégage une grande quantité de bulles de gaz acide carbonique. On ne l'emploie qu'en boisson, comme étant digestive, tonique et fortifiante. Elle a été conseillée dans les affections catarrhales des organes respiratoires et même dans la phthisie pulmonaire; mais c'est vraisemblablement par extension de ses propriétés apéritives. Elle reste une des meilleures *eaux de table* qu'on puisse citer et qui n'a rien de commun avec l'*eau de Seltz artificielle.* Pas d'établissement. Expédition considérable.

SEMINALES (PERTES). Il ne faut pas compter sur une intervention directe des eaux minérales dans la spermatorrhée, malgré la place que les pertes séminales tiennent dans les notices ou les monographies, consacrées aux établissements thermaux. Seulement, comme les pertes séminales se trouvent habituellement liées à quelque état constitutionnel fâcheux, primitif lui-même ou consécutif à la spermatorrhée, des eaux minérales appropriées peuvent se trouver très indiquées, et si elles ne s'attaquent pas à la spermatorrhée elle-même, exercer sur elle une influence indirecte, par suite de l'influence très favorable qu'en peut ressentir l'état général.

Il semble résulter de ce qui précède, que l'indication devrait se rattacher exclusivement à la considération de l'état général; mais il n'en est point ainsi. On sait que la spermatorrhée dépend tantôt d'un état d'asthénie, local ou général, et tantôt au contraire d'un état d'éréthisme des organes mis en jeu à son sujet, état d'éréthisme dont l'ensemble du système porte plus ou moins profondément l'empreinte. C'est de cette double considération que dépend le traitement local, médical ou chirurgical, de la spermatorrhée. C'est elle qui doit également présider au choix des eaux minérales.

Dans le premier cas, le plus ordinaire, on aura recours à des eaux excitantes, toniques, reconstituantes, empruntées aux sulfurées, bicarbonatées, aux ferrugineuses, aux bains de mer. Dans le second, au contraire, on devra redouter les conséquences d'un traitement excitant, dont l'indication paraîtra souvent découler de l'état général, mais dont le retentissement ne manquerait pas de se faire sentir d'une manière fâcheuse sur les organes spécialement affectés. On s'en tiendra alors à des eaux peu caractérisées, plutôt sédatives qu'excitantes, telles que *la Preste, Moligt* (sulfurées dégénérées), ou *Néris, Luxeuil,* ou *Foncaudes, Ussat, Bagnères-de-Bigorre* (sulfatées calciques), etc.

SEMUR (France, Côte-d'Or). Aux environs de Semur il existe une source *chlorurée sodique* qui jaillit du terrain keupérien, et qui ne paraît pas avoir reçu encore d'applications médicales.

Analysée par Ebelmen, afin de connaître sous le rapport industriel la proportion du sel marin qu'elle contient, cette eau minérale a donné par litre :

	Gram.
Chlorure de sodium	4,80
— de calcium	0,41
	5,21

Cette source est abandonnée comme ne renfermant pas assez de sel marin pour être exploitée avec avantage à la manière des salines du Jura et de la Meurthe.

SENEUIL (France, Dordogne). A 2 kilomètres de Riberac.

M. Patissier signale dans un vallon marécageux une source minérale ferrugineuse dont il ignore la température, la composition et l'emploi.

SENTEIN (France, Ariége, arrond. de Saint-Girons). A 28 kilomètres de cette ville.

Ferrugineuse bicarbonatée. Tempér., 12°,4 centigr.

	Eau : un litre.
Acide carbonique libre....................	1/8 du vol,
	Gram.
Bicarbonate de chaux..................... ⎫	0,1620
— de magnésie.................. ⎭	
Sulfate de chaux, peu..................... ⎫	
— de soude et de magnésie........... ⎪	0,1900
Chlorures de sodium et de calcium.......... ⎪	
— de magnésium.................. ⎭	
Crénate alcalin .... ⎫	indiqués
Sel de potasse........................ ⎭	
Sesquioxyde de fer.....................	0,0590
Nickel...............................	indices
Silice, alumine .... ⎫	
Matière organique azotée.................. ⎬	0,0007
Arsenic ou principe arsenical.............. ⎭	
	0,4117

(O. HENRY, 1854.)

L'eau de Sentein a encore été analysée par M. Rigout, mais les résultats de ce chimiste diffèrent sous tous les rapports de ceux de M. O. Henry.

On a créé depuis peu un petit établissement thermal fréquenté par quelques malades des communes voisines. On l'emploie en bains et surtout en boisson, dans la chlorose, l'anémie, la leucorrhée, la dyspepsie, et les affections qui se rattachent à ces divers états. L'eau de Sentein est transportée.

SERAGLIO (Italie, Toscane, Val d'Arbie).

Simon signale dans cette localité une source minérale marquant 15°, et qui contient d'après M. Giuli une petite quantité de chlorures de sodium et de magnésium, et des carbonates de chaux et de magnésie.

SERAPIS (Temple de). Voy. POUZZOLE.

SERAVALLE (Italie, Toscane).

Ferrugineuse bicarbonatée. Tempér., 17° centigr.

	Eau : 16 onces.		Eau : un litre.
	Grains.		Gram.
Carbonate de chaux........	2,132	=	0,208
— de soude........	1,066	=	0,104
— de magnésie......	0,799	=	0,078
— de fer..........	0,266	=	0,026
Sulfate de chaux..........	0,533	=	0,052
Chlorure de sodium........	1.599	=	0,156
— de magnésium......	0,533	=	0,052
	6,928	=	0,676
	Pouc. cub.		Cent. cub.
Gaz acide carbonique........	4,176	=	225,0

(GIULI.)

Ces eaux sont employées à l'intérieur comme diurétiques, laxatives et toniques.

SERGIEVSK (Russie d'Europe, gouv. de Samara). Aux environs de cette ville, dans une sorte de steppe marécageuse, bains médiocrement installés, fréquentés par les tribus kalmoucques. Plusieurs sources.

Sulfurée calcique. Tempér., 10° centigr.

	Eau : une livre médicinale.		Eau : un litre.
	Grains.		Gram.
Sulfate de chaux............	9,52	=	1,142
— de soude............	0,58	=	0,067
— de magnésie........	0,84	=	0,100
Carbonate de chaux........	1,16	=	0,139
— de magnésie.......	4,01	=	0,481
Chlorure de magnésium.....	0,60	=	0,072
Matière humique sulfureuses...	0,10	=	0,012
	16,80	=	2,013
	Pouc. cub.		Cent. cub.
Gaz hydrogène sulfuré........	2,0	=	108,0
Gaz acide carbonique........	1,0	=	54,0

(ERDMANN, 1811.)

Les applications de ces eaux par les indigènes sont assez arbitraires.

SERMAIZE (France, Marne, arrond. de Vitry-le-Français). A 1 kilomètre du bourg de Sermaize, dans un vallon fort agréable.

Sulfatée magnésique. Tempér., 11° centigr.

Une source dite des *Sarrazins* qui sourd directement dans un bassin circulaire, avec un débit évalué à 33,696 litres par vingt-quatre heures.

	Eau : un litre.
Azote et oxygène......................	indét.
Acide carbonique libre.................	inappréciable.
	Gram.
Bicarbonate de chaux..................	0,48000
— de strontiane..............	0,02000
— de magnésie..............	0,00775
— de fer	0,01010
Chlorure de magnésium..............	0,01000
Sulfate de magnésie	0,70000
— de soude..................	0,04500
— de chaux..................	0,08500
Silice............................	0,01000
Phosphate d'alumine.................	traces
Matière organique, très complexe, environ....	0,19000
	1,55785

(CALLOUD, 1846.)

M. O. Henry qui, en 1852, a contrôlé l'analyse de M. Calloud, indique en outre un iodure alcalin, ou terreux.

Cette eau minérale n'est pas susceptible de conservation, effet que M. Calloud attribue aux matières organiques et aux sulfates qu'elle contient.

Il existe à Sermaize un établissement thermal qui contient 12 cabinets de bains et un appareil de douche descendante en jet unique, ou en pluie, qui sont alimentés par de l'eau minérale chauffée dans une chaudière close.

Les eaux de Sermaize sont purgatives et diurétiques (Chevillion et Calloud, *Notice sur les eaux minérales de Sermaize*, 1851). L'effet purgatif ne se fait guère sentir que pendant les huit premiers jours du traitement ; mais l'effet diurétique persiste jusqu'à la fin. Ces eaux sont facilement tolérées à des doses considérables, ainsi cinq ou six litres par jour. Elles augmentent l'appétit, tonifient d'une manière sensible. Le traitement est surtout interne.

Suivant M. Chevillion elles sont particulièrement utiles dans la chlorose et l'aménorrhée, dans l'anémie suite d'hémorrhagies, dans l'atonie provoquée par des causes dépressives, telles que pertes séminales ; dans la dyspepsie et la gastralgie, les engorgements du foie, l'acné simple, la gravelle, le catarrhe vésical, les scrofules, le lymphatisme, les fièvres intermittentes rebelles.

Il faut, dans cette énumération, faire la part d'une médication tonique, légèrement révulsive par son action purgative et diurétique, et aussi de la grande quantité de liquide qu'elle permet d'absorber sans inconvénient. Mais il ne faudrait pas y voir une médication directement appropriée à quelques-uns des états diathésiques mentionnés.

SERNEUS (Suisse, canton des Grisons). Bains à 12 kilomètres de ceux de Fidéris, dans la vallée de Prettigau. Altitude : 3540 pieds, source *sulfureuse* froide, employée contre les maladies de peau et les rhumatismes.

SERPENTIN. Voy. RÉFRIGÉRATION.

SÉTIF. Voy. HAMMAM-SÉTIF.

SHAP (Angleterre, comté de Westmoreland). A proximité de Gilsland, sur l'océan Atlantique ; *bains de mer*, et source minérale signalée comme *chlorurée calcique* froide, et utilisée dans les affections strumeuses.

SHOTLEY (Angleterre, comté de Northumberland). Source *chlorurée calcique* et *ferrugineuse* qui a été longtemps renommée pour le traitement des affections scrofuleuses.

SIBÉRIE. La Sibérie, dans sa partie montagneuse que constituent les chaînes de l'Oural, possède beaucoup de ces sources minérales, les unes *ferrugineuses sulfatées*, les autres signalées comme *thermales* par les voyageurs. Il ne paraît pas qu'elles aient reçu des appropriations médicales. Au milieu des steppes sablonneuses de cette contrée, on trouve de nombreux lacs *salés*, d'où s'extrait un sel employé comme médica-

ment, et que nous pensons être du sulfate de magnésie [voy. ASIE. BAR-
GOUZINKS. KAMTCHATKA].

SICILE. De nombreuses sources minérales se rencontrent dans cette
contrée, en rapport avec un sol, tantôt granitique et volcanique, comme
cela se voit à l'extrémité nord-est de l'île et autour de l'Etna, tantôt constitué en majeure partie par des terrains calcaires. Les eaux thermales,
rentrant toutes dans la classe des SULFURÉES, ne forment pourtant qu'un
groupe restreint ; telles sont *Alcamo*, *Ali*, *Cifalu*, *Sciacca*, *Sclafani*.
Au contraire, les eaux froides, *sulfurées*, *chlorurées sodiques*, *ferrugineuses bicarbonatées*, sont très fréquentes. Alfio Ferrara a fait de ces
sources l'objet d'un traité spécial (*Memoria sopro le acque della Sici-
lia*, etc., Londres 1811). Depuis la publication de cet ouvrage, il ne paraît pas que les bains de la Sicile aient reçu des appropriations convenables, et soient sortis du cercle de leur notoriété locale. Nous avons relaté celles de ces eaux dont l'analyse est connue ou offre le plus d'intérêt.

SIERK (France, Moselle, arrond. de Thionville). A 18 kilomètres de
cette ville, à 46 kilomètres de Metz et sur le territoire de la commune
de Basse-Kontz. Altitue : 150 mètres.

Chlorurée sodique. Tempér., 11°,96 à 12°,43 centigr.

Deux sources voisines l'une de l'autre, et qui pourraient être facilement réunies en une seule, jaillissent des marnes inférieures du muschelkalk. L'une d'elles, la plus importante et la seule qui ait été jaugée
débite 100,000 litres d'eau par jour.

	Analyse de M. HAUTEFEUILLE. Gram.	Analyse de M. DIEU. Gram.
Chlorure de sodium	7,595	8,286
— de potassium	0,443	0,054
— de calcium	2,786	2,281
— de magnésium	0,269	0,296
Bromure de magnésium	non dosé	0,091
Iodure de magnésium	»	faibles traces
Sulfate de chaux	0,736	1,388
Carbonate de chaux	0,325	0,233
— de magnésie	0,122	0,042
— de protoxyde de fer	non dosé	0,034
Phosphate basique de fer	0,018	»
Silice	0,021	0,014
Manganèse, alumine	»	traces
Matières organiques	traces	faibles traces
	12,314	12,719

Les deux sources de Sierk ou de Basse-Kontz jaillissent à une très petite distance de celle de Mondorff, obtenue par un forage artésien afin de
rechercher du sel gemme, et la grande analogie de composition entre ces
sources fait supposer qu'elles ont une origine commune.

Les eaux de Sierck sont seulement utilisées en boisson; mais la nature spéciale des principes qu'elles contiennent ne s'oppose en rien à ce qu'elles soient échauffées artificiellement, afin de les faire servir en bains et en douches (Grellois, *Étude sur les eaux min. de Sierk*, 1859).

SILICE. Voy. SILICIQUE (acide) et SILICATES.

SILICIQUE (Acide) ET SILICATES. On peut dire d'une manière générale que toutes les eaux minérales, à quelque classe qu'elles appartiennent, renferment de l'acide silicique soit libre, soit combiné : et comment en serait-il autrement lorsqu'on sait que les silicates font partie de toutes les formations géologiques, et qu'ils sont les agents principaux à l'aide desquels les eaux se minéralisent.

L'acide silicique est supposé exister dans les eaux minérales, tantôt à l'état de liberté, et c'est le cas le plus ordinaire, tantôt en combinaison avec la soude, la potasse, la chaux, la lithine, la magnésie et l'alumine. On admet dans cette dernière circonstance qu'à la faveur d'une forte pression et d'une température élevée, les silicates naturels peu solubles de la nature, entrent en dissolution. Il est vrai d'ajouter que, jusqu'à présent, la chimie n'a pu constater si l'acide silicique existe dans les sources à l'état de liberté ou de combinaison.

D'après notre manière de voir, les silicates ne peuvent se rencontrer que dans les sources qui n'entraînent pas avec elles de gaz carbonique, sulfhydrique et de bicarbonates. Toutes les fois en effet que les silicates solubles sont en présence de ces gaz, des bicarbonates alcalins et d'une grande quantité d'eau, ils se décomposent en acide silicique qui, étant à l'état naissant, entre en dissolution et il se forme d'abord des carbonates neutres, puis des bicarbonates ou bien des sulfures, si c'est l'acide sulfhydrique qui domine. On conçoit dès lors comment dans les eaux sulfurées sodiques et dans quelques sources absolument privées d'acide carbonique libre (Plombières), l'existence des silicates est compatible avec les faits, et comment l'acide silicique peu soluble de sa nature peut exister dans les eaux minérales en assez grande quantité. Il n'est pas rare de rencontrer des sources qui contiennent jusqu'à $0^{gr},1$ et $0^{gr},2$ d'acide silicique par litre d'eau, alors que la source des principes fixes ne s'élève pas à plus de 2 grammes pour le même volume de liquide. Un litre d'eau du grand geysier renferme, suivant M. Descloiseaux, $0^{gr},519$ d'acide silicique pour $1^{gr},2225$ de résidus salin.

L'acide silicique est l'un des principes élémentaires que l'analyse parvient à séparer et à doser avec le plus d'exactitude; pour cela, on fait évaporer dans une capsule de porcelaine, et jusqu'à siccité un ou deux litres d'eau minérale. Le résidu est additionné d'acide chlorhydrique étendu de 5 à 6 fois son volume d'eau distillée, on fait évaporer ce nouveau mélange jusqu'à siccité, on verse dans la capsule une nouvelle quantité d'acide chlorhydrique libre et on abandonne le tout sous une cloche pendant plusieurs heures. Tous les sels convertis en chlorures se dissolvent tandis que l'acide silicique se dépose sous la forme d'un précipité gélatineux : on porte la capsule sur un bain de sable, on y ajoute une certaine quantité d'eau et on recueille le dépôt sur un filtre qu'on lave à plusieurs reprises avec de l'eau distillée tiède. L'acide silicique est ensuite placé avec son filtre dans une nacelle de platine pesé et calciné à une température élevée.

Il arrive le plus ordinairement que le dosage de l'acide silicique est complémentaire du dosage de l'oxyde de fer, de la chaux, ou de la magnésie.

SINZIG (Prusse, Prov. rhénane). A proximité du Rhin, dans la vallée de l'Aar.

Chlorurée sodique. Tempér., 12° centigr.

Eau : un litre.

	Gram.
Chlorure de sodium......................	1,798
Carbonate de soude......................	0,805
— de chaux......................	0,139
— de magnésie......................	0,156
Sulfate de soude......................	0,029
Silice......................	0,042
	2,969
Gaz acide carbonique......................	1 volume

Cette analyse a été faite récemment dans le laboratoire de Heidelberg.

La source sort de la grauwacke et dégage assez de gaz acide carbonique pour qu'il y paraisse dans son voisinage. Elle ne renferme aucune trace de fer.

On l'emploie comme eau de table et, médicalement parlant, non-seulement dans les dyspepsies, mais encore dans le traitement des affections catarrhales de l'appareil respiratoire, comme succédanée des eaux d'Ems. Elle se transporte.

SIRADAN (France, Hautes-Pyrénées, arrond. de Bagnères-de-Bigorre). A 48 kilomètres de Bagnères et à 1 kilomètre de la station de Sainte-Marie.

Sulfatée calcique. — Ferrugineuse bicarbonatée. Froides.

Il existe à Siradan quatre sources, deux *sulfatées calciques*, et deux *ferrugineuses bicarbonatées.* Les premières alimentent un établissement thermal de construction récente et très bien installé, les secondes sont employées en boisson.

1°. Source sulfatée calcique.

Eau : un litre.

	Cent. cub.
Acide carbonique libre.....................	18

	Gram.
Bicarbonate de chaux	0,2000
— de magnésie...................	0,0255
Sulfate de chaux.........................	1,3600
— de magnésie.....................	0,2800
— de soude	0,1090
Chlorure de potassium et de sodium	traces
— de calcium.....................	0,0500
— de magnésium....................	traces
Oxyde de fer, silice, iode.................	traces
Phosphates de chaux, matière organique.....	

(FILHOL.)

2° Sources ferrugineuses bicarbonatées.

	Source de la Prairie ou Surrieus.	Source du Chemin.
	Gram.	Gram.
Acide carbonique.........	0,0633	0,0289
Carbonate de chaux........	0,0449	0,0602
— de magnésie....	0,0055	0,0200
Sulfate de chaux.........	0,0340	0,0160
— de magnésie........	0,0214	0,0108
— de soude..........	0,0017	0,0030
Chlorure de calcium.......	traces	traces
— de magnésium....	0,0102	0,0120
Oxyde de fer............	0,0106	0,0200
— de manganèse......	traces	traces
Silice....................	0,0060	traces
	0,1966	0,1751

(FILHOL, 1847.)

Les eaux minérales de Siradan ont sans aucun doute la même origine que celles de Sainte-Marie, situées dans la même vallée et à une très petite distance les unes des autres. Elles entretenaient autrefois un lac dans lequel on les puisait pour les besoins des malades. Récemment captées par M. J. François, elles se trouvent aujourd'hui dans d'excellentes conditions (Filhol).

Elles sont employées comme digestives et reconstituantes dans les dyspepsies, les états chloro-anémiques, et aussi dans la gravelle et le catarrhe vésical.

Station très fréquentée par les habitants des Basses-Pyrénées, et où l'on dispose d'un établissement commode, construit avec élégance, et pourvu de tous les aménagements désirables.

SIRONA (Allemagne, grand-duché de Hesse). Entre Oppenheim et Nierstein, source émergeant du basalte et de roches volcaniques.

Sulfurée calcique. Froide.

	Eau : 16 onces. Grains.		Eau : un litre. Gram.
Sulfate de soude............	1,364	=	0,144
— de chaux...........	0,209	=	0,022
Chlorure de sodium.........	1,970	=	0,207
— de magnésium......	0,214	=	0,023
Carbonate de chaux	0,883	=	0,093
— de magnésie.......	0,037	=	0,003
— de soude..........	0,026	=	0,002
— de fer...........	0,042	=	0,004
Matière humique...........	0,053	=	0,005
Matière extractive..........	0,069	=	0,006
	5,067	=	0,509
	Pouc. cub.		Cent. cub.
Gaz acide carbonique........	0,834	=	45,0
Gaz hydrogène sulfuré.......	0,767	—	41,4

(Buchner.)

Ces eaux, connues encore sous le nom de *Sironabad*, et dont la désignation est empruntée à une inscription de l'époque romaine, s'emploient surtout en moyens externes contre les maladies de la peau et les affections rhumatismales. Établissement bien installé.

SITKA (Île de l'Amérique russe, Archipel du roi Georges III). Plusieurs sources *sulfureuses* ; avec une température de 68° centigr., ont été signalées dans cette île par sir Georges Simpson (*Narrat. of a journey round the World in* 1842 *and* 43). Elles émergent d'un sol granitique et sont usitées, en boisson et en bain, par les indigènes et par les Russes, pour le traitement des rhumatismes et des maladies de la peau. Simpson a été témoin du mode d'immersion prolongée dans des réservoirs où l'eau conserve une chaleur de 54° centigr., tel que le pratiquent les habitués de cette localité, s'empressant au sortir de leur bain de se rouler dans la neige.

SKLO (États autrichiens, Gallicie). A 40 kilomètres de Lemberg. Deux sources.

Sulfatée calcique. Tempér. ?

Eau : un litre.

	MILITARQ.	CIVILIQ.
Sulfate de chaux............	1,007	0,900
— de magnésie.........	0,021	0,022
Chlorure de sodium.........	0,002	0,002
Carbonate de chaux.	0,166	0,200
— de magnésie.......	0,003	0,003
— de fer...........	0,002	0,002
Silice	0,010	0,010
	1,211	1,139
Gaz hydrogène sulfuré........	63,0	60,6
Gaz acide carbonique........	205,9	126,3
Azote....................	75,9	75,9

(Torosiewicz.)

Ces eaux sont principalement employées en bains, dans les rhumatismes et les maladies de la peau. Il y a un établissement thermal militaire.

SMYRNE (Turquie d'Asie, Anatolie). Aux environs de cette ville, au pied d'une colline, sources *thermales*, abondantes, sans mention de composition, servant encore de bains, mais citées par Strabon comme des thermes très renommés, dont on ne trouve plus que les ruines.

SODEN (Allemagne, duché de Nassau). Ville au pied du versant méridional du Taunus, à 12 kilomètres de Francfort sur le Mein et de Hombourg, à 24 de Wiesbaden. Altitude : 145 mètres. Station de chemin de fer.

Chlorurée sodique (ferrugineuse). Tempér., de 12 à 24° centigr.

Eau : un litre.

	Milch-brunnen. n° I.	Warm-brunnen. n° III.	Sool-brunnen ou n. IV.	Wilhelm-brunnen ou n. VI a.	Schwefel-brunnen. ou n. VI b.	Wiesen-brunnen ou n° VIII.
Température...	25° cent.	22° cent.	20° cent.	18°,5.	17° cent.	15° cent.
	gr.	gr.	gr.	gr.	gr.	gr.
Chlorure de sodium....	1,874	2,770	12,127	11,054	8,200	10,022
— de potassium.	0,017	0,137	0,575	0,268	0,275	0,216
Sulfate de chaux......	0,021	0,027	0,081	0,104	0,064	0,087
Carbonate de chaux ...	0,290	0,469	0,914	0,888	0,764	0,887
— de magnésie..	0,145	0,279	0,312	0,136	0,151	0,151
— ferreux.....	0,017	0,052	0,064	0,052	0,022	0,022
Silice	0,017	0,024	0,055	0,031	0,022	0,053
Alumine	0,001	traces	0,093	0,006	0,005	0,005
Acide carbonique libre.	0,764	1,624	0,660	2,510	1,914	2,044
	3,146	5,562	14,677	14,809	11,390	13,465

(LIEBIG, 1839.)

On compte vingt-trois sources, jaillissant du schiste, sur un espace d'environ 1200 mètres carrés. Dix-huit d'entre elles sont captées pour les usages médicaux, en raison de leur limpidité, mais sept restent plus particulièrement réservées pour l'usage interne.

On trouve dans les bassins et les conduits de ces sources un abondant dépôt ocracé et siliceux. Ehrenberg et Stiebel y ont signalé, sous toutes les formes et à tous les degrés de développement, le *galionnella ferruginea*, rangé, mais à tort, par eux au nombre des infusoires.

Dans le tableau précédent, c'est le *Soolbrunnen* (n° IV) qui représente le type des sources de Soden employées en bains, les autres étant utilisées en boisson presque exclusivement. A vrai dire, le dernier mode est le plus usité dans cette station. Quand on administre les bains, il est de précepte de les donner tièdes, à la température de 33° centigr., au plus, pendant une durée de quinze à trente minutes, et surtout de ne jamais commencer en même temps la cure de l'eau à l'intérieur et l'emploi des bains. On a remarqué que les infractions à cette méthode peuvent provoquer une excitation inattendue et troubler la marche du traitement.

Les effets des eaux ingérées varieraient eux-mêmes, suivant M. le docteur Thilenius, malgré la concordance de la composition qualitative des sources. La diversité des éléments constituants, fixes et gazeux, et les degrés différents de température afférents à chacune d'elles autoriseraient à penser qu'il doit en être ainsi. Les médecins de Soden prescrivent les plus faibles dans les cas d'irritabilité des organes thoraciques et abdominaux. Certaines, comme le *Wilhelm* et le *Schwefelbrunnen*, conviennent à titre de dérivatives. Le n° XVIII s'adresse aux constitutions torpides. Le *Soolbrunnen*, ou n° IV, devient le plus effectif adjuvant des autres sources quand les évacuations intestinales, qu'on se propose d'atteindre par leur emploi, ne s'effectuent pas régulièrement (Thilenius). Il n'y a pas d'ailleurs de règle générale, et ces différentes applications, déduites de l'expérience, se subordonnent aux circonstances individuelles et à l'observation des résultats obtenus. Il en est de même aussi pour le nombre de verres, bus par les malades à jeun, et qu'on porte rarement jusqu'à plus de cinq ou six, dans une matinée.

Les eaux de Soden sont laxatives et altérantes à la fois. Elles suractivent les sécrétions ; elles favorisent les procédés interstitiels de la nutrition ; elles peuvent d'autant mieux agir dans un sens de médication restaurante et modificatrice de l'organisme, qu'elles allient en elles des principes très assimilables, le chlorure de sodium, un sel ferreux, et une proportion notable de gaz carbonique libre.

Leurs indications ont été déterminées sur ces bases. Nous y trouvons, en effet, à côté des nombreux états morbides compris en Allemagne sous la qualification de pléthore abdominale, d'une part les affections scrofuleuses, de l'autre la chlorose et l'anémie, et les affections qui s'y rattachent ou en dépendent. M. Thilenius, admettant un rapport fréquent et intime entre les scrofules et la tuberculisation, assure que l'emploi des eaux de Soden, à l'intérieur et en bains, exerce la plus heureuse influence sur la phthisie pulmonaire, non-seulement débutante, mais encore confirmée. Ce médecin ajoute que les conditions climatologiques de la localité contribuent à ces succès. Vraisemblablement les cas de dégénérescence tuberculeuse dont il s'agit concernaient des sujets lymphatiques ou scrofuleux, lesquels ayant été favorablement impressionnés par le traitement, ont pu recouvrer un nouvel équilibre de fonctions, et présenter même de l'amélioration dans les signes locaux et généraux de leur affection. Mais c'est là une forme spéciale de la phthisie qu'il faut considérer à part [voy. PHTHISIE PULMONAIRE]. De même, les catarrhes chroniques des voies respiratoires seront d'autant mieux adressés à Soden qu'une prédominance diathésique les entretiendra et devra céder à l'action d'une minéralisation effective.

Les maladies de l'utérus, pourvu qu'elles dépendent plutôt d'un état d'anémie que d'une altération de texture et surtout de dispositions fluxionnaires, sont traitées avantageusement à Soden.

Les contre-indications de ces eaux consistent à éloigner de leur emploi tout état de pléthore ou de congestion active vers les organes importants.

Soden a un bel établissement, pourvu d'installations qui permettent la cure à toutes les époques de l'année. La douceur du climat et les agréments du site contribuent à en faire une station fréquentée. On expédie ces eaux.

SODIQUES (Eaux). Les bases sodiques sont celles qui tiennent le plus de place dans la constitution des eaux minérales. Elles forment, dans chacune de leurs classes, la division la plus importante, et constituent le seul groupe admis dans la classe des chlorurées. Leur proportion se trouve quelquefois à peu près égale à celles des sels terreux (à base de chaux ou de magnésie). C'est à ce sujet que l'un de nous a proposé d'admettre des divisions à bases mixtes (eaux mixtes), lesquelles ne se rencontrent que dans la classe des bicarbonatées et dans celle des sulfatées.

Les sels de soude, en quantité relativement très faible dans les eaux sulfurées émanant des terrains primitifs, deviennent, au contraire, plus abondants dans les eaux bicarbonatées, sulfatées et surtout dans les eaux chlorurées. Les trois premières empruntent leurs sels sodiques aux terrains primitifs et cristallisés, quant aux dernières elles se minéralisent plus spécialement au moyen des dépôts de sel gemme [voy. SOUDE].

Nous ferons remarquer que, dans toutes les classes des eaux minérales, les eaux thérapeutiques à prédominance *sodique* sont celles qui représentent les caractères les plus tranchés et les plus actifs de ces classes.

SOEST (Prusse, Westphalie).

Chlorurée sodique. Froide:

	Eau : 16 onces. Grains.		Eau : un litre. Gram.
Chlorure de sodium........	310,0	=	37,200
— de calcium.	41,6	=	4,992
— de magnésium.....	5,0	=	0,600
Sulfate de soude..........	17,0	=	2,040
— de chaux..........	23,6	=	2,832
Matière extractive..........	traces		traces
Gaz hydrogène sulfuré......	traces		traces
	397,2	=	47,684
			(ZABEL.)

Établissement de bains annexé à des salines, et bien installé. On y traite surtout les affections lymphatiques et scrofuleuses.

SOLAN DE CABRAS (Espagne, prov. de Cuenca). Dans une vallée, à 16 kilomètres de Priego.

Bicarbonatée calcique. Tempér., 19° centigr.

	Eau : une livre.		Eau : un litre.
	Grains.		Gram.
Carbonate de chaux............	0,83	=	0,081
— de magnésie.......	0,33	=	0,032
Chlorure de sodium..........	0,25	=	0,025
— de magnésium.......	0,16	=	0,016
Sulfate de chaux.............	0,82	=	0,080
— de magnésie.........	0,36	=	0,034
— de soude............	0,27	=	0,027
	3,02	=	0,295
	Pouc. cub.		Cent. cub.
Acide carbonique...........	0,5	=	25,0

(MORENO, 1826.)

Ces eaux sont incrustantes. On les emploie, en boisson et en bains, dans les affections rhumatismales et nerveuses. Elles appartiennent au domaine royal, et plusieurs édifices les desservent.

SOLARES (Espagne, prov. de Santander).

Chlorurée sodique. Tempér., 28° centigr.

	Eau : 16 onces.		Eau : un litre.
	Grains.		Gram.
Chlorure de sodium.........	2,319	=	0,325
— de calcium........	0,186	=	0,018
— de magnésium.....	0,149	=	0,014
Sulfate de soude............	0,276	=	0,027
Carbonate de chaux.........	0,598	=	0,058
— de magnésie.......	0,204	=	0,020
Acide silicique...........	0.066	=	0,006
	3,798	=	0,468

(MORENO, 1828.)

Ces eaux s'emploient en boisson et en bains dans les affections lymphatiques. Il y a un établissement.

SONDAGE. L'emploi de la sonde pour la recherche des eaux minérales et des gaz souterrains a été pratiqué dans l'extrême Orient à des époques très reculées. Il est plus récent en Europe. Il date du commencement du siècle en Allemagne (les Hesses, Bavière, Wurtemberg, etc.). On y a été conduit par les recherches d'eaux salées dans les terrains du trias. La sonde est d'un usage très répandu sur les groupes du Taunus où le trias, les étages carbonifères et de transition, sont pénétrés par les porphyres, les trachites et les roches volcaniques, qui y sont les congénères des eaux minérales.

En France, le sondage pour la recherche des eaux minérales ne remonte pas au delà de 1840. Les frères Brosson y eurent alors recours à Hauterive, à Vichy (1843), à Cusset (1844). Depuis, de nombreux sondages ont été foncés dans le bassin de Vichy. M. J. François s'est servi de la sonde à Royat, à la Bourboule, à la Malou-le-Haut et à la Malou-du-Centre, etc. Les résultats obtenus par l'usage de la sonde permettent de bien augurer de son emploi rationnel appliqué à la recherche et au captage des eaux minérales et des gaz souterrains.

SORÈDE. Voy. LE BOULOU.

SORINIÈRE (La). Voy. CHEMILLÉ.

SOTTEVILLE-LÈS-ROUEN (France, Seine-Inférieure, arrond. de Rouen). A 2 kilomètres de Rouen.

Chlorurée sodique. Tempér., 24°,49.

Une source qui jaillit à 1 mètre au-dessus du sol avec un débit de 115,700 litres par vingt-quatre heures.

Eau : *un litre.*

	Gram.
Carbonate de chaux	0,136
— de magnésie	0,038
— de fer	0,023
Sulfate de chaux	1,816
— de magnésie	0,290
Nitrate de chaux	0,021
Chlorure de sodium	12,047
— de magnésium	0,628
— de calcium	0,033
Iodure et bromure	0,016
Silice et alumine	
Oxyde de manganèse	
Phosphate et sel de potasse	0,102
Sel ammoniacal	
Matière organique	
	15,150

(MORIN, BIDART et BOUTAN.)

Source de découverte récente ; sans applications déterminées.

SOUBIZE (France, Charente-Inférieure, arrond. de Marennes). A proximité de cette petite ville, on trouve dans un même bassin quatre sources *ferrugineuses* froides, non citées dans l'*Annuaire*, étudiées par N. Venette, en 1682, sous le nom d'eaux de *la Rouillasse*.

SOUCELLES (France, Maine-et-Loire, arrond. d'Angers). A 18 kilomètres de cette ville.

Bicarbonatée calcique. Froide.

Une source, dite Fontaine-Saint-Hérel, considérée depuis très longtemps comme ferrugineuse et cependant l'analyse qui suit n'indique pas même de traces d'un sel de fer. Il est probable, dit l'*Annuaire*, qu'il y a un mélange de deux sources, dont l'une est entièrement exempte de fer. Le dépôt qu'elle forme sur le sol est en effet légèrement ocracé.

Eau : un litre.

Acide carbonique et azote................	indét.
	Gram.
Bicarbonate de chaux.....................	0,150
— de magnésie...................	0,100
— de manganèse..................	0,013
Sulfate de chaux........................	0,058
— d'alumine	0,020
Chlorure de sodium......................	0,067
— de calcium.....................	0,050
Silice.................................	0,075
Matière organique azotée................	0,017
	0,550

(MÉNIÈRE et GODEFROY.)

SOUCHEYRE (France, Haute-Loire, arrond. de Brioude). Près du hameau de la Soucheyre.

On a signalé dans cette localité plusieurs sources qui jaillissent du granit, très peu minéralisées quant aux principes fixes, mais très riches en acide carbonique : elles paraissent appartenir à la classe des *bicarbonatées mixtes.* Pas d'applications bien spécifiées.

SOUDE. Les eaux minérales, à quelque classe qu'elles appartiennent, contiennent toujours des sels de soude, et, si dans quelques analyses, on n'en voit pas figurer au moins des traces, il y a lieu de croire que les recherches n'ont pas été effectuées avec tout le soin désirable.

Suivant la prédominance des acides, la soude, lorsqu'elle se trouve en quantité également prédominante, est très probablement combinée dans les eaux avec les acides carbonique, sulfurique, sulfhydrique ou chlorhydrique, et les sels qui en résultent servent de caractéristique pour les eaux dites bicarbonatées, sulfatées, sulfurées et chlorurées sodiques. Quant à plusieurs autres sels (iodure, bromure, fluorure, silicate, phosphate, etc.), leur existence est infiniment plus hypothétique.

L'origine des sels de soude dans les eaux minérales a été l'objet de quelques observations importantes. On sait que les sources les plus riches en sels sodiques émergent des terrains primitifs, de transition, et de ceux à base de porphyre, de trachyte et de basalte ; mais comme les matières qui constituent ces terrains sont plus chargés de potasse que de soude, il faut bien chercher ailleurs l'origine de cette dernière ; or, quelques auteurs la trouvent dans les dépôts de sel gemme. Telle est par exemple l'opinion de M. O. Henry sur la formation des eaux sulfurées sodiques et la nôtre sur les eaux bicarbonatées sodiques et mixtes du centre de la

France. Quant aux eaux franchement chlorurées sodiques, nul doute que le sel gemme ne soit la cause de leur minéralisation.

Le plus ordinairement, la soude se dose dans la même opération que la POTASSE [voy. ce mot]. Pour cela, lorsqu'on a converti la potasse et la soude en chlorures de sodium et de potassium, on en détermine exactement le poids après les avoir fondus dans un creuset de platine. Le mélange des sels est dissous dans l'eau et la solution est évaporée jusqu'à siccité au bain de sable avec un excès de chlorure de platine ; il se forme des chlorures doubles de sodium, de potassium et de platine que l'on traite par l'alcool. Celui-ci dissout tout le chlorure de sodium et de platine et laisse le chlorure de potassium et de platine que l'on recueille sur un filtre et que l'on pèse. Le poids du chlorure de potassium est défalqué du mélange des chlorures alcalins, et la différence représente le chlorure de sodium.

SOUDON (France, Maine-et-Loire, arrond. d'Angers).

Bicarbonatée mixte. Froide.

Une source assez abondante.

	Eau : un litre.
	Gram.
Bicarbonate de chaux......................	0,050
— de magnésie....................	0,033
Sulfate de soude.........................	0,017
— de chaux........................	0,042
— de magnésie.....................	0,050
— de fer.........................	traces
— d'alumine......................	0,017
Chlorure de sodium......................	0.033
— de calcium...................	0,050
Silice.................................	0,017
Matière organique azotée.................	0,042
	0,351

(MÉNIÈRE et GODEFROY.)

Cette eau minérale est fréquentée quelquefois par les habitants du pays et cependant rien ne la rapproche des eaux minérales proprement dites ; elle nous paraît plutôt une eau douce de source.

SOUFRE ET SES DÉRIVÉS. Les combinaisons du soufre avec l'hydrogène, les métaux alcalins terreux, et quelquefois avec les métaux proprement dits, lorsqu'elles se trouvent en proportion notable dans les sources, servent à caractériser un groupe nombreux et très important d'eaux minérales qui ont reçu pour cela le nom d'eaux *Sulfureuses* ou SULFURÉES [voy. ce mot].

Quant aux composés oxygénés, inférieurs à l'acide sulfurique et au soufre libre qui reste en suspension dans les eaux minérales, tout le monde sait qu'ils ne sont que des produits de décomposition des sulfures,

Le soufre se rencontre en combinaison dans les eaux minérales soit ensemble, soit séparément, sous les trois états principaux suivants : 1° d'acide sulfhydrique ; 2° de sulfure de calcium ; 3° de sulfure de sodium. En outre, quelques auteurs admettent, mais sans preuves bien convaincantes, que lorsque l'acide sulfhydrique existe à côté de l'un de ces sulfures, il produit un sulfhydrate de sulfure de composition définie.

Sans parler de beaucoup d'eaux bicarbonatées, chlorurées et sulfatées dans lesquelles l'odorat et les réactifs décèlent une proportion minime et accidentelle d'acide sulfhydrique, il en est un grand nombre d'autres qui, émergeant des terrains de transition, secondaires ou tertiaires et mélangés de matières organiques, entraînant avec elles et en grande quantité, soit de l'acide sulfhydrique libre suivant les uns, soit un mélange de cet acide et de sulfure de calcium suivant les autres. C'est aux eaux minéralisées de la sorte que l'on a donné le nom d'eaux *sulfurées calciques* ou d'eaux *accidentelles* et *secondaires*.

Au contraire, si les eaux ont leur origine dans les terrains primitifs ou vers la limite des terrains primitifs et de transition, l'acide sulfhydrique ne s'y rencontre que exceptionnellement et y est remplacé par du sulfure de sodium. Ces dernières prennent alors le nom d'eaux sulfurées *sodiques* ou d'eaux *primitives*. Dans celles-ci, le sulfure de sodium est à l'état de monosulfure, et si dans des cas spéciaux on y trouve un polysulfure, il provient toujours de la combinaison du monosulfure avec du soufre mis en liberté par l'action des agents extérieurs. Telle est la ligne de démarcation tracée entre les eaux sulfurées calciques et sodiques.

Mais, outre l'acide sulfhydrique et les sulfures de calcium et de sodium, qui forment toujours les éléments minéralisateurs dominants, on suppose encore que ces eaux contiennent des sulfures de potassium, de magnésium, de fer, de manganèse et même d'arsenic. Ces hypothèses n'ont rien qui contrarie les affinités chimiques existant entre le soufre et ces divers corps simples.

Nous ne reviendrons pas ici sur l'origine et la formation des principes sulfurés dissous dans les eaux, tous ces faits ayant été exposés avec le plus de détails possible à l'article de la MINÉRALISATION [voy. ce mot].

La séparation et le dosage des principes sulfurés sont, de toutes les questions du ressort de la chimie hydrologique, celles qui ont donné lieu au plus grand nombre de recherches ; et si maintenant encore quelques points principaux de ce difficile sujet d'étude ne sont pas parfaitement élucidés, on reconnaît néanmoins que l'analyse des eaux sulfurées ne le cède en rien, ou à peu près, à celle des eaux des autres classes. Voici la série d'opérations que l'un de nous a fait connaître pour déterminer la proportion des différents principes sulfurés des eaux minérales (*Traité de chimie hydrologique*, p. 427).

Et d'abord disons que, dans les eaux minérales sulfurées, on peut avoir à séparer et à doser tout à la fois et souvent isolément :

1° L'acide sulfhydrique ; 2° un monosulfure alcalin ; 3° un polysulfure alcalin ; 4° un hyposulfite ; 5° un sulfite.

A. *Opérations à la source.*

1° On met dans deux flacons contenant des lames minces d'argent dont le poids a été pris à l'avance et très exactement, 4 à 500 centimètres cubes d'eau minérale. Les vases sont entièrement remplis, bouchés à l'émeri et goudronnés avec soin.

Cette opération a pour but de fixer l'acide sulfhydrique libre, et si l'eau contient également un polysulfure, celui-ci est ramené à l'état de monosulfure et son excès de soufre se porte sur l'argent.

2° On verse dans deux flacons contenant 900 à 1000 centimètres cubes d'eau minérale une solution très ammoniacale de nitrate d'argent.

Ce réactif donne lieu à un dépôt de sulfure d'argent impur provenant aussi bien de l'acide sulfhydrique libre que du mono et du polysulfure.

3° Dans deux ou trois flacons d'un à deux litres environ, on ajoute 4 à 5 grammes d'une solution concentrée et limpide d'acétate de zinc, et on les remplit entièrement d'eau minérale à analyser.

Par ce moyen l'eau, se trouvant désulfurée, peut servir aux essais sulfurométriques pour découvrir les sulfites et les hyposulfites.

4° On fait plusieurs expériences sulfurométriques avec de l'eau puisée au moment même : 1° après y avoir ajouté du chlorure de baryum, qui précipite les sels à réaction alcaline (carbonates, silicates) ; 2° en se servant de la liqueur normale de M. Filhol ; 3° en opérant dans un vase à ouverture étroite, afin d'empêcher la décomposition de l'eau par l'oxygène de l'air ; 4° en maintenant la burette graduée et en amenant la température de l'eau minérale à + 15°.

Les flacons qui précèdent, transportés au laboratoire, sont l'objet des opérations suivantes.

B. *Dosage des principes sulfurés.*

1° Les lames d'argent, retirées des vases à l'aide de pinces, sont lavées avec soin et sous un petit filet d'eau, au-dessus d'un filtre sans plis et pesé. On les sèche à une basse température, puis on les porte sur le plateau d'une balance. L'augmentation de leur poids représente le soufre à l'état d'acide sulfhydrique ou de polysulfure.

Comme pendant le transport et le lavage des lames il se détache très souvent des parcelles de sulfure d'argent, on recueille le précipité sur le filtre, on le pèse à part et on l'ajoute par le calcul au sulfure adhérent à l'argent.

2° Les précipités de sulfure d'argent qui se sont produits avec le nitrate d'argent ammoniacal, sont recueillis, lavés, ainsi que l'a indiqué M. Voehler, d'abord avec de l'ammoniaque caustique étendue d'eau, et à la fin avec de l'acide nitrique très dilué, qui dissolvent tous les sels étrangers. Les filtres avec les précipités sont mis dans un ballon avec de l'acide nitrique que l'on chauffe au bain de sable. Dès que le sulfure est oxydé et que l'argent est converti en nitrate, on étend le liquide d'eau et on ajoute de l'acide chlorhydrique, qui précipite du chlorure d'argent. Ce sel lavé, desséché et pesé, indique, par un calcul très simple, la proportion du sulfure d'argent et, partant, celle du soufre existant dans l'eau à l'état d'acide sulfhydrique, de mono et de polysulfure.

3° L'eau des vases, dans laquelle on a ajouté de l'acétate de zinc pour la désulfurer, est filtrée rapidement, puis on en mesure un volume quelconque, soit 500 centimètres cubes, que l'on analyse par le sulfuromètre. Le nombre de degrés obtenus représente, soit de l'acide hyposulfureux, soit de l'acide sulfureux.

Toutes ces opérations, à part celle qui a trait à la sulfurométrie, se font sans qu'il soit nécessaire d'abaisser les eaux minérales thermales à la température normale de + 15°; mais pour le dosage du soufre par la teinture normale d'iode, cette précaution est indispensable. [Voy. Sulfhydrométrie.]

SOUGRAGNE ou **SOUGRAINE** (France, Aude, arrond. de Limoux). A 27 kilomètres de cette ville.

Chlorurée sodique. Tempér., 7°,5.

Trois sources qui fournissent ensemble 1208 hectolitres par vingt-quatre heures, et ayant à peu près la même composition.

Elles sont très peu minéralisées, car M. Berthier n'y a pas trouvé plus de 0ᵍʳ,06 de sels anhydres par litre. Ceux-ci sont constitués en centièmes de la manière suivante :

Sulfate de soude...............................	6,00
— de chaux................................	5,06
— de magnésie...........................	2,99
Chlorure de potassium........................	2,63
— de sodium.............................	83,32
	100,00

Les eaux jaillissent d'un banc de grès recouvert par une couche de calcaire à 6 kilomètres du village de Sougragne, à 1 myriamètre au nord du Pic de Burgarach et dans un lieu élevé de 707 mètres au-dessus de la Méditerranée. On n'y a pas trouvé la plus légère trace d'iode ni de brome (*Annuaire des eaux de la France*).

SOULIEUX (France, Isère, arrond. de Grenoble). A 48 kilomètres de cette ville, source assez abondante jaillissant sur les bords de la Romanche et d'un terrain métamorphique voisin du terrain anthraxifère et des schistes talqueux.

Sulfurée calcique? Tempérée.

Eau : un litre.

	Lit.
Acide carbonique	0,03719
— sulfhydrique libre et combiné...........	0,01121

	Gram.
Carbonate de soude......................	0,321
— de chaux........................	0,041
— de magnésie	0,128
Sulfate de soude........................	1,219
— de chaux...........................	0,007
— de magnésie.......................	2,123
— d'alumine.........................	traces
— de fer............................	0,107
Chlorure de sodium......................	1,241
— de magnésium...................	0,019
— de calcium......................	0,048
Silicate d'alumine.......................	0,037
Brome................................	traces
Glairine..............................	quant. indét.

5,291

(NIEPCE.)

Applications non définies.

SOULTZ-SOUS-FORETS ou **SOULTZ-LES-BAINS** ou **BAINS DE SOULTZ** (France, Bas-Rhin, arrond. de Wissembourg). Près de Molsheim, une seule source qui jaillit des couches inférieures du grès bigarré avec un débit de 50 à 55 000 litres par vingt-quatre heures.

Chlorurée sodique. Tempér., 16°,2.

Eau : un litre.

	Gram.
Acide carbonique libre...................	0,036
Bicarbonate de chaux....................	0,431
Chlorure de sodium.....................	3,187
Bromure de potassium...................	0,009
Iodure de potassium....................	0,003
Sulfate de soude.......................	0,267
— de chaux........................	0,278
— de magnésie	0,200
Silice................................	0,004
Acide phosphorique.....................	
Oxyde de fer..........................	traces
Matière organique......................	

4,417

(KOPP, 1844.)

Il y a un établissement thermal. L'eau minérale de Soult-sous-Forêts a la plus grande analogie par sa salure avec l'eau de Niederbronn et celle de Chatenois appartenant au même département. Elle est employée depuis quelques années à Strasbourg dans toutes les affections qui réclament les eaux chlorurées sodiques et bromurées (Wildegg, Kreusnack). M. Bœekel surtout s'est occupé de ses effets thérapeutiques, et il a obtenu de très bons résultats de son emploi dans plusieurs formes scrofuleuses (Robert).

M. Eissen donne l'énumération suivante des affections qui peuvent être traitées et guéries à Soultz : rhumatisme, goutte, syphilisme, herpétisme, lymphatisme, cancérisme, traumatisme, hémorrhoïdisme, névropathies. Que fait ici le *concérismē*? Quant au rhumatisme et à la goutte, nous admettrions difficilement que les eaux de Soultz eussent à revendiquer une spécialité d'action légitime à leur sujet.

SOULTZBACH ou **SULTZBACH** (France, Haut-Rhin, arrond. de Colmar). À 19 kilomètres de cette ville, dans la belle vallée de Munster.

Ferrugineuse bicarbonatée. Froide.

Trois sources, ayant la même origine et la même constitution, qui débitent 10,390 litres par vingt-quatre heures.

Eau : un litre.

Gram.

Acide carbonique libre......................	2,0435
Bicarbonate de soude......................	0,9185
— de lithine......................	0,0087
— de chaux	0,6980
— de magnésie......................	0,2693
— ferreux......................	0,0320
Sulfate de potasse......................	0,1147
—— de soude	0,0092
Chlorure de sodium......................	0,1342
Alumine......................	0,0062
Silice......................	0,0567
Acides phosphorique, borique et arsénique, oxydes d'étain et de manganèse..........	traces

4,2910

(OPPERMANN, 1854.)

Les eaux de Soultzbach s'administrent en bains, en douches et à l'intérieur. Elles sont très semblables à celles voisines de Soulzmatt, sauf leur qualité ferrugineuse prononcée. Elles sont utilisées dans les dyspepsies et dans un grand nombre de troubles fonctionnels liés à un état chlorotique ou anémique. Elles fournissent, transportées, une excellente eau digestive et ferrugineuse, pouvant conserver ses propriétés pendant un temps très long, lorsqu'elle a été embouteillé et conservée avec les précautions nécessaires.

SOULTZBACH (Allemagne, grand-duché de Bade). Dans la vallée
de la Rench et sur les bords de la petite rivière de Soultzbach.

Ferrugineuse bicarbonatée. Tempér., 20°.

Deux sources qui jaillissent du gneiss alimentent un petit établissement
très simple renfermant quinze cabinets de bains.

	Eau : un litre.
	Gram.
Acide carbonique libre...................	0,31226
Bicarbonate de chaux...................	0,26172
— de magnésie.................	0,14292
— ferreux.................	0,00999
— de soude..................	0,53676
Phosphate tribasique de chaux............	0,00391
Chlorure de sodium...................	0,14807
Sulfate de potasse....................	0,08648
— de soude....................	0,78688
Silice, alumine, manganèse............	traces
Arsenic et matières organiques...........	
	2,25209

(BUNSEN, 1856.)

Ces eaux sont employées surtout dans les états névropathiques, reliés
à l'appauvrissement du sang, et dans les troubles de la menstruation.

SOULTZMATT (France, Haut-Rhin, arrond. de Colmar). A 22 kilomètres de cette ville, au pied du versant méridional de Heidenberg. Altitude : 275 mètres.

Bicarbonatée sodique. Froide.

Six sources très rapprochées les unes des autres, ayant toutes la même
origine et la même constitution, du moins on le suppose.

	Eau : un litre.
	Gram.
Gaz acide carbonique libre..............	1,94596
Bicarbonate de soude..................	0,95743
— de lithine.................	0,01976
— de chaux..................	0,43113
— de magnésie.	0,31326
Sulfate de potasse...................	0,14773
— de soude...................	0,02271
Chlorure de sodium..................	0,07060
Borate de soude.....................	0,06501
Silice............................	0,05350
Acide phosphorique..................	
Alumine..........................	0,00890
Peroxyde de fer....................	
	4,04601

(BÉCHAMP, 1853.)

A ces substances il faut ajouter l'arsenic trouvé par MM. Chevallier
et Schœueffèle.

Les eaux de Soultzmatt sont administrées à l'intérieur, en bains et en douches. On emploie encore concurremment et d'une façon méthodique l'eau *balsamique* (*Tannenwasser*, eau de sapins), dans les affections catarrhales de la vessie et de l'appareil pulmonaire. On y fait aussi la cure du *petit-lait*.

Ce sont des eaux très digestives, excellentes dans la dyspepsie, dans la gastralgie douloureuse, très bien supportées par les sujets pléthoriques et excitables, moins bien applicables, à cause de la faible proportion de fer qu'elles renferment, aux chlorotiques et surtout aux anémiques. Elles s'appliquent très bien aux affections catarrhales de l'appareil urinaire.

Transportées, ces eaux constituent d'excellentes eaux digestives *de table*.

SOUPAPE. Voy. ROBINETTERIE.

SOURCE. Le mot *source* désigne d'une manière générale tout naissant, quel qu'en soit le mode d'émergence. Toutefois, par opposition au *griffon*, qui a un mouvement ascensionnel, le plus souvent avec émission de gaz, on appelle *source* une eau qui a le régime des infiltrations de surface. Dans ce sens, la *source* sourd ou coule, le *griffon* jaillit.

SOUTHPORT (Angleterre, comté de Lancastre). Dans la mer d'Irlande.

Bains de mer.

SPA (Belgique, prov. de Liége, arrond. de Verviers). Ville dans une délicieuse vallée, sur la Vése. Station du chemin de fer de Bruxelles à Verviers.

Ferrugineuse bicarbonatée. Tempér., 10° centigr.

Eau : un litre.

	Pouhon.	Gé-roustère.	Sau-venière.	Groes-beck.	Vieux Tonnelet.	Nouveau Tonnelet.
	cent. cub.	cent. cub.	cent. cub.	cent. cub.	cent. cub.	cent. cub.
Acide carbonique............	1170,7	764,8	1089,8	1167,6	1190,2	1068,4
— sulfhydrique à odeur pyriteuse...........	»	2,5	1,5	»	0,7	0,2
	gr.	gr.	gr.	gr.	gr.	gr.
Carbonate de soude........	0,0959	0,0479	0,0319	0,0237	0,0252	0,0080
— de chaux........	0,0793	0,0530	0,0233	0,0169	0,0165	0,0156
— de magnésie....	0,0331	0,0172	0,0113	0,0085	0,0089	0,0068
— de fer..........	0,0927	0,0483	0,0465	0,0259	0,0414	0,0265
— d'alumine......	0,0053	0,0014	0,0002	0,0001	0,0001	0,0001
Chlorure de sodium........	0,0216	0,0098	0,0076	0,0049	0,0045	0,0015
Sulfate de soude..........	»	0,0041	0,0079	»	0,0021	0 0007
Silice..................	0,0298	0,0113	0,0075	0,0050	0,0044	0,0028
Déchet.................	0,0016	»	«	»	»	»
	0,3575	0,1750	0,1360	0,0850	0,1009	0,0600

(MONHEIM.)

Les sources de Spa sortent, nombreuses et abondantes, d'un terrain anthraxifère et ardoisier, riche en oxyde de fer. Quelques-unes parcourent, avant de sourdre à la surface du sol, des couches plus ou moins épaisses de tourbe. On en compte jusqu'à seize, sans celles qui se perdent dans la montagne. Les plus importantes sont : le *Pouhon*, la *Géronstère*, la *Sauvenière*, le *Groesbeck*, les deux fontaines du *Tonnelet* et le *Barisart*. Cette dernière n'a pas encore été analysée. Leur composition qualitative est sensiblement la même ; elles ne diffèrent que par les proportions de leurs principes, où prédominent le fer et le gaz acide carbonique libre. D'une limpidité parfaite, elles réunissent une saveur piquante et atramentaire à la fois. Le Pouhon dégage une sorte d'odeur bitumineuse, mais d'autres, telles que la Géronstère, exhalent une légère quantité de gaz hydrogène sulfuré attribuée par M. Fontan à la modification qu'éprouverait la source dans son passage à travers des terrains tourbeux.

Toutes les sources minérales de Spa, à l'exception d'une seule, sont à une certaine distance de la ville, et dans un site agréable, où les buveurs jouissent en même temps d'un bon air et de la facilité d'un exercice salutaire. Le Pouhon, la plus célèbre et la plus fréquentée de toutes, sort et est capté au centre de Spa ; un monument l'entoure, illustré par une inscription votive du czar Pierre le Grand. Les autres fontaines, éparses dans les environs, sont l'objet d'aménagements particuliers. Mais partout on ne semble avoir eu en vue que l'usage interne des eaux. Des établissements de bains qui existaient aux sources du Tonnelet ont disparu. Les bains se prennent dans les hôtels, ainsi que les douches et les applications générales ou topiques de boues, empruntées depuis quelques années à la matière tourbeuse des environs. Il est question d'ailleurs de donner au service thermal tout le développement désirable et les projets de nouvelles constructions sont en voie de réalisation.

L'administration des eaux de Spa en boisson est à peu près exclusivement la base du traitement dans cette localité. Hufeland faisait déjà remarquer que « la richesse en gaz acide carbonique et une quantité considérable de parties martiales, qui n'est pourtant pas très forte, donnent » à ces eaux célèbres, outre la vertu fortifiante et vivifiante des eaux » fortement chalybées, une grande prépondérance en ce qu'elles se digèrent et se supportent facilement. » La diversité des sources et la combinaison de leur emploi permettent, de plus, de les appliquer à différentes constitutions et à différents besoins.

Spa peut être considéré comme le type des eaux ferrugineuses. Ses indications comprennent par conséquent celles des eaux de cette classe, c'est-à-dire les maladies ou les états simplement constitutionnels qui se rapportent à un appauvrissement du sang, à une altération de son élément globulaire. Il suffit de citer l'anémie, la chlorose, les débilités et les cachexies acquises, ainsi que les désordres nerveux et les troubles fonctionnels, menstruels ou autres, se reliant à ces divers états.

Les eaux de Spa se transportent.

Cette station, dont la fréquentation remonte à une époque très reculée, était renommée au commencement du XVIIe siècle, et ses eaux s'envoyaient en France, en Angleterre et en Italie ; par la suite, des personnages célèbres l'ont illustrée par leur présence. Depuis lors, à quelques vicissitudes près, la mode a maintenu cette réputation, qu'il est fâcheux de voir plutôt fondée sur les genres d'amusement qu'on trouve à Spa que sur une appréciation vraiment médicale de ses sources importantes.

SPALATRO (États autrichiens, Dalmatie). Près de cette ville maritime, source utilisée dans un établissement de bains.

Chlorurée sodique (sulfureuse). Froide.

	Eau : une livre.		Eau : un litre.
	Grains.		Gram.
Chlorure de sodium..........	134,0	=	19,296
— de magnésium	8,4	=	1,209
— de calcium........	2,0	=	0,288
Sulfate de soude..........	39,0	=	5,616
— de magnésie........	13,0	=	1,872
Carbonate de chaux........	4,6	=	0,374
	201,0	=	28,655

Cette analyse est rapportée par Zabel sans nom d'auteur. On y signale aussi du gaz hydrogène sulfuré. Traitement des affections scrofuleuses.

SPÉCIALISATION DES EAUX MINÉRALES. Avant d'aborder l'étude de la *spécialisation des eaux minérales*, c'est-à-dire d'un sujet qui constitue la base nécessaire de l'intelligence thérapeutique de leurs applications, ainsi que des indications à formuler sur le même sujet, il faut s'entendre sur la portée de ce mot de *spécialisation*.

Sans doute ce mot se définit de lui-même. Il signifie *applications spéciales :* mais dans quelle limite faut-il enfermer la spécialité d'action d'un médicament ou d'une médication ?

La spécialité d'action du sulfate de quinine est d'être antipériodique, celle de l'opium d'être narcotique, de l'iodure de potassium d'être fondant, de l'émétique de produire le vomissement. Mais ces médicaments sont encore employés dans des sens détournés de cette spécialité d'action. Et si, parmi ces applications nouvelles, qu'il n'est pas besoin de rappeler, il en est encore de très usitées, il en est d'autres moins communes que des mains habiles savent leur emprunter, ou pour satisfaire à des indications particulières, ou par suite de nécessités toutes fortuites. Si l'on a pu dire que toute la thérapeutique pouvait se faire avec le sulfate de quinine, l'opium, le tartre stibié et la saignée, et s'il est vrai que, privé de tout autre moyen, un praticien expérimenté puisse remplir, à leur aide, la plupart des indications qui réclament, à nos yeux, des agents si variés, il faut admettre que ces médicaments, invoqués faute de mieux, se prêtent, par des artifices d'usage, à bien des applications auxquelles ils semblaient devoir rester étrangers.

Il en est ainsi des eaux minérales : et de même que l'on ne cherchera pas à exprimer le caractère thérapeutique de chacun de ces médicaments par la multiplicité des applications qu'ils auront pu fournir, de même, on se gardera de chercher le caractère thérapeutique d'une eau minérale, dans la considération de toutes les applications auxquelles elle se sera pliée.

La confusion qui a existé jusqu'ici au sujet des applications thérapeutiques des eaux minérales, et qu'il est si difficile de faire cesser, non plus pour un petit nombre d'esprits éclairés, mais aux yeux de la multitude, tant la routine et l'habitude exercent d'empire, provient surtout de ceci : que la plupart des observateurs spéciaux qui ont écrit sur les propriétés de telle eau minérale, ont rangé sur le même plan les résultats de leurs propriétés spéciales ou dominantes, et les résultats secondaires que les circonstances accessoires de toute médication thermale leur avaient permis de saisir auprès d'elle. Mais lorsque l'on vient à rencontrer quelqu'une de ces études produites par un esprit plus philosophique et plus sévère, on voit combien il est facile d'attribuer à chaque source minérale sa véritable spécialité d'action, et de dégager de celle-ci des applications multipliées auxquelles elle se prête en sous-ordre, et dont l'intérêt est tout autre.

Il est aisé, en effet, de comprendre comment les conditions communes à l'ensemble de la médication thermale permettent d'obtenir certains effets identiques ou analogues, près des sources les plus dissemblables.

La médication thermale met en jeu d'abord une série d'agents communs, indépendants de la constitution inhérente aux eaux elles-mêmes, et qui prennent une part considérable aux résultats qu'elle fournit : ainsi l'eau, la thermalité, naturelle ou artificielle, les agents balnéothérapiques si variés, les conditions hygiéniques dues au changement de milieu et de régime, et aux caractères propres à chaque localité. Ajoutons à cela des principes communs aux plus dissemblables, tels que l'acide carbonique libre, des bases qui varient peu et se résument presque toujours, comme prédominance, dans la soude ou dans la chaux, des principes secondaires, quant à la constitution chimique, mais dont l'action se dégage nettement, le fer, peut-être l'arsenic ; et l'on comprendra combien cet ensemble de circonstances multiples fait de la médication thermale un tout homogène, d'une signification et d'une portée à part.

Mais si, abandonnant le terrain des analogies, on considère de plus haut les prédominances réelles et dont la désignation comporte avec elle toute une série de caractères particuliers, on concevra également comment, dans la médication chlorurée, bicarbonatée sodique, bicarbonatée mixte ou calcique, sulfatée ou ferrugineuse, comment la présence saillante d'un principe chimique ou thérapeutique saisissable, ou le défaut de tout caractère chimique ou thérapeutique apparent, doit entraîner des dissemblances, et se prêter à la spécialisation méthodique des groupes naturels ainsi formés.

Il faut remarquer encore que l'idée de spécialisation ne comporte aucune portée théorique. Sans aucun rapport avec la spécificité proprement dite, elle s'appuie sur tel ou tel caractère physique ou chimique des eaux minérales, aussi bien que sur le défaut de caractères saisissables, et n'entraîne après elle que des conséquences d'application pratique.

En effet, la spécialisation des eaux minérales a un double sens : elle est un *fait*, puisqu'elle est reconnue par une série d'observations, et que si elle peut se déduire quelquefois *à priori*, ce n'est qu'en vertu d'analogies basées sur une expérimentation antérieure, empirique elle-même ou raisonnée. Mais elle est aussi une *méthode*, et c'est à ce titre surtout que nous appelons aujourd'hui l'attention à son sujet.

La notion des applications thérapeutiques des eaux minérales n'a pu être recueillie d'abord que sur des points isolés, et exposée que dans des monographies. Mais s'en tenir à la conception de ces dernières serait vouloir maintenir l'hydrologie médicale dans l'enfance. Ces éléments indispensables de nos connaissances frapperaient de stérilité nos efforts, si nous devions nous contenter des notions que chacun d'eux nous apporte.

Comparer les effets physiologiques et thérapeutiques de chacun des groupes naturels des eaux minérales, et de chacune d'entre elles, et déduire de ce rapprochement les analogies et les dissemblances, tel doit être l'objet de nos recherches et de nos méditations.

Le problème à rechercher avait été jusqu'alors le suivant : *Étant donnée une eau minérale, connaître toutes les applications auxquelles elle peut se prêter.*

Lorsque l'un de nous a remplacé cette formule par la suivante : *Étant donnée une maladie, connaître l'eau minérale qui lui convient le mieux,* il n'a fait que substituer à une méthode commandée par l'incertitude des faits, une méthode appropriée aux connaissances acquises.

Si la spécialisation des eaux minérales n'est pas un vain mot, si les données ne nous font pas défaut pour l'établir, elle doit se prêter à certaines formules, ou du moins à une exposition qui, tout imparfaite qu'elle puisse être, n'en servirait pas moins de guide, ou si l'on veut de point de repère pour les études ultérieures.

La spécialisation des eaux minérales doit être étudiée d'abord dans chacune des classes que nous avons admises ; ensuite dans les divisions que renferme chacune de ces classes ; enfin dans chacune des eaux minérales. Mais la plupart de ces dernières ne présentent d'autres applications *spéciales* que celles des groupes naturels auxquels elles appartiennent, sauf des nuances d'applications que l'expérience a enseignées, et que les détails de leur propre constitution permettent souvent de prévoir.

Cependant il est des exemples dont il faut tenir compte, et qui exigent effectivement que l'étude dont nous parlons descende, pour être complète, jusqu'aux individualités thermales. Ainsi les eaux d'Ems, qui joignent aux propriétés communes des bicarbonatées sodiques, une appropriation spéciale aux affections catarrhales de l'appareil pulmonaire ; ainsi celles du Mont-Dore qui, parmi les eaux faiblement minéralisées, se signalent par une application analogue.

Toutes les classes d'eaux minérales ne possèdent pas de spécialisations aussi nettement tranchées les unes que les autres.

Ceci dépend surtout du caractère de leur minéralisation, des propriétés thérapeutiques inhérentes à leurs principes dominants, de la manière dont ces principes se dessinent parmi les autres.

Ainsi les *sulfurées* présentent les spécialisations les plus précises, bien qu'elles soient les moins minéralisées de toutes ; mais c'est que le principe sulfureux qui les caractérise, jouit de propriétés thérapeutiques très formelles, et se dégage du reste de leur composition avec une netteté dont nous ne trouvons pas d'exemple ailleurs.

Les eaux *chlorurées sodiques* viennent après, et sont remarquables aussi par la prédominance du chlorure de sodium, par sa forte proportion, par la fixité de leur constitution.

Les eaux *bicarbonatées* offrent déjà des spécialisations moins notables. Leur principe dominant moins fixe, moins déterminé par lui-même, moins actif thérapeutiquement, se prête à des applications peut-être plus étendues, mais moins précises.

Quant aux *sulfatées*, sauf le petit groupe des sulfatées sodiques ou magnésiques, elles n'offrent que des spécialités d'applications secondaires, à peine dépendantes de leur constitution chimique à laquelle on ne saurait assigner de propriétés thérapeutiques directes.

En un mot, on peut dire que la spécialisation des classes d'eaux minérales est d'autant plus tranchée que les caractères chimiques de la classe sont eux-mêmes plus prononcés.

Une remarque importante, c'est que la prédominance des bases sodiques semble une condition nécessaire pour que les eaux minérales possèdent par elles-mêmes une spécialisation formelle et des propriétés actives. Les eaux sulfurées n'y font même pas exception, bien que la manifestation du principe sulfuré suffise pour leur assigner à toutes des propriétés à peu près identiques. Mais dans les bicarbonatées et les sulfatées, l'activité spéciale se trouve en décroissance évidente, à mesure que l'on descend des bases sodiques aux bases mixtes, de celles-ci aux bases calciques. Quant aux bases magnésiques, elles jouent un très faible rôle en thérapeutique thermale, et servent à peine à distinguer les eaux qui les possèdent, des analogues plus franchement calciques.

SPITAL (Angleterre, comté de Durham). A proximité de Tweedmouth, dans un sol de formation houillère.

Sulfatée sodique. Froide.

	Eau : un gallon impérial. Grains.		Eau : un litre. Gram.
Sulfate de soude...........	145,99	=	1,710
— de chaux	31,60	=	0,372
Chlorure de calcium	71,92	=	0,846
Carbonate de chaux........	15,87	=	0,186
	264,78	=	3,114
	Pouc. cub.		Cent. cub.
Gaz acide carbonique.......	14,3	=	85,5

(THOMSON.)

Cette analyse ayant été faite à Glasgow sur de l'eau transportée, on suppose que la proportion réelle de gaz acide carbonique libre excède celle qui est indiquée. On n'emploie les eaux de Spital qu'à l'intérieur comme purgatives.

SPROFONDO (Italie, Toscane).

Bicarbonatée calcique. Tempér., de 17 à 31° centigr.

Cinq sources ayant à peu près la même composition. Voici la constitution de deux d'entre elles n° 1 et n° 3.

	Eau: un litre.	
	Cent. cub.	Cent. cub.
Acide carbonique...............	28,1	14,3
	Gram.	Gram.
Sulfate de soude	0,078	0,104
— de chaux...............	0,052	0,104
Chlorure de sodium.	0,261	0,313
— de calcium.............	0,026	0,052
Carbonate de magnésie...........	0,052	0,052
— de chaux...............	0,542	0,470
	1,011	1,095

(GIULI.)

Applications non suffisamment déterminées de ces eaux en bains et en boisson.

STACHELBERG (Suisse, canton de Glaris). Bains, connus encore sous le nom de *Secken* ou *Im-Secken*, à 16 kilomètres de Glaris.

Sulfureuse. Froide.

	Eau : 38 onces.		Eau : un litre.
	Grains.		Gram.
Carbonate de chaux..........	2,55	=	0,135
— de magnésie........	5,35	=	0,283
Sulfates de soude et de magnésie.	8,48	=	0,449
Soufre et matière carbonée....	2,00	=	0,106
Terre calcaire..............	0,81	—	0,042
Matière indéterminée.........	0,81	=	0,042
	20,00	=	1,057
	Pouc. cub.		Cent. cub.
Gaz acide carbonique........	2,451	=	66,1
Gaz hydrogène sulfuré........	0,241	=	6,5
Azote.....................	1,578	=	42,6
Oxygène...................	0,328	=	8,8

(KIELMEYER.)

Analyse insuffisante sous tous les rapports. Cette eau est plus usitée en boisson qu'en bains dans le traitement des affections cutanées et des rhumatismes. Elle se transporte. Établissement bien installé.

STALACTITES ET STALAGMITES. Voy. DÉPÔTS.

STALAPOS (France, Cantal, arrond. de Murat). A l'ouest et à une petite distance du village de Bredon, il existe une source minérale *ferrugineuse bicarbonatée*, froide, qui a une certaine réputation dans le canton de Murat. Pas d'analyse.

STARAJA-ROSSA (Russie d'Europe, gouv. de Novogorod). Salines très importantes, où l'on a disposé un établissement médical.

Chlorurée sodique. Froide.

	Eau : 1000 parties.		Eau : un litre.
	Grains.		Gram.
Chlorure de sodium........	13,637	=	0,722
— de calcium........	2,200	=	0,233
— de potassium......	0,128	=	0,015
— de magnésium.....	1,749	=	0,185
Sulfate de chaux..........	2,000	=	0,212
Carbonate de chaux........	0,080	=	0,008
— de magnésie.....	0,010	=	0,001
— de fer..........	0,005	=	0,0001
Bromure de magnésium.....	0,026	=	0,002
Acide silicique............	0,001	=	0,0001
Phosphate, alumine, carbonate de manganèse..........	traces		traces
	19,857	=	1,3782
Acide carbonique..........	indéterm.		indéterm.

(SCHMIDT, 1853).

On emploie ces eaux et leurs eaux mères pour les bains, et des boues puisées dans la dépendance des sources en applications topiques. Enfin l'inhalation se pratique dans les bâtiments de graduation. Traitement des scrofules.

STAVENHAGEN (Allemagne, Mecklembourg-Schwerin, cercle de Güstrow).

Ferrugineuse bicarbonatée. Tempér., 8° centigr.

	Eau : 16 onces. Pouc. cub.		Eau : un litre. Cent. cub.
Acide carbonique............	2,48	=	133,92
Acide sulfhydrique	0,07	=	3,78
Azote.....................	1,52	=	82,08
	Grains.		Gram.
Carbonate de soude.........	3,660	=	0,387
— de magnésie	0,973	=	0,103
— de chaux........	1,096	=	0,116
— de potasse........	0,867	=	0,091
— ferreux	0,454	=	0,048
Chlorure de calcium.........	3,125	=	0,331
Crénate de potasse..........	0,811	=	0,085
Sulfate de magnésie.........	0,534	=	0,056
Silicate de chaux	0,435	=	0,046
Alumine...................	0,020	=	0,002
Matière extractive..........	0,075	=	0,007
	12,050	=	1,272

(Grischow.)

Applications non spécifiées.

STEBEN (Allemagne, Bavière, Haute-Franconie). A proximité de Hof. Altitude : 2008 pieds. Cinq sources, dont la plus importante est réservée pour l'usage interne.

Ferrugineuse bicarbonatée. Froide.

	Eau : 16 onces. Grains.		Eau : un litre. Gram.
Carbonate de soude.........	0,4927	=	0,061
— de magnésie......	0,6920	=	0,085
— de chaux........	1,6734	=	0,207
— de fer..........	0,3142	=	0,038
— de manganèse.....	traces		traces
Chlorure de sodium........	0,0211	=	0,002
Sulfate de soude..........	0,0784	=	0,009
Silice....................	0,4708	=	0,058
Matière organique	0,1152	=	0,014
	3,8578	=	0,474
	Pouc. cub.		Cent. cub.
Gaz acide carbonique.......	29,3	=	1582,2

(Gorup-Besanez.)

Ces eaux se distinguent par la proportion de leurs éléments ferriques, associée à un volume considérable de gaz acide carbonique. M. Seegen les signale comme au premier rang des eaux ferrugineuses de l'Allemagne.

De plus, leur situation élevée dans les montagnes permet d'unir les effets d'un air pur et vif à ceux d'une médication tonique et reconstituante pour les cas qui la réclament.

STEINWASSER (Autriche, Bohême).

Sulfatée magnésique. Tempér. ?

	Eau : 16 onces.		Eau : un litre.
	Grains.		Gram.
Acide carbonique.........	petit. quant.		petit. quant.
Sulfate de magnésie.......	272,00	=	28,832
— de chaux..........	7,12	=	0,754
Chlorure de magnésium....	12,00	=	1,272
Carbonate de magnésie.....	5,50	=	0,583
— de chaux.......	2,37	=	0,251
Matière extractive........	1,00	=	0,106
	299,99	=	31,798
			(Damm.)

Les eaux de Steinwasser ont la plus grande analogie avec celle de Sedlitz, de Seidschütz et de Pullna, et sont employées également comme purgatives.

STÉRILITÉ. On ne doit attribuer à aucune eau minérale d'action spéciale ou directe sur la *stérilité*. La stérilité peut être la conséquence d'un grand nombre d'états dynamiques ou organiques. Les eaux minérales qui s'adapteront utilement à ces derniers contribueront ainsi à faire cesser la stérilité. Aussi peut-on dire que presque toutes les eaux minérales sont susceptibles d'une intervention avantageuse dans la stérilité.

Si celle-ci est attribuée à quelque état organique de l'appareil utérin, ou à quelque prédominance diathésique, on aura recours aux eaux résolutives, *bicarbonatées* ou *chlorurées sodiques*, ou aux eaux spécialement appropriées à la constitution lymphatique. Si elle paraît tenir à un état dynamique, on emploiera, suivant que l'anémie, l'atonie ou la névropathie dominera, les eaux *ferrugineuses*, ou *les bains de mer*, ou les eaux faiblement minéralisées. La direction du traitement sera exclusivement basée sur la considération de l'état général.

Quant aux moyens locaux adressés à l'appareil utérin (douches, injections, irrigations), tout en admettant que dans certains cas d'atonie locale ils puissent être utiles, nous ferons cependant remarquer que leur valeur est le plus souvent illusoire, et que leur emploi n'est pas toujours sans inconvénient et même sans danger, d'autant que leur usage, en pareille circonstance, est fréquemment poussé jusqu'à l'excès. Ceci s'applique à la *Bubensquelle* d'Ems, et à d'autres sources dont la réputation est pareillement traditionnelle.

STERNBERG (Autriche, Bohême). A 16 kilomètres de Prague, dans une vallée profonde. Deux sources, issues d'un sol calcaire, et de composition identique.

Ferrugineuse bicarbonatée. Froide. Deux sources.

Eau : un litre.

	Source SÉLINE.	Source HENRY.
	Gram.	Gram.
Bicarbonate de chaux..........	0,285	0,282
— de magnésie........	0,032	0,059
— ferreux	0,024	0,024
Sulfate de potasse	0,011	0,011
— de soude.............	0,022	0,014
— de chaux...........	0,027	0,018
— de magnésie..........	0,041	0,049
Chlorure de magnésium........	0,013	0,059
Silice	0,009	0,008
Phosphate d'alumine.........		
Oxyde de manganèse	traces	traces
Acide arsénieux, matière organiq.		
Acide carbonique libre........	0,400	0,270
	0,864	0,794

(QUADRAT, 1848.)

M. Seegen a insisté sur la proportion de fer, et le très minime volume d'acide carbonique libre que ces sources renferment. Pour ces motifs, les eaux de Sternberg ont pu être conseillées dans le traitement de la phthisie pulmonaire, au premier degré, sans crainte de provoquer de phénomènes congestifs et d'hémoptysie. On leur associe la cure du petit-lait. Établissement bien installé.

STRATHPEFFER (Écosse, comté de Ross). A proximité de Dingwall, dans une situation pittoresque, deux sources, de composition très analogue.

Sulfurée sodique. Tempér.?

	Eau : un gallon impérial.		Eau : un litre.
	Grains.		Gram.
Sulfate de soude..........	67,770	=	0,798
— de chaux..........	39,454	=	0,262
— de magnésie........	6,242	=	0,041
Chlorure de sodium........	24,728	=	0,164
	138,194	=	1,265
	Pouc. cub.		Cent. cub.
Gaz hydrogène sulfuré.......	26,16	=	406,0

(THOMSON, 1824.)

Ces eaux ont perdu de leur réputation. On les emploie dans les affections rhumatismales et les maladies de la peau. L'installation de la localité est bonne.

STRIGILE. On appelait ainsi (*strigilis*), dans les pratiques du bain chez les anciens, une sorte de racloir qui servait à enlever la sueur et les matières étrangères répandues à la surface de la peau. Elle était faite de fer ou de bronze, avait une poignée servant à passer la main, et une lame recourbée, creusée en gouttière, dans laquelle pouvait couler l'humidité que l'instrument exprimait de la peau (*Dict. de Rich*).

STRONCHINO (Italie, Toscane).

Chlorurée sodique. Tempér., 12° centigr.

	Eau : 16 onces.		Eau : un litre.
	Grains.		Gram.
Chlorure de sodium.........	339,00	=	35,934
— de magnésium....	25,58	=	2,711
— de calcium.......	34,12	=	3,616
	396,70	=	42,261

(GIULY.)

Nous donnons cette analyse à titre de renseignement seulement ; l'eau minérale devant contenir un plus grand nombre de principes salins. Une autre analyse lui assigne encore 0,084 d'iodure de potassium et 0,026 de bromure de magnésium.

Ces eaux sont employées en boisson dans les affections lymphatiques.

STRONTIANE. Berzelius est le premier chimiste qui, analysant les eaux minérales de Karlsbad, annonça la présence de la strontiane, et à partir de cette époque un grand nombre d'auteurs portant plus d'attention sur la séparation de cette base arrivèrent au même résultat.

La strontiane a été signalée dans les eaux minérales appartenant à toutes les classes, mais plus particulièrement dans les eaux bicarbonatées sodiques et bicarbonatées calciques, où on la suppose en combinaison avec l'acide carbonique et à l'état de bicarbonate. Mais si l'on considère que la strontiane existe toujours en proportion minime, quelquefois même impondérable dans les eaux, et qu'elle a une tendance extrême à s'unir avec l'acide sulfurique, on est plus en droit de supposer qu'elle se rencontre à l'état de sulfate, sel dont la solubilité dans l'eau est encore assez grande, surtout à la faveur des autres principes.

Voici le procédé qu'on suit le plus habituellement pour isoler et doser la strontiane des eaux minérales.

On fait évaporer jusqu'à siccité trois, quatre ou cinq litres de l'eau à examiner. Le résidu, mis en digestion avec de l'acide chlorhydrique, abandonne toute la silice à l'état gélatineux et insoluble; la liqueur, filtrée, est additionnée d'un excès d'ammoniaque, puis d'oxalate d'ammoniaque, qui précipite des oxalates de chaux et de strontiane. Ces sels, parfaitement lavés et desséchés, sont placés dans un creuset de platine que l'on chauffe au rouge. Lorsque l'action de la chaleur a été assez prolongée, en un mot, lorsque l'acide oxalique a été complètement détruit, il reste une matière grisâtre, composée de chaux, de strontiane et d'une petite quantité de charbon provenant de la décomposition de l'acide oxalique. Ce mélange, délayé dans un peu d'eau, est dissous par l'acide nitrique en quantité strictement nécessaire pour produire des nitrates de chaux et de strontiane neutres; la liqueur, filtrée, est évaporée avec soin au bain de sable et à une température douce, jusqu'à ce que toute l'eau d'interposition et la plus grande partie de l'eau de combinaison aient été éliminées ; dès que la matière est en consistance pâteuse, on la met dans un flacon bouché à l'émeri et contenant de l'alcool absolu. Celui-ci dissout tout le nitrate de chaux et laisse le nitrate de strontiane qu'on jette sur un filtre et qu'on lave à plusieurs reprises avec de l'alcool absolu, on dissout le résidu dans une petite quantité d'eau, et on verse dans la solution quelques gouttes d'acide sulfurique. Le sulfate de strontiane, lavé une ou deux fois seulement par décantation, est jeté sur un filtre, puis chauffé au rouge dans un creuset de platine et enfin pesé. Le résultat n'est très satisfaisant que lorsqu'on a saturé très exactement la strontiane et la chaux par l'acide nitrique ; dans le cas contraire, on dose comme nitrate de strontiane une petite portion de nitrate de chaux.

STUBITZA (États autrichiens, Croatie, comitat d'Agram). Dans une belle vallée, à 16 kilomètres d'Agram. Plusieurs sources thermales, dont deux sont usitées.

Bicarbonatée calcique. Tempér., 54° centigr.

	Eau : 16 onces. Grains.		Eau : un litre. Gram.
Carbonate de chaux.........	1,548	=	0,164
— de magnésie......	0,576	=	0,061
— de soude.........	0,291	=	0,030
Chlorure de sodium.........	0,119	=	0,012
Sulfate de chaux............	0,314	=	0,033
— de magnésie....:....	0,394	=	0,041
— de soude...........	0,077	=	0,008
— de potasse..........	0,199	=	0,022
Alumine..................) Oxyde de fer. :............)	0,022	=	0,002
	3,540 Pouc. cub.	=	0,373 Cent. cub.
Gaz acide carbonique........	0,427	=	23,0
			(HAUER.)

L'une des sources contient des boues minérales, dont la composition, d'après Hauer, n'offre aucune particularité remarquable.

Cette station, après avoir été longtemps négligée, a reçu récemment des aménagements convenables.

STUBNA. Voy. HAJ STUBNA.

SUBIRATS (Espagne, prov. de Barcelone). Sources *sulfurées calciques* thermales, qui, à différentes époques, ont disparu et émergé alternativement. On les emploie dans les maladies de la peau.

SUDATORIUM. Synonyme d'étuve dans le bain des anciens. On appelait ainsi la chambre à transpirer ; elle était chauffée au moyen de tuyaux disposés sous le plancher, et quelquefois aussi pratiqués dans les murs mêmes de la pièce. C'est dans ce dernier cas qu'on la désignait particulièrement sous le nom de *Sudatio concamerata* (Vitruve, V. 11, 2). Quand le bain d'eau et le bain de vapeur se trouvaient réunis dans une seule pièce, la partie centrale de la pièce, entre le *laconicum* et l'*alveus*, formait le *sudatorium* (*Dict. de Rich*).

SUÈDE. La Suède, riche en mines métalliques, compte beaucoup de sources minérales, mais toutes froides. Les sulfates et les chlorures prédominent dans la plupart d'entre elles, mais, en général, on n'y rencontre pas de composition réellement effective. Quelques-unes sont très ferrugineuses. Quoique connues depuis longtemps, elles ont été analysées en très petit nombre. Souvent on trouve dans leur dépendance des boues qui sont utilisées comme applications topiques. On signale les affections goutteuses, arthritiques, rhumatismales, chlorotiques et strumeuses, dans les applications les plus communes de ces sources. Il en est, comme celles de *Loka* et de *Rouneby*, qui appartiennent au domaine de la Couronne, et ont reçu des aménagements convenables. Les installations des autres établissements, entreprises privées ou communales, laissent beaucoup à désirer. Nous avons consacré des articles particuliers à celles qui se distinguent par leur minéralisation ou leur notoriété.

SUISSE. La Suisse, contrée exclusivement alpestre, compte environ trois cent cinquante sources minérales. Son sol, granitique dans les Alpes, calcaire dans le Jura, est très varié dans le reste du pays, où cependant les marnes et les grès dominent. On rencontre des eaux plus ou moins minéralisées sur tous les points du territoire, sur des arêtes de montagne presque inaccessibles, dans des vallées très hautes, dans la plaine, dans les marais, dans la profondeur des ravins. Leur composition et leur thermalité sont très diverses.

Le plus grand nombre appartient à la classe des *ferrugineuses bicarbonatées* ; telles sont celles de *Blumenstein*, *Fideris*, *San-Martino*, *Saint-Moritz*, *Stachelberg*, etc. Les *sulfatées calciques*, empruntant souvent un caractère sulfureux à des circonstances accidentelles, forment une seconde série très digne d'intérêt ; il suffit de citer *Baden* (en Argovie), *Loèche*, *Schinznach*, *Weissembourg*. Des eaux *sulfatées mixtes*, comme *Pfeffers*, *Lavey*, présentent une minéralisation relativement faible, à laquelle suppléent, pour la première, des propriétés de thermalité ; et, pour la seconde, l'association d'eaux mères provenant des sources *chlorurées sodiques* de *Bex*. Parmi les *sulfatées*, il en est de très *magnésiennes*, celles de *Birmenstorf*, que cette composition effective a fait ranger à côté des eaux dites AMÈRES (voy. ce mot) et des plus actives de ce nom en Allemagne. Enfin, nous devons appeler l'attention sur les eaux *bicarbonatées* de *Saxon* et les *chlorurées* de *Wildegg*, dont une notable proportion de bromures et d'iodures, concurremment avec des conditions spéciales de gisement, tendent à faire un type particulier au point de vue chimique et thérapeutique.

Les eaux froides sont les plus fréquentes en Suisse, mais il en est de douées d'une température élevée : à *Schinznacha*, on signale 33° centigr., à *Pfeffers*, 38° ; *Baden* et *Loèche* atteignent 50 et 51° ; la source de *San-Martino* marque 48° centigr. au pied d'un glacier.

On évalue à deux cent-vingt le nombre des établissements de bains. Il s'en faut que tous présentent la même importance. Si ceux de *Baden*, *Loèche*, *Pfeffers*, *Lavey*, *Schinznach*, *Weissembourg*, sont pourvus d'installations qui répondent à leur réputation méritée, une foule d'autres stations sont réduites aux plus élémentaires appropriations. D'ailleurs leur clientèle se borne à peu près aux habitants de la région à laquelle elles appartiennent. Nous avons consigné dans ce dictionnaire les stations principales des divers cantons de la confédération helvétique.

La Suisse peut revendiquer encore les avantages d'un climat généralement tempéré et salubre, et surtout eu égard à la situation de beaucoup de ses bains, les conditions favorables d'altitude dont l'action hygiénique et même médicatrice ne saurait être négligée pour le choix des stations thermales [voy. ALTITUDE].

Les cures de petit-lait et de raisin (voy. ces mots) sont en grande faveur dans ce pays, et l'on y trouve beaucoup de localités où il est possible d'associer cette méthode au traitement hydrominéral.

SULFATES. Il est rare que les eaux minérales, à quelque classe qu'elles appartiennent, ne renferment pas d'acide sulfurique ou mieux de sulfates. Comment en serait-il autrement, lorsqu'on sait que les sulfates alcalins et terreux font partie de toutes les formations géologiques ? Les moins riches en sulfates jaillissent généralement des terrains primitifs, des laves et des basaltes. Au contraire, les eaux qui ont leur point d'émergence au-dessous des terrains modernes, sont plus chargées de sulfates.

L'acide sulfurique, à part un très petit nombre d'exceptions, existe dans les eaux minérales à l'état de sulfates de soude, de potasse, de chaux, de magnésie, de strontiane, de baryte, de fer, d'alumine et même de manganèse. C'est seulement dans quelques eaux situées près des volcans en activité, comme celles de Paramo-de-Ruiz (Amérique), que l'acide sulfurique a été trouvé à l'état de liberté et associé à une petite quantité d'acide chlorhydrique.

L'acide sulfurique est, en chimie hydrologique, l'un des corps que l'on arrive à doser avec le plus d'exactitude. Voici pour cela comment on opère :

L'eau minérale est évaporée à la moitié, au tiers ou au quart de son volume, suivant sa richesse en sulfates, avec une petite quantité d'acide chlorhydrique. La solution, filtrée afin d'en séparer la silice qui a pu se précipiter, est additionnée de chlorure de baryum. Ce sel détermine un dépôt blanc de sulfate de baryte qu'on jette sur un filtre sans plis et qu'on lave suffisamment. On le place ensuite dans un creuset ou une capsule de platine tarée et on le chauffe à la lampe jusqu'à ce que tout le filtre soit réduit en cendres. Comme la cellulose a pu réduire une minime proportion de sulfate de baryte, on arrose le résidu avec quelques gouttes d'acide azotique et d'acide sulfurique et on chauffe de nouveau au rouge.

Les eaux sulfurées étant généralement peu chargées de sulfates et, pendant leur concentration, une petite quantité d'acide sulfhydrique pouvant se convertir en hyposulfites, en sulfites et enfin en sulfates, M. Filhol a donné le conseil de les désulfurer préalablement au moyen du nitrate d'argent et de séparer ensuite l'excès du réactif par l'acide chlorhydrique. La liqueur peut être concentrée jusqu'au degré voulu.

SULFATÉES (Eaux). Les eaux minérales sulfatées que, d'après notre mode de classification, nous subdivisons en eaux sulfatées, sodiques, calciques, magnésiques et mixtes, ne possèdent pas, à leur point d'émergence, des propriétés physiques assez tranchées pour qu'on puisse les distinguer d'un grand nombre d'eaux bicarbonatées et d'eaux chlorurées. Presque toujours, surtout lorsqu'elles sont froides ou tempérées, on y découvre de l'acide carbonique et quelquefois des traces plus ou moins abondantes d'acide sulfhydrique. Il n'y a donc que l'analyse chimique qui puisse fournir des données certaines sur leur constitution.

Elles renferment, comme principes dominants, des sulfates de soude, de chaux, de magnésie, et cela en proportion tout à fait en rapport avec la nature du terrain d'où elles émergent : ainsi plus elles traversent des terrains modernes, plus elles sont riches en sulfate de chaux.

Quoiqu'on les observe plus particulièrement dans les terrains de sédiments inférieurs, moyens et supérieurs, néanmoins les autres terrains n'en sont pas dépourvus. Ainsi on les découvre, en France, dans les huit régions formées par l'*Annuaire des eaux de la France* [voy. FRANCE] et notamment dans la deuxième région qui comprend les Pyrénées.

Leur température est aussi variable que la proportion de leurs principes fixes : mais on constate que, toutes choses égales d'ailleurs, leur degré de minéralisation est d'autant plus élevé que leur température est plus froide. Telles sont les sources de Contrexéville et de Sermaize comparées à celles d'Evaux et d'Ussat. On n'ignore pas que les eaux de Pulna, de Sedlitz, toutes froides, sont très riches en principes fixes et particulièrement en sulfates de soude et de magnésie.

Voici les caractères chimiques les plus saillants qu'elles présentent avec les réactifs ordinaires.

Comme elles sont presque toujours saturées d'acide carbonique libre, elles rougissent le *papier bleu de tournesol*. Cependant ce réactif est sans action ou à peu près sur les eaux sulfatées thermales.

Le *papier d'acétate de plomb* ne se colore en jaune ou en brun que dans celles qui contiennent accidentellement de l'acide sulfhydrique.

La *teinture de noix de galle*, les *cyanures de potassium* et *de fer*, colorent en violet et en bleu les eaux sulfatées les plus riches en fer. Avec les eaux thermales la réaction est nulle.

L'*alcool*, lorsque les eaux sont très minéralisées par du sulfate de chaux, les trouble notablement en précipitant du sulfate calcaire.

Le *chlorure de baryum* est le réactif principal des eaux sulfatées. Toujours il détermine un dépôt abondant de sulfate de baryte.

L'*oxalate d'ammoniaque* détermine dans les eaux les plus riches en sulfate de chaux un dépôt très notable d'oxalate de chaux.

Si l'on veut envisager les eaux de cette classe au point de vue de leur action thérapeutique, il faut d'abord mettre à part un groupe fort restreint, à peu près étranger à l'hydrologie de la France et des contrées voisines, et limité à un point de la carte hydrologique ; nous voulons parler des eaux *sulfatées sodiques* et *sulfatées magnésiques* fortes.

Les premières, bicarbonatées en même temps, nous offrent les spécialisations générales d'application des bicarbonatées sodiques, bien que s'en distinguant par des circonstances qui rentrent dans des indications particulières (Karlsbad).

Les secondes n'appartiennent pas à proprement parler à la médication thermale, et ne sont guère usitées que comme médicament (Seidlitz).

Mais quant aux *sulfatées mixtes* et *calciques*, qui représentent la presque totalité des eaux de cette classe, nous ne trouvons à leur assigner que des spécialisations toutes secondaires, et pour ainsi dire, en partie négatives. Ce sont des eaux douces, sédatives, s'accommodant parfaitement aux cas où l'excitabilité du système ne permet de rechercher qu'un diminutif de l'action inhérente aux eaux minérales mieux caractérisées.

Aussi trouvent-elles spécialement leurs applications dans les affections qui s'accompagnent habituellement d'un état névropathique, ou qui occupent des appareils facilement excitables, ainsi les maladies de l'*appa-

reil utérin, les *catarrhes urinaires*, les *névroses* de toutes sortes, le *rhumatisme nerveux*, la thermalité de quelques-unes s'accommodant très bien au traitement du rhumatisme.

SULFHYDRATE DE SOUDE. Voy. SOUFRE.

SULFHYDRIQUE (Acide). Voy. SOUFRE.

SULFHYDROMÉTRIE ou **SULFUROMÉTRIE.** On donne le nom de *sulfhydrométrie* et mieux de *sulfurométrie* au procédé indiqué par Dupasquier pour doser par la méthode des volumes le soufre des eaux minérales. Elle est basée sur la réaction suivante: lorsqu'on verse de l'iode dans une eau contenant de l'acide sulfhydrique ou un monosulfure, chaque équivalent d'iode déplace un équivalent de soufre ; avec l'acide sulfhydrique il se produit de l'acide iodhydrique et avec le monosulfure un iodure correspondant à la base.

Mais cette opération si simple en apparence conduit inévitablement à des chances d'erreurs qui ont été signalées avec soin dans le cours de ces dernières années, et que nous allons rappeler en quelques mots.

M. Fontan a montré, le premier, que la sulfurométrie (nom qu'il préfère à celui de sulfhydrométrie, puisqu'elle a pour objet de doser le soufre et non l'acide sulfhydrique) ne donnait des résultats exacts qu'à la condition d'opérer avec des eaux chargées soit d'acide sulfhydrique, soit de monosulfure. Si au contraire les eaux renferment des hyposulfites, des sulfites ou des polysulfures, l'iode absorbé ne représente plus la même proportion équivalente de soufre déplacé.

M. Filhol, de son côté, a vu que sous l'influence des matières à réactions alcalines et naturelles des eaux minérales, il y avait une absorption sensible d'iode, et de la même manière qu'avec les sulfures. C'est pour remédier à cet inconvénient que M. Filhol a conseillé de traiter préalablement les eaux par du chlorure de baryum afin de précipiter les silicates et les carbonates alcalins et terreux. M. Filhol a encore fait observer que la liqueur titrée d'iode formulée par Dupasquier a encore pour inconvénient de former, après quelque temps, de l'éther iodhydrique, qui est, comme on sait, sans action, du moins apparente, sur les sulfures ou l'acide sulfhydrique.

Nous sommes encore d'avis que la matière organique azotée soluble, généralement abondante dans les eaux sulfurées, peut absorber de l'iode et entrer en combinaison intime avec elle pendant qu'une autre portion forme de l'acide iodhydrique par voie de substitution.

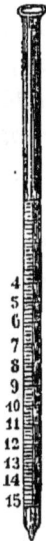

FIG. 12.

Les réactifs et les appareils servant à cet usage se composent :

1° D'un *sulfuromètre*, ou tube gradué, de 1 centimètre de diamètre et d'une longueur de 30 à 35 centimètres environ. Ce tube (fig. 12), terminé en pointe par sa partie inférieure, est divisé en degrés et en dixièmes de degré. Chaque degré représente un demi-centimètre cube d'eau distillée. Le plus ordinairement il comporte 15 degrés entre les deux points extrêmes de l'échelle, ce qui lui donne une contenance de 10 centimètres cubes. La liqueur normale est versée dans cet appareil, et on note exactement le point d'affleurement pendant que le pouce ferme tout à fait la partie supérieure. Le point d'affleurement doit être pris, non à la partie supérieure du liquide qui mouille les parois intérieures du verre, mais immédiatement au-dessus de la ligne concave.

Un sulfuromètre beaucoup plus commode et que nous représentons (fig. 13), consiste en une burette de Gay-Lussac divisée en 30 demi-centimètres cubes, puis en dixièmes de degré. Par ce moyen on règle plus facilement l'addition de la liqueur normale, et de plus on peut la ramener à la température voulue en la plongeant dans de l'eau froide. Comme pour le tube précédent, la partie effilée doit être très étroite afin de permettre au liquide de tomber goutte à goutte.

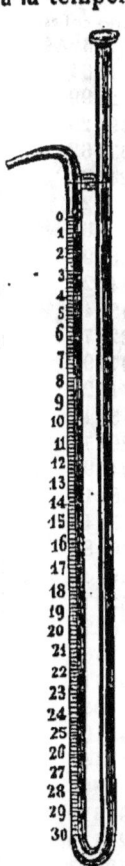

FIG. 13.

2° D'un *flacon de solution normale d'iode*, faite de la manière suivante :

Iode fondu..............................	20 gram.
Iodure de potassium fondu et sans excès de base..	25 —
Eau...................................	1 litre.

3° Comme la liqueur normale d'iode s'altère avec une assez grande facilité, on fait plusieurs pesées de 2 grammes d'iode que l'on place dans autant de petits flacons bouchés à l'émeri. De cette manière on prépare la solution titrée au moment même que l'on se propose de faire l'opération.

4° D'une *boîte d'amidon en poudre*.

5° D'un *flacon pour la solution aqueuse d'amidon*.

Cette solution doit être faite quelques instants avant l'opération. Pour cela on délaye dans de l'eau distillée 1 gramme d'amidon, puis on y ajoute de l'eau bouillante de manière à former un quart de litre. La solution doit être très liquide et à peu près transparente. Comme elle s'altère très facilement, Dupasquier donne le conseil d'y ajouter un dixième de son volume d'alcool, qui n'apporte aucun trouble dans le dosage du soufre.

6° D'un *vase de verre* pour mesurer un quart de litre d'eau sulfureuse. Le plus ordinairement on se sert d'une petite carafe au goulot de laquelle est gravé un trait circulaire indiquant exactement sa contenance.

7° D'une *capsule de verre* ou de porcelaine pour faire l'opération. Ce vase, d'un demi-litre environ, est muni d'un bec pour faciliter l'écoulement du liquide, et à fond plat. Pour les eaux peu sulfurées on prend une capsule de même forme, mais pouvant contenir plusieurs litres de liquide. Cette capsule peut se remplacer par un vase en verre, dit vase à précipité.

8° *D'un tube agitateur de verre plein.*

Voici maintenant le tableau que Dupasquier a fourni pour indiquer, les quantités de soufre, d'acide sulhydrique et de sulfures alcalins représentés par les degrés sulfurométriques, et cela depuis un dixième de degré jusqu'à 1000 degrés du sulfuromètre.

DEGRÉS au SULFHYDROMÈTRE.	IODE en grammes.	SOUFRE en grammes.	ACIDE SULFHYDRIQUE.	
			en grammes.	en centimètres cubes à 0°,76 de pression
	grammes.	grammes.	grammes.	centimètres cubes.
0,1	0,001	0,00012735675	0,0001352643	0,08743244343
0,2	0,002	0,000254	0,000270	0,174864
0,3	0,003	0,000381	0,000405	0,262299
0,4	0,004	0,000509	0,000541	0,349729
0,5	0,005	0,000636	0,000676	0,437162
0,6	0,006	0,000764	0,000811	0,524594
0,7	0,007	0,000891	0,000946	0,612027
0,8	0,008	0,001018	0,001082	0,699459
0,9	0,009	0,001146	0,001217	0,786891
1	0,01	0,001273	0,001352	0,874324
2	0,02	0,002547	0,002705	1,748648
3	0,03	0,003810	0,004057	2,622973
4	0,04	0,005094	0,005410	3,497297
5	0,05	0,006367	0,006763	4,371622
6	0,06	0,007641	0,008115	5,245946
7	0,07	0,008914	0,009468	6,120271
8	0,08	0,010188	0,010821	6,994595
9	0,09	0,011463	0,012173	7,868919
10	0,1	0,012735	0,013525	8,743244
20	0,2	0,025471	0,027051	17,486488
30	0,3	0,038107	0,040579	26,229732
40	0,4	0,050942	0,054105	34,972977
50	0,5	0,063678	0,067632	43,716221
60	0,6	0,076414	0,081156	52,459466
70	0,7	0,089149	0,094685	61,202710
80	0,8	0,101885	0,108205	69,945954
90	0,9	0,114631	0,121737	78,689199
100	1	0,127356	0,135257	87,432443
200	2	0,254713	0,270528	174,864886
300	3	0,381070	0,405792	262.297320
400	4	0,509427	0,541057	349,729733
500	5	0,636783	0,676321	437,162217
600	6	0,764140	0,811585	524,594660
700	7	0,891497	0,946850	612,027103
800	8	1,018853	1,082053	699,459547
900	9	1,146310	1,217378	786,891990
1000	10	1,273567	1,352643	874,324434

Nous empruntons à un mémoire de Dupasquier la manière de procéder aux essais sulfurométriques.

Si l'eau minérale paraît très sulfureuse, ce qu'on reconnaît à son odeur ou par un essai préalable avec une solution d'azotate de plomb, il convient de n'opérer que sur un quart de litre. On verse ce liquide avec le moins d'agitation possible dans la capsule de verre ou de porcelaine, puis on y ajoute à peu près une cuillerée de solution d'amidon et on mélange le tout avec l'agitateur, de manière cependant à ne pas trop favoriser le contact de l'air, dont l'oxygène altère l'eau minérale.

Si l'eau paraît faible en composé sulfureux, il convient d'agir sur un litre, et même si l'eau supposée minéralisée par le soufre ne contient que des traces de ce principe, il faut agir comparativement sur un litre d'eau commune.

Les choses ainsi préparées, on remplit le sulfuromètre de la liqueur normale d'iode jusqu'au trait le plus élevé de l'échelle de graduation, en tenant un doigt pressé contre l'ouverture capillaire de l'extrémité effilée, afin d'empêcher l'écoulement du liquide; puis, appliquant le pouce sur l'extrémité opposée, on laisse écouler lentement la solution d'iode dans l'eau minérale, en facilitant sa réaction par une faible agitation, au moyen du tube de verre. Le liquide coulera d'abord en un filet continu, puis la colonne venant à diminuer, et par suite la pression, il ne tombera que goutte à goutte.

Tant qu'il restera des traces de principe sulfuré non décomposé par l'iode, la liqueur ne bleuira pas, ou bien l'apparition de la couleur bleue dans quelque point ne sera qu'instantanée; mais cette couleur apparaîtra subitement dans la masse liquide aussitôt qu'il y aura une seule goutte de teinture d'iode en excès.

On examinera alors combien de liqueur d'épreuve aura été employée, ce qui donnera la quantité d'iode, et secondairement, par le calcul, celle du soufre qui était combiné à l'état de sulfure, de sulfhydrate ou d'acide sulfhydrique libre.

En se servant de la table précédente, on pourra d'ailleurs se dispenser d'un calcul qui, sans présenter de difficultés, demande un peu de temps pour donner le résultat de l'analyse, lequel sera alors obtenu sur-le-champ.

On suppose, par exemple, qu'il aura fallu $4°,2$ de liqueur normale pour obtenir une couleur bleue dans un quart de litre d'eau sulfurée. Ce nombre multiplié par 4, pour arriver à connaître la quantité de soufre contenu dans un litre d'eau minérale, donnera $17°,2$, soit $0^{gr},172$ d'iode.

En cherchant sur la table, on trouvera les résultats suivants, en plaçant ainsi les chiffres :

	Gram.			Cent. cub.
70 degrés =	soufre 0,012735	ou acide sulfhydrique =		8,743244
7 » =	» 0,008914	id.		6,120271
0 2/10 =	» 0,000254	id.		0,174864
	0,021903			15,038379

Un litre d'eau minérale contenait donc :

	Gram.		cent. cub.
Soufre...	0,021903	ou acide sulfhydrique...	15,038379

Les expériences sulfurométriques ne peuvent être exactes qu'à la condition d'être répétées deux et même trois fois et ensuite d'être exécutées aux griffons des sources; dans le cas contraire et pour ce qui concerne la seconde de ces conditions, il se produit dans les eaux transportées des polysulfures qui peuvent conduire aux résultats les plus erronés, enfin il est indispensable de maintenir la burette graduée et l'eau minérale à analyser à la température normale de 15° à 20°.

On ne peut s'empêcher de reconnaître que, malgré toutes les précautions et malgré l'habitude que peuvent avoir les opérateurs, la détermination des principes sulfurés par la sulfurométrie est loin de posséder le degré de précision que son savant auteur lui supposait dans l'origine. Mais on constate aussi que lorsqu'il s'agit de comparer la richesse en sulfures et en acide sulfhydrique de plusieurs eaux minérales, elle fournit des indications précieuses. A ce titre elle occupe dans l'analyse chimique une place très importante, ne serait-ce que pour la simplicité avec laquelle elle s'exécute.

Nous terminerons ici ce que nous avons à dire sur la sulfurométrie, par engager les chimistes à indiquer dans leurs essais non les degrés sulfurométriques observés, mais bien les proportions de soufre ou d'acide sulfhydrique correspondants aux proportions de liqueur normale d'iode employée.

SULFITES. Les sulfites, dans les eaux minérales, sont toujours considérés comme des produits d'altération des sulfures; mais il faut ajouter encore que leur existence est plus hypothétique qu'expérimentale, l'analyse n'étant pas encore parvenue à reconnaître avec certitude une proportion quelconque de ces sels à côté des hyposulfites des sulfures et des principes ordinaires des eaux.

D'après M. Astrié et plusieurs autres auteurs, beaucoup d'eaux minérales sulfureuses contiendraient des quantités appréciables de sulfites. M. Astrié, se basant sur l'action spéciale que les sulfites, les hyposulfites et les sulfures exercent sur le sang, a conclu que les sulfites mélangés aux hyposulfites avaient la propriété d'être rapidement absorbés, d'exercer sur les matières mucoïdes et albumineuses la même action fluidifiante que les sulfures, mais à un moindre degré; que les sulfites ont des réactions plus nettes et plus promptes que les hyposulfites; et enfin que les hyposulfites et le sulfite de soude éclaircissaient, fluidifiaient le sang en lui donnant une teinte rosée très belle qu'il conserve. « Je suis convaincu, dit-il, que beaucoup d'eaux sulfureuses, dépourvues de goût et de réaction sulfurée, doivent aux hyposulfites et aux sulfites qu'elles contiennent le privilége de participer à l'action des eaux sulfurées dans le traitement des maladies qui réclament leur emploi. » (Astrié, *De la médication thermale sulfureuse appliquée.*)

SULFO-DIPHTHÉROSE, MUCOSE, SARCOSE, SÉBOSE, TRI-CHOSE. Voy. ORGANIQUES (MATIÈRES).

SULFURAIRE, SULFUBINE, ET SULFUROSE. Voy. ORGANIQUES (MATIÈRES).

SULFURES DE CALCIUM ET DE SODIUM. Voy. SOUFRE.

SULFUREUSES ou **SULFURÉES (Eaux).** Les eaux minérales sulfureuses, que nous croyons préférable de désigner sous le nom d'eaux sulfurées, forment la première classe de notre classification.

D'après la nature du terrain d'où elles émergent et des matériaux solides et gazeux qu'elles renferment, on les divise en eaux *sulfurées sodiques* et en eaux *sulfurées calciques.* Les premières jaillissent des terrains primitifs et les secondes des terrains de transition ou modernes. C'est ce qui leur a valu encore la dénomination d'eaux *primitives* et d'eaux *secondaires.* Voici du reste les caractères généraux que les unes et les autres possèdent.

Les eaux sulfurées sodiques, sans trace d'acide sulfhydrique, examinées à leurs griffons, ne répandent aucune odeur caractéristique. Mais dès qu'elles ont absorbé l'oxygène de l'air, elles dégagent une odeur plus ou moins prononcée d'acide sulfhydrique que l'on a comparée vulgairement à celle des œufs couvés. Les eaux sulfurées calciques répandent toujours une odeur sulfhydrique très prononcée.

Presque toutes sont claires et transparentes à la source, mais beaucoup d'entre elles se troublent peu de temps après avoir reçu le contact de l'air. Leur principe sulfuré se modifie plus ou moins profondément, d'où il résulte le plus souvent un dépôt de soufre et plus rarement un polysulfure. Dans le premier cas, l'eau minérale devient blanchâtre, et dans le second cas légèrement verdâtre. Elles se recouvrent alors d'une pellicule irisée très mince.

Un grand nombre d'eaux sulfurées, surtout lorsqu'elles ont une température modérée de 25 à 35°, sont onctueuses au toucher.

Leur saveur est douceâtre ou fade et quelquefois un peu amère.

Leur température est aussi variable que celle des eaux appartenant aux autres classes. Mais les eaux sulfurées sodiques sont plus souvent tempérées et thermales que les eaux sulfurées calciques.

Leur densité est peu différente de celle de l'eau distillée ; surtout lorsqu'elles sont à base de sulfure de sodium.

Toutes choses égales d'ailleurs, les eaux sulfurées calciques sont plus riches en principes minéralisateurs que les eaux sulfurées sodiques.

De toutes les eaux minérales, les eaux sulfurées, soit sodiques, soit calciques, sont celles qui subissent le plus rapidement et le plus profondément l'action modifiante de l'oxygène de l'air. L'odeur des eaux sulfurées sodiques est d'abord exaltée, puis elle disparaît peu à peu en même temps qu'elles se décomposent [voy. DÉGÉNÉRESCENCE et DÉGÉNÉRÉES (EAUX)].

Les eaux à base de sulfure de sodium dégagent à leurs griffons de l'azote à peu près pur, tandis que les eaux à base de sulfure de calcium ou d'acide sulfhydrique entraînent un mélange d'azote et d'acide carbonique. Quant à l'oxygène, sa présence dans les unes et dans les autres est toujours très minime et accidentelle. Les premières sont généralement plus riches en matière organique soluble que les secondes ; dans tous les cas, les conferves des eaux sulfurées sodiques n'ont aucune analogie de constitution et de structure avec celles des eaux sulfurées calciques.

Les eaux à base de sulfure de sodium sont souvent riches en chlorure de sodium comparativement aux autres sels. Les eaux sulfurées calciques, au contraire, sont plus chargées de sulfate de chaux, origine première de leur principe sulfuré.

Au contact des réactifs ordinaires de la chimie, les eaux sulfurées se comportent de la manière suivante :

Le *papier bleu de tournesol* ne subit pas de changement de couleur dans les eaux sulfurées sodiques, mais dans les eaux sulfurées calciques il est quelquefois rougi par suite de la présence de l'acide sulfhydrique libre et des bicarbonates.

Le *papier rouge de tournesol* est souvent ramené au bleu dans les eaux sulfurées sodiques, celles-ci contenant du monosulfure de sodium qui possède une réaction alcaline.

Le *papier d'acétate de plomb*, les *solutions de plomb, d'argent, d'or, de platine* et *de cuivre* produisent avec toutes les eaux sulfurées des colorations et des précipités noirs de sulfures. Avec les sels de zinc et de manganèse, les précipités qui se produisent sont blancs ou blancs rosés, mais seulement si le principe sulfuré est tout entier à l'état de monosulfure ; avec les eaux chargées d'acide sulfhydrique la réaction est nulle.

Le *tannin* et les *cyanures rouge* et *jaune de potassium* et *de fer* ne donnent généralement lieu à aucun précipité, les eaux sulfurées étant peu riches en sels de fer.

L'acide oxalique a une action peu appréciable avec les eaux sulfurées sodiques. Avec les eaux sulfurées calciques, au contraire, il se forme toujours un dépôt d'oxalate de chaux.

L'acide arsénieux, dans les eaux à base de sulfure de sodium et de sulfure de calcium ou d'acide sulfhydrique, ne détermine une coloration et un précipité que dans celles qui sont notablement sulfurées. Mais on rend la réaction plus évidente en ajoutant au mélange quelques gouttes d'acide chlorhydrique.

Avec le *chlorure de baryum*, le précipité de sulfate de baryte, peu apparent dans les eaux sulfurées sodiques, est au contraire très notable dans les eaux sulfurées calciques.

Voilà pour les propriétés physiques et chimiques des eaux minérales sulfurées.

Les propriétés thérapeutiques des eaux sulfureuses peuvent être définies ainsi qu'il suit :

Applications SPÉCIALES : *Diathèse herpétique, catarrhes de l'appareil respiratoire.*

Applications COMMUNES : *Lymphatisme, rhumatisme, chlorose, syphilis, scrofules.*

Applications SECONDAIRES : *Maladies chirurgicales, métrite chronique, catarrhe des voies urinaires, dyspepsie.*

Les applications *spéciales* de cette classe, ou celles de la première catégorie, sont inséparables de leur qualité sulfureuse. Ce n'est que parce qu'elles sont sulfureuses que ces eaux s'approprient à la diathèse herpétique et aux catarrhes de l'appareil respiratoire. Quand nous disons *diathèse herpétique*, nous ne disons pas *maladies de la peau*, car un grand nombre de ces dernières ne rentrent pas dans leurs attributions. Mais nous faisons allusion à cette disposition spéciale qu'on a appelée dartreuse, et que nous nommons diathèse *herpétique*. Quant aux *catarrhes de l'appareil respiratoire*, il existe une relation tellement directe entre leur modalité et l'élément sulfureux de ces eaux, que l'on s'attache à isoler ce dernier pour le mettre en contact avec les surfaces malades.

Le caractère des applications rangées dans la deuxième catégorie est fort différent.

Ce n'est pas à titre de médication *spéciale* que les eaux sulfurées conviennent au *lymphatisme*, au *rhumatisme*, à la *chlorose*, à la *syphilis*, *aux scrofules*. C'est surtout en vertu de leur température, de l'excitation particulière qu'elles exercent sur la surface tégumentaire, des conditions accessoires, hygiéniques ou balnéothérapiques que quelques-unes réunissent à un haut degré, qu'elles sont réclamées dans de telles circonstances.

En effet, si la diathèse herpétique appartient exclusivement aux eaux sulfurées, si l'on peut en dire autant, sauf de rares exceptions, des catarrhes pulmonaires, nous voyons d'un autre côté que ces eaux partagent les applications au rhumatisme avec toutes les eaux à haute thermalité ; au lymphatisme avec la plupart des eaux minérales, même les eaux faibles ; à la chlorose avec toutes les eaux qui renferment du fer ou qui activent les fonctions digestives, s'en distinguant seulement par l'activité particulière et très salutaire qu'elles impriment aux fonctions de la peau ; à la syphilis avec toutes les eaux dont la température élevée et les qualités excitantes agissent vivement sur la surface cutanée.

Si les applications *spéciales* des eaux sulfurées réclament impérieusement la présence du principe sulfureux ; si leurs applications *communes* se contentent de s'en accommoder ; je serais presque tenté de dire que leurs applications *secondaires* ont lieu *quoiqu*'elles soient sulfurées.

Ceci est vrai au moins pour les *affections utérines* et les *catarrhes urinaires*, auxquels elles s'approprient en général d'autant mieux que le principe sulfureux est plus affaibli ou plus complétement détruit. Quant aux *affections chirurgicales*, considérées en elles-mêmes, elles ne sont qu'un des nombreux représentants de cette hydrothérapie thermale qui leur est salutaire à peu près sous toutes les formes ; et quant à la *dyspepsie*, c'est très indirectement qu'elles lui conviennent, car, si elles la corrigent souvent chez les individus atteints d'autres affections qui les réclament directement, il est rare qu'elles réussissent dans les dyspepsies primitives.

SULFURHYDRINE. Voy. ORGANIQUES (MATIÈRES).

SULFURIQUE (Acide). Voy. SULFATES.

SULZ (Hongrie, comitat d'Eisenburg).

Chlorurée sodique. Tempér., 13° centigr.

	Eau : 16 onces.		Eau : un litre.
	Grains.		Gram.
Chlorure de sodium.........	13,50	=	1,471
— de magnésium......	1,00	=	0,106
— de calcium.........	4,75	=	0,503
Carbonate de soude..........	5,00	=	0,530
— de magnésie.......	0,50	=	0,053
— de chaux.........	5,75	=	0,609
— de fer...........	0,75	=	0,079
Acide silicique.............	0,25	=	0,027
Matière extractive..........	0,50	=	0,053
	32,00	=	3,431
	Pouc. cub.		Cent. cub.
Gaz acide carbonique........	17,00	=	918

(MITTERMAYR, 1822.)

Deux sources, de même composition, l'une réservée pour la boisson, l'autre employée en bains, sortent d'un sol marécageux et calcaire. Un établissement les dessert et on en exporte à l'égal des eaux de Selters et de Gleichenberg. Elles se prescrivent dans les dyspepsies, les engorgements du foie et de la rate, les catarrhes des voies respiratoires et dans la scrofule. Leur renommée remonte à l'époque romaine.

SULZA (Allemagne, Saxe-Weimar). Salines sur la rive gauche de l'Ilm, près de Kösen. Trois sources réservées aux usages médicaux.

Chlorurée sodique. Tempér., ?

Eau : un litre.

	MÜHLENQUELLE.	KUNSTGRABENQUELLE.	LEOPOLDSQUELLE.
	Gram.	Gram.	Gram.
Acide carbonique............	quant. indét.	quant. indét.	quant. indét.
Chlorure de sodium........	28,574	26,216	39,416
— de potassium	0,120	0,110	0,318
— de lithium	trace	»	»
— de magnésium ...	1,171	0,824	0,274
— d'aluminium....:	trace	trace	trace
— de calcium...:;..	0,840	0,642	0,316
Sulfate de chaux..........	1,714	2,516	1,098
— de soude..........	3,755	3,444	1,916
Carbonate de chaux.......	0,212	0,113	0,175
— ferreux ...:....	0,616	0,310	0,417
Bromure de magnésium	»	trace	trace
Carbonate de baryte...... } Matière organique....... }	trace	trace	trace
	37,002	34,175	43,930

(MULLER, 1849.)

Le traitement est presque exclusivement externe dans cette station pour la cure des affections scrofuleuses.

SUOT-SASS (Suisse, canton des Grisons). Sur la rive gauche de l'Inn. *Ferrugineuse bicarbonatée.* Tempér., 9°,38 centigr.

Eau : un litre.

	Gram.
Acide carbonique libre...................	2,3465
Bicarbonate de chaux	1,4944
— de magnésie ....:	0,1190
— de protoxyde de fer...............	0,0175
Chlorure de sodium....................	0,0009
Sulfate de soude.....................	0,0199
— de potasse...................	0,0144
— de chaux....................	0,0188
Silice............................	0,0148
	4,0462

(DE PLANTA, 1858.)

Cette source donne de 9000 à 10 000 litres d'eau par vingt-quatre heures. Elle sort d'une paroi de rochers et dans la même région que celle de Wih, aussi leur constitution est-elle à peu près identique.

Applications non spécifiées.

SURDITÉ. La surdité qui se rattache aux affections scrofuleuses ou herpétiques, et qui emprunte à l'une ou à l'autre de ces diathèses un caractère de chronicité, peut seule être soumise au traitement hydro-minéral [Voy. SCROFULE. PEAU (MALADIES DE LA)]. Certaines eaux ont été longtemps réputées pour la guérison des accidents de cophose, mais cette prétention ne s'appuie sur aucun fait rationnel et ne peut être légitimement invoquée.

SWANSEA (Angleterre, princ. de Galles). Sur la baie de son nom.

Bains de mer. Etablissement très fréquenté.

SWEETSPRINGS (Etats-Unis, Virginie).

Etablissement thermal très fréquenté ; sans autre mention.

SWINEMÜNDE (Prusse, Poméranie). Sur la côte de l'île d'Usedom, à l'embouchure de la Swine dans la Baltique, à proximité de Stettin.

Bains de mer très fréquentés.

SYCOSIS. Voy. PEAU (MALADIES DE LA).

SYLVANÈS ou **SILVANÈS** (France, Aveyron, arrond. de Saint-Affrique). Dans un vallon escarpé.

Ferrugineuse bicarbonatée. Tempér., de 33 à 38°.

Trois sources dites du *Grand Réservoir* (38°), *Petite Fontaine* (34°), des *Petites Baignoires* (33°) ; identiques dans leurs propriétés.

	Eau : un litre.
	Lit.
Acide carbonique	0,200
Acide sulfhydrique	0,050
	Gram.
Carbonate de fer	0,0405
— de chaux	0,1250
— de magnésie	0,2300
— de soude	0,0054
Sulfate de soude	0,0370
Chlorure de sodium	0,2530
	0,6909
	(BÉRARD.)

Nous donnons la même analyse controlée, il y a quelques années, par M. Cauvy, et dont les résultats diffèrent sensiblement de ceux de M. Bérard.

	Gram.
Carbonate de chaux	0,2280
— de magnésie	0,0905
— de fer et de manganèse	0,0210
Arsénites de magnésie et de fer	0,0161
Sulfate de soude	0,0769
Chlorure de sodium	0,3671
Silice et silicates de chaux et de magnésie	0,0476
Traces d'alumine et matière organique	0,2218
	1,0690

Les eaux de Sylvanès sont utilisées en boisson et en bains; il existe un établissement thermal contenant un petit nombre de baignoires et deux piscines. L'eau de la *Petite Fontaine*, que l'on emploie spécialement en boisson, est quelquefois coupée avec du lait ; enfin on associe au traitement interne l'eau de *Camarès* qui jaillit au revers de la même colline que les sources de Sylvanès.

Ces eaux sont employées avec avantage dans la gravelle, certaines névroses, la diarrhée chronique et la leucorrhée. Les bains déterminent assez fréquemment des éruptions à la peau (Patissier, *Rapport sur le service des établ. thermaux*, 1852).

SYPHILIS. Les eaux minérales ont été tour à tour considérées comme nuisibles dans le traitement de la syphilis, ou rangées parmi les panacées de cette maladie constitutionnelle. Leur véritable rôle est mieux déterminé aujourd'hui. Elles représentent un auxiliaire très utile de la médication spécifique, subordonné, ainsi qu'il convient, à la marche des accidents, à leurs complications, au développement de l'état cachectique, aux effets d'un traitement préalable. De nombreuses publications et une discussion entreprise sur ce sujet à la Société d'hydrologie médicale de Paris (*Annales*, III, 168), établissent le point de vue le plus admissible en pareille question.

La minéralisation des sources thermales qui revendiquent la syphilis dans leurs attributions est très diverse. Si les eaux *sulfurées*, telles que *Luchon, Baréges, Schinznach, Aix*, figurent le plus souvent sur cette liste, les *chlorurées sodiques sulfureuses* (*Aix-la-Chapelle, Uriage*), les *chlorurées sodiques* (*Kreuznach, Nauheim, Wiesbaden*), les *sulfatées sodiques* (*Karlsbad*), les *bicarbonatées* et les eaux réputées d'une composition peu effective (*Néris, Pfeffers, Gastein, Wildbad*), celles où le mode balnéaire prend la place la plus importante (*Loèche, Baden* [Suisse]), fournissent un contingent égal de résultats heureux. Mais les professeurs Sigmund et Michaelis (de Vienne) ont pu affirmer, comme M. Ricord l'avait fait devant la Société d'hydrologie, que les eaux minérales sont insuffisantes par elles-mêmes pour arrêter les progrès du virus syphilitique.

Ce qui a été dit de la diathèse s'entend également des accidents. S'ils sont primitifs, non-seulement le traitement thermal n'entrave ni leur évolution, ni leurs conséquences, mais encore on doit rejeter l'influence de toute application stimulante à la période aiguë. On a rappelé des exemples d'aggravation observés dans ces circonstances. S'il s'agit de manifestations secondaires ou tertiaires, il n'y a pas de doute que la médication hydrominérale isolée n'exerce aucune action spécifique sur elles et ne détruit pas, selon la remarque de Hunter, la disposition à la syphilis une fois acquise. Les accidents syphilitiques peuvent s'atténuer ou se guérir pendant que le malade suit la cure des eaux, mais il n'en reste pas moins exposé à leur reproduction et à leur recrudescence même, si une thérapeutique rationnelle n'intervient pas.

MM. les docteurs Vidal, à *Aix* en Savoie, Pégot et Lambron, à *Luchon*, en fortifiant l'opinion qui refuse des propriétés antisyphilitiques aux eaux minérales, aux *sulfureuses* entre autres, proclament, comme cela avait été déjà fait et comme on l'a maintenu depuis, que ces eaux favorisent l'action des préparations mercurielles concurremment employées avec elles. M. Vidal (*De l'emploi des eaux minér. d'Aix en Savoie*, etc., 1856) voit même dans cet adjuvant l'avantage de pouvoir diminuer la quantité de médicaments à administrer pour la guérison de la diathèse, tellement la tolérance de l'économie vis-à-vis des mercuriaux serait rendue plus facile alors. Des théories chimiques ont été proposées pour l'explication de ces faits intéressants. Nous avons examiné ailleurs leur valeur hypothétique [voy. MERCURIELLE (INTOXICATION)]. Il paraît, au contraire, hors de contestation que l'association des eaux minérales avec la médication spécifique est parfaitement propre à faire cesser la résistance que la constitution morbide de certains individus oppose à cette dernière. Le plus souvent c'est un état d'anémie et d'anervie générales, conséquence mixte de la maladie et du traitement, en face duquel le mercure et l'iodure de potassium demeurent inactifs ou dangereux. Que dans ces cas, dit Astrié (*Thèse de Paris*, 1852), on vienne, par un agent puissant de stimulation des fonctions digestives et de reconstitution organique, à faire cesser une fâcheuse inertie, l'altérant spécifique aura son plein effet, les productions morbides de la syphilis seront plus rapidement résorbées et guéries, et l'économie rendue à l'état normal.

Par un mode d'influence analogue, les eaux minérales pourront dissiper les complications provenant de diathèses étrangères à celle qu'engendre le virus syphilitique. On est d'accord sur l'échange d'intensité résultant de l'intervention des affections rhumatismales, herpétiques ou scrofuleuses, dans le cours de la syphilis et réciproquement, et aussi sur les difficultés de traitement qui s'en déduisent. La spécialisation des eaux sulfurées, celle des eaux chlorurées sodiques et la thermalité pour d'autres, s'approprient certainement ces complications. En modifiant la prédominance de tel ou tel élément constitutionnel, on secondera singulièrement les efforts de l'art contre le reste. Par là s'explique, à certains égards, le crédit que des sources de classes différentes ont pu acquérir dans le traitement de la syphilis. Il y a souvent à distinguer, pour l'appréciation de leurs effets, si les accidents syphilitiques étaient simples ou mêlés à quelque condition hétérogène.

Etant admise une syphilis traitée à l'aide de la médication la plus méthodique, et celle-ci ayant été poussée, selon l'expression de M. Ricord, jusqu'à l'action pathogénique, il se développe un ensemble de désordres fonctionnels et même d'altérations organiques, état cachectique que l'appauvrissement du sang caractérise par-dessus tout et dont il est urgent d'arrêter le progrès. Les ressources de la médecine thermale répondent à ce besoin de réparation. On trouverait difficilement un meilleur concours de moyens capables de restaurer l'organisme affaibli par la diathèse ou sous l'influence prolongée des altérants. Les circonstances adjuvantes d'aération, d'insolation, d'altitude, viennent s'ajouter à la minéralisation effective des eaux *sulfurées* ou *chlorurées sodiques*, déjà indiquées. Nous n'excluons de cette thérapeutique ni le traitement marin, ni les eaux mères, ni les procédés hydrothérapiques. L'usage interne des eaux *ferrugineuses* et de celles qui, comme *Challes*, *Saxon* ou *Wildegg*, sont sensiblement *iodurées*, peut se recommander à divers titres pour le même but. On proportionnera l'application de ces agents multiples à ce que chaque cas individuel offre de spécial.

Reste à décider si, en l'absence de manifestations syphilitiques, les eaux minérales et particulièrement les eaux sulfureuses peuvent être données comme *pierre de touche* : c'est le mot consacré. Les médecins qui ont écrit sur ce point de pratique, assurent que la fluxion cutanée produite par l'excitation minéro-thermale est une excellente mesure de vérification de guérison radicale. M. le docteur Yvaren (*Des métamorphoses de la syphilis*, 1854) ne met pas en doute que lorsqu'il s'agira de tâter la disposition morbide d'un organisme jadis entaché de vérole, l'épreuve des eaux minérales thermales ne l'emporte sur toute autre expérimentation. Des faits nombreux se produisent à l'appui de cette proposition. Ce n'est pas seulement près des sources *sulfurées* (*Luchon*, *Schinznach*, *Aix* (Savoie), qu'on les a recueillis et publiés, mais à *Néris*, *Bagnols* (Lozère), *Plombières*, à *Vichy* même, de pareilles réapparitions des accidents d'une syphilis ancienne ou latente se remarquent et se citent. La poussée de *Loèche* y contribue dans la mesure de ses effets. A *Karlsbad*, suivant Fleckles, plusieurs fois on a eu occasion de voir des goutteux en traitement témoigner d'un réveil de symptômes syphilitiques qu'ils avaient lieu de croire à jamais éteints. Il ne serait donc pas juste d'accorder, comme on est tenté de le faire, aux eaux sulfureuses un pouvoir en quelque sorte privilégié d'interrogation dans les cas douteux. Elles le partagent avec toutes celles dont l'action dynamique ou le mode d'emploi aboutit à des phénomènes de stimulation, et c'est, en général, sur la peau que cette suractivité des manifestations diathésiques se prononce.

Ce qui arrive chez un sujet atteint de syphilis est identique avec ce que l'on observe dans le traitement des affections cutanées par les eaux minérales. Nous ne pensons pas qu'il y ait lieu à supposer un appel au dehors de l'excrétion humorale ou du virus lui-même. Le tégument externe se fluxionne en vertu des actes hypercriniques auxquels il est soumis pendant un laps de temps plus ou moins long, et l'éruption consécutive à cette excitation locale, accrue encore par le mouvement imprimé à toute l'économie, revêt les signes de la diathèse toujours existante. Le fait est simple et légitime, sans qu'il faille recourir à toutes les hypothèses dont on l'a embarrassé. Il arrive parfois que la disposition dartreuse se réveille en même temps que celles de la syphilis se caractérisent à la peau chez certains individus. M. Pégot (*Essai clinique sur l'action des eaux de Bagnères-de-Luchon*, etc., 1854) assure que ces deux affections prennent, en pareil cas, une physionomie différente, et que l'altération spécifique accuse une réaction tranchée. On verrait alors la syphilide se ranimer, devenir plus luisante, tandis que la lésion de nature herpétique conserverait l'aspect qui lui est propre, ou, à la rigueur, déterminerait plus de prurit qu'à l'ordinaire. De même, selon Astrié (*loc. cit.*), le même traitement permettrait de discerner les douleurs rhumatismales qu'il atténue ou enlève, d'avec les douleurs ostéocopes qu'il est loin de diminuer. D'autres fois la résistance opiniâtre que présentent certaines paralysies, produites sous l'influence de périostoses ou d'exostoses intrâcraniennes ou intravertébrales, aura pu mettre sur la voie d'un diagnostic obscur et révéler le soupçon de la dyscrasie syphilitique. Il suffit de relever ces remarques dont la portée nous semble toute relative.

Nous n'affirmerons pas non plus, avec M. Vidal (*loc. cit.*), que, lorsqu'après un traitement d'Aix, par exemple, bien dirigé, il n'est survenu aucun des symptômes qui caractérisent la maladie syphilitique invétérée, on puisse regarder la guérison comme définitive. Il y a de grandes probabilités à cet égard, et elles existent pour tout résultat analogue. Mais c'est un fait général susceptible de nombreuses exceptions. M. Ricord a cité, dans la discussion de la Société d'hydrologie (*loc. cit.*), « des exem- » ples de malades qui, après deux, trois ou quatre années consacrées à » des saisons d'eaux, ont vu apparaître une exostose à l'improviste, et » d'autres qui, malgré un traitement complet, n'ayant rien accusé ni » pendant les poussées, ni dans les mois qui suivent, ont subi une réap- » parition des symptômes l'été d'après. » Cette réserve est partagée par divers observateurs en Allemagne aussi bien qu'en France. Nous la croyons fondée, sans préjuger la valeur des faits particuliers qu'on lui oppose.

SYPHILIDES. Voy. SYPHILIS.

SYRIE (Turquie d'Asie). Volney y a signàlé entre autres productions volcaniques, les sources bitumineuses du lac Asphaltite, et les eaux thermales de Tabarieh dans la vallée du Jourdain. [Voy. TABARIEH.]

SZALATHNYA (Hongrie, comitat de Hont).

Bicarbonatée mixte. Tempér. 14° centigr.

	Eau : 16 onces.		Eau : un litre.
	Grains.		Gram.
Carbonate de chaux.........	4,270	=	0,452
— de magnésie	1,264	=	0,133
— de soude.........	0,951	=	0,099
— d'ammoniaque.....	0,523	=	0,055
— de fer..........	0,018	=	0,001
Sulfate de soude...........	2,984	=	0,316
— de magnésie........	0,650	=	0,068
Chlorure de sodium........	3,720	=	0,394
— de calcium	0,202	=	0,021
Phosphate de manganèse et alumine...............	0,053	=	0,005
Acétate de soude..........	0,738	=	0,190
Silice................ ...	0,033	=	0,003
Matière organique carbonée...	0,052	=	0,005
	15,458	=	1,742
	Pouc. cub.		Cent. cub.
Gaz acide carbonique........	22,94	=	1238,0
Azote	1,53	=	82,6

(WEHRLE.)

Ces eaux, très abondantes, déposent un sédiment ocracé. On les emploie en boisson et en bains dans un établissement, mais il s'en exporte surtout une quantité notable, à titre d'eaux digestives, diurétiques.

SZCZAWNICZA (États autrichiens, Galicie, cercle de Sandecz). Dans une vallée profonde des Carpathes, à 5 milles de Krynica, trois sources, sortant des grès que traversent des masses de trachyte, et ne différant entre elles que par la proportion de leurs principes fixes.

Chlorure sodique (ferrugineuse). Tempér. 9 et 10° centigr.

Eau : un litre.

	JOSEFINENQU.	STEFANSQU.	MAGDALENENQU.
	Gram.	Gram.	Gram.
Chlorure de sodium.......	1,975	1,499	1,925
— de potassium....	0,023	0,036	0,043
Carbonate de soude.......	1,477	1,445	1,797
— de chaux.......	0,362	0,323	0,242
— de magnésie....	0,141	0,131	0,144
— de fer........	0,006	0,009	0,011
Sulfate de soude	0,090	»	0,005
Silice................	0,007	0,006	0,001
	4,081	3,149	4,168
	Cent. cub.	Cent. cub.	Cent. cub.
Acide carbonique........	1944	1836	1890

Ces eaux sont usitées, comme boisson de table, dans toute la Galicie. Néanmoins on les prescrit, au point de vue thérapeutique, dans les affections catarrhales des voies respiratoires, dans la scrofule avec atonie, et contre les troubles menstruels liés à la métrite chronique. Elles constituent surtout une médication résolutive et tonique. Établissement bien installé, avec cure du petit-lait.

SZKLENO (Hongrie, comitat de Barsch). Village dans une situation pittoresque. On y compte huit sources utilisées. Nous donnons l'analyse de la plus minéralisée et de celle qui passe pour la plus faible.

Sulfatée calcique. Tempér. de 24 à 55° centigr.

	JOSEFSQUELLE.	WILHELMINENQUELLE.
Température	43,5°	23,8°
	Cent. cub.	Cent. cub.
Acide carbonique libre.	2,700	2,025
	Gram.	Gram.
Carbonate de chaux	0,2370	0,1656
— de magnésie	0,0038	0,0023
— de fer	traces	traces
Chlorure de magnésium	0,0058	0.0023
Sulfate de soude	0,1980	0,1308
— de chaux	1,4307	1,2457
— de magnésie.	0,5382	0,5177
Silice	0,0420	0,1438
Matière extractive et perte. .	0,0415	0,0483
	2,4970	2,2565

(HAUCH, 1854.)

KREUZQUELLE.	
	Eau : un litre.
	Cent. cub.
Acide carbonique.	2700
	Gram.
Sulfate de chaux.	5,4101
— de magnésie.	1,3370
Chlorure de magnésium	0,0235
Carbonate de chaux.	0,2143
Silice.	0,0435
Matière extractive.	0,0045
	7,0329

(WERBLE, 1826.)

Ces eaux, très abondantes, laissent déposer un sédiment calcaire. On les emploie en boisson et en bains de piscine. De nombreuses entreprises particulières les exploitent. Elles sont appliquées au traitement des affections rhumatismales et goutteuses, des maladies de la peau, et dans les cas d'engorgement des viscères abdominaux.

Station fréquentée, malgré les défectuosités de son installation.

SZLIACZ (Hongrie, comitat de Sohl). Établissement de bains, appartenant à l'État, connu encore sous le nom de *Ribarer-Bad*, dans une jolie vallée de la basse Hongrie, entre les villes d'Altsohl et de Neusohl, à 12 kilomètres de Kremnitz et de Schemnitz. Altitude : 375 mètres.

Huit sources émergeant de couches trachytiques. Dans le nombre, on en compte quatre sensiblement égales en composition, réservées pour l'usage des bains, d'après leur degré de température, et pour les applications du gaz acide carbonique. Les quatre autres (*Adam, Lenkey, Dorothea* et *Josefsquelle*) servent à la boisson. Il en est une qui, par une disposition ingénieuse, alimente une piscine et permet en même temps l'usage interne aux baigneurs.

Ferrugineuse bicarbonatée. Tempér. de 11 à 32° centigr.

	ADAMS-QUELLE.	DOROTHEEN QUELLE.	JOSEPS-QUELLE.	LENKEY-QUELLE.
Température.....	25° cent.	22° cent.	11° cent.	23° cent.
	cent. cub.	cent. cub.	cent. cub.	cent. cub.
Acide carbonique libre........	1,321	1,404	1,821	1,404
	gr.	gr.	gr.	gr.
Sulfate de soude.............	0,2012	0,1928	0,0192	0,2020
— de lithine	0,0108	0,0104	»	0,0127
— de magnésie...........	0,2734	0,2626	»	0,2650
— de chaux...........	0,5537	0,5959	0,0307	0,5883
Chlorure de sodium...........	0,1582	0,1578	»	0,1705
— de magnésium	0,0503	0,0445	»	0,0526
Carbonate de magnésie........	0,1567	0,1471	0,0288	0,1474
— de chaux	0,3264	0,2811	0,0833	0,2699
— ferreux............	0,0357	0,0334	0,0806	0,0641
Silice...................	0,0184	0,0146	0,0096	0,0134
Matière humique.............	0,0130	0,0104	»	0,0319
	1,7978	1,7506	0,2572	1,7978

(WAGNER.)

Les eaux de Szliácz se font remarquer par un dégagement considérable de gaz acide carbonique, enfin, par une thermalité, laquelle, sans être fort élevée, permet d'administrer des bains de piscine à leur température native. Il est vrai de dire que l'énorme proportion d'acide carbonique libre qui s'échappe de l'eau de quelques-unes des piscines dans cet établissement explique comment on supporte une immersion prolongée que favorise l'excitation portée à la peau et propagée de la périphérie au centre, dans tout l'organisme, par l'action du gaz lui-même. M. Rotureau (*Des princip. eaux de l'Europe*, 1858) assure que souvent ce dégagement est tellement violent qu'il fait pour ainsi dire irruption, et qu'il serait impossible de prendre le bain, si plusieurs personnes n'étaient pas constamment occupées à agiter, avec des drapeaux, l'air à la surface de l'eau, et à éloigner les dangers d'une accumulation du gaz acide carbonique dans les couches inférieures de l'enceinte. C'est surtout dans la piscine portant le n° 1 que ce phénomène se constate le mieux ; l'eau y est à la température de 32° centigr., et l'on a calculé qu'elle met en liberté, par minute, 48460ᶜᶜ,52 de gaz acide carbonique, proportion la plus considérable trouvée, jusqu'à ce jour, dans une eau minérale (Rotureau). Toutefois, il est des sujets qui supportent difficilement l'impression de ces sortes de bains et y éprouvent, après un séjour plus ou moins long, des frissons se continuant parfois même à l'issue de la piscine (Seegen).

Les piscines sont suffisamment vastes à Szliacz. Un même édifice les rassemble, ainsi que des baignoires isolées, des appareils de toute forme pour douches, bains de vapeur, et pour l'emploi, soit général, soit local, du gaz acide carbonique.

Les eaux sont prescrites en boisson, le matin à jeun, depuis un à deux verres jusqu'à six, et même, par exception, dix à douze par jour. Elles n'ont rien de désagréable, se digèrent facilement, stimulent l'appétit, et ne deviennent laxatives que si l'on en exagère la dose. D'après M. Rotureau, leur action diurétique est prononcée.

En considérant la minéralisation très effective des eaux de Szliacz, et les moyens d'appropriation dont cette station est pourvue, on doit leur reconnaître une spécialisation formelle de médication reconstituante, tonique et légèrement excitante. Nous n'hésitons pas à placer ces sources au premier rang de la classe des FERRUGINEUSES, avec d'autant plus de motifs que leur degré de chaleur et la présence du gaz acide carbonique abondant apportent des éléments précieux de thérapeutique pour tous les cas où ces eaux sont applicables.

Leur indication s'établit d'elle-même ; elle concerne toutes les affections dépendant d'une altération du sang, chlorose, anémie, désordres menstruels, cachexies, débilités consécutives aux fièvres graves, etc. Il s'y joint les troubles de l'innervation que de pareils états produisent ou prédominent. L'usage interne s'adresse formellement aux dyspepsies et aux langueurs des fonctions digestives. Leur mode d'application externe se diversifie selon les circonstances. On évitera de soumettre à cette méthode les sujets pléthoriques ou menacés de quelque accident congestif.

La station de Szliacz se recommande encore par des conditions de site pittoresque et de pureté d'air, qui lui assignent une place importante dans les établissements thermaux des États autrichiens.

SZOBRANCZ (Hongrie, comitat de Unghvar). Dans une belle vallée des Carpathes, à 8 milles de Kaschau. Sources nombreuses, émergeant du porphyre désagrégé et offrant sensiblement la même composition. La principale est très abondante.

Chlorurée sodique (sulfureuse). Tempér., 17° centigr.

	Eau : 16 onces. Grains.		Eau : un litre. Gram.
Chlorure de sodium........	20,00	=	2,880
— de calcium	12,00	=	1,728
Carbonate de chaux........	4,00	=	0,576
— de magnésie	2,00	=	0,028
Sulfate de chaux...........	6,00	=	0,864
— de magnésie........	5,00	=	0,720
— de soude..........	1,00	=	0,144
	50,00	=	6,940
	Pouc. cub.		Cent. cub.
Gaz hydrogène sulfuré.......	10,47	=	418,8

Cette analyse, qui nous paraît seulement approximative, est donnée, sans nom d'auteur, par M. Lengyel de Przemysl. On y signale aussi un iodure sans proportion déterminée. Si l'examen chimique confirme la composition de ces eaux, elle peut être regardée comme très effective et particulièrement appropriée au traitement de la scrofule et des affections qui s'y rattachent.

Établissement de bains bien organisé. Station très fréquentée et dont les conditions favorables de site, de climat et d'installation, attirent au nombreux concours de Hongrois, de Russes et de Moldaves.

SZULIN (Hongrie, comitat de Saros).

Ferrugineuse bicarbonatée. Tempér., 11° centigr.

	Eau : 12 onces. Grains.		Eau : un litre. Gram.
Carbonate de soude........	24,00	=	3,456
— de magnésie	5,00	=	0,720
— de chaux........	2,00	=	0,288
— de fer	0,50	=	0,072
— de manganèse.....	0,50	=	0,072
Chlorure de sodium........	18,00	=	2,592
Silice	1,00	=	0,144
	51,00	=	7,344
	Pouc. cub.		Cent. cub.
Gaz acide carbonique........	38,50	=	1540,0

(BARTSCH.)

Cette source, très abondante, émerge de roches feldspathiques. Elle était restée dans l'oubli, lorsqu'en 1843 le professeur Tognio appela l'attention sur elle et lui donna un certain renom. On l'emploie en boisson et en bains, mais surtout pour l'usage interne. Ses applications rentrent principalement dans celles de la médication reconstituante et tonique.

T

TABARIEH. Voy. GADARA.

TALAMONACCIO (Italie, Toscane). Dans le val d'Osa, près de Tala-mone, au milieu d'un terrain calcaire.

Sulfureuse. Tempér., 33°.

Deux sources de composition à peu près identique.

Eau : un litre.

	SOURCE N° 1.	SOURCE N° 2.
	Cent. cub.	Cent. cub.
Acide carbonique.............	14,0	14,0
Acide sulfhydrique...........	84,5	84,5
	Gram.	Gram.
Sulfate de magnésie..........	0,678	0,734
— de chaux	0,452	0,395
Chlorure de sodium..........	7,005	6,048
— de magnésium.......	0,350	0,395
— de calcium	0,169	0,169
Carbonate de soude..........	0,282	0,225
— de magnésie.	0,350	0,282
— de chaux..........	0,225	0,225
— de fer............	0,052	0,052
	9,553	9,425

(GIULI.)

Ces eaux sont employées en bains dans les affections scrofuleuses, arthritiques et les paralysies. Pas d'installation suffisante.

TALLOIRES (Savoie). Sur la rive orientale du lac d'Annecy, entre cette localité et Menthon, source *sulfureuse* froide, dont l'analyse n'a pas été faite et que les habitants des environs utilisent comme usage interne.

TAMBANGAN (Océanie, île de Java), au nord des monts Dieng, et à 12 milles anglais des sources de Plantungan.

Chlorurée sodique. Froide.

Eau : un litre.

	Gram.
Chlorure de sodium...................	10,069
— de potassium....................	0,503
— de magnésium....................	0,427
— de calcium.....................	0,500
Iodure de magnésium..................	0,043
Silice..............................	0,019
Bromure de magnésium................	}
Chlorure d'ammonium	traces
Sulfate de chaux....................	}
	11,551

(FRÉSENIUS, 1843.)

Cette source, découverte depuis l'année 1846, jaillit d'un sol argileux.

TARASCON (France, Ariége, arrond. de Foix). A 10 kilomètres de cette ville et à proximité des thermes d'Ax et d'Ussat.

Ferrugineuse bicarbonatée. Froide?

Une source qui porte les noms de *Fontaine de Sainte-Quitterie* et de *Fontaine rouge.*

Eau : un litre.

	Gram.
Acide carbonique libre...................	0,0268
Chlorure de sodium......................	0,0212
— de magnésium	0,0477
Sulfate de chaux.......................	0,3339
— de magnésie	0,0954
Carbonate de fer.......................	0,1272
Acide silicique	0,0058
Matière grasse et résineuse.............	0,0212
Perte.................................	0,0374
	0,7155

(MAGNES.)

Le dépôt ocracé de l'eau de cette source a fourni à M. Filhol des traces d'arsenic et de manganèse.

Elle est peu fréquentée.

TARASP (Suisse, canton des Grisons, basse Engadine). Sur la rive droite de l'Inn.

Ferrugineuse bicarbonatée. Tempér., 6°,25 centigr.

Plusieurs sources dont deux principales très rapprochées l'une de l'autre.

Eau : un litre.

	GRANDE SOURCE.	PETITE SOURCE.
	Gram.	Gram.
Acide carbonique libre......	2,0050	1,7332
Bicarbonate de soude........	5,0172	5,2377
— de chaux........	2,3310	2,3293
— de magnésie.....	1,0072	0,9874
— de protoxyde de fer.	0,0273	0,0251
Chlorure de sodium........	3,3283	3,8957
Iodure de sodium..........	0,0002	"
Sulfate de soude...........	2,1546	2,1376
— de potasse	0,3903	0,4345
Silice....................	0,0321	0,0120
Acide phosphorique........	0,0003	"
Alumine..................	0,0002	"
Fluor, manganèse	traces	"
	16,7937	16,7385

(DE PLANTA, 1858.)

Les eaux de ces deux sources, remarquables à plus d'un titre par leur proportion relativement considérable de principes minéralisateurs sortent d'une galerie taillée dans le roc, avec une quantité très notable de gaz carbonique, azote et oxygène. Elles ont, du reste, la même analogie que celles de SAINT-MORITZ (voy. ce mot). Les habitants de la localité les appellent *aqua forte* et s'en servent comme eaux potables. Outre ces sources, on rencontre encore, sur les bords de l'Inn et sur le versant des montagnes, une foule de sources se rapprochant toutes des premières, mais moins riches en principes fixes. Les principales sont celles de *Runna*, de *Talur*, de *Rimmar* et de *Baraïgla*.

Au pied du val Zuort et près de l'Inn jaillit des rochers une source mal captée marquant 7°,5 et qui contient, d'après M. de Planta, pour un litre :

	Gram.
Acide carbonique libre......................	2,2672
Bicarbonate de soude......................	1,4610
— de chaux......................	2,7393
— de magnésie..................	0,5129
— de protoxyde de fer.............	0,0435
Chlorure de sodium	0,0570
Sulfate de soude......................	0,2147
— de potasse......................	0,0955
Silice.......................................	0,0185
	7,4116

Cette eau minérale appartient aux *ferrugineuses, bicarbonatées*.

Les eaux de Tarasp, en raison des sels spéciaux qu'elles renferment, sont à la fois toniques et laxatives. Connues depuis plusieurs siècles, elles ont été recommandées contre les obstructions viscérales, les affections vermineuses, l'hypochondrie, et, en général, les divers états morbides qu'on rattache à la pléthore abdominale. Nous les trouvons également citées comme très efficaces dans la cure de l'asthme, mais sans aucune preuve démonstrative. Longtemps négligées, les sources de Tarasp et celles de SCHULS (voy. ce mot) qu'on trouve à proximité, sont devenues l'objet d'une nouvelle entreprise et attendent surtout des facilités d'accès qui leur manquent.

TARDON (Espagne, prov. de Séville). Bains à 20 kilomètres du chef-lieu.

Sulfatée magnésique (ferrugineuse). Tempér., 25° centigr.

	Eau : 100 onces.		Eau : un litre.
	Grains.		Gram.
Sulfate de magnésie............	22	=	0,405
— de fer................	16	=	0,282
Chaux	8	=	0,140
Oxyde de fer et magnésie libres..	quant. indét.		
	46	=	0,827

(J. M. DE LA CUADRA, 1839.)

Ces eaux tombent en cascade sur des rochers schisteux et se jettent dans une rivière. Quelques aménagements ont été faits pour leur emploi.

en bains et en boisson. Leurs applications médicales ne sont pas spécifiées.

TARTÈRE-MARGAIL. Voy. ESCALDAS.

TATENHAUSEN (Prusse, Westphalie).

Deux sources ayant à peu près la même composition, émergeant d'un
sol calcaire, au voisinage de mines de houille.

Ferrugineuse bicarbonatée. Tempér.,   ?

Eau : un litre.

	TRINKQUELLE	BADEQUELLE.
	Cent. cub.	Cent. cub.
Acide carbonique.............	38,7	52,3
Acide sulfhydrique..........	traces	traces
	Gram.	Gram.
Sulfate de soude.............	0,004	0,008
— de chaux.............	0,004	0,002
Chlorure de sodium..........	0,001	0,002
— de magnésium........	0,002	0,001
Carbonate de magnésie........	0,002	0,001
— de chaux...........	0,101	0,091
— de fer	0,011	0,008
= de manganèse.......	0,001	0,001
Silice...................	0,002	0,007
	0,128	0,121

(BRANDES.)

Ces eaux sont employées en bains et comme usage interne, dans les
affections névropathiques et rhumatismales. On utilise aussi des boues
qu'elles déposent.

TATZMANNSDORF (Hongrie, comitat d'Eisenburg). À 3 milles de
Günz, au milieu d'une prairie, deux sources dont une seule est employée
aux usages médicaux.

Ferrugineuse bicarbonatée. Tempér., 13° centigr.

	Eau : 16 onces.		*Eau : un litre.*
	Grains.		Gram.
Carbonate de soude........	10,30	=	1,091
— de chaux........	12,00	=	1,272
— de magnésie.....			
— de fer..........	0,60	=	0,063
Sulfate de soude...........	3,50	=	0,371
Chlorure de sodium........	3,70	=	0,392
Silice et matière extractive...	0,40	=	0,042
	30,50	=	3,231
	Pouc. cub.		Cent. cub.
Gaz acide carbonique.......	14,7	=	793,8

(MACHER.)

Ces eaux sont usitées en bains et en boisson, depuis longtemps, dans les affections dyspeptiques avec anémie. On en exporte une quantité notable en Autriche.

Il y a un établissement bien organisé et agréablement situé, et dont la fréquentation tend à s'accroître chaque année.

TAUNUS (Le). Le Taunus, chaîne de montagnes de l'Allemagne occidentale, renferme un grand nombre de sources minérales importantes. Le docteur Fridolin Sandberger (*Esquisse géolog. du Taunus*) a distingué trois terrasses dans cette chaîne, envisagée du côté du midi, c'est-à-dire du Mein et du Rhin. La terrasse inférieure, formée par des collines aplaties et à large base, appartient aux terrains tertiaires ; c'est celle où jaillissent des sources sulfureuses. La seconde est schisteuse et comprend des eaux avec excès de chlorure de sodium. La troisième répond aux crêtes des montagnes. Quant au versant septentrional du Taunus, il est constitué par du grès à spirifères pur. Comme le duché de Nassau est enfermé en grande partie dans le développement de la chaîne, et qu'au point de vue hydrologique il représente une région bien déterminée, nous avons consacré un article spécial aux rapports qui existent entre les eaux très remarquables de cette contrée et leur gisement. [Voy. NASSAU (DUCHÉ DE).]

TEIGNMOUTH (East-) (Angleterre, comté de Devon). Sur la Manche. *Bains de mer* fréquentés.

TEINACH (Allemagne, Wurtemberg). Dans une vallée pittoresque de la Forêt-Noire, à 16 kilomètres de Wildbad. Altitude : 1223 pieds. *Bicarbonatée mixte.* Tempér., 9° centigr.

	Eau : 16 onces.		Eau : un litre.
	Pouc. cub.		Cent. cub.
Acide carbonique...........	20,677	=	1,116
	Grains.		Gram.
Carbonate de soude........	2,238	=	0,237
— de chaux.........	3,438	=	0,364
— de magnésie......	0,397	=	0,042
— ferreux.........	0,011	=	0,001
Sulfate de soude...........	0,658	=	0,069
Chlorure de sodium........)			
— de magnésium.....)	0,302	=	0,032
Silice...................	0,299	=	0,031
	7,343	=	0,776

Analyse indiquée par Hefft et Seegen sans nom d'auteurs. Ces eaux, faiblement minéralisées, sont employées en boisson, associées au petit-lait, dans les maladies nerveuses, et comme complément de la cure de Wildbad. Spécialisation peu déterminée.

TEISSIÈRES-LES-BOULIÈS (France, Cantal, arrond. d'Aurillac). *Bicarbonatée sodique.* Froide (11° centigr.).

Une seule source qui jaillit d'un rocher a égale distance, à peu près, de Cayan et de Valette, au nord et à 1,500 mètres de Teissières-les-Bouliès.

	Eau : un litre.
	Lit.
Acide carbonique libre....................	1,50
	Gram.
Bicarbonate de chaux .... }	
— de magnésie.................. }	0,402
— de soude......................	0,471
— de protoxyde de fer.............	0,001
Sulfate de magnésie................... }	
— de soude................... }	0,185
Chlorure de magnésium	0,055
Silice et alumine...................... }	
Phosphate? .... }	0,040
Matière organique non azotée.............	0,060
	1,214

(O. Henry, 1839.)

L'eau minérale de Teissières est très connue dans le département du Cantal, où elle est répandue autant comme boisson de table que comme agent médicamenteux. Dans le dernier cas on la conseille contre les gastralgies, les dyspepsies, certains états atoniques de l'estomac et des intestins avec ou sans diarrhée, enfin dans la plupart des affections qui réclament l'usage des ferrugineux.

TENBURG (Angleterre, comté de Worcester). A proximité de Ludlow.

Chlorurée sodique. Froide.

	Eau : une pinte.		Eau : un litre.
	Grains.		Gram.
Chlorure de sodium........	62,070	=	6,5790
— de calcium........	35,220	=	3,7330
—, de magnésium	0,960	=	0,1010
Carbonate de chaux........	0,260	=	0,0270
Sulfate de magnésie........	0,100	=	0,0100
Silice..................	0,100	=	0,0100
Iode	0,013	=	0,0013
Brôme.................	0,008	=	0.0008
	98,731	=	10,4621
	Pouc. cub.		Cent. cub.
Gaz acide carbonique........	3,00	=	162,0
Azote	0,73	=	39,4

(West.)

D'un usage restreint, cette eau est prescrite intérieurement dans les affections scrofuleuses.

TENBY (Angleterre, princip. de Galles).

Bains de mer.

TÉNIA. Voy. VERS INTESTINAUX.

TENIET-EL-HOAD. Voy. CÈDRES (sources des).

. **TENNSTÄDT** (Prusse, prov. de Saxe). A deux milles de Langensalza.

Sulfurée calcique. Tempér., 12° centigr.

	Eau : 16 onces.		Eau : un litre.
	Grains.		Gram.
Carbonate de chaux	2,634	=	0,279
— de magnésie.......	0,810	=	0,085
Sulfate de magnésie.........	2,470	=	0,261
— de soude............	0,882	=	0,093
Chlorure de magnésium......	0,764	=	0,080
Sulfure de carbone?.........	0,088	=	0,009
Matière humique...........	0,117	=	0,011
	7,853	=	0,818
	Pouc. cub.		Cent. cub.
Gaz acide carbonique........	5,033	=	271,7
Gaz hydrogène sulfuré	3,732	=	201,5
			(Trommsdorff.)

Ces eaux sont employées en bains dans les maladies de la peau, les rhumatismes et les paralysies.

TEPIDARIUM. Dans les bains des anciens, chambre où l'on maintenait une température moyenne, afin de préparer le corps à la violente chaleur du *sudatorium* ou bain de vapeur, et, quand on en sortait, de servir de transition entre la température du *sudatorium* et l'air extérieur (Celse, I, 3; Vitruve, V, 10,5; *Dict. de Rich.*).

TEPLICZ ou **TÖPLITZ-TRENTSCHIN** (Hongrie, comitat de Trentschin). Village, dans une vallée des Carpathes inférieures, sur la rive gauche de la Waag.

Bicarbonatée calcique (sulfureuse). Tempér., de 36° à 40° centigr.

Six sources, qui sont : la *Brünnlein*, 40°; le *Spiegelbad*, n° 1, 38°,5; n° 2, 36°,9; n° 3, 39°,4; n°s 4 et 5, 36°,9. On utilise aussi des boues minérales.

	BRÜNNLEIN.	SPIEGELBAD n° 1.
	Cent. cub.	Cent. cub.
Acide carbonique libre.........	511,11	52,65
— sulfhydrique...........	13,50	17,53
	Gram.	Gram.
Bicarbonate de chaux.........	1,0215	1,1662
— de magnésie	0,3245	0,3590
Chlorure de sodium	0,1653	0,1455
Sulfate de potasse	0,2405	0,1270
— de soude............	0,3010	0,2910
— de chaux.............	0,5272	0,4675
— de magnésie.........	0,2672	0,2370
Alumine.................	0,0100	0,0175
Silice	0,0075	0,0320
Matières organiques.........	traces	traces
	2,8657	2,8427
		(Lang, 1857.)

M. Lang a fait également l'analyse de la boue, composée ainsi qu'il

süit, à laquelle on ne reconnaît un caractère sulfureux qu'accidentellement :

Boues : 1000 grammes.

Silice...................................	0,241
Oxyde de fer et traces d'alumine.............	0,020
Carbonate de chaux......................	0,027
— de magnésie....................	0,012
Soufre...................................	0,661
Matières organiques....................	0,039
	1,000

La *Brünnlein* (petite source) est réservée pour l'usage en boisson.
Les cinq autres, à peu près identiques dans leur composition, ne diffèrent que par leur température et s'emploient en bains de piscine ou de
baignoires. Les deux modes de cure sont presque toujours combinés.

La prédominance des sels alcalins dans ces eaux rend compte de l'action légèrement excitante qu'elles exercent sur les fonctions de l'estomac
et l'excrétion urinaire, d'après M. Rotureau (*Des princip. eaux minér.
de l'Europe*). La proportion de gaz hydrogène sulfuré, signalée par l'analyse, explique cette sorte d'ivresse que le même observateur a notée
chez les malades facilement excitables et qui ingèrent de trop grandes
quantités d'eau. Quant à l'influence des bains, elle est à peu près subordonnée au degré de chaleur qu'on leur maintient.

La spécialisation des eaux de Teplicz se déduira de leur caractère
mixte. C'est ainsi qu'on voit réunies dans le même cadre les affections
catarrhales du larynx et des bronches, les catarrhes des voies urinaires,
les maladies de la peau, le rhumatisme musculaire ou articulaire. On y a
joint des états névropathiques, des paralysies, à racine rhumatismale, des
affections du sexe féminin reliées à l'herpétisme, et par extension sans
doute les manifestations de la scrofule. Il est permis d'admettre ces attributions variées en présence d'éléments diversement effectifs, bicarbonates, hydrogène sulfuré, et thermalité importante. Enfin les bains de
boues ou les applications topiques de cette fange minérale servent de
moyens révulsifs et résolutifs dans beaucoup de cas.

L'établissement de Teplicz occupe un rang élevé parmi ceux de la
Hongrie. Il le doit à des améliorations assez modernes qui se poursui-
vent encore. On y trouve des piscines, baignoires et appareils de douches. L'installation en est bien entendue et les ressources de toute
sorte multipliées. Un climat doux, de beaux sites, ajoutent à l'attrait
de cette localité, très fréquentée, et qui était déjà célèbre à l'époque
romaine.

TEPLITZ-SCHÖNAU (Bohême, cercle de Leitmeritz). Ville à 64 kilomètres de Dresde et 106 de Prague, dans la partie septentrionale de la
Bohême, au centre d'un pays riche et fertile, au milieu d'une vallée

qu'entourent des collines de porphyre granitique. Altitude: 216 mètres. Chemin de fer de Dresde à Prague.

Bicarbonatée sodique. Tempér., de 27 à 49° centigr.

Le nombre des sources de cette station est considérable, les unes se trouvant dans la ville même, les autres dans le village de Schönau qu'un pont sépare de Teplitz. Elles émergent de roches de syénite et de porphyre rouge. Leur composition et leurs propriétés physiques sont sensiblement les mêmes. Leur degré de chaleur seul les distingue. On en jugera par le tableau d'analyse que nous reproduisons et qui nous dispense d'une plus longue énumération.

Au contact de l'air, l'eau de ces sources éprouve diverses altérations. C'est particulièrement un dépôt composé de silice et d'oxyde de fer qui revêt les tuyaux de conduite et les parois des réservoirs. Parfois des carbonates de chaux, de magnésie, et même de strontiane et de manganèse, entrent dans ce sédiment, auquel se joint une matière glaireuse et organique. Diverses oscillaires ont été reconnues au sein de quelques-unes des sources.

Eau : un litre.

	Hauptquelle	Gartenbad.	Trinkbad.	Schlangen-bad.	Neubad.
Température	49° c.	27° c.	27° c.	40 c.	41° c.
	gr.	gr.	gr.	gr.	gr.
Carbonate de soude	2,844	2,299	2,396	2,530	2,509
— de lithine	0,018	»	»,	»	»
— de manganèse	0,084	0,023	0,006	0,004	0,006
— de fer	0,039	0,016	0,034	0,023	0,032
— de magnésie	0,057	0,122	0,276	0,329	0,329
— de chaux	0,344	0,700	0,183	0,303	0,194
— de strontiane	0,020	0,035	0,129	0,022	0,021
Sulfate de potasse	0,459	0,074	0,233	0,153	0,174
— de soude	»	0,438	0,210	0,273	0,203
Chlorure de sodium	0,458	0,463	0,345	0,299	0,319
— de potassium	0,110	»	»	»	»
Iodure de sodium	0,060	0,021	0,013	0,014	0,011
Phosphate d'alumine	0,023	0,009	0,014	0,020	0,016
Silice . . . . : . . .	0,330	0,893	0,796	0,777	0,794
Acide crénique et mat. organique	0,095	0,063	0,071	0,009	0,008
Perte	0,002	0,048	0,152	0,005	0,018
	4,941	5,204	4,858	4,761	4,634
	(Ficinus.)		(Wolf.)		

Cinq sources principales servent à l'usage externe et correspondent à des établissements distincts, pourvus de vastes piscines, de bains séparés,

d'appareils de douches et d'étuves. On en compte trois à Teplitz :
1° *Stadtbad* (bain de la Ville) ; 2° *Fürstenbad* (bain du Prince) ; 3° *Her-
renbad* (bains des Messieurs) ; et un nombre égal à Schönau, savoir :
1° *Steinbad* (bain de la Pierre) et *Stephanbad* (bain d'Étienne) ; 2° *Schlangenbad* (bain des Serpents) ; 3° *Neubad* (bain Nouveau). Ces trois derniers sont les mieux installés et les plus suivis. On n'y a rien négligé au
point de vue d'un aménagement confortable et élégant.

La *Gartenquelle*, comprenant plusieurs petites sources tièdes, est réservée à l'usage assez restreint de l'eau en boisson. Il y a une trinkhalle
convenablement pourvue d'eaux transportées, notamment de celle de
BILIN, puisée à proximité de Teplitz.

Enfin, dans tous les établissements, on prend des bains de boues, mais
la tourbe employée à cet effet n'offre pas de propriétés déterminées.

C'est donc surtout dans les applications d'une médication externe que
consiste la spécialisation des eaux de Teplitz-Schönau. Le professeur
Seegen (*Compend. der allgemein und speciell. Heilquellenlehre*, 1858),
les place au nombre des eaux INDIFFÉRENTES (voy. ce mot), en considérant toutefois que la haute thermalité dont elles sont douées leur assigne le premier rang dans cette classe. D'après lui, et nous partageons
son jugement, une pratique prudente, basée sur la diversité des températures et des modes balnéaires dont on dispose dans les thermes énumérés plus haut, permettra d'activer les fonctions de la peau, de stimuler
la circulation et l'innervation périphérique, et de faciliter en certains cas
la déplétion des organes fluxionnés. Toutes les indications de Teplitz se
rapportent à cette caractéristique.

Le rhumatisme, sous ses formes chroniques, musculaire ou articulaire,
ouvre nécessairement la série des maladies que l'on traite en plus grand
nombre et avec succès à Teplitz. Si la goutte figure à côté des affections
rhumatismales, c'est à condition qu'elle soit formellement atonique, atta-
quant des sujets chez lesquels prédomine le lymphatisme ou un défaut
marqué de réaction. C'est surtout aussi lorsqu'il s'agit de ces manifestations locales, indolentes et tenaces, comprises sous la dénomination de
rhumatisme goutteux, et qui ne participent plus que d'une manière éloignée à la diathèse initiale.

Le rôle des bains de Teplitz dans les paralysies a été étudié avec beaucoup de soin par le docteur Schmelkes (*Teplitz gegen Lähmungen*,
1855). Cet habile praticien insiste sur l'influence qu'exercent les bains
pris au-dessus de la température du corps sur certaines paralysies du
mouvement et de la sensibilité, qu'on peut supposer d'origine rhumatismale ou purement nerveuse. Il signale les « éclatants résultats » obtenus alors à la piscine commune de la ville, dont la température n'est

jamais inférieure à 45 ou 44° centigr., de pareils faits portent leur explication et leur intérêt avec eux.

Nous ajouterons, aux mêmes titres, les engorgements articulaires, beaucoup d'affections traumatiques, diverses manifestations scrofuleuses, les maladies de la peau à caractère simple, enfin un certain nombre d'états morbides, reliés à la débilité fonctionnelle ou organique de l'économie. On ne saurait contester que cette station se recommande par une variété d'appropriations que les hydrologues allemands, Osann entre autres, ont comparée avec justesse à celle qui constitue en France la spécialisation de NÉRIS et de PLOMBIÈRES (voy. ces mots).

La station de Teplitz-Schönau jouit d'une réputation méritée. Elle n'a rien à envier aux localités thermales les mieux appropriées à une grande affluence et aux habitudes des classes riches. Le site et le climat sont des plus agréables, et dans les entreprises privées, comme dans les établissements appartenant aux deux communes, on signale une émulation remarquable d'amélioration et de progrès. De plus, les gouvernements d'Autriche, de Prusse et de Saxe y entretiennent des hôpitaux militaires et des asiles civils. L'assistance des indigents s'y exerce généreusement aussi. On peut donc considérer Teplitz comme une ville de bains par excellence.

A en croire une tradition vraisemblablement légendaire, la découverte des eaux de Teplitz remonterait à onze siècles. Dans les temps modernes, une importance de plus en plus grande s'est attachée à cette station,

TERCIS (France, Landes, arrond de Dax). A 4 kilomètres de cette ville, dans la belle vallée de Leuy.

Chlorurée sodique. Tempér., 33°.

Eau : un litre.

	Gram.
Chlorure de sodium	2,124
— de magnésium	0,223
Carbonate de magnésie	0,085
— de chaux	0,042
Sulfate de chaux	0,021
Soufre	0,011
Matière terreuse insoluble	0,032
	2,538

(THORE et MEYRAC.)

Il existe à Tercis un établissement thermal très bien installé, et contenant des cabinets de bains, douches et une buvette. C'est l'un des plus fréquentés du département des Landes.

L'eau minérale est recommandée dans les embarras gastriques, la jaunisse, la chlorose, les rhumatismes chroniques, les douleurs articulaires, les maladies de la peau et les ulcères inertes (Verdo).

TERMINI (Italie, Deux-Siciles). Dans la vallée de Palerme, et à 34 kilomètres de cette ville, bains fréquentés sous les Romains, *Himerenses Thermæ.*

Sulfatée sodique. Tempér., 47° centigr.

	Eau : 1 litre.		Eau : un litre.
	Grain.		Gram.
Sulfate de soude	55,909	=	5,926
— de magnésie.........	0,937	=	0,099
— de chaux..........	4,168	=	0,441
Chlorure de magnésium....	10,050	=	1,065
— de sodium........	1,375	=	0,145
— de calcium.......	0,700	=	0,074
Carbonate de chaux	2,750	=	0,291
Gaz acide carbonique libre..	2,125	=	0,225
	78,014	=	8,266

(FURITANO, 1825.)

On emploie ces eaux en bains et en étuves dans les paralysies, les affections arthritiques et les maladies de la peau.

Il y a près de la source précédente une fontaine froide, de composition très analogue, *bevuto di Termini,* réservée pour l'usage interne.

Les ruines des thermes anciens sont encore utilisées pour une installation d'ailleurs peu importante.

TERNANT (France, Puy-de-Dôme, arrond. d'Issoire). A 18 kilomètres de cette ville.

Ferrugineuse bicarbonatée. Froide.

Plusieurs sources jaillissent les unes à côté des autres, et avec des propriétés physiques et chimiques à peu près identiques.

	Eau : un litre.
	Gram.
Bicarbonate de soude....................	1,4990
— de magnésie.................	0,3035
— de chaux....................	0,6632
— de fer......................	0,0471
Sulfate de soude......................	0,0600
Chlorure de sodium...................	0,7560
Silice................................	0,0900
Perte.................................	0,1184
	3,5372

(NIVET, 1845.)

M. Nivet considère son analyse comme approximative.

L'eau minérale de Ternant est employée par quelques habitants appartenant aux communes voisines, comme boisson tonique et digestive.

TERNES (Les) Voy. PARIS.

TERRAN ou **TERRAU** (France, Cantal, arrond. de Saint-Flour).

Près de ce village, deux sources peu abondantes non analysées et non utilisées, appartenant aux *ferrugineuses bicarbonatées*, froides (Nivet).

TERRASSE (La) (France, Isère). A 16 kilomètres de Grenoble, sur la route de cette ville à Chambéry.

Sulfurée calcique. Tempér., 19°,3.

Une seule source qui jaillit du calcaire jurassique avec un débit évalué à 4500 litres par vingt-quatre heures.

Eau : un litre.

	Lit.
Azote	0,01127
Acide carbonique	0,08300
Acide sulfhydrique	0,01703

	Gram.
Carbonate de chaux	0,148
— de magnésie	0,025
— de fer	0,008
Sulfate de soude	0,029
— de chaux	0,059
— de magnésie	0,083
— d'alumine	0,005
Phosphate de chaux	0,012
Chlorure de sodium	1,205
— de calcium	0,007
Iode, silice, glairine	traces
	1,581

(Niepce.)

Cette eau, rangée par l'*Annuaire des eaux de la France* dans les sulfurées calciques, appartient plutôt aux chlorurées sodiques. Il est probable qu'elle emprunte son acide sulfhydrique à la réduction des sulfates par la matière organique. Applications non spécifiées.

TESTE (La) (France, Gironde, arrond. de Bordeaux). A 55 kilomètres de cette ville. Chemin de fer de Bordeaux.

Bains de mer. Voy. ARCACHON.

THALGOUT (Suisse, canton de Berne). Bains à 12 kilomètres de Berne et 10 de Thun, sur la rive gauche de l'Aar. Altitude : 1650 pieds.

Bicarbonatée calcique. Tempér., 12° centigr.

	Eau : 16 onces.		Eau : un litre.
	Grains.		Gram.
Carbonate de chaux	1,191	=	0,126
— de soude	0,388	=	0,041
— de magnésie	0,708	=	0,075
— de fer	0,074	=	0,007
Chlorure de sodium	0,028	=	0,029
Sulfate de soude	0,137	=	0,014
Matière extractive	traces		traces
	2,526	=	0,292
	Pouc. cub.		Cent. cub.
Gaz acide carbonique	0,723		39,0

(Wagner, 1823.)

Ces eaux dégagent une odeur sulfureuse, vraisemblablement accidentelle. On les emploie dans les affections rhumatismales et névropathiques.

THARANDT (Allemagne, Saxe, cercle de Dresde). Dans une vallée,
sur la Weiseritz.

Ferrugineuse bicarbonatée. Tempér., 13° centigr.

	Eau : 16 onces.		Eau : un litre.
	Grains.		Gram.
Sulfate de magnésie............	0,080	=	0,009
— de chaux	0,080	=	0,009
Chlorure de sodium.........	0,240	=	0,029
— de magnésium......	0,080	=	0,009
Carbonate de chaux.........	0,080	=	0,009
— de fer..........	0,125	=	0,015
Silice	0,200	=	0,024
Matière extractive	0,160	=	0,019
	1,045	=	0,123

(FICINUS.)

Ces eaux, comparativement faibles, sont prescrites en bains dans les
affections rhumatismales et goutteuses.

THERMÆ. Ce mot, servant à désigner littéralement les sources d'eau
chaude (*eaux thermales*), a successivement été appliqué aux bains d'eau
chaude et au bâtiment qui contenait tout ce dont se composait un établissement de bains complet chez les anciens [voy. BAINS]. Dans une
acception générale, il est donc synonyme de BALINEÆ ou BALNEA, pris
dans un sens diminutif (*Dict. de Rich.*).

THERMAL (Traitement). On doit entendre par *traitement thermal*
l'ensemble des moyens curatifs que l'on trouve rassemblés près d'une
station thermale.

Le traitement thermal reconnaît trois éléments principaux :

L'*eau minérale*, ou l'agent médicamenteux qui se trouve mis en
jeu ;

Les *agents balnéothérapiques* qui multiplient les formes sous lesquelles
l'eau minérale peut être administrée ;

Les *conditions hygiéniques* particulières rencontrées par les malades.

Tels sont les trois éléments du traitement thermal : médicamenteux,
balnéothérapique, hygiénique.

Le médicament offert par les eaux minérales varie suivant leur propre
constitution. Tantôt doué de caractères formels, comme près des eaux
sulfurées, chlorurées ou bicarbonatées sodiques fortes, ferrugineuses,
tantôt difficile à déterminer dans sa nature, comme près des eaux faiblement minéralisées et près de la plupart des sulfatées, il semble quel-

quefois ne consister que dans l'*eau* elle-même, et souvent paraît entièrement dominé par la *thermalité*. Ce premier terme du traitement thermal est représenté par l'usage interne des eaux minérales, et par leur mode le plus simple d'administration, le bain.

Les agents balnéothérapiques ont pour objet de multiplier les modes d'administration des eaux, et, par ce moyen, de varier leur mode d'action sur l'organisme, ou d'accroître la somme de leur activité. L'action de ce second terme du traitement thermal est de satisfaire à certaines conditions thérapeutiques, et aussi de suppléer au faible degré d'activité que certaines eaux minérales trouvent à emprunter à leur propre constitution.

Enfin, le traitement thermal n'est complet que lorsqu'il s'accompagne de certaines conditions hygiéniques qui assurent au malade d'y rencontrer au moins un changement de milieu et d'habitudes, qui vienne interrompre les circonstances au milieu desquelles sa santé s'était altérée. Il serait superflu d'insister sur toutes les conditions d'exercice, de distraction intellectuelle ou affective, etc., qui peuvent trouver place ici. Tous les sujets que nous venons d'indiquer ont du reste été traités ailleurs; il nous suffit de les rappeler. [Voy. EAUX MINÉRALES. MINÉRALISATION. BALNÉOTHÉRAPIE. HYGIÉNIQUES (CONDITIONS)].

Mais chacun de ces différents termes du traitement thermal, médicament, balnéothérapie, hygiène, peut revêtir une importance particulière dans le ressort des indications à remplir, ou demeurer en sousordre.

Dans certains cas, le malade est surtout adressé à un médicament spécial ; c'est la spécialité d'action de celui-ci qui est invoquée. Le reste pourra fournir un complément utile, mais non indispensable. Il en est ainsi des eaux sulfureuses dans certaines dermatoses très simples, ou encore dans un catarrhe pulmonaire simple aussi, c'est-à-dire sans prédominance diathésique caractérisée ; ou bien d'une eau bicarbonatée sodique dans une gravelle urique simple. Dans les cas de ce genre, l'eau minérale représente seulement un médicament supérieur à ce que l'on peut rencontrer ailleurs : si elle était susceptible de transport sans altération, il serait superflu d'aller la chercher auprès de la source ; et dans les cas les plus simples parmi ceux que nous supposons, son usage à distance est quelquefois suffisant, malgré les altérations qu'elle a pu subir.

Il est des cas, au contraire, où la nature de l'eau minérale, c'est-à-dire la propriété médicamenteuse, est de peu d'importance, mais où il est nécessaire de trouver une installation qui assure de tirer le meilleur parti possible de sa thermalité, et des ressources offertes par les procédés balnéothérapiques. Ceci se rencontre surtout dans le rhumatisme, ou du moins dans certains rhumatismes, où toutes les eaux à haute thermalité peuvent être à peu près également salutaires. Mais un pareil traitement exige une série de pratiques que la thermalité naturelle des eaux minérales permet seule de mettre en œuvre d'une manière satisfaisante. Le traitement des paralysies réclame des applications à peu près identiques.

Enfin, il est des individus dont la santé est particulièrement troublée par un séjour, ou par des occupations ou des causes morales défavorables, et chez qui le traitement thermal, indiqué par les désordres fonctionnels dominants, emprunte la plus grande partie de son efficacité aux conditions hygiéniques que les malades rencontrent à l'entour. Ici le choix de l'eau minérale n'est pas toujours très important. Les qualités communes à la médication thermale sont surtout recherchées. Il n'est pas besoin de moyens artificiels, ni d'agents balnéothérapiques. Mais il faut que des conditions hygiéniques particulières et appropriées dominent : l'éloignement, le repos, l'exercice, la distraction, la solitude..... L'indication varie alors suivant les exigences individuelles, mais elle varie seulement dans la forme.

Ces exemples nous montrent combien nous avons eu raison d'envisager le traitement thermal sous les trois aspects que nous avons énoncés, puisque l'un ou l'autre de ces termes peut, dans des cas déterminés, dominer les deux autres. Mais si l'appréciation isolée de chacun d'eux est propre à faire ressortir leur signification particulière, l'importance qui leur appartient respectivement frappe bien davantage encore, en les montrant tous à l'œuvre dans une action simultanée. C'est en s'adressant tour à tour à chacune des médications que peut fournir le traitement thermal, que l'on arrive surtout à représenter les véritables caractères de ce traitement multiple, dont chacun des éléments ne fait, dans la plupart des cas, que concourir à une action commune. [Voy. MÉDICATION.]

Nous pouvons prendre pour type à ce sujet la médication *reconstituante*. Celle-ci trouve à s'opérer près de la plupart des eaux minérales : les plus faiblement minéralisées en sont souvent les agents les plus favorables ; mais c'est à condition que les éléments du traitement thermal s'y montreront dans leur développement le plus complet. Grâce aux artifices de la balnéothérapie, tel ou tel appareil d'organes pourra être particulièrement atteint, et la réunion de circonstances hygiéniques favorables contribuera à ce qu'aucun point de l'organisme n'échappe au travail de rénovation que l'on aura entrepris d'y opérer.

La médication *altérante* reconnaît sans doute pour instrument principal un médicament particulier, dont la spécialité d'action se trouvera en rapport avec les conditions morbides spéciales qu'il s'agira de combattre. Mais quel aide ce dernier ne rencontrera-t-il pas dans les modifications physiologiques que l'organisme ressentira d'une intervention hygiénique et même balnéothérapique, précisément appropriée à l'état pathologique en question ?

Sans doute il semble que lorsqu'il ne s'agit plus que d'une médication *résolutive, substitutive* ou *sédative*, la simplicité du problème doit dispenser d'un appareil aussi complexe dans la dispensation du traitement. Mais dans les maladies chroniques, il est rare que les indications soient aussi simples. Une action résolutive ou substitutive sera beaucoup plus vivement et plus rapidement obtenue, si l'on y fait concourir ces moyens puissants empruntés à l'hygiène et à toutes les ressources de la balnéothérapie, qui font intervenir l'organisme tout entier dans la réparation d'une lésion organique ou fonctionnelle isolée.

Tel est le véritable point de vue auquel il convient de considérer le *traitement thermal*, si l'on veut se faire une idée exacte des moyens dont il dispose et des effets qu'il peut produire.

C'est ainsi que l'on peut apprécier avec certitude les diverses opinions qui ont été émises sur le mode d'action et sur la portée curative des eaux minérales, opinions auxquelles il a souvent manqué, pour être justes, d'envisager dans son ensemble une question essentiellement complexe, et dont chacun des termes offre un égal intérêt à l'étude.

THERMALE (Fièvre). Voy. FIÈVRE THERMALE.

THERMALES ET TEMPÉRÉES (Eaux). Voy. THERMALITÉ.

THERMALINE. Voy. ORGANIQUES (Matières).

THERMALITÉ. Les eaux minérales, avant même que leurs propriétés physiques fussent entrevues, ont été divisées en eaux *froides, tempérées* et *thermales*, suivant l'intensité du froid ou du calorique qu'elles impriment à nos tissus.

Les eaux minérales *froides* sont celles comprises depuis le 6e ou le 7e degré de l'échelle thermométrique centigrade, jusqu'au 15e ou 20e degré. Ce n'est que par exception et seulement dans le nord de l'Europe que l'on a pu observer des sources minérales accusant moins de 6°.

Au-dessus de 20° et jusqu'au 30e, les eaux sont dites tempérées. Lorsque au contraire elles marquent plus de 30°, on les considère comme thermales.

En France, les sources minérales les plus chaudes que l'on connaisse sont celles de Chaudesaigues, qui n'accusent pas moins de 81°. Les eaux des geysirs de l'Islande sont encore plus chaudes, puisqu'elles marquent 100° et même plus. Mais alors on observe qu'elles proviennent d'un sol essentiellement volcanique.

Le degré de température des eaux est le plus souvent en raison de la nature et de la profondeur du terrain d'où elles émergent. Ainsi, dans les terrains de sédiment supérieurs, on ne rencontre jamais de sources thermales et rarement de sources tempérées. Mais dans les terrains de sédiment moyens, inférieurs, de transition et même volcaniques anciens, les sources froides jaillissent aussi bien que les sources tempérées et thermales, d'où l'on a conclu, avec raison, que les eaux minérales froides émanant des terrains de sédiment supérieurs, se minéralisaient à la manière des eaux de mines par la lixiviation seule, tandis que celles des terrains plus profonds empruntaient leurs principes partie à la lixiviation, partie aux réactions qui s'opèrent entre les matériaux solides du globe, sous l'influence du gaz et d'une température toujours supérieure à celle de l'air ambiant.

L'origine du CALORIQUE NATUREL des eaux minérales (voy. ce mot) a reçu des développements qui nous dispensent d'entrer dans de nouveaux détails à cet égard.

Peut-on considérer les eaux minérales tempérées et thermales comme ayant une température invariable à toutes les époques de l'année ? Telle est l'importante question que l'on a cherché à résoudre dans ces derniers temps.

Lorsqu'on compare les analyses des auteurs anciens avec celles des auteurs modernes, on remarque très souvent des différences notables dans la température des sources; et l'on s'est appuyé sur ces observations pour avancer que non-seulement beaucoup de sources n'ont plus la même constitution chimique, mais encore la même température qu'autrefois.

Voici, en ce qui concerne cette dernière, les causes qui, d'après l'un de nous, peuvent amener à des résultats contradictoires et dans des limites plus restreintes : 1° les erreurs d'observation ; 2° les causes accidentelles, comme l'intervention des eaux douces étrangères, après les orages et la fonte des neiges : 3° le défaut de précision des thermomètres ; 4° les améliorations apportées sans cesse au captage et à l'aménagement des sources. Nous allons développer chacun de ces points.

1° Les erreurs d'observation portent sur la manière de plonger le thermomètre dans l'eau. Si, en effet, on se contente de plonger la boule de l'instrument dans le liquide, la dilatation du mercure ou de l'alcool n'ayant lieu que dans cette partie, on obtient un nombre inférieur au degré véritable de l'eau si elle est tempérée ou thermale; en plongeant, au contraire, entièrement le thermomètre dans l'eau, la dilatation ayant lieu sur la boule et sur la tige, on a un nombre plus élevé. Des expériences particulières nous ont montré que l'on pouvait ainsi obtenir des différences de 1 à 3 degrés.

2° Les causes accidentelles qui peuvent faire varier la température des eaux minérales sont nombreuses; quelques sources, par suite de la formation de travertins intérieurs et d'une autre direction de l'eau, peuvent perdre une partie de leur calorique; mais la plus fréquente réside dans l'intervention des eaux froides et pluviales : comme la plupart des sources tempérées et thermales sont situées sur le versant ou à la base des montagnes, dans les fissures desquelles les eaux atmosphériques ont plus ou moins d'accès, beaucoup conservent, à la suite de pluies continues, un débit un peu plus fort, et, partant, éprouvent une diminution légère dans leur température'; c'est seulement après une succession de beaux jours que la source revient à son état normal.

3° On ne peut nier que l'art de fabriquer les instruments de précision ne soit arrivé à un degré plus grand de perfectionnement qu'il y a un certain nombre d'années. Malgré cela, il est encore assez difficile de se procurer des thermomètres dont la graduation ne laisse rien à désirer, d'autant plus qu'avec le temps le zéro, comme on le sait, est susceptible de changer. Il y a donc là encore une cause réelle d'erreur dans les observations thermométriques.

4° On n'ignore pas que, malgré les meilleurs captages et aménagements, on ne peut empêcher que certaines sources très proches les unes des autres et de température un peu différente ne communiquent entre elles par des canaux souterrains. Ainsi il n'est pas rare de voir le niveau d'une piscine, établie sur un griffon et remplie d'eau minérale, s'abaisser à mesure que l'on en vide une autre située dans le voisinage, et cependant les eaux de ces deux réservoirs indiquent une différence de 1, 2, 3 et même plusieurs degrés (Lefort,' *Traité de chimie hydrologique,* p. 115).

Disons toutefois qu'actuellement on constate des écarts moins considérables qu'autrefois dans la température des sources, et ce résultat provient sans doute du meilleur captage des sources et de la plus grande précision des thermomètres.

Si la manière de déterminer le degré de température d'une eau minérale est des plus simples, cependant nous devons entrer dans quelques détails sur le choix des instruments qui servent à cet effet.

Les thermomètres à mercure doivent toujours être préférés à ceux à alcool. Le mercure se dilate plus lentement que l'alcool, mais il le fait d'une manière plus uniforme.

Les thermomètres qui sont dans les mains du plus grand nombre des médecins-inspecteurs des eaux ont de 30 à 35 centimètres de longueur et sont fixés sur une lame d'ivoire divisée en degrés. Le peu de longueur que l'on est obligé de donner à ces instruments, afin qu'ils soient portatifs, fait que généralement ils ne sont pas d'une très grande exactitude.

Pour le chimiste et l'ingénieur, et lorsqu'il s'agit de déterminer des fractions de degré, on se sert de thermomètres divisés sur tige, soit en cinquièmes ou en dixièmes de degré et depuis 3, 4 ou 5° au-dessous de zéro jusqu'à 60 ou 70°.

On doit toujours plonger le thermomètre dans l'eau minérale au-dessus du point d'affleurement du mercure. Il doit y être maintenu pendant un certain temps et jusqu'à ce que la colonne de mercure ne s'abaisse ou ne s'élève plus, enfin la lecture doit être faite pendant que l'instrument est encore immergé. En France, le seul thermomètre en usage est celui gradué en centièmes de parties et qui représente depuis le 0°, degré de la formation de la glace, jusqu'à 100°, degré de l'ébullition de l'eau.

Lorsque les sources sont peu accessibles ou que l'on désire connaître la température de l'eau à de grandes profondeurs, on se sert du thermomètre que l'un de nous a déjà décrit, ou de ceux de Rutherford et de M. Valferdin (*loc. cit.*).

THERMES. Ville aujourd'hui disparue, fondée environ 408 ans avant l'ère chrétienne, par les Carthaginois, sur la côte septentrionale de la Sicile, auprès d'une source d'eau chaude.

THERMES. Voy. THERMÆ.

THERMIA. Voy. KYTHNOS.

THERMOMÈTRE. Voy. THERMALITÉ.

THERMOPYLES. Voy. GRÈCE.

THIBET (Asie centrale, empire chinois). On signale dans cette contrée, riche en mines de sel gemme, des sources *chlorurées sodiques* formant de vastes lacs (Turner). Sur le rapport de voyageurs emprunté par Alibert, les habitants du Thibet sont passionnés et pleins de confiance pour les eaux minérales. Ils fréquentent surtout les sources *sulfureuses* thermales, dont la principale se trouve près de la route de Schouhon et dépasserait la température de 100° centigr.

THIERS (France, Puy-de-Dôme).

Sur la rive gauche de la Durole, au bord d'un petit ruisseau, près du hameau du Benil, non loin de la ville de Thiers, M. Nivet signale une source *ferrugineuse bicarbonatée*, froide, renfermée dans un bassin, mais qui reçoit souvent les eaux douces d'irrigation.

D'après M. Nivet, elle contient, par litre, 0^{gr},16 de principes fixes, composés surtout de carbonate de fer et de matière organique, et des traces de carbonates de soude et de chaux.

Cette source porte dans la localité le nom de source du *Benil*.

THOUSIS (Suisse, canton des Grisons). Bains situés sur la Nolla, à

8 kilomètres d'Andeer et 18 de Coire, au commencement de la vallée de Domlesch.

Bicarbonatée calcique. Tempér.?

	Eau : 16 onces.		Eau : un litre.
	Grains.		Gram.
Sulfate de soude.............	1,025	=	0,108
— de chaux...........	0,775	=	0,082
— de magnésie.........	0,342	—	0,033
Chlorure de sodium........	0,062	=	0,006
Carbonate de chaux........	1,987	=	0,210
— de fer...........	0,062	=	0,006
Silice	0,120	=	0,012
Matière extractive..........	0,125	=	1,013
	4,468	=	0,470
	Pouc. cub.		Cent. cub.
Gaz acide carbonique........	0,769	=	41,5

(CAPELLER, 1826.)

Ces eaux passent pour sulfureuses et sont employées en bains dans les rhumatismes et les maladies de la peau. Station fréquentée.

THUEYT (France, Ardèche, arrond. de l'Argentière). A 26 kilomètres de cette ville.

Ferrugineuse bicarbonatée. Froide.

Il existe sur le territoire de Thueyt une source minérale qui porte le nom de *Pauline du Pestrin* et qui n'a été l'objet que d'une analyse qualitative faite par M. O. Henry. Elle ne contient pas plus de $0^{gr},42$ de principes fixes par litre. Il n'existe pas d'établissement. Aucune indication d'ailleurs.

THUEZ. Voy. OLETTE.

TIERMAS (Espagne, prov. de Saragosse). A proximité de cette ville, sur les limites de l'Aragon et de la Navarre, plusieurs sources sortant d'un sol argileux. La principale est employée en bains; son analyse a été publiée récemment.

Chlorurée sodique. Tempér., 40° centigr.

	Eau : une livre de Castille.		Eau : un litre.
Chlorure de sodium..........	11,5	=	1,219
— de calcium...........	4,0	=	0,424
— de magnésium.......	5,5	=	0,583
Sulfate de soude............	10,4	=	1,102
— de chaux...........	1,5	=	0,159
Carbonate de chaux.........	1,0	=	0,106
— de magnésie	0,5	=	0,053
Acide silicique.............	0,5	=	0,053
Matière organique..........	4,0	=	0,424
	38,9	=	4,123
	Pouc. cub.		Cent. cub.
Gaz hydrogène sulfuré.......	1	=	54,0

(MORENO et LLETGET.)

Parmi les autres sources, il en est une indiquée comme gazeuse, sans mention de composition, moins chaude, et réservée pour l'usage interne. Ces eaux sont employées en bains et douches, dans les affections rhumatismales. Établissement bien installé et fréquenté. Des ruines romaines témoignent de l'ancienne réputation de cette station.

TIFLIS (Russie d'Asie, Géorgie).

Sources *sulfureuses* thermales. Bains très anciennement fréquentés.

TITUS (Bains de) (Espagne, prov. de Barcelone). Sur la route de Barcelone à Gerone, au milieu d'un site pittoresque.

Chlorurée sodique. Tempér., 43° centigr.

Ces eaux, dont l'analyse n'est pas publiée, servent en boisson et en bains dans les affections rhumatismales. Établissement bien installé.

TIVOLI (Italie, États-Romains). A 31 kilomètres de Rome, sources thermales, déposant des incrustations calcaires, auprès desquelles on rencontre d'autres sources froides et un petit lac dont l'eau passe pour *sulfureuse*. Connues dans l'antiquité sous le nom d'*Albulæ aquæ* et très fréquentées autrefois, elles ont beaucoup perdu de leur importance au point de vue médical.

TOCHE (Amérique du Sud, dans le Quindiù). Chaîne de montagnes faisant partie de la Cordilière centrale des Andes, république de la Nouvelle-Grenade. Altitude : 1955 mètres.

M. Boussingault signale dans cette partie de l'Amérique qui avoisine le volcan de Tolima une source thermale marquant 35° et contenant, par litre d'eau :

Acide carbonique libre.....................	grande quantité.
Carbonate de chaux.....................	0,00015
— de fer.....................	traces
Chlorure de calcium.....................	0,00002
Silice.....................	traces

TOLÉRANCE. La tolérance pour les eaux minérales est généralement déterminée par les rapports qui existent entre leur nature et leur mode d'administration, et les INDICATIONS ou l'OPPORTUNITÉ (voy. ces mots) de leur application.

C'est ainsi que l'usage banal des eaux minérales par les personnes bien portantes est rarement indifférent, et détermine souvent des accidents que caractérisent habituellement l'embarras gastrique, la courbature, l'insomnie et même la fièvre. Il en est des eaux minérales comme de la plupart des médicaments : leurs effets physiologiques sont tout autres dans l'état de santé que dans l'état de maladie : aussi les expériences tentées sur des individus bien portants, dans l'intention d'en déterminer l'action physiologique, sont-elles presque toujours infidèles, ou au moins très incomplètes.

Pour elles encore, comme pour les autres médicaments, il est des individualités réfractaires, qui non-seulement ne subissent pas les effets curatifs que l'on doit en attendre, mais qui sont incapables de les tolérer. Les faits de ce genre, qui ne sont point rares, ont été reprochés à tort à la médication thermale. Ils s'observent également à propos de toute autre application thérapeutique. Les conditions dans lesquelles on va chercher le traitement thermal, et la difficulté de remplacer un traitement mal toléré par un autre mieux adapté à l'idiosyncrasie, font toute la différence.

Lorsqu'un traitement thermal a été suivi pendant une période suffisante, il cesse d'être toléré. Il en est encore ainsi de toute médication. C'est à l'expérience et à une observation attentive qu'il appartient de prévenir les accidents que ne manque pas d'entraîner la cessation de la tolérance, ou d'enrayer leur développement lorsqu'ils sont venus vous surprendre [voy. SATURATION].

TOLZ. Voy. ADELHEIDSQUELLE. KRANKENHEIL.

TONGRES (Belgique, prov. de Limbourg). Ville à 17 kilomètres de Maëstricht et 22 de Liége, près de laquelle, dans un vallon, se trouvent plusieurs sources. La principale et la plus usitée est appelée *Fontaine de Pline*, parce qu'elle est citée dans les écrits de ce naturaliste.

Ferrugineuse bicarbonatée. Tempér., 11 à 13° centigr.

Eau : un litre.

	Gram.
Carbonate de chaux..................	0,1080
— de magnésie..................	0,0274
— de soude..................	0,0194
Sulfate de potasse..................	0,0172
Chlorure de sodium..................	0,0090
Oxyde ferrique..................	0,0060
Alumine..................	0,0020
Phosphate de soude..................	0,0010
Acide crénique..................	0,0040
Matière organique..................	0,0140
	0,2100

(LAMINNE, 1848.)

On emploie les eaux de Tongres en boisson dans les cas de chlorose et de dyspepsie. Pline les avait déjà recommandées contre la gravelle et les fièvres intermittentes.

Le débit de la source est évalué à 50,000 litres par vingt-quatre heures.

TONIQUES (Eaux). Le traitement thermal a généralement une action finale *tonique*. Mais la plupart des eaux minérales, telles que les sulfatées, les bicarbonatées, les chlorurées, ne sauraient revendiquer par elles-mêmes une action primitivement et directement tonique, dans le sens précis de ce mot ; elles représentent plutôt, par leur intervention immédiate, une médication *excitante*.

Les eaux *ferrugineuses* sont peut-être les seules qui méritent d'une manière absolue la dénomination d'eaux minérales *toniques*.

TÖNNISSTEIN (Prusse). Près du lac de Laach et dans un sol qui laisse dégager du gaz acide carbonique en plusieurs endroits.

Ferrugineuse bicarbonatée. Tempér.?

	Eau : 16 onces.		Eau : un litre.
	Ponc. cub.		Cent. cub.
Acide carbonique............	21,40	=	1070,0
	Grains.		Gram.
Sulfate de soude............	0,80	=	0,090
Chlorure de sodium.........	0,95	=	0,114
Carbonate de soude.........	7,25	=	0,070
— de chaux.........	9,00	=	1,080
— ferreux...........	0,10	=	0,012
	18,10	=	2,172
			(FUNKE.)

Ces eaux s'emploient transportées, surtout comme *eaux de table*.

TOPIQUES (Applications). On applique quelquefois les eaux minérales sous forme *topique*, par l'intermédiaire des matières organiques, et en particulier des matières confervoïdes, qui se développent dans les sources ou dans les bassins de réfrigération [voy. ORGANIQUES (MATIÈRES)]. On s'accorde généralement à considérer que ces applications de matières organiques ne possèdent pas de grandes vertus par elles-mêmes, et doivent surtout leurs appropriations à l'eau minérale qui les imprègne et dont elles prolongent le contact.

D'un autre côté, ces matières organiques ne se rencontrent guère que dans des eaux très peu minéralisées, ou facilement altérables comme les sulfurées, de sorte qu'à ce point de vue même il paraît difficile de leur attribuer une activité formelle. Ces applications topiques paraissent agir tantôt dans un sens résolutif, tantôt dans un sens sédatif ; ces deux modes d'action peuvent du reste se rencontrer ensemble dans un cas donné.

On peut ranger encore dans la même acception l'usage où l'on est, près de certaines sources, d'incorporer le sédiment laissé par les eaux avec un corps gras et d'utiliser ce mélange en embrocations et en onctions, tantôt comme méthode substitutive, tantôt comme médication astringente. C'est principalement dans le traitement des maladies de la peau et pour la guérison des ulcères atoniques que ce moyen est employé.

TOPLIKA (États autrichiens, Croatie). Bourg à 4 kilomètres de Warasdin et 32 d'Agram.

Plusieurs sources abondantes, identiques en composition et en température, émergeant d'un sol calcaire et captées pour l'usage de plusieurs piscines que fréquentent, dans des établissements distincts, les diverses classes de baigneurs.

Sulfurée calcique. Tempér., 59° centigr.

	Eau : 16 onces.		Eau : un litre.
	Grains.		Gram.
Sulfate de soude........	2.256	=	0,239
— de magnésie........	0,652	=	0,069
— de chaux..........	1,352	=	0,143
Chlorure de sodium........	0,933	=	0,098
— de magnésium.....	0,471	=	0,050
— de calcium........	0,168	=	0,017
Carbonate de magnésie......	0,829	=	0,087
— de chaux........	2,718	=	0,288
— de fer..........	0,138	=	0,014
Soufre libre	3,269	=	0,285
Acide silicique............	0,252	=	0,026
Alumine................	0,482	=	0,051
Matière humique..........	0,134	=	0,013
	13,652	=	1,380
	Pouc. cub.		Cent. cub.
Gaz hydrogène sulfuré......	6,539	=	353,1
Gaz acide carbonique.......	3,088	=	166,7

(HALTER.)

On utilise encore à Toplika des boues minérales dont la composition participe à celle des sources et qui ont une température de 38° centigr. Leur emploi est souvent combiné avec celui des bains.

Divers établissements, sous les noms de *Constantinischen, Josephs* et *Wannenbäder*, sont installés pour l'emploi médical des eaux et des boues. On y traite particulièrement les affections rhumatismales, arthritiques, les paralysies et les maladies de la peau, sans compter tout ce qu'une thermalité puissante peut fournir d'indications nombreuses. D'ailleurs, l'usage interne y est assez rarement suivi.

La station de Toplika se recommande par son site et ses aménagements. Elle était célèbre, à l'époque romaine, sous la désignation de *Constantineæ thermæ.* On assure que l'empereur Constantin restaura ces thermes qu'un incendie avait détruits.

TÖPLITZ-KRAPINA. Voy. KRAPINA.

TÖPLITZ-WARASDIN. Voy. TOPLIKA.

TOPUSZKO (États autrichiens, provinces militaires du Banat).

Dans une vallée agréable, à 6 milles de Carlstadt, très nombreuses sources thermales, émergeant au milieu de boues minérales également chaudes. Nous donnons l'analyse de la principale d'entre elles.

Bicarbonatée calcique. Tempér., de 49 à 58° centigr.

	Eau : 16 onces. Pouc. cub.		Eau : un litre. Cent. cub.
Acide carbonique............	2,73	=	147,4
	Grains.		Gram.
Sulfate de soude............	0,365	=	0,038
— de chaux............	0,346	=	0,036
— de magnésie.........	0,458	=	0,048
Chlorure de magnésium......	0,264	=	0,027
Carbonate de chaux.........	1,445	=	0,153
— de magnésie.......	0,403	=	0,042
— ferreux	0,021	=	0,002
Silice	0,448	=	0,047
Alumine et matière organique.	0,070	=	0,007
	3,820	=	0,400

(RAGSKY.)

Cette source est utilisée surtout en bains de piscines pour les besoins d'un hôpital militaire thermal. Mais le traitement principal à Topuszko consiste en bains de boues. Ces boues minérales se recueillent dans des prairies marécageuses, traversées par des sources chaudes. Elles contiennent, d'après Sieger, 32 p. 100 de matières organiques et 86 p. 100 d'éléments minéraux, parmi lesquels figurent du sulfate et du carbonate de chaux, de la silice et de l'oxyde de fer. Les bains se prennent dans de grands bassins établis sur les lieux de provenance et au milieu desquels les eaux thermales se mêlent à la boue, laquelle a une température variant de 36 à 45° centigr.

La station de Topuszko est au premier rang des eaux dites *indifférentes* en Allemagne. La haute température de ces sources et l'emploi de leurs boues prêtent à des indications variées. On les prescrit comme révulsives et résolutives dans les paralysies, les troubles menstruels, les cachexies par intoxication et les affections arthritiques, rhumatismales ou scrofuleuses.

Le gouvernement autrichien apporte une attention particulière au développement du poste militaire de santé de Topuszko, que recommandent d'ailleurs de bonnes conditions de site, et des dispositions ont été prises pour en améliorer encore l'installation.

TORDA (Etats autrichiens, Transylvanie).

Village à 12 kilomètres de Klausenburg, près duquel on exploite une mine considérable de sel gemme. Une source abondante, *chlorurée sodique*, froide, riche en iodure et en bromure, fait partie de cette saline, et est employée en bains dans un établissement convenablement installé. Traitement des scrofules.

TORQUAY (Angleterre, comté de Devon). Sur la baie de ce nom, dans la Manche.

Bains de mer très fréquentés.

TORRE DE SAN MIGUEL (Espagne, prov. de Saragosse).

Sulfureuse. Tempér. 14° centigr.

	Eau : un litre.
	Gram.
Chlorure de sodium......................	0,261
— de magnésium....................	0,001
Sulfate de soude......................	0,341
— de chaux......................	0,026
Carbonate de chaux....................	0,705
— de magnésie....................	
Fer................................	0,005
Acide silicique.....................	0,010
Gaz hydrogène sulfuré................	indét.
Gaz acide carbonique.................	indét.
	1,349

(CAMPS Y CAMPS.)

Ces eaux sont depuis longtemps employées en boisson dans les affections bronchiques et névropathiques. Un établissement est en voie d'installation.

TOSCANE (Italie). La Toscane présente sur plusieurs points de son étendue le rapprochement de terrains volcaniques avec les formations secondaires et tertiaires de la chaîne des Apennins. Outre les amas de boues minérales, connues sous le nom de *Lagoni*, et riches en acide borique, elle compte un grand nombre de sources utilisées en médecine. La plupart de ces eaux appartiennent aux classes des *chlorurées*, des *sulfatées*, et des *ferrugineuses*. Il en est dont la thermalité dépasse 50° centigrades. On signale comme les plus fréquentées celles de *Monte-Catini, Lucques, Pise, Roselle, San-Filippo*. Nous avons relevé celles des sources de cette partie de l'Italie qui se distinguent par leur minéralisation ou leur notoriété, et dont l'analyse a été publiée. L'île d'Elbe fait également l'objet d'un article particulier. [Voy. ELBE (île d').]

TOWZN (Angleterre, princip. de Galles).

Bains de mer.

TOXIQUES (Eaux). De tous les principes qui existent dans les eaux minérales, un seul, lorsqu'il s'y rencontre en proportion un peu notable, est capable de produire sur l'économie des désordres fâcheux, en un mot, une intoxication, c'est l'*arsenic*. Nous ne parlons pas ici de quelques sources dites *de mines* qui, après avoir lessivé des terrains pyritiques, entraînent avec elles des sels de cuivre : celles-ci ne sont généralement pas usitées en médecine.

Dans les eaux minérales, en général, la quantité d'arsenic est tellement minime que la présence de ce corps n'est considérée, par beaucoup d'auteurs, que comme un agent puissant de la médication hydrominérale, quel que soit le volume de l'eau ingérée. Jamais, que nous sachions, on n'a eu l'occasion d'observer des accidents ressemblant à l'intoxication arsenicale. Nous devons cependant faire une exception pour les sources de Cransac qui, à certaines époques de l'année, deviennent, jusqu'à un certain point, toxiques.

Les sources de cette station varient tellement de composition qu'à la suite de longues sécheresses, elles se concentrent extraordinairement, et alors leur application exige toute la prudence d'un médecin habile. Il résulte des analyses de M. Blondeau que la source *Haute-Richard*, par exemple, peut varier dans la proportion de ses principes minéralisateurs du simple au quadruple. Le sulfure d'arsenic, qui existe en temps ordinaire à la dose de 0,00025 par litre d'eau, s'est élevé, après une succession de beaux jours, à la dose de 0,00905. M. le docteur Murat, inspecteur des eaux de Cransac, a exposé ainsi l'action de ces eaux : « Prise à la dose de 5 à 6 litres, cette eau (source *Haute-Richard*) produit ordinairement de dix à douze selles dans la journée, plus ou moins, suivant le tempérament et la disposition de l'individu.

» A cette dose, elle occasionne quelquefois un sentiment de pesanteur à l'estomac, accompagné d'anxiété et de céphalalgie frontale, de nausées, de vomissements; quelquefois l'appétit se perd et la digestion devient pénible. Ces phénomènes dépendent d'une irritation de l'estomac que l'on fait cesser en diminuant la quantité de ces eaux, ou en y ajoutant du bouillon de veau, du petit-lait, etc. Continuée à cette dose, elle produit, au bout de huit à dix jours, un affaiblissement plus ou moins sensible, suivant le tempérament et le nombre de selles qu'elle provoque. On sue alors avec la plus grande facilité, ce qui rend dangereux les exercices un peu violents, surtout dans les mois d'août et de septembre, où des nuits très fraîches succèdent à des jours très chauds. Le vomissement s'observe encore chez ceux dont l'estomac est atteint d'inflammation chronique, que trop souvent on prend pour une simple dyspepsie nerveuse. Ces sortes de malades éprouvent bientôt après les trois ou quatre premiers verres d'eau une céphalalgie frontale plus ou moins vive, un sentiment de chaleur, de sécheresse au gosier. L'estomac est douloureux, ils sont dans un état d'anxiété, d'inquiétude inexprimable et dont ils ne peuvent rendre compte; la peau est ordinairement sèche, le pouls dur, concentré, quelquefois fréquent, suivant l'intensité de l'irritation. Ces malades se plaignent que les eaux ne passent pas; ils s'agitent, ils vont, ils viennent : ils mangent peu, parce que leur digestion est ordinairement pénible; ils sont généralement soulagés par le vomissement; mais ces accidents ne tardent pas à reparaître, s'ils boivent de nouveau. » Ce sont bien là, en effet, la plupart des symptômes que l'on observe à la suite de l'absorption de l'arsenic en proportion un peu sensible, et si M. le docteur Auzouy n'a pas présenté les faits sous un jour aussi sombre, il reconnaît néanmoins que les eaux de Cransac possèdent des propriétés très actives et qui nécessitent la plus grande prudence.

TRACTATORES. Esclaves qui, dans les pratiques balnéaires des anciens, avaient pour fonctions de frotter et de masser les différentes parties du corps des personnes qui sortaient du bain. (Sénèque, Ep. 66, *Dict. de Rich.*) [Voy. BAINS. MASSAGE.]

TRAITEMENT D'HIVER. Voy. HIVER (Traitement d').

TRAITEMENT MARIN. Voy. MARIN (Traitement).

TRAITEMENT THERMAL. Voy. THERMAL (Traitement).

TRAJET DES EAUX. Voy. CONDUITE. CONSERVATION. RÉGIME DES EAUX.

TRAMESAIGUES (France, Hautes-Pyrénées, arrond. de Bagnères-de-Bigorre), à 49 kilomètres de cette ville et dans le voisinage de la montagne de Lagaret.

Sulfurée sodique. Tempér., 20° centigr.

	Eau : un litre.
	Gram.
Carbonate de soude........................	0,028
— de potasse........................	0,004
— de chaux........................	0,014
— de magnésie........................	0,012
— de fer ou sulfure........................	0,004
Sulfure de sodium	0,022
Sulfate de magnésie	0,020
de soude	0,030
Chlorure de sodium........................	0,022
— de magnésium........................	0,020
Silicates de chaux et d'alumine.............	0,016
Iodure et bromure de sodium................	0,008
Glairine rudimentaire........................	0,018
	0,218

(LATOUR DE TRIE.)

Cette source est découverte depuis l'année 1848. Applications non spécifiées.

TRAMORE (Irlande, comté de Waterford) sur l'Océan.

Bains de mer fréquentés.

TRANSPORTÉES (Eaux). Les eaux minérales ne sont pas seulement utilisées en boisson vers leur point d'émergence ; un grand nombre d'entre elles sont maintenant l'objet d'une exportation considérable au dehors : il en existe même plusieurs qui n'ont pas d'autre destination, telle est celle de Bussang.

Les eaux que l'on transporte loin des sources sont presque toujours froides, rarement tempérées, et il en est peu de thermales qui aient cette destination. Mais les deux premières séries ne se prêtent pas toujours au même titre à ce genre d'exploitation.

En tête des eaux qui sont le plus transportées, il faut citer les eaux *bicarbonatées sodiques, ferrugineuses* et *mixtes*. En général, plus leur température est basse, plus elles sont riches en gaz carbonique; moins elles contiennent de matières organiques, plus elles sont aptes à être transportées. Si elles ne renferment pas en dissolution la même quantité d'acide carbonique qu'au moment où elles sourdent, elles renferment encore assez de gaz pour maintenir leurs principes minéraux en solution, sauf le bicarbonate de fer qui se décompose partiellement, et le bicarbonate de chaux qui, dans les eaux riches en sel calcaire, dépose, après un certain temps, une proportion à peine appréciable de carbonate neutre de chaux. Ce sont ces dernières qu'on a conseillé de gazéifier artificiellement, afin de faciliter leur conservation. [Voy. GAZÉIFIÉES (Eaux.)]

Les eaux sulfurées sodiques et calciques, quoique minéralisées spécialement par des principes sulfurés à peu près identiques (sulfures de sodium et de calcium, acide sulfhydrique) ne sont pas toutes également propres à la transportation, et cela parce qu'elles ne sont pas stables au même degré.

Dans les unes, en effet, l'élévation de leur température naturelle semble modifier sensiblement l'arrangement moléculaire des acides avec les bases : d'autres fois, lorsque le puisement et l'embouteillage n'ont pas été faits avec soin, leurs principes se décomposent : d'autres fois, enfin, la proportion anormale de la matière organique devient une cause particulière d'altération.

MM. Filhol et J. François ont constaté, comme M. O. Henry, que les eaux sulfurées sodiques ayant une température supérieure à celle de l'air ambiant et destinées à l'exportation, ont besoin d'être refroidies par serpentinage, et à l'abri du contact de l'air avant d'être mises en bouteilles ; que toutes celles des Pyrénées supportent également le transport lorsqu'on les a mises en bouteilles avec un soin convenable ; et, contrairement à l'opinion de quelques auteurs, que les eaux les plus froides se transportent mieux que les eaux sulfurées thermales.

Les eaux sulfatées, par la nature même des sels qui les minéralisent et par le parti qu'on en retire en thérapeutique, se transportent mieux que les eaux bicarbonatées et les eaux sulfurées. Si elles n'ont pas, après un certain temps, le même volume d'acide carbonique qu'à la source, les sulfates alcalins et terreux y subsistent dans toute leur intégrité ; il nous suffit de citer pour cela les eaux de Pullna, de Friedrichshall, de Sed-litz, etc.

Les sources chlorurées fournissent un très petit nombre d'eaux minérales transportées, et cependant, si l'on s'en rapporte à leur constitution, elles sont, avec les eaux sulfatées, celles qui peuvent le mieux subir le transport (voy. CONSERVATION. EMBOUTEILLAGE. PUISEMENT).

Les eaux minérales sont quelquefois employées à distance dans le but de compléter un traitement commencé près d'une station : à part cette circonstance, leur usage ne rentre nullement dans ce que l'on peut entendre par *traitement thermal*. Elles ne représentent à proprement parler qu'un médicament, mais qui permet d'administrer certains principes sous des formes que l'on ne retrouve pas dans la matière médicale.

On peut diviser les eaux minérales transportées en plusieurs catégories, qui, d'après l'ordre de fréquence de leur emploi, sont les suivantes :

Eaux *digestives, sulfurées, bicarbonatées sodiques, ferrugineuses, purgatives.*

On fait un énorme usage des eaux *digestives*. Ce sont des eaux bicarbonatées, mixtes ou calciques, peu minéralisées, presque toujours ferrugineuses à des degrés divers, surtout caractérisées par leur qualité gazeuse. Elles représentent autant une boisson hygiénique qu'une boisson médicamenteuse. Les plus usitées sont, en France : Saint-Galmier, Bussang, Saint-Alban, Condillac, Soulzmatt, Chateldon, Saint-Pardoux, etc.; en Allemagne, Selters, Schwalheim, etc.

L'usage des eaux minérales de ce genre, qui ne se distinguent entre elles que par de légères différences, doit être très encouragé, surtout aux dépens des eaux gazeuses artificielles, préparations fort inférieures, et dont l'emploi n'est pas toujours dépourvu de réels inconvénients [voy. GAZEUSES (eaux)].

Les eaux *sulfurées* sont à peu près exclusivement employées dans les affections chroniques de l'appareil respiratoire ; on les combine avantageusement aux autres agents de la thérapeutique : Labassère, les Eaux-Bonnes, Cauterets, Enghien, sont les plus usitées.

Les eaux *bicarbonatées sodiques* fortes, Ems et Vichy surtout, sont employées, comme les bicarbonatées mixtes ou calciques, à titre d'eaux digestives. Mais elles offrent un caractère plus médicamenteux. C'est à elles que l'on recourra, dans tous les cas où l'on voudra exercer une action effective sur quelque état diathésique ou constitutionnel, ou sur un état morbide déterminé, ainsi dans la gravelle, la goutte, le diabète, les affections du foie, calculeuses ou non, etc.

Les eaux *ferrugineuses* proprement dites ne tiennent qu'une place secondaire dans la pratique. On subordonne, en général, dans les cas qui les réclament, la qualité ferrugineuse à la qualité digestive, et l'on choisit parmi les eaux que nous avons énumérées plus haut, celles qui contiennent le plus de fer.

Spa, Schwalbach, Orezza, représentent les eaux ferrugineuses les plus employées. Les sources bicarbonatées sodiques ferrugineuses, comme les sources *Lardy* ou de *Mesdames* à Vichy, et un certain nombre de sources du Puy-de-Dôme, sont très utilement employées dans les cas de ce genre.

Quant aux eaux *purgatives*, sulfatées magnésiques ou sodiques, Pullna, Sedlitz, Saidschutz, elles sont beaucoup plus employées en Allemagne qu'en France, où on leur préfère des eaux artificielles, ou plutôt de simples dissolutions salines, qui n'ont même pas la prétention de les imiter.

TRAVEMÜNDE (république de Lübeck). Sur la Baltique.

Bains de mer.

TRAVERTINS. Voy. DÉPÔTS.

TRÉBAS (France, Tarn, arrond. de Moissac).

Ferrugineuse bicarbonatée.? Tempér., 17° centigr.

	Eau : un litre.
	Lit.
Acide sulfhydrique......................	quant. indét.
Acide carbonique	0,333
	Gram.
Carbonate de chaux	0,4386
— de fer.......................	0,1061
Sulfate de magnésie.................... ⎞	
— d'alumine .... ⎬	0,1193
Chlorure de calcium................... ⎠	
— de sodium	0,4320
	0,8969

(LAMOTHE père et fils.)

L'*Annuaire des eaux de la France* range la source de Trébas parmi les *sulfurées calciques*, mais, est-il dit « si la quantité de fer qu'indique l'analyse précédente existe réellement dans cette eau, elle doit être rangée parmi les eaux *ferrugineuses.* » C'est une opinion que nous partageons tout à fait. Ce sujet mérite donc d'être approfondi.

TRÉBIZONDE (Turquie d'Asie). Source *thermale* avec bains en marbre remarquables par leur architecture élégante.

TRÉBONS (France, Haute-Garonne, arrond. de Saint-Gaudens). A 47 kilomètres de cette ville, dans la vallée de l'Arboust, et à 4 kilomètres de Luchon.

Il existe dans cette localité une source *ferrugineuse* froide (11°) appartenant à un particulier, et qui jaillit avec abondance d'une assise de calcaire gris esquilleux, presque massif. Pas d'analyse.

TREMBLEMENT DE TERRE. L'influence des tremblements de terre sur le régime des sources minérales est de notoriété ancienne; elle est accusée dans tous les ouvrages qui traitent de la physique du globe.

Nous avons vu que ces eaux gisent surtout dans les pays de montagne, sur les versants et au pied des chaînes, et dans les contrées volcaniques. C'est aussi dans les montagnes, dans les pays à volcans anciens ou actifs, ou à leur voisinage, que les tremblements de terre sont à la fois les plus intenses et les plus fréquents. Des observations récentes tendent à indiquer que les centres d'action de ce phénomène coïncident souvent avec les principaux affleurements des roches plutoniques les moins anciennes, et des roches volcaniques, qui sont les congénères d'eaux minérales.

Les faits d'influence le plus généralement accusés se rapportent à la température. On cite surtout ceux qui ont marqué avec les tremblements de terre de la période de 1750 à 1800, et notamment avec celui de Lisbonne. Les sources de Luchon parurent beaucoup plus chaudes de 40° environ, tandis que la *Reine* et *Salies* à Bagnères descendirent de 48 et 51 à 32°. Une source nouvelle se fit jour à Néris; à Bourbon-l'Archambault le volume des sources s'accrut en même temps que la température diminua (Lefort, *Traité de chimie hydrologique*, p. 112 et 113). Les eaux d'Aix-les-Bains présentèrent le même phénomène et devinrent lactescentes. En Allemagne, à Tœplitz, à Karlsbad, on observa des intermittences dans l'écoulement. Ce dernier mode d'influence a également été observé sur la *Grande-Grille* à Vichy. Enfin la découverte de la source d'Allevard se rapporte au tremblement de terre de 1791.

Ces faits se confirment par ceux qui ont été observés de nos jours, dans la période de 1840 à 1858.

En janvier 1840, les sources de la *Reine* et de *Salies* à Bagnères diminuèrent de 2° 1/2; leur débit s'accrut notablement; ces deux sources charrièrent pendant deux jours un limon ferrugineux.

En mars 1843, en même temps que des faits semblables étaient observés à Bagnères, les sources d'Ussat devenaient lactescentes et déposaient un sédiment composé de carbonate de chaux et de silice. La température diminua de 0°,8; il y eut un accroissement momentané du volume, et dégagement abondant de gaz (J. François).

On sait que les Pyrénées furent éprouvées, du 19 juillet au 8 août 1854, par une série presque non interrompue de secousses horizontales (est-ouest) et verticales. Leur action fut très sensible à Bagnères, à Gazost, à Cauterets et à Baréges.

A Bagnères, la source de *Salies* se troubla; à Gazost, il y eut pendant plusieurs jours entraînement de matière organique noire, chargée de sulfure de fer. Le même phénomène se remarqua à la source *César* à Cauterets : cette source augmenta de température et de sulfuration, et ramena à elle la presque totalité de l'eau de *Bruzaud*. A Baréges, le griffon nᵒ 2 de la galerie de l'Est, qui émerge au voisinage du pétrosilex chlorité, sa roche congénère, passa de 18 à 28°; son volume s'accrut de 12400 à 28800 litres (J. François).

Lors des secousses qui affligèrent la partie du Valais située au pied du mont Rose, en 1858, les sources minérales de cette contrée (Loëch, Brigt, Saxon, etc.) éprouvèrent des variations momentanées dans la température. On vit jaillir des eaux et des boues thermales sur plusieurs points des hautes vallées du Wipsbach et du Strumbach.

On pourrait résumer comme il suit les phénomènes observés sur les eaux minérales par suite de tremblements de terre :

1° La température est affectée tantôt en plus, souvent en moins. Cette action est momentanée ; elle suit les plus fortes secousses, et se prolonge rarement au delà d'un à trois jours;

2° Il en est de même des variations que l'on remarque sur le débit. Il y a le plus souvent accroissement momentané. Alors on observe l'entraînement à l'extérieur de dépôts et limons organiques et terreux dont la nature varie avec la composition des eaux. L'émission de ces dépôts est le plus souvent accompagnée de dégagements de gaz abondants et répétés. Il s'opère alors un ramonage des cheminées ascensionnelles des griffons. D'autres fois, sur les sources bicarbonatées, les dégagements d'acide carbonique deviennent tumultueux avec bruit souterrain. Il y a alors diminution de la température et du débit.

3° Les phénomènes indiqués ci-dessus se manifestent à peu près exclusivement sur la plus importante ou sur les principales d'entre les sources d'un même groupe, sur celles qui sont à la fois les plus abondantes et les plus chaudes.

4° Les centres d'action des secousses, marqués le plus souvent par des mouvements verticaux, coïncident fréquemment avec les principaux groupes ou lignes d'affleurement des roches congénères les plus récentes des eaux minérales. Ce fait est remarqué non-seulement dans le voisinage de volcans en activité, ainsi que dans les chaînes à volcans éteints, mais encore dans les montagnes sur lesquelles les affleurements de roches cristallines et plutoniques sont développés.

C'est ainsi que les vallées d'Ossau (Basses-Pyrénées), les environs de Bayonne, le groupe de Gazost et de Bagnères, où l'ophite se relie de voisinage avec les roches cristallines et plutoniques, congénères des sulfureuses, ont subi la plus grande part d'influence lors des secousses de 1750 et de 1854.

En résumé, l'action du tremblement de terre, même à de grandes distances des centres d'activité, sur le régime des eaux minérales, est confirmée par une succession non interrompue de faits qui remontent à des temps reculés et recueillis surtout depuis le XIV° siècle et notamment dans les XVII° et XVIII°, jusqu'à nos jours. Dans les Pyrénées, on a signalé la coïncidence de la direction des secousses horizontales avec celle des lignes d'affleurement des roches éruptives. Des secousses lointaines n'ont été accusées que par un trouble momentané dans le régime de certaines sources.

L'ensemble des faits observés tendrait à confirmer l'opinion que les eaux thermales sont de grande profondeur et que leur origine, comme leur gisement, ont des rapports de communauté avec les roches éruptives que nous avons indiquées sous la dénomination de *congénères* [voy. GISEMENT. ORIGINE. RÉGIME SOUTERRAIN. ROCHE CONGÉNÈRE].

TRÉMINIS (France, Isère, arrond. de Grenoble). A 62 kilomètres de cette ville.

Sulfurée calcique. Froide.

	Eau : un litre.
Acide sulfhydrique libre et combiné................	indét.
	Gram.
Carbonate de chaux......................	0,120
— de magnésie	0,060
Sulfate de chaux	0,061
— de magnésie....................	0,090
— de soude	0,072
Chlorure de sodium....................	0,021
Perte	0,006
	0,430
	(GUEYMARD.)

Cette eau minérale a été encore analysée par M. Niepce, mais les résultats que cet auteur indique sont très différents de ceux de M. Gueymard (voy. *Annuaire des eaux minérales de la France*). Elle jaillit d'un terrain schisteux, à vingt minutes de l'église de Tréminis et dans un ravin ; mais la source tarit quelquefois dans l'été. On l'administre en boisson et en lotions. Applications thérapeutiques non spécifiées.

TRÉMISEAU (France, Cantal, arrond. de Murat).

A 7 kilomètres est de Condat, à 6 kilom. nord de Marcenat et à côté du hameau de Trémiseau, se trouvent plusieurs sources *ferrugineuses bicarbonatées* froides (12 à 13° centigr.), dont l'une, la *Source-Vieille*, est usitée par les habitants du voisinage comme tonique. Pas d'analyse. Suivant M. Mourguye, l'eau de la Source-Vieille contient, par litre,

2^{gr},25 de sels, parmi lesquels figurent les carbonates de chaux, de magnésie et de fer.

TRENTSCHIN. Voy. TEPLICZ.

TRÉPORT (Le) (France, Seine-Inférieure, arrond. de Dieppe). A
28 kilomètres de cette ville. Sur la Manche et à 88 kilom. de Paris.

Bains de mer fréquentés.

TRESCLÉOUX ou **TRESCLEAUX** (France, Hautes-Alpes, arrond.
de Gap). A 46 kilomètres de cette ville.

Sulfurée calcique. Froide.

	Eau : un litre.
	Lit.
Azote...............................	0,00700
Acide carbonique......................	0,09202
Acide sulfhydrique libre et combiné.........	0,00300
	Gram.
Carbonate de chaux...................	2,037
— de magnésie....................	0,128
— de fer.......................	traces
Sulfate de soude	traces
— de chaux.....................	0,047
— de magnésie...................	traces
Chlorure de sodium	0,138
— de calcium	0,005
— de magnésium.................	0,021
Silicate d'alumine.....................	0,122
Matières organiques	indét.
	2,498

(NIEPCE.)

TRESCORE ou **BEROA** (Italie, Lombardie, délég. de Bergame).
A l'entrée du val Cavallina et à 40 kilomètres environ de Bergame.

Sulfurée calcique. Tempér., 25°.

Deux sources voisines portant les noms de *Trescorre* et de *Beroa*.

Eau : un litre.	Source DE TRESCORE.	Source DE BEROA.
	Cent. cub.	Cent. cub.
Acide carbonique.............	40,0	43,7
Acide sulfhydrique...........	35,6	66,4
	Gram.	Gram.
Chlorure de sodium..........	0,636	0,850
— de magnésium........	0,021	0,051
— de calcium	»	0,021
Carbonate de chaux..........	0,180	0,187
— de magnésie.........	0,030	•1,025
— de fer.............	0,004	0,008
Sulfate de magnésie..........	0,140	0,159
Silice......................	0,008	0,008
	1,019	1,309

(ALEMANI, 1813.)

Spécialisation non déterminée.

TRIESTE (Etats autrichiens, Istrie).

Bains de mer.

TRILLO (Espagne, prov. de Guadalajara).

Dans une vallée étroite appelée *Val des Sources de Santé* et sur un terrain de transition, nombreuses sources de composition et de température différentes. Nous donnons les noms des principales avec leur température : source de la *Princesse* (30° centigr.), du *Roi* (29°), de la *Reine* (29°), du *Prince* (28°), de la *Comtesse* (29°), de la *Piscine* (26°), du *Directeur* (24°), de *Sainte-Thérèse* (29°).

Chlorurée sodique et *sulfurée calcique.* Tempér., de 24 à 30° centigr.

Eau : un litre.	Source DU ROI.	Source DE LA PISCINE.
	Gram.	Gram.
Oxygène	0,561	0,625
Azote	1,028	1,134
Acide carbonique.	0,360	0,063
Acide sulfhydrique.	»	0,164
Chlorure de sodium	0,651	0,243
Carbonate de chaux.	0.254	»
— de fer.	0,185	»
Sulfate de chaux.	0,169	»
— de magnésie.	0,148	0,365
Sulfure de calcium.	»	0,620
	3,356	3,214

(GONZALEZ Y CRESPO, 1844 et 1847.)

Ces eaux forment des incrustations calcaires au contact de l'air.

Elles s'emploient en boisson, bains, douches et étuves dans les affections rhumatismales et arthritiques, les paralysies, et surtout dans les scrofules. Celles qui ont un caractère sulfureux accidentel sont appropriées au traitement des maladies de la peau et des ulcères.

Divers établissements les desservent et sont encore connus sous le nom collectif de *Bains de Charles III*, en l'honneur du fondateur du principal d'entre eux. On y trouve des piscines et des appareils balnéaires bien installés. Un hôpital existe pour le service des indigents. La localité offre toutes les ressources désirables.

Ces bains, très fréquentés, sont une propriété nationale placée sous la surveillance et à la charge du gouvernement.

TRITOLI. Voy. ÉTUVES NATURELLES.

TROGUEN (Suisse, canton d'Appenzell).

Bains dans un ravin d'un abord difficile. Source *sulfureuse*, froide, employée dans les maladies de la peau et les rhumatismes. Station renommée.

TROLLIÈRE (La) (France, Allier, arrond. de Moulins). A 1 kilomètre environ du bourg de Theneuille et à 1 kilom. de Saint-Pardoux.

Ferrugineuse bicarbonatée. Tempér., 7°.

Une seule source qui jaillit des marnes irisées, au milieu d'un pré et dans un réservoir circulaire que recouvre une toiture en zinc supportée par des pilastres de pierre.

	Eau : un litre.
Acide carbonique libre	1 vol. 1/3
	Gram.
Bicarbonate de chaux....................⎱	
— de magnésie.....................⎰	0,0309
— de soude.....................	0,0240
Sulfates de soude et de chaux...............	0,0180
Chlorures de sodium et de magnésium........	0,0400
Silicates de chaux et d'alumine.............	0,0600
Oxydé de fer, *associé à l'acide crénique*.......	0,0200
	0,1960
	(O. Henry.)

L'eau minérale de la Trollière est plus gazeuse que celle de Saint-Pardoux qui se trouve dans la même région. Son débit est évalué à 4800 litres par vingt-quatre heures. Elle répand, dit M. Regnault, une odeur prononcée d'acide sulfhydrique qui provient du lieu où elle émerge ; mais M. Grellois assure, au contraire, qu'elle ne contient pas de principe sulfuré. Il se peut, en effet, que cette eau minérale, sous l'influence des saisons, à la suite de fortes chaleurs par exemple, laisse dégager une petite quantité d'acide sulfhydrique provenant de la décomposition des sulfates, d'autant plus qu'elle émerge d'un sol tourbeux.

M. Regnault dit que la source de la Trollière a une action spéciale dans le catarrhe chronique des bronches, l'irritation latente des voies urinaires entretenue par la présence de graviers dans les reins, avec disposition à l'éréthisme, dans les diarrhées chroniques, et enfin dans quelques affections de la peau.

TROMPE. La *trompe* est une machine soufflante employée dans les usines métallurgiques des Pyrénées et des Alpes. L'air, entraîné à l'intérieur d'un arbre vertical creux par de l'eau tombant en colonne, est réuni sous pression dans un réservoir sur les parois duquel se trouvent établies les prises de souffleries.

Cet appareil a eu, dans ces dernières années, plusieurs applications: pour production de vapeurs spontanées exaltées et pour douches locales de vapeur. M. J. François, à qui l'on doit ces applications, s'en est surtout servi pour l'appropriation de la nouvelle division des vapeurs minérales à l'établissement thermal d'Aix-les-Bains. Dans cette division fonctionnent deux trompes en fonte : l'une dessert deux caisses et deux douches de vapeur *Berthollet*, l'autre alimente de cette même vapeur une des deux salles d'inhalation. La colonne des trompes est en fonte; l'aspiration se pratique au sommet de la colonne; l'introduction de l'eau est réglée par un robinet à tige; le réservoir d'air est en brique et ciment, ce réservoir est surmonté de cylindres en fonte ou en zinc fort sur les parois desquels sont fixées les prises des douches diverses. On obtient par cet appareil un mélange de vapeur d'eau minérale et d'air chaud auquel la pratique médicale d'Aix-les-Bains attribue des qualités spéciales sous les noms de vapeurs et de douches *Berthollet*. On peut faire varier la pression de 0 à 150 millimètres de mercure.

TROUVILLE (France, Calvados, arrond. de Pont-Lévêque). A 12 kilomètres de cette ville, chemin de fer de l'Ouest, à 204 kilomètres de Paris, sur la Manche.

Bains de mer. Très fréquentés.

TRUSKAWICE (États autrichiens, Galicie). Village, au pied des Carpathes, où l'on exploite des mines de sel gemme.

Trois sources, l'une *chlorurée sodique* (sulfureuse); l'autre *sulfurée calcique*, et la troisième *bicarbonatée ferrugineuse*. Tempér., 11° centigr.

Eau : un litre.

	Source DE FERDINAND.	Source MARIE.	Source DE LA BUVETTE.
	Cent. cub.	Cent. cub.	Cent. cub.
Acide carbonique.............	105,0	90,3	80,4
Acide sulfhydrique.	16,9	47,4	»
Azote.......................	18,3	22,8	»
	Gram.	Gram.	Gram.
Sulfate de soude............	7,347	0,346	»
— de magnésie.........	0,497	0,693	»
— de chaux............	1,426	2,140	0,507
Chlorure de sodium.........	38,486	0,826	0,192
— de magnésium.......	10,416	0,217	»
Carbonate de magnésie.......	0,571	0,403	0,954
— de chaux..........	0,183	0,539	0,176
— ferreux...........	0,009	0,007	0,003
— de manganèse	0,002	»	»
Silice......................	0,020	0,008	0,007
	58,987	5,179	1,841

(TOROSIEVICZ.)

La première de ces sources est signalée comme contenant une matière bitumineuse. A l'exception de la dernière, destinée à l'usage interne, elles s'administrent en bains pour lesquels on les mélange entre elles d'après diverses proportions. Leur température est élevée au moyen de courants de vapeur amenés dans des vases clos.

Leurs applications très variées comprennent surtout les affections scrofuleuses et rhumatismales, ainsi que les états de débilité cachectique. On

utilise les boues qu'elles déposent pour le traitement des lésions arthritiques. Établissement suffisamment installé.

TSESMÉ Voy. CHIO.

TUBERCULEUSES (Affections). Il nous paraît difficile d'admettre
que le traitement thermal puisse, sous aucune de ses formes, agir directement sur l'élément tuberculeux lui-même, dans quelque circonstance
que se présentent les manifestations de la diathèse tuberculeuse. Mais le
traitement thermal peut modifier d'une manière effective les conditions
générales de l'organisme qui favorisent l'apparition et le développement
d'une telle diathèse. On trouvera des développements relatifs à ce sujet à
l'article PHTHISIE PULMONAIRE et surtout à l'article SCROFULE.

TÜFFER ou **RÖMERBAD** (États autrichiens, Styrie, cercle de Mar-
bourg). Station du chemin de fer de Vienne à Trieste, à 2 milles 1/2 de
Cilli. Trois sources, égales en composition et en température, jaillissant
d'une roche dolomitique, au pied du Senosek.

Bicarbonatée calcique. Tempér., 38° centigr.

	Eau : 16 onces. Grains.		Eau : un litre. Gram.
Acide carbonique libre.......	2,239	=	0,237
Carbonate de chaux.........	0,187	=	0,019
— de manganèse.....	0,043	=	0,004
— de fer...........	traces	=	traces
Sulfate de soude...........	0,157	=	0,016
— de chaux..........	0,078	=	0,007
Chlorure de magnésium.....	0,224	=	0,023
— de sodium........	0,331	=	0,034
Silice.................	0,499	=	0,052
	3,658	=	0,392

(HRUSCHAUER.)

Deux piscines spacieuses, le *Römerbad* (bain Romain) et le *Fürstenbad*
(bain des Princes), reçoivent l'eau minérale à courant continu, et sont
nettoyées deux fois dans les vingt-quatre heures. Il y a aussi des baignoires distinctes.

La spécialisation de Tüffer est très analogue à celle des eaux douées
d'une haute thermalité, sans détermination de minéralisation effective ;
le professeur Seegen la rapproche des applications de Pfeffers et Wildbad.
C'est surtout dans les états névropathiques qu'elle se recommande. Le
docteur Leidesdorf y comprend les maladies de l'utérus et de ses annexes, principalement en rapport avec les troubles menstruels. Le rhumatisme et la paralysie figurent également au premier rang des attributions de cette station.

Tüffer réunit d'excellentes conditions de site, de climat et d'installation. C'était, comme son nom l'indique, un établissement thermal florissant à l'époque romaine.

TUMEURS BLANCHES. Deux sortes d'indications se présentent dans les cas de tumeurs blanches. Elles ressortent de la nature de l'affection elle-même. Il faut à la fois agir localement et, par un traitement interne ou général approprié à la diathèse prédominante, chercher à modifier l'économie entière. La médication thermale s'adresse à l'importante considération de l'état général [voy. LYMPHATISME. SCROFULE. SYPHILIS]. Les moyens locaux ne peuvent, bien entendu, être utilisés qu'après un temps plus ou moins long, alors qu'il ne reste plus de douleur, ni aucun autre phénomène inflammatoire, ou, quand, dès le début, la maladie n'en a point offert, et c'est aux *résolutifs* et aux *excitants* qu'on a recours de préférence. Il sera donc nécessaire de diversifier les procédés balnéaires à ce point de vue, bains, douches, applications topiques. A minéralisation ou thermalité équivalente, c'est aux stations où ces modes d'emploi sont le mieux organisés et dirigés avec le plus d'intelligence qu'on doit adresser les malades.

Les eaux *chlorurées sodiques* et les eaux *sulfurées* se partagent la cure des maladies des articulations. Parmi les premières, *Bourbonne, Balaruc, Bourbon-l'Archambaud, Niederbronn, Uriage, Kreuznach, Nauheim,* offrent le type de la médication résolutive et conviennent surtout chez les enfants et les sujets entachés de scrofule. On accroît leur virtualité, dans certaines stations, comme à *Salins*, en France, et dans beaucoup d'eaux de l'Allemagne, par l'addition des *eaux mères*. A des titres moins spéciaux, mais non moins recommandables pour le traitement des tumeurs blanches, d'une manière générale, l'action excitante des eaux sulfureuses fournit de précieux résultats. Les eaux de *Baréges* sont justement réputées à cet égard. Nous citerons encore *Luchon, Ax, Bagnols* (Lozère), *Enghien, Schinznach*, etc. On mesurera l'intervention de ces eaux, non-seulement au degré de la maladie, mais encore à toutes les conditions individuelles qu'il est d'usage d'envisager dans la donnée d'une thérapeutique rationnelle.

Les *bains de mer*, pourvu qu'ils soient administrés opportunément, rentrent dans l'ensemble des moyens dont il vient d'être parlé. Il est reconnu que le choc de la vague fait alors l'office des douches à basse température, et que même des applications de compresses imbibées d'eau de mer agissent efficacement dans le sens de la résolution.

Enfin, c'est surtout à propos des tumeurs blanches que les BOUES MINÉRALES (voy. ce mot) ont acquis une grande notoriété d'efficacité. On conçoit que cet agent résolutif puisse servir en beaucoup de cas de complément au traitement thermal. Dans certaines localités, à *Néris* par exemple, les conferves qui croissent au milieu des eaux ont été utilisées avec avantage pour le même but.

TUNBRIDGE-WELLS (Angleterre, comté de Kent). Ville de bains, à 6 kilomètres de Tunbridge. Chemin de fer du Sud-Est.

Ferrugineuse bicarbonatée. Tempér., 10° centigr.

	Eau : un gallon impérial. Grains.		Eau : un litre. Gram.
Chlorure de sodium.............	1,500	=	0,174
—— de calcium........	1,848	=	0,215
—— de magnésium......	0,348	=	0,040
Sulfate de soude..........	1,768	=	0,206
Carbonate de chaux...........	0,328	=	0,038
Protoxyde de fer...........	2,748	=	0,320
Manganèse, silice, etc........	0,528	=	0,583
	9,068	=	1,596
	Pouc. cub.		Cent. cub.
Gaz acide carbonique........	9,66	=	56,5
Azote...................	5,7	=	32,4
Oxygène................	0,60	=	3,5

(SCUDAMORE.)

La prédominance du protoxyde de fer dans cette analyse est digne de remarque.

Les bains sont employés en même temps que l'eau en boisson à Tunbridge-Wells, et Scudamore entre dans le détail de prescriptions minutieuses sur ce sujet. La chlorose, la leucorrhée, les états dyspeptiques liés à l'appauvrissement du sang, représentent la spécialisation la plus formelle de ces eaux, auxquelles, suivant la remarque du docteur Glover, on ne peut pas reconnaître une minéralisation effective.

Cette station très fréquentée se recommande par d'excellentes conditions de site et d'installation qui semblent avoir contribué particulièrement à en établir la renommée.

TUNGURAGUA [Amérique du Sud, États de l'Équateur).

Sur les flancs du volcan de ce nom, sources *thermales*, avec établissement de bains.

TUNIS (État de l'Afrique septentrionale). Cette contrée, parcourue dans tous les sens par les ramifications de l'Atlas, renferme un grand nombre de sources minérales assez fréquentées par les indigènes. Les principales sont celle de *Hamman-en-Enf*, à 12 kilomètres de Tunis, et de *Hamman-Kourbés*, à l'est de Tunis et en face de Carthage. On en trouve aussi près de l'ancienne Utique et dans la petite île qui est au milieu du lac de Bizerte. La composition de ces eaux n'est pas indiquée. Elles sont thermales. Les Maures et les Juifs se rendent en grand nombre à ces sources, après le Ramadan.

TUNJA. Voy. PAÏPA.

TUR (États autrichiens, Transylvanie).

Sulfatée sodique. Froide.

	Eau : 16 onces.		*Eau : un litre.*
	Grains.		Gram.
Sulfate de soude..............	120,60	=	12,773
— de magnésie...........	20,00	=	2,120
Chlorure de sodium:.........	10,20	=	1,113
Carbonate de magnésie	12,40	=	1,325
— de chaux........	1,10	=	0,110
Matière extractive	0,50	=	0,053
	164,80	=	17,494
			(Torok.)

Ces eaux sont rangées parmi les eaux AMÈRES et ont, comme purgatif, un emploi analogue à celui des eaux de Püllna. Elles se transportent.

TURPENAY (France, Indre-et-Loire, arrond. de Chinon). Au milieu de la forêt de Chinon.

Ferrugineuse bicarbonatée. Froide.

Une source qui jaillit dans un bassin peu profond, avec un débit peu abondant, et dans un lieu sauvage et abandonné.

	Eau : un litre.
	Gram.
Chlorure de sodium	0,02800
— de calcium.............	traces
Carbonate de chaux............	0,22270
— de potasse............	0,00572
— de protoxyde de fer........	0,00904
— de magnésie............	0,00146
Sulfate de chaux................	0,01340
— d'alumine	0,00227
Silice.................	0,01800
Matières organiques.............	0,00021
Nitrate de soude, traces.............	0,00220
Perte	
	0,30300
	(Poirier, 1856.)

L'analyse qui précède ayant été exécutée avec de l'eau transportée, M. Poirier n'a pu indiquer la proportion de l'acide carbonique libre; il est certain aussi que les carbonates inscrits à l'état de sels neutres y sont à l'état de bicarbonates.

Nous ignorons les applications thérapeutiques de l'eau de cette source; M. Poirier dit cependant qu'elle est vantée par les habitants du pays.

TURQUIE. Les eaux minérales connues en Turquie sont la plupart *thermales* et *sulfureuses*. On en trouve un grand nombre dans l'étendue de l'empire ottoman, à l'exception de la Bulgarie et de l'Albanie. Mais les Turcs ne recherchent que celles dont la température élevée permet de satisfaire leur grande habitude du bain. Par contre, ils négligent les sources froides, de sorte qu'à l'exception de quelques eaux bicarbonatées on n'en a signalé que fort peu de ces dernières.

Cette abondance des eaux thermales se continue de l'Europe en Asie.

Ainsi d'importantes sources chaudes sortent du pied de l'Olympe à Brousse (voy. ce mot), à *Kœkourdli* sur la pente du plateau où était bâtie Alexandria-Troas, à Smyrne èt à Ilidja (voy. ces mots). Elles y sont probablement en relation avec les trachytes, les diorites et les serpentines de ces contrées (Boué).

Les renseignements relatifs à l'emploi médical des sources de la Turquie sont très insuffisants. On ne cite guère que celle de *Hammam-Mustapha*, en Asie Mineure, dont M. le professeur Landerer a publié l'analyse (*Archiv. de pharmac.*, CVI), et qui, comme *sulfureuse*, soit formellement appliquée au traitement des maladies de la peau. Quant à l'installation, elle est ou nulle, ou disposée dans un but à peu près uniquement hygiénique [voy. Bains en Orient. Brousse].

TUYAUX. Voy. Conduite.

TVER (Russie d'Europe). Ville du centre de l'empire russe, à 157 kilomètres de Moscou. Plusieurs sources, parmi lesquelles on utilise les suivantes.

Bicarbonatée calcique. Tempér., 5 à 8° centigr.

Eau : un litre.

	ANCIENNE SOURCE.	NOUVELLE SOURCE.
	Cent. cub.	Cent. cub.
Acide carbonique............	530,0	indéterminé
Acide sulfhydrique...........	»	traces
Azote	67,0	»
	Gram.	Gram.
Chlorure de sodium..........	0,199	0,201
Carbonate de soude..........	0,041	0,042
— de magnésie	0,024	0,025
— de chaux..........	0,326	0,326
Silice	0,032	0,057
Matière extractive...........	0,090	0,086
	0,712	0,737
	(Reufs.)	(Hubenthal.)

Applications non spécifiées.

TYNEMOUTH (Angleterre, comté de Northumberland). A l'embouchure de la Tyne, dans la mer du Nord.

Bains de mer. Fréquentés.

Il existe dans cette localité une source *ferrugineuse bicarbonatée* dont il est fait un grand usage interne.

U.

UEBERKINGEN (Allemagne, Wurtemberg). Village et bains, à 28 kilomètres d'Ulm. La source sort du calcaire jurassique, à proximité du gisement de minerais de fer.

Ferrugineuse bicarbonatée. Tempér., 15° centigr.

	Eau : 16 onces.		Eau : un litre.
	Pouc. cub.		Lit.
Acide carbonique..........	22,0	=	1,188
	Grains.		Gram.
Sulfate de soude..........	0,914	=	0,096
— de magnésie........	0,457	=	0,048
Chlorure de sodium........	2,742	=	0,290
— de magnésium......	0,461	=	0,048
— de calcium........	0,918	=	0,097
Carbonate de magnésie	0,457	=	0,048
— de chaux	0,685	=	0,072
— ferreux..........	0,329	=	0,034
	6,963	=	0,733

(KNAUSS.)

On emploie ces eaux en boisson et en bains, comme médication forti-fiante, dans les affections rhumatismales et névropathiques, avec atonie.

Cette station, fréquentée depuis longtemps sous le nom d'*Uberkingenses acidulœ aquœ*, a un établissement avec piscines.

UEBERLINGEN (Allemagne, Duché de Bade). Sur une baie du lac de Constance, source située devant la porte de la ville d'Ueberlingen, et sujette à des intermittences.

Ferrugineuse bicarbonatée. Tempér., 14° centigr.

	Eau : un litre.
	Cent. cub.
Acide carbonique	143,9
Azote...............................	23,3
	Gram.
Carbonate de soude....................	0,015
— de chaux....................	0,093
— de magnésie..................	0,053
— ferreux	0,046
— de manganèse................	0,003
Sulfate de soude......................	0,041
Chlorure de sodium	0,032
— de magnésium..............	0,021
Alumine..............................	0,006
Silice...............................	0,033
Matière azotée........................	0,033
	0,376

(HERBERGER, 1831.)

On emploie ces eaux, en boisson et en bains, dans les maladies atoni-ques et névropathiques. Il est d'usage de prendre deux bains par jour. On préconise encore les effets de ce traitement basé beaucoup plus sur les procédés balnéaires que sur la minéralisation effective des eaux, pour les maladies de la peau et les affections scrofuleuses. Établissement fré-quenté par les habitants de la Suisse.

UGOD (Hongrie, comitat de Vesprim). A proximité du bourg de Pápa, plusieurs sources assez récemment découvertes.

Sulfatée mixte. Tempér., 13° centigr.

	Eau : 16 onces. Grains.		Eau : un litre. Gram.
Sulfate de soude............	6,02	=	0,638
— de magnésie.........	2,12	=	0,224
— de chaux............	0,48	=	0,050
Chlorure de sodium.........	4,02	=	0,426
Carbonate de chaux.........	5,29	=	0,560
— de magnésie.......	4,00	=	0,042
— de fer............	0,29	=	0,030
Silice...................	0,10	=	0,010
Matière bitumineuse........	0,10	=	0,010
	22,62	=	1,990
	Pouc. cub.		Cent. cub.
Gaz acide carbonique........	5	=	250

(BOLEMAN, 1823)

Le professeur Tognio a signalé une quantité indéterminée d'iode dans ces eaux.

On les emploie, en boisson et en bains, dans la dyspepsie, le catarrhe vésical, les affections utérines, et, en général, comme médication sédative. Il y a un établissement thermal.

UHLMUHLE (Allemagne, Hanovre). A proximité de Verden, à 6 milles de Brême.

Ferrugineuse bicarbonatée. Tempér., 5°,5 centigr.

	Eau : 16 onces. Pouc. cub.		Eau : un litre. Cent. cub.
Acide carbonique..........	4,0	=	200,0
	Grains.		Gram.
Sulfate de soude...........	0,325	=	0,034
— de magnésie	0,175	=	0,018
Chlorure de sodium........	0,100	=	0,010
Carbonate de chaux........	0,850	=	0,090
— ferreux..........	0,100	=	0,010
Silice...................	0,037	=	0,003
Matière extractive.........	0,050	=	0,005
	1,437	=	0,170

(WESTRUMB.)

L'indication de ces eaux ne diffère pas de celle de la classe à laquelle elles appartiennent.

ULCÈRES. Il est bien peu de sources minérales, à composition effective, dans le ressort desquelles on ne trouve inscrit le traitement des ulcères, c'est-à-dire des plaies anciennes, entretenues par quelque cause interne ou par un vice local. Cette dernière acception comprend surtout les suites de blessures de guerre, et nous en avons fait l'objet d'un point de vue particulier [voy. BLESSURES DE GUERRE].

Nous en référerons également aux articles SCROFULE et SYPHILIS pour les ulcères dépendant de l'une ou de l'autre de ces diathèses. La cure de l'état général et celle de l'affection localisée se confondent alors dans l'application et dans les résultats. L'influence réparatrice que subit l'économie se manifeste sur la surface ulcérée elle-même. Il est fréquent de voir alors cette plaie recouvrer un meilleur aspect et des phénomènes de vitalité s'y produire jusqu'à cicatrisation définitive. On aurait tort d'omettre en pareil cas l'action évidemment topique qu'exercent les eaux soit CHLORURÉES SODIQUES, soit SULFURÉES. Indépendamment des moyens généraux, les lotions, les fomentations et les applications locales pratiquées avec ces eaux facilitent la détersion des parties; la résolution du tissu cellulaire engorgé sur les bords, le bourgeonnement et l'élévation du fond de l'ulcère, et en fin de compte la guérison. Souvent, et cela s'observe surtout près des eaux chlorurées, on obtient dans ces circonstances des effets fort analogues à ceux que donne le pansement des mêmes plaies avec les onguents *digestifs* de l'ancienne pharmacopée. Bien entendu, il faut surveiller la surexcitation déterminée en pareil cas localement et qui pourrait se traduire en accidents de nature phlegmoneuse. Dans une occasion, chez des scorbutiques traités à *Balaruc*, l'un de nous a vu la pourriture d'hôpital envahir des ulcères et forcer d'interrompre le traitement thermal. En général, il est utile que la diathèse soit combattue efficacement en même temps que les ulcères dont elle prolonge la durée.

Nous signalerons cependant les ulcères variqueux, complication des varices, siégeant presque toujours au bas de la jambe, et sur lesquels le traitement par les eaux *chlorurées sodiques* semble avoir le plus de prise, sauf à ne prémunir qu'imparfaitement contre la tendance de cette affection aux récidives.

Les eaux minérales les plus réputées pour le traitement des ulcères sont, d'une part, comme types : *Bourbonne, Bourbon-l'Archambault, Uriage* ; de l'autre : *Baréges, Luchon, Amélie, Enghien.*

Dans beaucoup de cas analogues, les *bains de mer* et l'emploi des *eaux mères* ont produit de bons résultats, particulièrement comme médication cicatrisante.

ULÉABORG (Russie d'Europe, Finlande). Ville maritime du golfe de Bothnie, près de laquelle on signale des eaux assez fréquentées. Leur température n'est pas indiquée. L'analyse qualitative, sans nom d'auteur, y mentionne, dans différentes proportions, de la potasse, de la soude, du sulfate de chaux, du carbonate calcaire, du fer, de la silice, du gaz acide carbonique et du gaz hydrogène sulfuré. Pas de renseignements thérapeutiques.

ULLERSDORF (Autriche, Moravie, cercle et district d'Olmütz). Dans une belle vallée, au pied des montagnes qui séparent la Moravie de la Silésie.

Sulfureuse. Tempér., 31° centigr.

	Eau : 16 onces. Pouc. cub.		Eau : un litre. Cent. cub.
Acide sulfhydrique.........	2,635	=	131,7
— Carbonique.............	petite quant.		petite quantité
	Grains.		Gram.
Sulfate de soude...........	0,266	=	0,028
Chlorure de sodium.........	0,300	=	0,031
Carbonate de soude.........	0,333	=	0,035
— de chaux..........	0,166	=	0,017
Silice...................	0,083	=	0,008
Matière extractive.........	0,058	=	0,005
	1,206	=	0,124

(Schrotter.)

Telle que cette analyse est énoncée, il est assez difficile de savoir si l'eau à laquelle elle se rapporte appartient aux sulfurées calciques ou aux sulfurées sodiques. C'est surtout en bains qu'on l'emploie pour tous les cas où les eaux sulfureuses sont applicables. Il y a un établissement bien installé, dont la réputation remonte à la fin du XVIe siècle. Ces eaux étaient connues anciennement sous le nom d'*Aqua Lossinensis*. On suit la cure du *petit-lait* à Ullersdorf.

ULMINE ET ULMIQUE (Acide). Voy. Humus.

UNTERMEIDLING (Autriche). Dans le voisinage de Vienne. Deux sources d'égale composition, et dont l'analyse suivante ne donne qu'une idée incomplète.

Sulfureuse. Tempér., 11°,5.

	Eau : un litre.	
SOURCE THÉRÈSE.	Cent. cub.	Cent. cub.
Acide sulfhydrique.............	32,8	14,4
	Gram.	Gram.
Sulfate de soude.............	0,083	0,691
— de magnésie.............	0,100	»
— de chaux.............	0,102	»
Chlorure de sodium.............	0,133	0,259
Carbonate de chaux.............	0,074	traces
Silice.............	0,064	0,057
Matière extractive.............	»	traces
	0,556	1,007

(Schrotter.)

Il ne semble pas que cette station soit fréquentée autrement que comme lieu de plaisance.

URBANYA (France, Pyrénées-Orientales, arrond. de Prades). A 22 kilomètres de cette ville.

Anglada signale dans la vallée de Conat, sur la rive droite de la petite rivière d'Urbanya, et dans l'intérieur de la montagne à 2 kilomètres de distance, deux sources *ferrugineuses bicarbonatées*, froides, dont on ne connaît ni la constitution ni l'utilité.

URBEROAGA DE ALZOLA (Espagne, prov. de Guipuzcoa). Plusieurs sources réunies en un seul réservoir et donnant un volume considérable d'eau.

Bicarbonatée calcique. Tempér., 31° centigr.

	Eau : une livre de Castille.		Eau : un litre.
	Grains.		Gram.
Carbonate de chaux.........	1,31	=	0,138
Chlorure de sodium.	0,68	=	0,072
— de magnésium.......	0,06	=	0,006
— de calcium	0,09	=	0,009
Sulfate de chaux	0,16	=	0,016
— de soude...........	0,15	=	0,015
Acide silicique.............	0,03	=	0,003
Matière organique..........	quant. indét.		quant. indét.
	2,48	=	0,259

(Moreno et Lletget.)

On emploie ces eaux en boisson et en bains, dans les affections de l'appareil urinaire, catarrhales ou calculeuses, dans celles de l'utérus et de ses annexes, et comme sédatives, dans beaucoup d'états névropathiques, dyspepsie, gastralgie, rhumatalgie, etc. On leur associe l'usage de sources ferrugineuses très voisines.

Il y a un établissement de date assez récente, avec piscine et bains privés, et dont l'installation est bonne.

URÉTHRITE Voy. BLENNORRHÉE.

URIAGE (France, Isère, arrond. de Grenoble). A 12 kilomètres de Grenoble et 633 de Paris, dans une jolie vallée, au pied de la chaîne des Alpes dauphinoises. Altitude : 414 mètres. Chemins de fer de Paris à la Méditerranée et du Dauphiné.

Chlorurée sodique sulfureuse. Tempér., 26 à 27° centigr.

	Eau : un litre.
	Gram.
Carbonate de chaux.................. }	0,20510
— de magnésie................. }	
Sulfate de chaux.....................	1,80454
— de magnésie..................	2,56665
— de soude....................	2,29911
Chlorure de sodium	7,23617
Iodure de calcium....................	0,00038
Arsenic	quant. indét.
Acide sulfhydrique libre.............	0,01597
Azote.............................. }	quant. indét.
Acide carbonique................... }	
	14,12792

(V. Gerdy.)

Pour des motifs que nous avons développés ailleurs [voy. CLASSIFICATION], ces eaux, que signale une minéralisation très effective, nous semblent devoir être rangées parmi les eaux CHLORURÉES SODIQUES. Dans cette catégorie, elles occupent une place capitale eu égard à la proportion de principes fixes qui les distingue, et sans préjudice de l'élément sulfureux auquel elles empruntent des propriétés très formelles dans la pratique, sinon une signification rigoureuse pour leur classement. On remarquera, de plus, que le caractère pour ainsi dire *mixte* de la source d'Uriage lui appartient en propre parmi les eaux minérales françaises, et qu'à l'étranger, Aix-la-Chapelle, avec une composition de beaucoup inférieure et différant sous plusieurs rapports, peut seule prétendre à lui être comparée.

Cette source émerge, limpide et laissant dégager de nombreuses bulles de gaz, à l'extrémité d'une galerie souterraine de 300 mètres qu'on a pratiquée par suite de très remarquables travaux dans un sol extrêmement mobile, et dont le fond s'appuie au rocher (lias, étage des bélemnites). Elle se trouble au contact de l'air, par la décomposition du gaz hydrogène sulfuré, le soufre se séparant, restant en suspension dans l'eau, et donnant à celle-ci une teinte opaline fort prononcée. L'odeur hépatique est manifeste ; la saveur accuse une amertume en rapport avec les sels neutres qu'indique l'analyse. Enfin, on recueille dans les réservoirs où ces eaux séjournent une boue blanchâtre ou grisâtre, constituée en majeure partie par du soufre hydraté et des carbonates terreux.

Il y a en outre à Uriage des sources *ferrugineuses*, que M. Gerdy a cru devoir, d'après des recherches spéciales, considérer comme crénatées [voy. CRÉNATES]. L'une d'elles, très rapprochée de l'établissement, est avantageusement employée en boisson.

L'établissement thermal d'Uriage proprement dit, comprend : 100 cabinets de bains, 10 cabinets de douches générales et locales de toute sorte, indépendamment d'appareils à douches en injection et à douches faciales, dont sont munis huit cabinets de bains ; 2 cabinets de bains et douches de vapeur ; 2 salles de respiration, l'une pour l'eau minérale pulvérisée et le gaz sulfuré, l'autre pour le gaz et pour l'eau en vapeur. Les indigents reçoivent leur traitement gratuit dans 12 cabinets de bains et 2 cabinets de douches, séparés des autres services. On a disposé six cabinets de bains pour la cure du *petit-lait*.

C'est au sortir de la galerie de captage que l'eau est distribuée pour ses diverses destinations. Mais sa température étant insuffisante pour la plupart des modes d'emploi, on l'élève à l'aide d'un procédé fort simple. Une lentille de fonte, dont la cavité est en communication avec un courant de vapeur chaude, occupe le fond de vastes cuves de pierre de taille qu'on remplit d'eau minérale. Celle-ci s'échauffe par contiguïté, sans altération notable dans sa composition.

L'eau d'Uriage s'administre sous toutes les formes. Bue à jeun, à la dose de 4 ou 6 verres, convenablement espacés, lorsque aucune contreindication ne s'oppose à son usage interne, elle est assez fortement purgative et détermine des évacuations faciles et abondantes. A dose plus faible, pure ou mélangée, elle stimule l'appétit, accroît les fonctions nutritives, et exerce une action altérante. A l'extérieur, en bains et en douches, sans parler des effets dus à la température du liquide et au mode d'application, elle exerce une double influence topique et générale, modificatrice de l'état de la peau, d'une part, en vertu de ses éléments salins et du soufre qu'elle dépose, reconstituante et tonique, de l'autre, à la manière des eaux le plus fortement minéralisées. La pratique complémentaire des frictions et du massage s'ajoute à celle des douches, pendant toute leur durée, et étend leurs résultats. L'organisation récente des salles d'inhalation ouvre la voie à un nouvel ordre d'applications thérapeutiques. Au moyen des bains de petit-lait, on peut toujours intervenir par une médication sédative dans les diverses circonstances du traitement.

Ce que nous avons dit du point de vue chimique s'entendra encore de la spécialisation des eaux d'Uriage. Elle se déduit de leur minéralisation à deux prédominances, embrassant, d'une manière générale, le lymphatisme et les affections de la peau.

On ne saurait douter qu'une eau qui contient, par litre, la somme de 14 grammes de sels, au nombre desquels le chlorure de sodium entre pour un peu plus de la moitié, ne constitue un médicament énergique dont il est possible de multiplier l'efficacité par les procédés d'administration. Et comme cela a déjà été démontré dans les divers articles relatifs à cette question, les eaux ainsi minéralisées s'adressent très particulièrement aux états morbides à racine lymphatique. La scrofule, avec toutes ses manifestations, se retrouve en tête des meilleurs résultats d'Uriage. Qu'elle soit représentée par une disposition constitutionnelle, ou qu'elle occupe, simultanément ou par localisation, ses divers siéges habituels, l'enveloppe cutanée, les muqueuses, les ganglions, le tissu osseux ou les articulations, elle se modifie fréquemment de la manière la plus heureuse, à la condition d'un traitement suffisamment prolongé et répété avec autant de persistance que le réclament les progrès de cette diathèse. M. Gerdy (*Études sur les eaux minérales d'Uriage*, 1849) a cité des faits décisifs de guérisons obtenues dans les circonstances en apparence les plus graves.

C'est surtout chez les enfants et les adolescents qu'on recueille des

observations de grande valeur à Uriage. Les uns présentent cette faiblesse, native ou acquise, défaut de développement ou conséquences
d'une mauvaise hygiène. Les autres franchissent avec peine une période
fonctionnelle et languissent; à vrai dire, en proie à quelqu'une de ces
chloro-anémies qui se relient surtout à l'influence diathésique. Il est
enfin des personnes débilitées par une des nombreuses causes qui détendent
le système nerveux et appauvrissent le sang. L'intervention d'une médication stimulante et réparatrice à la fois, comme celle dont on dispose,
sous des formes variées, dans cette localité thermale, se recommande
d'elle-même.

Bien souvent le vice herpétique et la diathèse strumeuse se rencontrent confondus et marquent l'économie de leur double cachet. A une
pathogénie complexe convient un agent curatif qui s'approprie aussi
bien à l'une qu'à l'autre origine. En effet, à côté des résultats obtenus
dans les diverses affections scrofuleuses, il est certain que les maladies
de la peau, considérées en dehors de l'état général qui les entretient,
trouvent à Uriage, ainsi que l'a dit M. Gerdy (*loc. cit.*) généralement
d'utiles ou d'importants secours. A cet égard, les bases du traitement
correspondent aux données morbides et individuelles; toutes les lésions
cutanées ne sont pas également guéries par ces eaux, et on ne les combat
qu'en se conformant, comme il est de précepte de le faire, aux indications particulières. [Voy. PEAU (Maladies de la).] Ce que nous voulons
seulement établir ici, c'est que des bains, empruntés à une eau minérale
qui réunit les propriétés des eaux sulfureuses et celles de l'eau de mer,
deviennent, par le fait, substitutifs et astringents dans leur application aux
dermatoses, tandis que par absorption ou ingestion ils peuvent imprimer à l'organisme des effets salutaires rentrant dans la méthode soit
altérante, soit dérivative.

A cet aperçu se rattache l'extension qu'ont prise les attributions des
eaux d'Uriage. Nous citerons le rhumatisme chronique, sous toutes ses
formes; les affections catarrhales en général, soit des bronches, du larynx, du conduit auditif externe, soit des organes génito-urinaires. Les
maladies de l'utérus, quand il n'y a pas à redouter d'accidents de congestion, et que l'engorgement de tout ou partie de cet organe est surtout
dû à une disposition diathésique, peuvent être soumises au même ordre
de traitement. Il en est de même des névropathies, dyspepsies, gastralgies, entéralgies, etc., dans lesquelles l'éréthisme masque un état général et disparaît à mesure que les forces se relèvent et qu'une meilleure
impulsion préside à toutes les fonctions.

Nous ne devons pas omettre l'usage plus suivi d'ailleurs, et à tort peut-
être, par les habitants de la contrée que par d'autres, et qui consiste à

utiliser le sédiment sulfuro-calcaire des eaux. Mêlé à de l'axonge, ce dépôt fournit une pommade très énergique pour certaines formes sèches des maladies cutanées. Employé en boues, il jouit de propriétés résolutives sur certains engorgements indolents et quelques affections de la peau. Mêlé à l'eau des bains, il en accroît l'activité.

A en juger par des vestiges multipliés et très intéressants, au nombre desquels a figuré un fourneau ou appareil de chauffage en bronze, découvert sous l'aire d'une piscine, les Romains possédaient des thermes à Uriage. Ce n'est toutefois qu'en 1823 que cette station a été réhabilitée par une généreuse initiative et que, depuis lors, un établissement s'est élevé, dont les développements suivent l'affluence toujours croissante des malades. Propriété et création de M. le comte Saint-Ferriol, réunissant dans ses dépendances toutes les conditions désirables de bien-être, d'agrément et de salubrité, ces bains non-seulement comptent dès aujourd'hui parmi les plus importants de la France, mais encore doivent être donnés en exemple de ce que peut une direction éclairée et persévérante dans une entreprise individuelle d'intérêt public.

Les sites les plus attrayants entourent cette station, et la proximité d'une ville d'un ordre assez élevé ajoute aux ressources de tout genre qu'elle présente.

URINAIRES (Calculs). Nous avons suffisamment exprimé, aux articles CALCULS et GRAVELLE, ce qu'il fallait penser de la dissolution des concrétions par l'entremise des eaux minérales, pour que nous n'ayons pas besoin d'y revenir ici. Aucune eau minérale ne nous offrant de propriétés lithontriptiques avérées, leur usage peut être considéré comme de peu d'utilité chez les calculeux : il peut même offrir l'inconvénient de retarder, si l'on se prête à des espérances chimériques, l'application des moyens chirurgicaux, seul moyen curatif des calculs vésicaux que nous ayons à notre disposition.

Cependant on peut admettre que des eaux minérales appropriées, telles que *Contrexéville, la Preste, Evian, Vichy*, puissent améliorer l'état de vessies malades et par suite amener des conditions meilleures pour une opération ultérieure. Mais c'est surtout à la suite des opérations de lithotritie que l'emploi de ces mêmes eaux peut être utile, pour aider au retour de la vessie à ses conditions normales et pour combattre la disposition diathésique à la production calculeuse.

URINE. L'usage des eaux minérales à base franchement sodique a pour effet ordinaire de rendre l'urine neutre et quelquefois alcaline. Ce dernier phénomène, l'alcalisation, est beaucoup moins fréquent qu'on ne l'a souvent exprimé. Il n'existe point d'eau minérale qui alcalise l'urine d'une manière certaine et permanente. L'aptitude de l'urine à revêtir un caractère d'alcalinité déterminé et durable paraît dépendre beaucoup plus de la disposition individuelle, que de la nature de la maladie ou du mode d'administration du traitement. Dans le très grand nombre des cas, l'urine est alcaline aux heures où l'on fait usage de l'eau minérale en boisson ; quelquefois pendant la durée ou à la sortie du bain : mais au bout de quelques heures, elle tend plus ou moins à reprendre ses caractères ordinaires. L'apparition de la diarrhée lui rend aussitôt ses qualités acides. Le travail de la digestion, indépendamment de la nature des aliments, agit souvent de la même manière. Pendant le cours d'un traitement, les caractères acides ou alcalins de l'urine présentent, en général, de grandes variations (Durand-Fardel, *Sur les réactions ac; ou alc. des urines*, in *Revue médicale franç. et étrang.*, 1849).

Quelle est la signification d'un tel phénomène ?

On a supposé que, sous l'influence des principes alcalins introduits dans l'économie, les qualités de nos humeurs, du sang en particulier, se trouvaient modifiées, et que, par suite de cet état, auquel on a donné le nom de *saturation alcaline* de l'économie, les acides qui font la base de nos sécrétions les plus importantes, les sécrétions excrémentitielles en particulier, neutralisés par ce changement de milieu, disparaissaient et se trouvaient remplacés par des produits alcalins. En d'autres termes, on a supposé que l'alcalisation de l'urine n'avait lieu qu'alors que l'économie, se trouvant *saturée* de sels alcalins, ne rencontrait plus d'acides à éliminer, et rejetait au dehors des sécrétions alcalines, au lieu des sécrétions acides qui appartiennent à l'état physiologique.

Il ne nous paraît pas nécessaire d'insister sur ce qu'offre d'inadmissible, chimiquement et physiologiquement parlant, cette explication, qui fait de l'état de saturation un état véritablement toxique, incompatible avec la vie [voy. SATURATION]. Mais ce mot de *saturation*, qu'on emploie d'une manière si banale, à propos des traitements thermaux, se comprend mieux dans le sens physiologique. Il signifie alors qu'il est une certaine limite dans laquelle l'économie accepte les substances qu'on y introduit, limite variant suivant les conditions individuelles, et qui se mesure par ce qu'on appelle la *tolérance*. Mais la cessation de la tolérance ne s'annonce pas ordinairement par des phénomènes paisibles et continus, comme ceux qui nous occupent ; elle se traduit au dehors par des phénomènes pathologiques. L'alcalisation de l'urine n'est donc pas plus un phénomène de saturation physiologique que de saturation chimique.

C'est un simple phénomène d'*élimination*, point de vue beaucoup plus rationnel que les précédents, et développé pour la première par l'un de nous devant l'Académie de médecine, en 1852 (Durand-Fardel, *De l'alcalis. de l'urine consid. comme phénomène d'élimination*, in *Bull.*

de l'Acad. de méd., t. XVIII), et reproduit récemment par MM. Petrequin et Socquet (*Traité gén. prat. des eaux min.*, 1859).

Il est une loi de l'organisme d'après laquelle les principes non assimilables, c'est-à-dire non susceptibles d'être convertis en notre propre substance par le fait de la nutrition, tendent à être rejetés au dehors. Les organes de cette élimination sont les organes des sécrétions excrémentitielles, et en particulier les reins. La rapidité avec laquelle l'alcalisation de l'urine peut se produire, après quelques verres d'eau, même après un court séjour dans un bain, montre que ce phénomène est du même ordre que l'apparition de la quinine ou de l'iode dans l'urine, peu d'heures après leur ingestion dans l'estomac, ou seulement leur application en frictions. Il s'établit en réalité, chez les individus qui suivent un traitement thermal, un double courant, l'un introduisant des principes minéraux dans l'économie, l'autre les rejetant au dehors, par toutes les voies d'excrétion, par la peau, les glandes salivaires, les reins surtout. C'est là ce qui explique comment une énorme proportion de principes minéraux et non assimilables peut être introduite impunément dans l'organisme, et comment, même après les abus les plus flagrants, on ne voit pas, près des sources alcalines, se réaliser cette *cachexie alcaline*, tout hypothétique, que quelques auteurs ont cru devoir signaler. Ce n'est pas, du reste, que nous veuillons contester d'une manière absolue la valeur des assertions relatives à la *cachexie alcaline*. Mais celle-ci ne nous paraît avoir été observée que par suites d'abus très longtemps prolongés de médicaments alcalins, et dans des conditions entièrement en dehors du traitement thermal lui-même.

URREJOLA (Espagne, prov. de Guipuzcoa).

Sulfureuse. Tempér., 15° centigr.

Plusieurs sources très abondantes, très analogues à celles d'Arechavaleta, dont elles ne sont séparées que par une montagne. On en use en boisson.

URTICAIRE. Comme affection de la peau considérée uniquement d'après ses caractères extérieurs, l'urticaire chronique ne présenterait pas d'autre indication que celles qui ont été développées à propos des dermatoses en quelque sorte simples [voy. PEAU (MALADIES DE LA)]. Mais cette maladie est si fréquemment reliée à des troubles digestifs, sous quelque circonstance qu'elle se soit produite, que son traitement coïncide dans beaucoup de cas avec celui de la dyspepsie. Aussi les moyens curatifs ne diffèrent point pour l'une ou l'autre affection. C'est aux eaux bicarbonatées qu'on adressera le plus ordinairement les malades atteints d'urticaire chronique. Les sources variées de *Vichy* et le développement que le traitement externe peut recevoir dans cette station, indépendam-

ment de l'usage interne des eaux, la recommandent plus particulièrement. *Ems, Lamalou, Saint-Alban, Pougues,* conviennent surtout
lorsqu'un état névropathique complique les accidents du côté de l'estomac et de la peau. Les observations recueillies en particulier à SAINT-
ALBAN (voy. ce mot) sur ce même sujet sont très remarquables Nous
devons signaler encore parmi les sulfurées la source de *Hontalade,* à
Saint-Sauveur, recommandée par les études de M. Hédouin comme
répondant à l'association de l'herpétisme avec la dyspepsie. Mais ici la
perturbation des fonctions digestives nous semble occuper la scène,
dominer les symptômes, et des exemples fréquents prouvent que l'urticaire, assez vaguement classée dans le cadre nosologique, n'est souvent
qu'un épiphénomène et doit être traité comme tel.

USSAT (France, Ariége, arrond. de Foix). A 18 kilomètres de cette
ville, chemin de fer d'Orléans et du Midi, sur la rive droite de l'Ariége.
Altitude : 428 mètres.

Bicarbonatée calcique. Tempér., 32°,50 à 40°,20.

Groupes de nombreux griffons émergeant au sol de galeries souterraines, débitant ensemble 820,000 litres, dont 520,000 sont utilisés
dans une série de 40 baignoires, alimentées par écoulement constant et
présentant au bain une suite de températures fixes de 31°,55 à 36°,25.

	Eau : un litre.
	Cent. cub.
Acide carbonique	16,57
Azote	20,38
Oxygène	1,05
	38,00
	Gram.
Carbonate de chaux	0,6995
— de soude	0,0381
— de magnésie	traces
— de fer	traces
Sulfate de magnésie	0,1794
— de soude	0,0583
— de potasse	0,0200
— de chaux	0,1920
Chlorure de magnésium	0,0420
Matière organique et perte	0,0471
	1,2761

(FILHOL, 1856.)

L'établissement d'Ussat, entièrement reconstruit en 1849 sur les plans
de MM. J. François et C. Durrieu, renferme quarante baignoires à écoulement constant, deux buvettes, une douche générale, une douche ascendante.

L'aménagement, dirigé par feu M. le docteur Vergé et par M. J.
François, y a un caractère tout spécial. Les eaux, recueillies dans des

galeries, convergent vers un bassin longitudinal souterrain contre lequel sont adossées les baignoires. Ce bassin forme avec l'ensemble des galeries une nappe alimentée par des eaux de température progressivement décroissante dans le sens de l'axe de distribution. Il en résulte pour chaque bain une température spéciale invariable, comprise entre les limites de 31°,55 à 36°,25.

Cette circonstance donne au régime balnéaire d'Ussat un cachet tout particulier. On conçoit en effet quel parti, avec de telles températures, invariables par le fait de l'écoulement constant, un praticien éclairé peut et doit tirer de l'usage rationnel de ces eaux carbonatées et sulfatées sodiques et magnésiennes.

Nous avons indiqué, au mot PRESSION HYDROSTATIQUE, le mode d'isolement et de concentration inauguré sur les eaux d'Ussat par le recours à la pression de l'eau froide.

Les eaux d'Ussat peuvent être considérées comme *sédatives*. Elles constituent surtout un traitement externe, et, sous ce rapport, la série de bains à eau courante et à température graduée que l'on y rencontre, fournit des conditions d'appropriation toutes particulières. Le traitement se compose de 30 à 40 bains, que l'on peut répéter deux fois par jour.

Dès les premiers bains, les baigneurs éprouvent une surexcitation légère, des fourmillements à la peau, parfois des traces érythémateuses, de l'insomnie, de l'inappétence, de la diarrhée, une légère exacerbation de l'état pathologique et presque toujours de la céphalalgie. Ces manifestations ne sont pas constantes et l'action sédative agit souvent dès les premiers jours; d'autres fois, celle-ci ne se montre que du quinzième au vingtième bain. Plus tard, il survient de la lassitude, de la somnolence, ce qui annonce la suffisance du traitement.

La spécialisation des eaux d'Ussat concerne d'une manière toute particulière les affections utérines. Voici dans quelles circonstances elles se trouvent spécialement indiquées. La métrite chronique s'accompagne souvent d'un état névropathique général, de névralgies du tronc ou de l'utérus, ou d'un simple état d'excitabilité, qui rendent difficile toute intervention thérapeutique et qui prolongent indéfiniment la maladie locale. Les eaux d'Ussat réussissent parfaitement alors. A la faveur des propriétés sédatives qu'elles empruntent sans doute à leur propre constitution, mais qu'elles doivent aussi aux procédés auxquels se prête leur mode d'installation, elles peuvent exercer sur les organes malades une action modérément résolutive qui détermine, sinon toujours une guérison directe, du moins un retour vers la guérison, propre à rendre tolérables et efficaces les traitements vainement essayés jusqu'alors.

L'existence d'un *état nerveux* rend donc formelle l'indication de ces eaux. S'il existe des conditions opposées, on trouvera, près des eaux sulfurées actives ou bicarbonatées ou chlorurées, des ressources, au point de vue des médications altérante, reconstituante, ou résolutive, que ne sauraient fournir celles d'Ussat. Du reste, dans des conditions moyennes, au point de vue de l'état morbide local, les eaux d'Ussat fournissent toujours une médication parfaitement appropriée à ce genre de traitement.

M. Bonnans (*Guide du méd. aux eaux therm. d'Ussat*) recommande les eaux d'Ussat dans beaucoup de névroses générales ou partielles, par exemple, l'hystérie, la chorée, la gastralgie, les névralgies abdominales, certaines névroses de la peau. Ce que nous avons exposé précédemment porte à admettre l'excellente appropriation de ces eaux et de leurs modes d'administration dans les faits de ce genre : mais il ne nous est pas possible de déterminer le degré absolu de leur efficacité.

USSON (France, Ariége).

Sulfurée sodique. Tempér., 20 et 30° centigr.

Deux sources dites n° 1 (30°) et source *des Clayes* (20°) jaillissant au voisinage des eaux de Carcanières et d'Escouloubre, sur les bords de la rivière d'Aude et près des confins du département qui porte ce nom.

Les eaux d'Usson n'ont pas encore été l'objet d'un examen chimique suivi. M. O. Henry est d'avis qu'elles ont la plus grande analogie avec les eaux sulfurées de Carcanières et d'Escouloubre : ainsi le sulfure de sodium en fait l'élément dominant, associé au chlorure de sodium, aux sulfate, carbonate et silicate alcalins et terreux, et à quelques autres principes peu importants d'ailleurs. Elles sont utilisées depuis longtemps pour le plus grand nombre des affections qui réclament les eaux sulfurées sodiques, et par les malades des communes avoisinantes.

UTÉRUS (Maladies de l'). Nous étudierons successivement les inflammations chroniques et les altérations organiques de l'utérus.

Métrite chronique. — Nous sommes contraints par le cadre de cette étude de concentrer les expositions pathologiques, et de rassembler sous une même désignation des faits qui sans doute méritent des distinctions formelles. C'est ainsi que, sous la désignation de *métrite chronique*, nous comprenons une série de faits où l'engorgement utérin, les érosions ou les ulcérations du col, le catarrhe utérin ou vaginal, des déplacements de toutes sortes, tiennent une place secondaire ou dominante. Il y avait d'autant moins d'inconvénient à cela, que, dans l'immense majorité des cas, la considération de l'altération locale, prise en elle-même, est tout à fait subordonnée à des considérations d'un ordre différent. Nous aurons soin d'ailleurs de signaler les indications particulières qui devront cependant ressortir de quelques circonstances inhérentes à l'état local.

Posons d'abord le problème à résoudre, tel qu'il se présente habituellement dans la pratique.

A la suite d'une couche difficile, ou non suivie des précautions nécessaires, ou bien de fatigues physiques ou de causes morales dépressives, ou sans cause occasionnelle appréciable, une femme est prise de symptômes propres à fixer l'attention sur l'état de l'utérus ; on rencontre à l'examen l'ensemble ou une partie des altérations énumérées plus haut, et que l'on désigne généralement du nom souvent impropre de *métrite chronique*. On prescrit un traitement approprié, et qui consiste assez uniformément en injections, cautérisations, régime, quelquefois de certains moyens contentifs, rarement un traitement général méthodique. Mais, soit que l'examen ait été fait tardivement, ou que le traitement ait été mal suivi, circonstances fréquentes, ou pour toute autre cause, il arrive très souvent que la maladie persiste avec une opiniâtreté remarquable ; et tantôt les moyens employés semblent comme frappés de stérilité, tantôt leurs effets ne sont que temporaires, et des rechutes successives obligent de revenir périodiquement à leur emploi.

En pareille circonstance, la première chose à faire est de remonter aux causes de cette impuissance de la thérapeutique. Nous n'avons à nous occuper ici que de celles qui résident dans l'organisme lui-même.

Or, on trouvera que, dans tous ces cas ou à peu près, ces malades peuvent être rangées dans l'une des catégories suivantes : prédominance diathésique ou constitutionnelle ; atonie générale ; état névropathique.

La préexistence d'une constitution déterminée ou d'une diathèse suffit souvent pour éterniser les affections de ce genre. Les plus communes sont le *lymphatisme*, la *scrofule* et l'*herpétisme*. En général, la première rend surtout tenaces les engorgements, la seconde les engorgements et les ulcérations, la troisième l'état catarrhal. Il est facile de comprendre comment, tant que ces états constitutionnels n'auront pas été profondément et directement modifiés, les effets du traitement local seront incomplets ou entièrement négatifs.

Les notions exposées ailleurs relativement au traitement du lymphatisme, de la scrofule et de l'herpétisme, suffisent pour indiquer la direction générale du traitement à suivre. On recourra aux eaux *sulfurées* ou aux *chlorurées sodiques*. Les premières, grâce surtout aux applications plus variées et plus faciles qu'elles offrent, sont généralement les mieux applicables aux traitements de ce genre. Cependant nous pouvons ajouter dès à présent à cette pure considération de l'état général, que les eaux chlorurées-sodiques (*Lamotte, Bourbonne, Niederbronn, Wiesbaden*), conviennent plus particulièrement quand l'engorgement prédomine ; les sulfurées (*Cauterets, Luchon, Amélie, Ax, Bagnoles, Saint-Sauveur*, etc.), quand c'est l'état catarrhal. Les ulcérations paraissent céder aussi bien aux modifications apportées par les unes et par les autres.

Chez beaucoup de femmes, chez lesquelles on ne parvient pas à reconnaître de diathèse préexistante, on constate surtout de l'*atonie*, succédant soit à des pertes, soit à de mauvaises conditions hygiéniques, soit aux conditions même qu'entraînent après elles de pareilles maladies. C'est dans de pareils cas surtout que les ulcérations sont résistantes.

Cet état d'atonie constitue par lui-même une indication formelle du traitement thermal. La plupart des eaux minérales lui sont utilement applicables. Et s'il existait toujours dans un parfait état de simplicité, les eaux *bicarbonatées sodiques, ferrugineuses* surtout, les *sulfurées* et les *chlorurées sodiques* fortes, fourniraient alors de précieux agents de reconstitution, dont l'efficacité répondrait à l'ordre dans lequel nous les avons rangés.

Mais il est un élément qui prend, dans la grande majorité des cas, une importance dominante, surtout chez les femmes affaiblies, primitivement ou consécutivement, c'est l'élément *névropathique :* cette circonstance peut provenir soit de ce que les affections utérines apparaissent de préférence chez les femmes de semblable constitution, soit de ce que l'état nerveux se développe fréquemment comme conséquence des affections utérines.

Ici la considération de l'état névropathique domine d'autant plus l'indication que, d'une part, il se montre par lui-même un obstacle direct à la guérison, et que, d'une autre part, il rend impossible toute action thérapeutique qui ne s'y rapporte pas formellement.

Il faudra recourir alors nécessairement aux eaux dites *sédatives :* eaux faiblement minéralisées de toutes les classes, *Néris, Bains, Luxeuil, Aix* (en Provence) ; eaux sulfatées ou bicarbonatées calciques ou mixtes, *Bagnères-de-Bigorre, Ussat, Foncaude ;* eaux sulfurées sédatives, comme *Saint-Sauveur ;* sulfurées dégénérées et riches en matière organique, comme certaines sources de *Cauterets*, et sans doute la plupart de celles des Pyrénées-Orientales, peu connues encore pour ce genre d'applications.

Telles sont les indications générales de la médication thermale dans les maladies qui nous occupent.

Il résulte de leur exposé qu'il n'existe point d'eaux minérales *spéciales* dans le traitement de la métrite chronique, que la considération de l'altération locale prend peu de place dans la direction du traitement, que celle-ci dépend à peu près uniquement de circonstances existant, pour ainsi dire, à côté de la maladie utérine elle-même.

Arrivons maintenant à spécialiser d'un peu plus près les applications des eaux minérales, en choisissant nos exemples parmi les notoriétés les plus formelles dans les traitements de ce genre.

Lorsqu'il s'agit de femmes affaiblies, non disposées aux fluxions inflammatoires, ni aux accidents névropathiques locaux ou généraux, sans détermination diathésique définissable, *Vichy* réussit parfaitement. Mais les cas de ce genre sont de beaucoup les moins nombreux, et, si l'on ne tient un compte attentif des restrictions que nous venons de présenter, les eaux de Vichy exaspèrent très facilement les accidents que l'on voulait combattre.

S'il existe une tendance fluxionnaire ou inflammatoire, avec apparition facile de symptômes de métrite, sensibilité habituelle et congestion fréquente des ovaires, les eaux sulfatées calciques ou mixtes, telles que *Foncaude*, *Bagnères-de-Bigorre* (Salut), *Encausse*, *Ussat* surtout, représentent une médication très appropriée, et dont les résultats sont souvent fort remarquables.

Lorsque, et c'est le cas le plus fréquent, il existe un état nerveux général ou local, avec disposition aux névroses hypogastriques, ces mêmes eaux, *Saint-Sauveur*, certaines sources de *Cauterets*, *Néris*, *Luxeuil*, *Bains*, *Aix* (en Provence), etc., s'offrent avec des conditions en apparence à peu près égales : au moins nous paraît-il difficile de distinguer dans leurs applications des éléments d'indications différentielles.

Il existe quelquefois une disposition aux hémorrhagies utérines. On se gardera des eaux chlorurées sodiques, qui favorisent les fluxions actives de l'utérus. *Vichy*, au contraire, s'accommode très bien à une telle condition. Nous ne saurions rien déterminer de précis à ce sujet, quant à l'emploi comparatif de *Saint-Sauveur*, d'*Ussat* ou de *Néris*, considérés comme types des médications que ces eaux représentent.

Le bain est le moyen par excellence dans ces sortes de maladies : le bain prolongé, en général, et en conséquence le bain de piscine. Il faut se garder des températures un peu élevées, et recourir souvent aux bains frais.

Les douches vaginales ou utérines seront généralement redoutées, à part certains cas d'atonie locale très caractérisée, avec défaut absolu de réaction, d'ulcères anciens et qu'il soit nécessaire de ranimer, d'aménorrhées persistantes. Mais les irrigations douces et fraîches rendent de grands services. On sera également très réservé dans l'emploi des douches lombaires ou hypogastriques ; on s'accommodera à ce sujet aux circonstances individuelles. Les douches générales seront souvent préférées.

Il n'y a pas à attendre d'action directe du traitement thermal sur les *déplacements* et les *déviations* de l'utérus. Mais on comprend que les modifications apportées aux conditions organiques ou dynamiques de cet organe puissent être de nature à se faire sentir indirectement sur de telles conditions.

La question des cautérisations du col utérin offre quelques remarques intéressantes à présenter au sujet de ses rapports avec le traitement thermal : nous les considérerons avant, pendant et après le traitement.

Le défaut de cautérisations antérieures des ulcérations ou érosions du col utérin rend le traitement thermal beaucoup plus difficile à supporter, près des eaux minérales actives, telles que les sulfurées actives, les chlorurées fortes ou Vichy. Cette observation peut n'être pas absolue : mais elle s'est répétée assez souvent pour que l'attention des praticiens soit appelée sur ce sujet. La cautérisation semble ici un modificateur nécessaire pour que les surfaces malades ne ressentent pas trop vivement l'action excitante du traitement thermal.

Il est quelquefois utile de combiner la cautérisation avec le traitement thermal ; mais il nous paraît prudent de ne recourir à cette pratique que près des eaux peu minéralisées et sédatives, et ce qui réussit très bien à Néris, Ussat, Bagnères-de-Bigorre, pourrait avoir de fâcheux résultats à Vichy, Luchon, Bagnols (Lozère), Lamotte, etc.

Il ne faut pas beaucoup compter sur l'action cicatrisante du traitement thermal ; les ulcérations, superficielles ou profondes, du col utérin, ne subissent généralement pas de modification appréciable pendant sa durée, malgré l'amélioration qui aura pu être ressentie du reste. Mais il arrive alors presque toujours que les cautérisations, pratiquées vainement avant le traitement thermal, présentent à sa suite une efficacité nouvelle, et qui en rend les effets définitifs.

Altérations organiques. — L'indication du traitement thermal peut être limitée aux trois catégories suivantes : engorgement simple du tissu même de l'utérus, tumeurs fibreuses, dégénérations cancéreuses. Pour les tumeurs ovariques [voy. OVAIRES (maladies de l')].

L'action résolutive des eaux minérales peut s'exercer très efficacement sur les *engorgements simples* de l'utérus. Lorsque ceux-ci font partie de l'ensemble de phénomènes morbides que nous avons exposé précédemment, tout ce que nous avons dit à ce sujet leur est applicable. Mais lorsque l'engorgement existe seul, ou seulement accompagné d'un peu de catarrhe, il devient l'objet exclusif du traitement. Ici l'on devra recourir à deux séries d'eaux minérales, eaux chlorurées sodiques et bicarbonatées sodiques fortes. Les circonstances générales que nous avons prévues n'existant pas aussi communément, on utilise les eaux fortement minéralisées, énergiquement résolutives.

Bourbonne, Lamotte, Niederbronn, Wiesbaden, Vichy, Vals, Ems, nous fournissent les types de la médication indiquée. Il nous serait difficile d'établir un parallèle entre l'action résolutive des unes et des autres. Nous ne pouvons qu'exprimer la supériorité des chlorurées chez les femmes à constitution molle et lymphatique; des bicarbonatées, ferrugineuses surtout (*Vichy*), chez les femmes dyspeptiques, et anémiques ou chlorotiques. Les *bains de mer* sont très salutaires en pareil cas ; mais leur action se porte plutôt sur l'état général que sur les engorgements à résoudre.

Les tumeurs *fibreuses* de la matrice, à un certain degré de développement, échappent à l'action résolutive des eaux minérales. Mais nous avons vu disparaître, par l'usage des eaux qui viennent d'être mentionnées, des tumeurs de petit volume qui semblaient devoir se développer dans ce sens. On voit également les tumeurs anciennes et volumineuses retarder leur accroissement, et quelquefois leurs dimensions diminuer en quelque chose, leur poids s'amoindrir sensiblement, comme s'il y avait, à l'entour des parties dures et irréductibles, une sorte d'atmosphère celluleuse, susceptible encore de résolution.

Quant aux dégénérations *cancéreuses*, nous pensons qu'elles doivent toujours contre-indiquer les eaux minérales [voy. CANCER].

UTILITÉ PUBLIQUE. Voy. INTÉRÊT PUBLIC (à l'appendice).

V.

VACIA-MADRID (Espagne, prov. de Madrid). Sur les bords de la Jarama, à 12 kilomètres de la capitale.

Sulfatée sodique. Tempér., 19° centigr.

Cette source, peu abondante, est indiquée comme très riche en sulfates de soude, de magnésie, de chaux et chlorure de magnésium. Boulduc l'a signalée en France, dès 1724, comme un purgatif puissant. L'abus que les habitants de la contrée ont fait de ses propriétés laxatives porte préjudice à sa réputation, et M. Rubio exprime le vœu que ces eaux soient de nouveau et sérieusement analysées.

VACQUEIRAS. Voy. MONTMIRAIL.

VAIRE ou **VERS** (France, Vienne, arrond. de Loudun). Non loin de la source du Poizou.

Sulfurée calcique. Tempér., 9°.

Une source qui, à certaines époques de l'année, perd sa limpidité et prend une couleur lie de vin, effet que M. Poirier attribue à la matière organique ou glairine dont la quantité augmente et qui change de couleur sous des influences météorologiques difficiles à définir.

Eau : un litre.

Acide sulfhydrique, en poids...............	0,00217
— en volume.............	1.3989
Sulfure de sodium......................	0,0065
Chlorure de sodium.....................	0,0910
— de potassium	0,0710
Sulfate de potasse.....................	0,0312
— de soude......................	0,0952
— de chaux......................	0,0010
Carbonate de chaux....................	1,0602
— de magnésie	1,0014
Alumine	0,0020
Silice..............................	0,0400
Glairine............................	0,0060
Matières organiques insolubles.............	0,0130
Perte..............................	0.0015
	2,4200

(POIRIER, 1856.)

La source de Vaire émerge sans aucun doute du même bassin que la source du Poizou, et, dit M. Poirier, il serait facile, si plus tard on voulait créer un établissement, de les réunir dans un même lieu. Jusqu'à ce jour elle ne paraît pas avoir reçu d'applications.

VAISSE (France, Allier, arrond. de Gannat). Sur la rive gauche de l'Allier, presque en face de l'établissement thermal de Vichy.

Une source qui jaillit par intermittence de cinquante à soixante minutes, et avec un écoulement d'une durée de six à dix minutes.

Bicarbonatée sodique. Tempér., 27°8, centigr.

Eau : un litre.

	Gram.
Acide carbonique libre...................	1,968
Bicarbonate de soude...................	3,537
— de potasse....................	0,222
— de magnésie..................	0,382
— de strontiane.................	0,005
— de chaux.....................	0,681
— de protoxyde de fer.............	0,004
— — de manganèse........	traces
Sulfate de soude......................	0,243
Phosphate de soude....................	0,162
Arséniate de soude....................	0,002
Borate de soude......................	traces
Chlorure de sodium....................	0,508
Silice..............................	0,041
Matière organique.	traces
	8,956

(BOUQUET, 1855.)

La source de Vaisse appartient au même régime de celles de Vichy :

elle possède donc la plupart des propriétés de ces dernières ; quelques malades de Vichy fréquentent cette source beaucoup moins pour boire cette eau minérale que pour jouir du spectacle curieux de son intermittence régulière.

VALACHIE. La Valachie, contrée montagneuse où les Karpathes jettent de nombreuses ramifications, compte de très nombreuses sources minérales, émergeant presque toutes derrière les premiers plans de la chaîne. On en doit la connaissance à une relation fort intéressante publiée par M. le docteur Caillat (*Voyage médic. dans les provinces Danubiennes*, 1854). La plupart sont *sulfureuses, sulfatées* ou *chlorurées.* Quelques-unes *ferrugineuses.* Plusieurs laissent dégager de l'acide carbonique. Il ne paraît pas qu'aucune d'elles soit thermale.

A en juger par la description que M. Caillat donne de l'établissement de *Calimanechti*, le plus important de tous, l'installation des bains en Valachie laisse beaucoup à désirer. Des cabanes rustiques, couvertes de chaume, abritent des baignoires de bois dans lesquelles on plonge de gros cailloux, préalablement rougis au four, comme moyen de chauffage de l'eau; il existe des rigoles pour tout procédé de conduites de la source ; tels sont ces aménagements d'ordre primitif. On pousse l'incurie, ou plutôt la parcimonie intéressée, jusqu'à ne renouveler que très rarement l'eau du bain, pendant toute la durée d'un traitement de plusieurs semaines, et cela, ajoute M. Caillat (*loc. cit.*), pour le plus grand bien des malades, auxquels on persuade sans peine que l'efficacité du remède est en raison directe de sa puanteur ! Enfin, c'est le pope ou prêtre du village qui a la ferme de l'établissement de Calimanechti et y prépare les bains, donne des consultations, entrant dans tous les détails de ce service qu'il associe à son office sacerdotal. Ces bains n'en sont pas moins très fréquentés et jouissent d'une certaine renommée d'efficacité dans les maladies auxquelles nous avons nous-mêmes l'habitude d'appliquer les eaux sulfurées.

M. Caillat indique encore les eaux également sulfureuses de *Bréaza* et de *Serbanechti*, l'une et l'autre à peu près à la distance de 80 kilomètres de Bucharest, et assez suivies, mais non mieux exploitées que la précédente.

On utilise encore, d'une manière remarquable, en Valachie, les amas d'eaux, soit pluviales, soit d'infiltration, qui se forment dans les dépendances des mines de sel gemme et s'y imprègnent d'éléments minéralisateurs énergiques. Ces réservoirs sont le rendez-vous des malades atteints de scrofules et de rhumatismes. M. Caillat y a vu un grand nombre de personnes, des enfants scrofuleux, entre autres, qui se plongeaient dans ces bassins et s'y livraient à l'exercice de la natation. Tous lui ont semblé en retirer de notables avantages. ·

Un grand lac d'eau salée, analogue à ceux qu'on trouve en Hongrie, le *Balta-Alba*, ou *marais blanc*, sert au bain, à l'usage en boisson, et est recherché pour ses boues minérales qu'on approprie aux besoins de la médecine sur une assez grande échelle. M. Caillat (*loc. cit.*), a rapporté des faits de guérison très importants, obtenus avec cet agent topique.

La même principauté possède encore des sources d'huile de pétrole que les habitants feraient parfois servir au traitement de leurs affections cutanées.

En général, une saine direction médicale fait complétement défaut à la pratique des eaux salutaires de la Valachie.

VALATSCHA (Suisse, Basse-Engadine, canton des Grisons). Dans la gorge de Valatscha, source d'un faible débit.

Sulfurée calcique. **Froide.**

Eau : un litre.

	Gram.
Acide carbonique libre....................	0,4147
Acide sulfhydrique libre....................	0,0024
Bicarbonate de chaux....................	0,1431
— de protoxyde de fer............	0,0295
Sulfate de potasse....................	0,0247
— de soude....................	0,0528
Chlorure de sodium....................	0,0212
— de magnésium....................	0,0051
— de calcium	0,0472
Silice....................	0,0320
	0,7727

(De Planta, 1858.)

Cette eau emprunte vraisemblablement son principe sulfuré à la réaction de la matière organique sur une légère portion des sulfates.

VALDE DE LA CUEVA (Espagne, prov. de Madrid).

Sulfatée sodique. **Froide.**

	Eau : une livre.		Eau : un litre.
	Grains.		Gram.
Sulfate de soude...........	87,80	=	9,300
— de magnésie........	7,79	=	0,825
— de chaux...........	7,00	=	0,742
Carbonate de chaux........	3,29	=	0,348
— de magnésie.......	1,18	=	0,125
Chlorure de sodium.........	1,60	=	0,169
	108,66	=	11,509
	Pouc. cub.		Cent. cub.
Gaz acide carbonique........	0,6	=	30,0

(Moreno et Lletget, 1850.)

Laxatives en boisson, ces eaux sont employées en bains dans les maladies de la peau. Il y a un établissement.

VALDIERI (Italie, Piémont, prov. de Coni). Village et bains dans la
vallée du Gesso, à proximité de la route de Nice à Gênes, à 7 kilomètres
de Durazzo. Altitude : 1349 mètres.

Sulfurée sodique. Tempér., 75° centigr.

Des sources nombreuses et abondantes émergent presque toutes d'une
roche, formée de gneiss quartzeux, au pied du Matto, sur la rive droite
du torrent le Gesso. On pourrait en capter une plus grande quantité
encore que celle dont il est fait usage. Elles diffèrent par leurs degrés
de chaleur, mais assez peu par leurs caractères physiques et chimiques
pour que l'analyse de quatre d'entre elles suffise à les caractériser, comme
il suit :

Eau : un litre.

	Source Sainte-Lucie.	Sources de Saint-Martin et de Saint-Laurent.	Source magnésique.	Source vitriolique.
	gr.	gr.	gr.	gr.
Chlorure de sodium	0,04519	0,03999	0,00981	0,00773
Sulfate de soude	0,09625	0,08736	0,03533	0,03297
Silicate de soude.	0,04334	0,03298	»	»
— de potasse	0,05350	0,04190	0,01037	0,03712
Chaux	0,00825	0,00902	0,02188	0,02120
Magnésie.	0,00006	0,00082	0,00208	0,00187
Oxyde de fer . . . . }	0,00036	0,00130	traces	0,00080
— de manganèse.				
Alumine.	0,00174	0,00200	0,01300	0,00180
Acide phosphorique	0,00241	0,00078	»	»
— silicique	0,00897	0,02531	0,00872	0,00180
Iode	traces	traces	»	»
Ammoniaque	id.	id.	»	»
Acide sulfhydrique	id.	id.	»	»
	0,26007	0,24146	0,10119	0,10529

(PEYRONE et BRUGNATELLI.)

On trouve dans ces sources, en grande abondance, une matière organique et des conferves du genre *Leptothrix*, lesquelles sont connues et
employées à Valdieri, sous le nom de *Muffa*, et ont été l'objet d'études
spéciales de la part de MM. Garelli, Del Ponte et Montagne *(Rapport de
M. Cazin, in Ann. de la Société d'hydrologie, t. V, p. 290).*

La boue, ou terre argileuse imprégnée d'eau minérale, qu'on recueille
au fond des réservoirs, est mise à profit en applications topiques.

Enfin, des diverses montagnes voisines, coulent des sources froides, faiblement minéralisées et dans lesquelles les sulfates alcalins prédominent. On les fait servir à l'usage interne, et on leur attribue des propriétés tonifiantes, au moins douteuses d'après l'opinion de Bertini.

L'établissement de Valdieri, restauré par les soins d'une Société d'actionnaires qui s'en est rendue propriétaire, en 1852, offre les moyens d'y administrer les eaux sous toutes les formes, usage interne et externe, bains, douches, étuves, y comprises les appropriations des conferves et des boues. Ces divers modes sont d'ailleurs l'objet de prescriptions en rapport avec les circonstances morbides, et nous n'avons rien à relever dans leur emploi qui diffère de la pratique des eaux de la même classe. On doit remarquer seulement, à propos des conferves, qu'elles empruntent une action révulsive et probablement résolutive à la concentration des principes salins, sulfurés, iodés, contenus dans l'eau minérale, indépendamment de l'humidité et de la température native qu'elles conservent longtemps et aussi de la présence des différents gaz provenant de la décomposition lente de cette matière organisée.

La spécialisation de cette station comprend d'une manière formelle les maladies de la peau, les rhumatismes et les lésions traumatiques suites de fractures, de blessures de guerre, ankyloses, atrophie musculaire, tumeurs blanches, plaies de nature indolente. Par extension, on y traite avec avantage les manifestations de la scrofule, les états cachectiques, la chloro-anémie reliée au lymphatisme, et certaines névropathies localisées.

Assez récemment des appareils d'inhalation ont été disposés et permettent d'ajouter le traitement des affections catarrhales des voies respiratoires à celles que nous venons d'énumérer.

D'après une monographie intéressante de M. le docteur Garelli (*Valdieri e le sue acque*, 1855), on peut croire qu'une nouvelle impulsion est imprimée aux bains de Valdieri et que, grâce aux facilités nouvelles de communication, aux améliorations déjà accomplies, et à celles qui sont en projet, ils recouvreront une renommée méritée, quoique peu ancienne.

Le site de Valdieri est pittoresque, et comme des montagnes abritent la vallée des vents du nord, malgré son élévation, on y jouit d'une température presque méridionale.

VALDORF (Prusse, Westphalie). Dans une vallée, à 4 kilomètres de Vlotho et à proximité de mines de houille et d'anthracite.

Trois sources ayant la même température et à peu près la même composition.

Sulfurée calcique. Tempér., 11° centigr.

	Source n° 1.	Source n° 2.
	Cent. cub.	Cent. cub.
Acide carbonique.............	91,8	83,4
Acide sulfhydrique............	569,5	249,0
	Gram.	Gram.
Sulfate de soude..............	0,096	0,022
— de magnésie...........	0,216	0,081
— de chaux...............	0,605	0,274
Carbonate de soude...........	0,007	0,274
— de magnésie........	0,026	0,012
— de chaux..........	0,112	0,059
— ferreux............	0,010	0,016
Silice......................	0,015	0,010
Humus.....................	traces	traces
	1,087	0,748

(Reisenbirtz.)

La source n° 3, plus riche en acide sulfhydrique et carbonique, se place entre les sources n° 1 et n° 2, quant à la proportion des principes minéraux fixes.

On emploie ces eaux, en bains, dans les affections rhumatismales et les maladies de la peau.

VALENCE (France, Drôme).

Bicarbonatée calcique. Froide.   Eau : un litre.

	Lit.
Acide carbonique libre...................	0,354
	Gram.
Bicarbonate de chaux....................	1·4940
— de magnésie.................	0,1470
— de soude	0,0450
Sel de potasse........................	0,0200
Sulfate de soude...................... }	0,0600
— de chaux...................... }	
Chlorures de sodium et de magnésium........	0,0900
Protoxyde de fer......................	0,0098
Acide silicique....................... }	0,0400
Alumine............................. }	
Matière organique.....................	traces
	1,9058

(O. Henry.)

VALENZA (Italie, Piémont, prov. d'Alexandrie).

Sulfureuse. Tempér. 12° centigr.

Près de la ville de ce nom, source analysée par M. Cantú qui y a constaté par analyse qualitative, outre de l'hydrogène sulfuré et des sels neutres, sulfates, carbonates et chlorures, un iodure et des traces de bromure. Elle se ramasse dans une large excavation naturelle et s'emploie en boisson.

VALMAGNE. (France, Pyrénées-Orientales). Au pied du Canigou, au nord-est du village de Valmagne.

Anglada signale dans cette localité une source *ferrugineuse bicarbonatée* qui n'a pas encore été l'objet d'une analyse suivie.

VALMONT (France, Seine-Inférieure). Dans l'enclos de l'Abbaye de Valmont près Fécamp.

Ferrugineuse bicarbonatée. **Froide.**

Deux sources qui jaillissent sous la forme de filets séparés.

	Eau : un litre.
	Lit.
Acide carbonique libre . . . . , . . .	0,766
	Gram.
Carbonate de chaux.	0,2886
— de magnésie.	0,0451
— d'ammoniaque.	0,0023
— de fer.	0,0056
Sulfate de chaux.	0,0107
— de potasse.	0,0046
Chlorure de potassium.	0,0095
— de sodium.	0,0730
— de calcium.	0,0045
— de magnésium.	traces
Azotate de chaux. . . . . , ...	0,0038
Acide silicique. . . . : . . . . ••	0,0126
Oxyde de cuivre. . . . . '	traces
Résine verte soluble dans l'alcool.	0,0009
Matière organique colorée en jaune.	indét.
	0,4613
	(MARCHAND.)

VALS (France, Ardèche, arrond. de Privas). A 32 kilomètres de cette ville et à 12 kilomètres d'Aubenas, dans une belle vallée qu'arrose le torrent de la Volanne.

Bicarbonatée sodique. **Froide.**

Sources nombreuses parmi lesquelles on distingue les suivantes :

La source la *Marie* jaillit sur la rive droite du torrent de la Volanne ; elle est la moins riche en principes minéralisateurs.

La *Marquise* est sur la rive opposée de la Volanne, et la somme de ses principes fixes est plus élevée.

La *Camuse*, plus éloignée du torrent que la précédente, a la même composition à peu près que la Marquise.

La *Dominique* est la seule qui ne contienne pas de bicarbonates alcalins : elle est de toutes les sources de Vals la plus ferrugineuse ; c'est à proprement parler une eau *sulfatée ferrugineuse* très arsenicale et dont l'usage prolongé n'est pas sans quelque danger.

La *Chloé*, découverte depuis l'année 1844, marque 14° et jaillit avec un débit évalué à 88160 litres par vingt-quatre heures.

La *Chrétienne*, isolée depuis l'année 1854, coule avec un débit évalué à 1200 litres par vingt-quatre heures.

Enfin la source *Victorine*, isolée dans le cours de l'année 1856, est la moins minéralisée.

1° Source la Chloé.

Eau : un litre.

Lit.

Acide carbonique libre	1,070
Air atmosphérique	0,020

Gram.

Bicarbonate de soude.....................	5,289
— de chaux.....................	0,169
— de magnésie	0,166
— de fer	0,021
— de manganèse.................	0,001
— de strontiane.................	traces
Sulfate de soude........................	0,173
Chlorure de sodium.....................	0,189
— de potassium	0,045
Silice.................................	0,099
Alumine................................	0,004
	6,156

(Dupasquier, 1846.)

2° Source la Chrétienne.

Acide carbonique libre	1/3 du vol. environ

Gram.

Bicarbonate de soude....................	6,350
— de potasse....................	0,200
— de chaux..................... }	
— de magnésie................. }	0,380
— de protoxyde de fer............	0,017
— — de manganèse........	traces
Chlorure de sodium..................... ⎫	
Sulfate de soude....................... ⎬	0,130
— de chaux........................ ⎭	
Silice et alumine (silicate)................	0,105
Phosphate de chaux ou d'alumine........... ⎫	
Principe arsenical (très manifeste).......... ⎬	indét.
Iodure, matière organique................. ⎭	
	7,182

(O. Henry, 1855.)

3° Source la Victorine.

Gram.

Acide carbonique libre...................	0,732
Bicarbonate de soude....................	3,340
— de potasse....................	indices
— de chaux .... ⎫	
— de magnésie................. ⎬	0,050
— de fer...................... ⎭	
Sulfate de soude....................... ⎫	
— de magnésie.................. ⎬	0,050
— de chaux .... ⎭	
Chlorure de sodium.....................	0,050
Iodure alcalin .... ⎫	
Arséniate de soude, sans doute............. ⎪	
Acide silicique ou silicate................ ⎬	0,060
Alumine, phosphate terreux............... ⎪	
Matière organique...................... ⎭	
	4,634

(O. Henry, 1857.)

Voici, d'après M. Brun, la proportion de bicarbonates alcalins que chacune de ces sources renferme par litre.

		Gram.
Source Marie		5,45
— Marquise		6,80
— Camuse		7,20
— Chloé		5,23
— Chrétienne		6,55 (O. Henry.)
— Victorine		3,340 id.

Les eaux de Vals sont remarquables par leur composition qui les rapproche des eaux de Vichy, et assigne à ces deux stations une place à part parmi les bicarbonatées sodiques. Si la plupart des sources de Vals sont minéralisées d'une manière peut-être un peu excessive, quelques-unes se présentent dans des conditions tout opposées, et qui permettent de les utiliser dans bien des circonstances où les premières seraient tout à fait inapplicables. Cependant il convient de faire remarquer que c'est précisément leur forte minéralisation qui caractérise les eaux de Vals.

Il y a à Vals, depuis 1845, un établissement thermal assez incomplet: jusque-là les eaux n'étaient usitées qu'en boisson. Les bains sont élevés à la température voulue par le coupage avec de l'eau douce chaude, le meilleur procédé près d'eaux minéralisées à ce degré.

Les eaux de Vals nous sont peu connues dans leurs applications. Celles-ci doivent se rapprocher beaucoup des applications des eaux de Vichy, et particulièrement des sources froides et ferrugineuses. Nous les croyons moins applicables aux affections de l'appareil digestif. Mais elles doivent posséder à un haut degré leurs qualités résolutives, et s'appliquer spécialement à la gravelle urique, aux engorgements hépatiques et spléniques et à certains états anémiques.

VAPEUR D'EAU MINÉRALE. Nous avons traité de la nature et des applications thérapeutiques des vapeurs d'eaux minérales aux mots : ATMOSPHÈRE THERMALE. ÉTUVE. INHALATION. Il nous reste à indiquer les variétés de vapeur que l'on peut obtenir avec ces eaux.

On désigne sous le nom de *vapeur spontanée* celle obtenue des eaux abandonnées à leur température propre. La *vapeur forcée* est celle produite au moyen d'un générateur alimenté par de l'eau minérale.

Entre ces deux genres de vapeur, on distingue :

1° La *vapeur spontanée exaltée*, résultant du passage de l'eau minérale dans un appareil de ventilation, tel que l'appareil à chutes, celui à roues et surtout celui désigné sous le nom de trompe [voy. TROMPE];

2° La *vapeur de barbottage*, obtenue par l'action de barbotteurs de vapeur forcée, plongeant dans un bassin ou dans un hypocauste;

3° La *vapeur d'évaporation active*, fournie par un bassin, tel que ceux des salines, entretenu à une température propre à déterminer une rapide évaporation ;

4° Enfin la *vapeur précipitée*, que l'on obtient en faisant tomber l'eau minérale en petite quantité sur une plaque ou sur une lentille métallique chaude.

La composition de ces différentes variétés, nous l'avons vu, n'est pas la même. Les vapeurs spontanées, outre les émanations gazeuses, variant avec la nature des eaux, renferment des quantités quelquefois assez considérables de certains sels fixes et de matière organique entraînés. Les vapeurs forcées, suivant qu'on les reçoit à une distance plus ou moins grande du générateur qui les produit, sont moins ou plus chargées de sels fixes résultant de l'eau mécaniquement entraînée à l'état de vésicules, ou de gouttelettes.

Le propre de la vapeur spontanée exaltée est de renfermer la plus grande quantité des gaz natifs ou des produits gazéiformes de l'eau minérale. Elle contient, en outre, une certaine quantité d'air atmosphérique entraîné.

Le barbottage, l'évaporation active et surtout la chute de l'eau sur une plaque chaude, déterminent l'enrichissement de la vapeur en principes fixes.

Les vapeurs spontanées sont utilisées pour l'inhalation, pour l'aspiration ou humage; quand leur température est suffisamment élevée, on les utilise pour étuves humides.

Les vapeurs spontanées exaltées sont employées à l'inhalation, au bain total ou partiel, à la douche locale (vapeur *Berthollet* d'Aix-les-Bains).

Les vapeurs forcées alimentent les salles chaudes du Mont-Dore et de Royat. On les utilise pour les bains et douches totaux ou partiels de vapeur, pour les bains russes.

L'évaporation active est employée dans les bains maures et dans certaines salles d'aspiration.

Enfin la vapeur précipitée, obtenue par l'eau projetée sur des pierres chaudes, est utilisée en Russie et dans quelques parties de l'Orient.

On voit que le mode de production des vapeurs, naturel ou artificiel, doit être pris en grande considération pour l'usage qu'on en veut faire, et suivant qu'elles doivent alimenter une salle d'*inhalation* ou une *étuve*, choses trop souvent confondues ensemble.

VAPORARIUM. Le *vaporarium*, dans le bain des anciens, était synonyme de l'*hypocauste* et s'entendait de l'étuve ou fourneau servant à échauffer l'une des chambres de l'édifice thermal.

VARENNES (France, Maine-et-Loire, arrond. d'Angers). Près Feneu. *Ferrugineuse bicarbonatée*. Tempér.; 11°.

Une source connue sous le nom de *Source Piton*.

Eau : un litre.

	Gram.
Acide carbonique et azote....................	.indét.
Bicarbonate de chaux.....................	0,067
— de fer........................	0,017
Sulfate de chaux.......................	0,050
— de magnésie.....................	0,047
— de manganèse....................	traces
— de fer........................	0,003
— d'alumine.......................	0,050
Chlorure de sodium.....................	0,058
— de calcium.....................	0,075
Silice................................	0,017
Matière organique azotée.................	0,017
	0,401

(MÉNIÈRE et GODEFROY.)

M. Chevallier a constaté, en outre, de l'arsenic dans le dépôt de l'eau de cette source.

Applications thérapeutiques non régulièrement spécifiées.

VAUGNIÈRES (France, Drôme, arrond. de Die).

Ferrugineuse bicarbonatée. Froide ?

Une source connue dans la localité sous le nom de *Fons-Bourdonyre*.

Eau : un litre.

	Lit.
Acide carbonique libre....................	1,177
	Gram.
Bicarbonate de chaux....................	1,4150
— de magnésie....................	0,1250
— de soude.......................	0,0127
— de protoxyde de fer.............	0,0263
Sulfate de potasse.....................	0,0390
Chlorures de sodium et de potassium........	0,0260
Silice, alumine.........................	
Matière organique, *acide crénique*...........	0,0073
Iode, *un soixantième de milligramme*........	
	1,6513

(MARTIN.)

Cette eau minérale se rapproche beaucoup des eaux bicarbonatées qui jaillissent dans le département de la Drôme ; elle est, de plus, très manifestement iodée. Elle est recommandée par beaucoup de médecins de la localité, dans les affections qui réclament l'emploi des ferrugineux alliés aux iodures.

VEIERBACH (Allemagne, grand duché de Bade). A 2 kilomètres environ d'Offenbourg.

Ferrugineuse bicarbonatée. Tempér., 10 à 11° centigr.

Source minérale artésienne qui jaillit entre le feldspath et une couche de terrain d'alluvion.

Eau : un litre

Bicarbonate de chaux.................................	0,328
— de magnésie......................	0,021
— de protoxyde de fer..................	0,074
— de manganèse........	0,021
Chlorure de calcium........................	0,021
— de sodium.......................	traces
— de magnésium........................	0,031
— de potassium.....................	0,010
Silicate d'alumine........................	0,010
	0,516

(KŒLREUTER.)

Cette eau minérale est utilisée en boisson et en bains dans la chlorose, l'hystérie, l'aménorrhée, dans tous les cas d'appauvrissement du sang et dans les convalescences des maladies graves (Robert). Il y a un établissement simple mais très convenable.

VEINOSITÉ ABDOMINALE. Voy. ABDOMINALE (PLÉTHORE).

VELLERON (France, Vaucluse, arrond. de Carpentras). A 18 kilomètres de cette ville.

Bicarbonatée sodique. Tempér., 15°.

Une seule source qui s'élève d'une profondeur de plusieurs mètres à la manière des sources artésiennes.

Eau : un litre.

Gram.

Acide carbonique libre......................	0,460
Bicarbonate de soude....................⎱	
— de potasse ....⎰	1,450
— de chaux......................	0,490
— de magnésie......................	0,119
— de protoxyde de fer..............	0,002
Sulfate de soude......................⎱	
de chaux, peu......................⎰	0,730
Chlorure de sodium......................	0,007
Silice ou silicate...................... ⎱	
Alumine...................... ⎪	
Phosphate terreux .... ⎬	0,100
Principe arsenical, traces légères.......... ⎪	
Matière organique, très petite quantité........ ⎰	
	3,366

(O. HENRY, 1858.)

Comme l'analyse qui précède a été effectuée avec de l'eau transportée, il est certain que la proportion de l'acide carbonique libre doit être plus forte.

La source de Velleron, dont la découverte remonte à la première moitié du siècle dernier, alimente un établissement construit il y a six ou sept ans, et où l'eau minérale est échauffée directement. Nous manquons de détails sur les affections pour lesquelles on la recommande plus spécialement. Nous trouvons dans une note inédite du docteur Cade, que l'usage des eaux de Velleron déterminerait fréquemment des manifestations exanthématiques, que l'on n'observe pas en général près des eaux d'une telle composition, non thermales surtout.

VENELLE (Toscane, Val di Pecora). Près de Massa ; dans un sol de travertin.

Sulfatée magnésique. Tempér., 25° centigr.

	Eau : 16 onces. Grains.		Eau : un litre. Gram.
Sulfate de magnésie........	3,199	=	0,339
— de chaux...........	1,066	=	0,112
Carbonate de magnésie......	1,066	=	0,112
— de chaux........	1,599	=	0,169
— de fer..........	traces		traces
	6,930	=	0,732
			(GIULI.)

On emploie ces eaux en bains dans les affections rhumatismales et nerveuses.

VENTILATION. Dans l'appropriation des locaux balnéaires (cabinets de bains et de douches, piscines et surtout salles d'inhalation et étuves), la ventilation joue un rôle important. Il ne s'agit pas seulement d'aérer pour renouvellement de l'air à l'intérieur, mais aussi pour régler la température des locaux et pour varier l'intensité des vapeurs minérales [voy. BUÉE et ATMOSPHÈRE THERMALE].

La ventilation graduée s'opère quelquefois par les dimensions des locaux, surtout en hauteur : c'est quand on se trouve en présence de vapeurs d'eaux sulfureuses ou acidules, dont la diffusion dans le milieu intérieur doit se faire sans renouvellement marqué.

Le renouvellement du milieu intérieur s'opère le plus souvent par des bouches d'aérage (soupapes ou plaques papillons), par des vasistas étagés. Pour les salles d'inhalation, pour les étuves, on a recours aux cheminées d'appel ou de tirage, combinées avec des vasistas étagés et multipliés.

Au Mont-Dore, les salles de vapeur sont ventilées par des vasistas et surtout par des bouches d'appel en communication avec le foyer des générateurs de vapeur forcée.

VENTOUSES. Voy. CORNETS.

VERBERIE (France, Oise, arrond. de Senlis). A 12 kilomètres de Compiègne.

M. Patissier signale, à deux cents pas du village de Verberie, une source *ferrugineuse* qui a joui autrefois d'une certaine célébrité sous le nom de source de *Saint-Corneille*.

VERGER-MONDON (France, Vienne, arrond. de Loudun). A 8 kilomètres de cette ville, et à quelques pas du village de Trois-Moutiers.

Ferrugineuse bicarbonatée. Tempér., 12° centigr.

Cette source qui coule par deux griffons de chaque côté d'un chemin vicinal, a joui autrefois d'une grande réputation. Malgré l'état de délaissement dans lequel elle se trouve, elle rend encore quelques services au voisinage.

Eau : un litre.

	Gram.
Chlorure de sodium......................	0,0350
Sulfate de soude........................	0,0372
— de chaux.........................	0,0108
Carbonate de chaux.....................	0,1238
— de magnésie...................	0,0029
— de protoxyde de fer............	0,0947
Alumine	0,0040
Silice.................................	0,0260
Apocrénate de fer......................	0,0027
Matières organiques insolubles............	0,0100
Chlorure de calcium....................	
Carbonate de manganèse................. }	0,0439
Perte.................................	
	0,3901

(POIRIÉR, 1856.)

Les médecins de la localité et des environs conseillent l'usage de cette eau minérale dans les cas de chlorose.

VERIN (Espagne, prov. d'Orense) Source dite de *Sousa*.

Bicarbonatée sodique. Tempér., 19° centigr.

L'analyse qualitative indique ces eaux comme très minéralisées. On les emploie beaucoup en boisson dans les affections calculeuses.

VERNET (Le) (France, Pyrénées-Orientales, arrond. de Prades). A 14 kilomètres de cette ville, sur le versant nord-ouest du mont Canigou, sur un des affluents de la Têta, et à 300 mètres du village du Vernet. — Altitude, 620 mètres.

Sulfurée sodique. Tempér., de 18 à 57°,80 centigr.

Onze sources desservant deux établissements distincts, l'un dit des *Commandants*, l'autre *Mercader*. Voici leurs noms avec leur température.

	Température.
Sources des Anciens Thermes ou Eaux-Bonnes..	54,80
— du Vaporium	56,25
— Saint-Sauveur	45,30
— Elisa	34,00
— Mère	57,80
— de la Comtesse....................	18,00
— Aglaé	»
— Ursule	44,80
— du Torrent ou de la Providence.......	39,20
— de Castel	95,50
— de la Buvette ou source de la Santé.....	?

Les sept premières alimentent l'établissement des Commandants, et les quatre dernières l'établissement Mercader.

Elles émergent de la limite du gneiss porphyroïde.

Les sources du Vernet ont, sans nul doute, une origine commune, et si la composition de celles qui ont été analysées n'est pas toujours identique, cela tient à ce que plusieurs chimistes se sont livrés à ce genre d'étude et à des époques différentes. Voici les résultats de ces analyses.

Établissement des Commandants.

1° Source des Anciens Thèrmes:

Eau : un litre.
Gram.

Carbonate de soude...................	0,0571
— de chaux....................	0,0008
— de magnésie.................	traces
Sulfure de sodium....................	0,0593
Sulfate de soude....................	0,0291
— de chaux....................	0,0037
Chlorure de sodium...................	0,0121
Acide silicique....................	0,0496
Glairine....................	0,0090
Perte....................	0,0051

0,2258

(Anglada.)

2° Source Saint-Sauveur:

Gram.

Sulfure de sodium....................	0,0406
Sulfate de soude....................	0,0270
— de chaux....................	0,0010
Carbonate de soude....................	0,0730
— de potasse....................	traces
— de chaux et de magnésie..........	0,0030
Chlorure de sodium....................	0,0120
Silice....................	0,0600
Glairine ou barégine....................	0,0110

0,2276

(Bouis, 1836.)

Établissement Mercader.

1° Source Ursule.

Gram.

Sulfure de sodium....................	0,0129
Carbonates de chaux et de magnésie........	
Sel de potasse et sulfate de soude..........	
Chlorure de sodium et iodure alcalin.........	0,2371
Silicates de soude et d'alumine............	
Indices de fer et matière organique (glairine)..	

0,2500

(O. Henry, 1852.)

2° SOURCE DU TORRENT OU DE LA PROVIDENCE.

	Gram.
Sulfure de sodium	0,0420
Sulfite de soude	0,0050
Sulfate de soude	0,0225
— de magnésie	0,0035
— de chaux	0,0010
Silicate de chaux	0,0628
Carbonate de soude	0,0910
— de potasse	0,0100
— de magnésie	0,0020
— de chaux	0,0015
Chlorure de sodium	0,0160
Fer et brome	traces
Alumine	0,0010
Glairine	0,0150
Iodure de potassium	0,0001
	0,2734

(BURÀN, 1853.)

L'ensemble des établissements du Vernet présente des ressources balnéaires très diverses. On y trouve réunis, outre un grand nombre de baignoires alimentées par des sources spéciales, de grandes douches générales, des douches ascendantes et d'injection variées, des étuves et des salles d'inhalation. Tout y est disposé pour une station d'hiver [V. HIVER (TRAITEMENT D')]. Dans des hôtels attenant aux bains, les appartements et les salons sont entretenus à une température constante par des conduites d'eau thermale.

Les eaux du Vernet peuvent être rangées au nombre des eaux sulfureuses de moyenne activité physiologique, c'est-à-dire que les propriétés excitantes qui leur sont inhérentes ne dépassent pas une certaine limite. Cependant les bains produisent, pendant les premiers jours, une surexcitation qui se traduit par l'insomnie, l'agitation et surtout par de la démangeaison à la peau. Ensuite, ou même sans avoir ressenti les effets que nous venons de signaler, les malades voient leurs forces et leur appétit augmenter, un bien-être général se déclarer. Mais si l'on vient à employer les bains, ou les autres formes du traitement, douches, vapeurs, à des températures élevées, on voit apparaître les signes de l'excitation sulfureuse à un haut degré, et des éruptions diverses se manifestent sur la peau.

Les eaux du Vernet se prêtent à toutes les applications des eaux sulfureuses, d'autant que la multiplicité des sources et leur température élevée permettent de modifier le traitement suivant les cas. Nous ferons cependant remarquer que cette température élevée est elle-même un inconvénient, puisqu'elle ne permet le bain qu'à condition de mélanges qui affaiblissent l'eau minérale et l'altèrent toujours en quelque chose, ou d'un refroidissement dont les inconvénients sont encore plus grands. Sous ce rapport, ces eaux conviennent parfaitement au traitement du rhumatisme. Elles sont aussi très salutaires chez certains scrofuleux, avec engorgements ganglionnaires, plaies ou fistules, alors qu'il faut exercer une action très vive sur l'ensemble du système et sur les parties malades. L'emploi méthodique de ces températures élevées prête quelquefois aux eaux du Vernet, comme aux eaux analogues, des propriétés résolutives fort remarquables : même observation à propos des suites de blessures, de lésions des os et des articulations, ou encore de la syphilis.

Nous connaissons peu la pratique spéciale des eaux du Vernet relativement aux maladies de la peau, mais nous pensons qu'elles présentent à ce sujet les applications ordinaires des eaux sulfureuses.

C'est le traitement des affections de l'appareil respiratoire qui domine au Vernet. Nous ne sommes en mesure d'établir aucune distinction entre les applications de ces eaux à celles d'AMÉLIE (V. ce mot), dans ces sortes de maladie.

VERNET (Le) (France, Puy-de-Dôme, arrond. de Clermont-Ferrand). A 32 kilomètres de cette ville, source *ferrugineuse*, décrite par Chomel et Buchoz. Sans analyse.

VERRIÈRES (France, Loire, arrond. de Roanne). Source *bicarbonatée*, marquant 13°, non captée ni utilisée. Pas d'analyse.

VERSAILLES (France, Seine-ét-Oise). Près de la ville.

Ferrugineuse bicarbonatée. Froide.

Deux sources, l'une dite *de Trianon*, sourd à travers le mur d'enceinte du parc de Trianon, entre la porte Saint-Antoine et la grille neuve ; l'autre, dite de *Porchéfontaine*, est située près de la barrière de Versailles, du côté sud de l'avenue de Paris. Elles ont entre elles la plus grande analogie. (*Annuaire des eaux minérales de la France.*)

	Eau : un litre.
Acide carbonique libre	quant. indét.
Azote.................................	
	Gram.
Bicarbonate de chaux.....................	0,21
— de fer.......................	0,02
Sulfate de magnésie.....................	0,05
Chlorure de sodium.....................	0,02
Azotates ...!.........................	traces
Alumine et acide silicique.................	0,01
Iode............................	au moins 1/100 de milligr.
Cuivre.............................	traces
Arsenic	traces
Matière organique azotée.................	0,03
	0,34
	(CHATIN.)

Ces sources sont fréquentées par les habitants de Versailles.

VERS INTESTINAUX. Diverses eaux minérales ont été recommandées pour favoriser l'expulsion des entozoaires, en particulier du ténia et des ascarides. Kreyssig et Wagner rapportent des succès de ce genre observés à *Karlsbad*. On assure que les eaux de *Kissingen* sont efficaces contre le ver solitaire. M. Payen témoigne qu'à *Saint-Gervais* il en est de même, et les eaux ferrugineuses de *Pyrmont* favorisent la chute des oxyures, d'après Werlhof. Le professeur Lallemand (*Des pertes séminales*, III, 259) prescrivait les eaux sulfureuses thermales en douches ascendantes. C'est, suivant lui, et l'expérience a confirmé cette observation, le moyen le plus puissant qu'on puisse opposer aux oxyures, et en même temps le remède le plus inoffensif pour l'intestin. Il importe toutefois que ces douches ne soient pas trop chaudes.

VERTÉBRALE (Carie). Voy. MAL VERTÉBRAL DE POTT.

VÉSICAL (Catarrhe). Voy. VESSIE (Maladies de la).

VÉSICAUX (Calculs). Voy. URINAIRES (CALCULS).

VESSIE (Maladies de la). — *Catarrhe vésical.* — Le traitement du catarrhe vésical n'est certainement pas un de ceux où la médication thermale intervient avec le plus de chances de succès. Les auteurs d'un grand nombre de monographies ou de notices sur les eaux minérales mentionnent, il est vrai, le catarrhe de la vessie parmi leurs applications utiles. Mais nous pouvons affirmer qu'il n'est pas une source minérale, un peu active au moins, près de laquelle on ne rencontre, en semblable matière, passablement de mécomptes. C'est donc un sujet qui réclame encore beaucoup d'éclaircissements et sur lequel nous devons nous en tenir à d'assez brèves indications.

Le catarrhe vésical se relie rarement aux diathèses déterminées qui servent si souvent de guide dans la direction du traitement thermal. Le catarrhe invétéré accompagne habituellement les affections calculeuses des reins ou de la vessie, ou les lésions organiques ou de tissu du canal de l'urèthre, quelquefois des affections utérines, surtout à la suite d'accouchements laborieux ; il se rencontre le plus souvent chez des individus avancés en âge ou chez des sujets de constitution délabrée par suite de conditions hygiéniques défavorables.

Dans ces différents cas, le traitement thermal peut être opposé avec avantage à la diathèse urique, à la gravelle, aux suites de couches ; son action reconstituante peut être utilement invoquée ; mais les affections calculeuses proprement dites et les lésions organiques du canal de l'urèthre sont hors de sa portée. Bien plus, son intervention est presque toujours nuisible dans les cas de ce genre, parce que, venant se heurter contre des états morbides inattaquables pour lui, il réagit alors sur la maladie à laquelle on prétendait l'opposer, et l'accroît.

Maintenant il est des catarrhes de vessie accidentels, légers, déterminés par des écarts de régime, des refroidissements, des opérations chirurgicales pratiquées sur le canal de l'urèthre ou consécutifs à des uréthrites ; le pronostic en est généralement peu grave, et ils cèdent facilement à un traitement thermal approprié.

Les eaux sulfurées et les bicarbonatées, sodiques ou mixtes, sont les eaux spéciales du catarrhe vésical. Peut-être même cette spécialisation revient-elle d'une manière toute particulière à des eaux qui paraissent emprunter à ces deux classes des qualités communes et affaiblies, ce sont des eaux sulfurées dégénérées, chez lesquelles des qualités alcalines viennent remplacer les qualités sulfureuses qu'elles ont perdues. C'est ainsi qu'à nos yeux, le traitement sulfureux du catarrhe vésical est surtout représenté par certaines sources de *Cauterets* (*Bruzaud* par exemple), *Molitg*, la *Preste* surtout.

Mais c'est près des eaux bicarbonatées mixtes ou sodiques et particulièrement des moins minéralisées d'entre elles, que se fait le plus habituellement le traitement du catarrhe vésical. Les sources les plus notables sous ce rapport sont *Pougues*, *Saint-Alban*, *Evian*, *Schlangenbad*, *Bussang*, *Ems*, *Vichy* ; et presque toutes les eaux bicarbonatées faibles mentionnées dans ce *Dictionnaire* et si communes dans certaines régions, comme l'Auvergne, lui sont également applicables. Nous devons ajouter à ces eaux *Contrexéville*, dont la tolérance en pareil cas est peut-être plus notable que les propriétés curatives elles-mêmes. Les qualités ferrugineuses d'un grand nombre de ces sources s'accommodent très bien à l'état de débilité ou d'anémie qui accompagne si souvent les catarrhes anciens et profonds.

Ce qui doit surtout fixer l'attention, c'est l'excitabilité particulière que présente l'appareil vésical chez un grand nombre d'individus affectés de catarrhe. Les eaux minérales déterminent avec une grande facilité des phénomènes d'excitation qui se traduisent aussitôt par de la dysurie et rendent le traitement difficile à poursuivre.

Paralysie de la vessie.—En dehors des affections du cerveau et de la moelle épinière, et de l'affaiblissement réel de la motilité qui accompagne habituellement un âge avancé, la paralysie de la vessie est une maladie beaucoup plus rare qu'on ne se l'imagine généralement. La plupart des individus qui passent pour en être atteints ont tout simplement des rétrécissements de l'urèthre ou, le plus souvent, des engorgements de la prostate.

Dans les cas de ce genre, les eaux minérales sont impuissantes. Nous avons dit ailleurs qu'il y avait peu à compter sur leur action résolutive au sujet des engorgements de la PROSTATE [voy. ce mot], et elles n'ont aucune action sur les rétrécissements du canal de l'urèthre. On aura donc toujours tort de négliger les moyens chirurgicaux, indiqués alors, pour aller demander au traitement thermal ce qu'il ne peut fournir. Cependant on peut encore y recourir rationnellement, lorsqu'on a corrigé, momentanément au moins, les effets directs d'un engorgement prostatique, pour débarrasser la vessie des catarrhes superficiels dont elle se trouve atteinte alors.

Quant aux paralysies plus réelles qui accompagnent les altérations des centres nerveux ou qui résultent d'un grand âge, on les voit quelquefois céder au traitement méthodique adressé à l'hémiplégie et surtout à la paraplégie, ou bien à l'usage mesuré de certaines eaux actives, telles que *Vichy*, *Vals* ou *Ems*.

VEYRASSE (La) (France, Hérault).

Bicarbonatée mixte. Froide.

	Eau : un litre.
Acide carbonique libre....................	1/5e du vol.
	Gram.
Bicarbonate de soude	0,562
— de potasse....................	0,186
— de chaux....................	0,523
— de magnésie....................	0,174
— de strontiane....................	indices
— de fer....................	0,008
Sulfates alcalins et terreux....................	0,104
Chlorures alcalins et terreux....................	
Iodure et bromure....................	traces
Acide silicique....................	
Alumine	0,090
Matière organique....................	
Principe arsenical dans le dépôt....................	
	———
	1,647

(O. HENRY.)

Nous manquons de renseignements sur la position exacte de cette source, son débit et son emploi.

VICARELLO (Italie, États Romains). A 12 kilomètres de Rome.

Source indiquée comme *sulfatée sodique* thermale, sans mention d'analyse et de température. L'établissement thermal, connu sous le nom d'*Acque Apollinari*, médiocrement installé, est fréquenté au printemps. La découverte par le P. Marchi, au fond des piscines qui le composent, de monnaies et d'objets d'une haute antiquité, en fit remonter l'origine à une date antérieure à la fondation de Rome.

VIC-LE-COMTE. Voy. SAINT-MAURICE.

VIC-SUR-CÈRE ou **VIC-EN-CARLADÈS** (France, Cantal, arrond. d'Aurillac). A 20 kilomètres de cette ville.

Ferrugineuse bicarbonatée. Tempér., 12°,2.

Quatre sources qui jaillissent à 1 kilomètre environ de Vic-sur-Cère, sur la rive gauche de la Cère, au bas du coteau du Griffoul. Elles semblent toutes avoir une constitution identique ou à peu près.

	Eau : un litre.
	Cent. cub.
Acide carbonique libre.	766
Air atmosphérique	18,4
	Gram.
Bicarbonate de soude	1,860
— de potasse	0,004
— de chaux	0,668
— de magnésie	0,601
— de fer	0,050
Sulfate de soude	0,865
Chlorure de sodium	1,237
Arséniate de soude	traces
Silicate de soude	0,160
Phosphate de soude	0,060
Iode, brome	traces
Silice et alumine	0,054
	5,559

(SOUBEYRAN, 1857.)

Les eaux de Vic-sur-Cère ont joui et jouissent encore d'une certaine réputation dans les départements du Cantal, de la Lozère et de la Haute-Loire. On les administre à la dose de quatre à dix verres tous les matins, dans l'atonie de l'estomac et des intestins, les affections scorbutiques des gencives, les aménorrhées et les chloroses, les céphalées, la convalescence des fièvres intermittentes, la goutte et la gravelle. Elles subissent parfaitement le transport.

VICHNYE (Hongrie, comitat de Barsch). Dans une vallée profonde, à 10 kilomètres de Schemmitz.

Ferrugineuse bicarbonatée. Tempér., 40° centigr.

	Eau : 16 onces.		Eau : un litre.
	Grains.		Gram.
Sulfate de chaux	3,45	=	0,365
— de soude	0,65	=	0,068
Carbonate de chaux	1,75	=	0,185
— de magnésie	0,40	=	0,042
— de fer	0,95	=	0,100
Chlorure de sodium	0,60	=	0,063
Acide silicique	0,20	=	0,021
	8,00	=	0,844
	Pouc. cub.		Cent. cub.
Gaz acide carbonique	6,12	=	306,0

(HORING.)

On administre ces eaux en bains de piscine et de baignoire dans un établissement disposé pour leur emploi, indépendamment de diverses entreprises privées. Leurs applications sont surtout relatives aux états chloro-anémiques, aux débilités passives et aux rhumatismes. Une bonne installation et un site pittoresque recommandent cette station.

VICHY (France, Allier, arrond. de la Palisse). A 349 kilomètres de Paris, 216 de Lyon ; sur la rive droite de l'Allier, chemin de fer de Lyon par le Bourbonnais. Altitude : 240 mètres.

Bicarbonatée sodique.

Bicarbonatée sodique (ferrugineuse).

Sources nombreuses, dont nous donnons la température et le débit.

		DÉBIT.
	Température.	Litres.
Puits-Carré (seulement utilisé pour l'usage externe).	43,60	141,050
Puits Chomel (dépendance du précédent).........	43,60	
Grande Grille..............................	42,50	61,194
Source Lucas (ancienne source Lucas et des Acacias)		
(à l'émergence)	28 50	52,000
Hôpital....................................	31,70	53,000
Célestins (ancienne source).................	14,3	
Célestins (nouvelle source).................	15,20	3,916 à 4,200
(Ces deux sources sont exclusivement affectées à l'usage interne.)		
Source Lardy ou de l'Enclos des Célestins....	23,9	
Source du Parc (ancienne source Brosson).......	22	
Source de Mesdames.......................	17,0	
Source d'Hauterive (consacrée exclusivement à la transportation)	15,0	53,996

Le *Puits-Carré*, le *Puits Chomel*, la *Grande-Grille*, la source *Lucas*, celles du *Parc* et de l'*Hôpital* sont dans l'établissement thermal lui-même ou à l'entour ; les deux sources des *Célestins* et la source *Lardy*, à peu de distance et dans Vichy même. La source de *Mesdames*, située à 2 kilomètres de Vichy, est amenée dans l'établissement par des conduites. Celle d'HAUTERIVE coule sur la rive opposée de l'Allier, à 6 kilomètres de distance. (V. ce mot.)

Toutes ces sources appartiennent à l'État, et c'est leur groupement qui alimente la station thermale de Vichy.

On peut y ajouter, comme complétant le régime des eaux minérales de Vichy, les sources de CUSSET (à 3 kilomètres) ; d'ABREST (*à l'appendice*) (à 1 kilomètre 1/2) ; de SAINT-YORRE (à 7 kilomètres) ; de VAISSE (source intermittente) (à 1 kilomètre) (voy. ces mots). Toutes ces sources sont très récemment ou non encore exploitées, et ne paraissent offrir aucune variété qui ne se rencontre dans les sources propres de Vichy. Celles de Cusset servent seules à alimenter un établissement thermal.

Les sources de Vichy sont les unes naturelles et les autres artésiennes.

Les premières sont : *Puits-Carré* et *Puits Chomel*, *Grande-Grille*, *Lucas*, *Hôpital*, *Célestins* (ancienne et nouvelle). Les puits forés sont :

Lardy, Mesdames, du *Parc, Hauterive* (forage sur d'anciennes sources).

Les sources qui n'appartiennent pas à l'établissement thermal ou à l'État sont toutes forées, excepté *Saint-Yorre*, dont une partie au moins offre une émergence naturelle.

Toutes les sources à thermalité prononcée se trouvent parmi les sources naturelles. Les puits forés donnent toujours des eaux froides ou à peu près, et qui n'excèdent dans aucun cas 27°.

Les sources de Vichy émergent des terrains moitié cristallisés, moitié compactes, que renferment tous les terrains de transition. Mais leur point de départ se trouve au-dessous des terrains lacustres, et il paraît hors de doute qu'elles sont de formation géologique comme les roches cristallisées auxquelles elles sont subordonnées. Quoi qu'il en soit, leur position sur les pentes mêmes des terrains volcaniques de l'Auvergne leur assigne une certaine analogie de constitution avec la plupart des eaux qui jaillissent dans le département du Puy-de-Dôme. (Voy. AUVERGNE.)

On peut encore distinguer les sources de Vichy suivant leur constitution, et très particulièrement suivant leur teneur en fer et en hydrogène sulfuré.

Les sources *Lardy,* de *Mesdames* et d'*Hauterive* sont *ferrugineuses* à des degrés divers.

Toutes les sources de Vichy exhalent une odeur légère d'*hydrogène sulfuré* (sur laquelle M. Chevallier a le premier appelé l'attention). L'analyse chimique ne peut en tenir compte. Quelques-unes d'entre elles paraissent emprunter à cette circonstance, un peu plus marquée que dans les autres, certaines applications consacrées par l'expérience : ce sont les sources *Lucas,* du *Puits Chomel* et du *Parc.*

Nous donnons plus loin le tableau analytique des sources de l'État, emprunté à l'excellent travail de M. J.-P. Bouquet. On en trouvera le complément à l'article HAUTERIVE.

Aux principes qui y sont indiqués, on doit ajouter un iodure signalé depuis le travail de M. Bouquet par une commission spéciale de la *Société d'hydrologie médicale de Paris.*

L'établissement thermal de Vichy, commencé en 1784, achevé en 1829 et considérablement augmenté depuis 1853 par les travaux de la Compagnie concessionnaire de l'État, possède aujourd'hui 306 baignoires réparties comme il suit :

Ancien établissement affecté aux bains de première classe.	100 baignoires
Nouveau bâtiment affecté aux bains de deuxième classe.	157
Bain de l'Hôpital..............................	29
Plus une piscine pour vingt femmes.	
Bain de l'assistance publique.................	20
	306 baignoires

EAU : UN LITRE.	GRANDE GRILLE.	PUITS CHOMEL.	PUITS CARRÉ.	SOURCE LUCAS.	SOURCE de L'HÔPITAL.	SOURCE des CÉLESTINS.	SOURCE DU PARC.	SOURCE LARDY.	SOURCE de MESDAMES.
	gr.	gr.	gr.	gr.	gr.	gr.	gr.	gr.	gr.
Acide carbonique libre dissous.........	0,908	0,768	0,876	0,751	1,067	1,049	1,555	1,750	1,908
Bicarbonate de soude......	4,883	5,091	4,893	5,004	5,029	5,103	4,857	4,910	4,016
— de potasse......	0,352	0,371	0,378	0,282	0,440	0,315	0,292	0,527	0,189
— de magnésie.....	0,303	0,338	0,335	0,275	0,200	0,328	0,213	0,238	0,425
— de strontiane ..	0,003	0,003	0,003	0,005	0,003	0,005	0,005	0,005	0,003
— de chaux......	0,434	0,427	0,421	0,545	0,570	0,462	0,614	0,740	0,604
Bicarbonate de protoxyde de fer......	0,004	0,004	0,004	0,004	0,004	0,004	0,004	0,028	0,026
Bicarbonate de protoxyde de manganèse......	traces	traces	traces	traces	traces	traces	traces	traces	traces
Sulfate de soude......	0,291	0,291	0,291	0,291	0,291	0,291	0,314	0,314	0,250
Phosphate de soude......	0,130	0,070	0,028	0,070	0,046	0,091	0,140	0,081	0,003
Arséniate de soude.......	0,002	0,002	0,002	0,002	0,002	0,002	0,002	0,003	traces
Borate de soude.	traces	traces	traces	traces	traces	traces	traces	traces	traces
Chlorure de sodium......	0,534	0,534	0,534	0,518	0,518	0,534	0,550	0,534	0,355
Silice	0,070	0,070	0,068	0,050	0,050	0,060	0,055	0,065	0,032
Matière organique bitumineuse........	traces	traces	traces	traces	traces	traces	traces	traces	traces
	7,914	7,959	7,833	8,797	8,222	8,244	8,601	9,163	7,811

(Bouquet, 1855).

Le bain de l'*Hôpital* est alimenté par la source de ce nom.

Les bains de première et deuxième classes, et l'assistance publique, sont alimentés par le *Puits Carré, la Grande Grille, Lucas, Mesdames* et *le Parc*.

Il peut se donner par jour de 2500 à 2800 bains.

La moyenne de température dans les baches de recette, pour les bains du *grand établissement*, est de 34°; aux robinets des baignoires, la température varie entre 30 et 32°, suivant le plus ou moins d'activité du service.

Les *douches*, ascendantes et à percussion, sont installées d'une manière très complète.

On compte 17 douches ascendantes, 18 douches avec baignoires, 12 grandes douches, dont la pression peut être réglée à volonté jusqu'à 7 mètres, et la température variée suivant les indications. Les grandes douches sont également munies de douches *écossaises*, ou à températures alternatives. On a installé dans 62 cabinets de bains, des douches ou appareils à *irrigations* vaginales, dont la pression peut être réglée entre 50 centimètres et 2 mètres.

Des tentatives de traitement par l'inhalation du gaz acide carbonique ont été faites au-dessus du puits Carré; elles sont restées à l'état d'essai, pour être reprises ultérieurement.

Au point de vue physiologique, comme au point de vue thérapeutique, les eaux de Vichy peuvent servir de type aux bicarbonatées sodiques, aux bicarbonatées sodiques fortes du moins, car on trouve dans l'application bien des dissemblances entre celles-ci et les eaux faiblement minéralisées.

Ce qui frappe d'abord au sujet du mode d'action apparent des eaux de Vichy, c'est le défaut de phénomènes physiologiques caractérisés, ou seulement même appréciables.

MM. Pétrequin et Socquet ont étudié avec beaucoup de soin l'action physiologique des eaux *alcalines* (bicarbonatées sodiques), et cette étude est certainement une des parties les plus intéressantes de leur livre; mais ils ont eux-mêmes trop marqué les traits de cette action physiologique, et trop généralisé des faits particuliers. (*Traité gén. prat. des eaux min.*, 1819.)

Il est des individus pour qui les eaux de Vichy sont réellement diurétiques; d'autres qui n'en peuvent faire usage sans éprouver des effets purgatifs. La transpiration cutanée est très souvent ramenée, vivement développée dans de rares circonstances. On ressent souvent une excitation assez vive, rarement quelque éruption, plus fréquemment des signes de congestion vers la tête; mais rien de tout cela n'a d'apparence caractéristique. Les effets diurétiques ne dépassent généralement pas ce qu'on doit attendre d'un traitement balnéaire et de l'introduction d'une certaine quantité de liquide. Les effets purgatifs s'expliquent par le changement de régime, par la proportion exagérée de la boisson, plus souvent, comme nous le dirons plus loin, par des influences météorologiques ou saisonnières. L'action sur la peau est réelle, mais habituellement insensible et très graduelle. Les phénomènes d'excitation, de congestion sont, dans la plupart des cas, faciles à arrêter par une direction méthodique.

Le fait le plus remarquable, celui sur lequel l'attention doit se fixer, est le suivant : qu'il est inutile, pour les résultats définitifs du traitement, que des phénomènes physiologiques extérieurs se manifestent ; que, plus l'action physiologique du traitement est insensible, mieux on doit augurer de son action curative.

C'est donc là essentiellement une action altérante, intime, et dans laquelle les effets de révulsion, d'excitation, de substitution tiennent très peu de place.

Cependant il n'y a rien d'absolu en thérapeutique, et nous ne pouvons exprimer ici que ce qui se passe dans la généralité des faits. On peut rencontrer quelques exemples où une crise violente, ou le retour d'un état aigu, ou la vive surexcitation d'une fonction quelconque auront pris place entre l'intervention du traitement et la guérison. Mais ces faits sont rares. Peut-être ne constituent-ils, pour ainsi dire, qu'une méthode de curation intervenue le plus souvent à l'insu du médecin, et qui n'était pas toujours nécessaire ; et, dans notre pensée, la meilleure pratique est celle qui s'attache à éviter, plutôt qu'à provoquer, le développement de tels phénomènes.

Dans la plupart des cas, sinon toujours, au bout de quelques jours de traitement, il survient de la courbature, de l'agitation, quelquefois de l'inappétence, de la soif ; cela se dissipe en interrompant ou en modérant le traitement, ou sans cela, et l'on voit l'appétit se développer, la digestion s'opère avec plus de facilité, les forces s'accroissent, surtout sous l'influence du bain. Mais, au bout d'un certain temps, de vingt à trente jours ou davantage, suivant les cas, de nouveaux symptômes de fatigue ou d'excitation surviennent, et annoncent la nécessité de suspendre le traitement ou de le terminer. C'est plus souvent après le traitement, que pendant sa durée, que surviennent les accidents plus sérieux, par leur forme aiguë ou leur caractère critique, dont nous avons parlé plus haut.

Un des caractères les plus saillants du traitement de Vichy est l'amélioration ou le rétablissement des fonctions digestives, et l'accroissement de la tonicité générale. Il est inexact, malgré tout ce que l'on a répété à ce sujet, qu'il ait une action débilitante. C'est à tort que l'on prend pour de la faiblesse un simple état de fatigue qui suit fréquemment le traitement de Vichy, comme tout traitement thermal, et qui se montre surtout s'il n'a pas été dispensé avec une mesure parfaite, ce qui arrive souvent, par la faute des malades eux-mêmes.

Quant à la cachexie alcaline dont on a reproduit si souvent un type à peu près imaginaire, nous ne nions pas qu'elle ne puisse se produire par un usage indéfiniment prolongé du bicarbonate de soude, à doses fractionnées ou peu élevées, mais nous ne connaissons pas d'exemple de phénomènes de ce genre survenus à la suite d'un traitement thermal proprement dit. [Voy. SATURATION.]

Dans l'immense majorité des cas, et sauf contre-indication particulière, on fait un usage simultané des bains et de l'eau en boisson. Les bains ne sont guère contre-indiqués, excepté dans certaines circonstances de la goutte, que par des conditions étrangères par elles-mêmes à la plupart des maladies que l'on traite directement à Vichy, ainsi affections du cœur, disposition aux congestions actives des poumons ou des centres nerveux. L'usage interne des eaux n'est guère contre-indiqué que par une intolérance déterminée par un état particulier de l'estomac; spécialement la gastralgie douloureuse.

Si les douches de toutes sortes sont rarement une condition essentielle du traitement, du moins elles rendent de grands services dans une foule de cas, à titre de moyens complémentaires. Les améliorations incessamment apportées dans cette partie de l'installation ont surtout mis à même d'apprécier les excellents résultats que l'on pourrait obtenir des douches de toute nature, externes ou à percussion, internes ou ascendantes.

Les bains sont composés, dans le plus grand nombre des cas, de partie égale d'eau douce et d'eau minérale. L'expérience a enseigné que cette proportion est la plus favorable à l'action du bain et préserve des effets excitants que les bains plus concentrés déterminent en pure perte, et souvent au grave détriment des malades. Il convient quelquefois de s'en tenir à une moindre proportion d'eau minérale, de même que, dans certains cas où une action plus vive est nécessaire, on l'obtient en l'augmentant.

La variété des sources en température et sinon en composition apparente, à part la teneur en principes ferrugineux, du moins en propriétés physiologiques dépendantes de qualités intrinsèques, permet de modifier le traitement suivant les indications. Il convient en général de s'en tenir à des doses très modérées d'eau minérale. L'apparente facilité de la tolérance a quelquefois abusé à ce sujet. Il est rare que cinq ou six verres d'eau par jour ne suffisent pas pour obtenir les effets thérapeutiques les plus complets, et l'on peut, on doit même très souvent, se tenir fort au-dessous.

Les affections de l'*estomac* et les dérangements de la *digestion* font le sujet des applications les plus répandues des eaux de Vichy. C'est la *dyspepsie* qui réclame le plus spécialement cette station thermale ; la dyspepsie simple, caractérisée par la lenteur des digestions, l'abattement pendant leur durée, le vertige, l'anorexie, les aigreurs, la constipation, depuis le degré le plus léger de cet état si commun, jusqu'à un véritable état cachectique que le développement indéfini de ces accidents peut entraîner. La dyspepsie pituiteuse, avec prédominance saburrale, se trouve habituellement mieux des eaux chlorurées et gazeuses, comme Niederbronn.

Les *gastralgies* douloureuses réclament des eaux moins minéralisées, telles que Saint-Alban, Pougues, Schlangenbad, etc. Elles constituent une contre-indication des eaux de Vichy, trop souvent méconnue. Nous devons faire une exception pour la gastralgie par accès, *crampes d'estomac*, dans laquelle, au contraire, les eaux de Vichy réussissent presque immanquablement. Mais leur indication est soumise à cette condition, que les accès soient séparés par des intermissions complètes des phénomènes douloureux, et les plus éloignés possibles de l'administration du traitement.

On a vu quelquefois des *indurations* de l'estomac disparaître sous l'influence de ces eaux. Mais la dégénération *cancéreuse* constatée les contre-indique formellement.

Les affections *intestinales* résistent beaucoup plus à ce traitement que les affections de l'estomac. Cependant il est une forme de l'*entérite chronique* qui est souvent modifiée heureusement. C'est celle que caractérisent des coliques, ou mieux un point constamment ou habituellement douloureux, en général, sur le trajet du gros intestin, de la diarrhée glaireuse ou pseudo-membraneuse, alternant ou non avec de la constipation, des digestions pénibles, ou réagissant facilement sur la diarrhée, et un état général d'affaiblissement. (V. ENTÉRITE.)

Les maladies du *foie* représentent une des applications les plus spéciales des eaux de Vichy. On peut établir qu'en général ces eaux offrent une remarquable appropriation à tous les états morbides de l'appareil biliaire. Elles tendent à régulariser la sécrétion biliaire dans les flux bilieux périodiques, dans les sécrétions insuffisantes, à rendre très évidemment à la bile ses qualités normales. Aussi représentent-elles le traitement par excellence des *calculs biliaires* (coliques hépatiques).

Elles conviennent également dans les *engorgements du foie* simples, surtout s'ils ont succédé à des accidents aigus, hépatites, congestions actives, ou encore s'ils sont consécutifs à la fièvre intermittente. On les proscrira, sauf exception (voy. FOIE (Maladies du), lorsqu'il existera des phénomènes d'*hydropisie*, dans tous les cas de dégénération *cancéreuse* ou *tuberculeuse*. Lorsque l'engorgement hépatique paraît se lier à la PLÉTHORE ABDOMINALE (voy. ce mot), ou à un état hémorrhoïdaire profond, les eaux purgatives, Karlsbad surtout, et les chlorurées sodiques, Hombourg, Wiesbaden, paraissent offrir de meilleures conditions de traitement.

Dans la *gravelle urique*, l'action modificatrice des eaux de Vichy, curative lorsqu'il y a lieu, est aussi tranchée que possible. Les *coliques néphrétiques* sont presque toujours enrayées, à moins qu'elles ne soient très fréquentes, très rapprochées, et surtout que leur répétition ne soit actuelle. On recourra alors de préférence à Saint-Alban ou Contrexéville, ou la Preste : mais, sauf à revenir plus tard à l'action plus formellement curative de Vichy.

Nous renvoyons, pour ce qui concerne la GOUTTE, à l'article que nous avons consacré à cette maladie, et qui a très spécialement trait à la pratique de Vichy. Nous rappellerons seulement que c'est dans la goutte aiguë, régulière, que les eaux de Vichy sont le mieux indiquées, qu'elles doivent être employées à une époque aussi éloignée que possible des accès, jamais pendant leur durée ; que ce traitement est difficilement applicable aux gouttes mobiles, avec transport éventuel sur les organes splanchniques ; qu'il ne l'est pas davantage aux gouttes atoniques, molles, où Wiesbaden ou des eaux analogues pourraient offrir des conditions mieux appropriées.

Nous n'insisterons pas non plus sur le DIABÈTE, auquel nous avons consacré un article où nous avons dû exposer presque exclusivement la pratique de Vichy.

Les eaux de Vichy peuvent rendre de grands services dans les maladies de la *matrice*, mais elles y sont quelquefois d'un emploi très difficile. M. le docteur Willemin, dans un travail très étudié sur ce sujet, a essayé d'établir l'indication des eaux de Vichy sur la considération de la nature inflammatoire ou non de l'engorgement utérin (*De l'emploi des eaux de Vichy dans les affect. chron. de l'utérus*, 1857). Malheureusement, cette louable tentative nous paraît manquer par la base, c'est-à-dire la détermination de la nature même de l'engorgement. Ce n'est donc pas à un point de vue pathogénique que l'on doit s'arrêter ; mais il faut savoir que toute disposition inflammatoire, congestive ou névropathique, dans les maladies de l'utérus, contre-indique les eaux de Vichy. La prédominance de l'engorgement sur l'exulcération et sur le catarrhe, l'état atonique de l'appareil utérin, avec ou sans tendance métrorrhagique, avec anémie et dyspepsie, voilà l'ensemble de circonstances qui réclament les eaux de Vichy. Nous trouvons des réserves du même genre à faire à propos du *catarrhe vésical*, qui réclame le plus souvent des eaux moins excitantes.

Les eaux de Vichy rendent de grands services dans la *cachexie paludéenne*, et dans les affections diversement localisées qui en dépendent. Les suites des affections climatériques du Sénégal, du nord de l'Afrique et des Indes anglaises, affections hépatiques, gastriques, dysentériques, sont généralement modifiées d'une manière très puissante par cette médication reconstituante et résolutive.

Les eaux de Vichy peuvent être prises sur place pendant toute l'année. L'établissement thermal est officiellement ouvert du 15 mars au 1er octobre. L'époque la moins favorable à l'usage des eaux est celle des grandes chaleurs, époque généralement comprise entre le 1er juillet et le 15 août. Les eaux sont moins bien tolérées que par des températures moyennes, il survient souvent de la diarrhée, et des phénomènes congestifs se développant plus aisément. Cette saison est surtout défavorable aux maladies du foie et des intestins. (Voy. OPPORTUNITÉ et SAISON.)

On fait un grand usage des eaux de Vichy transportées. Les sources froides s'altèrent moins que les sources thermales. Celle d'*Hauterive* convient le mieux à l'usage à distance. On ne doit point utiliser dans ce sens celle de l'*Hôpital*.

Nous n'avons pas besoin d'insister sur l'importance de la station de Vichy qui a conquis une grande et légitime renommée, bien que la découverte de ses sources ne soit pas fort ancienne. On suppose que celles-ci étaient connues, à l'époque romaine, sous le nom de *Vicus calidus;* et des traces certaines indiquent l'existence de thermes antiques dans cette localité.

VICHY (Sels de). MM. Berthier et Puvis, en 1821, avaient émis l'opinion que les sept principales sources de Vichy, fournissant ensemble à cette époque 94,535 mètres cubes d'eau par an, pourraient produire, par l'évaporation, 440,000 kilogrammes de carbonate neutre de soude.

Quelques années après, Darcet eut l'idée d'utiliser l'acide carbonique des sources pour la préparation du bicarbonate de soude, et cela en exposant jusqu'à saturation du carbonate neutre de soude du commerce à l'action du gaz spontané des sources. En outre, comme ce chimiste avait reconnu que le bicarbonate de soude était le sel dominant des eaux de Vichy, il en formula des pastilles qui devaient acquérir par la suite une très grande réputation sous les noms de *pastilles de Darcet*, de *Vichy*, ou de *bicarbonate de soude*.

Nous ne croyons pas que jamais l'observation de MM. Berthier et

Puvis ait reçu même un commencement d'exécution, et la préparation
du bicarbonate de soude par le procédé de Darcet n'a été établie qu'à
Hauterive sur une échelle très modeste. Tous ceux qui, avant l'année 1855, ont exploité les eaux de Vichy, trouvaient plus simple et surtout moins dispendieux de fabriquer les pastilles et les sels dits *de Vichy*
avec le bicarbonate de soude, tel que l'industrie le livre au commerce.

La nouvelle Compagnie fermière des eaux de Vichy a compris, peu de
temps après son entrée en jouissance, qu'elle ne devait livrer à la médecine, sous les noms de *pastilles et de sels de Vichy*, que le produit
réellement extrait des eaux. Ce moyen qui, aux yeux de quelques chimistes, semblait impraticable, a reçu, à partir de l'année 1855, une
exécution complète, et en 1857 est intervenu un règlement ministériel
(voy. LÉGISLATION) qui, pour assurer la sincérité et la bonne qualité des
produits extraits des eaux, plaça cette fabrication sous la surveillance du
médecin inspecteur de l'établissement et d'un agent délégué par l'administration.

M. Bru, directeur des laboratoires, auquel la Compagnie fermière
avait confié le programme à remplir, a pensé qu'en faisant concentrer
les eaux jusqu'à un degré déterminé, séparant les sels insolubles qui se
forment, et faisant cristalliser la solution saline, il pourrait ensuite, en
exposant les cristaux à l'action de l'acide carbonique des sources, obtenir
du bicarbonate de soude imprégné de quelques autres sels des eaux.

Les premiers essais furent loin de donner des résultats satisfaisants,
non au point de vue de la qualité, mais du prix de revient; c'est alors
que M. Bru eut l'idée d'appliquer à la concentration des eaux de Vichy
un système particulier qui permît d'évaporer économiquement un grand
volume d'eau à la fois, et de fabriquer du sel dit *de Vichy* à un prix au
moins égal, sinon inférieur, au bicarbonate du commerce. Voici actuellement comment ce genre d'opération s'exécute.

Deux appareils composés chacun de quatre chaudières en tôle, disposées en gradins de manière à faciliter la précipitation et la décantation
des sels insolubles, permettent d'exécuter deux opérations sans disconti-
nuité ni perte de calorique. Des cheminées d'aspiration en bois, recouvrant les appareils, transportent rapidement au dehors les gaz et la vapeur
aqueuse. Les eaux évaporées proviennent d'un réservoir alimenté par les
sources de la Grande-Grille, du Parc, Mesdames, Puits-Carré et Chomel.
Elles arrivent directement du réservoir à la chaudière la plus éloignée
du foyer, pour passer successivement dans les chaudières suivantes en laissant déposer peu à peu, et selon la température qu'elles subissent, les
sels insolubles parmi lesquels domine le carbonate de chaux. Dans la
dernière ou quatrième chaudière placée directement au-dessus du foyer,

le liquide se concentre jusqu'à ce qu'il ait atteint 23 à 25° suivant la température atmosphérique.

De vastes cristallisoirs placés dans les caves du laboratoire permettent à la liqueur concentrée de déposer ses cristaux. Ceux-ci sont égouttés légèrement et placés dans une chambre dite *à saturation*, qui reçoit dans sa partie inférieure le gaz spontané du *Puits-Carré*. Lorsque la saturation est complète, on transporte les cristaux dans une étuve à air chaud jusqu'à ce qu'ils soient complétement secs. C'est là le sel que l'on utilise ensuite pour la préparation des pastilles de Vichy, et pour la boisson et les bains artificiels dits *de Vichy*.

Cette fabrication, quoique simple en apparence, nécessite néanmoins de la part de l'opérateur des soins qu'une longue expérience et l'habitude des préparations chimiques peuvent seules apprendre. Il est certain en effet que le produit peut varier dans ses éléments constituants selon que les sels proviennent d'une première cristallisation ou qu'ils sont le résultat de la concentration des diverses eaux mères : voici du reste les éléments qui les constituent, ou à peu près, pour 100 parties.

	ÉCHANTILLON N° 1. Sel léger.	ÉCHANTILLON N° 2. Sel lourd.
Bicarbonate de soude......	77,6873	72,9166
— de potasse.....	2,9165	2,4427
— de magnésie...	0,0662	0,0679
Sulfate de chaux.........	0,7656	0,8672
— de soude	0,3843	0,1083
Chlorure de sodium.......	0,6677	1,0405
Silicate de soude	1,1364	1,3815
Peroxyde de fer..........	0,0011	0,0012
Eau...................	16,3749	21,1741
	100,0000	100,0000

(Lefort, 1857.)

Ces sels n'offrent d'intérêt qu'au point de vue de l'usage des bains de Vichy à distance, bien que l'expérience n'ait pas encore démontré s'ils présentent une valeur thérapeutique notablement supérieure à celle du bicarbonate de soude du commerce. Quant à leur usage en boisson, ils ne sauraient en aucune façon, pas plus que le bicarbonate de soude, remplacer l'eau de Vichy elle-même, soit transportée, soit surtout prise sur place.

VICOIGNE (France, Nord, arrond. de Valenciennes).

Sulfatée sodique. Froide.

	Eau : un litre. Gram.
Sulfate de soude, anhydre..................	1,800
— de chaux......................	0,200
— de magnésie	0,117
Chlorure de sodium...................	1,383
	3,500

(Berthier.)

Cette source ne paraît être d'aucune utilité au point de vue thérapeutique.

VICTORIA-SPA (Angleterre, comté de Warwick). Près de Stratford. *Sulfatée sodique.* Tempér.?

	Eau : une pinte..		Eau : un litre.
	Grains.		Gram.
Sulfate de soude............	60,57	=	6,420
— de magnésie.........	4,06	=	0,430
Carbonate de soude........	3,44	=	0,364
— de magnésie......	1,84	=	0,195
Chlorure de sodium.........	9,46	=	1,002
— de calcium........	2,05	=	0,217
	81,42	=	8,628
	Pouc. cub.		Cent. cub.
Gaz hydrogène sulfuré.......	0,64	=	34,5

Cette analyse est indiquée sans nom d'auteurs par le docteur Glover, d'après lequel également c'est surtout à la propriété réellement purgative de ces eaux qu'on doit s'attacher. On les recommande encore dans la dyspepsie, les engorgements du foie, la gravelle, les affections goutteuses et rhumatismales à forme torpide.

Il y a des bains bien installés à Victoria, d'après Granville.

VIEILLESSE. L'emploi des eaux minérales chez les personnes d'un âge avancé donne lieu à quelques considérations intéressantes.

La vieillesse et les modifications physiologiques qu'elle introduit dans l'économie sont peu favorables à l'emploi des divers agents balnéothérapiques. On en trouve les causes principales dans l'affaiblissement de l'activité cutanée, dans l'amoindrissement des communications directes ou sympathiques entre les divers appareils organiques, et dans les altérations dont le système circulatoire est fréquemment le siége.

Le traitement thermal se trouve donc fort réduit dans ce sens, et l'usage des eaux en boisson, l'usage très réservé des bains, constituent à peu près les seules formes sous lesquelles les eaux minérales puissent être prudemment administrées aux vieillards.

D'un autre côté, les sujets d'applications des eaux minérales se rencontrent beaucoup moins fréquemment chez eux qu'aux autres époques de la vie. Sans parler de la disparition presque entière des maladies utérines et de la plupart des névropathies, les diathèses, dont le traitement est un des principaux objets de la médication thermale, se trouvent alors singulièrement affaiblies et dans leurs expressions et dans leur existence virtuelle.

La scrofule, l'herpétisme, la syphilis, la goutte ont pu laisser des traces, en général ineffaçables, mais tendent à s'effacer elles-mêmes dès qu'une certaine période de la vie est atteinte.

Si nous envisageons maintenant les maladies dominantes chez les vieillards, nous trouvons les maladies de l'encéphale, du cœur, des voies urinaires, entièrement réfractaires, par elles-mêmes ou sous les formes qu'elles affectent communément alors, à l'action des eaux minérales. Nous devons signaler cependant une exception au sujet des affections catarrhales de l'appareil respiratoire, auxquelles les eaux minérales appropriées sont extrêmement salutaires. C'est à tort que les vieillards n'en font pas plus fréquemment usage, et le peu de propension au déplacement que l'on ressent à cet âge en est sans doute la principale cause. Nous signalerons spécialement Enghien, Pierrefonds, Saint-Honoré, et parmi les eaux sulfureuses des Pyrénées, de préférence, celles qui se trouvent situées à une altitude modérée.

A part ces réserves, les indications habituelles des eaux minérales sont les mêmes dans la vieillesse qu'aux autres époques de la vie.

VIGNALE (Italie, Piémont, prov. de Casale).

Chlorurée sodique sulfureuse. Froide.   *Eau : un litre.*

	Gram.
Chlorure de sodium.....................	10,483
— de magnésium...................	0,433
— de calcium	2,340
Carbonate de chaux	0,180
	13,436
	Cent. cub.
Gaz acide carbonique...................	225,0

Cette analyse est ancienne et est inscrite par Bertini, sans nom d'auteurs. L'hydrogène sulfuré n'y est indiqué qu'en proportion indéterminée. M. Cantù y a signalé un iodure.

Ces eaux sont employées en boisson dans les maladies de la peau.

VIGNOLLES (France, Vienne, arrond. de Loudun) et à 18 kilomètres de cette ville.

Chlorurée sodique. Froide.   *Eau : un litre.*

	Gram.
Chlorure de sodium.....................	5,1284
— de magnésium............	0,1999
— de calcium.................	1,5175
— d'aluminium	0,7773
Nitrate de potasse.....................	0,2428
Sulfate de magnésie...................	0,1691
— de chaux...................	1,0000
Carbonate de chaux...................	0,2240
— de magnésie.................	0,1240
Silice................................	0,5510
Matière organique....................	0,0600
Nitrate d'ammoniaque .... }	
Carbonate de potasse.................. }	0,0635
Perte............................... }	
	10,0580

(POIRIER, 1856.)

Cette source qui, selon toute probabilité, rencontre dans son mouvement ascensionnel une couche de sel gemme, est délaissée.

VILLACARILLO (Espagne, prov. de Jaen).

Sulfureuse. Tempér., 14 à 19° centigr.

L'analyse qualitative de ces eaux seule est indiquée. On les emploie sous toutes les formes dans un petit établissement qu'elles alimentent.

VILLAFAFILA (Espagne, prov. de Zamora). Plusieurs sources, dont une assez abondante, la *Fuente Bolonosa.*

? Froide.

	Eau : un litre.
	Gram.
Azotate de potasse........................	1,80
Sulfate de soude........................	1,20
Chlorure de sodium........................	0,15
— de calcium	0,10
— de magnésium	0,30
Matière grasse particulière.................	quant. indét.
	3,55

(RUEDA, 1852.)

Cette analyse nous semble trop extraordinaire pour que l'on puisse y attacher quelque confiance. Jamais, en effet, l'*azotate de potasse* n'a été signalé dans une eau minérale en proportion aussi considérable.

Les habitants de la contrée boivent ces eaux. Pas de propriétés spécifiées.

VILLATOYA (Espagne, prov. d'Albacete). Plusieurs sources d'égale composition et de températures différentes. Nous indiquons celle des *Bains.*

Sulfatée calcique. Tempér., 30° centigr.

	Eau : 16 onces.		Eau : un litre.
	Grains.		Gram.
Sulfate de chaux...........	28,92	=	3,065
— de magnésie.........	3,16	=	0,334
Carbonate de chaux........	4,18	=	0,443
Chlorure de calcium........	43,30	=	4,589
— de magnésium......	00,24	=	00,25
— d'aluminium.......	00,32	=	0,033
— de sodium	00,90	=	0,095
— de silicium........	00,85	=	0,090
Oxyde de fer..............	00,75	=	0,079
	102,62	=	8,753
Gaz acide carbonique.......	petite quantité		

(MINER et BEULLOC, 1846.)

Il y a un établissement avec piscines. Ces eaux sont surtout employées dans les rhumatismes. L'une des sources, appelée pour ce fait le *lac lombrices*, passe pour efficace dans les affections vermineuses.

VILLAVIEJA-DE-NULES (Espagne, prov. de Castellou de la Plana). Plusieurs sources, dont une principale, la *Fuente Calda*.

Sulfatée magnésique. Tempér., de 30 à 46° centigr.

	Eau : une livre.		Eau : un litre.
	Grains.		Gram.
Sulfate de magnésie.........	10,00	=	1,060
Chlorure de sodium..........	4,00	=	0,424
— de magnésium	2,50	=	0,265
Carbonate de chaux..........	2,25	=	0,238
— de soude..........	2,00	=	0,212
— de fer............	1,50	=	0,159
Acide silicique.............	1,00	=	0,106
Matière organique	quant. indét.		quant. indét.
	23,25	=	2,464
			(MENCHERO.)

Ces eaux, qui sourdent en tant de points de la localité, avec une égale composition, qu'on a pu croire à l'existence d'un lac souterrain d'eau minérothermale, sont employées surtout dans les rhumatismes. On en boit également, et l'on en transporte une grande quantité, à cet effet, à Valence. Il y a un établissement bien installé et fréquenté.

VILLECELLE. Nom sous lequel on désigne quelquefois l'une des sources de *la Malou* du centre.

VILLEFRANCHE (France, Aveyron).

Sulfurée calcique. Temp., 11°,5 à 12° centigr.

La source jaillit au fond d'une espèce de puits peu profond situé dans le jardin d'un des habitants de Villefranche, et d'un terrain d'alluvion à 600 mètres de distance de la rivière de l'Aveyron, avec un débit de 9000 litres par vingt-quatre heures.

	Eau : un litre.
Acide carbonique libre...................	peu et indét.
	Gram.
Acide sulfhydrique libre................	0,004
Sulfure de calcium....................	
— de magnésium.................	0,082
Bicarbonate de chaux.................	
— de magnésie	0,880
Sulfate de chaux....................	0,250
— de magnésie.............	
— de soude.................	0,300
Chlorure de sodium.................	
— de potassium..............	0,020
— de magnésium	
Silice alumine....................	
Phosphate terreux, sulfure de fer..........	
Sel ammoniacal....................	0,050
Matière organique et perte.............	
	1,692
	(O. HENRY, 1854.)

Cette source est fréquentée depuis une vingtaine d'années par quelques malades appartenant à la localité et aux communes voisines. Nous manquons de détails précis sur son installation et sur le parti que la thérapeutique en retire.

VILLEMINFROY (France, Haute-Saône, arrond. de Lure).

Sulfatée calcique. Temp., froide.

Une seule source qui jaillit au milieu d'un champ d'un terrain de marnes irisées, avec un débit évalué à 7000 litres par vingt-quatre heures.

	Eau : un litre.
Acide carbonique libre...	1 1/2 du vol. env.
	Gram.
Bicarbonates de chaux et de magnésie...	0,58
Sulfate de chaux...	1,34
— de magnésie...	0,38
— de soude...	0,40
Chlorure de sodium... ⎫	
— de calcium... ⎬	0,12
— de magnésium... ⎭	
Silice, alumine et phosphate, minimes proportions. ⎫	
Principe arsenical, traces bien légères... ⎬	0,10
Matière organique... ⎭	
	2,92

(O. Henry, 1859.)

Cette eau minérale est utilisée depuis longtemps contre les affections du foie et contre la gravelle, mais nous manquons de détails sur son aménagement et sur son installation.

VILLERS. Voy. Lac-Villers.

VILLERS-SUR-MER (France, Calvados). A proximité de Trouville.

Bains de mer, avec établissement.

VILSBIBURG (Allemagne, Bavière). Sur la Grande-Vils, à 16 kilomètres de Landshut. Plusieurs sources, dont une seule est très usitée.

Bicarbonatée calcique. Temp.?

	Eau : 16 onces.		Eau : un litre.
	Grains.		Gram.
Chlorure de sodium...	0,100	=	0,010
Carbonate de soude...	0,100	=	0,010
— de magnésie...	0,300	=	0,030
— de chaux...	1,500	=	0,159
— de fer...	traces		traces
Silice...	0,100	=	0,010
Humus...	traces		traces
	2,100	=	0,219

(Vogel.)

Cette analyse rapproche beaucoup plus l'eau de Vilsbiburg des eaux douces que des eaux minérales. Il y a un établissement de bains.

VINADIO (Italie, Piémont, prov. de Coni). Village dans la vallée de la Stura, à 4 myriamètres de Coni, près duquel on trouve de nombreuses sources minérales et thermales, émergeant d'une roche quartzeuse, au pied du mont Oliva. Huit d'entre elles sont utilisées, de même composition, ne différant que par leur température.

Chlorurée sodique sulfureuse. Temp., de 32 à 63° centigr.

Eau : un litre.

	Gram.
Chlorure de sodium...........................	1,018
Sulfate de chaux............................	0,171
Carbonate de chaux.........................	0,004
Acide silicique.............................	0,018
Matière bitumineuse et perte...............	0,031
Gaz hydrogène sulfuré......................	0,021
— azote...................................	0,009
— acide carbonique........................	0,002
	1,274

(BORELLI.)

Les eaux de Vinadio sont réputées, d'ancienne date, comme purgatives et diurétiques, dans l'usage interne, et comme excitantes et résolutives, en bains. Leurs applications dans les engorgements viscéraux, la pléthore abdominale, et les affections rhumatismales, arthritiques, herpétiques, les paralysies, etc., dérivent de ces propriétés. On emploie aussi des boues recueillies dans les sources.

Etablissement bien installé, fréquenté, et en partie destiné aux malades militaires.

VINÇA (France, Pyrénées-Orientales, arrond. de Prades). A 10 kilomètres de cette ville. Dans la belle et riche vallée de Vinça.

Sulfurée sodique. Tempér., 23°,5.

Eau : un litre.

	Gram.
Sulfure de sodium.......................	0,02590
Carbonate de soude......................	0,07880
— de chaux......................	0,00395
— de magnésie...................	0,00035
Sulfate de soude........................	0,04430
— de chaux......................	0,00305
Chlorure de sodium......................	0,03310
Silice.................................	0,04480
Glairine...............................	0,00660
	0,24085

(ANGLADA.)

La source de Vinça, dont le débit est de 25 mètres cubes par vingt-quatre heures, alimente un établissement thermal situé à un kilomètre de la ville et dans lequel l'eau minérale est chauffée dans une chaudière couverte pour le service des bains; on l'administre surtout en boisson.

Applications thérapeutiques des eaux sulfurées de même nature. Cette eau passe pour efficace dans les rhumatismes et la paralysie; mais le voisinage des eaux du Vernet et de Molitg nuit au développement de la station de Vinça.

VIRIDINE. Voy. ORGANIQUES (MATIÈRES).

VISCOS (France, Hautes-Pyrénées, arrond. d'Argelès) et à 26 kilomètres de cette ville.

Sulfurée calcique. Froide.

Une source.

	Eau : un litre.
	Gram.
Acide sulfhydrique	non appréciable
Sulfure de calcium	id.
Sulfates de soude et de chaux	0,320
Bicarbonate de chaux	0,120
Chlorure de sodium	
Silicate de chaux	0,099
— d'alumine	
Matière organique avec fer	0,020
	0,550

(O. HENRY.)

M. O. Henry considère cette analyse comme approximative.

On trouve encore à Viscos une source ferrugineuse, froide, dite de BUÉ [voy. ce mot].

VISK (Hongrie, comitat de Marmaros). Dans le voisinage de ce bourg, à 10 kilomètres de Szigeth, sources nombreuses signalées par le professeur Tognio. La principale, analysée par ce chimiste, est *ferrugineuse bicarbonatée*. Tempér., 12° centigr. Il en est d'autres, *bicarbonatées sodiques*; tempér., 17° centigr. Ces eaux sont employées, en boisson et en bains, dans la dyspepsie et les affections calculeuses. .

VISOS (France, Hautes-Pyrénées). Dans la vallée de Baréges, à 2 kilomètres environ du village de Luz, à 2 ou 3 kilom. de Saint-Sauveur et à 100 mètres au-dessus du village de Visos.

Sulfurée calcique. Tempér., 11°.

	Eau : un litre.
Acide sulfhydrique	
Acide carbonique	indét.
	Gram.
Carbonate de chaux	1,247
— de magnésie	0,256
— de soude	
Chlorure de sodium	quant. très petite
— de calcium	0,180
Sulfate de chaux	0,490
— de magnésie	0,050
Barégine mêlée de bitume	0,340
	2,563

(BÉRARD, 1833.)

M. Fontan y a constaté en outre la présence du carbonate de fer.

L'eau de Visos mériterait d'être soumise à un nouvel examen chimique ; M. Filhol y considère l'acide sulhydrique à l'état de sulfure de sodium. Elle coule avec un faible débit d'une roche calcaire schisteuse. Elle jouit d'une grande réputation pour le traitement des ulcères et des plaies, dont elle hâte efficacement la cicatrisation : néanmoins son usage est peu répandu (Filhol).

VITERBE (Italie, Etats-romains). Ville à 65 kilomètres de Rome, sur les pentes inférieures du Cimino. Altitude : 400 mètres. A 1 mille 1/2, établissement thermal alimenté par deux sources principales, la *Crociata* et celle de la *Grotte*.

1° *Sulfurée calcique* (iodurée). Tempér., 60° centigr.

2° *Sulfatée calcique* (ferrugineuse). Tempér., 44° centigr.

Eau : un litre.

	EAU SULFUREUSE DE LA CROCIATA.	EAU FERRUGINEUSE DE LA GROTTE.
	Gram.	Gram.
Acide sulfhydrique............	0,0097	0,004
Acide carbonique libre ou des bicarbonates...............	0,4520	0,248
Acide arsénique..............	»	traces
Carbonate de chaux...........	0,7320	0,778
— de magnésie	0,0140	0,008
Sulfate de chaux	1,2440	1,178
— de magnésie...........	0,1470	0,302
Chlorure de calcium..........	0,0290	0,019
— de magnésium	0,0070	0,008
Iodure de sodium.............	0,0130	0,010
Bromure de sodium..........	traces	traces
Alumine...................	0,0150	0,018
Acide silicique	traces	0,089
Carbonate de fer.............	0,0290	0,073
Fluorure de calcium..........	traces	»
Matières organiques..........	0,1900	0,021
	2,8747	2,756

(POGGIALE, GILLET, DUSSEUIL et MONSEL, 1852.)

Ces deux sources, ainsi que plusieurs autres à proximité, sortent d'un sol volcanique, au bord du ruisseau de Faul, à égale distance du BULLICAME [voy. ce mot] et des ruines de thermes antiques qu'on croit être ceux d'*Aquæ Cajæ*. D'après M. Armand (*Des eaux therm. de Viterbe*, 1852), la *Crociata* dégage une odeur fortement sulfureuse et en même temps donne lieu à d'abondantes concrétions calcaires, parfois jaunies à leur surface par des dépôts de soufre. La seconde, regardée comme une eau formellement *ferrugineuse*, n'a pas d'odeur et produit un sédiment calcaire ocracé. On cite encore une source dite *magnésienne*, qui sourd au fond du ravin de Faul et n'est pas analysée.

Depuis 1846, l'établissement de Viterbe, longtemps délaissé, a été restauré et pourvu de 32 baignoires en marbre pour bains ou douches, d'une piscine de natation, et des cabinets d'étuve ont dû être établis sur la source même de la *Crociata*.

Ces eaux sont prescrites en boisson comme diurétiques, diaphorétiques et laxatives. Cette dernière propriété ne se prononce guère qu'à une dose assez élevée dans l'ingestion. Mais elles passent encore pour être très apéritives, l'eau ferrugineuse surtout (Armand). Les bains et les douches sont associés à l'usage externe. Des boues recueillies au fond des réservoirs servent en applications topiques.

On les emploie dans les affections rhumatismales, les maladies de la peau, les états cachectiques consécutifs à la syphilis et à l'action des mercuriaux, l'anémie liée au lymphatisme, et diverses lésions arthritiques.

Les eaux de Viterbe se transportent.

Du temps de Montaigne (*Journal de voyage en Italie*, II, 479), elles étaient très réputées, et les papes ont souvent fréquenté ces bains. Leurs environs offrent d'autres sources également intéressantes. [Voy. ACQUA-ACIDULA. BULLICAME (LE).]

VITI (Iles) (Océanie). D'après une relation de M. Macdonald (*Journ. de la Soc. géographique de Londres*, 1857), on rencontre près du village de *Na-Seivau* des sources chaudes qui tombent en tourbillonnant du sommet d'une masse irrégulière de rochers pour former plus bas un délicieux bassin naturel. Leur température est de 41 à 43° centigr. Leur caractère chimique n'est pas indiqué. Les naturels prétendent que ces eaux exhalent parfois une odeur désagréable.

VITRÉ (France, Ille-et-Vilaine). A 4 kilomètres de cette ville, source *ferrugineuse* froide, signalée dans le catalogue de Carrère, et réputée dans la contrée. L'*Annuaire* l'a passée sous silence.

VITRY-SUR-MARNE (France, Marne). Dans les fossés de cette ville, source *ferrugineuse* froide, que le catalogue de Carrère indique comme ayant été l'objet d'analyses importantes et comme employée avec succès dans les cas où les eaux martiales sont indiquées. On les comparait alors à celles de Passy et de Forges.

VITTEL (France, Vosges, arrond. de Mirecourt). A 500 mètres du village de Vittel et à 4 kilomètres environ de Contrexéville. Altitude : 336 mètres.

Sulfatée calcique. Tempér., 11°,25.

L'établissement thermal renferme des appareils complets de bains et de douches de directions et de calibres différents.

Quatorze ou quinze sources ont une origine commune et des propriétés à peu près identiques. On en distingue trois principales que l'on connaît sous les noms de *Grande-Source*, de la *Source-Marie* et de *Source des Demoiselles*.

1° *Grande-Source*.

Acide carbonique libre......................	1/10 du vol.
	Gram.
Bicarbonate de chaux.......................	0,185
— de magnésie..................... {	
— de soude...................... {	0,079
— de protoxyde de fer..............	0,010
— — de manganèse.........	traces
Sulfate de chaux........................	0,440
— de magnésie.....................	0,432
— de soude......................	0,326
— de strontiane....................	traces
Chlorure de sodium, peu............... {	
— de magnésium .... {	0,220
Silice, alumine .... ⎫	
Phosphate de chaux .... ⎪	
Sel de potasse et ammoniacal............ ⎬	0,047
Iodures, indice .... ⎪	
Principe arsenical, sensible............... ⎪	
Matière organique de l'humus .... ⎭	

1,739

(O. HENRY.)

Cette source, dont le débit est de 122 400 litres par vingt-quatre heures, est reçue à son point d'émergence dans une vasque circulaire, creusée dans un bloc unique de grès bigarré.

2° *Source Marie*.

	Gram.
Acide carbonique libre...................	fort peu
Bicarbonate de chaux.................... {	
— de magnésie............... {	0,310
Sulfate de chaux........................	1,100
— de magnésie	1,020
— de soude.....................	0,350
Chlorures alcalins et terreux..............	0,100
Silice, alumine .... ⎫	
Phosphate.............................. ⎬	0,400
Oxyde de fer, traces .... ⎪	
Matière organique de l'humus .... ⎭	

3,280

La source *Marie* est aménagée à une petite distance de son point d'émergence. Elle vient se rendre à côté de la grande galerie, dans un bassin hexagonal enfermé dans un pavillon de même forme. Son rendement est de 126 720 litres par vingt-quatre heures, M. Patézon attribue à cette source des qualités laxatives assez déterminées.

3° *Source des Demoiselles.*

	Gram.
Acide carbonique libre......................	0,08
Bicarbonate de chaux....................... ⎱	
— de magnésie................... ⎰	0,730
— de protoxyde de fer............ ⎱	
Avec crénate et manganèse................. ⎰	0,041
Sulfate de chaux..........................	0,440
— de magnésie .... ⎱	
— de soude .... ⎰	0,610
Silice, alumine, phosphate .... ⎱	
Iode et principe arsenical .... ⎬	0,480
Matière organique de l'humus............. ⎰	

                                              2,381
                                   (O. HENRY, 1856.)

Cette source possède le même débit que les précédentes. Le bassin qui la contient est situé sur son point d'émergence. Elle paraît conserver mieux que les deux premières ses éléments ferrugineux. Enfin c'est l'eau de cette source que l'on exporte au dehors.

On a essayé depuis quelques années de faire adopter par la thérapeutique les dragées ferrugineuses d'eau de Vittel, préparées avec le dépôt spontané de ces sources (voy. PASTILLES D'EAUX MINÉRALES). Ce dépôt anhydre contient, d'après MM. Pommier, Filhol et O. Henry, pour 100 parties :

Carbonate de magnésie.................. ⎱	
— de chaux .... ⎰	21,39
Acides crénique et apocrénique.............	3,85
Sesquioxyde de manganèse.................	14,54
Sesquioxyde de fer	55,95
Silice..................................	4,27
Principe arsenical........................	très sensible
Iode...................................	sensible

                                              100,00

Les eaux de Vittel, paraissent participer aux propriétés thérapeutiques des eaux de Contrexéville. Elles sont plus ferrugineuses et plus magnésiennes et légèrement purgatives : sont elles aussi diurétiques ? On devra peut-être les préférer pour la transportation.

VOLCANS. Les rapports de voisinage des eaux minérales et des volcans actifs sont, à peu d'exceptions près, permanents. On les signale dans l'Italie méridionale, dans l'archipel Ionien, aux Canaries et aux Açores, dans les continents américains, dans les îles de l'Océan Indien, de l'Océanie et du Pacifique, etc.... On cite surtout les geysirs du champ de Skalholt (Islande), sur le régime desquels la vapeur souterraine, portée jusqu'à 122° et 127° (Descloiseaux, Bunsen), produit des effets de jaillissement et d'intermittence si remarquables. [Voy. GEYSIRS. ISLANDE.]

Ces rapports de voisinage s'observent également entre les eaux mi-

nérales et es volcans éteints. Cependant les exceptions sont moins
rares que pour les volcans actifs. Les groupes volcaniques anciens les
plus remarquables sous ce rapport sont ceux des haute et basse Auvergne, du Forêt, du Taunus, de la Prusse et de la Bavière rhénanes,
de Castelfolit (Espagne), etc....

Les eaux minérales gisent principalement vers les bases des groupes
et au voisinage des roches volcaniques d'éruption les plus modernes
(Elie de Beaumont, Bishof, de La Bèche, de Buch). On les observe
notamment suivant les grandes lignes de fracture, dans l'alignement
des fumeroles, des solfatares et des lagoni (Ch. Sainte-Claire Deville).

Il en est de même des dégagements d'acide carbonique.

Nous pensons, avec M. Elie de Beaumont, que les eaux minérales, reliées de position aux volcans·actifs et éteints, ne sont pas seulement le
résultat du retour des infiltrations souterraines ou sous-marines, sous
l'influence combinée des vapeurs et des gaz, mais aussi le produit de
l'action volcanique, et que, comme nous l'avons dit au mot ORIGINE
DES EAUX MINÉRALES, elles constituent par elles-mêmes une variété de
déjections, avec caractère de persistance ultérieure très déterminée.

Si les rapports de voisinage dont nous venons de parler fournissent
une preuve de plus de la provenance de profondeur des eaux minérales, on en trouve un témoignage plus frappant encore dans le rapprochement de la nature des déjections volcaniques (roches, boues, cendres
métalloïdes, vapeurs, gaz, sels alcalins, terreux et métalliques) d'une
part, et d'autre part de la composition des eaux minérales.

Les études de Dawy, de Gay-Lussac, de Bishof, de Daubeny, d'Elie
de Beaumont, etc., celles plus récentes et si remarquables de M. Charles
Sainte-Claire Deville, nous montrent les bouches volcaniques, les solfatares, les soffioni, les lagoni donnant, savoir : les laves, les cendres, les
boues, l'eau, la vapeur d'eau, l'air plus ou moins oxygéné, l'azote,
l'hydrogène, l'acide carbonique, l'acide sulfureux, l'hydrogène sulfuré,
l'hydrogène carboné ; le soufre, le sélénium ; les acides chlorhydrique,
sulfurique, borique, silicique ; les chlorhydrates d'ammoniaque, de
potasse, de soude, de fer, de cuivre ; des sulfates alcalins et terreux ; des
phosphates, etc., etc. Les acides et les sels sont tantôt associés à de
la vapeur d'eau, tantôt à l'état anhydre, comme dans les fumeroles
sèches. L'ensemble de ces produits se résumerait, d'après M. Elie de
Beaumont, dans les dix-neuf corps simples suivants (*Des émanations volcaniques, Bulletin de la Société géologique*, t. IV, 2ᵉ série) : potassium,
sodium, calcium, aluminium, manganèse, magnésium, fer, cuivre, titane,
hydrogène, silicium, carbone, bore, phosphore, azote, soufre, oxygène,
chlore et fluor.

Les produits des volcans éteints, d'après l'illustre géologue, seraient, dans leur ensemble, représentés par une série de corps simples à très peu près la même, et dont s'éloignerait assez peu, dans les parties élémentaires, un grand nombre de roches plutoniques plus anciennes.

Or, si à la série des corps simples ci-dessus indiqués, on ajoute le barium, le lithium, le strontium, l'arsenic, le brome et l'iode, on résume l'ensemble des corps élémentaires dont la présence a été reconnue dans les eaux minérales.

Ce rapprochement remarquable, dû à M. Elie de Beaumont, caractérise de la manière la plus frappante, et justifie les rapports de position et d'origine que nous avons cherchés à établir entre les eaux minérales d'une part, et les roches éruptives, que nous avons désignées sous la dénomination de congénères d'autre part [voy. GISEMENT. EAUX DE MINE. ORIGINE. ROCHE CONGÉNÈRE].

Si la série des parties élémentaires des eaux minérales se présente plus nombreuse que celle des déjections volcaniques, on doit en rechercher les causes dans le fait de relations de voisinage entre les eaux minérales d'une part, et d'autre part certaines roches cristallines et plutoniques, dont les parties élémentaires existent en plus grand nombre que dans les roches et déjections volcaniques anciennes et modernes.

En résumé, si l'on rapproche les considérations qui précèdent de celles que nous avons successivement développées, surtout aux mots GISEMENT, ORIGINE, TREMBLEMENT DE TERRE, on verra combien est vraie l'opinion que les eaux minérales et les gaz souterrains (acide carbonique, hydrogène plus ou moins carboné) sont, sur un grand nombre de points du globe, les dernières déjections d'éruptions plutoniques, les derniers témoins de cataclysmes très anciens.

VOLTRI. Voy. ACQUA-SANTA.

VOSGES. La chaîne des Vosges court N. 12° à 15° E. sur une longueur d'environ 160 kilomètres. Elle s'étend sur les départements du Haut et du Bas-Rhin, des Vosges, de la Haute-Saône, de la Meurthe et de la Moselle.

Bien que les roches cristallines et plutoniques y soient nombreuses et variées, car on y observe le granit commun, le granit porphyrique avec, ou sans orthose et albite, le gneiss, la syénite, les porphyres quartzifères, les serpentines, les métaphires, les euphotides et quelques dicks basaltiques, les eaux minérales n'y sont pas très répandues.

Les eaux du versant oriental et celles de l'extrémité méridionale de la chaîne se rapportent de position aux roches cristallines et principalement au granit porphyrique et commun. Telles sont celles de Bussang, de Wattviller, de Bains, de Soulmatt, de Sultzbach, de Plombières, de la

Chaudeau, de Fontaine-Chaude, etc., les unes bicarbonatées sodiques et ferrugineuses, les autres chlorurées et chloro-sulfatées sodiques.

Aux extrémités de la chaîne, sur le versant est, et gisant à la limite ou à l'intérieur des formations du trias et du grès des Vosges, on trouve les chlorurées sodiques de Niederbronn, de Rosheim, de Chatenois, de Sultz, qui se relient à leurs similaires d'outre-Rhin; puis celles de Luxeuil, de Bourbonne; enfin plus à l'ouest, à l'épanouissement des derniers contre-forts de la chaîne, au milieu du muschelkalk, les sulfatées calciques froides de Contrexéville, de Martigny et de Vittel, qui gisent en nappes sous-jacentes.

On le voit, les variétés d'eaux minérales de la chaîne des Vosges sont comprises dans les bicarbonatées sodiques plus ou moins ferrugineuses, les chlorurées sodiques et sulfatées, et chloro-sulfatées sodiques.

Toutefois, le groupe thermal des Vosges compte plusieurs stations thermales importantes, comme Bourbonne et Plombières, d'autres moins considérables, mais bien classées, comme Niederbronn, Luxeuil, Bains, Contrexéville et Vittel. Les bicarbonatées de Bussang, de Soultmatt, et de Sulzbach, sont très répandues comme eaux médicinales et de table.

VÖSLAU (Autriche, cercle du Wienerwald-Inférieur, district de Weikersdorf). Station du chemin de fer de Vienne à Trieste.

Sulfatée calcique. Tempér., 25° centigr.

	Eau : 16 onces.		Eau : un litre.
	Pouc. cub.		Cent. cub.
Acide carbonique..........	1,205	=	60,2
	Grains.		Gram.
Sulfate de soude..........	1,029	=	0,109
— de chaux..........	13,130	=	1,391
Chlorure de magnésium......	1,420	=	0,150
Carbonate de magnésie......	3,655	=	0,387
— de chaux........	8,578	=	0,909
Silice	0,350	=	0,037
	28,162	=	2,983
			(MEISNER.)

On compte dans cette localité deux sources, de même composition et d'une égale température, sortant d'un sol calcaire, et dont l'une est assez abondante pour faire tourner un moulin. Elles sont regardées comme des eaux INDIFFÉRENTES (voy. ce mot), et employées, comme telles, sous toutes les formes externes, dans un but de médication sédative. On les administre rarement en boisson, sinon pour des cas d'affections catarrhales des organes urinaires, avec tendance à l'état aigu. C'est à l'élément névropathique que la cure de Vöslau s'adresse plus particulièrement. Établissement bien installé.

VRÉCOURT (France, Vosges, arrond. de Neufchâteau), et à 21 kilomètres de cette ville.

Sulfatée sodique. Tempér. 9° centigr.

Une seule source minérale artésienne découverte depuis l'année 1855.

Eau : un litre.

Grom.

Sulfate de soude........................	0,510
Chlorure de sodium	0.100
Sel de potasse.........................	indiqué
Bicarbonate de soude....................	0,260
— de potasse.....................	indiqué
— de chaux .... }	
— de magnésie................. }	0,039
Silicate alcalin........................	indiqué
Silice.................................	0,021
Alumine, phosphate ....)	
Oxyde de fer, indices ....)	
Matière organique, sensible............. }	0,004
Principe arsenical, non douteux...........)	
Acide borique.........................)	

0,934

(O. HENRY, 1856.)

Applications thérapeutiques non encore spécifiées.

W

WARASDIN-TÖPLITZ. Voy. TOPLIKA.

WARMBRUNN (Prusse, région de Liegnitz, cercle de Hirschberg). Ville de la Silésie, sur le Zacken et au versant septentrional du Riesen-Gebirge, dans une vallée. Altitude : 361 mètres.

Sulfatée sodique. Tempér., de 37 à 40° centigr.

	Eau : 16 onces.		Eau : un litre.
	Grains.		Grom.
Acide carbonique..........	0,025	=	0,003
Azote....................	0,017	=	0,002
Sulfate de soude...........	1,720	=	0.206
Carbonate de soude	0,810	=	0,097
— de chaux	0,160	=	0,019
— de magnésie..... }	0,060	=	0,007
Phosphate d'alumine....... }			
Silice...................	0,550	=	0,066
Matière extractive	0,170	=	0,020

| 3,512 | = | 0,420 |

(FISCHER.)

Il y a deux sources anciennement connues et qui passent pour sulfureuses, caractère qu'elles ne manifestent d'ailleurs que passagèrement. Un forage artésien, pratiqué en 1854, dans des couches granitiques, en a fait découvrir une troisième un peu plus chaude et plus riche en sels de soude que les précédentes.

On emploie ces eaux, à l'intérieur, soit pures, soit mêlées à du petit-lait, et comme mode externe, en bains de piscine. Plusieurs bassins sont installés pour le bain dans divers établissements. On pratique l'inhalation dans leurs dépendances. Il y a des appareils de douches.

La spécialisation de Warmbrunn comprend, d'après M. Helfft, les affections catarrhales des voies respiratoires, les rhumatismes à forme névropathique, et les paralysies essentielles. Station fréquentée en juillet et en août.

WARM-SPRINGS (États-Unis d'Amérique, Virginie). Ville à 170 milles de Richmond, au milieu d'une étroite vallée dominée par de hautes montagnes, possédant des sources *thermales*, qui seraient composées de sulfate et de carbonate de chaux et de magnésie, et de chlorure de calcium. Établissement de bains très spacieux et bien installés. Station très fréquentée.

WARM-SPRINGS (États-Unis d'Amérique, Arkansas). On signale dans cette bourgade, située elle-même sur l'emplacement de la *Terre de la paix*, des sources thermales, non autrement désignées et qui sont réputées surtout pour la cure des paralysies et des rhumatismes. La neutralité de cette localité est religieusement observée par les tribus ennemies d'Indiens qui la fréquentent en grand nombre.

WARM-SPRINGS (États-Unis d'Amérique, Georgie). Source très abondante, à 33° centigr., sans mention de composition ni de propriétés médicales. Station bien installée et très fréquentée.

WARNEMÜNDE (Duché de Mecklembourg-Schwerin, district de Rostock). Dans la Baltique, à 2 milles de Doberan.

Bains de mer. Très fréquentés.

WARRENSPOINT (Irlande, comté de Down).

Bains de mer.

Ces eaux sont employées comme légèrement purgatives.

	Eau : 16 onces.		Eau : un litre.
	Grains.		Gram.
Chlorure de sodium	1,50	=	0,158
Carbonate de chaux	2,20	=	0,233
— de soude	0,10	=	0,016
— de magnésie	0,60	=	0,063
Matière extractive	traces	=	traces
	4,40	=	0,465
			(VOGEL.)

WASSERBURG (Allemagne, Bavière). Près de cette ville, sur la rive droite de l'Inn.

Bicarbonatée mixte. Froide.

WATTWILLER (France, Haut-Rhin, arrond. de Belfort). A 39 kilomètres de cette ville, à quelques pas de la ville de Wattwiller.

Ferrugineuse bicarbonatée. Tempér., 10° centigr.

Quatre sources, dont trois seulement sont utilisées, et ayant un débit considérable, leur composition est la même pour toutes.

	Eau : un litre.
Acide carbonique libre......................	indét.
	Gram.
Bicarbonate de chaux .... ⎫	
— de magnésie..................... ⎬	0,470
Sulfate de chaux........................... ⎫	
— de soude........................... ⎬	0,440
Chlorure de magnésium..................... ⎫	
— de sodium....................... ⎬	0,130
Silice et alumine..........................	0,105
Crénate de fer............................	0,015
Arséniate de fer reconnu dans le dépôt........	très sensible
Sels de potasse	indices
Matière organique azotée..................	indices
	1,160
	(O. Henry.)

Il existe un établissement où l'eau minérale est administrée en bains et en boisson dans toutes les maladies atoniques, dans la chlorose et enfin dans tous les cas où les ferrugineux sont indiqués : on utilise aussi comme topique le limon végétal que l'on trouve autour des sources.

WEDERHEIME (Prusse, prov. du Bas-Rhin).

Source minérale exploitée près d'Ahrweiler et qui est vraisemblablement *bicarbonatée sodique* froide.

WEILBACH (duché de Nassau). Village au pied du Taunus, dans la vallée du Mein, entre Francfort et Mayence. Altitude : 106 mètres.

Chlorurée sodique sulfureuse. Tempér., 14° centigr.

	Eau : un litre.
	Cent. cub.
Acide carbonique........................	168,8
Acide sulfhydrique......................	90,1
	Gram.
Sulfate de potasse.......................	0,0298
Chlorure de potassium...................	0,0213
— de sodium	0,2033
Bicarbonate de soude....................	0,3123
— de lithine..................	0,0006
— de baryte	0,0009
— de strontiane...............	0,0001
— de chaux...................	0,2909
— de magnésie................	0,2758
Phosphate d'alumine.....................	0,0001
— de chaux...................	0,0002
Acide silicique	0,0111
Matière organique......................	0,0037
	1,1541
	(Frésénius, 1856.)

M. Frésénius a encore signalé dans cette eau la présence de traces d'iode, de brome, de borate, de nitrate, de formiate et de propionate de soude; de carbonate de fer et de manganèse; de fluorure de calcium et de matières résineuses.

On la chauffe par la vapeur pour l'usage des bains et des douches. Un pavillon, convenablement installé sur le griffon de la source pour l'inhalation, permet de soumettre les malades à l'action des gaz, en grande partie constitués par de l'acide carbonique.

Ces eaux sont employées, en boisson et en modes externes, pour la cure des affections catarrhales en général, particulièrement de la muqueuse bronchique et laryngée, de celle de l'estomac et de la vessie. Légèrement sulfureuses avec des proportions relativement peu élevées de sels alcalins, elles sont bien tolérées et facilitent singulièrement le rétablissement des fonctions sécrétoires, ce qui explique jusqu'à un certain point leur application au traitement des phthisiques, d'une part, à celui de la pléthore abdominale, de l'autre. Cette station offre de bonnes conditions de climat et d'installation.

WEISSBAD (Suisse, canton d'Appenzell). Bains, fréquentés principalement pour la cure du petit-lait; et où l'on utilise une source *bicarbonatée calcique* froide, qui se trouve dans le voisinage. Excellentes conditions d'installation et de site.

WEISSEMBOURG (Suisse, canton de Berne). Village et bains dans une gorge étroite et profonde, à 20 kilomètres de Thoun et 48 de Berne. Altitude: 1000 mètres. Source unique, sortant d'une fente de rocher, à dix minutes de l'établissement et ayant un débit évalué à 576 000 litres par vingt-quatre heures.

Sulfatée calcique. Tempér., 21 à 23° centigr.

Eau : un litre.

	Gram.
Sulfate de chaux	1,048
— de magnésie	0,346
— de soude	0,037
— de potasse	0,017
— de strontiane	0,014
Phosphate de chaux	0,009
Carbonate de chaux	0,052
— de magnésie	0,039
Chlorure de sodium	0,006
Silicate de soude	0,014
Silice	0,020
Oxyde de fer	0,001
Sels de lithine	traces
Iodure	
	1,603

(FELLENBERG, 1846.)

Les gaz que renferme l'eau de Weissembourg ont été analysés par M. Brunner. Ils sont constitués en grande partie par de l'acide carbonique. Il n'y a pas d'hydrogène sulfuré, quoique la saveur de l'eau soit, dit-on, légèrement sulfureuse.

C'est particulièrement en boisson qu'on use des eaux de Weissembourg, à des doses variables. Les buveurs commencent par un verre de grandeur moyenne, et ils augmentent chaque jour de la même dose jusqu'à ce qu'ils soient arrivés à huit verres, nombre auquel ils restent pendant douze ou quinze jours, puis ils diminuent d'un verre, tous les matins, jusqu'à la fin de la cure (Pointe, *Monograph. des thermes de Weissembourg*, 1853). Cette cure est de vingt jours, et il est assez fréquent de la voir s'accompagner d'effets laxatifs, allant jusqu'à la purgation. Les bains se prescrivent rarement, et tout au plus comme moyen auxiliaire, du moins dans la plupart des cas qui composent la spécialisation de ces eaux.

En effet, le catarrhe pulmonaire ou bronchite chronique est une des maladies que l'on traite le plus souvent et avec le plus de succès à Weissembourg (Pointe, *loc. cit.*). Mais dans la monographie fort intéressante à laquelle nous empruntons ces renseignements, il est fort judicieusement remarqué que ce traitement interne réussit surtout chez les sujets atteints de catarrhe chronique très ancien avec un degré d'irritabilité de la muqueuse qui reporte à l'état aigu sous la plus légère influence. Ceux qui, étant guéris, sont exposés à de fréquentes récidives, et les jeunes gens à prédominance nerveuse ou prédisposés aux congestions sanguines, s'en trouvent également bien. C'est ce qu'on remarque pour l'emploi des eaux d'Ems dans des circonstances analogues. En y comprenant l'influence des conditions adjuvantes de site alpestre, de climat doux et un peu humide, et de bonne installation que réunit la station de Weissembourg, nul doute que les résultats relatifs à la cure des affections de l'appareil respiratoire qu'on y annonce n'aient une certaine valeur.

M. Pointe, d'après le docteur Jonquières, a relaté des observations de phthisies très améliorées à Weissembourg, même alors que la période en était avancée. Mais il ne faut pas oublier que dans ces cas il s'agissait principalement de dispositions congestives ou de congestions passives même, que le traitement a pu conjurer ou dissiper, sans préjudice des progrès ultérieurs de la lésion organique et de la marche de la diathèse tuberculeuse.

On ne peut non plus s'expliquer, autrement que par l'action d'une médication légèrement dérivative et déplétive, la recommandation des eaux de Weissembourg dans les maladies organiques du cœur, d'après M. Pointe et les médecins de cette station. La prétendue propriété de résorption invoquée dans ces circonstances nous semble appartenir plutôt au domaine des théories qu'à celui des faits rationnels.

Il est à regretter d'ailleurs que des eaux qui tirent un caractère réellement sédatif de leur minéralisation soient peu usitées en modes externes. Leurs appropriations s'étendraient avec avantage à beaucoup d'états névropathiques, et elles prendraient alors la véritable signification thérapeutique qui leur convient.

L'établissement de Weissembourg, datant du XVIIᵉ siècle, a reçu de nombreuses améliorations et est parfaitement dirigé. Il porte encore la désignation de *bains de Buntschi*, ou d'*Oberwyl*.

WHITE-SULPHUR-SPRINGS (États-Unis d'Amérique, Ohio). Dans le comté de Delaware, à proximité de la rivière Sciota, cinq sources désignées les unes comme *sulfurées*, les autres comme *ferrugineuses*. Elles sont réputées pour leur action reconstituante dans les cas de débilité générale. Il y a un établissement fréquenté.

WHITE-SULPHUR-SPRINGS (États-Unis d'Amérique, Virginie). Bains, à 205 milles de Richmond, sur le chemin de fer de Covington à l'Ohio, dans une vallée pittoresque de l'Alleghany. Les sources sont réputées *sulfureuses*, contenant du l'hydrogène sulfuré, des sulfates de chaux et de magnésie, du carbonate de chaux et du chlorure de calcium. Leur température n'est pas indiquée. L'installation très complète et très élégante de cet établissement y attire de nombreux visiteurs et en fait par-dessus tout un lieu de plaisance.

WIELICZKA (Autriche, Galicie). Station du chemin de fer de Cracovie à Dembica. Salines considérables dans lesquelles on a obtenu par forage la source minéralisée comme il suit.

Chlorurée sodique. Tempér., froide.

	Eau : 16 onces. Grains.		Eau : un litre. Gram.
Sulfate de soude............	8,135	=	0,862
— de magnésie.........	1,017	=	0,107
— de chaux............	2,711	=	0,287
Chlorure de sodium.........	1294,000	=	137,160
— de magnésium.....	7,118	=	0,754
	1312,981	=	139,170
			(?)

On mélange ces eaux dans la proportion de 1 à 30 quarts de Galicie avec l'eau d'un bain. Il y a un établissement bien installé. Traitement des scrofules.

WIESAU (Allemagne, Bavière). A 12 kilomètres du couvent de Waldsassen. Deux sources semblables.

Ferrugineuse bicarbonatée. Froide.

Une analyse de Vogel signale dans ces eaux des carbonates de soude, de magnésie, de chaux et de fer, du chlorure de sodium, et une proportion considérable de gaz acide carbonique.

La source principale que dans le haut Palatinat on compare à celle de Pyrmont, est désignée sous le nom de *Source d'acier.* On l'emploie alternativement en boisson et en bains, comme médication reconstituante.

WIESBADEN (Allemagne, duché de Nassau). Ville, sur le versant méridional du Taunus, à 9 kilomètres de Mayence, dans une vallée élargie en forme de bassin irrégulier et encaissée par les contre-forts de la chaîne. Ligne de chemin de fer par Mayence ou par Francfort-sur-le-Mein.

Vingt-neuf sources chaudes ou froides y jaillissent au milieu de terrains de sédiment. On leur suppose une origine commune dans les schistes du Taunus. Les principales sont : le *Kochbrunnen* (source bouillante) (69° centigr.) ; l'*Adlerbrunnen* (source de l'Aigle) (63° centigr.) ; le *Schutzenhofbrunnen* (source de l'hôtel de l'Arquebusier (50° centigr.) ; et le *Faulbrunnen* (13° centigr.)

Chlorurée sodique. Tempér., de 13 à 69° centigr.

KOCHBRÜNNEN.

Eau : un litre.
Gram.

Chlorure de sodium	6,83565
— de potassium	0,14580
— de lithium	0,00018
— d'ammonium	0,01672
— de calcium	0,47099
— de magnésium	0,20391
Bromure de magnésium	0,00355
Iodure de magnésium	vestiges
Sulfate de chaux	0,09022
Acide silicique	0,05992
Matière organique	faibles traces
Carbonate de chaux	0,41804
— de magnésie	0,01039
— de baryte et de strontiane	traces
— ferreux	0,00565
— de cuivre	traces
— manganeux	0,00059
Phosphate de chaux	0,00039
Arséniate de chaux	0,00015
Argile contenant de la silice	0,00051
Acide carbonique libre	0,31653
Acide carbonique combiné avec les carbonates simples pour former des bicarbonates	0,19169
Azote	0,00200
	8,77288

(FRÉSÉNIUS, 1849.)

FAULBRUNNEN.

		Gram.
Chlorure de sodium		3,4058
—	de potassium	0,0900
—	de lithium	indét.
—	d'ammonium	0,0138
—	de calcium	0,2913
—	de magnésium	0,1063
Bromure de magnésium		traces
Iodure de magnésium		indéterm.
Sulfate de chaux		0,1081
Acide silicique		0,0542
Carbonate de chaux		0,2365
—	de magnésie	0,0081
—	de baryte	indéterm.
—	de strontiane	
—	ferreux	0,0008
—	manganeux, phosphate de chaux	traces
Silicate d'alumine		
Fluorure de calcium, sel nitraté		traces douteuses
Acide carbonique libre		0,8550
Acide sulfhydrique		traces

5,1299

(PHILIPPI.)

Ces eaux, très abondantes, se déchargent dans un canal commun appelé *Warmebach* (rivière thermale) et se jetant dans le Saltzbach auquel elles communiquent une saveur salée et une température assez élevée pour l'empêcher de geler jusqu'à son embouchure dans le Rhin, même par les plus grands froids. Il est assez remarquable que Wiesbaden ne possède pas une seule source d'eau douce.

Les propriétés physiques des sources minérales dont nous parlons n'ont rien de particulier, sinon que dans leurs bassins elles paraissent d'un aspect trouble et d'une coloration tirant sur le jaune. On y a parfois constaté l'existence d'une matière organique, mais dont la nature n'est pas suffisamment déterminée. D'ailleurs, les analyses de Frésénius, faites avec le plus grand soin, ne signalent aucun extrait organique. Au contraire, ce chimiste s'est occupé d'un sédiment concrétionné, connu sous le nom de *sinter*, qui s'amasse dans toutes les dépendances des eaux, et l'a trouvé composé en grande partie de carbonate de chaux, d'oxyde de fer, d'acide silicique et de silicate calcaire, y comprise une certaine proportion d'acide arsénique. Ces dépôts sont attribués à l'action du contact de l'air, beaucoup plus qu'au refroidissement de l'eau (Frésénius).

Toutes les sources chaudes de Wiesbaden servent aux usages médicaux; une seule froide, le *Faulbrunnen*, leur est associée, en raison de ses qualités de boisson agréable. En général, on ne boit que les eaux du

Kochbrunnen, de l'*Adler* et du *Schutzenhof*, uniquement à cause de leur bonne situation. Les bains, préparés avec toutes les eaux thermales et refroidis par coupage, s'administrent soit dans des baignoires, soit dans des bassins creusés dans le sol et d'une capacité variable. On compte plus de trente établissements de bains, formés par entreprise particulière, et chaque année il s'en crée de nouveaux. Parmi les sources, il en est d'assez abondantes pour alimenter plusieurs maisons de bains. Dans quelques hôtels on amène l'eau dans des tonneaux. Enfin, les établissements situés à proximité des sources de température élevée sont munis de bains de vapeur. Quelques-uns ont des appareils de douches. L'installation de ces divers moyens balnéaires ne passe pas pour répondre à la célébrité de Wiesbaden et attend encore de nombreuses améliorations.

Ces eaux, d'après le docteur Braun (*Monographie des eaux minérales de Wiesbaden*, 1853), agissent différemment par ingestion selon les doses auxquelles on les prend. En petite quantité, à jeun, et avec des intervalles convenables, elles ne semblent produire que des effets altérants. A dose moyenne, sous le volume d'un demi-litre à un litre, elles activent les sécrétions et finissent par entretenir un flux intestinal modéré. Si l'on pousse la dose d'un à deux litres et au delà, en les faisant boire un peu chaudes, et dans l'espace de quelques heures, l'effet purgatif est prompt et formel. Dans toutes ces circonstances, plus ou moins prononcées relativement aux idiosyncrasies et aux états morbides, on retrouve le mode d'action propre aux eaux riches en chlorures. Il s'y joint une condition de thermalité qui habilement maniée peut être assimilée aux agents diffusibles, et impressionner l'organisme d'une manière analogue, physiologiquement et thérapeutiquement parlant.

L'application extérieure des eaux peut se diversifier et se combiner d'autant mieux à Wiesbaden qu'on y met en œuvre des degrés variés de chaleur, et que la médication basée sur les bains partiels ou généraux, les douches et les étuves, s'aidera de cette thermalité même et d'une minéralisation effective pour devenir tantôt excitante et substitutive, tantôt résolutive, le plus souvent tonique et reconstituante. Dans tous ces cas, les effets laxatifs de l'eau en boisson fournissent encore un moyen de dérivation salutaire sur le tube intestinal.

Les indications se déduisent de ce qui précède. A un point de vue d'ensemble, et en s'en tenant à la caractéristique des eaux de Wiesbaden, on peut dire que c'est surtout dans les états morbides où le lymphatisme prédomine qu'elles conviennent.

C'est ainsi que nous les voyons employées avec succès dans les rhumatismes chroniques tendant à se fixer sur les articulations, et alors qu'une puissante action de résolution est nécessaire, en même temps qu'il faut relever les forces générales. A plus forte raison, ce traitement sera-t-il indiqué par l'imminence ou l'intervention de la diathèse scrofuleuse.

Pour les médecins de l'Allemagne, du rhumatisme aux affections goutteuses il n'y a qu'une variante de dyscrasie, et l'on ne doit pas s'étonner de voir la goutte inscrite au premier rang des spécialisations de Wiesbaden. Cette station jouit même d'une grande réputation à cet égard. Toutefois M. Braun (*loc. cit.*) avoue que la forme torpide chez les goutteux prête plus particulièrement à l'efficacité des eaux en boisson et en bains, et que la tendance aux paroxysmes en restreint l'emploi. Il y aurait donc à se méfier d'une stimulation trop vive qui, pour être utile dans la goutte atonique ou dans les cas de déformations et de nodosités articulaires propres à la période chronique, présenterait des dangers réels par rapport à la goutte aiguë régulière. M. Gergens (*Traité des eaux minérales du duché de Nassau*, traduct. Kaula, 1852) assure encore que lorsque les paroxysmes de la goutte ont cessé d'affecter les articulations pour se jeter sur des organes internes, l'usage graduel et modéré des eaux de Wiesbaden pourra ramener la goutte vers son lieu d'élection. Nous croyons que l'opinion la plus rationnelle est encore celle qui recommande l'emploi de ces eaux contre l'asthénie des malades atteints de goutte ancienne et dont l'organisme a besoin d'être stimulé et réparé.

Il en sera de même dans la série des états cachectiques, consécutifs aux fièvres graves, aux influences palustres, ou aux affections constitutionnelles, syphilis ou autre, et pour lesquels les propriétés stimulantes du traitement de Wiesbaden peuvent être invoquées. Nous ne séparons pas de cette catégorie les paralysies réduites en quelque sorte à une lésion purement dynamique, et que des moyens excitants combattent partout avec avantage,

Enfin, la dyspepsie et les troubles de la digestion gastro-intestinale sont revendiqués instamment pour ces eaux. M. Braun (*loc. cit.*) met sur la même ligne, à ce propos, les dérangements provenant d'aigreurs, ceux causés par des glaires, le défaut de ton des organes digestifs et les accidents consécutifs à l'irritation du canal alimentaire. Certainement les formes douloureuses ou gastralgiques de la dyspepsie ne s'accommoderaient pas de la minéralisation énergique de Wiesbaden. Elle ne peut s'appliquer que dans des données exceptionnelles d'inertie fonctionnelle, en particulier chez les sujets lymphatiques ou scrofuleux.

Ce que nous avons dit de la contre-indication des eaux chlorurées sodiques dans tous les cas où l'on peut redouter un appel congestif sur quelque organe, une suractivité de l'écoulement menstruel ou du flux hémorrhoïdal, s'entend également de celles de Wiesbaden.

Cette localité, protégée par les sommets du Taunus, jouit d'un climat notablement tempéré qui, non-seulement rend les cures de printemps et d'automne très favorables, mais encore permettrait de les prolonger quelquefois durant l'hiver. En revanche, il est bon d'y prémunir les malades contre les inconvénients souvent assez sensibles de l'été et de ses chaleurs croissantes.

On trouve à Wiesbaden des ressources de tout genre. C'est une des stations thermales les plus en vogue et les plus fréquentés de l'Allemagne, quoique ne se signalant point par les distractions qui se multiplient ailleurs.

La cure du petit-lait y est suivie, grâce au voisinage de la vallée du Nerothal.

Les eaux se transportent et s'expédient.

. Sous le nom d'*Aquæ Mattiacæ*, les thermes de Wiesbaden ont été célèbres à l'époque romaine, comme le prouvent de nombreux témoignages historiques et archéologiques.

WIESENBAD (Allemagne, roy. de Saxe). A 4 kilomètres d'Annaberg, dans la vallée de la Zschoppau.

Bicarbonatée sodique. Tempér., 21°,5 centigr.

	Eau : 16 onces.		Eau : un litre.
	Pouc. cub.		Cent. cub.
Acide carbonique............	0,130	=	6,5
	Grains.		Gram.
Sulfate de soude,..........	0,666	=	0,070
Chlorure de sodium........	0,473	=	0,050
Carbonate de soude........	1,666	=	0,176
— de magnésie......	0,333	=	0,035
— de chaux........	0,900	=	0,095
	4,038	=	0,426

(Lampadius.)

Ces eaux sont administrées en bains dans les affections rhumatismales, goutteuses, calculeuses, mais surtout dans les états névropathiques et les maladies de la sphère sexuelle chez les femmes.

WIGHT (Ile de) (Angleterre, comté de Southampton).

Bains de mer et sources *ferrugineuses*, froides.

La principale source, celle de *Sandrock*, est située dans la partie sud-ouest de l'île, au milieu de rochers, dans un endroit de difficile accès. Elle contient de l'acide carbonique, des sulfates de fer, d'alumine, de chaux, de magnésie et de soude, du chlorure de sodium et de la silice. On ne l'emploie qu'en boisson, comme médication tonique et reconstituante.

WIH ou **WIHQUELLE** (Suisse, basse Engadine). A une très petite distance du village de Schuls, et sur la rive gauche de l'Inn.

Ferrugineuse bicarbonatée. **Tempér., 8°,75 centigr.**

Eau : un litre.

	Gram.
Acide carbonique libre	2,2855
Bicarbonate de chaux	1,7750
— de magnésie	0,1286
— de protoxyde de fer	0,0365
— de protoxyde de manganèse	0,0023
— de soude	0,0052
Chlorure de sodium	0,0021
Sulfate de soude	0,0113
— de potasse	0,0109
Silice	0,0192
Acide phosphorique	0,0002
Alumine	0,0001
	4,2769

(DE PLANTA, 1858.)

La source donne de 15 à 16 000 litres d'eau par vingt-quatre heures. L'eau a la plus grande analogie avec celle de Suot-Sass (voy. ce mot) située dans son voisinage. On ne s'en sert jusqu'ici que pour l'usage interne.

WIJ-AAN-ZEE (Hollande). Sur la chaussée de Harlem, à proximité d'Alkmaar.

Bains de mer. Avec établissement.

WILDBAD (Allemagne, Wurtemberg). Ville du district de Neuenburg, au fond d'une vallée qui fait partie de la forêt Noire, à proximité de Stuttgard. Altitude : 445 mètres.

Les sources minérales sont très nombreuses dans cette localité, les unes émergeant de roches granitiques, les autres obtenues par forage artésien. Leur composition est la même. Nous donnons l'analyse la plus récente des principales.

Chlorurée sodique. **Tempér., de 33 à 38° centigr.**

Eau : un litre.

	SOURCE DE LA BUVETTE.	SOURCE CATHERINE.
	Gram.	Gram.
Acide carbonique libre	0,1030	0,0920
Carbonate de chaux	0,0781	0,0796
— de magnésie	0,0083	0,0083
— de soude	0,0887	0,0781
— de fer et de manganèse	0,0002	0,0002
Alumine	0,0004	0,0004
Sulfate de soude	0,0309	0,0337
— de potasse	0,0011	0,0011
Chlorure de sodium	0,1916	0,2010
Silice	0,0501	0,0505
	0,5524	0,5449

(FEHLING.)

M. Fehling a encore constaté dans ces eaux la présence d'une matière organique, de l'ammoniaque, de l'acide nitrique, de la lithine, de l'acide borique, de l'acide phosphorique, de l'acide arsénique, de la baryte, de la strontiane et de l'oxyde de zinc en proportions impondérables.

Les caractères physiques ont ici de l'importance, eu égard à la simplicité des résultats que donne l'analyse chimique et aux vertus qu'on prête volontiers aux eaux de Wildbad. Elles n'ont ni saveur, ni odeur : elles sont sans couleur, limpides et transparentes ; elles passent pour très onctueuses. Leur pesanteur spécifique dépasse de bien peu celle de l'eau distillée. Ce sont autant de caractères qui, joints aux données de la chimie, rangent ces eaux dans la classe de celles qu'on nomme en Allemagne INDIFFÉRENTES (voy. ce mot). Faute de pouvoir signaler en elles aucun principe minéralisateur effectif, on en a été réduit à supposer qu'un calorique particulier les anime et leur communique une action spéciale par rapport à l'organisme ; nous ne devons pas nous arrêter sur ces vues purement hypothétiques [voy. CALORIQUE NATUREL DES EAUX MINÉRALES].

: Le bain, comme à GASTEIN et à PFEFFERS (voy. ces mots), fait la base du traitement de Wildbad. Depuis quelques années seulement, on y a associé l'eau prise en boisson à une source découverte en 1836, la *Trinkquelle*, et dont la composition ne présente pas de particularités. M. Rotureau (*Des principales eaux minérales de l'Europe*, 1858) n'a éprouvé en l'expérimentant aucune autre sensation ni aucun autre effet que n'en produirait de l'eau ordinaire élevée à la même température. Toutefois, d'après l'opinion de quelques médecins, cette boisson représenterait un diurétique puissant qui, combiné avec les bains, peut être utilisé dans quelques affections de nature goutteuse.

Les bains se prennent soit dans des bassins communs, installés avec une certaine recherche, soit dans des baignoires particulières, dont l'usage est moins goûté que celui des piscines. Ces piscines, réunies dans un même bâtiment, au nombre de six grandes et de trois petites, occupent le griffon même des sources. Une couche de sable fin et très blanc en tapisse le fond, au travers duquel une eau courante s'élève par un mouvement continu, se renouvelant sans cesse et conservant une température égale. Grâce à la différence de degrés thermométriques qu'offrent ces sources, les malades peuvent successivement se soumettre à la chaleur qui leur convient. Des procédés fort ingénieux permettent de renouveler l'eau de ces réservoirs, sans rien troubler ni dans le service ni dans les conditions du bain. Enfin, ce même établissement est pourvu de tout un système de douches de divers genres.

Cet aperçu est suffisant pour démontrer quelle part les procédés balnéaires prennent aux succès de Wildbad et combien ils gagneraient à être envisagés sous leur véritable jour, abstraction faite des qualités mystérieuses trop facilement accordées à ces eaux, et dont l'éloge n'a d'équivalent que la description des prétendues sensations pleines de charme et de volupté qu'elles impriment au baigneur. M. Rotureau (*loc. cit.*) déclare, pour l'avoir éprouvé par lui-même,. que l'action physiologique du bain de Wildbad est nulle, et il se contente d'indiquer les différents états pathologiques, assez nettement définis à ses yeux, dans lesquels on prescrit l'emploi de ces eaux.

Le professeur Seegen ne sépare pas l'indication de Wildbad de celles de Gastein et de Pfeffers, c'est-à-dire de ce que nous entendons en thérapeutique hydrologique comme eaux FAIBLES (voy. ce mot). Dans leurs caractères négatifs réside tout leur mérite, et les constitutions névropathiques, l'élément de la douleur en un mot, s'adresseront de préférence à cette spécialisation. Nous ne sachions pas qu'il faille recourir à d'ambitieuses explications quand il s'agit de troubles de l'innervation, essentiels ou non, de rhumatalgies, de rhumatismes même, soit articulaires, soit musculaires, qu'un mode d'hydrothérapie éminemment sédative doit modifier sans aucun doute. On y a joint les paraplégies ; mais en regardant d'un peu près aux résultats annoncés, il est aisé de voir qu'on parle d'impotences des membres inférieurs dépendant d'une influence formellement nerveuse ou rhumatismale. Nous ne saurions admettre au même titre les attributions dont on a surchargé le cadre déjà assez rempli de Wildbad. Tumeurs blanches, affections traumatiques, maladies de la peau et des muqueuses, jusqu'aux catarrhes de la vessie et à la gravelle, il est peu d'états morbides, généraux ou localisés, à propos desquels l'efficacité de ces eaux n'ait été amplifiée singulièrement. Une thermalité variée et d'excellents aménagements, comme il s'en rencontre dans cette station, se recommandent d'une manière assez formelle pour que de pareilles exagérations, plus nuisibles que profitables à sa réputation, ne tombent pas d'elles-mêmes.

Wildbad, où l'on se rend surtout du mois de juin au mois d'août, est entourée de sites attrayants et offre toutes les ressources désirables d'une localité thermale, y compris un air pur et vif, et un climat irréprochable pendant les trois mois de la saison des bains. Il y a un hôpital pour les indigents, avec piscines particulières.

La réputation de cette station ne remonte qu'à une date relativement récente, quoique, selon les expressions du docteur Granville, dans ce petit coin de terre où pendant des siècles une eau salutaire est restée ignorée, la nature ait laissé peu de choses à faire à la main de l'homme.

WILDEGG (Suisse, canton d'Argovie). Hameau de la vallée de l'Aar, à 4 kilomètres de Schinznach, 8 de Brugg et d'Arau, et 12 de Bade.

Chlorurée sodique (iodo-bromurée). Tempér., 25° centigr.

	Eau : un litre. Gram.
Chlorure de sodium......................	7,74043
— de calcium......................	1,59443
— de magnésium..................	1,16780
— de strontium..................	0,04260
— d'ammonium..................	0,02604
Iodure de magnésium..................	0,02519
Bromure de magnésium..............	0,00224
Sulfate de potasse......................	0,05306
— de soude......................	1,67156
Nitrate de soude......................	0,07714
Acétate de magnésie..................	0,01999
Carbonate de magnésie..................	0,14251
— de fer......................	0,00460
— de manganèse..................	0,00062
Silice......................	0,02385
	12,59206

(BAUER.)

Ces eaux, dont la minéralisation présente un grand intérêt, sont dues à des forages artésiens conduits à une profondeur de 256 mètres dans le calcaire jurassique, et l'on a pris toutes les précautions désirables pour leur captage. D'après un tableau comparatif dressé par M. A. Robert (*De l'eau de Wildegg*, 1858), relativement à la proportion d'iode et de brome qu'elles renferment, elles tiendraient le milieu entre les eaux de HALL (Autriche) et d'ADELHEIDSQUELLE [voy. ces mots].

Jusqu'ici l'eau de Wildegg n'a été employée que transportée, et elle s'utilise notamment dans les stations importantes qui l'avoisinent. C'est au tempérament lymphatique et aux manifestations de la scrofule qu'elle convient particulièrement. On la boit pure ou mélangée avec du lait, à des doses variables, depuis un jusqu'à quatre ou cinq verres dans la matinée. A Schinznach, on la mélange avec l'eau sulfureuse pour le traitement des maladies de la peau chez les sujets strumeux. Dans les cas de carie et d'ulcères, les applications locales sous forme de lotions avec des compresses imbibées d'eau minérale ont donné d'excellents résultats. Il est à présumer que l'expérience développera encore cette série d'attributions.

WILDUNGEN (Allemagne, principauté de Waldeck). A 12 kilomètres de Waldeck et à proximité de Cassel. — Trois sources principales : 1° *Salzbrunnen;* 2° *Thalbrunnen;* 3° *Stahlbrunnen.* Cette dernière étant la plus ordinairement usitée, nous en donnons la récente analyse.

Bicarbonatée sodique. Tempér., 10° centigr.

Eau : un litre.

Gram.

Bicarbonate de soude......................	1,639
— de potasse......................	0,061
— de chaux......................	0,469
— de magnésie......................	0,295
— de protoxyde de fer...............	0,020
— de protoxyde de manganèse........	traces
Sulfate de soude......................	0,076
Chlorure de sodium......................	0,008
Silice......................	0,018
Arsénite de soude......................	traces
Matière organique......................	traces très peu apparentes
	2,586
Acide carbonique libre......................	1,639

(MIALHE et LEFORT 1857.)

L'eau de Wildungen, très riche en gaz acide carbonique, a une saveur pétillante qui la rend agréable ; elle est facilement digérée et augmente l'activité des fonctions digestives et excrétoires ; aussi on en recommande l'emploi dans les affections calculeuses, le catarrhe vésical, et, d'une manière générale, dans les maladies des organes génito-urinaires des deux sexes. Hufeland a contribué à établir cette spécialisation. Elle s'adresse encore aux divers états dyspeptiques, dans lesquels les eaux de cette classe sont prescrites de préférence.

Il n'y a pas d'établissement. Ces eaux se transportent, et leur expédition est assez importante.

WILHELMSBAD (Prusse, élect. de Hesse-Cassel, prov. de Hanau). A 2 kilomètres de Hanau. — Deux sources, dont l'une est faiblement ferrugineuse.

Chlorurée sodique. Tempér., 15° centigr.

	Eau : 16 onces.		Eau : un litre.
	Grains.		Gram.
Sulfate de chaux	10,28	=	1,089
Chlorure de sodium.........	334,10	=	35,414
Carbonate de magnésie......	2,75	=	2,915
— de chaux.........	2,21	=	2,342
— de fer et silice.....	traces		traces
Matière extractive	1,79	=	0,189
	351,13	=	41,949

(LAMPADIUS.)

Ces eaux sont employées en boisson et en bains, plus particulièrement dans le traitement des scrofules. Il y a un établissement connu encore sous le nom de *bains d'Aschersleben.*

WINDSOR-FOREST (Angleterre). Dans le Berkshire.

Sulfatée magnésique. Tempér.?

Deux sources.

Eau : un litre.

	SOURCE Nº 1. Cent. cub.	SOURCE Nº 2. Cent. cub.
Acide carbonique.....................	150,4	· 178,5
Air atmosphérique.................	30,9	35,5
	Gram.	Gram.
Carbonate de chaux................	0,642	0,874
Sulfate de chaux....................	1,048	0,880
— de potasse..................	0,144	0,120
— de soude...................	1,651	1,830
— de magnésie................	2,212	2,246
Nitrate de magnésie................	0,281	traces
Chlorure de magnésium............	2,087	2,789
Silice	0,053	0,097
Alumine...........................	0,060	0,041
	8,178	8,877
		(WALCKER.)

Ces eaux sont indiquées comme purgatives.

WIPFELD (Bavière). Village à 20 kilomètres de Wurtzbourg et à proximité de Kissingen dans une situation salubre. On y compte quatre sources de composition analogue. Nous donnons l'analyse des principales, relatée par M. Helfft, sans nom d'auteur.

Sulfurée calcique. Tempér., 14º centigr.

Eau : un litre.

	LUDWIGSQUELLE. Cent. cub.	SCHWEFELQUELLE. Cent. cub.
Acide carbonique.................	69,1	172,0
Acide sulfhydrique...............	49,6	32,4
	Gram.	Gram.
Carbonate de chaux...............	0,244	0,308
— de magnésie.............	0,076	0,087
— de fer.................	traces	0,002
Sulfate de chaux.................	0,487	1,093
— de magnésie.............	0,224	0,269
Matière extractive...............	0,026	0,048
	1,057	1,807

On emploie ces eaux en boisson et en bains dans les affections catarrhales de la muqueuse respiratoire et dans les maladies de la peau.

WITTEKIND (Prusse, prov. de Saxe). Près de Halle, sources élevées au moyen d'une machine à vapeur dans une saline.

Chlorurée sodique. Tempér., 13º centigr.

Eau : un litre.

	SOURCE DU BAIN. Gram.	SOURCE DE LA BOISSON. Gram.
Chlorure de sodium.............	28,375	27,656
— de magnésium........	0,562	0,784
— de calcium...........	0,376	0,559
Sulfate de chaux.............	0,930	0,895
Carbonates de chaux et de fer....	0,006	0,009
	30,249	29,903
		(STEINBERG.)

On prépare avec les eaux mères de Halle, un mélange appelé *Witte-kind-Badesalz* et composé comme il suit pour 100 parties :

Chlorure de magnésium.....................	48,625
— de calcium....................	28,974
— de sodium....................	18,514
— de potassium	5,781
Bromure de magnésium....................	1,481
— d'aluminium....................	0,061
Iodure d'aluminium	0,045
Oxyde de fer....................	0,247
Sulfate de chaux....................	0,020
— de magnésie....................	0,013
Hulmate de potasse....................	0,367
Acide silicique....................	0,073
	104,201

(Heine.)

On trouve à Wittekind un établissement bien installé avec douches, bains de vapeur et cure du petit-lait. Traitement des scrofules.

WOLFACH (Allemagne, grand-duché de Bade). Petite ville dans la vallée de la Kintzig, faisant partie de la forêt Noire. Source jaillissant du gneiss, connue sous le nom de *Funckenbad*.

Ferrugineuse bicarbonatée. Froide.

L'analyse qualitative, reproduite en 1858 par M. A. Robert, signale la plupart des principes compris dans les eaux de cette classe. Les applications sont en rapport avec leur nature ferrugineuse.

Un établissement propre à l'usage en boisson, en bains et en douches, existe à Wolfach et a été restauré récemment. Il s'y joint une installation de bains de décoction de bourgeons de sapins, d'inhalations et de douches de vapeurs résineuses. On y suit la cure du petit-lait.

WOODHALL (Angleterre, comté d'York). Hameau à trois heures et demie de Londres, par le chemin de fer Great-Northern.

Chlorurée sodique. Tempér., 13° centigr.

	Eau : un gallon.		Eau : un litre.
	Grains.		Gram.
Chlorure de sodium........	189,60	=	2,088
— de magnésium.....	1,41	=	0,015
— de calcium	3,33	=	0,036
Sulfate de soude..........	0,25	=	0,002
Carbonate de soude.......	0,75	=	0,007
Iode	0,55	=	0,005
Brome................	8,35	=	0,091
	204,24	=	2,244

(West.)

Le docteur Glover, en rapportant l'analyse précédente, suppose que l'iode et le brome existent dans l'eau de Woodhall à l'état d'iodure et de bromure de sodium.

Cette source, découverte dans la recherche d'un filon de houille, provient d'une assez grande profondeur et est élevée à l'aide d'une pompe hydraulique. On l'emploie en boisson et en bains, particulièrement pour le traitement des scrofules. Un établissement bien installé existe à Woodhall. Il mériterait une notoriété plus grande que celle qui lui appartient. (Glover.)

WURTEMBERG (Allemagne méridionale). Ce pays, généralement montagneux, compte environ trente-deux sources minérales, parmi lesquelles plusieurs ont acquis une notoriété méritée. La plupart appartiennent à la classe des CHLORURÉES SODIQUES, telles sont *Berg*, *Cannstadt*, *Jaxtfeld*, *Kondrau*, *Liebenzell*, *Mergenheim*, *Offenau*, et dans le nombre il en est, comme *Wildbad*, qui se recommandent par une thermalité remarquable. Les eaux *ferrugineuses bicarbonatées* sont très fréquentées également. Nous citerons la source *sulfatée sodique de Boll* (voy. ces noms).

Y

YARMOUTH (Great) (Angleterre, comté de Norfolk). Sur le chemin de fer de Norwich.

Bains de mer. Avec établissements.

YDES (France, Cantal, arrond. de Mauriac). A 2 kilomètres de cette ville.

Bicarbonatée sodique (ferrugineuse). Froide.

Une source qui jaillit dans le bassin de la Sumène, à la base d'une roche schisteuse veinée de quartz.

Eau : un litre.

	Gram.
Bicarbonate de soude......................	8,610
— de magnésie....................	0,620
— de chaux......................	2,744
— de fer......................	0,076
Sulfate de soude......................	9,013
— de magnésie......................	1,212
Chlorure de sodium	7,380
Silice et apocrénate de fer....................	0,144
Perte......................	0,133
	29,932

(NIVET.)

L'eau d'Ydes est remarquable par sa forte minéralisation, aussi est-elle un purgatif énergique, qui pourrait au besoin, dit M. Nivet, remplacer les eaux de Sedlitz et de Pulna. Elle était assez employée autrefois par les habitants du Cantal dans les affections bilieuses et la convalescence des fièvres intermittentes, lorsque son propriétaire, M. Deribier, fit exécuter des travaux qui, en élevant le niveau de la source, lui fit perdre une partie de son volume.

La source d'Ydes porte aussi le nom de Deribier, qui l'a découverte en 1818.

YEUX (Maladies des). Voy. AMAUROSE. OPHTHALMIE. SCROFULE.

YEUZET. Voy. EUZET-LES-BAINS.

YVERDUN ou **YVERDON** (Suisse, canton de Vaud). Ville à l'embouchure de l'Orbe, sur le lac de Neufchâtel, à dix minutes de laquelle sont la source et les bains.

Sulfurée sodique. Tempér., 23 à 25° centigr.

Eau : un litre.

	Gram.
Sulfure de sodium..........................	0,0250
Chlorure de sodium..........................	0,0758
Carbonate de soude..........................	0,1002
— de chaux..........................	0,1000
Matière organique..........................	0,0240
Perte	
	0,3250
Azote..........................	quant. indéterm.
Gaz acide carbonique	

(BUTTIN, 1839.)

Le même chimiste signale encore dans ces eaux des traces de magnésie, de silice et d'alumine.

La source jaillit de deux fissures dans un banc de molasse et s'élève à 100 mètres environ dans un puits de captage. Au contact de l'air, elle se remplit d'une assez grande proportion de matière organique analogue à la *glairine*.

Un établissement de bains, formant hôtel, la dessert. On y trouve des baignoires ou cuves en chêne, qui ont l'avantage de ne pas être altérées par le contact de l'eau et des vapeurs sulfureuses, et divers appareils de douches.

On use des eaux d'Yverdun sous toutes les formes. Elles conviennent plus particulièrement dans les maladies de la peau, les rhumatismes, les affections arthritiques, et comme médication stimulante dans les états dépendant du lymphatisme.

Ce n'est que depuis 1828 que les bains d'Yverdun ont reçu une nouvelle impulsion. Des restes de l'époque romaine attestent leur ancienneté. Ils sont fréquentés.

Z

ZAHOROWITZ (Autriche, Moravie).

Bicarbonatée sodique. Tempér., 8 à 10° centigr.

Deux sources qui alimentent un établissement de bains.

Source Henriette.

Eau : un litre.

	Gram.
Bicarbonate de soude.....................	0,65
— de chaux.....................	0,09
— de fer.........................	0,03
Chlorure de sodium.....................	0,46
Silice.	0,05
Iodure de magnésium.....................	0,05
Bromure de magnésium....................	traces
	1,33

(EHRMANN, 1850.)

Applications non spécifiées.

ZAISENHAUSEN (Allemagne, duché de Bade). A 8 kilomètres de Bretten et d'Eppingen, et 28 de Carlsruhe. Plusieurs sources, au milieu d'une prairie, émergeant du muschelkalk. Nous donnons l'analyse de la principale.

Sulfurée calcique. Tempér., 8° centigr.

	Eau : 16 onces.		Eau : un litre.
	Pouc. cub.		Cent. cub.
Acide sulfhydrique..........	0,40	=	21,6
	Grains.		Gram.
Sulfate de chaux............	13,00	=	1,378
Chlorure de sodium........	2,00	=	0,212
Carbonate de magnésie......	2,00	=	0,212
— de chaux........	6,90	=	0,731
	23,90	=	2,533

(KOLREUTER.)

Ces eaux, très chargées en sulfate calcaire, empruntent vraisemblablement un caractère sulfureux à leur passage à travers des couches de terrain marécageux. Elles ont été l'objet de nombreuses études depuis leur découverte et leur aménagement au siècle dernier. Osann et Heyfelder les citent comme très utilement employées, surtout en bains, dans tous les cas relatifs à l'application des eaux sulfurées. Elles sont laxatives en boisson. Il y a un établissement.

ZAIZON (Etats autrichiens, Transylvanie). A 4 kilomètres de Kronstadt, dans une vallée étroite des Karpathes. Altitude : 1700 pieds. Sources nombreuses, dont trois sont usitées.

Bicarbonatée mixte. Tempér., 9 à 11° centigr.

Eau : un litre.

	FERDINANDSBR.	FRANZENSBR.	LUDWIGSBR.
	Gram.	Gram.	Gram.
Chlorure de sodium....	0,507	0,064	0,049
Iodure de sodium......	0,202	0,006	»
Carbonate de soude....	1,071	0,334	0,443
— de chaux....	0,372	0,165	0,466
— de magnésie.	0,089	0,044	0,125
— de fer......	0,012	0,060	0,126
Sulfate de soude.......	0,016	0,039	0,041
— de potasse......	»	»	0,062
Phosphate d'alumine....	»	»	0,051
Acide silicique........	0,013	0,038	0,022
	2,282	0,750	1,385
	Cent. cub.	Cent. cub.	Cent. cub.
Gaz acide carbonique...	980,0	815,0	1,500

(GREISSING et SCHNELL.)

Le *Ferdinandsbrunnen* se fait remarquer dans ces analyses par la proportion de principe iodé qu'on y a signalé.

On emploie ces eaux plus particulièrement pour le traitement de la scrofule, soit en boisson, soit en bains. Leurs applications ont été étendues aux états chloro-anémiques, où le lymphatisme prédomine. Les doses pour l'usage interne sont prescrites à quantité croissante, de trois demi-verrées à dix ou douze par jour. On y associe la cure du petit-lait dans les cas d'affections catarrhales des organes respiratoires.

L'installation des bains de Zaizon s'améliore chaque année. Il est à regretter que les conditions de climat y varient fréquemment.

ZALDIVAR ou **ZALDUA** (Espagne, prov. de Biscaye).

Sulfurée calcique. Tempér., 22° centigr.

	Eau : une livre de Castille.		*Eau : un litre*
	Grains.		Gram.
Chlorure de sodium.........	6,7	=	0,710
— de magnésium.......	3,7	=	0,392
Sulfate de soude...........	2,8	=	0,296
— de magnésie.........	2,8	=	0,296
— de chaux...........	14,8	=	1,568
Azotate de magnésie........	0,4	=	0,042
— de potasse..........	3,1	=	0,328
Carbonate de chaux.........	1,3	=	0,137
— de magnésie.......	0,2	=	0,025
Acide silicique............	0,4	=	0,042
Oxyde de fer, matière extractive.	quant. indét.		quant. indét.
	36,2	=	2,836
	Pouc. cub.		Cent. cub.
Gaz hydrogène sulfuré.......	3,4	=	170,0
Azote..................	0,4	=	20,0

(MORENO et LLETGET, 1844.)

D'après M. Sanchez de Toca, on trouve au sulhydromètre, pour 1/4 de litre :

Hydrogène sulfuré............　　1,831218 cent. cub.

Ces eaux sont purgatives. Elles s'emploient en boisson et en bains. On les chauffe en vase clos. Il y a un établissement bien installé et dont l'existence est de daté assez récente. L'indication de ces eaux concerne surtout les affections herpétiques. On les transporte.

ZANTE (îles Ioniennes).

Chlorurée sodique. Tempér.?

	Eau : 16 onces.		Eau : un litre.
	Grains.		Gram.
Sulfate de soude............	17,00	=	1,812
— de magnésie........	38,20	=	4,049
— de chaux...........	4,25	=	0,450
Chlorure de sodium........	73,10	=	7,748
— de magnésium......	10,20	=	1,081
— de calcium........	11,90	=	1,261
	154,65	=	16,401

(SCHMIENER.)

Les sources de l'île de Zante sont assez nombreuses et plusieurs d'entre elles sont sulfureuses. Il en est une qui sourd sous l'autel d'une église dédiée à saint Panteleïmon, circonstance qui lui fait attribuer des propriétés curatives extraordinaires (Landerer).

ZERBST (Allemagne, duché d'Anhalt-Dessau-Cothen, cercle de Dessau). Sur la Nutbe.

Ferrugineuse bicarbonatée. Tempér., 11° centigr.

	Eau : 16 onces.		Eau : un litre.
	Pouc. cub.		Cent. cub.
Acide carbonique............	5,00	=	270,0
	Grains.		Gram.
Sulfate de soude..........	0,666	=	0,070
— de magnésie........	4,000	=	0,424
— de chaux..........	0,444	=	0,047
Chlorure de sodium........	2,666	=	0,282
Carbonate de magnésie......	2,666	=	0,282
— de chaux........	0,333	=	0,035
— de fer.........	1,446	=	0,153
Silice..................	0,130	=	0,013
Matière extractive..........	0,221	=	0,023
	12,572	=	1,331

(THORSPECKEN.)

ZONE THERMALE. Voy. PÉRIMÈTRE.

ZOOGÈNE. Voy. ORGANIQUES (MATIÈRES).

ZOPPOT (Prusse). Près de Dantzick, dans la Baltique.

Bains de mer, avec établissement.

ZUJAR (Espagne, prov. de Grenade). Près de la rivière Brabata, plusieurs sources sortant d'une roche calcaire.

Sulfurée calcique. Tempér., 40° centigr.

	Eau : 4 cuartillos.		Eau : un litre.
	Grains.		Gram.
Sulfate de chaux.............	17,0	$=$	0,425
— de soude.............	11,0	$=$	0,275
Chlorure de magnésium........	2,0	$=$	0,050
— de sodium..........	7,0	$=$	0,175
Carbonate de soude..........	1,5	$=$	0,037
— de chaux..........	1,0	$=$	0,025
Acide silicique..............	1,0	$=$	0,025
	40,5	$=$	1,012
	Pouc. cub.		Cent. cub.
Gaz hydrogène sulfuré........	9	$=$	112,5
Gaz acide carbonique.........	2	$=$	25,0

(RAYA Y BERMUDEZ.)

On emploie ces eaux, sous toutes les formes, dans les maladies de la peau et les rhumatismes. L'établissement, pourvu de piscines et d'étuves, fait partie du domaine national. Station anciennement fréquentée.

ZWICKAU (Allemagne, Saxe). Sur la rive gauche de la Mulde-de-Zwickau.

Chlorurée sodique. Tempér., 14 centigr.

	Eau : un litre.
	Gram.
Chlorure de sodium...................	14,884
— de calcium....................	6,290
— de magnésium.................	3,123
— de potassium..................	0,180
— de strontium..................	0,040
— de baryum	0,031
Carbonate de chaux	0,359
— ferreux..................	0,151
— manganeux	0,012
Phosphate de chaux...................	0,024
Silice..............................	0,017
Alumine............................	0,013
Carbonate de magnésie, bromure et iodure de sodium et matière organique................	traces
	25,124

(KERSTEN.)

On remarque dans cette analyse l'absence complète de sulfates.

L'eau de Zwickau provient d'un puits artésien pratiqué dans le terrain houiller, elle contient une petite quantité d'acide carbonique libre. Ses applications ne sont pas spécifiées.

FIN.

APPENDICE.

ABREST (France, Allier). Près de la limite de la commune de Vichy et au bas de la route de Saint-Yorre.

Ferrugineuse bicarbonatée. Tempér., 15° centigr.

Eau : un litre.

	Gram.
Acide carbonique.	1,320
Bicarbonate de soude.	4,880
— de potasse.	0,220
— de chaux.	0,238
— de magnésie.	0,130
— de lithine.	sensible
— de protoxyde de fer.	0,023
— de manganèse.	traces légères
Sulfates de soude et de chaux.	0,100
Chlorures de sodium et de calcium.	0,300
Azotate.	indices légers
Iodure et bromure, arséniate et phosphate.	sensibles
Silice et silicates.	
Matière organique.	0,060
	7,263

(O. HENRY, 1859.)

Cette source, autorisée très récemment, a été obtenue à la suite d'un forage pratiqué il y a deux ou trois ans. Elle sourd d'une profondeur de 110 mètres environ avec un débit de 30 000 litres par vingt-quatre heures, et elle appartient au même régime que les sources de Vichy.

BAGNÈRES-DE-BIGORRE. M. Filhol a entrepris dans ces derniers temps l'analyse des eaux de Bagnères-de-Bigorre. Voici les résultats qu'il a obtenus avec l'eau de la source de la *Reine*.

Eau : un litre.

	Gram.
Sulfate de chaux.	1,9500
— de magnésie.	0,2820
Chlorure de sodium.	0,1400
— de magnésium.	0,0690
— de potassium.	traces
Carbonate de chaux.	0,0500
— de magnésie.	traces
Oxyde de fer.	0,008
— des manganèse.	traces
Silice.	0,0900
Arsenic et matières organiques.	traces
	2,5818

Les sources les plus chaudes de Bagnères-de-Bigorre abandonnent toutes sur leur trajet un sédiment ferrugineux assez abondant. Voici la composition de celui recueilli au griffon de la source de la *Reine* :

Oxyde de fer............................	67,88
Silice..................................	22,12
Carbonate de chaux	10,00
— de magnésie.....................	traces
— de manganèse...................	
Arsenic	très appréciable
	100,00

BLÉVILLE. L'eau de la source de Bléville, qui depuis l'année 1810 n'avait pas été analysée, a été récemment l'objet d'un travail spécial par MM. Marchand et Leudet ; en voici le résultat :

Eau : un litre.

Azote..................................	indéterminé
	Lit.
Acide carbonique { en volume............	0,159
	Gram.
en poids..............	0,2427
Sulfate ferreux.........................	0,2179
— manganeux.....................	0,0178
— d'alumine	0,0031
— d'alumine et d'ammoniaque........	0,0151
— d'alumine et de potasse..........	0,0145
— de magnésie....................	0,3153
— de chaux......................	0,9481
Bicarbonate de chaux....................	0,0190
Phosphate d'alumine....................	0,0022
Silicate de chaux et d'alumine............	0,0493
Fluorure de calcium.....................	indices
Iodure de sodium (approximativement).......	0,0008
Chlorure de magnésium..................	0,1021
— de lithium....................	0,0007
— de sodium...................	0,0432
Crénate alcalin ou terreux...............	traces
Sel de cuivre...........................	indices
Principe arsenical......................	indices
Matière bitumineuse....................	0,0104
Perte..................................	0,0036
	2,0058

Nous avions classé dans l'origine (voy. BLÉVILLE) cette eau minérale parmi les ferrugineuses bicarbonatées, mais la nouvelle analyse de MM. Marchand et Leudet vient montrer qu'elle doit être comprise parmi les *ferrugineuses sulfatées.*

La source, récemment captée, apparaît au-dessus du calcaire marneux qui supporte les sables micacés, les lignites, les pyrites et les poudingues de la formation Wealdienne ; son débit est évalué à 3000 litres par jour, et l'eau accuse 11°,12.

BORSZEK (États autrichiens, Transylvanie). A proximité des frontières de la Moldavie, dans une vallée des Karpathes. Altitude : 2400 pieds. Sources nombreuses, émergeant d'un terrain schisteux ; deux sont principalement employées.

Bicarbonatée calcique (ferrugineuse). Tempér., 9° centigr.

Eau : 16 onces.

	HAUPTQUELLE.	BADEQULLE.
	Gram.	Gram.
Carbonate de chaux..........	1,226	0,621
— de soude.......	0,632	0,149
— de magnésie....	0,574	0,284
— de fer...........	0,011	0,007
Chlorure de sodium.......	0,063	»
— de calcium	0,020	»
Alumine...............	0,003	»
Silice	0,090	»
	2,619	1,061
	Lit.	Lit.
Gaz acide carbonique......	1,430	3,350

(SCHNELL et STEINER.)

Ces eaux sont remarquables par la proportion de gaz acide carbonique qu'elles dégagent, particulièrement dans la source de *Lobogo* qui forme une vaste piscine. On y prend le bain à la température native, et l'excitation produite par la présence du gaz en grande quantité permet de le supporter et d'en obtenir d'excellents effets. Des douches sont associées à ces immersions froides. Il y a aussi une installation de bains chauffés.

La spécialisation de Borszek embrasse toutes les affections relatives à l'appauvrissement du sang et pour lesquelles une stimulation générale est utile. Les troubles des fonctions utérines, les paralysies essentielles et les rhumatismes à forme torpide rentrent dans cette catégorie.

Station bien aménagée, dans une situation pittoresque, et qui passe pour très fréquentée.

On transporte beaucoup d'eau de Borszek.

BRIEG ou **BRIGG** (Suisse, canton du Valais). A 4 kilomètres de ce bourg, sur la rive droite du Rhône, et à proximité de la route du Simplon, source *sulfatée calcique*, tempér., 46° centigr. Ces eaux, dont l'analyse n'est pas publiée, sont assimilées à celles de LOÈCHE, dans le même canton. Elles doivent même au voisinage de ces dernières le délaissement, qui a succédé à un état relativement florissant des bains de Brigg, depuis la fin du siècle dernier, malgré de bonnes conditions d'installation et de site.

CALCIQUES (Eaux). Presque toutes les eaux minérales présentent, comme base dominante, ou la *soude* ou la *chaux*, d'où la division établie autrefois entre les eaux à bases *alcalines* ou à bases *terreuses*. Celles-ci comprennent la magnésie aussi bien que la chaux ; mais les eaux calciques sont beaucoup plus nombreuses et plus importantes que les eaux magnésiques. Nous appelons *mixtes* les eaux minérales dans lesquelles on ne reconnaît pas de prédominance sensible entre les bases alcalines ou terreuses.

Les eaux minérales calciques représentent en général à un degré moins déterminé que les sodiques, les caractères thérapeutiques de la classe respective à laquelle elles appartiennent. Elles offrent d'un autre côté des qualités moins excitantes, et c'est surtout parmi elles que se rencontrent les eaux sédatives.

Nous avons admis une division d'eaux *calciques* dans la classe des sulfurées, des bicarbonatées et des sulfatées. Nous n'avons pas cru devoir en faire autant pour la classe des chlorurées, malgré quelques exemples rares et douteux encore, fournis par des eaux étrangères.

CAUTERETS. La Société d'hydrologie médicale de Paris avait mis à l'étude les eaux de Cauterets. Nous donnons le résultat du travail exécuté cette année par M. Reveil sur le groupe des Œufs.

Eau : un litre.

	Source Maouhourat. nº 2, A	Source de la Galerie. B	Source de la Cascade. C	Source supérieure. D	Source du Rocher. E	Source du Gave. F
	gr.	gr.	gr.	gr.	gr.	gr.
Sulfure de sodium............	0,011460	0,011122	0,011768	0,018290	0,010989	0,013498
— de fer (proto).......	0,000495	0,000429	0,000347	0,000251	0,000260	0,000258
Chlorure de sodium..........	0,087460	0,094255	0,103640	0,111230	0,086500	0,091431
— de potassium.........	traces	traces	traces	traces	traces	traces
Sulfate de soude	0,010987	0,010987	0,010002	0,012859	0,010554	0,009109
Silicate de soude	0,048595	0,071681	0,067606	0,046153	0,083685	0,121310
— de chaux........ . .	0,045250	0,023520	0,028550	0,032725	0,025850	0,022260
— de magnésie..........	0,000627	0,000320	0,000274	0,000350	0,000223	0,000300
Phosphate de chaux..........						
— de magnésie.......						
Borate de soude	traces	traces	traces	traces	traces	traces
Iodure de potassium..........						
Fluor						
Matière organique...........	0,052500	0,043200	0,041450	0,061000	0,041000	0,049500
	0,257354	0,255544	0,263557	0,282856	0,259021	0,307666

On nous communique les nouvelles analyses faites par MM. Filhol et Reveil des sources de César, de Pauze et des Espagnols.

Eau : un litre.

	CÉSAR. Gram.	PAUZE. Gram.	ESPAGNOLS. Gram.
Sulfure de sodium	0,02392	0,01890	0,02310
— de fer	0,00040	0,00050	0,00050
Chlorure de sodium	0,07181	0,07790	0,07055
— de potassium	traces	traces	traces
Carbonate de soude	traces	traces	traces
Sulfate de soude	0,00800	0,00975	0,00887
Silicate de soude	0,06560	0,04560	0,06480
— de chaux	0,04510	0,03050	0,04700
— de magnésie	0,00070	0,00035	0,00070
Phosphate de chaux .... ⎫			
— de magnésie ..... ⎪			
Borate de soude .... ⎬	traces	traces	traces
Iodure de sodium .... ⎪			
Fluor .... ⎭			
Matière organique	0,04500	0,04635	0,04820
	0,26053	0,22985	0,26372

CHORÉE. La chorée, ou danse de Saint-Guy, particulièrement celle qui atteint les enfants et les adolescents, est souvent comprise dans les applications des eaux minérales. Tantôt ce sont des eaux à minéralisation relativement faible, comme celles de *Néris* et d'*Ussat*, qu'on recommande dans un but de sédation ; tantôt les eaux sulfureuses (*Luchon*), chlorurées sodiques (*Wiesbaden*) ont été prescrites comme capables de modifier la constitution, de restaurer les forces générales, et de rétablir par cela même l'équilibre des fonctions nerveuses chez les choréiques. A titre de médication fortifiante, on a également employé les eaux ferrugineuses, surtout celles qui peuvent être employées en boisson et en bains concurremment. Des exemples de résultats heureux sont assez souvent signalés dans les diverses monographies relatives au traitement thermal. Mais aucune observation précise n'a encore établi la prééminence de telle ou telle source pour la cure de la chorée. On ne peut jusqu'ici se baser à cet égard que sur des généralités tirées du tempérament ou de l'idiosyncrasie des sujets, beaucoup plus que sur la nature de leur maladie.

Les *bains de mer*, au contraire, passent pour très efficaces dans ce genre d'affection spasmodique. Il est à remarquer avec M. Gaudet (*Recherch. sur l'usage et les effets, etc., des bains de mer*, 1844) qu'ils agissent avec le plus de sûreté dans le début de la chorée, mais à la condition essentielle d'une durée très limitée et de suspensions fréquentes. Cette médication est donc très analogue à celle qu'on emprunte en pareille circonstance aux procédés hydrothérapiques. Aussi ne trouvons-nous plus le même degré d'efficacité lorsqu'il s'agit de danse de Saint-

Guy invétérée. Les enfants affectés de chorée ancienne, dit M. Gaudet (*loc. cit.*), sont en général beaucoup moins sensibles à l'action excitante des bains de mer et peuvent en prendre un beaucoup plus grand nombre. Le traitement marin exerce alors une influence tonifiante et réparatrice, et ses effets, comme ceux des eaux minérales qu'on peut leur comparer, sont très bien secondés par les exercices gymnastiques ou autres, reconnus pour être si utiles dans la guérison de la chorée.

COMPANS (France, Seine-et-Marne, arrond. de Meaux). A 22 kilomètres de cette ville.

Sulfurée calcique. Tempér., froide.

Eau : un litre:

	Gram.
Acide sulfhydrique libre	0,0059
Sulfure de calcium } — de magnésium }	0,0290
Bicarbonate de chaux } — de magnésie }	0,2400
Sulfate de chaux } — de magnésie } Chlorure de sodium } — de calcium }	0,1600
Silice, matière organique } Indices de fer }	0,0400
	0,4749

(O. HENRY, 1859.)

Cette eau minérale n'est pas encore régulièrement autorisée, son propriétaire n'ayant pu fournir aucun renseignement sur le captage et le débit de la source, de plus elle ne paraît pas encore avoir reçu une application médicale importante.

INTÉRÊT PUBLIC. Nous avons vu au mot *périmètre de protection* que la déclaration d'*intérêt public* d'une source minérale était le préalable nécessaire à l'obtention du périmètre. Le décret impérial du 8 septembre 1856, faisant règlement d'administration publique pour l'application de la loi du 14 juillet 1856, indique les formes et les règles de l'instruction de la demande de déclaration d'intérêt public, comme de celle du périmètre (voy. LÉGISLATION).

Par interprétation de ce décret, ces demandes doivent émaner du propriétaire de la source.

Cette dernière doit être régulièrement autorisée et exploitée, ou du moins son exploitation doit de notoriété remonter à une époque déjà ancienne qui établisse la valeur réelle de la source et les services qu'elle rend à la santé publique.

L'analyse exacte d'une source à déclarer d'intérêt publique, son débit et sa température avec leurs variations, doivent être produits, en même temps que le captage doit en être pratiqué et reconnu par l'ingénieur des mines. On veut, par cette mesure, s'assurer de la permanence du régime de la source (voy. CAPTAGE) et par conséquent de la stabilité de sa composition. Il est rationnel en effet de ne faire jouir du bénéfice de la loi que des sources dont le régime normal soit assuré, que l'on puisse définir et sur lesquelles on puisse reconnaître et constater des altérations, dans l'éventualité de travaux qui leur seraient offensifs.

LACAUNE (France, Tarn, arrond. de Castres).

Bicarbonatée calcique. Tempér., 24° centigr.

Source très abondante, émergeant des terrains de transition métamorphiques, à l'est des montagnes de Sidobre.

Eau : *un litre.*

	Gram.
Bicarbonate de soude......................	0,056
Carbonate de chaux......................	0,546
— de magnésie......................	0,130
Silice, alumine, oxyde de fer................	0,135
Arséniate de soude	traces
Chlorure de sodium......................	0,039
Sulfate de magnésie	0,053
Matière organique......................	indéterminé.
	0,959

(BÉRARD, 1857.)

On emploie ces eaux en boisson, bains et douches, dans un établissement suffisamment installé.

Traitement des affections névropathiques, des états chloro-anémiques, des maladies cutanées, scrofuleuses et rachitiques, des engorgements viscéraux et glandulaires.

VÉSUVIENNE-NUNZIANTE (Italie, roy. de Naples). Sur le trajet du chemin de fer de Naples à Castellamare, à la Corre del Annunziata.

Bicarbonatée mixte. Tempér., 37° cent.

Cette source, découverte en 1834 par suite d'un forage artésien, n'a été analysée que qualitativement et contient environ 8 grammes de sels neutres par litre. Un établissement, avec bains particuliers et piscine, la dessert.

On emploie ces eaux en bains et en boisson, particulièrement dans les états névropathiques.

Les conditions exceptionnelles de climat et de site de cette localité en font un séjour fréquenté par les Italiens et les étrangers. Il paraîtrait, d'après des fouilles modernes, que des thermes existaient à proximité de Vésuvienne-Nunziante, vers l'époque romaine, et auraient disparu en même temps que la ville de Pompéi.

FIN DE L'APPENDICE.

www.ingramcontent.com/pod-product-compliance
Lightning Source LLC
Chambersburg PA
CBHW060712220326
41598CB00020B/2061